カラースケッチ 生理学
【第2版】

藤田学園保健衛生大学名誉教授　永田　豊　監訳

廣川書店

=== 訳　者(五十音順) ===

永　田　　　豊　　藤田学園保健衛生大学名誉教授
野　村　正　彦　　埼玉医科大学名誉教授

Authorized translation from the English language edition, entitled PHYSIOLOGY COLORING BOOK, THE, 2nd Edition, ISBN: 0321036638 by KAPIT, WYNN; MACEY, ROBERT I.; MEISAMI, ESMAIL, published by Pearson Education, Inc, publishing as Benjamin Cummings, Copyright © 2000

All rights reserved. No part of this book may be reproduced or transmitted in any form or by any means, electronic or mechanical, including photocopying, recording or by any information storage retrieval system, without permission from Pearson Education, Inc.

JAPANESE language edition published by HIROKAWA PUBL. CO, Copyright © 2005

© 2005 日本語翻訳出版権所有　廣川書店
　　無断転載を禁ず．

監訳者まえがき

「カラースケッチ生理学」はアメリカで出版され，米国内はもちろんヨーロッパ諸国をはじめとする英語圏の世界中の国々で広く読まれており，医学生のみならずパラメディカル分野や広く生物学を勉強している学生たちの勉強に使用されてきた非常に評判の良い優れた本である．これはひとえに本書の構成や内容がとても上手にまとめられていて，読者が人体の構造と機能とを動的に容易に理解できるように企画されているからであろう．

この本の初版は1987年にアメリカで出版され，1990年にはわが国においても数人の訳者たちが和訳して廣川書店から出版されてから，すでに15年の月日が経過した．この期間に生物学，生理学などの医学の基礎となる学問領域では新しい発見が相次いで行われて目覚ましい発展がなされ，生命現象についての理解が一層深まって，生物現象をも分子レベルで解釈することが可能になってきた．

この第2版には，九つの新しい図版と項目が追加されている．すなわち，細胞内および細胞間信号伝達系と第二次メッセンジャー，中枢神経系の分子モーター，シナプス伝達機構，免疫反応，受精，肥満と体重調節などである．さらに本文内の記述も，細かく項目を分けて纏められているので，理解がより容易になってきている．また内容も初版のものより新しい知識が数多く追加されているため，一層洗練されてきているのが認められている．大部分の図版は以前のものとほぼ同じであるが，いくつかの点でかなり新しい追加の記述が見受けられている．

このように初版本と比べて第2版本では，かなり新しい知見の追加がなされて，生理機能の理解もより細かい分子レベルでの理解が可能であるように配列されていて，明らかに円熟した記述になっている部分が多いのは，特に注目される．

初版の翻訳に当たっては生理学の広い膨大な内容を十分理解してまとめるために，数人の専門家の助力を得て共同して行われた．しかし今回の第2版では，訳者が一応全ての項目に目を通して，できる限り内容や記述に矛盾が無いように努めた．殊に細胞生物学の知見のすばらしい進歩は，生理現象をかなりの程度分子のレベルで解釈することが可能になってきていて，病気の診断や治療法の開発に結びつく端緒が得られるようにもなってきているものも多い．

本書は生理学を初歩から高度の内容にまでわたる広い近代的な知識について，深い理解を得られるものと大いに期待される．そして，これらの知識が人体について専門的勉強を進める医学生のみならず，自然科学全般の勉強を志している学徒に対しても，極めて有用な資料として利用出来うるものであると信ずる．

最後に，この第2版の日本語訳を編集して纏めるにあたって，非常に細かい且つ苦労の多い，そして粘り強い地道な努力を厭わずにご協力いただいた廣川書店編集部の野呂嘉昭，荻原弘子両氏をはじめとする担当諸氏のご努力に心から深い感謝を捧げたい．

2005年　初夏

永 田　豊

原著者まえがき

　この「カラースケッチ生理学」の新しい版で，我々の方法と抱負は本質的には変わってはいない．我々は個々に完全に独立した近代的な人体生理学の概要を提出している．題材はまず最初に―基礎から始めて，教育を受けた素人の人々と同様に大学生および健康について専門教育を受けている学生たちにも両方に適するように発展させている．161枚の制限された図表の中で我々の目的を達成するために，色を塗るという能動的方法を用いた独特な教育的特長を利用している．その結果この本は，従来用いられている教科書の代替えや追加資料を付け加える旧来のものとは異なっている．

　これらの特徴とは何であろうか，またそれがどのように生理学に応用できるだろうか？　解剖学の場合，色を塗る効果は間違いようのない明白なことである．古典的解剖学は，はっきりと明らかにされている身体的特徴についての視覚的科学である．これら構造を描くことは時間がかかる方法で，細かい部分にその人の注意を集中することなしには出来ないことである．数多くの方法で構造に色を塗ることは，絵を描くのと同じことである．これは物の形とその相対的な大きさに対して我々の理解を広げるが，もっと重要なことは手の運動が視覚刺激に統合される運動感覚が取り入れられていることである．さらに色の符号を用いるのは，他の方法では到達するのが難しいやりかたで，複雑な図形を単純化してそれらの相互関係を知り易くする方法である．それに付け加えて，構造に関連している名前に色を塗ることは，生命についての科学的専門用語を知ることにもなる．

　生理学が構造に依存している程度と同様に，構造も機能に役立っている．しかしながら，静止状態にある解剖学的構造の記述は，単なる出発点に過ぎない．生理学の最も決定的な特徴は，動的過程を取り扱うことである．これは力，化学反応，流れ，安定状態，信号およびフィードバックなどを記述する流れの図を広く且つ有効に利用することを反映している．このような概念は，必要な事柄の要約で一般に受け入れられる象徴的表現として標準化されるものではなくて，初心者学生に対しては非常な難解さを伝えることにもなる．この本はこれらの難しい事柄をいくつかの方法で伝えている．

　まず第一に，図や漫画を自由に使用して一連の流れ図に"肉と血"を付け加えて，それらを学生たちが現場あるいはより親しみのある知識と結びつけることが出来る．さらに，色を使って構造と経過を結びつけて，複雑な図式の中で一般的基本要素（たとえば酸塩基平衡のH^+）の流れを容易にたどることが出来る．しかし最も重要なことは，色を塗る過程が複雑な現象に最初に出会った場合に，緊急に必要となる問題に焦点を当てることになる．このような場合，初心者は通常絶望して止めてしまうが，少し経験のある人たちは問題を取り扱いのできる程度に小さい部分に分けて，それから全体の問題に一緒にするようにする．色を塗る作業は学生たちに複雑な図表の部分に同時に立ち向かわせて，初心者が長い間"知らなかった"状態であったことを確実に自ら感じて，その結果これが学習する大きな機会であることを認識させることにある．最後に色の種類を個々に選ぶことはこの仕事を個人的な面でも面白いものとし―多くの長い時間にわたって行う情報漬けの運動を続ける紋切り型の勉強から解放する気分転換にもなるだろう．我々はこの冊子を楽しんで作った；あなた方もまた楽しい時間を持つように希望している．

　各章は順序を追って記述されているけれども，必ずしも出てくる順序に従って勉強する必要はない．ある人たちは最初行きあたった図表から始めてみても良いが，この本の後のほうに出てくる章の臓器

系から始めて，必要があれば始めの図にもどってもよい．いずれの場合でも，次のページの「序論」に出ているこの本を通じて常に使用される多くの符号や記号の説明を（反復して参考にして）読むことが望ましい．

この新版書を用意するにあたって，すべての本文と図表を見直して，教育学的改良と最新の発見を取り入れて実質的な修正を行った．我々はまた新しい資料に基づく図表を9枚付け加えた．半ば戯画的に止むを得ず取り上げる試みと妥協することもあった；つまりある話題は他の部分を犠牲にしてより強調して展開させている．我々はこれらの論点についての読者の意見に興味を持っていて，不正確な点を指摘されることに対する反応にも感謝している．

我々は初版を通読して変更部分を示唆してくれた多くの協力者の専門的な批判的忠告に感謝している．我々は以下の方々に感謝する．すなわち；Thomas Adams（Michigan State University）；Sonya Conway（Northern Illinois University）；John Forte（University of California, Berkeley）；Jim Herman（Texas A&M University）；Matilde Holzwarth（University of Illinois, Urbana-Champaign）；Stanley R. Irvine（College of Eastern Utah）；John J. Lepri（University of North Carolina, Greensboro）；John Lovell（Kent State University）；Terry Machen（University of California, Berkeley）；Ann Nardulli（University of Illinois, Urbana-Champaign）；Mark E. Nelson（University of Illinois, Urbana-Champaign）；Shelia L. Taylor（Ozarks Technical Community College）；ならびに Steve Wickler（California Polytechnic State University）．我々はまた幸運にも我々自身の学生と同様に学生の評論家達の正しい見方によって手引きされた．すなわち Meredith Blodget, Suzanne Click, Dorislee Jackson, Peter Kaye, Tracy Mullauer, Tami Platisha, John Pozar，および Jackie Tilley の皆さんである．さらに我々の非常に優れた編集者 Jill Breedon と Santa Barbara の TypeStudio 所属の Gerry Ichikawa のすばらしい協力に感謝する．

特別に Lauren Kapit, Christa Zvegintzov および Nooshin Meisami の方々の文献と絵の事柄についての忍耐心のみならず有益な忠告に対しても感謝する．最後に Benjamin Cummings にいる我々を後援してくれた編集者の Amy Folsom が情熱的な激励と優しいけれどもしっかりと自分の手でこの修正を完成させてくれたことに感謝をささげる．

Wynn Kapit
Robert I. Macey
Esmail Meisami

著者について

WYNN KAPIT

Wynn Kapit は「カラースケッチ生理学」の企画者，図案家である．彼はまたすばらしく人気の高い「カラースケッチ解剖学」および「カラースケッチ地理学」をも図案化している．「カラースケッチ解剖学」は科学的カラースケッチという様式を作り出して，250万部も印刷された古典となっている．Kapit 氏はマイアミ大学より B.B.A.および L.L.B の学位を，カリフォルニア大学バークレイ校より M.A.の学位を受けている．

ROBERT I. MACEY

Robert Macey はカリフォルニア大学バークレイ校の分子・細胞生物学講座の名誉教授である．彼はまたバークレイ校の生理学教授であり，また生理学・解剖学教室の主任でもある．Macey 博士は膜輸送現象について広範な研究論文と総説を執筆している．彼はシカゴ大学から Ph.D.の学位を受けている．

ESMAIL MEISAMI

Esmail（Essie）Meisami はイリノイ大学 Urbana-Champaign 校の分子・統合生理学（講座）の教授である．彼は生物学，人体成長・発育期の神経生物学の本を執筆，編集し，脳の発育期における感覚系と内分泌系についての研究論文を多数書いている．彼はカリフォルニア大学バークレイ校から Ph.D.の学位を受けている．

監訳者の経歴

永田　豊

藤田保健衛生大学名誉教授（生理学），慶應義塾大学医学部卒業後，同大学助手，東邦大学医学部講師，慶應義塾大学医学部助教授を経て藤田保健衛生大学医学部・生理学教授，専門分野は神経系の生理化学的研究．

目　次

細胞生理学

1　細胞の構造
2　上皮細胞
3　DNA複製と細胞分裂
4　DNA表現とタンパク合成
5　代謝：ATPの役割とその産生
6　代謝：呼吸とクエン酸回路
7　細胞膜の構造
8　溶質と水の移動
9　膜輸送の通路
10　ナトリウム・カリウム ポンプ
11　膜電位
12　細胞間連絡Ⅰ：Gタンパク/cAMP
13　細胞間連絡Ⅱ：Gタンパク/IP$_3$，Ca^{++}およびチャンネル
14　細胞間連絡Ⅲ：触媒型レセプター

神経，筋肉とシナプス

15　神経インパルス（衝撃）
16　膜電位によるイオン チャンネルの調節
17　閾値，全か無かの反応，および不応期に対するイオン的基盤
18　神経インパルスの伝導
19　シナプス伝達
20　神経筋（接合部）シナプス
21　軸索輸送，微小管および分子モーター
22　骨格筋の構造
23　ミオシン・モーターとアクチン・フィラメント
24　細胞内カルシウムが収縮の引き金となる
25　筋の張力と長さの関係
26　収縮の加重と運動単位の補充
27　筋収縮のためのエネルギー源
28　平滑筋
29　自律神経系
30　ANS（自律神経系）：神経伝達物質とレセプター

循　環

31　心臓血管系入門
32　心臓の活動電位

x 目次

33　心電図と心臓内のインパルスの伝導
34　心筋の興奮収縮連関
35　心臓の神経性調節
36　心臓周期：ポンプとしての心臓
37　血流の物理学
38　動脈血圧とその測定
39　毛細血管の構造と溶質の拡散
40　毛細血管におけるろ過と再吸収
41　リンパ系
42　血液の静脈貯蔵と心臓への還流
43　小血管の局所的および全身的制御
44　心拍出量の制御とその測定
45　圧受容器反射と血圧の制御
46　出血と姿勢
47　血圧制御機構

呼　吸

48　呼吸器の構造
49　呼吸の機構
50　界面活性剤，表面張力と肺コンプライアンス
51　肺容量と換気量
52　肺内での O_2 と CO_2 の拡散
53　ヘモグロビンの機能
54　血液による酸素の運搬
55　二酸化炭素，水素イオン，および酸素の運搬
56　呼吸運動の調節
57　低酸素症

腎

58　腎の構造・序論
59　ろ過，再吸収および分泌
60　近位尿細管の機能
61　ろ過，再吸収および分泌の測定
62　GFR の調節
63　酸－塩基平衡・序論
64　酸－塩基平衡の腎性調節
65　遠位尿細管におけるカリウムの調節
66　水分の保持と抗利尿ホルモン
67　ヘンレ係蹄における対向流増幅装置
68　髄質の血液供給における対向流交換
69　細胞外液量の調節：ADH とアルドステロン
70　細胞外液量の調節：アンギオテンシン－レニン系

消化

71　消化系の構成と機能
72　口腔内の消化：咀嚼，唾液及び嚥下
73　胃の生理学
74　消化のホルモン性調節
75　消化の神経性調節
76　消化における膵臓の役割
77　消化における肝臓と胆汁の働き
78　小腸の構造と運動
79　小腸における吸収機構
80　大腸の機能
81　消化障害と疾患

神経系

82　神経系の機能的構成
83　脳の構造と一般機能
84　脊髄の構成
85　末梢神経系
86　末梢神経系の構造と機能
87　興奮と抑制の機構
88　中枢神経系のシナプス
89　感覚受容器の種類
90　受容器と感覚伝導
91　感覚単位，受容器領野と触覚の識別
92　体性感覚経路
93　感覚皮質の構成と機能
94　痛みと侵害受容の生理学
95　反射
96　随意性運動調節
97　運動調節における大脳基底核と小脳の役割
98　眼の光学的機能
99　光変換と視覚処理における網膜
100　脳と視覚
101　音と耳
102　聴覚識別；聴覚脳
103　平衡感覚
104　味覚
105　嗅覚
106　脳波，睡眠/覚醒および網様体
107　視床下部と内部調節
108　情動，本能および辺縁脳
109　学習と記憶の生理学
110　生物活性アミン，行動機能，および精神異常

目次

111 半球優位性，言語，および皮質特殊化
112 脳機能における脳代謝と脳血流量

内分泌とホルモン性調節

113 内分泌系とホルモンによる情報伝達の型
114 ホルモン作用の細胞機構
115 ホルモン性調節の機構
116 下垂体，視床下部および神経分泌：下垂体後葉
117 脳下垂体前葉腺とその視床下部性調節
118 成長ホルモン：成長と代謝的効果
119 甲状腺ホルモンの作用
120 上皮小体（副甲状腺）と血漿カルシウムのホルモン性調節
121 骨の構造と成長
122 内分泌腺としての膵臓：インスリンの合成と放出
123 インスリンとグルカゴンの作用
124 インスリン欠乏の効果：糖尿病
125 副腎髄質：カテコールアミンの調節と作用
126 副腎皮質：アルドステロンの調節と働き
127 副腎皮質：コルチゾールの働き
128 副腎皮質の性ステロイド：副腎皮質の疾患
129 局所ホルモン：プロスタグランジン

代謝生理学

130 炭水化物の代謝生理学
131 血糖の神経性調節
132 血糖のホルモン性調節
133 脂肪の代謝
134 脂肪代謝の調節
135 コレステロールとリポタンパクの生理学
136 タンパク質：代謝と調節
137 栄養物の酸化，代謝熱および代謝率
138 食物摂取の調節，体の燃料およびエネルギー平衡
139 肥満と体重調節
140 体温，熱の産生と熱の喪失
141 体温調節

血液および生体防御

142 血液の生成部位，成分および機能
143 赤血球
144 血液凝集と血液型の生理学
145 止血と血液凝固の生理学
146 白血球および生体の防御
147 獲得免疫：B-リンパ球と抗体を仲介する反応

148 T-リンパ球と細胞を介する免疫

生 殖

149 ヒトの生殖系：概論
150 精巣の機能：精子形成
151 精液の機能と精子の排出：勃起と射精反応
152 テストステロンの作用と精巣機能のホルモン性調節
153 卵巣の機能：卵子の形成と排卵
154 卵巣の機能：女性ホルモンの分泌と作用
155 卵巣活動のホルモン性調節
156 精子と卵子および授精の生理学
157 早期発育，着床および胚細胞－母体間の相互作用
158 妊娠と分娩の調節
159 乳腺の発育と乳汁分泌の調節
160 性の決定と性的発育の調節
161 授精と避妊

索 引

序　論
（理解するためのいくつかの問題点）

何種類の色が必要か？

　少なくとも10種類以上の色ペンあるいは色鉛筆（クレヨンは不可）が必要である．鉛筆のほうが紙に押し付ける強さによって明るくしたり暗くしたりできるので，融通がきく．これに対してペンはより明るい色が出るので，塗り終わったときには印刷したページに似ている．

　どちらの方法を選ぶにせよ，より多くの色を用意できれば貴方の色を塗る楽しみが増えてより良い結果が得られるであろう．（一組の色鉛筆ではなく）それぞれの色を別々に買った場合には，より明るい色を沢山持つほか，灰色と黒をも含めて持つと良い．

どのような順序で色を塗るか？

　それはとても単純なことである．それぞれの挿絵は黒い線の輪郭で描かれていて，小さい文字の印（A，B，Cなど）が付いている．色を塗るべきそれぞれの部位は輪郭された文字で描かれた名前で示され，同じ小さい印が付いている．それが示す挿絵の名前と輪郭部分は同じ色で塗る．名前が一般的見出しで特殊な構造に関連しない場所では，文字の印は（A-，B-）のようなダッシュをつけ，名前のみに色を塗る．

　図に貴方が持っているよりも多い種類の色を必要とするのでなければ，同じページにある異なった文字に対しては同じ色を塗ってはいけない．その場合，今までに使った同じ色から始めると良い．

　しばしば異なった名前を持つ違った輪郭された部分はお互いに関連しているので，それらには同じ名前の印をつける．そのような場合，文字札には異なった上付文字（A^1，A^2など）をつける．そして名前と構造にはすべて同じ色を塗る．表紙にある肩付文字の付いた札の見本を見なさい．

　もしも輪郭された名前や暗く枠取りされた構造に星印（*）が付いていたら，灰色に塗りなさい．もし"色を塗るな"に印（÷）が付いていたならば，色を塗らないでそのまま残しておく．

この本はどのように配置されているか？

　この本は，呼吸，消化などの文節に分かれている．各文節には一群の図表が含まれている．各図版は左側の本文と，右側の挿絵で構成されている．本文のページには図版の説明とその概要が紹介されている．

　図版には通常一つの話題が取り扱われていて，その特殊な話題に焦点を当てたときには，前のページや次のページを参考のために見る必要はない．

それぞれの図版にどのように取り掛かるのか？

　まず本文を読んでから図版に色を塗るか，あるいは色を塗ってから本文を読むかは，いずれでも貴方が好きなように決めればよい．しかし，まず読んでから色を塗るのが一番良い方法だろう．しかし，もし最初に色を塗りたいと思えば，それぞれの図版の次に見出しがあるのでそれが役に立つだろう．

　色を塗り始める前に，本文のページの右下の角にある色の注解（CN）を見なさい．そこで特殊な色を使ったり，あるいは色を塗る順序に何かおかしい点があるかどうかを判別することが出来る．

どこから始めればよいか？

　色を塗るにはどこから始めても良いが，どこの章節でも貴方が好きなところから始めるようにお奨めする．

　もしも貴方が本全体に色を塗らないである図版だけをやりたいのならば，是非とも貴方の好きなものだけに色を塗りなさい．各図版は独立しているので，気楽に色を塗って内容と題材の両方を容易に理解できうる十分な情報を示している．

この本全体を通して使用される記号：

　これらの記号は場所を節約し種々の生理学的事柄の中で，ある活動，過程あるいは作用物質の影響などを繰り返し説明することを減らすのに必要である．

　この本に色を塗り始めるとすぐに慣れてくるので，あえてこれらの記号を記憶する必要はない．これらの記号は，何を表しているのかを忘れた時の参考として，ここに集められている．これらの記号は色を塗るのに必要かもしれないし，あるいは必要でないかもしれない：これらの記号の必要性は，図表の中でどのように使用され分類されているかによって異なる．

または ✚

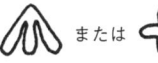

これらの記号と結びついて構造，物質または活動がその形が増加したり成長したりするときに用いる．

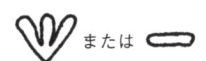

または ▬

これらの記号は上記の場合と反対方向の活動を表す：すなわち大きさの減少，低下あるいは縮小を示す．

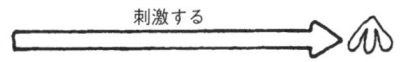

刺激する ──────▶

長い実線矢印は，刺激あるいは活性化している活動を示す．

抑制する ☐☐☐☐☐☐☐▶

長い破線矢印は，活動を遅くしたりあるいは抑制することを示す．

抑制された ○○○○○○○○▶

点線矢印は，この活動の対象が抑制されたり停止したりするのを示唆する．

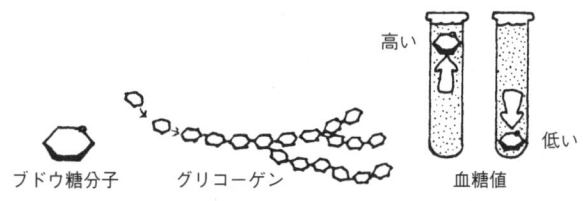

ブドウ糖分子　グリコーゲン　　高い／低い　血糖値

グルコース（糖）分子；それらが結合してグリコーゲンとなる；試験管の記号は高あるいは低血液グルコース（糖）値を表す．

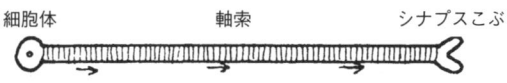

細胞体　軸索　シナプスこぶ

典型的な神経細胞の一般的表現

脂肪（トリグリセリド）分子　グリセロール　脂肪酸

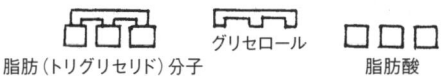

普通の脂肪（トリグリセリド）分子とそのグリセロールおよび脂肪酸化合物

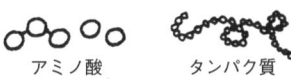

アミノ酸　タンパク質

個々のアミノ酸とそれらが連結したタンパク質

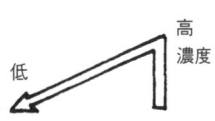

低　高濃度

物質が高濃度から低濃度へ移動するのを表す勾配の記号

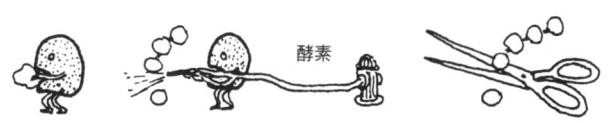

酵素

いろいろな酵素の記号とその活動：分子を食い尽くす，破壊するあるいは切断する．

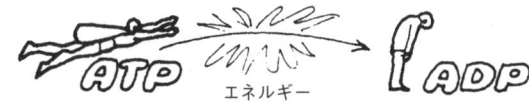

ATP　エネルギー　ADP

強力なATP分子と，そのエネルギーを放出すると弱いADPに変化する．

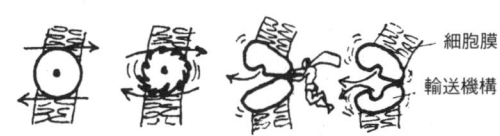

細胞膜　輸送機構

細胞膜を通って物質が移動するための異なった輸送機構

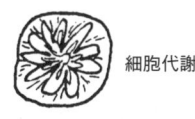

細胞代謝

細胞内で起こっている物質代謝の記号

細胞の構造

"すべての生物は1つまたはそれ以上の細胞から構成されている."
"それぞれの細胞は他の細胞とは独立して生きられる."
"細胞は他の細胞からのみ生じる."

これら3つの陳述は"細胞学説"を示している．生きている我々の身体は，食べて，呼吸して，動きまわって，そして繁殖するが，このような働きは我々の身体の重さの約2/3を占める細胞によってのみ行われることを意味している．もしも生理学が生物はどのようにして働くのかを発見しようと追求していくとすれば，それは究極的には細胞の活動性という言葉で説明してあらわすことになる．

細胞はそれぞれ異なった大きさ，形，及び内部構造を持っている．肝細胞は脳細胞とは異なっており，またそれは血液細胞とも異なっている．すべての細胞は"細胞内小器官"と呼ばれる，それぞれの機能を行うように特殊化された"微小な器官"を持っている．図の上に描かれた細胞で，身体のすべての細胞を代表することはできないが，細胞は大抵の細胞が持っている構造や小器官を持っている．

細胞膜—この細胞を区切っている外部境界は，薄い（4～5 nm）脂肪（脂質）の連続膜で，その中にタンパク質が埋め込まれている．これらのタンパクのいくつかのものは物質が移動するための通路を形成しており，細胞に入ったり出たりする物質の流れを調整している．その他のタンパクは，他の細胞からやってくる化学信号に対する受容器（レセプター）として役立っている．さらにある膜タンパクは酵素として役立つが，他のものは個体自身を同定する抗原として機能する．

核—最も目立った細胞内小器官で，核は遺伝子，DNA，及び染色体のような遺伝物質を含んでいる．遺伝子の中に貯蔵されている情報は，毎日細胞の寿命と生殖に利用されている．核にはもっと小さい核小体が含まれており，その中にはある種のタンパク質とある種のRNAの組とが一緒になった染色体が濃縮されている部分から成立っている．核小体はタンパク合成に必要なリボソームという構造を作り始める．核は二重の膜で取り囲まれており，その膜には核と細胞のその他の部分との間の物質輸送にかかわっている孔があいていて，篩にかけて物質を選別している．

細胞質/細胞液—核と形質膜との間の空間を充たしており，細胞質は膜と結合した小器官を含み，細胞質タンパクを合成するリボソーム，及び細胞骨格と呼ばれる微小線維（フィラメント）と小管が，複雑に網目状に配列されている．これらの構造物の間にある細胞質の液体成分は細胞液で，その中には多くのタンパク質酵素（細胞の化学反応で使用される触媒）が含まれている．

ミトコンドリア（糸状体）—これらの細胞の"発電所"は，栄養物の中に含まれる化学エネルギーが，ATP分子に取り込まれて貯蔵される場所である．ATPは次いで，細胞の仕事をするためのエネルギー"通貨"として役立っており，運動，分泌，及び複雑な構造物の合成のために必要なエネルギーを供給している．

小胞体—小胞体（ER）は膜で形成されている網目状の扁平な袋の構造をしており，細胞質の隅々までひろがっている．ある種のER（粗面小胞体）は，その表面にリボソーム粒子が付着しており，顆粒状に見える．これらの場所はタンパク合成部位であり，そこで作られたタンパクは細胞内小器官，膜構成物，あるいは細胞外に分泌される物質（例えばタンパク質）となる．滑面小胞体にはリボソームが付着していない．この構造は通常脂質代謝に関与しているが，また薬物の解毒とステロイドホルモンの不活性化に役立っている．筋肉細胞では，（筋小胞体と呼ばれる）滑面小胞体が筋収縮の引き金として使用される大量のカルシウムを貯蔵している．

ゴルジ装置—ゴルジ装置は扁平でパンケーキのように積みあげられた液体を充たした袋となっている滑面小胞体の装置で，他の小器官に渡したりあるいは細胞外に分泌したりすべきタンパク質を，変形し，種類分けし，あるいは包装する役目を果している．ゴルジ装置の周囲には，膜に結合した無数の小胞がみられる．これらは多分，ゴルジ装置と他の細胞内小器官との間で物質の輸送が行われている像と思われる（例えば粗面小胞体からタンパクを積み込んだ小胞を受取ったり，あるいは他の小胞を形質膜の方へ受渡したりしている）．

エンドサイトーシス（開口吸収）とエクソサイトーシス（開口分泌，あるいは放出）小胞—これらの膜に包まれた小胞は，形質膜から（あるいは形質膜に）移送されて，細胞内部へ（あるいは細胞から外へ）タンパクを受渡す運び屋となっている．開口放出（分泌）は小胞膜と形質膜とが実際に融合して，小胞内容が細胞の外側に押出される（分泌される）ようになる現象である．開口吸収（飲作用，食作用）は，前者と正反対の過程で，形質膜が陥凹して細胞外にある物質を包み込んでしまう．それから（物質とその周囲の液体を含んでいる）膜結合性小胞は，発芽状にふくらんで，これらを細胞内に取り込んでしまう．

リソソーム—この膜に包まれた小胞の中には，細胞産物や破壊された小器官のみならず，開口吸収によって細胞内に取り込まれたバクテリアなどを消化できる多くの酵素が含まれている．致命的なTay-Sachs病は，神経細胞の（糖脂質）成分を消化するリソソーム酵素が先天的に欠損していることから発症する．これら物質が細胞内に蓄積すると，細胞は膨化して変性する．

ペルオキシソーム—これらもまたその内側に消化酵素を含んでいる膜結合性の小胞である．これらはある種の有毒物質のみならず長鎖脂肪酸を分解する．ペルオキシソーム・膜輸送系の先天的欠損は，致命的な小児病のZwellinger症候群と，X-染色体と連鎖したアデノロイコジストロフィーを引き起こす．

細胞骨格—細胞骨格は細胞液中に網状に分布する一連のタンパク・フィラメント（線維）より構成されていて，細胞の形を保つのに役立っている．これらのフィラメントはまた，細胞全体のみならず，その構成物の小器官などが運動する際の基盤となっている．細胞骨格の3つの主要な型には，微小管（直径25 nm），アクチン・フィラメント（25 nm—次の図を参照）および中間径フィラメント（10 nm—次の図）がある．中間径フィラメントは強い安定した構造で，細胞を機械的圧迫から保護している．微小管はしばしば変化して，その分子構成素材（チュブリン）を付け加えたり差し引いたりして，成長したりあるいは縮まったりする．これらは通常構造中心，例えば中心小体（細胞分裂時に重要である）から成長して突出する．これらが外方に突出すると，小胞や小器官や他の細胞構成成分を違った部位に輸送する細胞内軌道を形成する．この運動は特殊化された運動分子（ダイニン，キネシン）によって駆動される．これら運動分子はその形を微妙に変化させることによって，連続部位に付着したり，離れたり，再び付着したりして，その結果運動分子はフィラメント上を"歩く"．このモーターの他方の端は荷物に付着して荷物は運ばれる．アクチン・フィラメントは硬い不変構造を形成するが，微小管と同様にこれらは成長したり縮小したりできるので，細胞の這い回りや食作用や筋収縮などを含む一連の細胞運動に関与している．数多くの異なったタンパクはフィラメントに結合することができる．フィラメントの活動は結合する特殊なタンパクによって決定される．ミオシンと呼ばれるタンパクは運動分子である（図21）．

CN：AとGには一番薄い色を用いる．1，始めに上部左方の角にある標題と構造物の例に，そして細胞全体を示す中心のさし絵の中の関連ある構造に色をつける．このような順序でこのページのそれぞれの構造に，時計まわり（右まわり）方向に順次色を塗っていく．右側の例にあげてある粗面小胞体（1）の2枚の膜の間には色を塗らないようにするが，中心部のさし絵のものには色を塗って区別をはっきりさせるようにする．

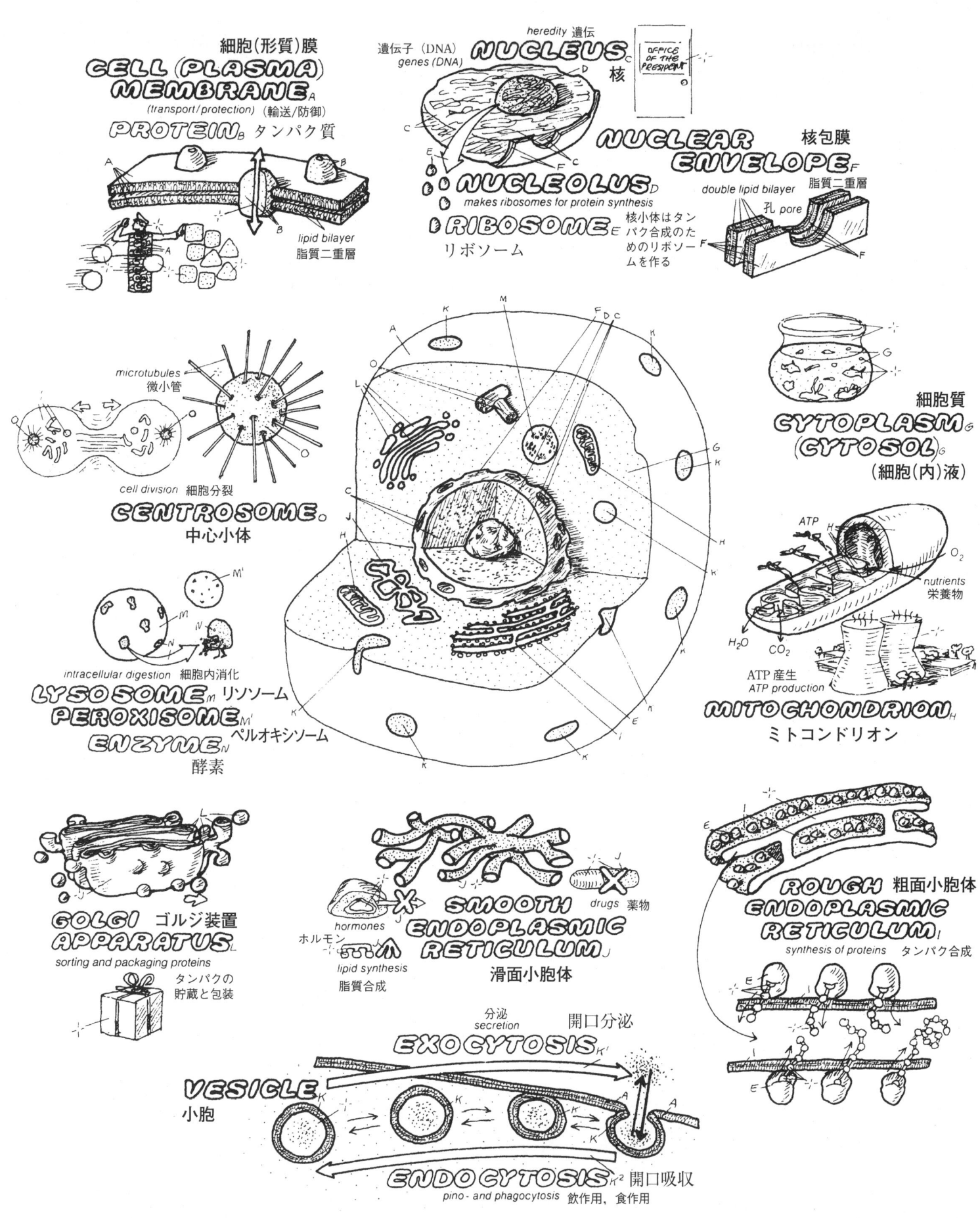

CELL (PLASMA) MEMBRANE
細胞(形質)膜
(transport/protection) (輸送/防御)

PROTEIN タンパク質
lipid bilayer 脂質二重層

NUCLEUS 核
heredity 遺伝
genes (DNA) 遺伝子(DNA)

NUCLEAR ENVELOPE
核包膜
double lipid bilayer 脂質二重層
pore 孔

NUCLEOLUS
makes ribosomes for protein synthesis
核小体はタンパク合成のためのリボソームを作る

RIBOSOME リボソーム

CENTROSOME 中心小体
microtubules 微小管
cell division 細胞分裂

CYTOPLASM (CYTOSOL)
細胞質 (細胞(内)液)

LYSOSOME リソソーム
PEROXISOME ペルオキシソーム
ENZYME 酵素
intracellular digestion 細胞内消化

MITOCHONDRION ミトコンドリオン
ATP production ATP産生
nutrients 栄養物

GOLGI APPARATUS ゴルジ装置
sorting and packaging proteins
タンパクの貯蔵と包装

SMOOTH ENDOPLASMIC RETICULUM
滑面小胞体
hormones ホルモン
drugs 薬物
lipid synthesis 脂質合成

ROUGH ENDOPLASMIC RETICULUM
粗面小胞体
synthesis of proteins タンパク合成

EXOCYTOSIS 開口分泌
分泌 secretion

VESICLE 小胞

ENDOCYTOSIS 開口吸収
pino- and phagocytosis 飲作用, 食作用

身体の異なった器官にある細胞は非常に特殊な分化をしており，この特殊化はしばしば構造的な変化を反映している．上図にとりあげた一般化した細胞は，何も特殊な細胞を代表しているわけではなくて，大抵の細胞が持っている構造や小器官を含んでいることを示している．すべての細胞は，脂質分子の連続した二重層にタンパク質が埋め込まれている形質膜によって周囲を境界されている．同じような膜は，細胞内部にある数多くの構造物を形成している．基本的には，すべての細胞は膜で境界された核を1つ持っており，その中には遺伝の命令書（遺伝子）を含んでいる．遺伝子の中に貯蔵されている情報を表現することによって，核は日常の細胞の生命活動と生殖とを命令している．形質膜と核との間にある空間は細胞質と呼ばれる．細胞骨格を形成しているフィラメントと微小管は膜と結合した構造物と同様に，細胞液と呼ばれる細胞質内にある体液の中に浮遊している．

上皮細胞*

人間の細胞には沢山種類があるけれども，おおまかに4つの型に分けられる．すなわち，(1) 機械的な力を発生させて運動を引き起こす筋肉細胞，(2) 早い通信連絡を行う神経細胞，(3) 血液とリンパが含まれる組織を，結合し支持している細胞，及び (4) 防御や特殊な分泌と吸収を行う上皮細胞，である．ここの図では，どのようにして上皮細胞が群集して，互いに接着して組織をつくるのか，またどのように上皮細胞が分化して（この場合，細胞結合，微小絨毛，及び絨毛）のような特殊化した構造物を作るのかに焦点をあてて説明する．その他の細胞の型については，特殊臓器の項の文章の中でもっと詳細にとりあげる．

上皮細胞の薄板は身体区画を分けている

上皮細胞は相互に接着して，細胞間には非常に狭い間隙しか存在しない層状に重なっている．このような細胞層は，身体を覆う表面または管状のあるいは内腔状構造の壁面にみられる．したがって上皮細胞は，皮膚，腎臓，腺組織ならびに，肺，胃腸管，膀胱及び血管の内側壁にみられる．これらの細胞層はしばしば異なった身体の区画の境界を形成しており，そこの部分を通して区画相互間の物質分子の交換が調節されている．物質的には生体に入ったり出たりするすべての物質は，少なくとも一層の上皮の層を通過する．例えば，小腸は中空の管であるが，その内腔層には数種の型の上皮細胞の層がある．それらのうちあるものは消化酵素を分泌するが，他のものは栄養物を吸収する，またその他のものは保護するための粘液を分泌する．それぞれの場合に上皮細胞は，一方向だけの物質の輸送が要求されている．つまり，分泌細胞の場合には（腸管壁に埋め込まれた）血管から管の内部（内腔）の方に向かって，あるいは吸収の場合には内腔から血液中へという一方向性の物質輸送が行われる．したがってこの細胞はある"方向感覚"を持っており，内腔側と血液側との間の差を"知っている"に違いない．この細胞は完全に対称性ではあり得ないで，この機能的非対称性は非対称性構造に反映されている．

細胞の形と小器官の位置の両方から示される細胞構造の非対称性は，多分精巧な細胞骨格によって確立され，維持されていると思われる．細胞のいろいろな側面にある形質膜には著明な違いが存在する．我々は上皮細胞に3つの異なった表面を区別することができる．つまり，(1) 細胞の上方あるいは粘膜表面は，ある特殊な臓器の外側の環境あるいは内腔に面している．(2) 細胞の基底部は前者と反対に血管に接し並んでいる．(3) 細胞の外側面は，隣接している上皮細胞に面している．これらの膜表面にはそれぞれ，細胞が正常な機能を行うために必要な異なったタンパクを含み，異なった構造を持っている．

上皮細胞はその隣接部と接着して通信する

上皮細胞の外側表面は，細胞がお互いに接着して層状構造を保っているので，隣接する細胞との間は緻密に封印がなされている状態で，両方の細胞の間で液体や物質が漏れ出ることはできない．もしも物質が上皮細胞層を移動するとすれば，その物質は細胞自体によって選択的に認識されて輸送されると一般には考えられる．デスモソームと呼ばれる不連続構造は，この細胞接着の主な部分となっている．デスモソームは膜に極く接近して存在したり，あるいは膜の内部にあって，接着しようとする細胞を一緒に結合している．ほかの特殊化した細胞接着部位（タイト・ジャンクション；緻密結合）は，強い漏出部に栓をするのに用いられている．一方もう1つの接合部位（ギャップ・ジャンクション；間隙結合）は，細胞と細胞との間の連絡に用いられている．全体的にみて，これらの接着部位は細胞結合と呼ばれている．

デスモソームは強い接着を与える

デスモソームは細胞間の緻密な接着部位で，接合した組織に構造的な統合性を与えている．これらの構造は，機械的ストレスを受けることから免れないような皮膚組織などに集中してみられる．デスモソーム部には，2つの細胞膜が接する間に小さい細胞間隙があって，そこには細かい繊維状の物質が満たされていて，その物質で2つの細胞を多分セメントづけにしている．デスモソームには2種類ある．すなわち帯状デスモソーム（細胞をとり囲む接着物の連続層），及び点状デスモソーム（しばしば"点状溶接"とも比べられるような小さな部分でのみ接合するより限局された接合部）がある．

緻密結合は漏出を防ぎ，極性を維持する

緻密結合（タイト・ジャンクション）では隣接している細胞間に実際にはほとんど間隙を残さないくらい細胞同士が密着している．このような結合部位は細胞の全周囲をとり囲んでおり，液体や物質の漏出を防ぐような目のつんだ結合となっている．それらはまた細胞膜結合タンパクが，細胞膜内で一側から他側へ細胞の周囲に沿って移動するのを妨げて，細胞の非対称性を保っている．

間隙結合は交通路を提供している

間隙結合（ギャップ・ジャンクション）は隣接している細胞の間の結合部には6個の円筒形のタンパク分子の断片が並んでいて，それらが形質膜全体にまたがって，細胞外空間の方まで短い距離突出している．この断片はその分子配列が長軸に並行になるように束ねられて配列していて，膜全体を貫く直径約 1.5 nm の開放空間あるいは通路（チャンネル）を形成している．これらのチャンネルは膜を物質が通り抜ける孔として働いているが，このトンネルは細胞外間隙へ物質を排出する役目は果していない．そうではなくて，この構造は隣接する細胞にある同じようなタンパク断片の配列物と接していて，1つの細胞の入口と隣接している細胞の出口が一緒になって2倍の長さを持つトンネルを形成している．このようなトンネルは小分子の溶質と通常のイオンを通過させるのに十分な広さをもっている．こうしてこの接合部は，細胞間の電気的ならびに化学的信号の通路となって，細胞間の機能を調和させている．ある状況（例えば細胞内 Ca^{++} が上昇した場合）には，中心部のチャンネルが閉じて，それに関連している細胞を他の細胞から孤立させるようにする．細胞結合の最も通常の型のうちで，間隙結合（ギャップ・ジャンクション）は心筋，平滑筋，及び上皮細胞の活動を調整するのに，特に重要な役割を果している．

微小絨毛は細胞表面部位を増加させる

微小絨毛は上皮細胞の上端面に見られる小さい指状に突出した部分である．これらは最初に分子が上皮層を通過して輸送される組織に非常に沢山ある．微小絨毛は物質輸送のために利用される膜の表面積を非常に増加できる（例えば小腸では25倍に）ので，非常に有効な構造である．アクチン・フィラメントはその線維の末端網を基底部に埋め込んで，その全長を微小絨毛にまで伸ばしているので，この絨毛を真直ぐな位置に支持する役目をしていると信じられている．

絨毛は液体や粒子を細胞表面に沿って推進させる

絨毛は細胞の上端面から出っ張っている非常に長い突出部で，上皮細胞を通り抜けるというよりも上皮細胞に沿って（つまり細胞配列の接線方向に沿って），物質の輸送を行っている．絨毛は呼吸気道，卵管，及び子宮に特に沢山ある．絨毛は"たたく"ような働きをする（すなわち，鞭のような運動をして，速い前方へのひとかきによって細胞表面を液体や分子が機械的に推進していくように働いている）．それぞれの絨毛の長軸沿いに並んでいる微小管は，このような推進運動をする仲立ちとして役立っている．

CN：形質膜（F）には，第1図（P1）で用いたのと同じ色を塗ること．

1. 右方の上皮細胞の三次元的絵から始めなさい．それぞれの構造に色を塗る時に，左方にある横断図に対応する構造を完成するように色をつけなさい．後者（横断図）には同様に色づけをすべき付随した構造も含まれている．A，D，及び L は，形質膜（F）のすべての部分であるが，異なった色をつけるように注意しなさい．

2. 標題の一覧表のうちで，H–N の構造の働きは括弧の中に入れて，黄色に塗るように注意しなさい．

頂(上)端面
APICAL SURFACE
CILIA 繊毛
MICROTUBULE 微小管
BASAL BODY 基底体
MICROVILLI 微小絨毛
MICROFILAMENT (ACTIN) 微小フィラメント(アクチン)

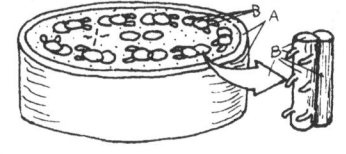

LATERAL SURFACE 側端面
LATERAL PLASMA MEMBRANE 側方形質膜
TIGHT JUNCTION (IMPERMEABLE)
DESMOSOME: BELT (CELL-TO-CELL)
DESMOSOME: SPOT (ADHERENCE)
GAP JUNCTION (INTERCELLULAR COMMUNICATION)
緻密結合(タイト・ジャンクション)(不透過性)
デスモソーム:帯状 (細胞と細胞の接着)
デスモソーム:点状
間隙結合(ギャップ・ジャンクション)(細胞間連絡)

基底面 **BASAL SURFACE**
HEMIDESMOSOME (ADHERENCE)
BASAL PLASMA MEMBRANE
半デスモソーム(接着)
基底形質膜

末端網
TERMINAL WEB 細胞骨格(中間フィラメント)
CYTOSKELETON (INTERMEDIATE FILAMENTS)
EXTRACELLULAR SPACE 細胞外空間
NUTRIENTS & METABOLITES 栄養物と代謝物

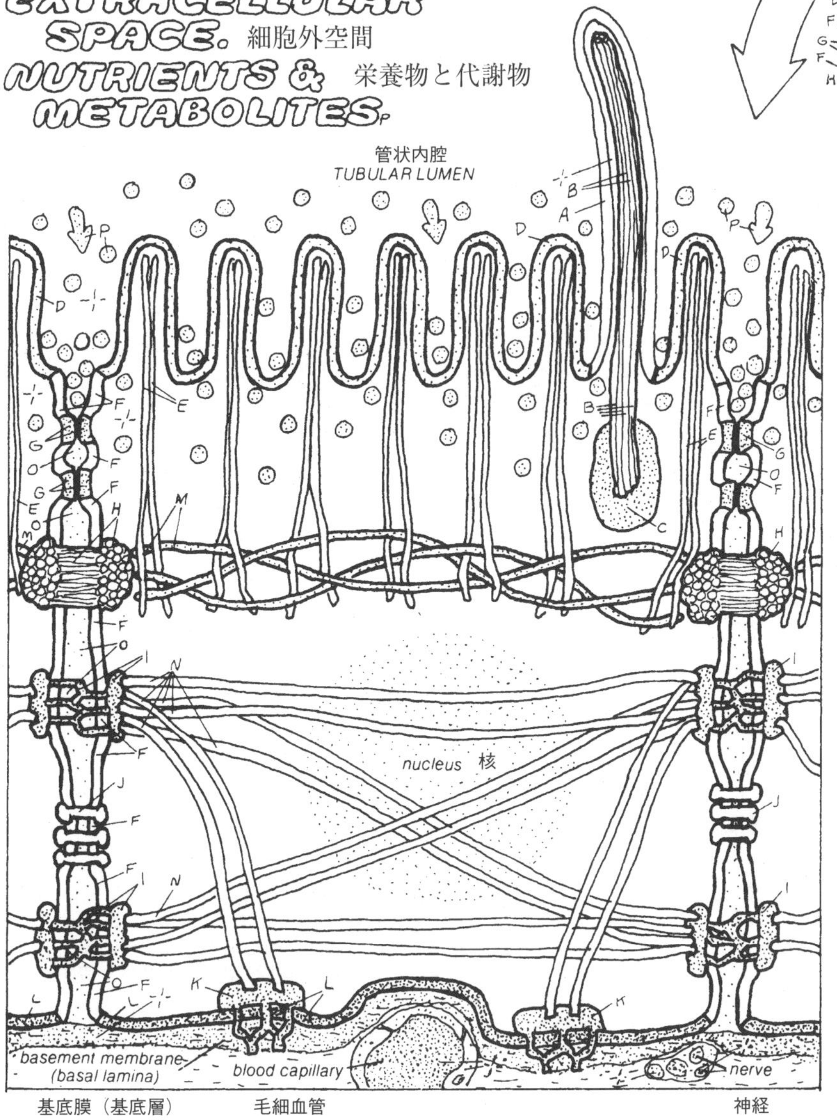

管状内腔 *TUBULAR LUMEN*

nucleus 核
basement membrane (basal lamina) 基底膜(基底層)
blood capillary 毛細血管
nerve 神経

上皮細胞にはお互いに接着して身体や臓器を覆う層状の薄板を形成したり、または管あるいは中空状構造の内壁面に配列している（皮膚，腎臓，腺ならびに肺，胃腸管，膀胱および血管の内壁面).上皮細胞には3つの異なった表面がある．(1) 頂端面は外側の環境あるいは臓器の内腔に面している．(2) 基底面は前者の反対側にあって血管に面している．そして (3) 外側面は隣接している上皮細胞に面している．

頂端面にはしばしば微小絨毛と繊毛が含まれている．**微小絨毛**は頂端表面積を数倍に増加させている．アクチン・フィラメントは末端網の中に埋め込まれていて、微小絨毛の全長にわたって走っており、絨毛を真直ぐに保つように働いているものと思われる．**繊毛**は細胞表面にある液体と粒子を急速に前方へ鞭打って推進させる鞭打ち運動を行って，上皮細胞表面に沿って物質を輸送する働きをする．このような運動はそれぞれの線毛内で長軸方向に沿って9＋2の配列（9対の微小管が中心部にある1対の微小管をとり囲んでいる）をしている微小管によってひき起こされている．各繊毛はその微小管が相互に滑り合うことによって弯曲する．

外側面には3種類の結合がある．(1) 隣接している細胞とはデスモソームで接着している．(2) 細胞間の封印した接着は緻密結合（タイト・ジャンクション）であり，(3) 細胞間に開いたチャンネル（通路）を持つ間隙結合（ギャップ・ジャンクション）は，電気的および化学的連絡に役立っている．

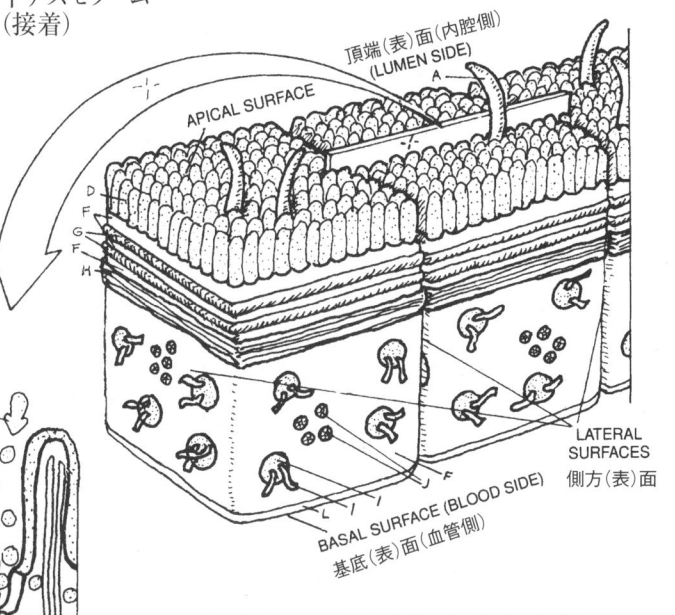

頂端(表)面(内腔側) (LUMEN SIDE)
APICAL SURFACE
LATERAL SURFACES
側方(表)面
BASAL SURFACE (BLOOD SIDE)
基底(表)面(血管側)

点状デスモソームは不連続部位で細胞に接着している．デスモソームは細胞内部で細胞の安定性を保つために役立っている細胞骨格の一部をなしているフィラメント網でお互いに結びついている．**帯状デスモソーム**は、細胞の周囲全体をとり囲んで、細胞内の線維状セメントで接着している．細胞内で帯状デスモソームは、細胞膜の内面とわずかに接合している円柱状のアクチン・フィラメント（断面図で示してある）の帯を持っている．

基底面の形質膜は基底膜（基底層）と接合しており、そこには、上皮細胞をその下方にある結合組織と分離しているコラーゲンと糖タンパクを含む細孔の多い構造がある．その接合はセミデスモソーム（半点状デスモソーム）によって補強されている．

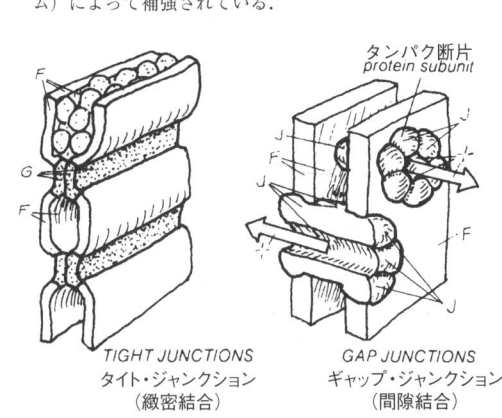

タンパク断片 *protein subunit*

TIGHT JUNCTIONS
タイト・ジャンクション
(緻密結合)

GAP JUNCTIONS
ギャップ・ジャンクション
(間隙結合)

DNA 複製と細胞分裂

いかなる細胞も永久には生き延びない．わずかな例外（特に神経と筋肉の細胞）を除いて，あなたの身体の細胞は数年前に存在した細胞とは同一のものではない．"年老いた"細胞は消耗して死滅し，そして連続的に新しい細胞と取って代わる．一般的にいうと，腸の細胞はたった36時間，白血球は2日間，赤血球は4ヶ月間生きる．一方，脳細胞は60年以上も生きられる．成長のためには，また新しい細胞の産生が必要となる．細胞の大きさが増すにつれて，細胞膜と細胞の中心部との間の距離が大きくなって，細胞にとって必須な物質であるO_2の取り込みやCO_2の歳出運搬が一層困難となってくるので効率が悪くなる．成長にあたってはまず細胞の大きさを増大させるよりもむしろ細胞の数を増加させるので，このような障害は起こらない．

細胞分裂

細胞分裂では1つの親細胞が分裂して，2つの娘細胞が新たに作られる．娘細胞はある特徴（例えば重量）では異なっているかも知れないが，その細胞の性質は最も重要な点では全く同一である：それらは共に細胞の活動性と生殖性を支配している遺伝的指令が同一である基本装置を持っている．この指令装置は遺伝暗号で，細胞核の中につめ込まれたDNA（デオキシリボ核酸）分子の詳細な構造として用意されている．これらDNA分子の複製とそれぞれの娘細胞への分配によって，各細胞分裂と共に細胞の特性が連続的に，しかも確実に伝えられる．細胞分裂に含まれる過程は，3つの相で行われる．

1．**間（歇）期：細胞の質量が増加する**—この期間，細胞核内のDNAの正確な複写（コピー）を含めて，細胞内では多様な分子が生合成されて，細胞質量が増加する．DNA合成が行われる間期の部分は，S期と呼ばれる．これはそれぞれG1およびG2と呼ばれる2つの"間隔"期の前と後とにあたっている（さし絵を参照せよ）．S期の間に中心小体は複製される．

2．**有糸分裂期：DNAは複製されて移動する**—G2期にひきつづいて細胞は（有糸）分裂期に入るが，この時期には複製されたDNAの1組が束から離れて細胞の反対側に移動し（詳細は図表の模式図にしたがってみる），細胞が2つに分かれる終期のための準備が行われる．分裂期は間期の間に解きほぐされたDNA分子が高度にぐるぐる巻いて，染色体として知られている杆状体に集約される時から始まる．この時期にそれぞれの染色体は，クロマチドと呼ばれる縦に2つに分裂する．それぞれのクロマチドは複製されたDNAの複写（コピー）を含んでおり，長いDNA分子のタンパク合成のための足場を提供して，DNAの働きを助ける役割を果たしている．一方では核膜は変性し始めて消失し，核の外側にある中心小体は細胞の反対側の端に移動して，紡錘糸と呼ばれる微小管の精巧な構造物を形成する．それぞれの染色体はこれらの微小管と接着して細胞の赤道面に配列し，2つに分かれたクロマチドは微小管と接着して細胞の反対側に導かれるようになる．次いで微小管紡錘糸はクロマチドを引っ張って，細胞内の反対側に完全なクロマチドの1組を移動させる．最後に，細胞の両端にきたクロマチドはほぐれて不明瞭となって，それから新しい核膜が2組に分かれたクロマチドのそれぞれの周囲に形成されるようになる．

3．**細胞質分裂：細胞は分裂する**—これは細胞分裂の最終段階である．細胞表面に皺（凹み）ができて次第に深くなり，遂には最終の細胞が2つにくびれる．そして娘細胞核は（有糸）分裂の期間に形成されて，それぞれの細胞内に包み込まれるようになって細胞分裂は行われる．この点で娘細胞は間期のG1期に入って，細胞分裂周期は完結する．

DNAの複製

もしもDNAが遺伝物質であるとするならば，次の2つの重要な疑問が生ずる．まず第1に，どのようにしてDNAがある世代から次の世代へと薄められないで受け渡されて複製されるのか？ 第2には，いかにしてDNAは，細胞活動を指令するのに必要な情報を運ぶのか？ という点である．この両方の疑問に対する答には，DNAの化学構造についての知識が必要である．

DNAは二重らせんをつくる—DNA分子は沢山の5炭糖（デオキシリボース）が端と端でリン酸を介して（すなわち，糖–リン酸–糖–リン酸という様式で）結合してできている2本の非常に長い"背骨"の鎖を含んでいる．この鎖状の背骨は梯子の手摺のようにお互いに平行に走って伸びている．両方の鎖は梯子の"段"を作っているN含有塩基によって一定の間隔をおいて結合されている．つまり，梯子の手摺の間には2つの塩基がかかっている：その2つの塩基の中央部は，水素結合による弱い化学結合で橋渡しされている．最終的には，梯子の手摺はねじれてらせん構造となって，梯子の"段"が10段毎に1回完全によじれているようになる．梯子の階段はらせんを形成しているので，DNAは二重らせんである．

塩基対のA–TとG–Cは相補的である—梯子の段を作っている特別な塩基と，梯子構造内でその塩基の関連した位置が，この問題を解く鍵となっている．わずか4つの異なった塩基種がDNA分子を形成している．すなわち，アデニン（略号：A），グアニン（G），シトシン（C），及びチミン（T）である．梯子の段のそれぞれにはこれらの塩基の2つが必要であって，その数は2つ以上ではない．この2つの塩基はジグソーパズルの断片のようにそれぞれ個有の大きさと形を持っていて，与えられた座標の位置内に（水素結合を形成して）はまり込んでいなければならない．DNAの構造を調べると，梯子の段はAとT（A–T），あるいはGとC（G–C）の組合せで形成されていて，A–A，A–C，あるいはG–Tといったその他の組合せは使用されていない．A–T及びG–Cは，相補的塩基対と呼ばれている．

複製には塩基対の分離と再集合が必要である—あなたともう一人が，それぞれ梯子の手摺を持ってそれぞれ引っ張ると想像してみよう．すると，梯子の段の継目の所（すなわち，相補的塩基対が比較的弱い水素結合のある段の中間点）で，両方に分かれてくる．そしてより糸（DNA構造の半分）には一方の塩基だけが長い梯子の手摺についているので，両人ともそれぞれ失われた半分からまたDNAを再構成できる．なくなった梯子の手摺部分については問題がない：つまり，それはいつも同じデオキシリボースとリン酸の糸である．しかし，塩基はいつもあらかじめ規定されている：すなわち，1本鎖の上にあるそれぞれのAにはそれぞれTが，それぞれのTにはAが，それぞれのGにはCが，そしてそれぞれのCにはGが付着する．そうすれば元のDNAの正確な複製が出来上がることになり，もう1本の鎖の方でも同様なことである．今ここに元の複製がある．そして，こうしてその正確なコピーが完成される．同じような過程は細胞の内部でも行われている．そこでは，DNA糸のよりは少しずつ断片に分割されて，DNAポリメラーゼという特殊な酵素の助けをかりて，糸のよりが分かれるすぐあとからただちに引き続いて，新しいDNA合成が進行する．

どのようにしてDNAが遺伝する物質を運搬するかという第2の問題についての議論は，図4で行う．

CN：Dには暗い色を塗りなさい．

1．ページの一番上の細胞に色を塗ることから始めなさい．それからそのすぐ下にある細胞周期の円形模式図に色を塗りなさい．

2．細胞周期の段階の色づけは，ページの上左方の近くにある間期から始めて，引き続いて有糸分裂および細胞質運動へとすすみなさい．

3．右手の側にあるDNAの構造の模式図に色を塗りなさい．塩基のうちで，グアニン（I）とシトシン（I'）には縦横縞の陰影がついている．

INTERPHASE 間期

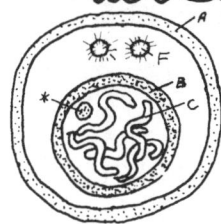

間期には 1. （クロマチンの中に含まれている）DNA は，（よりが）ほぐれて複製が行われる． 2. 複製のあとで DNA は活性化されて RNA に指令を与えて，細胞分裂のために必要なタンパクを合成する． 3. 中心小体は二分される．

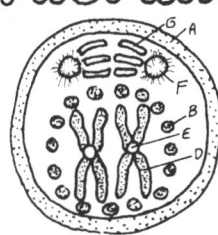

MITOSIS 有糸分裂

PROPHASE 前期

（細胞分裂の）前期の間に， 1. 核包膜が破れ始める． 2. DNA の 2 つの複製はらせん状に巻いて染色体を形成する． 3. 中心小体は分裂して，（絵の一番右端と左端に位置している）細胞極方向に移動する． 4. 中心小体は微小管を編成して，分裂紡錘糸の形成をする．

METAPHASE 中期

pole 極
equator 赤道
極 pole

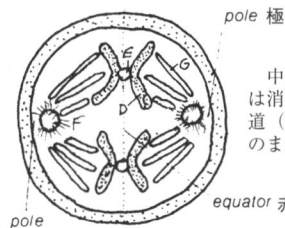

中期の間に， 1. 核包膜と核小体は消失する． 2. 染色体は細胞の赤道（絵の上と下とを結ぶ仮想の線）のまわりに配列する．

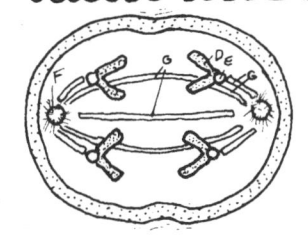

ANAPHASE 後期

後期の間に， 1. 微小管はクロマチドの狭窄部（セントロメア・動原体）と結合するタンパク（運動中心体）と結合する． 2. 娘クロマチドは紡錘糸の微小管によって細胞の反対側に引っぱられる．

TELOPHASE 終期

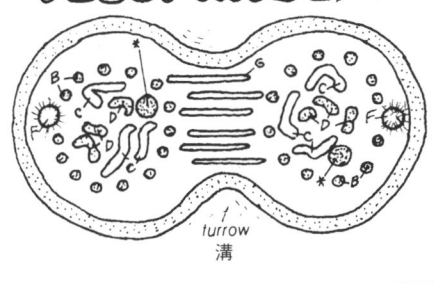

turrow 溝

終期の間に， 1. それぞれ 2 の極の近くで染色体のまわりに新しい核包膜が作られて， 2 つの核と 2 つの核小体が見えるようになる． 2. 染色体のらせんがほぐれてクロマチンが作られる． 3. 紡錘糸が消失する．

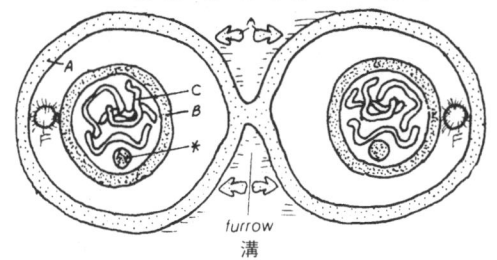

CYTOKINESIS 細胞質分裂

turrow 溝

細胞質分裂の間に， 2 つの細胞は分離する．溝（狭小部）が赤道面に沿って形成され，細胞が次第にくびれて，遂には 2 つに分離する．溝のできる最初の微候は，早くも終期に見られる．

PLASMA MEMBRANE 形質膜
NUCLEAR ENVELOPE 核包膜
CHROMATIN クロマチン
CHROMOSOME (46) 染色体
KINETOCHORE 運動中心体
CENTROSOME 中心小体
SPINDLE FIBERS 紡錘糸

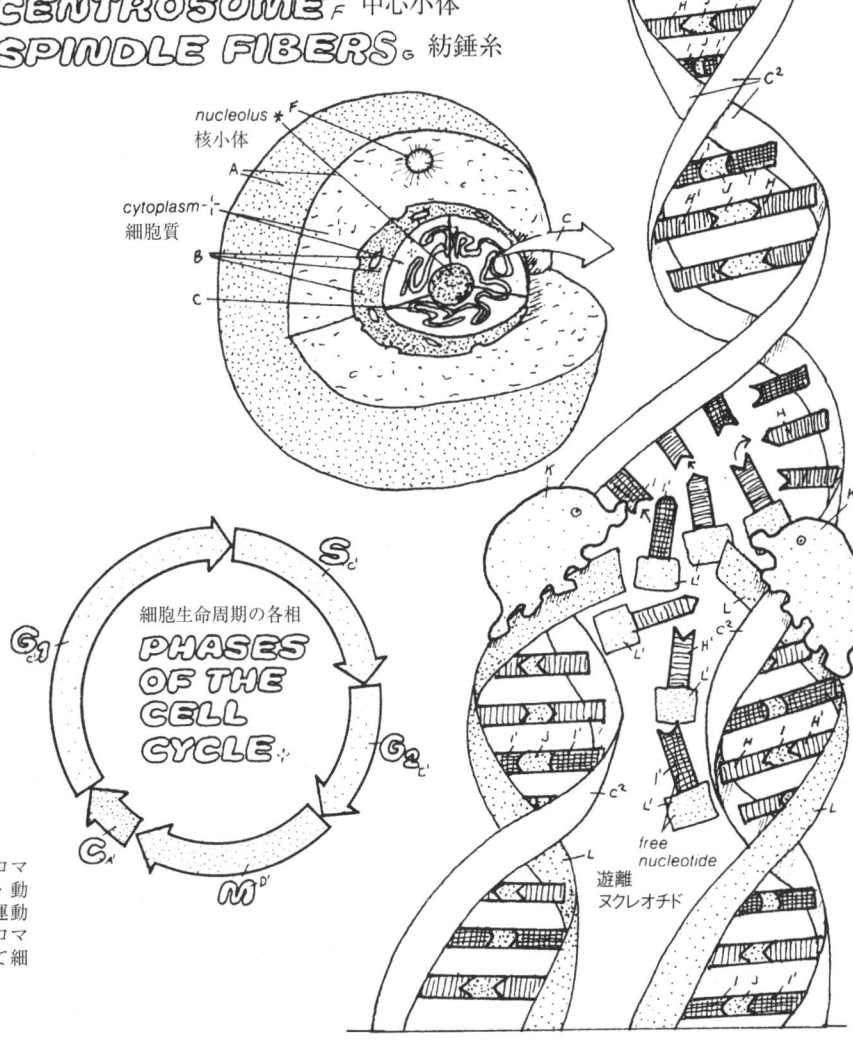

nucleolus 核小体
cytoplasm 細胞質

PHASES OF THE CELL CYCLE 細胞生命周期の各相

DNA REPLICATION DNA の複製

free nucleotide 遊離ヌクレオチド

ORIGINAL STRAND 元の（DNA）鎖
BASES: 塩基
ADENINE アデニン, THYMINE チミン
GUANINE グアニン, CYTOSINE シトシン
HYDROGEN BOND 水素結合
DNA POLYMERASE DNA ポリメラーゼ（重合酵素）
NEW STRAND 新しい DNA 鎖
BACKBONE 背骨

複製は DNA の正確なコピー（複写）が作られる過程である．クロマチンの中の 2 重鎖の DNA がほぐれて， 2 つのより糸が接合している部位（アデニン，チミン，グアニン，及びシトシンの相補的塩基の間にある，水素結合部位）で分離する．DNA のそれぞれのより糸は，背骨（梯子の手摺）とそれに付着している塩基より構成されている．そしてヌクレオチドの建材（背骨を作っている糖とリン酸と一緒に塩基が含まれている分子）が鋳型に接着するようにして，DNA ポリメラーゼのような酵素の助けをかり，また元の DNA から分離したより糸を鋳型として用いて 2 本の新しい DNA のより糸が合成される．この場合 2 本のより糸が互いに接着するのはいつも相補的な塩基同士に限られるので正確な複写が得られる．アデニンはチミンとのみ接着する（逆も同じである），グアニンはシトシンとのみ接着する（逆も同じである）．

DNA表現とタンパク合成

　DNAがどのように細胞に指令を出しているのかを理解するためには，我々はまず，成長，繁殖，分泌，運動などのすべての機能が，最終的分析の結果，化学反応から由来していることを観察するのから始めよう．細胞によって用いられる化学物質から理論的には非常に数多くの生成物が作られるが，そのうちほんのわずかのものだけが，細胞内で産生される．これらの産生物は，特殊な反応速度を早くする酵素と呼ばれる触媒物質の作用によって"選択される"．これらの化学物質をそのまま放置しておいた場合には，可能な反応は非常にゆっくり進行するので，重要で意味あるものとはならない．もしも特殊な酵素がそこに存在すれば，その特殊な反応に"スイッチを入れて"，ただ（反応）速度だけを早める．このようにして，酵素は化学反応と細胞活動とを調節している．しかし，何が酵素を調節しているのであろうか？　酵素はタンパク質で作られており，それぞれの細胞の内部で合成される．そして，タンパク合成を調節するものは何でもすべて，どんな酵素が存在しているかを調節し，したがってそれらが細胞機能を調節していることになる．DNAは合成されるべきそれぞれのタンパク質の詳細な設計図を含んでいるので，タンパク合成の際には支配的な役割を果たしている．つまり，DNAは個々の細胞，組織及び個体全体の成長と分化を決定している．

タンパク質はアミノ酸で作られる

　タンパク質は非常に沢山の数のアミノ酸が端と端で結びつく特殊な結合（ペプチド結合）をして，その結果1本の鎖を作っている巨大分子である．タンパク質の中にはわずか20種類の異なったアミノ酸が存在するが，タンパクはしばしば数千個以上のアミノ酸を含んでいるので，同じ種類のアミノ酸は鎖の上で1個所以上の部位にみられる．我々はアミノ酸をアルファベットの文字にたとえることができるが，タンパク質は巨大な数の文字を含んでいることになる．あたかも言葉が文字の正確な配列順序によって決定されているのと同じように，タンパク質（及びその性質）は鎖状にならんでいるアミノ酸の配列順序（位置）によって決定される．もしもDNAがタンパク質製造のための"青写真"を含んでいるとすれば，DNAはタンパク質のアミノ酸配列順序の情報を含んでいるに違いない．しかし，どのようにしてそれが行われるのであろうか？

それぞれのアミノ酸は3つの塩基配列により規定される

　DNA（図3）もまた，非常に数多くの窒素含有塩基の建築材料断片からなりたっている．そして，DNA分子の性質は梯子様の鎖構造の"段"になっている塩基の配列されている位置によって定められている．それぞれのDNAはまた，塩基がアルファベットの文字を表している巨大言語のようなものである．しかしながらタンパク質は20文字の"アルファベット"（20種のアミノ酸）から成り立っているのに，DNAはアデニン（A），グアニン（G），シトシン（C），及びチミン（T）のたった4つの塩基を持っているにすぎない．ともかくDNAの梯子に沿って並ぶ4つの異なった種類の塩基の配列順序が，タンパク鎖のアミノ酸の20の異なった種類の暗号となっている．2つのアルファベットでは文字に1対1にしか対応しないので，DNAは4つの異なった種類のアミノ酸を含むタンパク質しか選べない．実際はそうではなくて，それぞれのアミノ酸に対する暗号として3つの塩基配列が使われている．例えば，一方のDNAの梯子の上でC, C, Gの塩基があるとすると，それはアミノ酸のグリシンの暗号で，A, G, Tはアミノ酸のセリンの暗号となっている．したがって，C, C, G, A, G, Tの配列順序は，グリシンの次にセリンがならんでいるタンパクの部分の暗号である．このように3つの塩基を同時に使用することによって（例えば，AAA, AAG, ……CCA, CTC, ……TTC, ……等），64種類の変った組合せが可能となるが，これは20種類のアミノ酸のための暗号以上の数となる．

メッセンジャー（伝令）RNAとトランスファー（転移）RNA

　細胞は実際にどのようにして暗号を翻訳してタンパク質を組立てるのであろうか？　DNAはいつも核の内側に留っているにもかかわらず，タンパク質は細胞質内で合成される．最初の段階は"青写真"の複写を作って，それからその複写が細胞質内に移送される．この過程は転写と呼ばれる．この遺伝情報の複写（コピー）を受持っているのは伝令リボ核酸（mRNA）と呼ばれる分子で，核から細胞質に移動してそこでリボソームと呼ばれる新しいタンパク質が組立てられる場所の粒子と結合する．一方tRNA（転移リボ核酸）と呼ばれるもう1つのRNA分子は，あらかじめ（エネルギーを付加されて）活性化されて使えるようになったバラバラのアミノ酸を拾いあげる．それぞれのtRNAは1個の特殊なアミノ酸と付着してリボソームへと移動して，そこでそのアミノ酸は適切な位置について，tRNAから離れて結合してタンパク鎖が出来上がる．

翻訳：メッセンジャーRNAは"伝言"を得る

　このようなシナリオでは，2つの問題がある．第1は転写の問題で，どのようにしてDNAの青写真がRNAに複写されるのだろうか？　第2は翻訳の問題で，どのように暗号が利用されて，アミノ酸がタンパクの特有な配列順序をとるようにいつも結合するのだろうか？　これら両方の質問に対する答は，RNAがDNAと極めてよく似かよっていることに基づいている．両者が異なるところは，(1) 両者は異なった糖（デオキシリボースとリボース）を持っていることである．(2) RNAは通常1本より糸状で，梯子の一方の手摺とそれに沿って並んでいる半分の"段"を形成している窒素含有塩基を持っている．(3) RNAはDNAと同様A, G, Cを含んでいるが，Tはそれと非常によく似た塩基のウラシル（U）と置換されている．したがって，RNAはDNAと同様にA, G, C, Uの文字でできた"4つのアルファベット"で構成されている．すべてのRNAのうち特にmRNAは，DNAがもう1本のDNA鎖を作るのと同じ方法で作られる．二重らせんのDNAはその一部がほどけて，梯子の手摺の一方がRNAを作るための鋳型として使われる．DNA合成の時と同様に，RNAの塩基配列は，それを作るDNAの塩基配列と相補的になっている．例えば，AGATCTTGTという配列順序を持つDNAの断片から，UCUAGAACAという配列をもつRNAが作られる．mRNAのそれぞれの3文字はコドンと呼ばれる．転写の問題は，元のDNAの塩基配列は複製されないが，コドンとしての相補的塩基配列を含むRNAを作りあげることによって解決される．

転写：mRNAとtRNAは相互に作用する

　tRNA分子はクローバの葉のような形をしている．その茎の部位にはアミノ酸と結合する部位を含んでおり，8字形の部位には3つの塩基に対応する特殊な組合せ（アンチコドン）が含まれており，そこに付着するようになるアミノ酸に対する暗号となっている．mRNAコドンはDNAに対する相補的塩基を含み，したがってアミノ酸にも対応しているので，mRNAとtRNAとは相補的塩基の組合せを持っているために，両者は容易にゆるい水素結合を作る．tRNAはただし絵に示されている如くmRNAに沿って並んで，その結果アミノ酸は固有な配列をしてから結びついて，ペプチド結合をつくる．実際にはリボソームがmRNAの糸に沿ってさし絵に示されたように移動して，同時に2つのアミノ酸を処理している．2つのアミノ酸の間でペプチド結合が形成されたのち，リボソームの上にのっているtRNAが離れる．リボソームはそれから新しいコドン（さし絵の右方向）に沿って移動して，相補的アンチコドンを持つ次のtRNA（及びアミノ酸）が入るべき空所を残しておく．このようにしてタンパク鎖が成長して，遂にはmRNAの符号の上の最後の1つか2つ目のコドンの所で終止する．この翻訳過程にひき続いて，タンパク質がしばしば折れまがったり，あるいは炭水化物がつけ加わったりする翻訳後の修飾と呼ばれる過程が起こる．

CN：Eには暗い色を，そしてIには非常に明るい色を塗りなさい．核包膜（A），クロマチン（B），及び細胞膜（L）には，前の図と同じ色を塗りなさい．コドンの3文字（E）とアンチコドンの3文字（H）とは実際では相補的塩基であるが，区別するために異なった色を塗りなさい．
1．ページの上部にある細胞に色を塗ることから始めなさい．
2．次に右方に沿って並んでいる細胞核の中で行われている事象に色を塗りなさい．
3．図の下1/3にあるタンパク合成の模式図に色を塗りなさい．

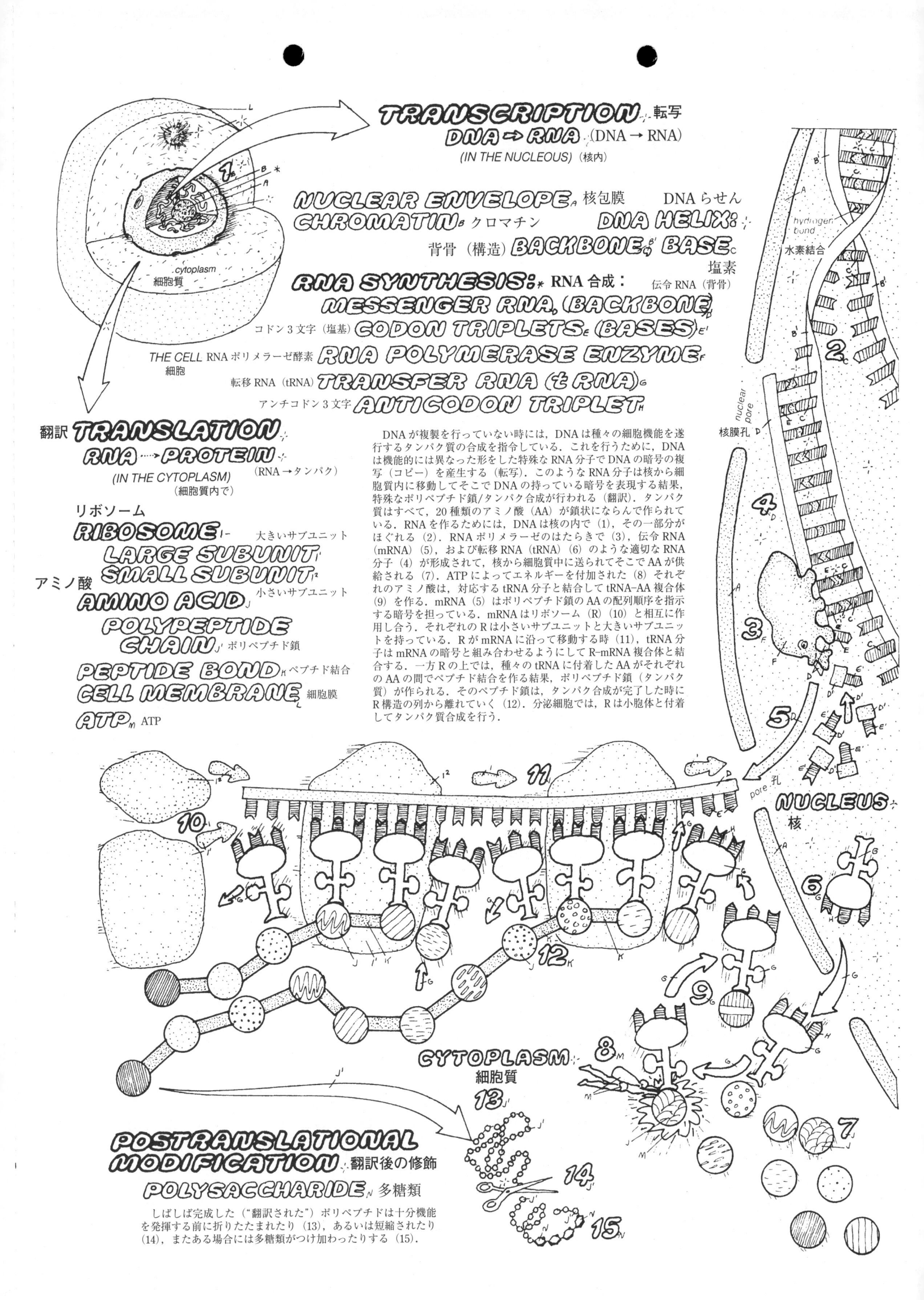

TRANSCRIPTION 転写
DNA → RNA (DNA → RNA)
(IN THE NUCLEOUS) (核内)

NUCLEAR ENVELOPE 核包膜
CHROMATIN クロマチン
DNA らせん DNA HELIX
背骨(構造) BACKBONE, BASE 塩素

RNA SYNTHESIS: RNA 合成：
伝令 RNA(背骨) MESSENGER RNA, (BACKBONE)
コドン3文字(塩基) CODON TRIPLETS (BASES)
RNA ポリメラーゼ酵素 RNA POLYMERASE ENZYME
転移 RNA (tRNA) TRANSFER RNA (tRNA)
アンチコドン3文字 ANTICODON TRIPLET

THE CELL 細胞

hydrogen bond 水素結合
nuclear pore 核膜孔

翻訳 TRANSLATION
RNA → PROTEIN
(IN THE CYTOPLASM) (細胞質内で)

リボソーム RIBOSOME
LARGE SUBUNIT 大きいサブユニット
SMALL SUBUNIT 小さいサブユニット
アミノ酸 AMINO ACID
POLYPEPTIDE CHAIN ポリペプチド鎖
PEPTIDE BOND ペプチド結合
CELL MEMBRANE 細胞膜
ATP ATP

DNAが複製を行っていない時には，DNAは種々の細胞機能を遂行するタンパク質の合成を指令している．これを行うために，DNAは機能的には異なった形をした特殊なRNA分子でDNAの暗号の複写(コピー)を産生する(転写)．このようなRNA分子は核から細胞質内に移動してそこでDNAの持っている暗号を表現する結果，特殊なポリペプチド鎖/タンパク合成が行われる(翻訳)．タンパク質はすべて，20種類のアミノ酸(AA)が鎖状にならんで作られている．RNAを作るためには，DNAは核の内で(1)，その一部分がほぐれる(2)．RNAポリメラーゼのはたらきで(3)，伝令RNA(mRNA)(5)，および転移RNA(tRNA)(6)のような適切なRNA分子(4)が形成されて，核から細胞質中に送られてそこでAAが供給される(7)．ATPによってエネルギーを付加された(8)それぞれのアミノ酸は，対応するtRNA分子と結合してtRNA-AA複合体(9)を作る．mRNA(5)はポリペプチド鎖のAAの配列順序を指示する暗号を担っている．mRNAはリボソーム(R)(10)と相互に作用し合う．それぞれのRは小さいサブユニットと大きいサブユニットを持っている．RがmRNAに沿って移動する時(11)，tRNA分子はmRNAの暗号と組み合わせるようにしてR-mRNA複合体と結合する．一方Rの上では，種々のtRNAに付着したAAがそれぞれのAAの間でペプチド結合を作る結果，ポリペプチド鎖(タンパク質)が作られる．そのペプチド鎖は，タンパク合成が完了した時にR構造の列から離れていく(12)．分泌細胞では，Rは小胞体と付着してタンパク質合成を行う．

NUCLEUS 核
pore 孔
CYTOPLASM 細胞質

POSTRANSLATIONAL MODIFICATION 翻訳後の修飾
POLYSACCHARIDE 多糖類

しばしば完成した("翻訳された")ポリペプチドは十分機能を発揮する前に折りたたまれたり(13)，あるいは短縮されたり(14)，またある場合には多糖類がつけ加わったりする(15)．

代謝：ATPの役割とその産生

動きまわったり，血液を拍出したり，複雑な細胞構造をつくりあげたりすること，——これらの事柄は，われわれが全体の中から一部をとりあげたもので，いずれも当然の働きと思われている毎日の活動であるが——これらの活動にはすべてエネルギーが必要である．このエネルギーは食物によって供給される．一方，我々は働く機械（例えば筋肉）を持っている．他方，われわれはエネルギー源として食物を摂取する．とにかく，食物とエネルギーは結びついている．つまりエネルギーは食物から抽出されて，機械で直接に利用できるような形で蓄えられる．生物が利用できる第一のエネルギーの貯蔵型はATP（アデノシン三リン酸）である．

ATPは細胞のエネルギー通貨である

ATPは前後に並んでいる3つのリン酸基を含んでいる．その末端のリン酸が分裂すると，ADP（アデノシン二リン酸）となり，そしてかなりの量のエネルギーが遊離される．もしもそこに適当な機械が存在していれば，このエネルギーの大部分は捕捉されて仕事のために使用される．ADPは単なる不要産物ではなくて，ATPの合成のために再利用される．

$$\text{ATP} \underset{\text{食物から捕捉されるエネルギー}}{\overset{\text{仕事のためのエネルギー源}}{\longleftrightarrow}} \text{ADP} + \text{P} + \text{エネルギー}$$

この反応が右方に進むと，神経伝導，物質の輸送，及び合成のための細胞機械を動かす．しかし，もしもリン酸基が機械に受渡されると，エネルギーはその中に入り込んで高エネルギー状態になる（リン酸基を受取る機械の分子の一部は高いエネルギー含量を持っており，それまで反応系にまで入り込めなかった部分にまでエネルギーが入り込むようになる）．ATPは細胞機械をリン酸化（リン酸基を受渡す）して，機械を高エネルギー状態にまで押し上げる能力を持っているので，生体内のどこででも通用するエネルギー通貨である．

ブドウ糖は小段階ずつ分解される

炭水化物，脂肪，及びタンパク質が細胞内で起こる化学反応によって分解（代謝）されるときには，この反応は左方にすすむ．この図のなかでは炭水化物の代謝によるATPの生成に焦点をあてて話をすすめよう．ブドウ糖は多量のエネルギーを含んでおり，その分子内で原子間を結びつけている化学結合が破壊されるとき，そのエネルギーは放出される．たとえば，ブドウ糖の1モル（180グラム）が酸化されてCO_2と水を生じるときには，686,000カロリーのエネルギーが遊離される．我々はブドウ糖が分裂して前と同じ産物（CO_2と水）を生じる異なった代謝経路を考えることができるが，いずれの場合にも全く同じ量のエネルギーが遊離される．細胞はブドウ糖の代謝経路を小さく調節された段階に分けて，熱として消費される前にATPの形で大部分のエネルギーを捕捉する．細胞は特殊な経路（つまり，それらの経路のうちで"最小抵抗"の経路を選ぶ）に沿って反応を促進する数多くの特殊な酵素を含んでいるので，このような段階に分けた反応を行うことができる．

無酸素（O_2なし）代謝は乳酸と最小量のATPを産生する

ブドウ糖あるいはグリコーゲン（ブドウ糖の貯蔵型）からのエネルギーの遊離は，何時も解糖反応と呼ばれる一連の反応から始まり，ATPの産生反応と結びついてブドウ糖はピルビン酸に変換される．6つの炭素原子を分子内に持っているブドウ糖から始まる一連の解糖反応は，まず2分子のATPを投資してブドウ糖分子をリン酸化し，次いで3つの炭素原子を持つ分画に2分される．この経過中に4分子のATPが新たに生ずる．つまり差し引き正味2（4−2〔最初に投資したATP〕＝2）分子のATPが生ずることになる．この全行程は10段階の反応を含んでおり，各過程はそれぞれ特異的な酵素で触媒されており，最終的には2分子のピルビン酸（3つの炭素原子を持っている構造）が生ずる．

これらのいずれの段階の反応に対してもO_2（酸素分子）の存在は必要ではない．そして初めのブドウ糖分子が持っている利用可能なエネルギー量のほんのわずかな分画（約2％）しか捕捉されないけれども，細胞は明らかに無酸素的に（空気のない，つまり酸素のない状態で）ATPを産生することができる．しかしながらこのブドウ糖を分解する解糖過程は，H原子がブドウ糖分子の炭素骨格からひき離されてNAD^+と呼ばれる他の分子に転移される場合にのみ進行する．

$$2H(\text{炭水化物より由来する}) + NAD^+ \longrightarrow NADH + H^+$$

すべてのブドウ糖分子はその4つのH原子が2分子のNAD^+に転移される．しかしNAD^+分子の総量は非常にわずかしかない（NADはビタミンのナイアシンからつくられる）ので，NAD^+から始まったのではこの反応はすぐに停止してしまう．NADHはそのH原子をどこかへ捨てて，元のNAD^+に再び戻る必要がある．正常の場合ではO_2がH原子の最終的な落着き先となって，H_2O（水）が形成される．O_2がない場合にはピルビン酸自体がHの受け取り手となって，乳酸が生成される（図を参照）．

好気的（酸素）代謝は呼吸鎖を介してより多くのエネルギーを産生する

酸素が存在するときには解糖過程は前述のように進行するが，NAD^+（および同様なH担体としてFAD）の役割はより明瞭になる．すなわちNAD^+は最初のブドウ糖のエネルギーの良い部分を捕捉して，O_2存在下ではこのエネルギーがATPをつくるのに使用される．そこで，ピルビン酸をH受容体として用いる代りに，H担体はHとエネルギーをミトコンドリア内部に存在する担体系である呼吸鎖系へと受渡す．そしてこのミトコンドリアのエネルギー化された膜は順番にそれぞれのNADHを通過させるごとに，3分子のATPを産生することができる（Hを供与する物質がFADの場合には，たった2分子のATPしか産生しない）．

更に呼吸鎖系を利用することによって，ピルビン酸分子内に含まれるエネルギーも捕捉される．すなわちHを吸収して乳酸を生成する代りにピルビン酸はまずCO_2 1分子を分離して，残った2-C化合物（酢酸）部分はアセチルCoAを経てクエン酸回路に入り，そこで更に2分子のCO_2分子に分解される（図6を参照のこと）．再び炭素骨格からH担体によってHが分離されて，その担体はHを呼吸鎖系に送り込んで，これが何回も繰返される．したがって1分子のブドウ糖分子が細胞内で燃焼したときの最終的な帳簿記録は次のようになる．

解糖反応	2ATP + 2NADH + 0FADH$_2$
2分子のピルビン酸 → アセチルCoA	0ATP + 2NADH + 0FADH$_2$
クエン酸回路の2回転	2ATP + 6NADH + 2FADH$_2$
合計：	4ATP + 10NADH + 2FADH$_2$

全ATP（呼吸鎖系でH担体に渡されたとき）
$$4 + (10 \times 3) + (2 \times 2) = 38 \text{ATP}！$$

CN：Aには赤色を，Bにはほかの明るい色を塗りなさい．Dには淡青色を，Mには明るい色を用いなさい．

1. 上段の枠の図から始めて，高エネルギーから体細胞の代謝までを表している酸素と食物の代謝に色を塗りなさい．
2. 左方の嫌気性過程から下って，O_2の障害物（嫌気状態）まで色を塗る．
3. 好気性過程に色を塗る．（点線より上の）解糖部分は，乳酸がつくられないこと以外は嫌気性に進行する上述と同じ過程を単純化したものであることに注意せよ．この図を下方にたどると結果的には34個（分子）のATPの産生が起こる．クエン酸回路と呼吸の詳細な説明は図6でなされている．

ATP TRANSFERS ENERGY FOR CELL WORK
ATP は細胞活動のためにエネルギーを転移する

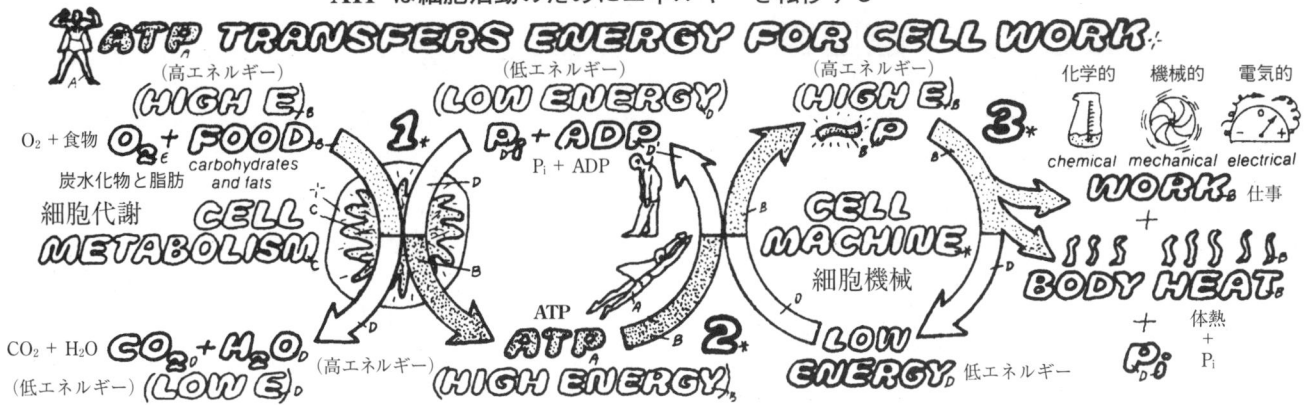

(HIGH E.) O_2 + FOOD — (LOW ENERGY) P_i + ADP — (HIGH E.) ~P — chemical / mechanical / electrical — WORK + BODY HEAT + P_i

(高エネルギー) O_2 + 食物 — (低エネルギー) P_i + ADP — (高エネルギー) ~P — 化学的 機械的 電気的 — 仕事 + 体熱 + P_i

炭水化物と脂肪 — carbohydrates and fats
CELL METABOLISM — 細胞代謝
$CO_2 + H_2O$ (LOW E.) — (低エネルギー)
ATP HIGH ENERGY — (高エネルギー)
CELL MACHINE 細胞機械 LOW ENERGY 低エネルギー

細胞機械の働き．あるものは物質を輸送するが，他のものは重量を持ち上げる（筋細胞），そしてその他の細胞では単純な原材料から複雑な分子や細胞構造をつくりあげる．食物はエネルギーを供給するが，中間代謝物質のATP（アデノシン三リン酸）はエネルギーを食物から細胞機械へと受け渡す．食物を炉（カマド）で燃やすとエネルギーは熱と光になって遊離される．同じ食物が細胞内で代謝反応を通じて"燃やされる"と（1），このエネルギーの良い部分は，ADPと無機リン酸（P_i）の反応によってATPが合成されて捕捉される．今度はそのATPは細胞機械にエネルギーを与える．つまり（2）ATPの末端リン酸基（~P）を細胞機械に与えて高エネルギー状態として，更に沢山の反応にも関与して細胞の仕事を遂行することができる（3）．

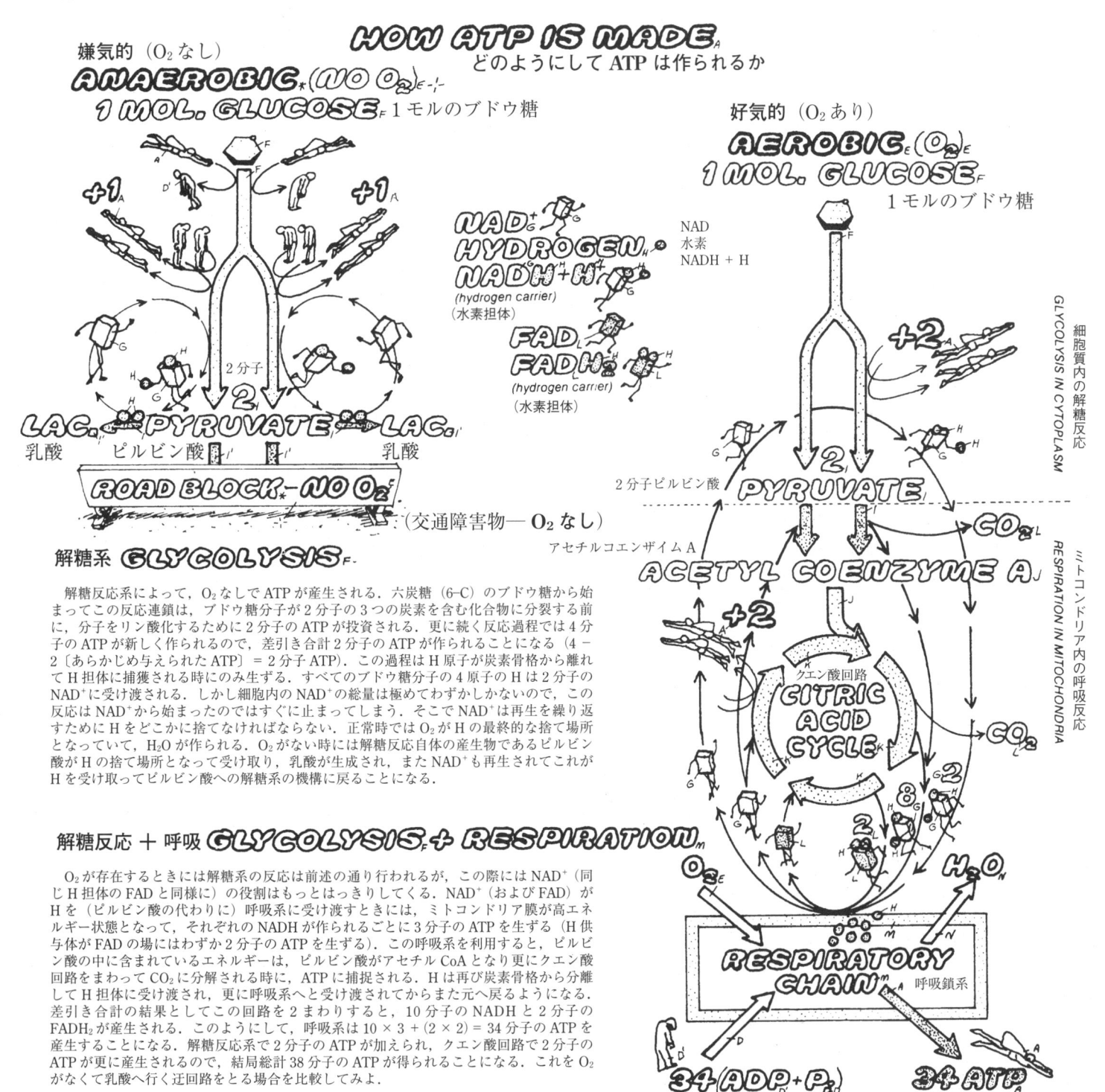

HOW ATP IS MADE
どのようにしてATPは作られるか

ANAEROBIC (NO O_2) 嫌気的（O_2なし）
1 MOL. GLUCOSE　1モルのブドウ糖

AEROBIC (O_2) 好気的（O_2あり）
1 MOL. GLUCOSE　1モルのブドウ糖

NAD HYDROGEN NADH + H (hydrogen carrier) 水素担体
FAD FADH$_2$ (hydrogen carrier) 水素担体

LAC. — PYRUVATE — LAC.
乳酸　ピルビン酸　乳酸
ROAD BLOCK — NO O_2（交通障害物—O_2なし）

PYRUVATE 2分子ピルビン酸
ACETYL COENZYME A　アセチルコエンザイム A
CITRIC ACID CYCLE　クエン酸回路
CO_2, H_2O, O_2
RESPIRATORY CHAIN　呼吸鎖系
34 (ADP + P_i) → 34 ATP

GLYCOLYSIS IN CYTOPLASM 細胞質内の解糖反応
RESPIRATION IN MITOCHONDRIA ミトコンドリア内の呼吸反応

解糖系 GLYCOLYSIS

解糖反応系によって，O_2なしでATPが産生される．六炭糖（6-C）のブドウ糖から始まってこの反応連鎖は，ブドウ糖分子が2分子の3つの炭素を含む化合物に分裂する前に，分子をリン酸化するために2分子のATPが投資される．更に続く反応過程では4分子のATPが新しく作られるので，差引き合計2分子のATPが作られることになる（4 − 2〔あらかじめ与えられたATP〕= 2分子ATP）．この過程はH原子が炭素骨格から離れてH担体に捕獲される時にのみ生ずる．すべてのブドウ糖分子の4原子のHは2分子のNAD$^+$に受け渡される．しかし細胞内のNAD$^+$の総量は極めてわずかしかないので，この反応はNAD$^+$から始まったのではすぐに止まってしまう．そこでNAD$^+$は再生を繰り返すためにHをどこかに捨てなければならない．正常時ではO_2がHの最終的な捨て場所となっていて，H_2Oが作られる．O_2がない時には解糖反応自体の産生物であるピルビン酸がHの捨て場所となって受け取り，乳酸が生成され，またNAD$^+$も再生されてこれがHを受け取ってピルビン酸への解糖系の機構に戻ることになる．

解糖反応＋呼吸 GLYCOLYSIS + RESPIRATION

O_2が存在するときには解糖系の反応は前述の通り行われるが，この際にはNAD$^+$（同じH担体のFADと同様に）の役割はもっとはっきりしてくる．NAD$^+$（およびFAD）がHを（ピルビン酸の代わりに）呼吸系に受け渡すときには，ミトコンドリア膜が高エネルギー状態となって，それぞれのNADHが作られるごとに3分子のATPを生ずる（H供与体がFADの場にはわずか2分子のATPを生ずる）．この呼吸系を利用すると，ピルビン酸の中に含まれているエネルギーは，ピルビン酸がアセチルCoAとなり更にクエン酸回路をまわってCO_2に分解される時に，ATPに捕捉される．Hは再び炭素骨格から分離してH担体に受け渡され，更に呼吸系へと受け渡されてからまた元へ戻るようになる．差引き合計の結果としてこの回路を2まわりすると，10分子のNADHと2分子のFADH$_2$が産生される．このようにして，呼吸系は10 × 3 +（2 × 2）= 34分子のATPを産生することになる．解糖反応系で2分子のATPが加えられ，クエン酸回路で2分子のATPが更に産生されるので，結局総計38分子のATPが得られることになる．これをO_2がなくて乳酸へ行く迂回路をとる場合と比較してみよ．

代謝：呼吸とクエン酸回路

図5では炭水化物，特にブドウ糖が分解されてATPを産生する過程に焦点をあてて述べた．脂肪とタンパクもまたこのようなエネルギー産生の目的の為に用いられるが，この最終的な共通代謝経路は前者と同じで，やはりクエン酸回路と呼吸鎖系を通る．ATP産生に含まれる代謝過程を概観する時，食物の酸化過程を次の3つに便宜的に分けることができる．

第Ⅰ段階：ブドウ糖，グリセロールおよび脂肪酸とアミノ酸の回復—食物中に含まれる大きな分子は単純な形にまで分解される．タンパク質はアミノ酸に分解され，脂肪はグリセロールと脂肪酸に分解され，大分子の炭水化物（澱粉，グリコーゲン，ショ糖）は単純なブドウ糖のような六炭糖にまで分解される．

第Ⅱ段階：ブドウ糖，グリセロール，脂肪酸およびアミノ酸代謝はアセチルCoAに集中する—これらの要素はそれぞれ代謝の中心的役割を果たしている．単糖類，脂肪酸，グリセロール及び数種のアミノ酸は，大部分酢酸塩と呼ばれる2炭素の分子断片にまで分解されるが，その断片は同じ中心的分子のコエンザイムA（CoAと略記する）と結びついて，アセチルCoA化合物となってクエン酸回路に入る．

第Ⅲ段階：最終共通経路：クエン酸回路と呼吸鎖—この最終段階はクエン酸回路と呼吸鎖系（電子伝達系とも呼ばれる）よりなっており，一緒になってATPの合成がひき続いて起こる．アセチルCoA以降の代謝経路は，すべての食物材料にとって全く同一である．ここの図ではO_2存在下でのみ起こる第Ⅲ段階の最終共通経路に焦点をあてて述べる．

アセチルCoAはクエン酸回路を開始させて3分子のNADHと1分子の$FADH_2$と1分子のATPを産生する

ブドウ糖の代謝の例に立戻って，1分子のブドウ糖は差引き正味2分子のATPと2分子のNADHと2分子のピルビン酸を生ずることを思い出して欲しい．O_2存在下ではピルビン酸は乳酸生成のためには利用されない．というのはNADHが（呼吸鎖を経由して——以下を参照）そのHをO_2に与えて，ピルビン酸が自由に更に次の反応系に入っていくようになるからである．2分子のピルビン酸はミトコンドリアの中に入り込んで，クエン酸回路へ入っていく準備をする．この前段階でピルビン酸は2炭素分子断片（酢酸塩）に分解されて，これが1分子のコエンザイムA（CoA）に付着してアセチルCoAを生ずる．この過程でHがNAD^+に受渡されることによってエネルギーが回収され，CO_2が生ずる．アセチルCoAは脂肪やタンパクが燃焼する時にもまた形成される．そしてこの2炭素分子の酢酸はクエン酸回路を栄養する重要な役割を果している．この酢酸塩はCoAから離れて4炭素化合物と結びついて6炭素化合物のクエン酸を生じて，ここからクエン酸回路が始まる．図で示されているように，この回路が1回まわるごとに3分子のNADHと1分子の$FADH_2$と1分子のATPが産生され，もとの酢酸塩分子中のC原子は最終的には2分子のCO_2として廃棄される．

NADHと$FADH_2$は呼吸鎖上にそれらのHを降ろす

解糖反応系と同様に，クエン酸回路はすべてのH担体であるNADHと$FADH_2$にHが受渡された時に，きしりながら回転が停止してしまう．しかしながら，Hはミトコンドリア膜の呼吸鎖系の中には入っていかないので，NAD^+とFADを再生産してこれらを更に代謝系に関与させるようにする．呼吸鎖系はミトコンドリアをとり囲んでいる二重膜の内膜中に埋め込まれている電子担体およびH担体でできている体系である．再生されるNAD^+とFADにつけ加えて，呼吸鎖はまたH^+をミトコンドリアの二重膜の間隙に排出する．これらのイオンはATPの最終合成段階で用いられている．

呼吸鎖はH^+をミトコンドリア膜の間に吐出する

呼吸鎖系を理解するためには，中性のH原子は1つの電子と1つのH^+（水素イオン）とより成りたっている（すなわちH = H^+ + 1電子）ことを思い出す必要がある．NADHがミトコンドリア内膜の内側面にある呼吸鎖系の最初の担体に到達したときに，NADHは2つの電子と1つのH^+とを受渡す．もう1つのH^+は周囲の溶液中から取りあげられて，2つの電子と2つのH^+（= 2H）は内膜から外膜へと輸送される．この時点でHの構成成分のH^+と電子は相対的対を作る．H^+は2枚のミトコンドリア膜の狭い間隙に蓄えられて，電子は膜の内面に戻って周囲の溶液からも1つの対となるH^+をとりあげる．このミトコンドリア内膜をよぎって行われる電子の移動は2回行われ，全部では3回起こる．この3回の移動のあとで電子はO_2に結合して，周囲の溶液中のH^+と一緒になって水を形成する．

H^+が漏出して戻る時にATPが形成される

このH^+の3回の移動が起こる度ごとに2つのH^+は膜の間隙に蓄えられるので，膜をへだててH^+の濃度差が形成される．これらのH^+は膜を通過しているチャンネルを形成している特殊タンパク複合体の中を通って，ミトコンドリアの内部構造内に漏れ出してくる．H^+がこのようなチャンネルを通って濃度と電気力の高い方から低い方へ移動することによって消費されるエネルギーは，ADPと無機リン酸（P_i）とからATPを合成するのに使われる．

$FADH_2$はNADHとは異なる；$FADH_2$はNADHの受け渡し地点から下方の代謝的流れにおいてその2つのHを呼吸鎖系に受渡すので，H^+はミトコンドリア膜を2回通過するにすぎない．その結果，$FADH_2$は4つのH^+をミトコンドリア膜を通過させる．そしてこのことは，（3分子ではなくて）2分子のATP合成のためのエネルギーをFADが供給していることに相当する．

特殊な系がミトコンドリア膜を通って基質を輸送する

クエン酸回路とATP合成はミトコンドリアの内部で行われる．その他の機能（たとえば解糖反応など）は細胞質内で行われる．物質を内側あるいは外側に移動させているミトコンドリア膜内部にある特殊な輸送系は，これらの制限を取り除くのに役立っている．新たに合成されたATPはADPと交換に（反対側輸送，図9を参照のこと）外に出されて，ADPはさらにATPの産生に使用される．その他の特殊な輸送系は解糖反応から生ずるピルビン酸とNADHのために利用されている．NADH自体は膜を通過しないけれども，その代りにNADHのHを膜の外側でH担体に受渡して，Hを膜の内面に移送する．ここでHはNAD^+にとりあげられて，ミトコンドリア膜の内部に取り込まれる．そしてNADHがつくられて呼吸鎖系に接続する．あるミトコンドリアでは，ある程度のエネルギー損失があるけれどもNAD^+ではなくFADにとり込まれる．その結果これらのミトコンドリアでは，1分子のブドウ糖の燃焼から生ずるATPの産生は38分子ではなくて36分子である．

CN：次の標題（字の標識が異なっているので十分注意せよ）A, C, D, E, F, G, I, J, P, Q, R, 及びSには，前のページで用いたのと同じ色を塗る．BとKには暗い色を塗る．

1．ページ上部の細胞質からピルビン酸がクエン酸回路に入っていくところから始める．この回路上にあるいろいろな酸の名前には，色を塗る必要がない．
2．下の図の全体のミトコンドリアの図の一部の小さい断面図から色を塗り始める．拡大した長方形の部分で，ピルビン酸（F）と水素イオン（D）の侵入を表す左下の矢印に注意しながら色を塗る．
3．次の拡大部分に色を塗る．ミトコンドリアの内部構造（N）と膜間隙（L）には，色を塗らないで残しておく．電子担体（P）をへてH^+が膜を通過する通路がある上左方部分に色を塗る．この系の通路を通って運ばれる電子は示されていない．次に膜間隙にあるH^+とその内部質内の通路に色を塗って仕上げる．

CITRIC ACID CYCLE
クエン酸回路

- **CARBON** C 炭素
- **NAD⁺** NAD⁺
- **HYDROGEN** 水素
- **NADH + H⁺** NADH + H⁺
- **FAD** FAD
- **FADH₂** FADH₂

　解糖反応の経過中にそれぞれのブドウ糖分子は2分子のピルビン酸となり，ミトコンドリアの中に入り込んでクエン酸回路へ入る準備をする．この回路に入る前の段階でピルビン酸は2-C断片化合物（酢酸塩）に分裂して，コエンザイムA（CoA）と付着してアセチルCoAと呼ばれる化合物を作る．この過程でエネルギーはHがNAD⁺に受け渡されて回収されてCO_2が形成される．アセチルCoAはまた脂肪及びタンパクが燃焼する際にも生成される．この酢酸は4-C構造の化合物と結合して6-C化合物のクエン酸を形成して，クエン酸回路が始まる．図に示すように，回路が1まわりすると3分子のNADH（+3H⁺）と1分子のFADH₂及び1分子のATPが生じて，もとの酢酸がもっていたCは最終的に2分子のCO_2として廃棄される．

PYRUVATE ピルビン酸
FROM GLYCOLYSIS 解糖反応系より
+2 ATP
COENZYME A コエンザイムA
ACETYL-CoA アセチルCoA
to respiratory chain 呼吸鎖反応系へ

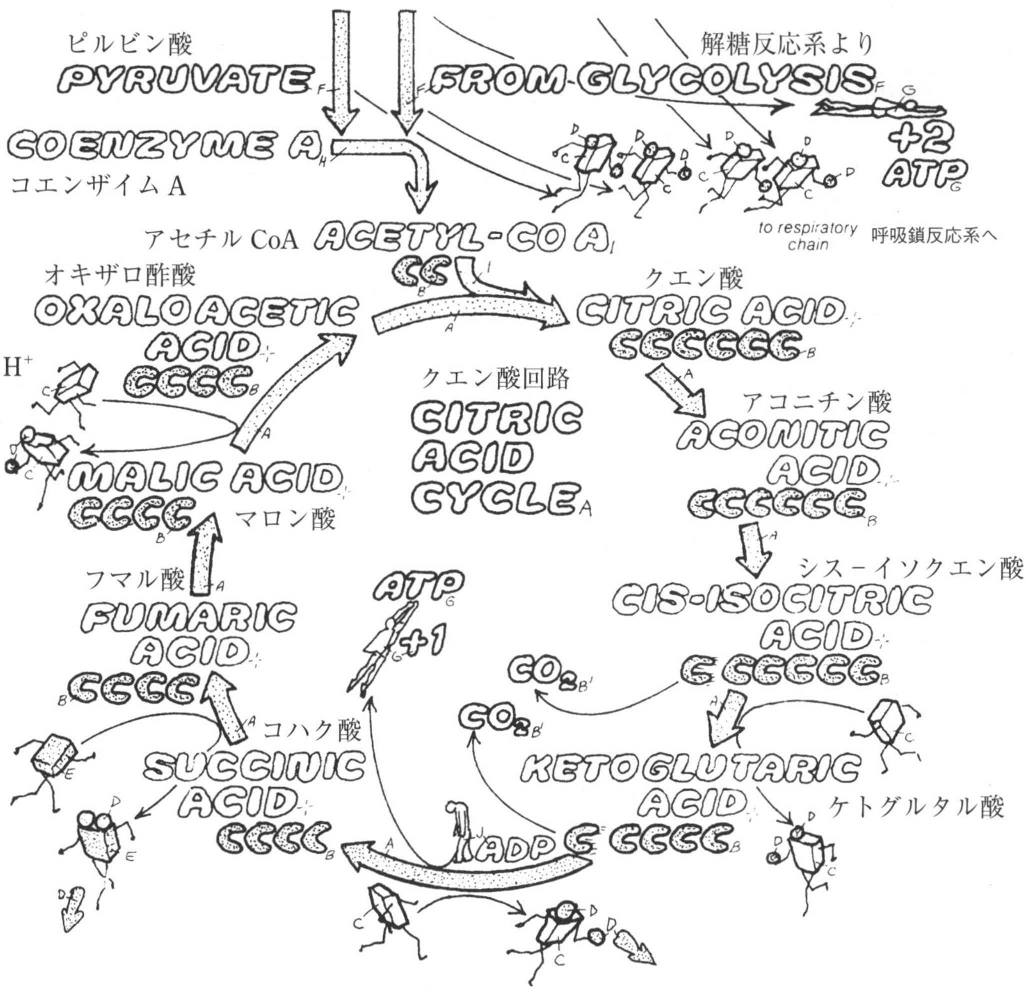

OXALOACETIC ACID オキザロ酢酸
CITRIC ACID クエン酸
CITRIC ACID CYCLE クエン酸回路
ACONITIC ACID アコニチン酸
MALIC ACID マロン酸 (リンゴ酸)
CIS-ISOCITRIC ACID シス-イソクエン酸
FUMARIC ACID フマル酸
KETOGLUTARIC ACID ケトグルタル酸
SUCCINIC ACID コハク酸
ATP +1
CO_2
ADP

THE MITOCHONDRION
ミトコンドリア

OUTER MEMBRANE 外膜
INTER MEM. SPACE 膜間隙
INNER MEMBRANE 内膜
MATRIX 基質
CYTOPLASM 細胞質

Citric acid cycle クエン酸回路

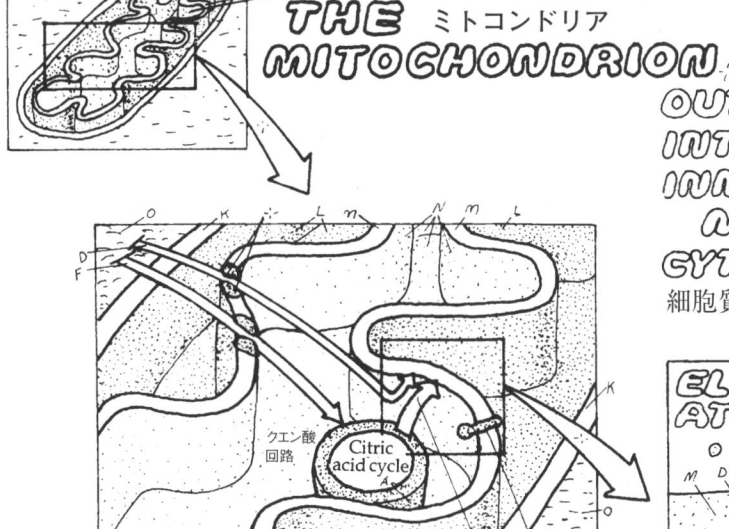

　ミトコンドリアは二重の膜を持っている．呼吸鎖反応系はその内膜に埋め込まれた電子担体とH⁺担体を持つ系である．NADHは最初の担体に到着すると2つの電子と1つのH⁺を受け渡す．もう1つのH⁺は周囲の溶液から運ばれてきて，2つの電子と2つのH⁺が内部から外表面へと運ばれて，H⁺は膜間隙に蓄えられる．電子は元に戻って，もう一方のH⁺の対をとりあげる．これがもう2回繰り返されて，全部で3回繰り返されることになる．そのたびごとにH⁺が膜間隙に蓄積されるので，そこにH⁺の濃度勾配が作られる．これらのH⁺は特殊なタンパク複合体の中を通ってミトコンドリアの基質内に漏れ出て元へ戻るようになる．こうして高い濃度のH⁺からこれらのタンパクのチャンネルを通って低い濃度へ移動したH⁺によって消費されたエネルギーは，ADPと無機リン酸（P_i）とからATPを合成するために使用される．新たに合成されたATPはミトコンドリアの基質から特殊な輸送系を通って外部に出てくるが，そのとき ADPと交換されて更に次のATPの合成のために使用される．第3回目の移動を行ったあとでは電子はもはやそれ以上使われないで，そのエネルギーは捕捉されて，呼吸鎖系の反応は停止する．O_2は電子を拾いあげて周囲の溶液中にあるH⁺と一緒になって，水を形成する．

THE RESPIRATORY CHAIN
呼吸鎖系

ELECTRON CARRIER 電子伝達系
ATP SYNTHASE ATP合成
INTER-MEMBRANE SPACE 膜間隙
NADH+H⁺ / NAD⁺
FADH₂ / FAD
$2H^+ + \frac{1}{2}O_2$
H_2O
ADP
ATP
MATRIX 基質
CITRIC ACID CYCLE クエン酸回路
counter transport 逆行輸送
+34 ATP
+34 ADP

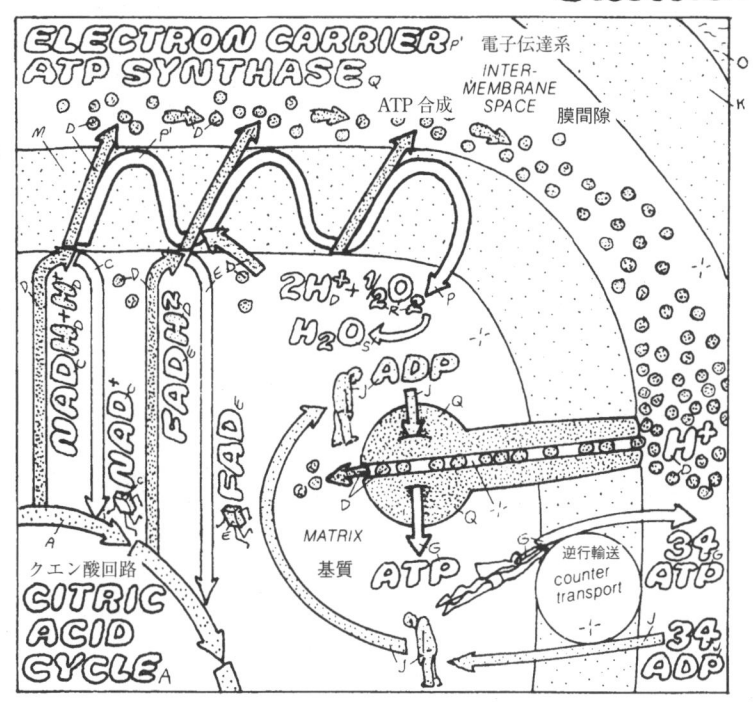

細胞膜の構造

膜はいたるところにある構造である！膜は細胞及び細胞内小器官の境界を区切っているばかりでなく、これらの境界を通して信号を伝達する．また膜は物質代謝のために必要欠くべからざる各段階を触媒する酵素群を含んでおり、膜に入ってきたり、あるいは膜から出てゆく物質の動きを調節している．多くの点で細胞膜は古代の都市のまわりを取り囲んでいる城壁と類似している．つまりそこを出入りする交通を調節しており、膜は細胞の経済を決定している主要な役割を果たしている．

細胞膜は流動性脂質二重層内に浮いているタンパクで構成されている

異なった膜はそれぞれ異なった構成成分を持っているけれども、すべての膜はある共通の基本的構造を持っている．膜は脂質の二重層（2つの層は背側同志で接している）の液状物の中にタンパクが浮んでいる構成をもっている．どのようにしてこのような二重層は作られるのだろうか？　また膜は何を一緒に持っているだろうか？膜の分子は相互に作用し合っているけれども、膜を1つに保っている基本的な力は、膜と水との相互作用及び水と水との相互作用から生じている．

水はお互いにまた他の極性分子との間で相互に作用をする

水は対称的な分子ではない．2つの水素原子は分子の一方の側に、そして酸素原子は反対側に存在する．そのうえ分子を作っている原子雲は水素原子よりも酸素原子の近くを飛びまわっている．その結果、水は分子全体としては全く電荷を帯びていないので、水分子は酸素の近くに陰性極を持ち、水素の近くに陽性極を持っている．そこで我々は、非極性の炭化水素のような電気的に対称な分子に対比して、水を極性分子に分類している．通常の水は1分子の水の陽性の水素端部とその近くに陰性の酸素がついている構造を持っているばかりでなく、その分子内に弱い化学結合（水素結合と呼ばれる）さえも形成している．したがって、液状の水はある分子構造を持っている．水は氷のような硬い結晶構造をしているのではなくて、水素結合によって結びついている8から10分子の多くの分子の凝集体を含んでいる．

水分子が相互に極性吸引力あるいは水素結合によって作用しあっていることと全く同じように、水分子は他の陽性分子とも相互に作用しあって微細構造を形成している．しかしながら水は他の非極性分子とは相互作用を持たない．その結果非極性分子は水の層から除外される．つまり非極性分子は水に不溶性となる．水の分子は、"お互いを探しあいながら"非極性分子を追出すが、それは丁度しっかりにぎった拳（こぶし）から石鹼の棒が飛出すような感じで起こる．この現象から生ずる力は疎水力と呼ばれ、非極性の溶質は疎水性溶質と呼ばれる．

リン脂質は極性頭部と非極性尾部を持っている

大部分の膜脂質はリン脂質と呼ばれている．リン脂質は二重の構造を持っており、その分子の一端の"頭部"は極性を持っており（親水性で）水分子に付着している．その残りの"尾部"は非極性（疎水性）で、水から排斥される．このような分子の2つの端部の両立し難い性質が膜構造の主要な点である．リン脂質と水とを混合すると、その分子の頭部を水の中に突込み、その尾部を水からはじき出しているような構造をとる．このさし絵では、リン脂質分子の両方の力がこのようにしてミセル、すなわち二重層を形成して膜を作りあげる様子を示している．コレステロールは細胞膜のもう1つの構成成分である．コレステロールは隣接するリン脂質の尾部の間隙に詰まっていて、相互作用に影響を与えることによって膜の流動性と尾部の運動を和らげている．

膜タンパク質は水に露出した極性部分と、脂質二重層に埋め込まれた非極性部分を持っている

同様な原理は膜を構成しているタンパク質分子についても応用できる．タンパク質はアミノ酸が連った長い鎖から成立っており、そのうちあるものはより多くの極性を持っているが、あるものはより多く疎水性基を持っている．タンパク質分子ははっきりした頭部と尾部とを持っているわけではないが、分子が折りたたまれて疎水性の部分が水層の外側に突出しており、膜の疎水性の体部内に埋め込まれて、その極性部分は水の中につなぎとめられている．

特殊なタンパク質は、特別な機能を行っている

あるタンパク質は細胞へ出入する物質の輸送に関係しているが、他のものはホルモンの受容体として働いており、また他のものは特殊な化学反応を触媒したり、あるものは細胞間を結びつけたり、細胞の内側の裏うち構造を支える"つなぎ"として役立っている．

あるタンパク質分子は膜の全層を貫ぬいて膜の両側に露出している．このような構造はしばしば物質を細胞にくみ入れたりくみ出したりする輸送機能に関連している．あるタンパク質は分子は膜構造の中で多分2分子から4分子の塊りを形成しているが、あるタンパク質はその極性部を分子の中央部あるいは塊の中心部を通り抜けて走っている内部中心部へ閉じ込めるように折れまがっていると考えられる．この分子塊は、水とイオンのような小さい極性分子が膜を通って移動するためのチャンネル（孔）を形成している．これらのチャンネルのあるものは"門"、"ろ過器"、あるいはその他の交通を制御する装置を含んでいる．これらの事柄は次の図にとりあげられている．

細胞表面には炭水化物の覆いがある

ある種のタンパク質は膜の片方にだけ限局して存在する．タンパク質にはリン脂質と同様に、しばしば炭水化物鎖が（細胞の外側に面して）付着して外部表面に露出している；これらはそれぞれ糖タンパク質と糖脂質と呼ばれる．これら細胞外面の炭水化物は細胞表面を滑らかにして"接着"を妨げ、また機械的および化学的損傷から防ぐ役割をしている．それに付け加えて、これらは細胞・細胞間の認知と接着を行う重要な役割を演じている．これらの炭水化物はまた抗原性を持っている（たとえばABO型血液型の抗原となっている—図144参照）．

CN：Bには淡青色を、Hには暗い色を塗る．
1. (C, D, E) の3部分に分けられた太い外枠線に注意しながら、リン脂質分子の極性部分から色を塗り始める．これらの領域は頭部（A）である．右方にある象徴的表現をみよ．
2. 非極性部と中心部にある漫画に色を塗る．これらの分子がとり得る2つの形、すなわちミセルあるいは脂質二重層に色を塗る．
3. 小さい細胞の絵を含めて、細胞膜の構成材料に色を塗る．膜の両側の境界部にある水の部分は、それらの位置を記載してある標識以外色を塗らずに残しておく．

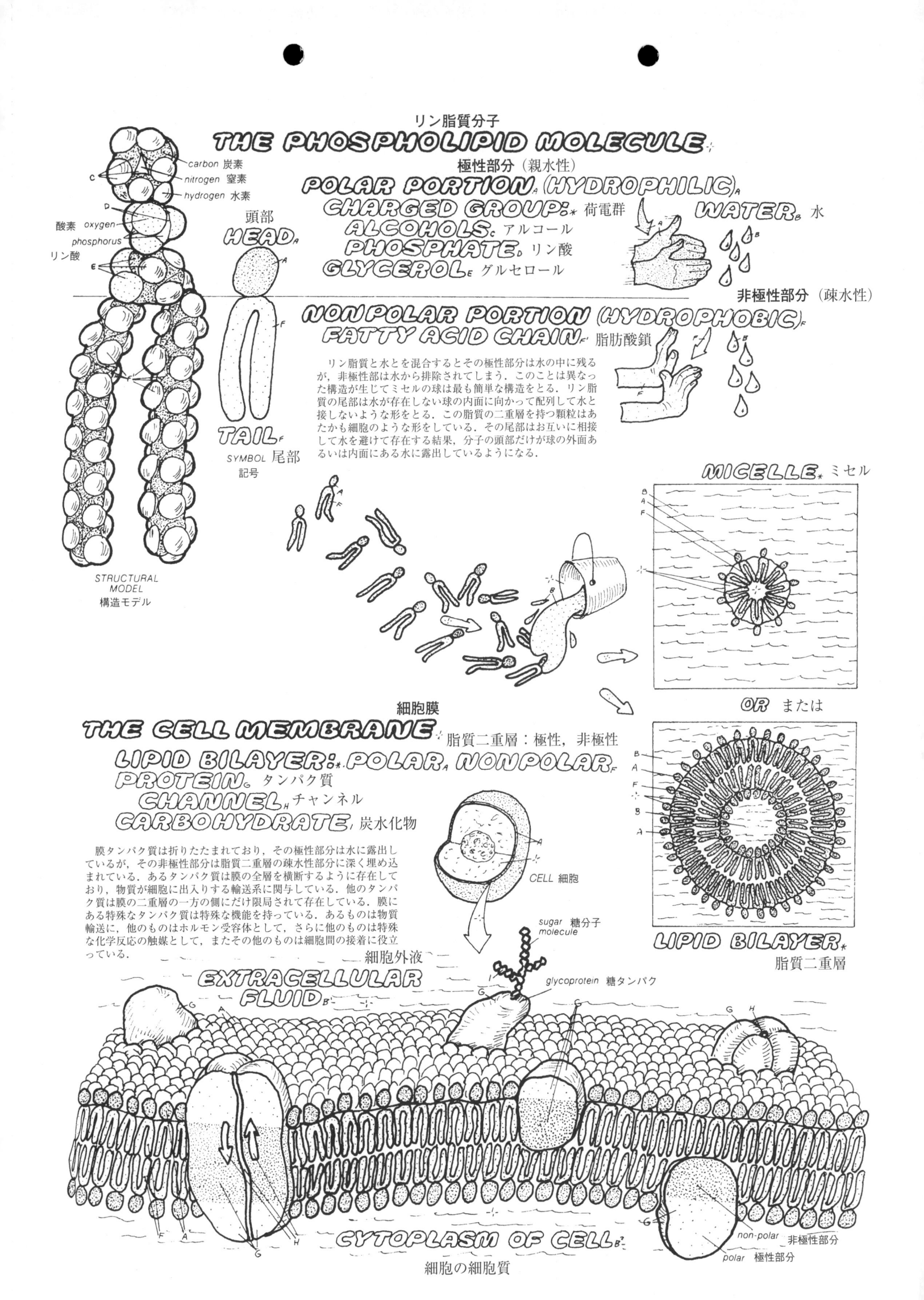

THE PHOSPHOLIPID MOLECULE
リン脂質分子

POLAR PORTION (HYDROPHILIC)
極性部分（親水性）

- CHARGED GROUP: 荷電群
- ALCOHOLS アルコール
- PHOSPHATE リン酸
- GLYCEROL グルセロール

WATER 水

NONPOLAR PORTION (HYDROPHOBIC)
非極性部分（疎水性）

FATTY ACID CHAIN 脂肪酸鎖

carbon 炭素
nitrogen 窒素
hydrogen 水素
oxygen 酸素
phosphorus リン酸

HEAD 頭部
TAIL 尾部
SYMBOL 記号
STRUCTURAL MODEL 構造モデル

リン脂質と水とを混合するとその極性部分は水の中に残るが，非極性部は水から排除されてしまう．このことは異なった構造が生じてミセルの球は最も簡単な構造をとる．リン脂質の尾部は水が存在しない球の内面に向かって配列して水と接しないような形をとる．この脂質の二重層を持つ顆粒はあたかも細胞のような形をしている．その尾部はお互いに相接して水を避けて存在する結果，分子の頭部だけが球の外面あるいは内面にある水に露出しているようになる．

MICELLE ミセル

OR または

LIPID BILAYER 脂質二重層

THE CELL MEMBRANE
細胞膜

LIPID BILAYER: POLAR, NONPOLAR
脂質二重層：極性，非極性

- PROTEIN タンパク質
- CHANNEL チャンネル
- CARBOHYDRATE 炭水化物

膜タンパク質は折りたたまれており，その極性部分は水に露出しているが，その非極性部分は脂質二重層の疎水性部分に深く埋め込まれている．あるタンパク質は膜の全量を横断するように存在しており，物質が細胞に出入りする輸送系に関与している．他のタンパク質は膜の二重層の一方の側にだけ限局されて存在している．膜にある特殊なタンパク質は特殊な機能を持っている．あるものは物質輸送に，他のものはホルモン受容体として，さらに他のものは特殊な化学反応の触媒として，またその他のものは細胞間の接着に役立っている．

CELL 細胞

sugar 糖分子
glycoprotein 糖タンパク

EXTRACELLULAR FLUID 細胞外液

CYTOPLASM OF CELL 細胞の細胞質

non-polar 非極性部分
polar 極性部分

溶質と水の移動

力には数種の異なった型がある．重力によって球は坂道を転り落ちる．電気力によって電子（負の電荷）は陽子（正の電荷）の方向に向って流れる．膜を通って行われる運動は，膜の両側にある濃度差，圧力差及び電位差から生ずる力によって動かされている．これらの差異は勾配と呼ばれる．平衡状態である時以外はすべて，勾配が大きい程（すなわち差異が大きい程）膜を通る物質の流れが大きくなる．濃度勾配は拡散と呼ばれる運動をひき起こし，圧力勾配は一括流（bulk flow）を，そして電気勾配は通常電圧勾配あるいは膜電位差を生ずる．更に水は溶質がより濃縮された膜の側の方向へ浸透と呼ばれる過程で流れる．

拡散：溶質は濃度勾配に沿って移動する

2つの部分の間に溶質濃度の差異が存在する時には，溶質は高濃度部から低濃度部方向へと移動（拡散）する．つまり溶質はその濃度勾配を流れ下って拡散する．この正味の物質の運動は常に分子がでたらめの方向に動きまわっていることから生ずる．まず最初にこのような正味（最終的）の物質の運動が分子の無秩序に動きまわっている混とん状態から生ずると考えるのは，驚くべきことのように思われる．しかしさし絵の説明に示されているように，ここでは浸透がどのようにして起こるのかが単純な例として描かれている．両方の濃度が等しくなった時に，物質の正味の運動は停止する．大抵の条件では電荷をもたない物質の拡散運動は，それぞれの物質が相互に無関係に独立して起こる．例えばショ糖拡散は，もしも尿素のようなほかの拡散物質が同時に存在していても，それとは無関係にショ糖の濃度勾配に従って溶液中を移動する．

拡散のために必要な時間は細胞の大きさぐらいのわずかな距離では秒の桁しかかからないけれども，もっと長い距離を拡散するのには驚く程長い時間がかかる．つまり溶質が10 cmの距離を拡散するのには53日間もかかり，したがってあなたの肺から足先までの距離をO_2が拡散するには実に数年もかかる．しかしO_2は肺から身体各部の組織まで拡散によって移動するのではない．O_2は循環血によって一括流によって輸送される．O_2が組織に到達すると毛細血管壁を通して短い距離を組織内にまで拡散して，その周囲にある細胞にまで達する．この過程はわずか数秒で行われる．

一括流：大量の液体は圧力勾配に沿って移動する

拡散と異なって一括流では（液体及びその中に溶けている物質の）全体が一緒に移動する．例えば注射器の筒の中においた内筒を押すと，筒の中の液体は（一括流によって）針先から流れ出る．図では左の人の方が右の人よりも強く押しているので，液体は左から右の方へと移動する．この"押す力"は圧力と呼ばれる（もっと厳密にいうと，圧力というのは注射器の内筒の各単位センチメートル当たりに人が押す力である）．液体は圧力の高い方から低い方へと一括流によって圧力差を流れ下る．

右方にある図はその圧力を測定する方法を示している．軽い（理想的には無重量の）移動分画を液体の上面において，水銀をその上に流し込んでその水銀の重さで液体の流れを丁度停止させるようにする．この点で圧力勾配は0にまで落ちて右方と左方の圧力は等しく釣合っている．しかし右方の液柱の圧力は（区画の面積で割った）水銀の重さで測定できる．そしてその圧力は水銀柱の高さで測定される．われわれは圧力を水銀柱の高さのmm単位で測定する（mmHg）．つまり圧力と釣合う水銀柱の高さの点で液体の移動は停止する．

浸透：水は浸透圧勾配に逆らって流れる

（その下の）図では，2つの溶液を分けている膜が示されている．その膜は水を透過させるが溶液は透過しない．水に溶けている溶質濃度が低い（この例では0）の部分から濃度の高い方向に向って，つまり水が左方から右方へと移動する．この水の流れを浸透という．浸透をひき起こす力は圧力を測定するときに用いたのと同じ技術で測定できる（右方の図を参照せよ）．"無重力"の移動可能なピストンを液体の上面において液体の移動が停止するまで上から水銀を流し込む．このときの水銀柱の高さが浸透流を停止させるために要する圧力であり，浸透圧と呼ばれる．浸透圧の大きさは右側の区画に入っている液体の濃度に依存しており，その溶液の濃度を濃くする程浸透圧は高くなる．その結果，浸透圧は溶液の濃度にしたがって決定される．溶液の浸透圧はこの装置の右方の腕の部分にその溶液を入れることによって測定できる．この慣習によって水は浸透圧勾配に逆らって移動することに注意せよ．近似的に言うと，すべての分子とイオンは同等に浸透圧に関与している．

浸透は一括流をも含んでいる．ここの例では右方の区画にある溶質はタンパク質で，更に膜の両側方に等しい濃度のショ糖を溶かし込んだと仮定しよう．水とショ糖は膜にあいている孔を容易に通過できるけれども，タンパク質は糖よりもはるかに大きい分子なので，膜の孔にひっかかって通過できない．この場合にはどんなことが起こるだろうか．前の場合と同様に水は左方から右方へ向って流れるが，その時ショ糖も水と一緒に移動してあたかも水が一括流の図で示されたのと同じ型の圧力勾配によって動かされているように見える．浸透流は一括して大量にまとまって起こるので，溶媒（水）は膜によって制限されている場合を除いて溶質を牽引している．

イオン（電）流：陽イオンは電圧勾配を流れ下るが，陰イオンは流れ上る

下方の図は両方の膜表面にある電荷のごくわずかな差異からイオンの移動（電流）が生ずることを示している．同じ符号のイオンはお互いに退けあい，異なった符号のイオンは引きつけ合う．正と負とのイオンが分離されたときには，両者は再び一緒になる傾向を持っている．この親和性（あるいは反発性）と結びついているエネルギーは簡単に測定することができる．そしてこれは電圧と呼ばれる．陽（正）イオンは電圧に従って，また陰（負）イオンは電圧に逆って移動する．

エネルギー勾配

それぞれの例で，物質は高エネルギー領域から低エネルギー領域へと移動する．濃度勾配，浸透圧勾配，及び電圧勾配はエネルギー勾配の例である（もっと詳細にいうと，自由エネルギー勾配という―（図9参照））．ここでわれわれの議論をより一般化することができる．つまりエネルギー勾配は運動をひき起こす力であると．

CN：Dには淡青色を用いる．
1．ページの上部から始めて，それぞれの枠内図を完成してから次へ進む．
2．流れ，流束，拡散，浸透，及びイオン流などは運動（A）の例である．
3．エネルギー勾配，圧力勾配，濃度勾配，浸透圧勾配，浸透圧，及び電圧勾配はすべて流れ（B）をひき起こす力である．

流れ（流束）は遊離エネルギー勾配に比例する
FLOW (FLUX) ∝ FREE ENERGY GRADIENT

HIGH ENERGY 高エネルギー
SOLUTE 溶質
FLOW 流れ
GRADIENT 勾配
LOW ENERGY STATE 低エネルギー状態

物質はエネルギー勾配（すなわち高エネルギー領域から低エネルギー領域に向かう）を流れ落ちる．自由エネルギー勾配は流れを推進する力である．自由エネルギー勾配が急峻であればあるほど（つまりエネルギーの差が大きいほど）流れ（流束）は速くなる．

拡散：濃度勾配
DIFFUSION: CONCENTRATION GRADIENT

FLUX 流束

濃度が高いほど自由エネルギーは高い状態にある．溶質は濃度勾配に従って流れる（拡散する）．これは物質分子のでたらめな運動の結果であって，平均すると同じ数の分子があらゆる方向に動いている．Aの区画では5つの分子が右方に移動する（5つの分子は左方に向かっても移動する）．Bの区画では濃度が低く，わずか2分子しか右方へは移動しない．境界面をよぎる合計（差引き）の分子の流れは5－2＝3分子が右方に移動する．拡散は（高濃度の）Aの区画から（低濃度の）Bへ移動する現象である．この流れは両方の区画の濃度が等しくなったときに停止する．拡散によって（高濃度の）毛細血管からO_2と栄養物とが（低濃度の）組織細胞内へと移送される過程が進行する．

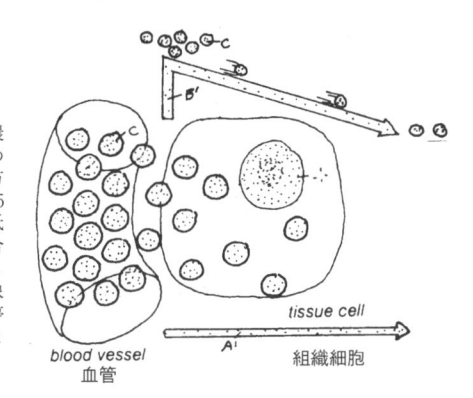

blood vessel 血管
tissue cell 組織細胞

一括流：圧力勾配
BULK FLOW: PRESSURE GRADIENT

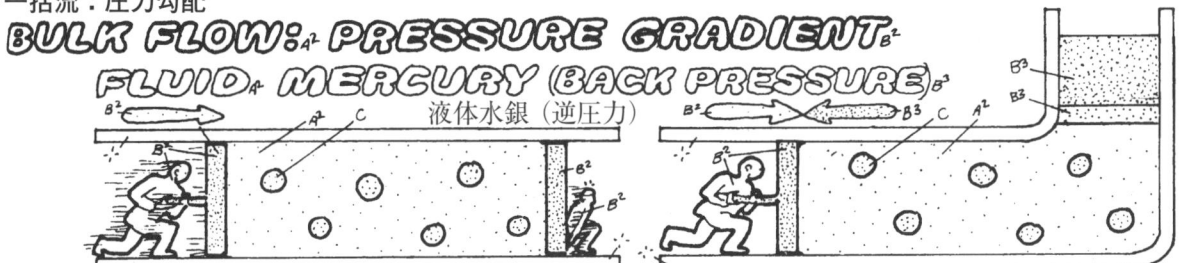

FLUID
MERCURY (BACK PRESSURE) 液体水銀（逆圧力）
heart 心臓

圧力（機械的な"押し"）もまた自由エネルギーとして役立っている．液体は圧力勾配に従って圧力が高い領域から低い領域へと流れる．右の図では，圧力が反対方向に向かって押している水銀柱（重い液体）によって平衡状態になっている．液体の流れを止めうる水銀柱の高さは元の液体の圧力に相当するので測定できる．身体内で心臓の収縮は血液を逐出する圧力勾配を生じさせる．

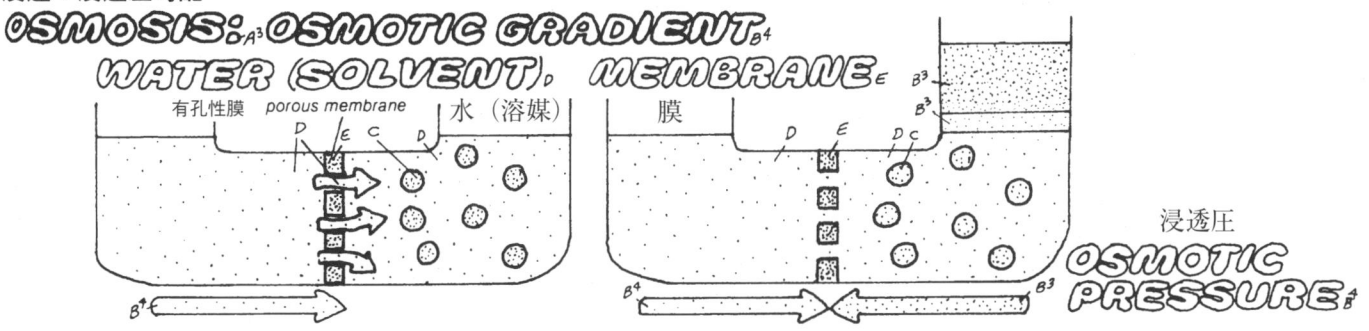

浸透：浸透圧勾配
OSMOSIS: OSMOTIC GRADIENT

WATER (SOLVENT) 水（溶媒）
porous membrane 有孔性膜
MEMBRANE 膜
OSMOTIC PRESSURE 浸透圧

溶質が存在すると水の自由エネルギーは減少する．両方の溶液を分けている膜は水を自由に通過させるけれども溶質は通さないで，一側に拘束しているときには，水は浸透と呼ばれる過程によって溶質を含む液の方向へその遊離エネルギーによって流れる．この浸透流は反対方向に押す力（水銀柱）を加えることによって妨げることができる．この圧力は浸透圧として測定される．この浸透の定義によれば，水は低い浸透圧領域から高い浸透圧領域の方向に向かって流れる．この浸透圧的流れによって組織の膨化と萎縮が生じる．

IONIC CURRENT: VOLTAGE GRADIENT イオン電流：電圧勾配

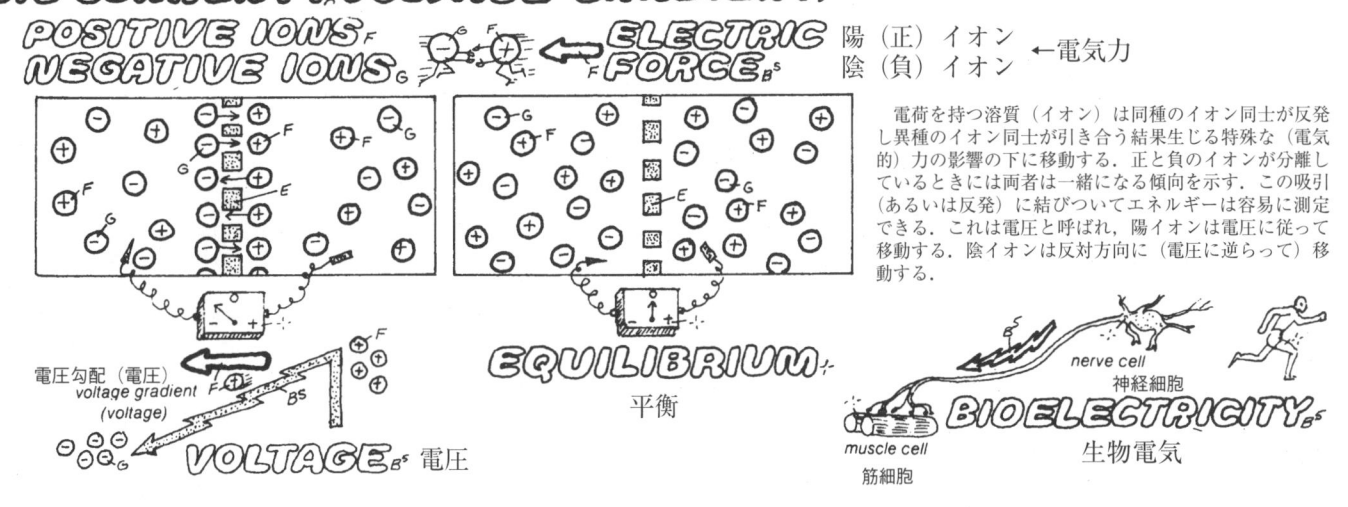

POSITIVE IONS 陽（正）イオン
NEGATIVE IONS 陰（負）イオン
ELECTRIC FORCE 電気力

電荷を持つ溶質（イオン）は同種のイオン同士が反発し異種のイオン同士が引き合う結果生じる特殊な（電気的）力の影響の下に移動する．正と負のイオンが分離しているときには両者は一緒になる傾向を示す．この吸引（あるいは反発）に結びついてエネルギーは容易に測定できる．これは電圧と呼ばれ，陽イオンは電圧に従って移動する．陰イオンは反対方向に（電圧に逆らって）移動する．

voltage gradient (voltage) 電圧勾配（電圧）
VOLTAGE 電圧
EQUILIBRIUM 平衡
nerve cell 神経細胞
muscle cell 筋細胞
BIOELECTRICITY 生物電気

膜輸送の通路

膜を通過する物質輸送を研究するためには，我々が加える力の大きさを比較して生ずる運動を予想することができるような"共通の分母"（標示）を必要とする．そして自由エネルギーはこの考え方を規定している．自由エネルギーは仕事をするために"自由に利用できる"エネルギーの量である．物質がその自由エネルギーの高い領域から低い所へ移動する時にはエネルギー勾配が低下するので，運動は外部から何の"助け"もなしに，あるいは外からの作用による働きがなくても生ずるので，この運動は受動的である．そして物質は単にそのエネルギーのある一部分を周囲の環境に失うだけである．しかしながら，物質は周囲の環境からエネルギー（仕事）を得ることなしに逆方向（低いエネルギー領域から高いエネルギー領域に）移動することはできない．物質が自由エネルギーの低い所から高い所へ坂道を登る運動をするときには，この過程は能動的と呼ばれる．膜の生理学の主要な研究課題は，環境から与えられたエネルギー源を確認してそれがどのように利用されているかを記述することである．

有効な自由エネルギー勾配だけではそれ自体，物質輸送を確保するのには十分ではない．もしも膜がある物質を通過させない時には，勾配がどの程度大きいかは問題ではない．有効なエネルギー勾配に加えて物質が通る膜の通路も必要である．この図で示されるような共通の物質通路の存在は完全に確かめられているわけではない．この点に関する現在の我々の理解は不十分であり，この膜輸送の機構についての記載は簡略化されすぎている．

タンパク質・チャンネルと担体は輸送経路を規定する

ある種の溶質，特にステロイド・ホルモン，脂溶性ビタミン，酸素，二酸化炭素などは脂溶性である．これらの物質は膜の脂質二重層中に完全に溶解して，反対側にまで拡散する（1）．イオン，ブドウ糖，及びアミノ酸などのほかの溶質分子はより多くの極性基を持っているので，水には溶解するが脂質には溶けない．そしてこれらの物質は膜にまたがってタンパク質が作っている特殊な通路を通って移動する．Na^+のような小さい溶質はチャンネル（孔）を通り抜ける（2）．ブドウ糖分子のような大きい溶質は促進拡散によって細胞内へ入る（3）．これらの溶質は膜にあるタンパク質担体と結合して前後にゆり動かされたり，あるいはその結合部位を最初は膜の一方の側に露出した後，次の段階ではその部位を反対側に向けるように運動したりする．溶質はその濃度に依存して結合部位に飛び込んだり飛び出したりする．もしも細胞外の物質濃度が高い場合には，担体の結合部位と物質とは細胞の外側で結合する機会がより多く得られるために，溶質は外側より内側へ移動しやすい．この移動は膜の両側の物質濃度が等しくなるまで続く．膜の両側の濃度が等しくなった点で一方の方向へ向う移動は反対方向への移動と釣合うので，物質の正味の移動は停止する．このような移動は純粋の受動輸送でブドウ糖の移動は常に濃度勾配にしたがって起こる．このような促進的拡散運動は他の多くの物質でも起こる．

第一次能動輸送：勾配に逆らう系

濃度勾配に逆らって（"坂を登るように"）溶質が運動するためには，タンパク質もまた通路を用意している．この第一次能動輸送（4）の過程は多分促進的拡散と類似している．輸送される物質の分子は"動く"タンパク質に結合するか，あるいは最初に一方の側に露出したタンパク質と結びついて次にそのタンパク質が他方の側に移動するような機構が働いて膜を通過する．ここでは前述の促進的拡散現象とは異なって，膜の結合部位の性質が変化して物質分子が面している膜の性質に依存していると仮定しよう．もしも溶質が膜の一方の側，すなわち細胞の内側に面している表面にのみ結合できるものならば，その物質の輸送は内側から外側へ向う一方向だけに起こり，決して反対方向に向っては起こらない．今ここで細胞の内側の物質濃度が外側よりも低いと仮定すると，そのタンパク分子は濃度勾配に逆らって輸送される．この輸送のためのエネルギーは，その結合部位の性質を一方から他方へと転回させるために使用される．そのエネルギーは一般にATPの分解から由来する．

第二次能動輸送：受動—能動連結

溶質はまた共同の輸送系あるいは反対の輸送系によっても濃度勾配に逆らって輸送される．両方の機構は共にある異なった溶質を輸送するためにもう1つの溶質の受動輸送系を利用している．共同輸送の1つの例として（5），促進的輸送系と似てはいるが，ここでは担体タンパク質が2つの異なった溶質，すなわちNa^+（円形で表示してある）とブドウ糖（三角形で表示してある）とに結合する部位をもっている．この担体はその1つの結合部位だけが物質と結びついて占められただけでは"動か"ない．この担体を"動かす"ためには両方の結合部位が空になっているか，あるいは両方とも物質によって占められている（すなわち，そこにNa^+とブドウ糖とが共に結合している）必要がある．細胞外にはNa^+がブドウ糖よりも濃い濃度で存在するが，細胞内ではNa^+は膜のどこかで活動している能動輸送機構によって連続的に排出され続けているので，その細胞内の濃度は低い．Na^+とブドウ糖は共に細胞外より細胞内に入るが，それらのわずかな分子しか細胞外には出てこない．というのは細胞内Na^+濃度は極めて低いので細胞内にあるNa^+がその相手となるブドウ糖分子を見つけて，反対方向（細胞外）へ共同輸送されるのは困難だからである．この機構によってブドウ糖はその濃度勾配に逆らってまでして細胞内に取り込まれるのである．ブドウ糖をその濃度勾配に逆らって輸送するためのエネルギーは，Na^+がその濃度勾配にしたがって移動する時に消費されるエネルギーが使われる．Na^+の濃度勾配は基本的な能動輸送ポンプの働きによって維持されているが，これはATPの分解によって遊離されるエネルギーによって動かされている．したがってATPは間接的にこの共同輸送機構にも関連している．同様な共同輸送系はその他の溶質の輸送系にも用いられている．

反対方向輸送機構（6）は共同輸送系と似てはいるが，2つの溶質は反対方向に移動する．例として2つの溶質，つまりNa^+（円）とCa^{++}（三角）に対するそれぞれの結合部位を持つ担体がある．そのうち1つの結合部位だけが占められただけでは担体は"動か"ない．これを動かすには両方の結合部位（Na^+とCa^{++}が共に結合している）が占められる必要がある．なぜならば，細胞外ではNa^+濃度がCa^{++}濃度よりもはるかに高いので，Na^+はCa^{++}の反対方向への輸送担体をNa^+がその濃度勾配に従って流れ下る方向に（細胞内へ）動かし続ける傾向にある．Ca^{++}濃度は細胞内よりも細胞外で高い状態にあるにもかかわらず，Ca^{++}は細胞外方向へ流出するようになる．もう一度，Na^+がその濃度勾配にしたがって移動する時使われるエネルギーは，ほかの溶質が坂道を登る方向（濃度勾配に逆らって）に輸送されるのと連結している．もう一方の溶質を坂道を押し上げる方向に動かすためにある溶質を押し下げる方向に動かすエネルギーを用いる過程は，第二次能動輸送（系）と呼ばれる．

話を単純化するために，イオンの移動によって生ずる電気力の影響は，ここでは無視している．電気勾配と濃度勾配の組合せについては，図11で記述される．

CN：Fには暗い色を用いる．

1. 第1例の脂肪溶解性から始めるが，流れを表わす矢印（F）には異なった色を塗る．中央にある細胞の略図の輸送過程のまとめに色を塗る．これらのまとめにおける種々の輸送機構は，略図的に円い形で示されている．

2. そのほかの輸送機構の5つの種類に色を塗る．勾配に逆らって行われる（坂を登る）流れの矢印は，太い線画で描いてある．5番と6番の輸送機構では幅広い勾配の矢印（B'）が優勢な勾配である．細胞の外側から内側へ向う勾配は，これらの例の大部分で用いられている．それが逆転したときには，流れは反対方向へ向かうようになる．

脂質二重層　　　溶質
LIPID BILAYER. SOLUTE.
CHANNEL. PROTEIN. ATP FLOW
　　チャンネル　　　　タンパク質

流れ　　　　　　　　　勾配
　　　　　　　　　GRADIENT

溶質は受動的に（濃度勾配に従って）膜に存在する通路を通り、細胞膜を通過して移動する．ステロイドのような溶質は脂溶性である（1）．これらの物質は膜の中に溶け込んだのち、膜の反対側に拡散する．しかし大部分の溶質は脂肪には溶けない．これらの溶質は膜の全層にまたがって存在するタンパク質で作られた特殊な通路を通り抜けて移動する（2）．Na⁺のような小さい溶質はチャンネルを通って膜を通り抜ける．ブドウ糖のような大きい溶質は促進拡散機構によって細胞内に入る（3）．これらの溶質はタンパク質担体と結合して、その担体が膜の一方から他方の側へと動いて溶質の移動が行われる．溶質はその濃度に依存して担体の結合部位に飛び込んだりあるいは飛び出したりする．そして膜を通過する物質の移動は、膜の両側の溶質の濃度が等しくなるまで続いて停止する．この時点では一方向への溶質の移動は反対方向への移動とちょうど釣合っている．つまり合計の（差し引きの）溶質の移動は停止する．

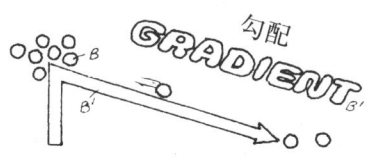

PASSIVE TRANSPORT (DOWNHILL) 受動輸送（坂を下る）

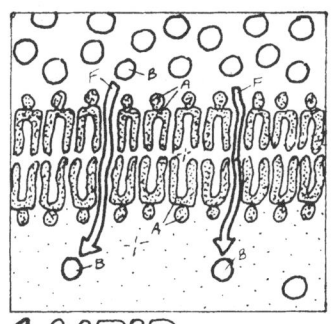

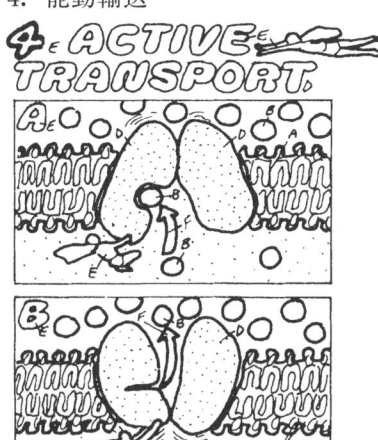

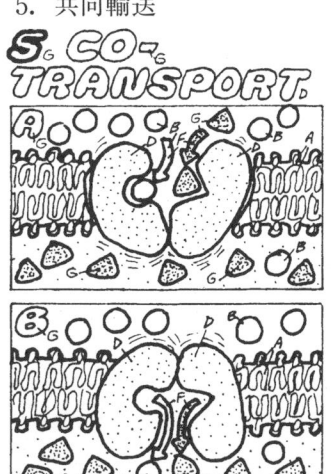

1. LIPID SOLUBILITY
1. 脂質溶解性

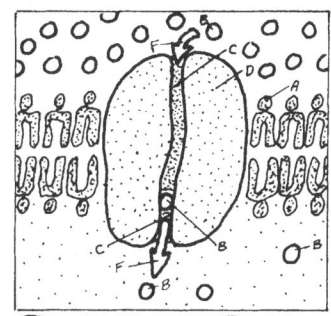

2. PROTEIN CHANNEL
2. タンパク・チャンネル

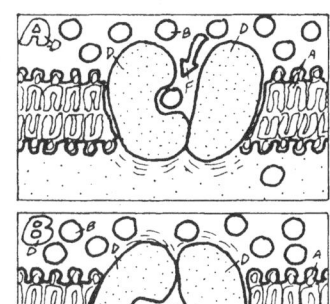

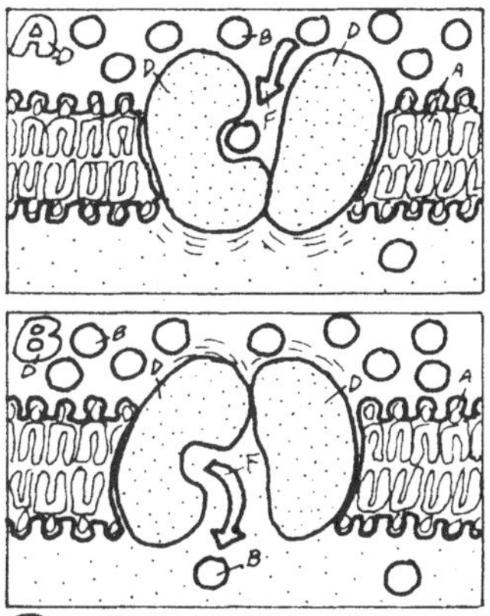

3. FACILITATED TRANSPORT
3. 促進輸送

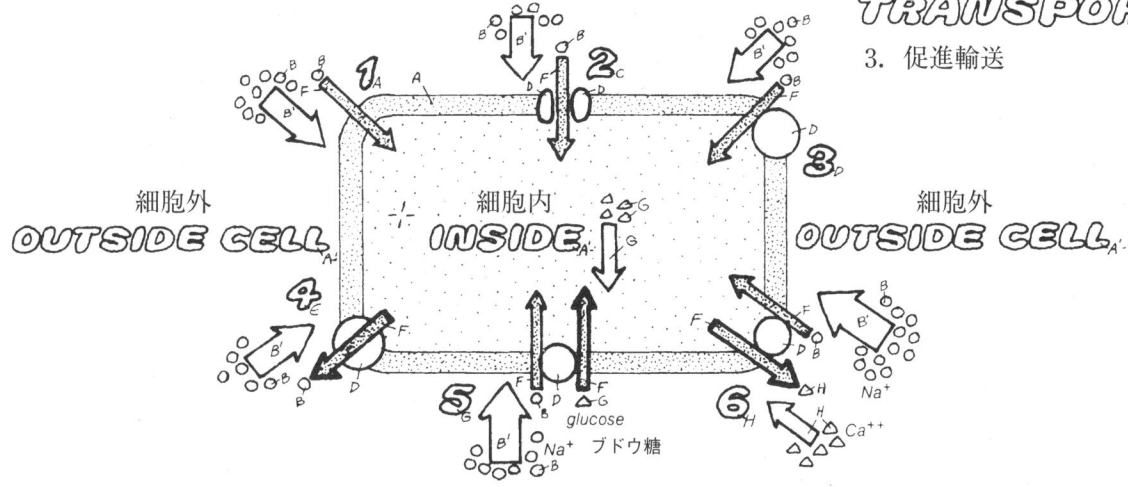

細胞外　　　細胞内　　　細胞外
OUTSIDE CELL INSIDE OUTSIDE CELL

Na⁺　ブドウ糖　　　Na⁺　Ca⁺⁺
glucose

4. 能動輸送　　5. 共同輸送　　6.（対向）反対輸送

4. ACTIVE TRANSPORT　　**5. CO-TRANSPORT**　　**6. COUNTER TRANSPORT**

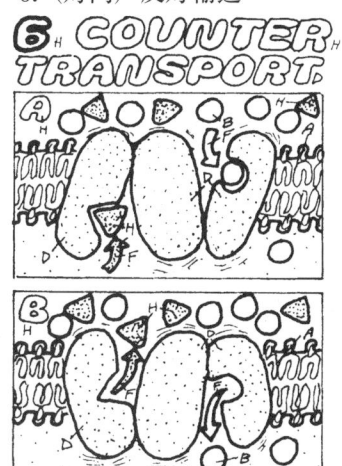

TRANSPORT AGAINST GRADIENTS (UPHILL) 勾配に逆らった輸送（坂を登る）

タンパク質もまた濃度勾配に逆らって（坂を登る）溶質が移動するための通路を作っている．基本的な能動輸送機構はたぶん促進拡散機構と類似しているが、ただ膜のいずれの側に溶質との結合部位が露出しているかによってその部位の性質が異なる．もしもその部位が膜の一側だけで溶質と結合する場合には、溶質の輸送は一方向だけに限られる（さし絵で坂を登る方向）．結合部位の性質を変化させて坂を登る運動を行うためのエネルギーは、ATPの分解によって得られる（4）．溶質はまた共同輸送あるいは反対（対向）輸送機構によっても坂を登る方向に移動する．これらは共に1つの溶質が受動輸送される際に、異なった溶質が輸送される機構を利用している．共同輸送では1つの溶質（三角形）がもう1つの担体（円形）の上に乗って、濃度勾配に従って輸送される（5）．反対輸送も同様な機構によっているが、今度は2つの溶質は反対方向に輸送される（6）．

ナトリウム・カリウム ポンプ

Na⁺-K⁺ポンプは連続的にNa⁺を細胞外に排出し、K⁺を細胞内に取り込む能動輸送系のことである。一般的には2個のK⁺が細胞内に取り込まれるのに対応して、3個のNa⁺が細胞外に排出される。このポンプは略してNa⁺ポンプと呼ばれており、すべての体細胞の形質膜に見出される。そして身体における主なエネルギー消費過程の1つである。このポンプの働きは身体全体の静止時の全エネルギー消費量の1/3に相当する。この巨大な量のエネルギーの投資を保証するために、このポンプはどのような働きをしているのだろうか？

ポンプの機能

　浸透圧安定性——細胞内にあるタンパク質や多くの小さい物質は浸透圧を生じさせる働きをしており、Na⁺とCl⁻が最も多量に存在する細胞外の溶質の生ずる圧力と釣合っている。しかしNa⁺とCl⁻は共に細胞内へも漏れて入り込んでくる。もしも何もじゃまが入らなければ、この漏れは連続的な浸透圧勾配を作り出して細胞内部へ水を引き込むので、細胞は膨化して破裂する。植物細胞ではこの破裂は強靭な細胞膜によって防止されている。動物細胞の膜はもっと柔軟で移動性があり、はっきりした壁は存在しない。その代り動物細胞膜はNa⁺-K⁺ポンプを持っており、Na⁺を細胞外に排出して細胞内部の溶質濃度を十分低く保つことによって膨化や破裂を防いでいる（ある量のCl⁻は電気性中性を保つために後を追って流れる）。こうして細胞内部のNa⁺濃度は低く保たれるが、これは細胞外より細胞内へNa⁺が漏れて入り込むよりも早い速度で外方へ排出されるからである。もしもNa⁺ポンプの働きが障害されると、動物細胞は膨化して破裂してしまう。

　生物電気——このポンプによって生じたK⁺濃度の勾配は、膜をへだてて電圧勾配（細胞膜の内部が陰性）を作りだしている。多くの細胞では、K⁺は（＋の電荷を外方に運びながら）Na⁺が細胞内に漏れ込んでくるよりも早い速度で細胞外に漏れ出している。このポンプは2個のK⁺を細胞内に取り込む毎に3個のNa⁺を細胞外に排出しているので電圧の形成に役立っている。

　第二次能動輸送（図9参照）——ポンプの働きによって生ずるNa⁺濃度勾配は、他の溶質の輸送にも用いられる。小腸及び胃の細胞によるブドウ糖とアミノ酸の輸送は共同輸送の良い例である。これらの細胞では溶質（ブドウ糖とアミノ酸）はNa⁺と一緒にある時にだけ細胞に出たり入ったりする。（高いNa⁺濃度の）細胞外ではこれらの溶質はNa⁺の相手を見つけることができるけれども、細胞内ではNa⁺は排出されて少ないので困難である。その結果溶質の濃度が外側よりも内側の方が高い時に、溶質は細胞外へ出ていくよりも多く内部に入ってくる。反対輸送の例は、心臓におけるNa⁺とCa⁺⁺の輸送である。この場合濃度勾配に従って移動するNa⁺のエネルギーは、Ca⁺⁺の外方への移動と結びついている。

　代謝——このポンプの働きは、細胞内ではK⁺が多くNa⁺が少ないという環境を作りあげている。このような細胞内の状態は、タンパク合成やある種の酵素の活性化などを含む種々の細胞過程の活動のために最も適している。

ポンプの性質

　Na⁺-K⁺ポンプは細胞からNa⁺を排出しK⁺を取り込む輸送を行っている。Na⁺は細胞内部よりも外部に10倍以上も濃く存在している。そしてK⁺はNa⁺とは逆の状態で存在している。したがってNa⁺は細胞内に漏れて入り込み、K⁺は細胞外に漏れ出してくる。それにもかかわらず、これら両イオンは細胞の内外で固定した濃度に保たれているのは、これらのイオンが漏れ出す（漏れて入る）よりも早い速度で再び取り込まれたり（排出されたり）するからである。正常な状態ではこれら両イオンは濃度勾配に逆らってくみ上げられているが、この能動輸送のためのエネルギーはATPの分解からもたらされている。このことは単離された細胞の代謝機械（酵素系など）を人工的に不活性化したり取り除いたりした時に、能動輸送が行われなくなることから容易に示される。このような細胞ではATPが細胞質内に入っていかない場合には、Na⁺やK⁺を排出したり取り込んだりすることはできない。そしてATP以外の他の物質によっては、このポンプは働かない。詳細な研究によれば、1分子のATPが分解される毎に3個のNa⁺が排出され、2個のK⁺が細胞内に取り込まれる。

$$3Na^+_{in} + 2K^+_{out} + ATP_{in} \longrightarrow 3Na^+_{out} + 2K^+_{in} + ADP_{in} + P_{in}$$

　この式ではポンプは単なるイオンを排出（あるいは取込む）機械に止まらず、ATPを分解する機械でもある。すなわちポンプはATPを分解する酵素のように振舞っている。このような理由から、このポンプをATPaseと呼んでいる。更に上述の反応はNa⁺とK⁺の両方が存在しないと進行しないので、この酵素をNa⁺-K⁺ATPaseと呼んでいる。

　このポンプは次のように活動するようにみえる。細胞の内側に存在する3個のNa⁺は、ポンプの内側面にあるK⁺よりもNa⁺の方に強い親和性を持っているタンパクの部位と結合する。するとこれが引き金となってATPがADPに分解するが、この過程で遊離された高エネルギー・リン酸基がポンプ・タンパクへと移される（つまりポンプはリン酸化される）。次のこのポンプは形（立体的構造）を変えてNa⁺の結合部位が細胞膜の外側に向くようになり、その結合部位が変化する。こうなるともはやその部位はK⁺よりもNa⁺に親和性を持たないようになるが、これと丁度逆のことも起こりうる。したがってこのポンプ・タンパクは3個のNa⁺を細胞外に遊離して、その代りに2個のK⁺と結合するようになる。K⁺と結合した部位は脱リン酸され易くなって、そのポンプ・タンパクは元の形に戻り、Na⁺との親和性をもつ部位も再びもとの状態にもどるので、K⁺は細胞内へ遊離されることになる。最適条件ではこのポンプの代謝回転は1秒間に100回以上も回転を繰り返している。

他のATP駆動性イオン・ポンプ

　数多くのNa⁺-K⁺ポンプと類似した特徴をもつATPaseが働くイオン・ポンプがある。その1つはCa⁺⁺ATPaseですべての細胞膜と同様に小胞体膜にも存在する。これは細胞内Ca⁺⁺濃度を非常に低い濃度に保つのに働いている。そのほかにH⁺ATPaseがあり、リソソームと小胞体内部の酸度を維持している。またH⁺-K⁺ATPaseは胃や腎内で酸度を調節している。

CN：Cには赤色を、FとGには暗い色を用いる。
1. 上方にある4つの枠内の図から始めるが、1つずつ完成してから時計まわりの順番に次の図へとすすむ。それから上方と下方の2つの枠内の図の間にあるまとめの図に色を塗る。
2. 浸透圧安定性の図から始めて、ポンプの3つの機能の図に色を塗る。

細胞膜
CELL MEMBRANE
二重層 **BILAYER** ナトリウム・ポンプ
SODIUM PUMP
ATP/ADP
PHOSPHATE リン酸
SODIUM (Na⁺) ナトリウム(Na⁺)結合部位
BINDING SITE
POTASSIUM (K⁺)
カリウム(K⁺)結合部位 **BINDING SITE**

Na⁺-K⁺ポンプはNa⁺を細胞の外へ，K⁺を細胞の内側へ輸送する．これら両方のイオンともそれぞれの濃度勾配に逆らって輸送される．そしてそのためのエネルギーはATPの分解から由来する．上方左の枠内の図にポンプの働きについての1つの記述をみることができる．すなわち，このポンプは2つのタンパク・サブユニット（単位）からなりたっており，細胞の内側にある3個のNa⁺イオンはポンプの内面にある結合部位と結びつく．するとこれが引き金となってATPからADPへの分解が起こる．この過程で高エネルギーリン酸基がポンプ・タンパクへと受け渡される（つまりポンプはリン酸化される）．次にポンプはその形態（立体構造）を変える．結合部位に結びついたNa⁺は，今度は細胞の外側に向くようになり，その結合部位の形が変化するようになる．その結果ポンプは3個のNa⁺を細胞外に遊離放出して，その代わり2個のK⁺と結合するようになる．K⁺と結合するポンプ・タンパクは脱リン酸されやすくなって，その結合部位がK⁺よりもNa⁺と親和性を持つ元の形に戻るので，内側に向いた結合部位からK⁺を細胞内に放出するようになる．このポンプはATPを分解する酵素のように振舞うが，その働きはNa⁺とK⁺の両方が存在しているときにのみ認められる．したがって，これはNa⁺-K⁺ ATPaseと名づけられている．反応の最終的な結果は次の式のようになる．

$3Na^+_{in} + 2K^+_{out} + ATP_{in} \rightarrow$
$3Na^+_{out} + 2K^+_{in} + ADP_{in} + P_{in}$

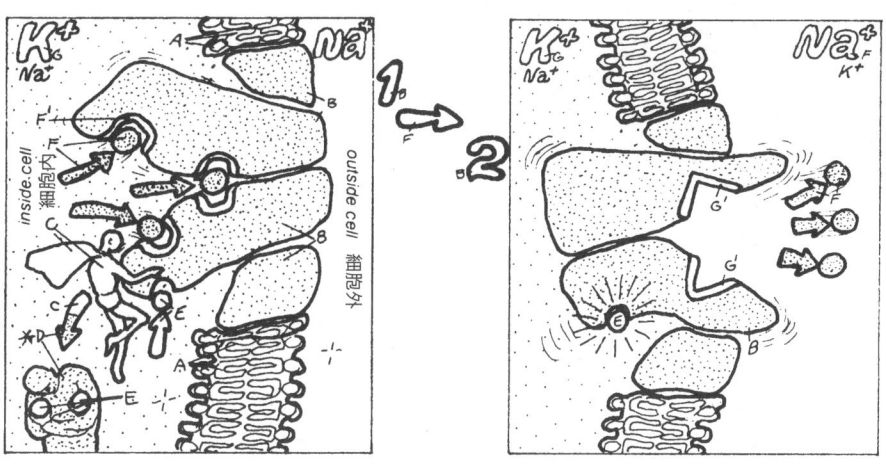

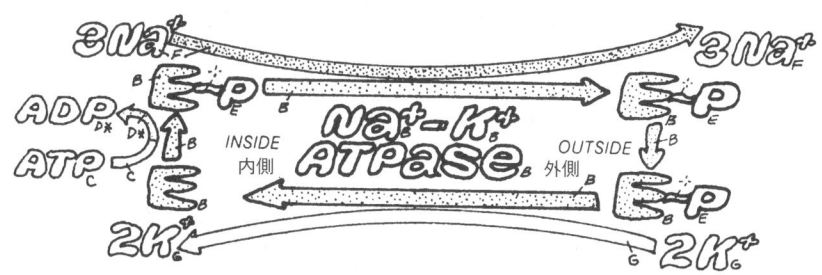

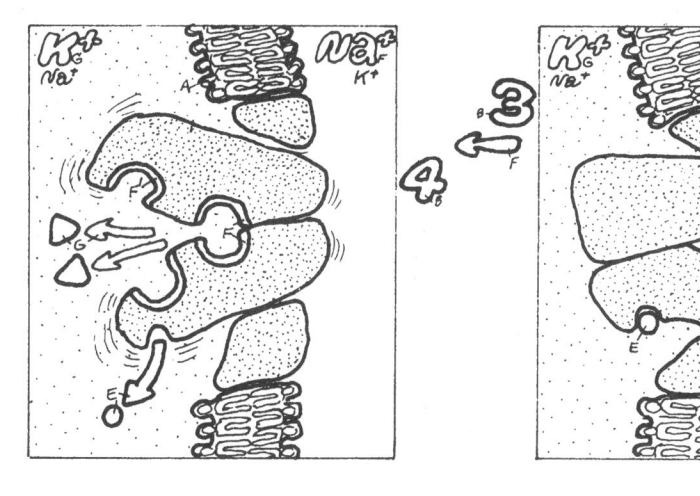

ナトリウムポンプの機能
FUNCTIONS OF THE SODIUM PUMP

OSMOTIC STABILITY 浸透圧安定性

共同輸送のための勾配
GRADIENT FOR CO-TRANSPORT

細胞内に閉じ込められている（タンパクのような）溶質によって作られる浸透圧は，水を細胞内に引き込むように働く．Na⁺-K⁺ポンプはNa⁺を細胞外に排出してこの作用を埋めあわせる結果，細胞内部の溶質濃度は十分低く保たれるので細胞が膨化して破裂するのが防がれる．Na⁺が細胞内でいつも低く保たれているのは，Na⁺が細胞内に入ってくるよりも出ていくほうがより速やかであるためである．

このポンプによって作り出されたNa⁺濃度勾配は，他の物質の輸送のためにも利用される（例えば小腸の細胞では，ブドウ糖分子はNa⁺と一緒にある時だけ細胞膜を出たり入ったりできる）．(Na⁺濃度が高い）細胞の外側では，Na⁺の相手となる溶質を容易に見出すことができるが，内側ではNa⁺はたえず外方に排出され続けているので濃度が低く，その相手を見つけるのは困難である．その結果ブドウ糖濃度が細胞外よりも細胞内で高い時には，ブドウ糖分子は細胞から出ていくよりも多く細胞内に入ってくる．

GLUCOSE CARRIER
ブドウ糖担体

生物電気 ## BIOELECTRICITY

陽性(+)電荷 **POSITIVE CHARGE**
K⁺チャンネル **K⁺ CHANNEL**
陰性(-)電荷 **NEGATIVE CHARGE**

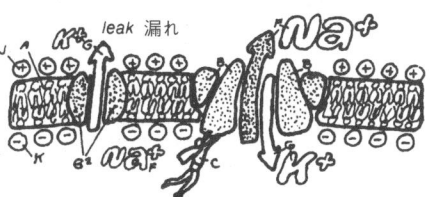

ポンプによって作り出されたK⁺濃度勾配は，膜を隔てた電圧勾配（内側が陰性）を生じる．なぜならば，K⁺はNa⁺が細胞外から細胞内へ漏れて入ってくるよりも速やかに細胞から漏れ出す（陽性(+)電荷を外側に運ぶ）からである．このポンプはまた3個のNa⁺を排出するごとに2個のK⁺を取り込むので，この電圧を作り出すのに役立っている（次ページを参照）．

細胞生理学

膜 電 位

　図9と図10では，膜を通して物質を輸送させるために必要な力として，濃度勾配に焦点をあてて述べた．溶液の中に荷電した粒子（イオン）が含まれている時には，電気的駆動力が濃度勾配の場合と同じように有効に働いている．このような力は細胞膜をはさんで生ずる電位差（電圧勾配）として現れる．この力は陽電荷と陰電荷とが膜の両側に分離されることから生ずる．細胞膜の内側側面は一般にすぐその近隣部よりもやや強い陰性に，外側表面はやや強い陽性に荷電している．このことから膜の両側には約0.1ボルト（100 mV）ほどの電気力（電位差）が作られるために，陽電荷を膜の内側方向へ，陰電荷を外側方向に引きつけている．この電位差は膜電位と呼ばれており，常に細胞内側の電位から外側の電位を差引いた差として表される．膜の内側は一般に陰性（そして外側は陽性）なので，正常の膜電位は陰性（−）である．その値は赤血球では−10 mVから心筋及び骨格筋では約−90 mVまでの範囲にある．もしも膜の一側のK^+濃度が反対側よりも10倍濃い時には，濃度が高い方から低い方へ向うK^+の拡散は+60 mVほどの膜で反対側に加えてやれば停止することから，この力の大きさを知ることができる．

　膜電位は膜の両側に接触させた2つの電極（適当な条件をそなえた金属線）を結んで測定することができる．これらの電極を測定装置を通して結ぶと電子は陰極側から陽極側に向って電線内を流れる．一般にはメーターで測定される電流の大きさは電位差に比例している．実際の測定にあたっては測定はそれ程直接的ではなく，電極を通る電荷の流れを非常に少なくして，元の電圧を変えないように特別な注意をはらうことが必要である．

平衡電位は濃度勾配を反映している

　どのようにして電荷の分離が膜電位を生ずるのに役立っているのだろうか．簡単にするために，中の枠の図Aに示されているように，不透過性膜を考えてみよう．KClは膜の右方よりも左方により濃い濃度存在する．膜の両側は電気的に中性（$[K^+]=[Cl^-]$）であるので，両方の膜の間には電位差は示されない．Bの枠の図では，K^+チャンネルが膜に貼りつけられてK^+は通り抜けられるがCl^-は通り抜けられないようなっている．K^+は膜の右方へ向って拡散して，膜の右側には陽電荷が多くなり，左側には負電荷が多くなる．すなわち膜をはさんで電位差が作られて，K^+は反対側（左側から右側へ）方向に移動する傾向を示す．このようにK^+が移動する度毎に電荷の分離が大きくなって，K^+の拡散に対抗する電圧が大きくなる．そして最終的には（実際は非常に短時間の後に），電圧は丁度K^+の濃度勾配と釣合うようになって，膜を通るK^+の移動は停止する（Cの枠の図）．この時点でこの系は平衡状態にある．つまりK^+イオンの拡散による移動を停止させるのに必要な電圧勾配は，K^+平衡電位と呼ばれる．そしてイオンの濃度勾配が大きくなればなる程，平衡電位もまた大きくなる．非ゼロ平衡電位の発生はCl^-は膜不透過性であると仮定したことによる．もしもK^+とCl^-と両方とも膜透過性があるならば，KClは単に膜を通って浸透して遂には膜の両側の濃度が等しくなり，平衡状態では膜電位は発生しない．

正味の電荷は常に膜に接近している

　Cの枠の図で過剰の陽イオンと陰イオンが相互に引き合うので，膜のすぐ近くには過剰量のイオンが集まって膜を荷電していることに注意せよ．これらの過剰に局在するイオンは膜に隣接している非常にうすい層内に限局して存在しているので，その数は残りの大部分の溶液中にあるイオンの数と比べて非常にわずかにすぎない．それにもかかわらずこれらの膜表面層のイオンは重要な電気力を生じている．（膜から遠く離れた）溶液中にある大部分の陽イオンと陰イオンの数は等しくなっている．

　膜のK^+チャンネルを使用する代りにCl^-チャンネルを用いることもできる．われわれの分析はK^+の場合と同様で，Cl^-チャンネルの場合には陰性荷電が膜を通して拡散する．すなわち陽イオンは膜の左側に残されて，膜の右方が陰性に荷電する．そして膜電位は前の状態と等しい大きさだが，その方向は反対（右側が陰性）である状態で平衡に達する．つまりこの場合，Cl^-の平衡電位はK^+の平衡電位と等しいが方向は反対である．もっと複雑なイオンの混合物の溶液を取り扱う場合には，それらイオンの濃度勾配は実質的にはお互いに独立して無関係に行動するので，それぞれのイオンは独自の平衡電位を持っている．

細胞膜電位：安定状態電位

　細胞膜でも同様なイオン効果が生ずるが，実際にはもっと沢山の種類のイオンが取り扱われているので，その系は完全に平衡状態には固定されない．Na^+-K^+ポンプはK^+濃度勾配を保っている．すなわち膜の内側ではK^+濃度が高く外側では低い（このことは反対方向に向うNa^+の勾配をも定めているけれどもNa^+チャンネルよりもK^+チャンネルの方が数が多いからである）．K^+は膜のK^+チャンネルを通り抜けて拡散して，内側が陰性の電圧勾配（膜電位）を定めている．この膜電位の大きさは次の2つの理由からK^+の平衡電位とは完全に等しくはない．つまり（1）K^+以外の他のイオン（すなわちNa^+とCl^-）もまた膜を通過できる．（2）Na^+-K^+ポンプはまた電荷を膜から押し出したりくみ込んだりするのに直接的に働いているからである．このポンプがまわる度毎に3個のNa^+が膜の外に出ていくが，2個のK^+しか入ってこないことが思い出される．この結果1個の陽電荷が膜の外に出されることになる．したがってこのポンプは元のK^+の濃度勾配を定めてK^+チャンネルを通って拡散させる間接的な役割を果しているばかりでなく，陽性電荷を膜の外側に排出していることになる．この後者の（直接的な）役割の大きさは状態に対応して異なるが，しばしばわずかな程度である．

　細胞膜の内側でNa^+とK^+の濃度はかなり一定（不変）に保たれてはいるが，両者は平衡状態にはない．これらのイオンが膜を通って漏れ込んだり（漏れ出したり）するや否や再びそれらのイオンはポンプの働きによって押し出されたり（くみ込まれたり）するので，全体としてはある固定した（一定の）値に落着いている．もしもポンプが毒物によって傷害されたときは，Na^+とK^+の濃度はこれらイオンの平衡状態へ向って移動するので，膜電位は小さくなる．したがって，最終的なイオンの平衡状態は，膜を通過できない細胞内の陰イオン（例えばタンパク陰イオン）によって，第一義的に決定されている．このタンパク陰イオンは右下の大きな図でA^-で表されている．

CN：AとBには非常に薄い色を塗る．
1．上部の枠内の図から始める．
2．膜電位が発生する各段階に色を塗る．これには各段階の図の下にある勾配の標識をも含まれる．
3．細胞の膜電位が図示されている右下方にある大きな図に色を塗る．

ELECTRICAL FORCES 電気力
POSITIVE CHARGE 陽電荷
NEGATIVE CHARGE 陰電荷

ある種の原子あるいは分子は〔+〕あるいは〔-〕で表される電荷を持っている。これらはイオンと呼ばれ，〔+〕電荷同士はお互いに反発しあい，〔-〕電荷同士もまた相互に反発する。しかし〔+〕イオンは〔-〕イオンを引きつけ，その逆も同様である。〔+〕イオンの周囲では電圧が高く，〔-〕イオンのまわりでは低い。〔+〕イオンは電圧の高い方から低い方向へ流れるが，〔-〕イオンはそれとは反対方向へ流れる。

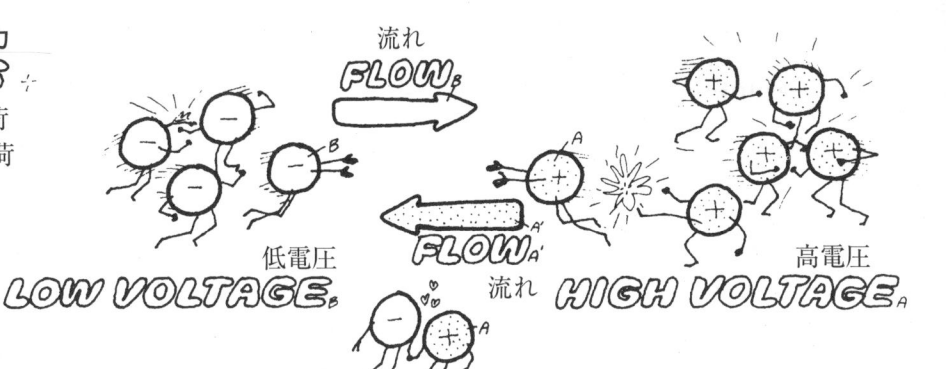

FLOW 流れ
LOW VOLTAGE 低電圧
HIGH VOLTAGE 高電圧

MEMBRANE POTENTIAL 膜電位
MEMBRANE BILAYER 膜二重層
POTASSIUM (K⁺) ION カリウム(K⁺)イオン
K⁺ CHANNEL PROTEIN K⁺チャンネルタンパク
CONCENTRATION GRADIENT 濃度勾配
CHLORIDE (Cl⁻) ION 塩素(Cl⁻)イオン
VOLTAGE GRADIENT 電圧勾配

A. イオン不透過膜は K⁺と Cl⁻の2つの溶質を分離する。膜の左側は右側よりも濃度が濃い。イオンは膜を通過できないので，ここでは何も起こらない。**B.** 膜に K⁺チャンネルができると，そこを K⁺は通り抜けできるが，Cl⁻はできない。K⁺は右方に拡散し始めるので膜の右側に〔+〕電荷が作られ，〔-〕電荷は左側に多くなる。この結果，膜をへだてて電圧勾配が生ずるので，K⁺は反対方向（左方から右方へ）移動し始める。**C.** 膜を通り抜けて K⁺がたくさん拡散すればするほど電位差は大きくなって，遂には濃度勾配とちょうど釣り合って止まる。この時点で K⁺の移動は止まって，この系は平衡状態となる。このイオンの拡散を停止させるために必要な電圧勾配を平衡電位と呼ぶ。

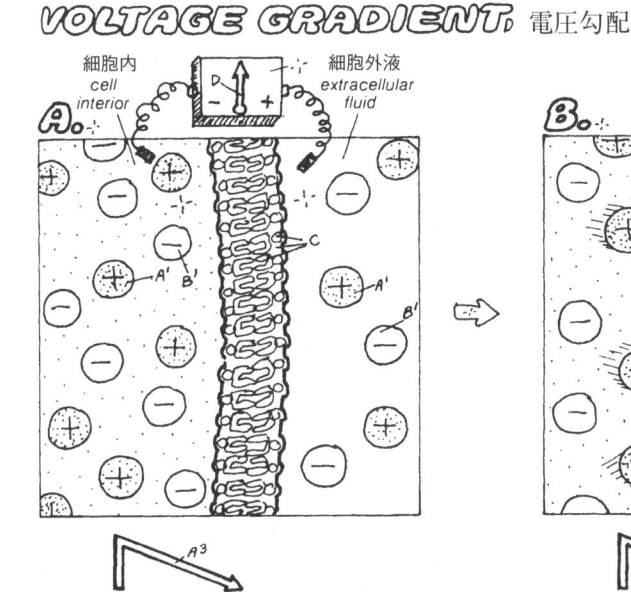

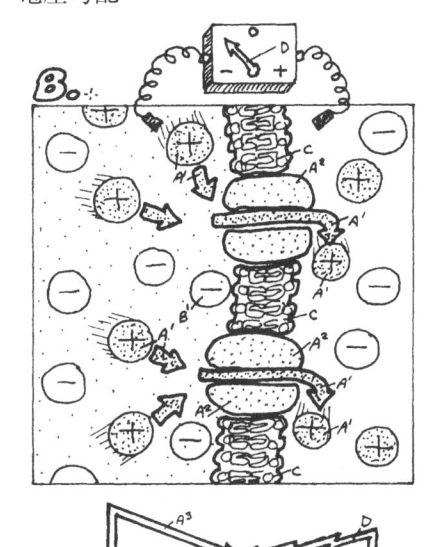

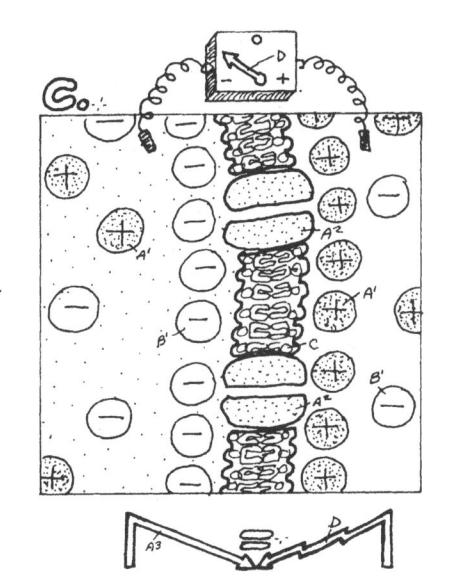

細胞内 cell interior　細胞外液 extracellular fluid

EQUILIBRIUM POTENTIAL 平衡電位

THE LIVING CELL 生きている細胞
SODIUM (Na⁺) ION ナトリウム(Na⁺)イオン
Na⁺ CHANNEL Na⁺チャンネル
SODIUM-POTASSIUM ATPase PUMP ATP ナトリウム-カリウム ATPase ポンプ
ANION (A⁻) 陰イオン(A⁻)

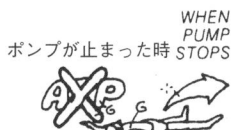

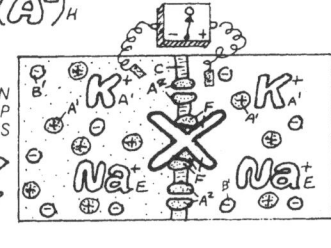

WHEN PUMP STOPS ポンプが止まった時

同様なイオンの移動は細胞膜をはさんで起こる。細胞内にある Na⁺-K⁺ポンプは K⁺勾配の定常状態をつくる（細胞内 K⁺濃度は高く，外側は低い）。K⁺は K⁺チャンネルを通り抜けて細胞内に入り込んで細胞内陰性（外側は陽性）の電圧勾配（膜電位とも呼ばれる）を確立する。膜電位の大きさは K⁺の平衡電位の大きさと全く同一ではない。なぜならば他のイオン（例えば Na⁺や Cl⁻）もまた膜を通過できるし，Na⁺-K⁺ポンプもまた，正味の電荷を輸送しうるからである。膜にあるこのポンプが停止すると膜の両側のイオンは平衡状態になり，膜電位の大きさは A⁻に応じて減少する。

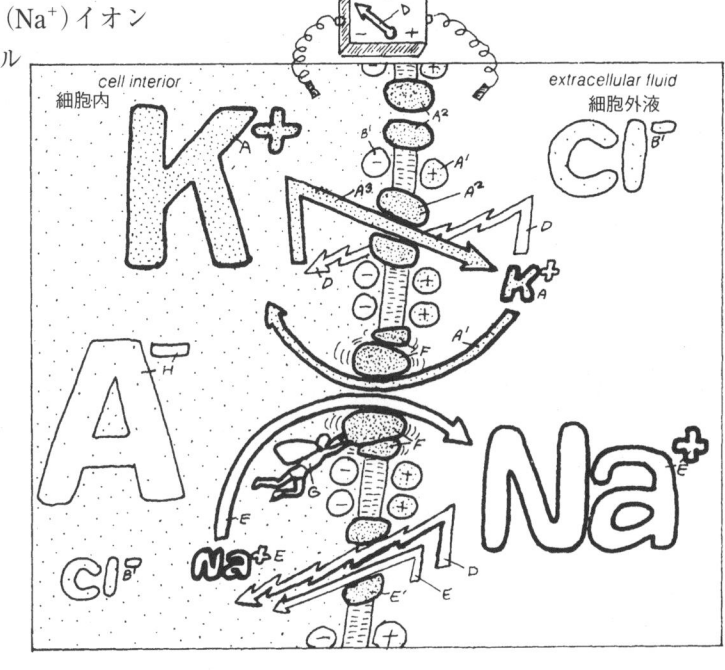

細胞間連絡 I：G タンパク/cAMP

私たちの体の細胞は，孤立しては存在しない．細胞はお互いに信号分子（例えば，ホルモンや神経伝達物質）を遊離して，代謝，運動，分泌及び成長を含む生命の維持に必要な過程を制御している．これらの活動は，複雑であるけれども，その制御点は病原毒素に対する戦略的標的のみならず，治療薬が関与する部位でもあるので，詳細な研究が必要である．

信号分子はレセプター（受容器）と呼ばれるタンパク質と結合して，その働きが開始される．いくつかの重要な信号分子（例えば，ステロイド，甲状腺ホルモン）は脂溶性で細胞内に浸透するが，大部分の信号分子はそうではない．これらの分子は細胞膜を透過せず，膜にあるレセプターと反応するに過ぎない．細胞膜表面の反応がどのようにして細胞内部の反応を制御することができるのだろうか？　そして少数の信号分子が，いかにして数多くの分子が含まれる大きな反応に増幅されるようになるのだろうか？

信号を ON に回す

これらの問題の解答は，最初の図に描かれているが，そこではレセプターは膜にまたがっている．そこでレセプターが膜結合の G タンパクと結合し，それがさらに細胞内第二次"メッセンジャー"の環状（サイクリック）AMP 生産系と結びついている重要な例をたどることができる．私たちは次の 9 つの典型的な段階を認める．

1. **第一次（ファースト）メッセンジャー**—信号分子（しばしば第一次（ファースト）メッセンジャーと呼ばれる）は，レセプタータンパクの外側表面に結合する．この長いタンパク質はそれ自身折りたたまれて，膜を 7 回貫通している．
2. **レセプターの構造変化**—この結合は，レセプターに構造変化（例えばタンパク質の三次元構造の微妙な変化）をひき起こす．その変化の効果はそのタンパク質の遠い部分にまで波及して，そこで形質膜に露出しているレセプターに活性部分を生じさせる．こうして外部の信号は膜の内側に伝達される．
3. **G タンパク**—活性化されたレセプターは G タンパクと呼ばれる別のタンパク質と結合して，それを活性化させる．この G タンパクは GTP/GDP に対する結合部位を持っていて，これは ATP と ADP の場合と類似している（図を参照）．静止時には GDP は G タンパクと結合しているが，レセプターと G タンパクとが複合体になると，結合した GDP は GTP と交換される．すると G タンパクはレセプターから分離して 2 つの活性化された部分になる．その 1 つの α と呼ばれる部分は，結合している GTP を含む単一のサブユニットを構成している．もう 1 つは β-γ と呼ばれる 2 つのサブユニットから構成されている．2 つの部分は膜表面を自由に動きまわって，α あるいは β-γ 断片のいずれも効果器（エフェクター）と呼ばれる別のタンパクを活性化するようになる．このことは活性化されたレセプターが自由になって，次の G タンパクを活性化するようになる．つまり，1 つの信号分子がいくつもの G タンパクの活性化をひき起こすことができる．この効果は増幅の始まり，つまり増幅の第一段階である．
4. **エフェクター（効果器）**—この場合，効果器はアデニル酸シクラーゼという酵素である．G タンパクによって活性化されたそれぞれの酵素は，多くの細胞内 cAMP（サイクリック・アデノシン 1 リン酸）分子の生成を触媒して，それが信号を運搬して第二次メッセンジャーとして働く．同時に，相補的酵素の cAMP-フォスフォジエステラーゼは，cAMP を普通の（非環状）の AMP に変化させる．cAMP の差し引き量は，その生成量と除去量との平衡状態に依存している．cAMP の産生は次の増幅段階で，1 つのエフェクターが多くの cAMP 産生を触媒する．
5. **第二次（セカンド）メッセンジャー**—第二次メッセンジャー（例えば，cAMP）は信号を細胞内に運び，そこで標的部位に移動して標的分子を活性化する．つまり信号は膜によってもはや動きを制限されない．
6. **タンパク キナーゼ**—cAMP はタンパクキナーゼ A と呼ばれる酵素と結合してそれを活性化して，別の酵素や標的タンパクのリン酸化（リン酸基の添加）反応を触媒する．荷電しているリン酸基を付け加えることは，その構造を変化させて，標的タンパクの活性を変化させるのに十分である—すなわち，タンパク分子を活性型に合うように"曲げる"ように変化させる．こうしてリン酸化反応は"分子スイッチ"として働いて，タンパク質を ON または OFF 状態に変える．フォスファターゼと呼ばれるもう 1 つの酵素は，これと正反対の作用を持っていて，脱リン酸反応を触媒してタンパク質を OFF（あるいは ON）にする．
7. **最終標的タンパク質**—最後の標的は細胞内にあって，特殊な反応（例えば，分泌や細胞分裂）をひき起こす機能タンパクである．

信号を OFF に回す

大部分の身体構成成分と同様に，それぞれの信号の連鎖は絶えず更新されている恒常状態，すなわち除去と産生の仕組みがある．リン酸化によって活性化された標的タンパクの場合は，活性化を触媒する役割を持つタンパクキナーゼが相補的フォスファターゼ酵素を伴っていて，一般にリン酸基を除去して活性化を止める（OFF にする）．ある特殊な時間帯でそれぞれの活性化された分子は，産生と除去の平衡状態を反映している．第一次メッセンジャーを取り除くことは，この平衡を壊すことになる．もしも第一段階が休止させられたならば，第二段階の産生率もまた休止され，ひき続いて第三段階の産生反応も休止され，次々にこのようなことが連続して起こる．

8. **G タンパクは GTPase として働く**—G タンパクは自己脱活性化に対する珍しい機構を持っている．分離されたタンパクの α 部分はそれ自身フォスファターゼとして働き，数秒以内に結合 GTP を GDP に加水分解する反応を触媒する．このことは α ユニットが再び β-γ ユニットと再結合して，元の非活性化された複合体が形成されることになる．
9. **信号の除去**—もしも信号分子の配達量が低下すると，その局所の濃度が減少してレセプターから分離する．

cAMP 作用の例

G タンパク/cAMP 系は作用する組織によって異なった効果を生じさせる．骨格筋と肝臓では，この系はエピネフリン（アドレナリン）によってグリコーゲンをグルコースに分解するのを促進させる．心臓では収縮の速さと強さを増加させる．脂肪細胞では脂肪を分解させて，エネルギー産生を増加させる．

信号を OFF にすることの重要性は，コレラという病気の例で示される．腸内細菌から産生されるコレラ毒素は，α サブユニットを化学的に変化させて，永久的に活性状態に保つようにする．この特殊なサブユニットは Cl^-，Na^+ 及び水を小腸内腔内に持続的に分泌させるように刺激して，激しい水様下痢（1 日に 20 L にも達する）をひき起こす．もしも治療がなされなかったならば，死に至るようになる．

CN：C と F には，明るい色を塗る．
1．1 から 9 までそれぞれの段階に色を塗る．
2．下左のパネルの中の化学構造式にも色を塗る．

TURNING SIGNAL ON
信号スイッチを ON に回す

- SIGNAL MOLECULE (1ST MESSENGER) A — 信号分子（第一次メッセンジャー）
- RECEPTOR PROTEIN B — レセプター タンパク
- G PROTEIN C — Gタンパク
  - BETA-GAMMA C'
  - ALPHA C² — β-γ, α
- GTP D¹ / GDP D
- EFFECTOR PROTEIN E — エフェクター タンパク
- PHOSPHATE (●) F — リン酸塩
- cAMP (2ND MESSENGER) G — （第二次メッセンジャー）
- PROTEIN KINASE A H — タンパク キナーゼ A
- PHOSPHORYLATED PROTEIN I — リン酸化タンパク

EXTRACELLULAR FLUID — 細胞外液
CELL MEMBRANE LIPID BILAYER — 細胞膜 脂質二重層
CYTOSOL — 細胞内液
activated adenylate cyclase — 活性アデニレート・シクラーゼ
(phosphodiesterase) — （フォスフォジエステラーゼ）
PDE → AMP
cAMP
protein kinase A catalytic subunit — タンパク キナーゼ A 触媒サブユニット
protein kinase A regulatory subunit — タンパク キナーゼ A 調節サブユニット
ADP
phosphorylated protein "on" — リン酸化タンパク "ON"
dephosphorylated protein "off" — リン酸化タンパク "OFF"
Pase (phosphatase) — （フォスファターゼ）

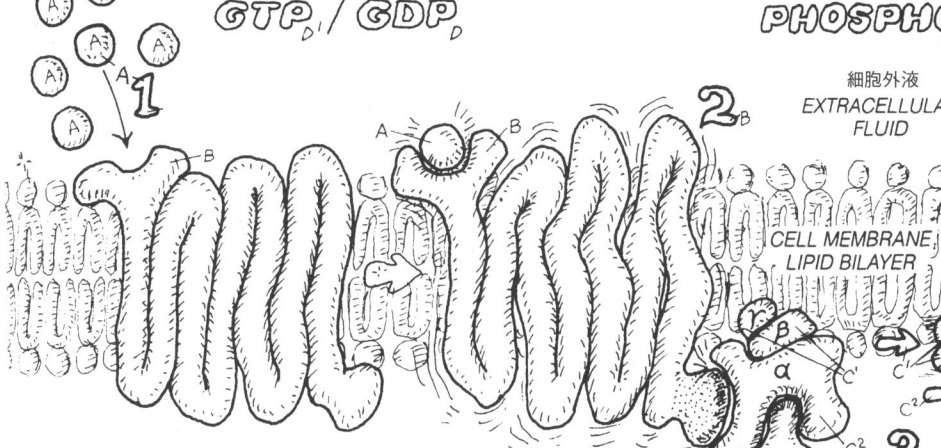

PHYSIOLOGICAL EFFECTS — 生理学的効果
- enzyme activation — 酵素の活性
- gene regulation — 遺伝子制御
- membrane channel regulation — 膜のチャンネル調節
- smooth m. / cardiac m. / muscle contraction — 筋肉収縮（平滑筋，心筋）

信号スイッチを ON にする
(1) 信号分子（第一次メッセンジャー）：信号分子は細胞膜を7回貫通している構造を持つレセプタータンパクの外側面と結合する．(2) レセプターの構造変化：この結合はレセプターの構造変化をひき起こして，その形質膜表面を活性化する．(3) Gタンパク：活性化されたGタンパクはGDPとGTPを交換し，Gタンパクをレセプターから分離して2つの活性化された部分のαとβ-γに分裂させる．(4) エフェクター：Gタンパクはエフェクタータンパク（アデニレート・シクラーゼ）を活性化して，細胞内でATPからcAMP分子を作る反応を触媒する．(5) cAMP（第二次メッセンジャー）：cAMPは信号を細胞質内に運んで，いろいろな部位に浸透する．(6) タンパクキナーゼ：cAMPはタンパクキナーゼAを活性化して，他の酵素や標的タンパクのリン酸化を触媒する．(7) 最終標的タンパク質：細胞内で特殊反応をひき起こす機能タンパク．

信号スイッチを OFF にする
信号分子がレセプターから離れると，この過程は終わりになる (8)．GタンパクはGTPからGDPに結合を移すのを触媒して，αとβ-γサブユニットと再び結合する (9)．アデニル酸・シクラーゼはもはや活性化されないで，cAMP量は減少する．

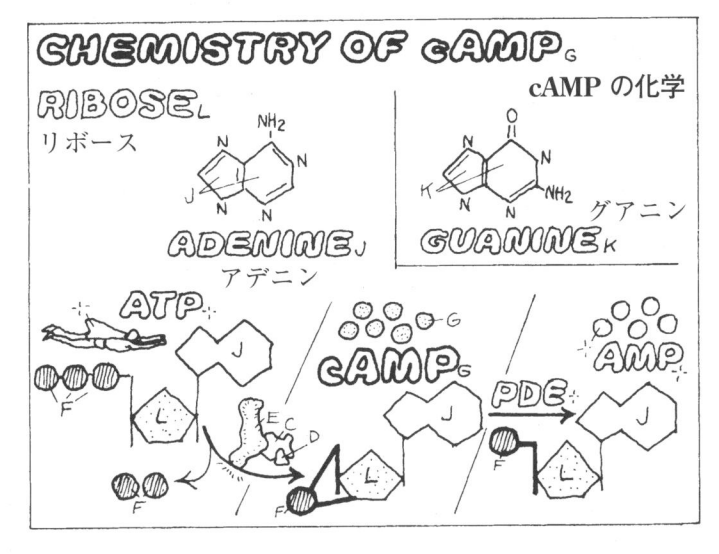

CHEMISTRY OF cAMP G — cAMPの化学
- RIBOSE L — リボース
- ADENINE J — アデニン
- GUANINE K — グアニン

ATP → cAMP → PDE → AMP

ATPは窒素を含む環状化合物のアデニンと3個のリン酸基が，五炭糖のリボースと結合して構成されている．1個のリン酸基を除くとADPになる（示されていない）．2個のリン酸基がアデニル酸シクラーゼ酵素で除かれると，ATPは残ったリン酸基がリボースの2つの部位と結合（したがって"環状"）してcAMPとなる．フォスフォジエステラーゼ（PDE）は，その1つの結合部位を取り去ってAMP（非環状）を生成する．同様な化学構造と反応は，アデニンがグアニンに置換されたGTP，GDP，cGMP，GMPとの反応でも起こる．

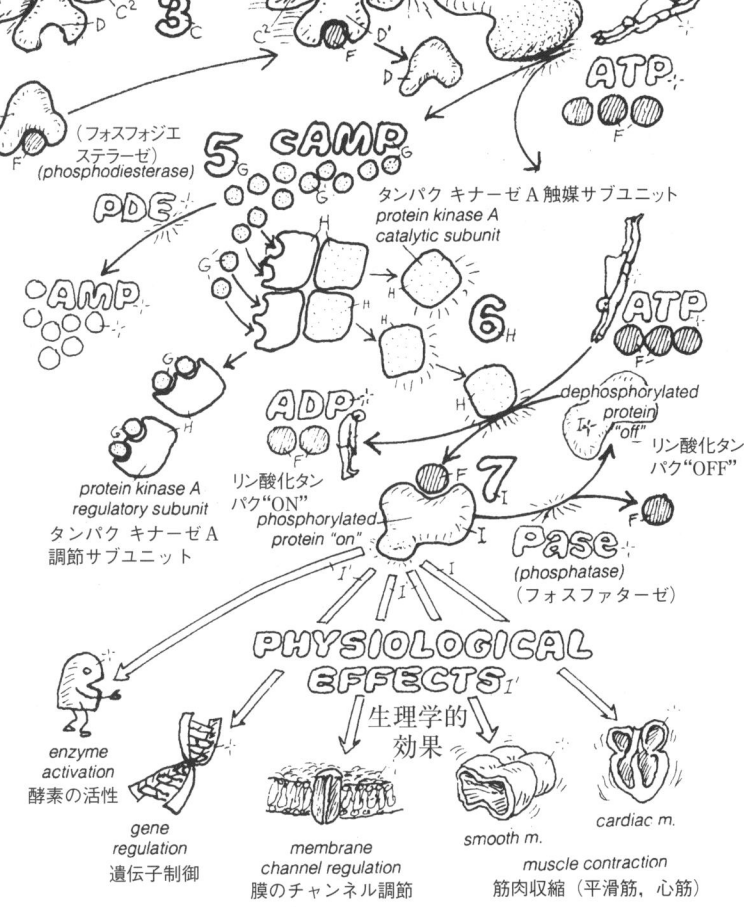

TURNING SIGNAL OFF
信号を OFF に回す

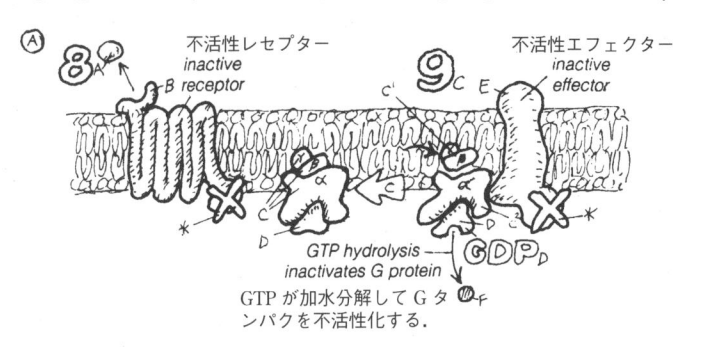

- inactive receptor — 不活性レセプター
- inactive effector — 不活性エフェクター
- GTP hydrolysis inactivates G protein — GTPが加水分解してGタンパクを不活性化する．

細胞間連絡Ⅱ；Gタンパク/IP₃，Ca⁺⁺およびチャンネル

カルシウムは重要な細胞内信号である

　カルシウムは，分泌，収縮，および酵素の活性化を含む反応をひき起こすきっかけに作用する．これが働くためには，Ca^{++}は作用部位に現れて，反応をONに回して，OFFに回すのを除く．cAMPのような信号とは異なって，これらの過程は単純な化学的産生または分解反応によっては起こらない（Ca^{++}は化学元素である）．むしろこの反応は，Ca^{++}をその貯蔵部位から汲み出してこの過程のスイッチをONにしたり，またはCa^{++}を貯蔵部位に戻すか，あるいは細胞外に汲み出してスイッチをOFFにして行われる．この効率を良くするために，細胞内Ca^{++}濃度を静止時には0.1マイクロモル（μM）かそれ以下の桁で非常に低く保つ必要がある．このようにして，ごくわずかな量のCa^{++}濃度に大きな差（つまり局所濃度を10から1マイクロモルの桁で増加させて）をつくり出すことができる．図には細胞が細胞内Ca^{++}濃度を低い背景に保つために用いている卓越した2つの機構を示している．つまり，ATP駆動性のCa^{++}ポンプは細胞外の濃度に逆らって細胞内から細胞外液中へCa^{++}を排出する機構と，細胞内液中から小胞体（筋肉の筋小胞体に相当する）内にCa^{++}を移動させる機構との2つがある．第二番目の機構は，細胞膜にあるNa^+-Ca^{++}交換装置（対向輸送，図9を参照）を利用して，1個のCa^{++}を細胞外に排出するごとに3個のNa^+を細胞内に取り込む．さらにCa^{++}はその濃度勾配に逆らって細胞外に排出されるが，このとき排出されるために用いられるエネルギーは，Na^+がその濃度勾配にしたがって流れ出ることから得られる．$3Na^+/Ca^{++}$比は3+電荷が細胞内に入り2+電荷が出て，差し引き1陽電荷が各サイクル毎に内側に移動する．この電荷の移動は細胞内陰性の膜電位によって促進されており，輸送の熟達性に役立っている．

信号スイッチをONに回す

　ある種の細胞——たとえば神経細胞——では，Ca^{++}は膜電位の変化によって開放（活性化）されたCa^{++}チャンネルを通って細胞内液中に入る．これらは後に出てくる図に示されている．多くの細胞——たとえば平滑筋——では，内部貯蔵槽から細胞液中へのCa^{++}の遊離は，この図に記述されているGタンパク系によって行われる．

IP₃，DAG，およびCa^{++}

　3つの関連している第二次（セカンド）メッセンジャー——IP₃，DAG，およびCa^{++}——の生成と作用が図示されている最初の図の番号の順序に従って話を進める．信号分子はレセプター・タンパクを活性化する（1），そしてさらにレセプター・タンパクがGタンパクを活性化する（2）．Gタンパクが結びついているタンパク質はすべて膜を7回通過している．アデニル酸シクラーゼを標的にする代わりに，このGタンパクは酵素のフォスフォリパーゼを活性化する（3）．この新奇な酵素は細胞膜内にある特殊なイノシトール・リン脂質成分（フォスファチジル・イノシトール二リン酸）に作用して，膜内に残された非極性尾部のDAG（ジアシル・グリセロール）から極性頭部のIP₃（イノシトール三リン酸）を分離する（1a）．この特殊なリン脂質を分離することは，それがほんの微量しか存在しないので，膜構造の完全性を脅かすものではない．

　DAGは膜の内側面を拡散して（4），リン酸化酵素のタンパクキナーゼCの活性化に関与している（9）．IP₃は水溶性で，細胞質全体を自由に浸透する．その標的は，小胞体内に埋め込まれているCa^{++}チャンネルである（5）．IP₃はこれらのチャンネルを開いて，Ca^{++}ポンプによって小胞体内に高濃度に溜め込まれてきたCa^{++}を（6），細胞内液中に流出させる．Ca^{++}はいくつかのタイプのCa^{++}結合タンパク（たとえばカルモジュリン）（7）と結合してさらに活性化が進む（8）．これに加えてCa^{++}はタンパク・キナーゼC（CはCa^{++}結合の意味）と結合して，DAGと一緒になってこの酵素を活性化する（9）．

　タンパク・キナーゼCは次にタンパク・キナーゼAと同様な方法でリン酸化を触媒して，他のタンパク質を活性化する（10）．

リン酸化-脱リン酸化反応：
分子スイッチ

　この図は最後の図と同様に，細胞生理学全般にわたって繰り返されている主題である：タンパク質（酵素，チャンネル，運動分子など）は，その分子内にリン酸基を挿入したり，あるいは除去したり（リン酸化と脱リン酸化）することによってしばしば機能調節がなされている．高い電荷を持つリン酸基を導入すると，タンパク質の形が変化する．タンパクによって活性化状態でその形が曲がったりあるいは反り返ったりすることによって——スイッチが"ON"または"OFF"になる．同様にリン酸基を除去すると，タンパクは活動状態の方向に"曲がって"反対の状態になる．このような方法で，リン酸基は分子スイッチとして働いている．リン酸基の供給源は，いつもというわけではないが，通常はATPである．リン酸化を触媒する酵素はキナーゼと呼ばれ，脱リン酸化を触媒する酵素はフォスファターゼと呼ばれる．

Gタンパクは大種族を形成している

　"G"タンパクという言葉は，GTPと結合する調節分子の大きい種族を指している．現在20を超えるαサブユニットと5つのβサブユニットならびに，12のγサブユニットが同定されている．理論的にはこれらは相互に結合すると1000以上の異なったα-β-γを含むGタンパク群が形成されることになる．したがって，Gタンパクが種々の細胞活動の大きな流れに含まれることは驚くにはあたらない．Gタンパク活性化の結果見られる特殊な効果は，どのGタンパクが活性化され，いずれのエフェクター（効果器）（たとえばどの細胞）が利用されるかによって異なる．

　あるGタンパクは活性化を行い，他のものは抑制化する——私たちはここにGタンパクが細胞の働きを活性化する例を示すが，Gタンパクが抑制を示す場合もまた重要である．たとえば，脂肪細胞ではホルモンのエピネフリンとACTHはGタンパクを介してアデニル酸シクラーゼを活性化するが，一方ではプロスタグランジンとアデノシンはGタンパクを利用してこの酵素を抑制する．

　ある種のGタンパクは膜タンパクに直接に作用する——イオンチャンネルを調節するある種のGタンパクは，第二次メッセンジャーに連携していない．その代わりに，このGタンパクは直接により速やかにチャンネル自体に作用する．たとえば，図では迷走神経刺激によって遊離された神経伝達物質のアセチルコリンが心臓に作用するのを示している．アセチルコリンが心筋細胞膜に結合すると，Gタンパクを活性化して通常のαとβ-γ複合体とに解離させる．この場合，β-γ複合体はK^+チャンネルのところまで移動して活性化し，第二次メッセンジャーの介在なしにチャンネルを開放する．この結果，心拍数は減少する（図35を参照）．

CN：A〜Dに対しては，前の図で用いたのと同じ色を塗る．Mには明るい色を塗る．

1．上の数字の順序に従って進む．"PHYSIOLGICAL EFFECTS"にのみ色を塗る．
2．下の5つの段階の色を塗る．異なった信号分子で，アセチルコリン（O）からはじめる．
3．（下方右の）リン酸化の図は，どのようにしてリン酸（M）の添加がタンパクのOFFスイッチを回し——第10段階でリン酸化が正反対の効果を生じさせるかを示している．

G PROTEIN & 2ND MESSENGERS IP₃ DAG Ca⁺⁺

Gタンパクと第二次メッセンジャー，IP₃ DAG Ca⁺⁺

SIGNAL MOLECULE (1ST MESS.)ₐ 信号分子（第一次メッセンジャー）
MEMBRANE RECEPTOR PROTEIN_B 膜レセプタータンパク
G PROTEIN_C Gタンパク
GDP, GTP_D GDP, GTP
PHOSPHOLIPASE C_E フォスフォリパーゼC
INOSITOL PHOSPHOLIPID_F イノシトールリン脂質
IP₃ (2ND MESSENGER)_G IP₃（第二次メッセンジャー）
ENDOPLASMIC RETICULUM_H 小胞体
Ca⁺⁺ CHANNEL, PUMP_I Ca⁺⁺チャンネル，ポンプ
Ca⁺⁺ (2ND MESSENGER)_J Ca⁺⁺（第二次メッセンジャー）
CALMODULIN_J (Ca⁺⁺ BINDING PROTEIN) カルモジュリン（Ca⁺⁺結合タンパク）
DAG (2ND MESSENGER)_K DAG（第二次メッセンジャー）
PROTEIN KINASE C_L タンパクキナーゼC

信号分子はレセプター・タンパクを活性化する（1），それがGタンパクを活性化して，さらにフォスフォリパーゼC酵素を賦活する（2）．この酵素は細胞膜のイノシトール脂質成分（フォスファチジル・イノシトール二リン酸）（3）を，極性頭部のIP₃（イノシトール三リン酸）と非極性尾部のDAG（ジアシルグリセロール）とに分裂させて，DAGは膜に残される．DAGは膜の内部小葉の上を側方に浸透して，リン酸化酵素のタンパク・キナーゼを活性化する（4）．IP₃は小胞体膜に埋め込まれているCa⁺⁺チャンネルのほうに浸透する（5）．IP₃はこれらのチャンネルを開放して，小胞体内にCa⁺⁺ポンプの働きで高濃度に蓄積されているCa⁺⁺イオンを，細胞内液中に流出させる（6）．Ca⁺⁺はそこでいくつかのタイプのCa⁺⁺結合タンパク（7）と結合しそれを活性化して，さらに次の活動が行われる（8）．さらにCa⁺⁺はタンパク・キナーゼC（9）と結合して，DAGと一緒になってこの酵素を活性化する．次にタンパクキナーゼCは同様な方法でタンパク・キナーゼA（前図を参照）に作用してリン酸化反応を触媒し，生理機能のいろいろな系列に含まれる別のタンパクを活性化する（10）．

細胞は元来次の2つの機構によって非常に低い細胞内Ca⁺⁺濃度を維持している： a．ATPによって駆動されているCa⁺⁺ポンプは，Ca⁺⁺を濃度勾配に逆らって細胞外液中に排出し，また細胞液中より小胞体内に取り込む．b．形質膜にあるNa⁺-Ca⁺⁺交換装置（対向輸送）は，それぞれのCa⁺⁺を排出するたびに3個のNa⁺を細胞内に取り込む．再びCa⁺⁺は濃度勾配に逆らって細胞外に排出されるが，このとき排出に用いられるエネルギーはNa⁺がその濃度勾配にしたがって流入することから得られる（Na⁺の濃度は細胞外は高く，細胞内は低い）．

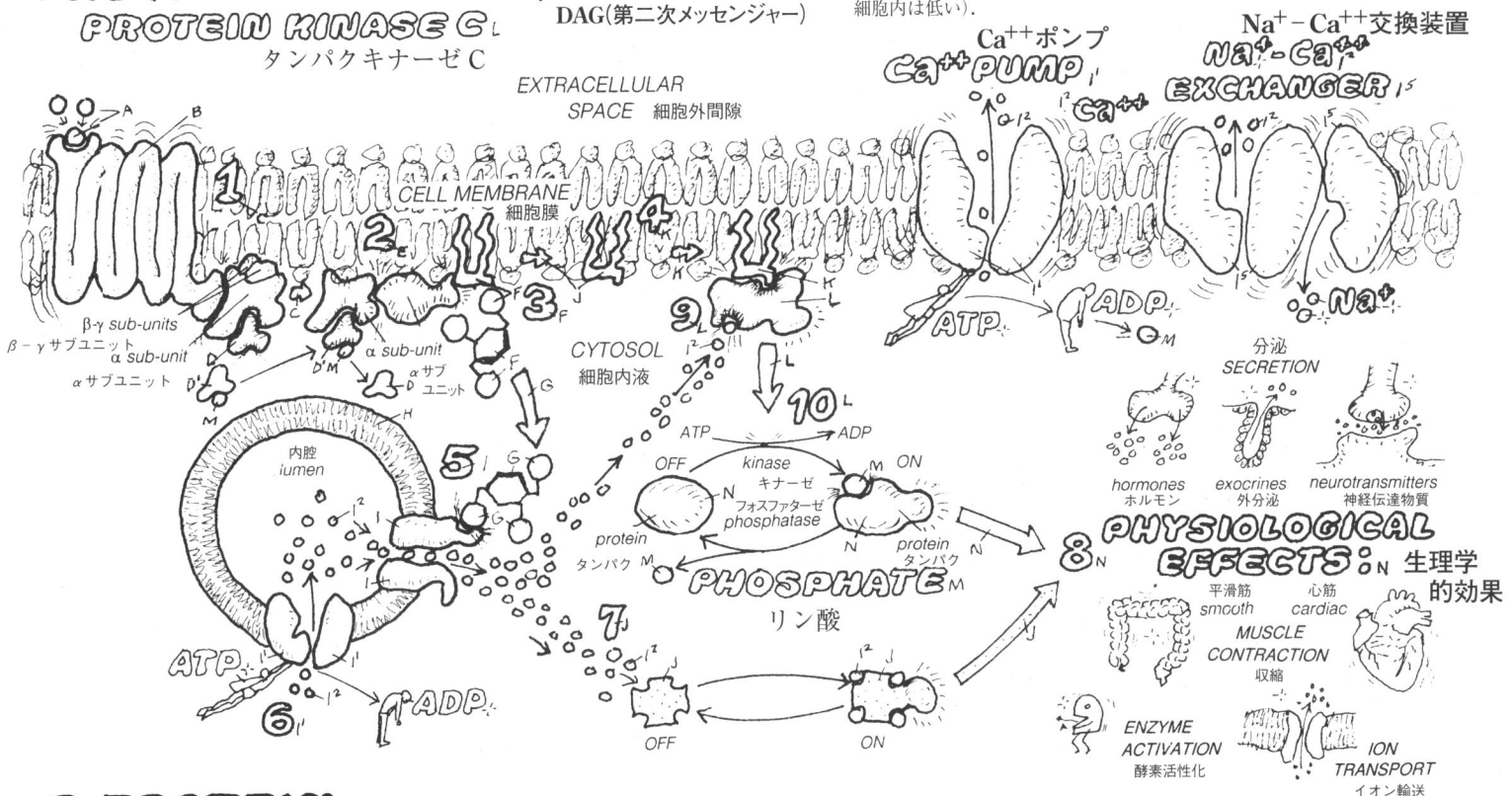

Ca⁺⁺ PUMP Ca⁺⁺ポンプ
Na⁺-Ca⁺⁺ EXCHANGER Na⁺-Ca⁺⁺交換装置
EXTRACELLULAR SPACE 細胞外間隙
CELL MEMBRANE 細胞膜
β-γ sub-units β-γサブユニット
α sub-unit αサブユニット
CYTOSOL 細胞内液
lumen 内腔
kinase キナーゼ
phosphatase フォスファターゼ
protein タンパク
PHOSPHATE リン酸
SECRETION 分泌
hormones ホルモン
exocrines 外分泌
neurotransmitters 神経伝達物質
PHYSIOLOGICAL EFFECTS 生理学的効果
smooth 平滑筋
cardiac 心筋
MUSCLE CONTRACTION 収縮
ENZYME ACTIVATION 酵素活性化
ION TRANSPORT イオン輸送

G PROTEIN ACTING DIRECTLY
Gタンパクは直接作用している

イオン・チャンネルを制御しているいくつかのGタンパクは，第二次メッセンジャーを経由していない．この例としては，神経伝達物質のアセチルコリンが心筋細胞膜上のレセプターと結合して（11），Gタンパクを活性化し（12），それをαとβ-γ複合体とに分離する（13）現象がある．この複合体はK⁺チャンネルのところに移動して，全く第二次メッセンジャーの関与なしでチャンネルを開放する．これによって心拍動数は遅くなる．アセチルコリンが取り除かれると，Gタンパクはそれ自身のGTPアーゼ活性によって脱賦活化されて，結合GTPからリン酸基が離れて結合GDPが残される（15）．するとチャンネルが閉じて，心拍数が促進される．

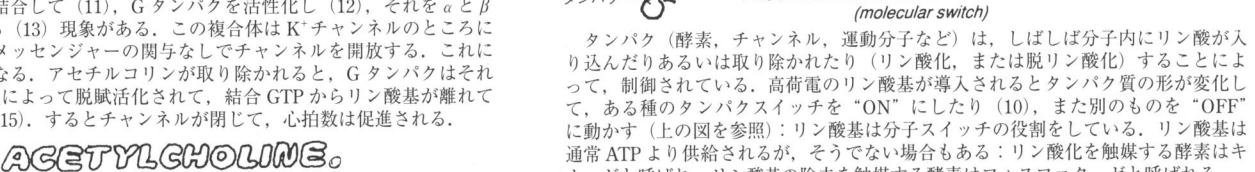

PHOSPHORYLATION/DEPHOSPHORYLATION (molecular switch) リン酸化／脱リン酸化（分子スイッチ）

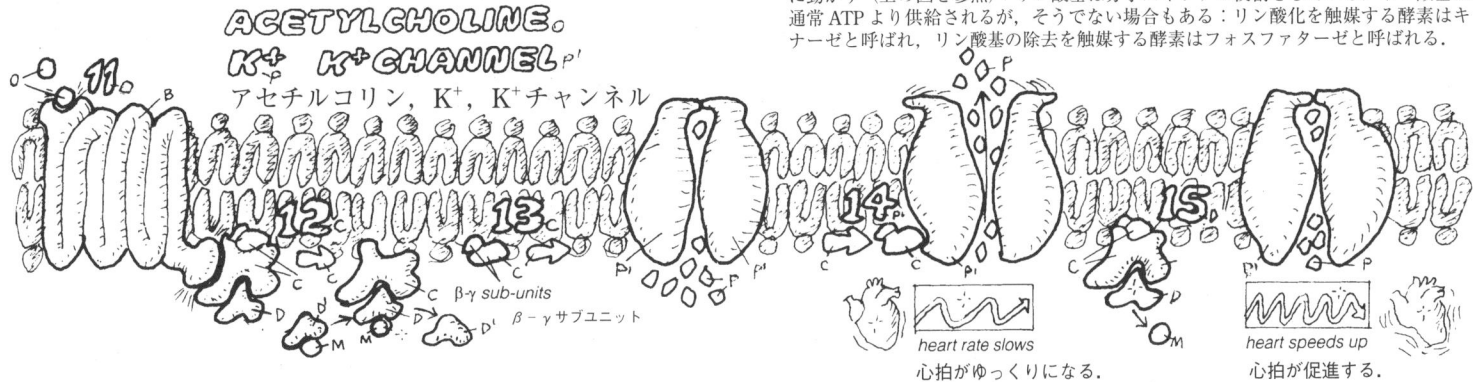

タンパク（酵素，チャンネル，運動分子など）は，しばしば分子内にリン酸が入り込んだりあるいは取り除かれたり（リン酸化，または脱リン酸化）することによって，制御されている．高荷電のリン酸基が導入されるとタンパク質の形が変化して，ある種のタンパクスイッチを"ON"にしたり（10），また別のものを"OFF"に動かす（上の図を参照）：リン酸基は分子スイッチの役割をしている．リン酸基は通常ATPより供給されるが，そうでない場合もある：リン酸化を触媒する酵素はキナーゼと呼ばれ，リン酸基の除去を触媒する酵素はフォスファターゼと呼ばれる．

ACETYLCHOLINE, K⁺, K⁺ CHANNEL アセチルコリン，K⁺，K⁺チャンネル
β-γ sub-units β-γサブユニット
heart rate slows 心拍がゆっくりになる．
heart speeds up 心拍が促進する．

細胞間連絡Ⅲ：触媒型レセプター

Gタンパクとは結合していない多くのレセプターがある．これらは脂溶性ホルモン（ステロイドと甲状腺ホルモン），イオン・チャンネル，およびそれ自体酵素であるレセプター（触媒型レセプター）がある．細胞内レセプター類は図108に，イオン・チャンネル類は図13と16に扱われている．この図は酵素レセプターとレセプター調節に関係している．

酵素レセプター：チロシンキナーゼ

触媒型レセプターは膜に埋め込まれている酵素で，細胞外の信号分子がレセプター部位に結合したときに活性化される．最も大きい種類の酵素レセプターには，その形質膜部位がタンパク・キナーゼとして作用するものが含まれている．これらは細胞の分化，成長および運動を仲介している．成長因子に対する反応は一般にゆっくりで，数時間の桁で進行する．

これらのレセプターに対する信号分子には，次のようなものが含まれる．

上皮成長因子（EGF）：いろいろな細胞に作用するが，特に上皮細胞の細胞周期と細胞分裂を刺激する．

血小板由来成長因子（PDGF）：結合組織細胞の分裂を刺激する．

神経成長因子（NGF）：交感神経およびある種の中枢神経系ニューロンの軸索の伸張と生存を助ける．

線維芽細胞成長因子2（FGF-2）：線維芽細胞，内皮細胞および原始的筋細胞を含む多くの種類の細胞分裂を刺激する．

インスリン：ブドウ糖の輸送，代謝，および細胞の成長を刺激する（図123，124，および132を参照）．

タンパク・キナーゼは標的細胞のアミノ酸化合物のリン酸化を触媒する．終わりにある2つの図タンパク・キナーゼ—タンパク・キナーゼA（cAMPによって活性化される）とタンパクキナーゼC（Ca^{++}によって活性化される）—は，アミノ酸のセリンとスレオニンをリン酸化する．これに対して，酵素レセプターの大部分の種類はアミノ酸のチロシンをリン酸化するので，これらの酵素はチロシン・キナーゼと呼ばれる．

リン酸化されたチロシンは，それに続くリン酸化反応系列の活性化反応の最初の部位として働く—他のタンパク・キナーゼ（例えば，タンパクキナーゼA）と同様に，これらのレセプターは調節部位と触媒部位とを持っている．他のタンパク・キナーゼとは異なって，調節部位と触媒部位は単一のαヘリックス糸によって一緒に結合していて，2つの部位に分かれて膜を通過している．つまり，調節部位は細胞の外側に，触媒部位は細胞の内側に存在する．信号分子は酵素のアクチベーターであるが，単一鎖の中ではその構造変化は稀にしか起こらない．単一分子がレセプター部位に結合すると，レセプターは2つが1つになって二重分子（ダイマー）をつくり，構造変化が起こりやすくなる．対を成しているそれぞれのレセプターは，その相手分子のチロシン部分をリン酸化する．すると，これらのリン酸化部位は他の細胞内信号タンパクが結合して活性化する部位となる受容分子が係留される．例えば，これらはタンパク・キナーゼCを活性化して第二次メッセンジャー（IP_3とCa^{++}）を開放する．一方で，反応の流れは細胞核内の調節遺伝子にも向けられる．

形質膜から核へ：rasタンパク活性化経路—チロシンキナーゼからタンパク合成，細胞増殖，および分化が制御されている核への経路には，膜に結合しているタンパクのrasタンパクが含まれている．rasタンパクは小さいけれども，Gタンパクのαサブユニットに似ている．静止状態ではrasはGDPと結合する．アダプタータンパクと相互作用を起こした後，rasはGDPをGTPと交換することによって活性化される．さらにαサブユニットのように，rasはGTPase活性を持っていてGTP結合をGDPに分解するときに，それ自身が活性化を失う．rasタンパクはセリン-スレオニン・キナーゼ反応経路を活性化して，最終的にはミトゲン活性化タンパク・キナーゼ（MAPK）と呼ばれる酵素を活性化する．MAPKは核内に入って転写因子を活性化する．これらの因子はDNA配列をそれと相補的なRNA配列に転写する反応を開始させる．このとき，いずれの遺伝子が活性化されるかによって，最終結果として細胞の成育，増殖あるいは分化が起こる．

活性の高いrasタンパクは癌に関与している—チロシン・キナーゼが細胞増殖と分化を主に制御する酵素とすると，レセプターから核にいたる信号伝達経路の異常が癌と関係しているであろうということは驚くにはあたらない．実際，人間の癌の30％はrasタンパク暗号を持つ突然変異と関連している．もしもrasタンパクが活性化されるが，GTPをGDP結合に分解する能力を失ってそれ自身が不活性化されなくなると—細胞はあたかも対応する成長因子によって仮借なく刺激されている状態になる．その結果は？ 制御できない細胞分裂と成長が起こって，これが癌の証明に他ならない．

レセプター調節

一般にレセプターは——Gタンパクが同様に触媒と結びついているように——静止した状態にはない．レセプターの数と性質は反応の条件によって異なる．信号分子によって連続して刺激されると，レセプターは活性化が失われる．つまり，刺激の大きさ（信号分子の局所濃度）は一定でも，反応は低下する．

信号分子が結合部位を占めるとエンドサイトーシスによってレセプターの除去が促進する—いくつかの場合——EGF，インスリン，およびPDGF——に対して，エンドサイトーシス（開口吸収）によってレセプターの数は実際に減少する．静止状態でのレセプターの数は，エクソサイトーシス（開口分泌）小胞の到着による"新しい"レセプターの細胞膜内への挿入と，エンドサイトーシス小胞による"古い"レセプターの除去との間の安定状態平衡を表している．信号分子がレセプターの中に入り込むとレセプターが取り除かれる割合が増加して，その結果信号分子を加えると形質膜上でレセプターが存在する時間が少なくなる．この静止平衡状態は新しい安定状態に達すると壊れて膜の上のレセプターは少なくなって，**ダウン・レギュレイション（下方調節）**として知られる現象になる．この系では信号分子が利用できるレセプターの数が少なくなる．ひとたびレセプターが内側に取り込まれると，リソソームによって分解されて新しく合成されたレセプターにとって代わられる．信号分子が取り除かれると，新しい安定状態が膜のレセプター数の増加として示される．

レセプターはしばしばフィードバック抑制を受ける—他の例では，レセプターの数は一定であるけれども，それらが効果的に働かない場合がある．例えば，cAMPと連結したアドレナリン作動性レセプターの場合，この脱感作はレセプターをリン酸化するcAMPによって活性化される酵素の働きによるものである．ひとたびリン酸化されると，レセプターは"妨害"タンパクと結びついて，レセプターとGタンパクとがさらに相互作用をひき起こすのを阻害する．

CN：Fには暗い色を，PとQには明るい色を塗る．
1. 上の図でチロシンキナーゼ部分（C〜E）には3色を塗る．しかし下の（B）には1色を塗る．
2. （1以外）の数字のそれぞれの段階に色を塗る．
3. 細胞膜には色を塗らないが，下の図で小胞（P）膜とリソソーム（Q）膜には色を塗る．

TYROSINE_A チロシン　チロシンキナーゼレセプター
TYROSINE KINASE RECEPTOR_B
PHOSPHATE_C リン酸基
ADAPTOR PROTEIN_D アダプター タンパク
RAS PROTEIN_E ras タンパク
GDP_F　GTP_G　GDP, GTP

タンパク キナーゼ分流
PROTEIN KINASE CASCADE_H
MITOGEN ACTIVATED　ミトゲン活性化タンパク
PROTEIN KINASE (MAPK)_I　キナーゼ (MAPK)
NUCLEAR ENVELOPE_J 核封入体
TRANSCRIPTION FACTOR_K
DNA_L DNA　転写因子

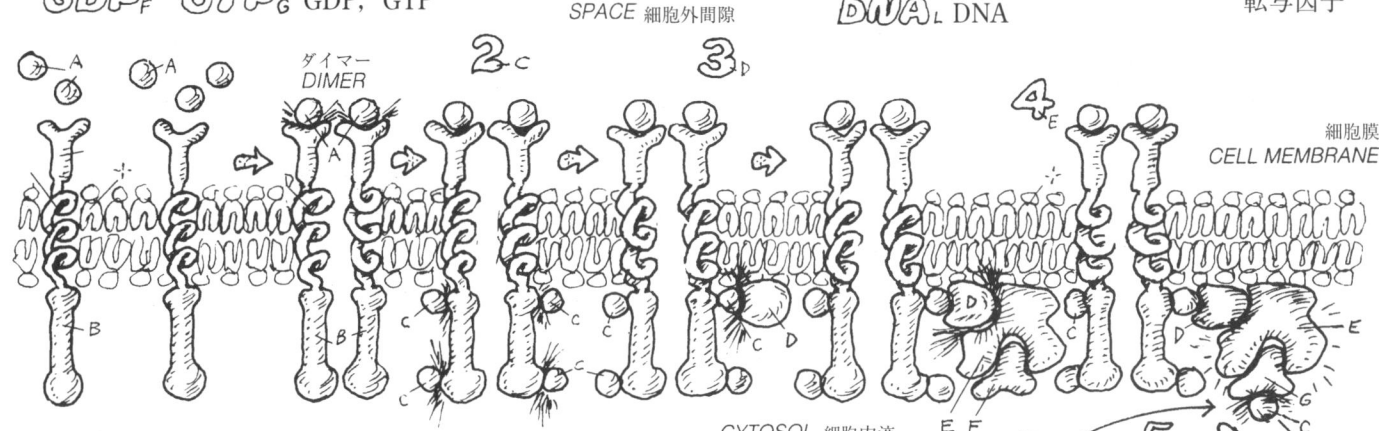

EXTRACELLULAR SPACE 細胞外間隙
CELL MEMBRANE 細胞膜
CYTOSOL 細胞内液
serine-threonine kinase セリン−スレオニンキナーゼ
regulatory site 調節部位
single helix 単一らせん（ヘリックス）
catalytic site 触媒部位
NUCLEUS OF CELL 細胞核

信号分子から核内遺伝子まで図をたどる．酵素レセプターは，膜を通過する単一の疎水性αヘリックス糸によって分離された調節部位と触媒部位とを持っている．信号分子は結合して，レセプターは一緒になってダイマー（二量体）をつくる(1)．それぞれのレセプターはその対となっているチロシン部位をリン酸化する(2)．リン酸化部位はアダプター分子と結合する(3)．アダプターは ras タンパクと結合する(4)．ras は G タンパクの α サブユニットに類似している．それはGDP と結合して，GDP が GTP と交換されるとき活性化される(5)．ras タンパクはセリン−スレオニン反応系列を活性化する(6)．そして最終的にはミトゲン活性化タンパクキナーゼ（MAPK）をリン酸化する(7)．MAPK は核内に入って，そこで転写因子を活性化して(8)，遺伝子発現を抑制する(9)．どの遺伝子が活性化されるかによって，最終結果は細胞の成長，増殖，あるいは分化として現れる．

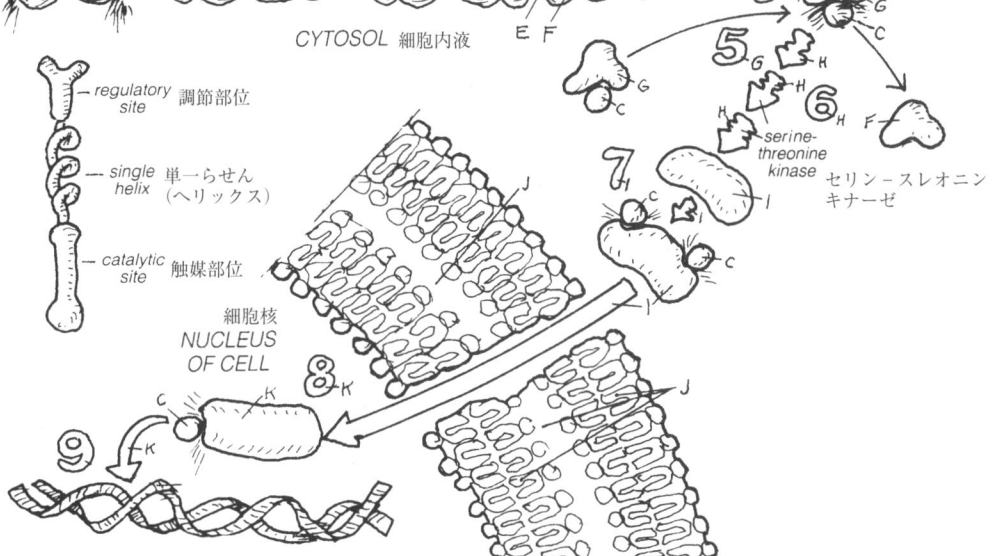

ダウン レギュレイション（下方制御）
DOWN REGULATION
VESICLE_M 小胞
ENDOSOME_N エンドソーム
LYSOSOME_O リソソーム

EXTRACELLULAR SPACE 細胞外間隙
CELL MEMBRANE 細胞膜
CYTOSOL 細胞内液
ENDOCYTOSIS エンドサイトーシス
EXOCYTOSIS エクソサイトーシス

"静止"時には，レセプターの数はエクソサイトーシス顆粒を介する"新しい"レセプターの挿入(10)と，エンドサイトーシス顆粒を介する"古い"レセプターの除去(11)との間の安定した平衡状態を表している．信号分子がレセプター中にはまり込むと，レセプターが除去される速度が増加する．新しい安定状態で形質膜上のレセプター数が少なくなると，静止平衡状態はくずれる(12)が，この状態はダウン・レギュレイション（下方制御）と呼ばれる．信号分子が利用できるレセプターの数が減少すると，この系は脱感作される．ひとたび内包化が起こると，顆粒は急速により大きな顆粒構造，すなわちエンドソームと融合して，輸入された顆粒を分別する場所として役に立つ．ここからレセプターはリソソームにまで配達され，そこで分解される(13)か，再利用されて膜に戻る(14)．エンドソームとリソソームとの間の移動機構は明らかではないが，2つの仮説が提出されている．(a) ここに示されているように，レセプター分子はエンドソームからリソソームへ顆粒が輸送される．(b) エンドソームはリソソームへ転換する．

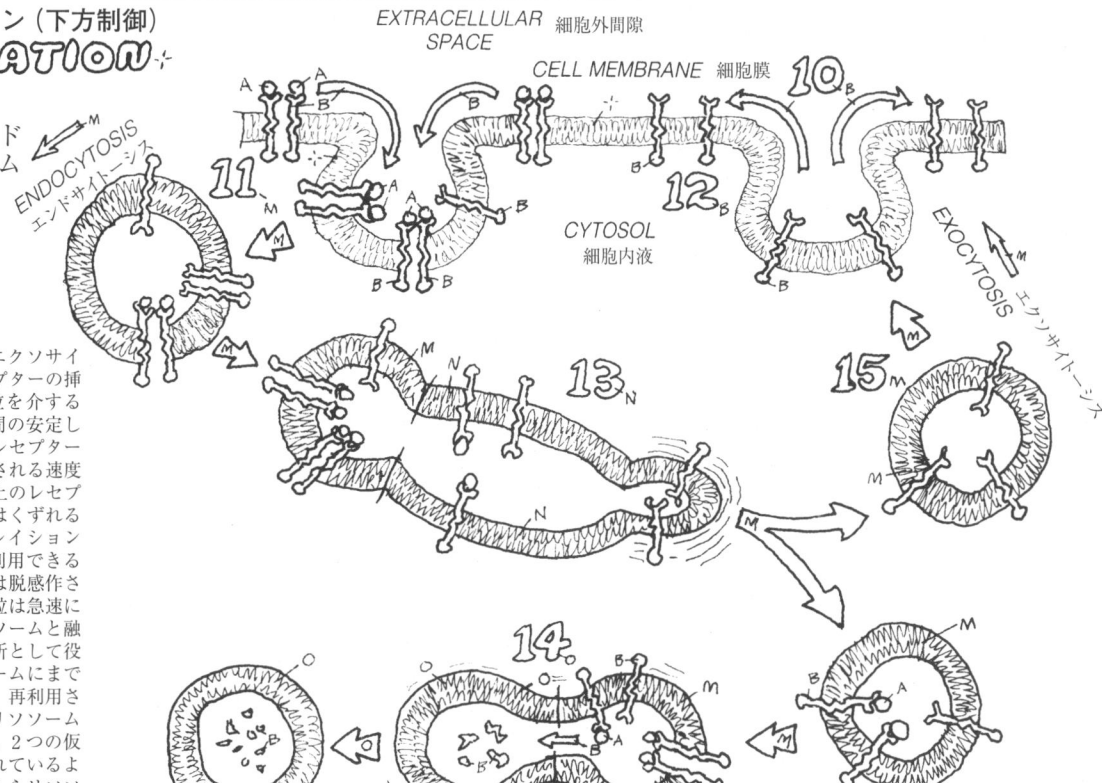

神経インパルス（衝撃）

神経系全体にわたって存在している"通信"あるいはインパルスを伝える細胞は，ニューロン（神経細胞）と呼ばれる．これらの神経細胞の大きさや形は存在する場所によって非常に変化しているけれども，典型的なニューロンは次の3つの部分から成立っている．すなわち(1) 樹状突起は他のニューロンや感覚上皮細胞や単に周囲の環境からくる刺激を受取るように特殊化している．これらの突起は細胞が細くなって伸長しており，時々短く分枝している．(2) 細胞体もまたインパルスを受取ることができる．細胞体の中には核，ミトコンドリア，その他の細胞体が持っている標準的内部装置を含んでいる．(3) 軸索突起は細胞体から出ている1本の円柱状の伸長部で，インパルスを非常に遠方にある他の神経や筋や腺細胞にまで伝導するように特殊化している．軸索の末端部は一般に分枝しており，それぞれの分枝は軸索末端という次の細胞へ情報を伝達するのに重要な役割をする膨化した球根状の構造に終っている．神経—肉眼的な解剖によって簡単に見つけられる白っぽい索状のもの—は，脳あるいは脊髄と身体の種々の部分とを結びつけている無数の軸索が結合組織によって一緒にまとめられたものである．

神経インパルスは 0.5 から 120 m/秒の速度で移動する

最もしばしば神経インパルスと呼ばれているこれらの"通信"あるいは"信号"が存在することは，容易に証明することができる．手足へ行っている神経を切断すると，手足は麻痺してしまう．このとき手足の筋肉が健康である限り，これに直接に弱い電気ショックを与えて刺激すれば動くけれども，筋肉には動かすための通信が来ない状態である．しばらく時間がたった後では麻痺はおさまって切断された軸索が再生して元の神経と筋との結合が再び確立されるのと一致して，正常な神経活動に戻るようになる．

筋肉と結びついているたった一本の軸索を用いて，我々は通信によって伝えられる"信号"についての多くの性質を研究することができる．もしも軸索をたとえば電気ショックで刺激すれば，それにひき続いて筋肉の運動が起こって，"信号"が受取られたかどうかが判明する．この基本的な研究戦略は，いかに早く信号が軸索中を動いてゆくかを研究する方法として用いられている．まず軸索をある特殊な点Aで刺激してから筋肉が収縮するまでにかかる時間をはかってみる．次に筋肉の方に5 cm近寄っている軸索上の点Bを刺激する．すると今度は信号はA点よりも短い距離しか移動しないので，筋肉は前よりも0.001秒（1ミリ秒）早く反応する．したがってこの2つの時間差はAからBまでの距離の5 cmの間を通信信号が動くのにかかる時間を反映している．5 cm動いていくのに0.001秒かかるとすれば，この通信信号の速度は5/0.001 = 5000 cm/秒 = 50 m/秒ということになる．他の神経は0.5から120 m/秒，—すなわち約1から268マイル/時のインパルスの速度をもっている．

神経インパルスは活動電位である

このような"通信信号"とは何であろうか？ 軸索が刺激されてから筋肉が収縮するまでの間には，沢山の変化が起こっている．これらの変化のうち，電気的変化が一番容易に測定できて，しかも説明し易い．静止時には軸索は細胞のように振る舞っている．すなわち軸索内部は外側に比べて負（陰性）の荷電を持っている．軸索膜の両側に接している電極は，約−70 mV（内側が陰性）の膜電位を記録する．軸索が刺激されたときにはこの膜電位が逆転して，瞬間的に内側が陽性に変り，次いで元の静止的の陰性にもどる．この活動に伴って起こる膜電位の突然の変化は活動電位と呼ばれる．この変化は最初には刺激点で起こり，すぐ後には軸索に沿ったそれぞれの点で起こる；刺激点から遠ざかるにつれて，活動電位が現れるまでの遅延時間が長くなる．いいかえれば活動電位は刺激点でまず起こり，筋肉に向って軸索に沿って動いてゆく．（上述の方法で測定される）その活動電位の移動速度は，"信号"の移動速度と同一である．実際には"通信信号"の性質を活動電位の性質と比べると両者は同じものであり，"通信信号"は活動電位であると結論される．活動電位の一番高い所では膜の外側は陰性に荷電している；この陰性部位は軸索に沿って動いてゆく．軸索の外側からみると，活動電位は軸索を移動する電気的陰性の波のようにみえる．

活動電位は全か無かである

活動電位を生じさせるためには，刺激の強度は閾値と呼ばれる限界値を越えなければならない．この値以上になると，刺激の大きさに関係なく，すべての活動電位は同じ大きさである．つまり反応は全か無かである．軸索に沿って送られる信号の大きさには単一のインパルスは含まれていない．むしろインパルスの頻度が含まれている．1秒間あたりのインパルスが多いほど，信号は大きくなる．

活動電位は Na⁺ と K⁺ の移動により生ずる

どのようにして活動電位は起こるのだろうか？ 静止時には，細胞の膜電位は約−70 mVである．その極性（内側が陰性で外側が陽性）のために，膜は分極しているといわれる．活動電位と同様静止電位の発生機構を理解するためには，細胞内液（たとえば軸索内）は高濃度の K⁺ と低濃度の Na⁺ を含んでいるが，細胞外液は Na⁺ が多く K⁺ がわずかであることを思い出してみよう（図11）．静止時には，活動しているチャンネルは Na⁺ チャンネルではなくて K⁺ の通過を許すチャンネルである．K⁺ はその濃度勾配にしたがって膜を通って拡散して，陽性荷電は膜の外側面に分布しているが，その"対をなしている"陰性荷電は膜の内側に残されている．したがって膜は外側に対して内側が陰性（負）の分極状態になる．

刺激は膜の開いている Na⁺ チャンネルの数を極く短時間増加させる．もしも刺激が弱いときには軸索のわずかな数の Na⁺ チャンネルしか開かないので，膜電位はあまり動揺しない．しかしながら刺激が閾値よりも強い場合には，開いている Na⁺ チャンネルの数は多くなる．すると静止時には軸索の外側に高濃度にあって釣合った状態にある Na⁺ は，その陰性に荷電している"対"のイオンを膜の外側に残したまま，K⁺ が外側に移動するよりも圧倒的に多量に膜の内側に急激に侵入する．その結果細胞の内側は陽性（正）荷電で充満するので，膜の極性は逆転する；今や内側は陽性で外側は陰性である．その瞬時のすぐあとには，Na⁺ チャンネルは閉じて過剰の K⁺ チャンネルが開く．そして K⁺ は膜の外側へ移動するため，膜電位は一過性に静止時よりも一層陰性となって K⁺ の平衡電位に近づくようになる．最終的には（数ミリ秒の後には），この過剰に開いた K⁺ チャンネルは閉じて，膜の透過性は元の静止状態にもどる．

CN：K⁺ (G) と Na⁺ (L) には前のページに塗ったのと同じ色を塗る．
1．神経細胞の構成要素から始める．
2．右の図表を含めてそれぞれの膜の状態に色を塗ってから次に進むようにする．

DENDRITE[A] 樹状突起
CELL BODY[B] 細胞体
AXON:[-|-] 軸索

POLARIZED MEMBRANE[C] 分極膜
DEPOLARIZING MEMBRANE[D]
(NERVE IMPULSE)[D'] 脱分極膜（神経インパルス）
REPOLARIZING MEMBRANE[E] 再分極膜
AXON TERMINAL[F] 軸索末端

神経細胞は細胞体から伸びて非常に多数分枝している樹状突起と呼ばれる短い突起を持っている．またこの細胞は長い円柱状の軸索突起を持っており，神経インパルスと呼ばれる信号を1つの神経細胞から次の神経細胞，筋肉あるいは腺細胞にまで伝える．細胞表面から電気的測定を行うと，神経インパルスは軸索に沿って高速で移動する電気的陰性の波から形成されている．

THE NERVE CELL 神経細胞

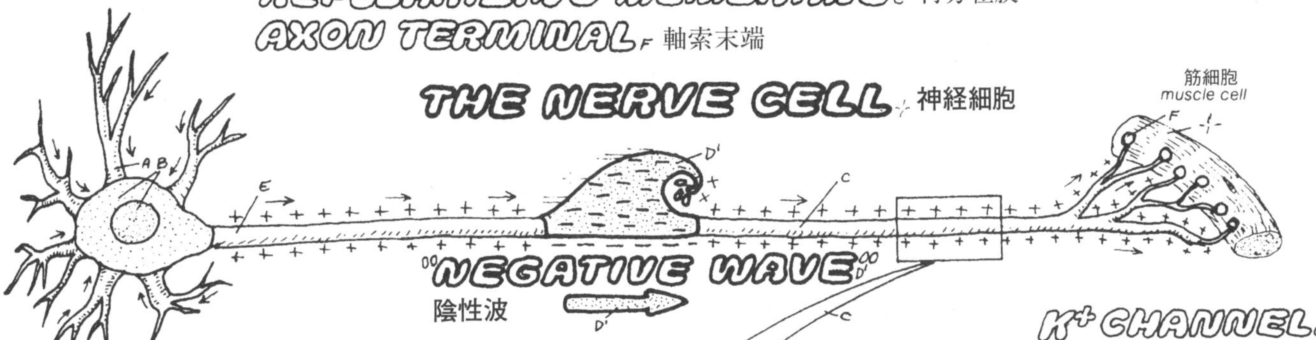

K+ CHANNEL[G'] K^+チャンネル
Na+ CHANNEL[H'] Na^+チャンネル

分極（静止）状態
POLARIZED[C] (RESTING):[C]
HIGH K+ PERMEABILITY[G] 高い K^+透過性

静止状態では細胞内電極は，膜の高い K^+透過性の結果生ずる約－70 mVの膜電位（V_m）を示す．V_mはK^+の平衡電位に近い値なので，非常にわずかなK^+しか膜の外へは漏出しない．

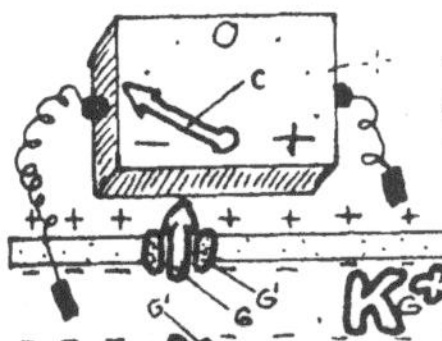
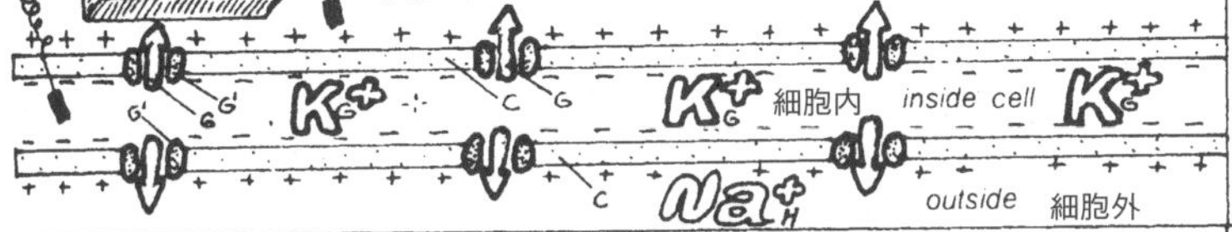

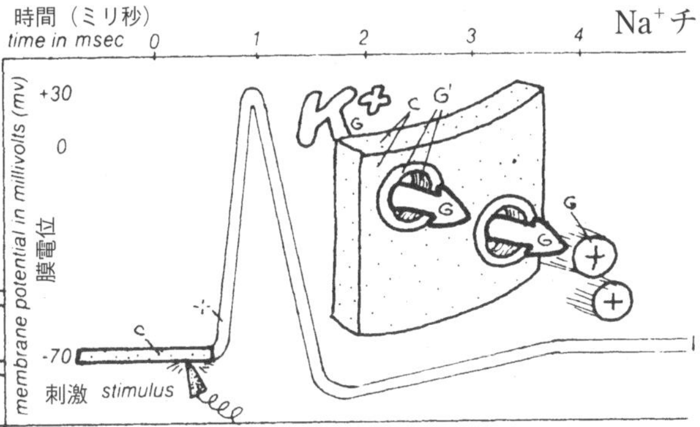

REVERSED POLARITY:[D] 極性の逆転
VERY HIGH Na+ PERMEABILITY[H]

非常に高いNa^+透過性

刺激は膜のNa^+透過性の短時間の増大をひき起こす．もしも刺激の大きさが閾値以上であるときには，軸索の外側に高濃度にあって釣り合っているNa^+は速やかに充分量が内部へ入り込んで，V_mを陽性（正）にする．

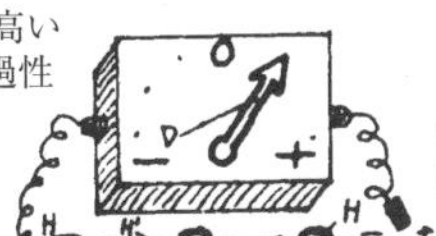
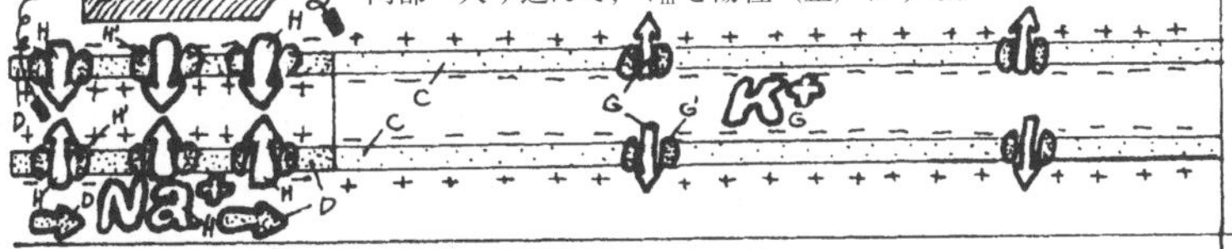

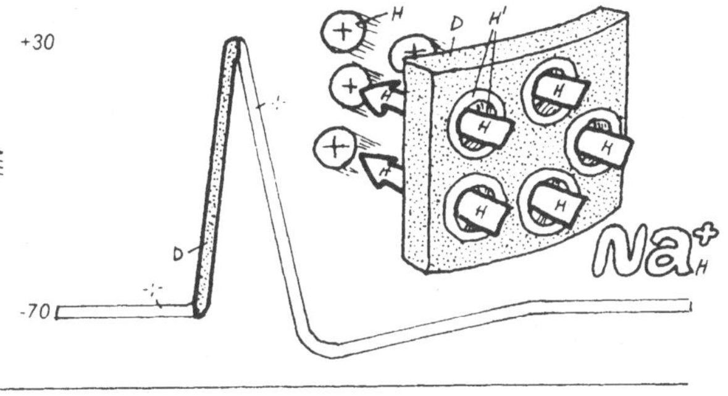

REPOLARIZED:[E] 再分極
VERY HIGH K+ PERMEABILITY[G]

非常に高いK^+透過性

その瞬時あとで，増加した膜のNa^+透過性はおさまって，膜はK^+に対して非常に透過性が高まる．その結果K^+は膜の外側へと移動してV_mは陰性となり，K^+の平衡電位の値に近づくまで変化は続く．

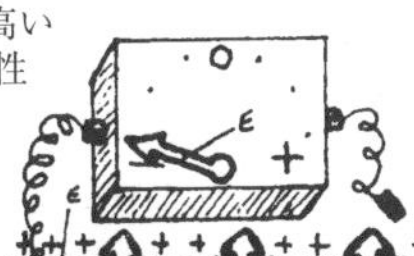
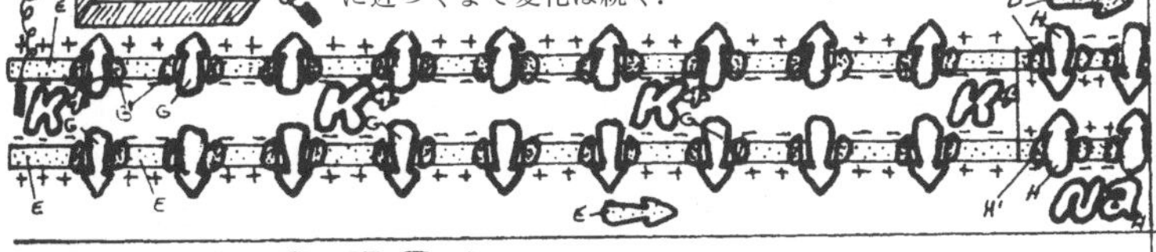

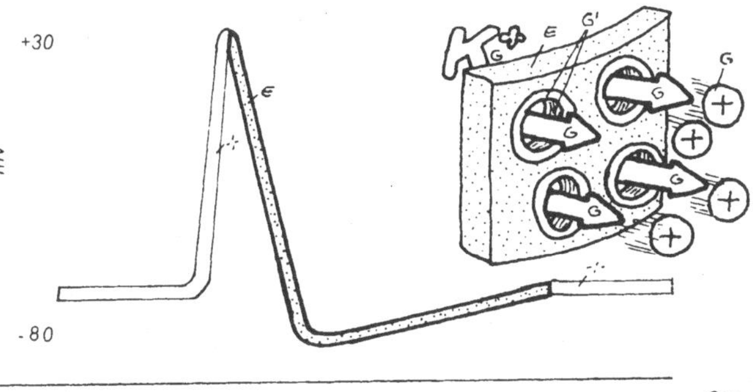

POLARIZED:[C] 分極化
HIGH K+ PERMEABILITY[G] 高いK^+透過性

最終的に（数ミリ秒後には），膜は元の静止状態にもどる．

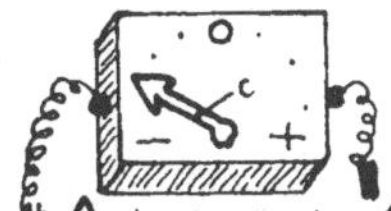
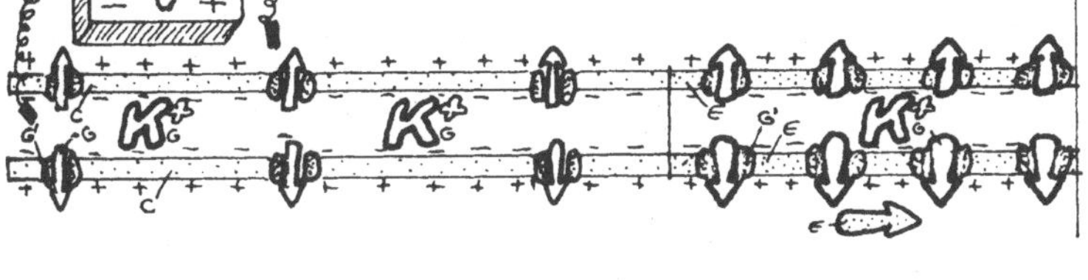

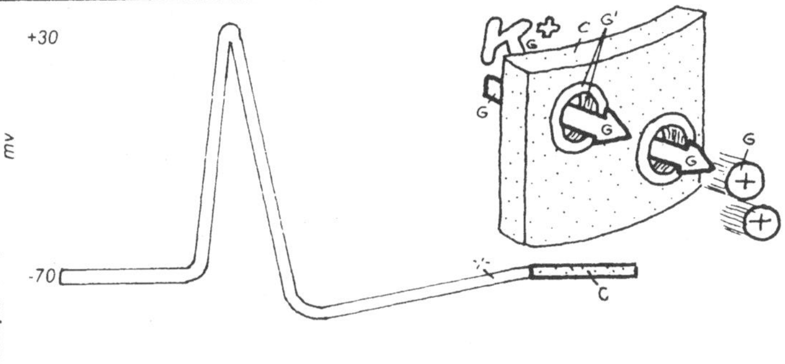

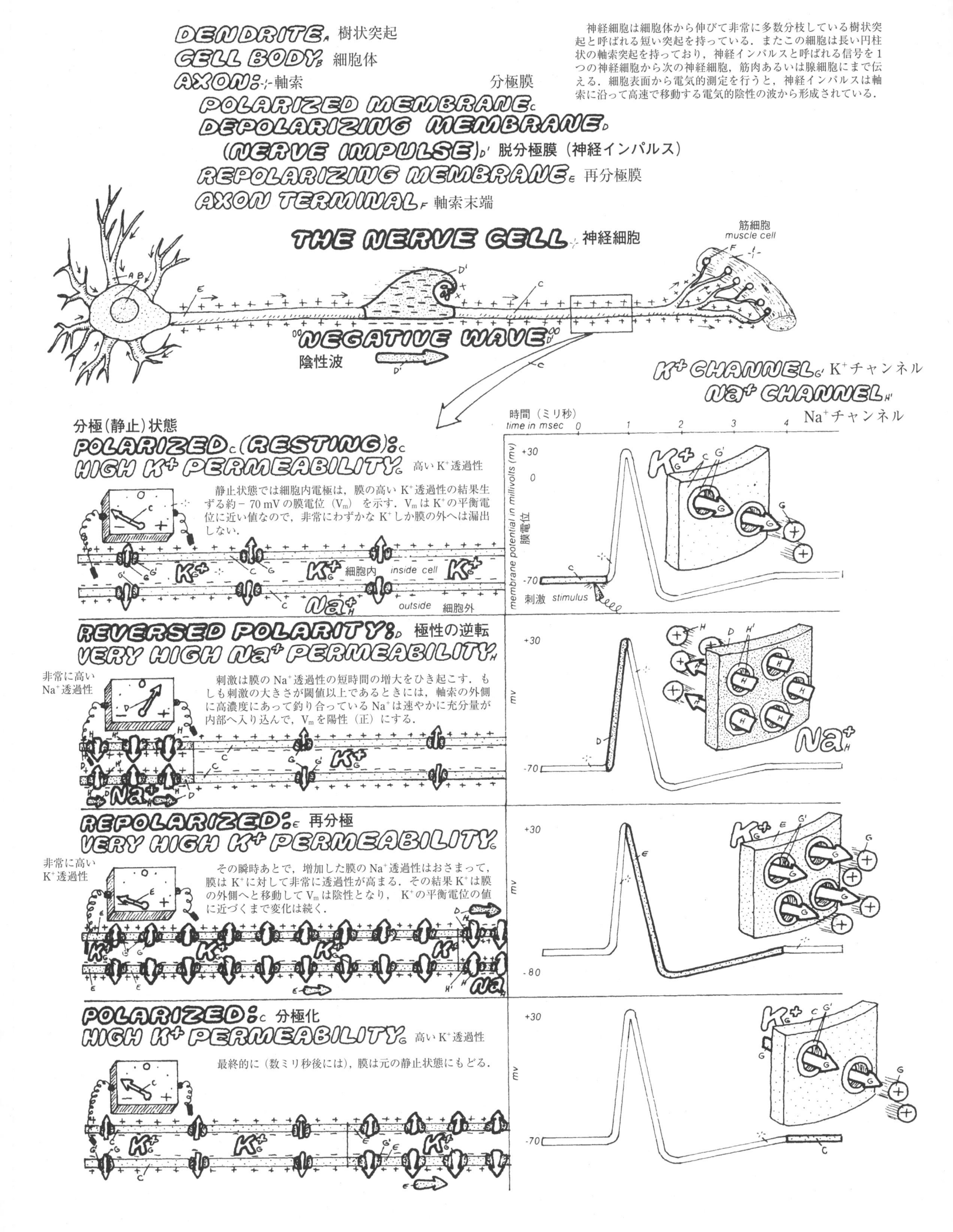

膜電位によるイオン チャンネルの調節

　神経と筋肉の興奮の近代的解釈は，膜のイオン・チャンネルの連続的な開放と閉鎖の結果に基づいている．膜には異なったイオンに対して別々のチャンネルを持っている．それぞれのチャンネルはそれに適合したイオン（例えばK^+）を"認識"してそのイオンは通過させるけれども，他のイオン（例えばNa^+）は止められてしまう．この選択性を持ったチャンネル機構は選択ろ過と呼ばれる．多くのチャンネルのこの状態（すなわち開放あるいは閉鎖）は，膜電位の大きさに依存している．膜電位が変化するときには，チャンネルを形成しているタンパク質の電気的に荷電している部分がわずかに動く．これらの動きはチャンネル・タンパク質の形のわずかな変化をひきおこして膜電位（電圧）の変化に反応して開いたり閉じたりする"扉"のように働く．

　K^+チャンネルには2つの型がある．1つは電圧活性化型であって，これらのチャンネルの大部分は膜電位が約-70 mVの静止時には閉じている．もう1つの型は電圧不活性化型で常時開いており，少量ではあるが連続的にK^+が漏出する通路を形成しており，静止電位を生じさせている．-70 mVの静止膜電位は，膜の外側は陽性であるのに膜の内側は陰性（負）であることを意味している．膜の内側面と外側面との間には電気的に区別があるので，膜は極性化（分極）しているといえる．この定義により，膜電位の大きさが静止電位の値よりも小さくなる（すなわち0に近づく）ときには，膜は脱分極状態にある．反対に膜電位の大きさが増加する時には，膜は過分極状態にあるという．

刺激は膜を脱分極させる

　電気ショックによって神経が興奮した時には，インパルスは常に陰性に荷電した電極（陰極）から発生する．刺激電極部位では陽イオンを引きつけ陰イオンを反発する働きによって膜電位を低下させるので，神経膜は脱分極状態になる（図参照）．この単純な観察から，"刺激は脱分極する時のみ有効となる"という概念を一般化することができる．

　膜を脱分極させると，神経膜のイオン透過性が電圧勾配（膜電位）に対して敏感になる．膜電位と膜を通るイオンの流れとの間の重要な関係は，膜電位固定法と呼ばれる巧妙な測定方法によって詳細に研究されてきた．この方法を用いれば膜電位をある希望する値に定めて，その値に長時間維持することができる．そして同時にその時の膜電位に反応して膜を通って流れるNa^+とK^+の量を測定することができる．こうして得られた結果は，膜のNa^+およびK^+チャンネルの開閉という言葉で現在は解釈される．特に膜が刺激されたとき（脱分極状態のときに）一体何が起こるのだろうかを考える必要がある．

脱分極の効果

　膜が脱分極したとき（膜電位が静止時に，値-70 mVから新しい値の-50 mVに変化してその値に維持されたとき），膜のイオンチャンネルの反応は次の2つの相に分けられる：(1)（1ミリ秒より短い）Na^+チャンネルが開く早い時期の反応．(2) Na^+チャンネルが閉じてK^+チャンネルが開く遅い時期（1ミリ秒より長い）の反応．この遅い期間にNa^+チャンネルは不活性化されているようにみえるので，更に脱分極に対しては反応しない．

　このような変化を我々は仮説的ゲート（扉）という言葉で次のように説明することができる．

　早い反応：速いNa^+ゲート（扉）が開く—Na^+チャンネルにはゆっくりしたスロー・ゲートと速いファスト・ゲートの2種類のゲートが含まれている．静止状態（分極膜）ではスロー・ゲートが開いているが，ファスト・ゲートは閉じている．したがってチャンネルは閉じている状態にある．膜が脱分極すると，ファスト・ゲートが速やかに開く．そして両方のゲートが開く結果，Na^+は膜を自由に通過できるようになるので，Na^+は軸索内部へ激しく流れ込んでくる．

　遅い反応：遅いNa^+ゲートが閉じ，遅いK^+ゲートが開く— 一瞬おくれてスローNa^+ゲートは閉じる．その結果，膜はもはやNa^+に対して高度に透過性ではなくなる．すなわち膜を通る速いNa^+の流入は停止する．次いでゆっくり反応するK^+チャンネルが開いて，K^+は軸索膜の外へ流れ出すようになる．

　このように持続的な膜の脱分極は，一過性のNa^+透過性の上昇と，ひき続いて起こる持続性のK^+透過性の増大をひきおこす．このNa^+透過性の増大は，脱分極に対して反対の反応を生ずる2つのゲートが膜に存在することによってひき起こされる．つまりファスト・ゲートは開くがスロー・ゲートは閉じる．そしてファスト・ゲートが開いているのとスロー・ゲートが閉じているのとの間の時間が，膜のNa^+透過性が増大している期間に相当している．これに対して，膜のK^+チャンネルはゆっくりと開く唯1種類の電圧によって活性化されるゲートを持っている．一度にこれが開くと，脱分極が保たれている期間中K^+チャンネルは開いたままでいる．

遅いゲートはゆっくり開き，ゆっくり閉じる

　脱分極にすぐ引き続いて膜電位が静止時の値（-70 mV）に戻ったとしても，軸索は完全に回復したわけではない．この理由は膜のスロー・ゲートが新しく確立された静止膜電位に反応するようになるまでに，1～2ミリ秒の時間がかかるからである．この短い期間にもしも急速に第2の刺激（脱分極）が与えられても，膜のNa^+チャンネルは開かない．つまり最初の脱分極に反応して，膜のファスト・ゲートは開くけれどもスロー・ゲートは依然として閉じたままである．それから1～2ミリ秒の回復期がたってから膜のスロー・ゲートが開くので，Na^+透過性の一過性上昇がひき起こされて，第2の刺激が有効となる．

　活動電位の際に起こるこれらの反応結果は，図17に詳しく記述されている．

CN：前ページにあるNa^+ (D) とK^+ (H) には同じ色を塗る．E, F, Gには暗い色を塗る．正電荷を持つNa^+とK^+とは別々の色を塗る．
1．上方の図に色を塗る．
2．それぞれの段階の図を完成してから，次に移るようにする．

刺激は膜を脱分極する
STIMULUS: DEPOLARIZES MEMBRANE

NEGATIVE ELECTRODE_A 陰性(負)電極
MEMBRANE_B 膜
POSITIVE CHARGE_C 陽性(正)電荷
NEGATIVE CHARGE_{A'} 陰性(負)電荷

電気ショック(衝撃)で神経を興奮させるときには、負に荷電している電極(陰極)でインパルスが生じる。これは刺激された部位で神経膜が脱分極するからである。電極は陽イオンを引きつけ陰イオンを反発するので、膜電位は減少する。このことが膜が興奮するために必要なことである。

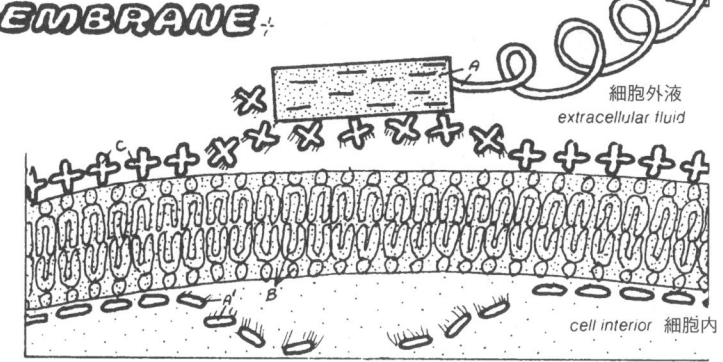

イオンチャンネルに対する脱分極の効果
EFFECTS OF DEPOLARIZATION ON ION CHANNELS

SODIUM (Na$^+$) IONS_D ナトリウム(Na$^+$)イオン
　CHANNEL_d チャンネル
　　SELECTIVITY FILTER_E 選択性ろ過膜
　FAST GATE_F ファストゲート
　SLOW GATE_G スローゲート
DEPOLARIZING Na$^+$ FLUX_{D2} 脱分極性 Na$^+$ 流束
POTASSIUM (K$^+$) IONS_H カリウム(K$^+$)イオン
　CHANNEL_{H'} チャンネル
　　SELECTIVITY FILTER_{E'} 選択性ろ過膜
　SLOW GATE_{G'} スローゲート
POLARIZING K$^+$ FLUX_{H2} 分極性 K$^+$ 流束
LEAK CHANNEL_{H3} 漏出チャンネル

神経細胞膜は異なったイオンに対して別々のチャンネルを持っている。それぞれのチャンネルはそれに適したイオン(例えばK$^+$)を"認識"して通過させるが、他のイオン(例えばNa$^+$)は制限して通過させない。このように反応性に開閉するチャンネル機構は、選択性ろ過膜と呼ばれる。更にそのうえ、多くのチャンネルは膜の極性に依存してチャンネルを開いたり閉じたりする電圧活性化型"ゲート"を持っている。持続性脱分極(刺激)に対する興奮性膜の反応は便宜的に2つの相に分けられる。(1) 早期反応(1ミリ秒以内に起こる)はNa$^+$チャンネルが開いている時に起こる。(2) 後期反応(1ミリ秒以上たってから起こる)は、Na$^+$チャンネルが閉じて、K$^+$チャンネルが開いている時に起こる。この期間には更に膜に脱分極を加えてもNa$^+$チャンネルは反応しない。

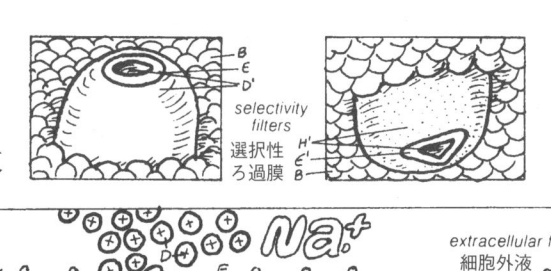

正常(静止電位)
NORMAL (RESTING POTENTIAL)

膜にあるK$^+$チャンネルには2つの型がある。1つはいつも開いているので、少量のK$^+$が漏れ出すために静止膜電位が発生する。もう1つは電圧活性化型K$^+$チャンネルで、膜が高度に分極している時には大抵閉じている。電圧活性化型Na$^+$チャンネルもまた、高度に分極化した状態では閉じている。

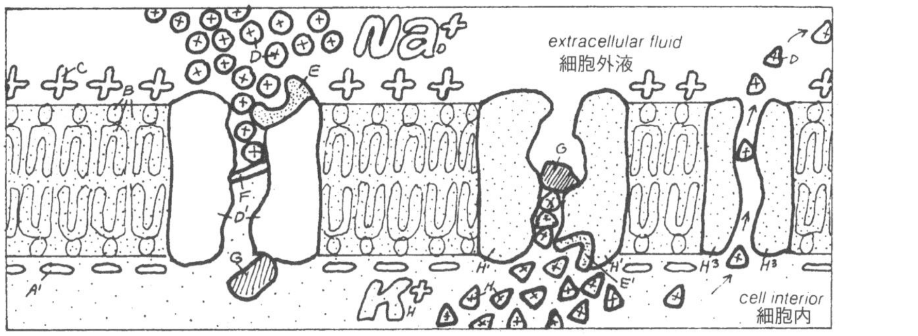

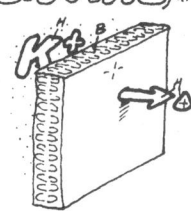

脱分極　早期(1ミリ秒以内の期間)
DEPOLARIZATION EARLY (<1 MSEC)

膜にあるNa$^+$チャンネルは、スロー・ゲートとファスト・ゲートの2つのチャンネルが含まれる。静止(分極)時にはスロー・ゲートは開いているが、ファスト・ゲートは閉じている。その結果、チャンネルは閉じている。脱分極時にはファスト・ゲートが速やかに開いて、膜はNa$^+$に対して透過性となる。

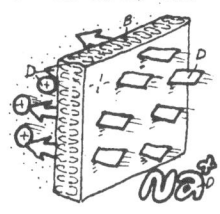

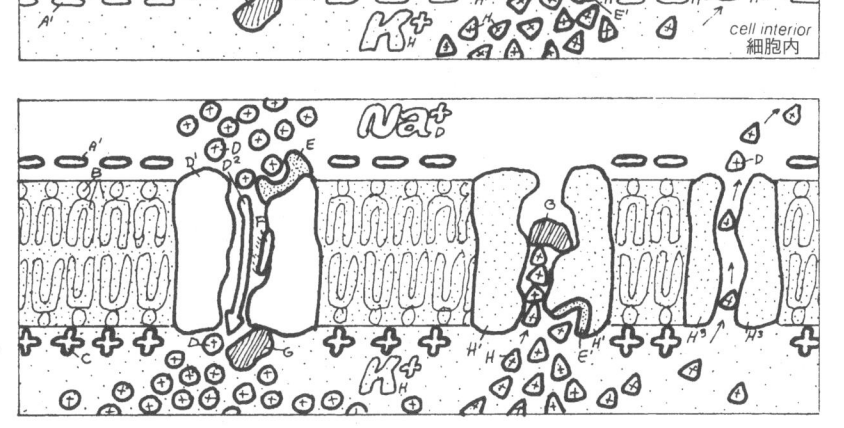

持続的脱分極　後期(1ミリ秒以上の期間)
SUSTAINED DEPOLARIZATION LATE (>1 MSEC)

スロー・ゲートが閉じた瞬間のすぐあとでは、膜はもはやNa$^+$に対して高度な透過性を持たない。そして更にスローK$^+$ゲートが開いて、膜は静止時よりも一層K$^+$の透過性が高まる。

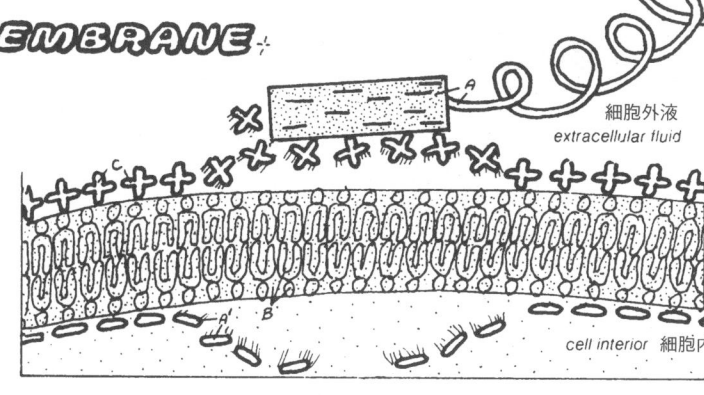

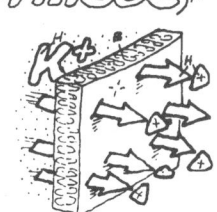

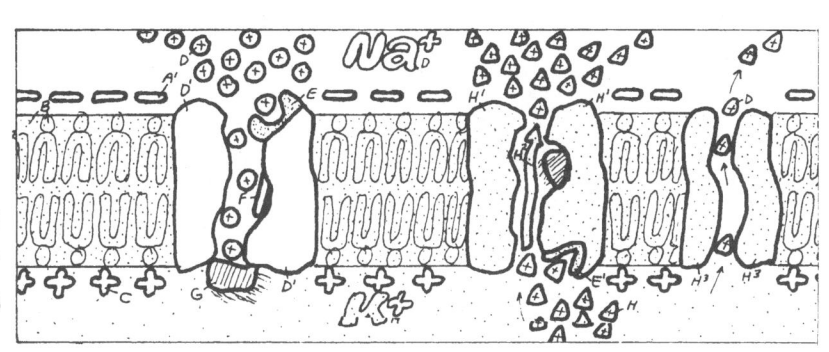

閾値，全か無かの反応，および不応期に対するイオン的基盤

この図において，興奮の3つの重要な性質：すなわち，閾刺激，全か無かの反応，及び不応期を定義をして説明する．

閾値：興奮のための最小刺激強度

もしも神経刺激が弱い電気ショック（電撃）によって刺激されたときには，神経には何も起こらないように見える．それぞれの刺激を前の刺激よりも少し強くして反復して与えると，遂には反応点に達して活動電位が生じて伝播するようになる．この，やっと神経を興奮させることができる刺激の強さは，閾値と呼ばれる．閾値以下の刺激は効果がないが，閾値以上の刺激によって神経軸索は活動電位を生ずる．

全か無かの活動電位

閾値以上の刺激は神経を興奮させるが，生ずる反応の大きさは刺激の強さとは無関係である．加えるのがどんな大きさの刺激であろうと問題ではなく，神経軸索に発生するすべての活動電位の大きさは等しい．つまりこの反応は全か無かである．刺激に対するこのような神経軸索の振舞は，導火線と似ている．ひとたび火がつけられれば，導火線を伝わる火花の大きさは火をつけたマッチの火の大きさとは無関係である．

[Na$^+$]と[K$^+$]濃度の変化は無視できる

このような神経の性質を説明するためには，軸索の内側ではK$^+$濃度が高く，外側ではNa$^+$濃度が高く，V$_m$と略記される膜電位は単に陽（正）電荷についての電気力の尺度にすぎない．図11に示されているように，実際上V$_m$（膜電位）の変化を生じさせているのに必要な荷電の移動量は非常に小さいことを思い出して欲しい．単一の活動電位の短い時間内に軸索膜を入ったり出たりするNa$^+$とK$^+$の量は極めて少ない．これらのイオンはV$_m$の値を変化させる重要な効果を持っているが，軸索膜を通って移動するNa$^+$とK$^+$の変化量は非常に少ないので，化学的方法によって見出すことはできない．

静止状態では軸索膜はK$^+$に対して透過性であるが，多量のK$^+$は外へ漏れ出さない．何故ならばこれに対抗する膜電位はK$^+$の平衡電位に近い値にあるからである（すなわち，K$^+$の濃度勾配は，それと反対方向に向って作用しているV$_m$の力とほとんど釣合っている）

脱分極の効果は時間依存性である

今，神経が刺激されたとしよう．脱分極（刺激）は2つの効果を持っている．
1. 早期には電圧によって活性化されるNa$^+$チャンネルが開く（早いゲート）．
2. 後には（遅いゲート，約1ミリ秒おくれて），Na$^+$チャンネルが閉じて，それからK$^+$チャンネルが開く．

弱い，閾値以下の刺激によっては（1及び2の枠内の図），K$^+$の膜の外方への流出を上まわる十分量のNa$^+$が細胞内へは流入しないので，軸索膜は再分極する．

早い興奮の間，Na$^+$の流入は再生する

強い，閾値以上の刺激によって（3及び5の枠内の図），膜の沢山のNa$^+$チャンネルが開くので，K$^+$が外方へ流出する量以上にNa$^+$が細胞内に流入して，その持っている荷電の流入のために内部は陽性（正）となって，軸索膜はより一層脱分極する．しかし，これによってもっとNa$^+$チャンネルが開くようになって，より深い脱分極は起こる．このような悪循環が起こると，膜電位は陽性（正）方向へ振れて爆発的なものすごい速度で軸索の内部はより一層陽性（正）となる．しかし，この膜電位の上方への速い移動は長続きしない．間もなく（5の枠内の図）V$_m$（膜電位）はチャンネルが開いているにもかかわらず陽性（正）になってNa$^+$の軸索内への流入に対抗するのに十分な位大きくなる（すなわちV$_m$はNa$^+$の平衡電位に近づいて，そこではNa$^+$の流入がNa$^+$を押し出すV$_m$とちょうど釣合っている）．これと同時に遅延効果（遅いゲート）が現れ始める（6の枠内の図）．すなわちNa$^+$チャンネルは閉じて電圧活性化型K$^+$チャンネルが開き，軸索内へのK$^+$の流入がNa$^+$の流入量を上まわるようになって，荷電の合計の移動量は膜の外側が陽性（正）になる．そしてV$_m$はその静止時の値にまで急速に垂直に低下して，一瞬のオーバーシュートがみられてからK$^+$の平衡電位の値の非常に近くまで到達する．というのは，電圧活性化型K$^+$チャンネルは依然として開いており，軸索膜は静止時よりもK$^+$を透過しやすい状態になっているからである．最後に（7の枠内の図），再分極した膜の電圧活性化型K$^+$チャンネルが閉じて，V$_m$は静止時の値に戻る．

この記述から，閾値はK$^+$の流出よりもわずかに上まわる内方へ向うNa$^+$の流れをひき起こすことができる刺激の強さによって決定される．この点からは更に刺激は何の役割をも果していない．なぜならば，陽性（正）のフィードバック（悪循環）の種子（原因）は軸索自体の中に存在しているからである．全か無かの反応は当然この正のフィードバックから生じて，ひとたび反応の引き金がひかれると，正のフィードバックがはたらいて膜電位を（Na$^+$の平衡電位として与えられる）極大値にまで動かす．そして活動電位の大きさは，Na$^+$とK$^+$の濃度勾配によって決定される．というのは，K$^+$の濃度勾配は静止電位の大きさを決めており（K$^+$の平衡電位），Na$^+$の濃度勾配は活動電位の高さ（Na$^+$の平衡電位）を決定している．ちょうど1本のダイナマイトが自身に爆発エネルギーを含んでいるのと同じように，軸索膜にはその爆発エネルギーがイオン勾配の形で仕込まれている．

不応期：遅いゲート（Na$^+$は閉じ，K$^+$は開く）

興奮に続く1〜2秒の間は，軸索はもはや興奮しない．この回復期は不応期と呼ばれ，2つの相に分けられる．その早期は絶対不応期で閾値は無限大であるので，いかなる刺激も有効でない．その後期は相対的不応期で，閾値は正常に戻る．不応期の基盤には"遅延効果"がみられる．興奮の最初の1ミリ秒後には，V$_m$は静止状態に近いにもかかわらずスローNa$^+$ゲートは閉じたまま短時間持続する．これらのゲートは最初の脱分極に対してゆっくり反応し，再分極に対する反応もまたおそい．それに加えて電圧活性化型K$^+$ゲートは依然として開いたままの状態にある．スローNa$^+$ゲートが閉じてK$^+$ゲートが開くので，不可能ではないにしてもK$^+$の軸索外への流出よりもNa$^+$の流入量の方が上まわる（閾値に達する）のは困難である．

Na$^+$-K$^+$ポンプは活動電位の間，水浸し状態で働かない

Na$^+$-K$^+$ポンプはどのように活動電位に影響を与えるのであろうか？　少なくとも直接的には影響を与えない．このポンプがV$_m$に及ぼす効果は，チャンネルを通過するイオンの大量の流れによって圧倒されてしまう．したがってポンプは膜が興奮している間は，膜の内外に濃度差を作る程十分には働いていない．しかしながら，活動電位は極めて短時間に終了するので，軸索はその他の大部分の時間は静止状態にある．この静止時は，活動電位が発生している期間に活性化されたチャンネルを通って流れた少量のNa$^+$とK$^+$を元に戻すためにポンプをゆっくり回転させるための時間である．

CN：細胞膜（B），K$^+$（C），Na$^+$（D），陽性（正）荷電（E），及び陰性（負）荷電（F）には，前頁と同じ色を塗る．
1. それぞれの枠内の図に完全に色を塗ってから次に進む．
2. Na$^+$（悪循環）に色を塗る．
3. 下左方のグラフに色を塗る．濃い数字には灰色を塗る．そしてこれを右方の枠内の図との関係に注意する．

刺激（脱分極）
STIMULUS (DEPOLARIZATION)
CELL MEMBRANE 細胞膜
POTASSIUM (K⁺) カリウム(K^+)
CONCENTRATION GRADIENT 濃度勾配
LEAKAGE CHANNEL 漏出チャンネル
VOLTAGE GATED CHANNEL 電圧ゲートチャンネル
SODIUM (Na⁺) ナトリウム(Na^+)
CONCENTRATION GRADIENT 濃度勾配
VOLTAGE GATED CHANNEL 電圧ゲートチャンネル
POSITIVE CHARGE 陽性（正）荷電
ELECTRICAL GRADIENT 電気勾配
NEGATIVE CHARGE 陰性（負）荷電

静止時に軸索はほとんど K^+ に対してだけ透過性を持っているが，多量の K^+ は外方へ漏出しない．なぜならば，これに対抗する電気勾配 V_m は K^+ の平衡電位に近い値にあるからである．脱分極（刺激）には2つの効果がある．A：早期には電圧活性化型 Na^+ チャンネルが開く．B：後期（1ミリ秒後）には Na^+ チャンネルが閉じて K^+ チャンネルが開く．弱い刺激（1）と（2）の場合，刺激によってひき起こされた V_m の減少から生ずる K^+ の流出を上まわるのに十分なほどの量の Na^+ の軸索内への流入は起こらない．つまり軸索は再分極状態にある．強い刺激を加えると（3）～（5），膜にある沢山の Na^+ チャンネルが開いて Na^+ の流入が K^+ の流出量を上まわる結果，軸索は一層脱分極をひき起こす．しかしこのことは，一層 Na^+ チャンネルを開いて更に脱分極をひき起こすようになる．つまり悪循環が起こる．そのために軸索の内側はより一層陽性となり，遂には Na^+ の平衡電位に対抗するほど V_m が大きくなる（5）．そこで（6），Na^+ チャンネルが閉じて電圧活性化型 K^+ チャンネルが開く．すると V_m は急激に静止時の値にまで下降し，一瞬オーバーシュートが起こって K^+ の平衡電位にまで非常に近づき，（7）再分極膜では電圧活性化型 K^+ チャンネルが閉じて，V_m は元の値に戻る．

活動電位（下方の図）をこれと対応する右枠内の図と比較して確かめる．活動電位は全か無かである．なぜならば，その大きさは K^+ の平衡電位（下方）と Na^+ の平衡電位（上方）によって規定されているからである．活動電位に引き続いている不応期では，閾値は無限大となってからゆっくりと正常に戻ることに注意せよ．これは一部には電圧活性化型 K^+ チャンネルが依然として開いているが，もっと重要なことは一度，電圧活性化型 Na^+ チャンネルが開くと，これらのチャンネルは瞬間的に不活性化されて，回復するまでの短い期間を経ないと第2の刺激に対して反応できないからである．

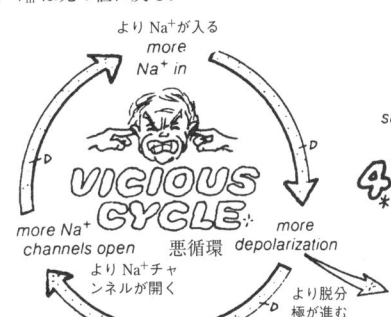

より Na^+ が入る
more Na^+ in

VICIOUS CYCLE 悪循環

more Na^+ channels open
より Na^+ チャンネルが開く

more depolarization
より脱分極が進む

THE ACTION POTENTIAL 活動電位
RESTING POTENTIAL 静止電位
THRESHOLD POTENTIAL 閾（値）電位
Na⁺ EQUILIBRIUM POTENTIAL Na^+ 平衡電位
K⁺ EQUILIBRIUM POTENTIAL K^+ 平衡電位

不応期
REFRACTORY PERIOD

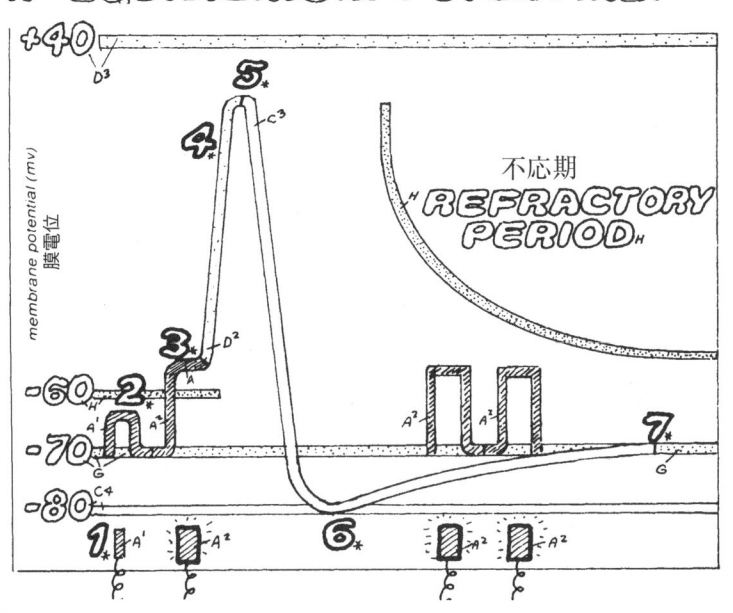

membrane potential (mv)
膜電位

WEAK STIMULUS 弱い刺激

1. subthreshold depolarization — K⁺ leakage increases causing
閾値下脱分極—K^+ 漏出増加が起こる

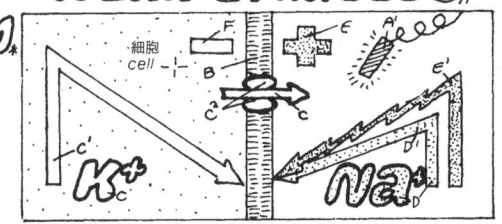

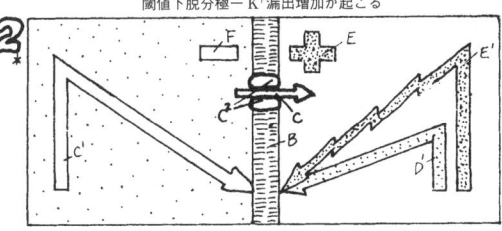

2. repolarization — return to resting potential
再分極—静止電位に戻る

STRONG STIMULUS 強い刺激

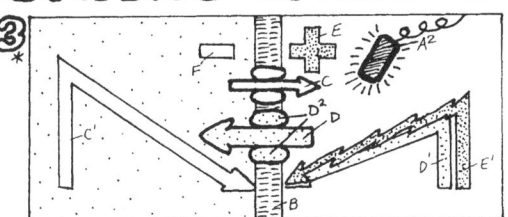

3. suprathreshold depolarization — more Na⁺ channels open causing
閾値を越える脱分極—より Na^+ チャンネルが開く

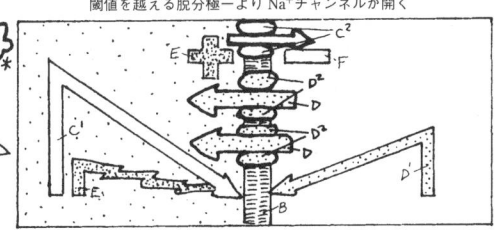

4. more depolarization — even more Na⁺ channels open
より脱分極が起こる—さらに Na^+ チャンネルが開く

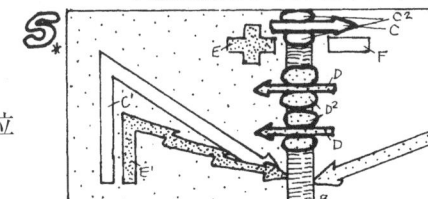

5. depolarization ends at Na⁺ equilibrium potential.
脱分極は Na^+ の平衡電位で終わる

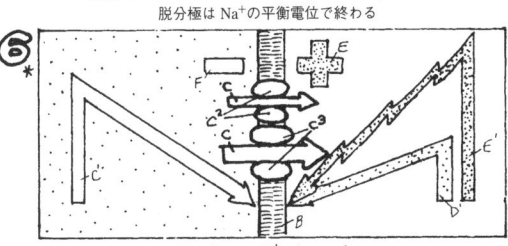

6. repolarization — K⁺ channels open
再分極—K^+ チャンネルが開く

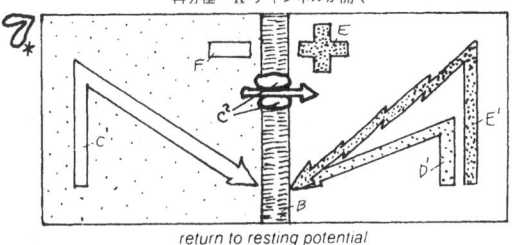

7. return to resting potential
静止電位に戻る

神経インパルスの伝導

　図17では，軸索膜の特殊な部位の脱分極がどのようにしてその部位に活動電位を形成するようになるかを述べた．しかし，ひとたび軸索が興奮した時には，その活動電位は移動する！　つまり，それ（活動電位）は軸索の全長にわたって伝播する．最初の図は，軸索膜上のBの位置にあるインパルスが，左方から右方へ伝播するのを示している．Bの興奮部位は活動電位の山の位置で，そこでは膜の極性が反転している．この軸索の興奮部位と非興奮部位との間に生ずる電荷の差異は，電荷を軸索に沿って移動させるのに役立っている．簡単にいうと，ここでは正の電荷の移動だけを記述していることになる（もしも負の電荷の移動についてもこの議論を応用すれば，前者と全く同じ結論に到達する）．

興奮した部位は隣接する静止部位を脱分極する

　軸索の外側面では正の電荷が負の電荷を引きつけるので，隣接している部位の両側にあるAとCは，そこにある正の電荷の一部を失うことになる．更に軸索膜の内面では，B点の正の電荷は隣接した部位の負の電荷を引きつける．このような作用によって正の電荷をAとCの外側表面からさらに遠く移動させ，正の電荷を膜の内側表面につけ加えることになる．これらの合計の結果として，膜はAとCの両方の部位で脱分極されることになる．しかし脱分極は軸索を刺激する！　この刺激はC点では有効であるけれども，A点では有効ではない．というのはA点は今丁度通り過ぎたばかりの刺激による興奮からまだ回復の途中であるからである（すなわちA点は不応期にある）．神経インパルスの伝導は，丁度火花が導火線を伝わって動いていくのと同様である．つまり火花の熱がその伝導の尖端部位を発火させる力となっている．火花は逆方向には伝導しない．なぜならば，導火線の後方は燃えつきてしまっているからである．神経ではインパルスは膜のイオンの勾配として含まれるエネルギーの一部を放出しながら，伝導する尖端の軸索を興奮させる．そしてインパルスは不応期のある軸索の逆方向には移動しない．もしも導火線の中央部に火をつけたならば，その火花は両方向に移動してゆく．同様に軸索の中央部を興奮させると，不応期の議論にここでは応用されないで（常に興奮した部位から遠くへ離れる方向に向って），インパルスは両方向に向って移動する．

太い軸索は早い伝導を行う

　軸索には直径（太さ）も長さも異なったものがある．その直径が大きい程，神経インパルスを伝導する速度は速い．その伝導速度は興奮インパルスの電気的効果がいかに速く伝わっていくかに依存している．より遠くまでその電気的効果が到達すればする程，遠くの軸索部分がより速やかに興奮するようになる．このような電気的効果は軸索膜の内側と外側の間に生ずる電荷の移動（すなわち電流）によって伝播される．そして軸索が細いほどこれらの電荷の移動の抵抗が大きくなる．その結果，細い軸索の活動電位によって生ずる電気的な乱れは，その近くの部位にだけ制限されるので伝導速度が小さい．

　速い反射には神経を伝導する速いインパルスが必要である．無脊椎動物は非常に大きい神経軸索を使用することによって速い反応を得ている．しかしながら彼等の行動はあまり複雑ではないので，これらの大きい神経を非常に沢山必要としているわけではない．しかし脊椎動物は複雑な行動をするので，非常に沢山の数の軸索が必要である．これらの軸索がすべて大きければやっかいで，これらを一緒に束ねるのに問題が生ずる（下記を参照）．この問題は軸索の直径を小さく保ちながら，速い伝導速度が得られる別の方法，つまりミエリン鞘を用いることで解決された．

ミエリン鞘は細い軸索の伝導を加速する

　大部分の軸索はランビエ絞輪でとびとびに切れている白い色をした，脂質性のミエリン鞘に包まれている．これらの絞輪の間は1〜2 mm間隔で離れており，この場所だけむき出しの軸索が外部溶液中に露出している．ミエリン鞘は軸索をラセン状に包んでいる衛星細胞のシュワン細胞から形成されている；ミエリン鞘はイオン不透過性のシュワン細胞膜の層で作られている（中枢神経系では，ミエリン鞘はシュワン細胞ではなくてオリゴデンドログリア細胞からつくられる）．

　ミエリン鞘は軸索上に沿った電荷の分布を変化させているので，有髄軸索と無髄軸索とのインパルスの伝導様式は異なっている．絞輪部位では正の電荷と負の電荷とは薄い形質膜で分離されている；しかし両者はお互いに電荷を部分的に中和し合う程離れていない．絞輪と絞輪との間には300枚もの緻密に詰め込まれた膜を含んでいるミエリン鞘があって，細胞外及び細胞内電荷の間には大きなへだたりがあるので，電荷の部分的中和能はかなり減少している．その結果－70 mVという膜電位の大きさは，（絞輪と絞輪との間のミエリン鞘に沿った）絞輪にはごくわずかしか電荷が集積しないで，主として絞輪部に集中している．同様に，絞輪間では脱分極のためにわずかの電荷しか失われない．したがって，絞輪部が興奮したときにはその興奮はすぐ隣の絞輪間部を脱分極して，次の絞輪の方向へ電荷を移動させてより速やかに到達する．すなわち隣接した絞輪部は脱分極して，インパルスは絞輪から次の絞輪へと跳躍して移動する．そして，絞輪間部（ミエリン鞘）は興奮しない．なぜならば，脱分極は何層にも積み重ねられた多くの膜に拡がってしまうので，たとえ絞輪間部の膜にNa$^+$チャンネルが存在したとしても実際にはほんのわずかしか動いていないからである．これらの因子はインパルスが絞輪部から次の絞輪部に跳躍して伝わり，それぞれの（絞輪間の）重層した膜が興奮するのを待っている必要がないので，興奮の伝導速度を速めている．脊椎動物ではしばしば細い伝導速度がおそい無髄神経が，速い伝導速度を持つ有髄神経線維と混在している．

有髄神経は容積とエネルギーを保存する

　ミエリン鞘は重要である．もしも，多発性硬化症やGuillain-Barré症候群のような手足の不自由になる病気でミエリン鞘が破壊されると，インパルスの伝導の遅れや中断が生じて一連の症状が生ずる．正常な軸索では，ミエリン鞘は空間を保存している．もしも早い伝導を行う哺乳動物の軸索がミエリン鞘なしで同じ仕事をするためには，38倍も太い軸索が必要となることが計算によって示される——例えばミエリン鞘なしでは1 mmの太さの軸索は38 mm＝1 1/2インチの直径を持つことになる！　それに付け加えて，ミエリン鞘はエネルギーを保存・節約するのにも役立っている．イオンの移動はランビエ絞輪に限局されているので，ミエリン鞘は神経線維が興奮を伝導する毎に起こるNa$^+$とK$^+$の濃度勾配が消散するのをも防いでいる．したがって，その濃度勾配を元へ戻すためにはわずかなエネルギーが使われるのにすぎない．

CN：Na$^+$（B），正（E）および負（－）電荷（F）には前の頁と同じ色を塗る．（C）と（D）には明るい色を，（G）と（H）には暗い色を塗る．

1. 上枠の図で，まず静止電位を示す右側の図から始めて，次いで左方の図へと色を塗ってゆく．
2. 上枠の図の有髄軸索の断面に色を塗り，次いで下方の軸索の長軸断面図へと進む．それらは異なった色がついているけれども，ミエリン鞘（H）は単にシュワン細胞（G）の扁平化した膜からつくられている（鞘はシュワン細胞の一部である）．

NON MYELINATED AXON 無髄軸索

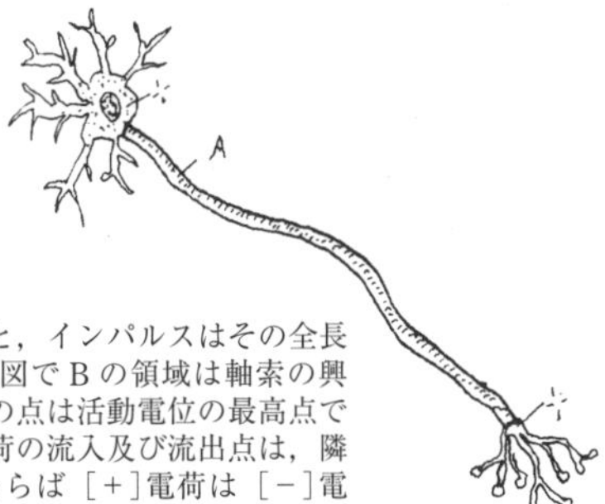

AXON MEMBRANE A 軸索膜
Na⁺ CHANNEL B, **IONS** B'
ファスト・ゲート **FAST GATE** C Na⁺チャンネル, イオン
スロー・ゲート **SLOW GATE** D
POSITIVE CHARGE E 正の電荷
NEGATIVE CHARGE F 負の電荷
NERVE IMPULSE F' 神経インパルス

ひとたび軸索が興奮すると，インパルスはその全長にわたって伝播する．下の図でBの領域は軸索の興奮部位を示しており，そこの点は活動電位の最高点で膜電位は逆転する．[＋]電荷の流入及び流出点は，隣接部位のCに及ぶ．なぜならば[＋]電荷は[－]電荷に引きつけられて軸索の外部表面から除去されて，C点の軸索内表面につけ加えられるからである．この両方の効果の結果，C点で膜電位は脱分極する．しかし脱分極は刺激となる！ 進行するインパルス（B）は（C）点の前方の膜を刺激するが，後方の（A）点はそこが不応期になっているので興奮しない．

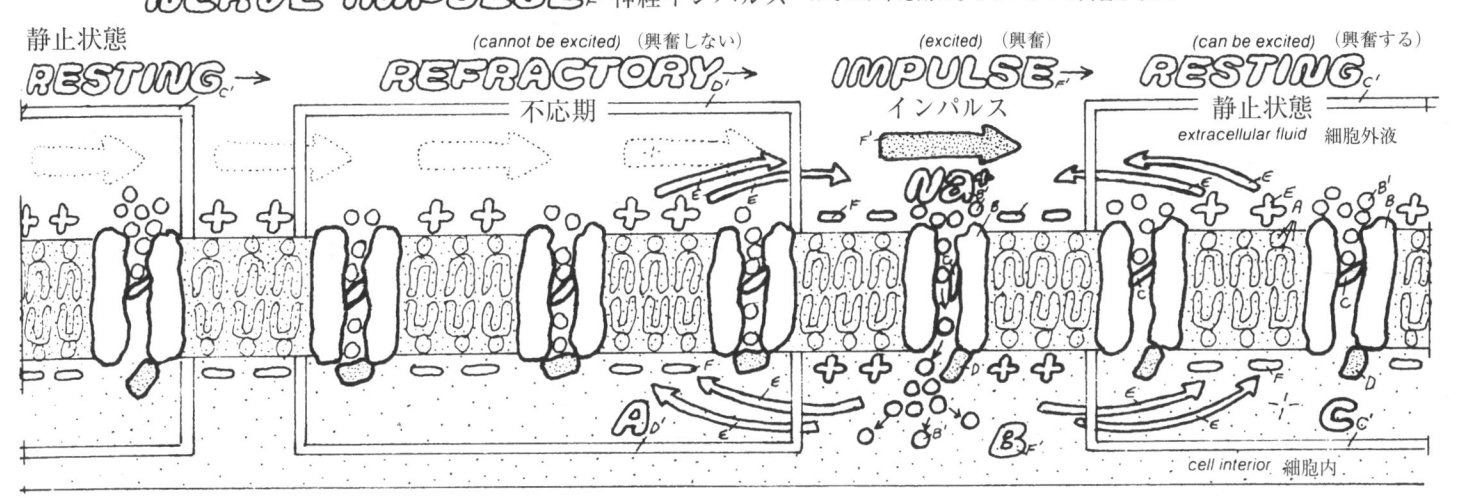

静止状態　**RESTING** C' → **REFRACTORY** D (cannot be excited)(興奮しない) 不応期 → **IMPULSE** E' (excited)(興奮) インパルス → **RESTING** C' (can be excited)(興奮する) 静止状態

extracellular fluid 細胞外液
cell interior 細胞内

MYELINATED AXON 有髄軸索

SCHWANN CELL G シュワン細胞
MYELIN SHEATH H ミエリン鞘
NODE OF RANVIER I ランビエ絞輪

大部分の軸索は白い脂質性のミエリン鞘で包まれているが，絞輪と呼ばれる間隙では鞘が破れて露出している．ミエリン鞘は周囲にあるシュワン細胞からつくられるが，軸索のまわりをらせん状に取り囲んでいる．鞘はイオンを透過させないシュワン細胞膜の層からつくられている．有髄および無髄軸索のインパルスの伝導様式は似ている．すなわち，絞輪のまわり（そこには[＋]電荷と[－]電荷とが接近して存在している）には，細胞膜の極性を形成している細胞内および細胞外電荷が存在している．更に電圧活性化型チャンネルは，ほとんど絞輪部の周囲の部分にだけ限局している．これらの因子によってインパルスは絞輪から次の絞輪へと跳躍して伝播し，（絞輪間の）各部分の膜は興奮しなくてもインパルスはひろがるので，より速やかに伝導が行われる．

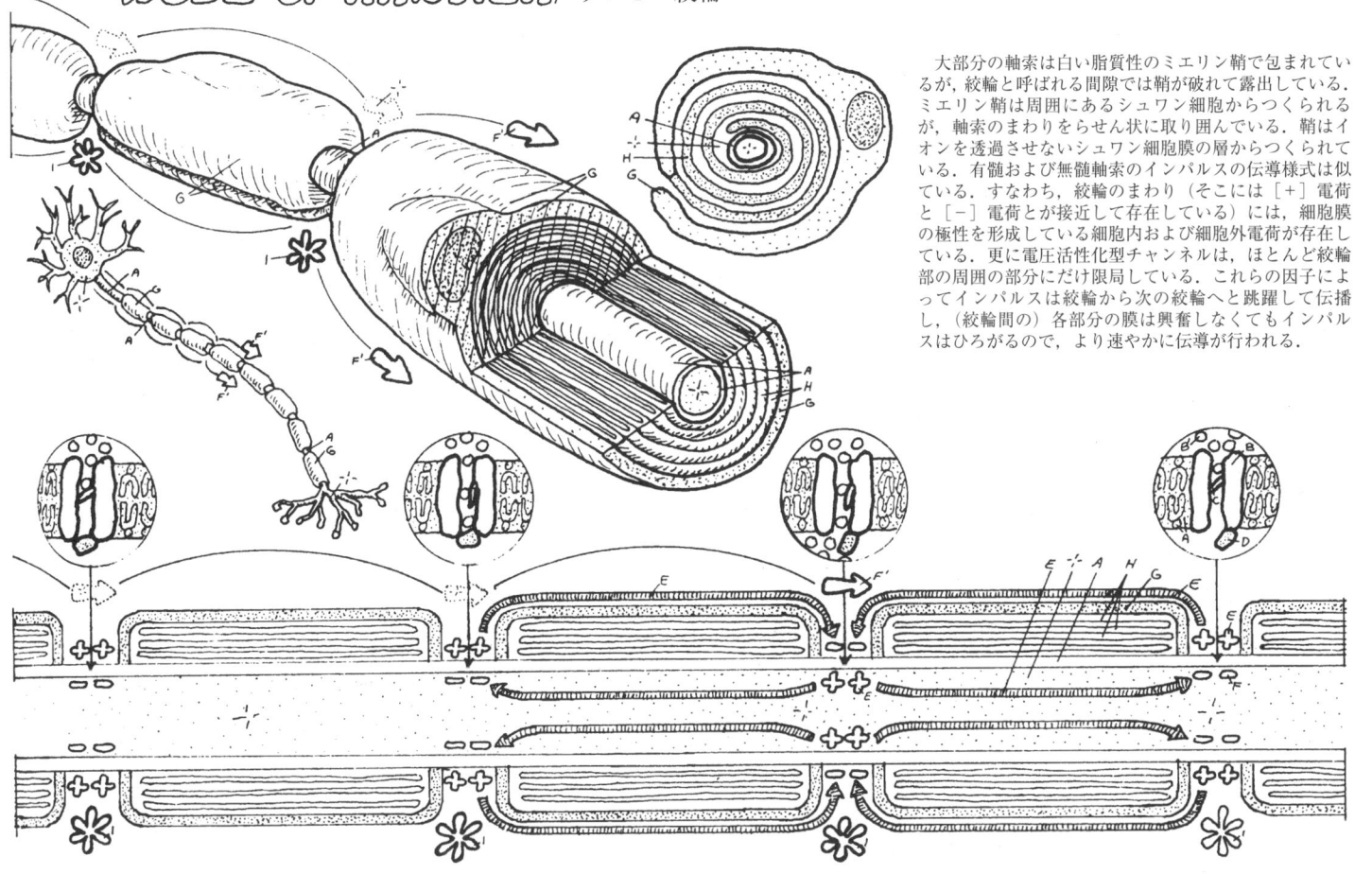

シナプス伝達

神経インパルスは軸索に沿って伝導するばかりでなく，細胞から細胞へも伝達される．神経細胞から神経細胞，神経から筋肉，あるいは神経から腺へのインパルスの伝達は，シナプス伝達と呼ばれる．典型的なシナプスは一本の神経軸索の終末分枝，すなわちシナプス前細胞が，その目標（相手）のシナプス後細胞（神経，筋，あるいは腺）と密着している部分である．このシナプス部位では2つの細胞間の距離はわずか 20 nm（1 nm＝百万分の1ミリメートル）で，両者の間の空間はシナプス間隙と呼ばれている．

化学的伝達の連鎖

ある場合にはインパルスの伝達は電気的に行われる．到達したインパルスは2つの細胞を結びつけているギャップ結合を通ってイオンの流れをひき起こすので，その結果生ずる電気的変動が膜の脱分極をひき起こして，シナプス後細胞を刺激する．もっと頻繁に起こるのはこれとは全く異なったインパルスの伝達様式で，神経伝達物質と呼ばれる化学物質が遊離されて興奮の伝達が起こる．この配置により，シナプス前細胞から後細胞へと，ただ一方向性に伝達がなされる．化学的伝達で起こる一連の事象は次のようなことである．

1. 活動電位は Ca^{++} チャンネルを開く—インパルスが軸索を通ってその終末分枝に達するとシナプス前膜は脱分極する．この脱分極はシナプス前膜の Ca^{++} チャンネルを開いて，Ca^{++} 濃度が高い細胞外からその濃度の低い細胞内へとその濃度勾配に沿って Ca^{++} の流入が起こる．

2. Ca^{++} は神経伝達物質のシナプス間隙内への放出を促進する—この細胞内 Ca^{++} 濃度の上昇は，シナプス小胞とシナプス前膜との融合を促進する．このエクソサイトーシス（開口分泌）と呼ばれる過程は，小胞内に蓄えられている神経伝達物質をシナプス間隙へと遊離・放出させる．

3. 神経伝達物質はシナプス後膜のレセプターを活性化する—神経伝達物質分子はシナプス間隙を拡散して，シナプス後膜上の受容器（レセプター）と呼ばれるタンパクと結合する．この非常に短い距離を浸透するのに要する時間は無視できる（1マイクロ秒以下）．

4a. ある種のレセプターはイオンチャンネルを直接的に開く—この伝達物質・レセプター複合体は，特殊なシナプス後膜のイオンチャンネルを開くように働く．この場合，チャンネルはレセプターそれ自体の一部である．ここで神経終末の興奮とチャンネルの開放との間の時間（シナプス遅延）は最小——0.5ミリ秒——である．この遅延は元来神経伝達物質の放出に要する時間に相当する．

4b. 他のレセプターは第二次メッセンジャー/酵素を活性化する—この場合，チャンネルの開放が第二次メッセンジャー（図13）によって仲介されるときには，シナプス遅延はかなり長い——1秒くらいまで，すなわちチャンネルに対する直接作用よりも2000倍も長い．

5a. ある種のイオンチャンネルは興奮する（EPSP）—イオンは膜の開いたチャンネルを通って流れるが，興奮性チャンネルが開いたときには，シナプス後膜は脱分極する．この際シナプス後膜をへだてて発生する膜電位は，EPSP（興奮性シナプス後電位）と呼ばれる．

この脱分極（EPSP）はシナプス領域に隣接した電圧活性化型チャンネルを刺激する．もしもこれらのチャンネルが十分活性化されたときには，シナプス後膜は興奮して，インパルスはシナプス領域からシナプス後細胞膜の表面に同じ電気的機構によって伝播して，その結果インパルスがシナプス前軸索上のシナプスへと伝えられる．EPSP は典型的には活動電位よりも長く持続する．幾つかのインパルスが速い連続で軸索終末に到達すると，これらは加算されて個々のインパルスから生ずる EPSP よりも高い複合 EPSP が発生する．同様に，隣接するシナプスに同時に到達した活動電位によって生ずる EPSP もまた加算される．

5b. 他のチャンネルは抑制する（IPSP）—もしも開いたチャンネルが抑制性である場合には，シナプス後膜は過分極する．このとき，シナプス後膜をへだてて発生する膜電位は IPSP（抑制性シナプス後電位）と呼ばれる．というのは，この過分極は隣接する電圧活性化型チャンネルの方へもある程度拡がって，他の場所から来る刺激（脱分極）に対して反応しにくくするように働いている（すなわち抑制される）．

シナプス後チャンネルは電圧により開閉しない

（EPSP あるいは IPSP）いずれの場合でもシナプス間隙にあるシナプス後膜のチャンネルは，神経および筋肉にある通常の興奮チャンネルとは異なっている．つまりシナプス後膜のチャンネルは脱分極によっては活性化されないで，その代り特殊な化学物質がそれぞれのレセプターと結合した時だけ活性化が起こる．ひとたび化学的に活性化が起こると，隣接部位にある通常の電圧活性化型のチャンネルを興奮（あるいは抑制）させるのに必要な電気的脱分極（あるいは過分極）が生ずる．

EPSP：Na^+ が入る

何がシナプス後膜上にある"興奮性"チャンネルを"抑制性"チャンネルと区別しているのであろうか？ それはチャンネルを通っていずれのイオンが自由に通り抜けるようになるかということに依存している．典型的な興奮性シナプスでは，化学的に活性化されたチャンネルは Na^+ と K^+ の両方に透過性となる．そしてこのとき K^+ が細胞外へ移動するよりも多量に Na^+ が細胞内へ移動する．なぜならば（電気的＋濃度的）勾配は，K^+ よりも Na^+ の方が大きいからである．この結果，合計で正の電荷が細胞内に移動し，シナプス後膜は脱分極する．すなわち EPSP が起こる．

IPSP：K^+ は外へ，Cl^- は内へ移動する

抑制性シナプスでは伝達物質はシナプス後膜と反応して，Na^+ ではなくて K^+ と Cl^- に透過性の化学的活性化チャンネルを開く．K^+ は細胞外に移動するが，Cl^- はその濃度勾配が小さいので制限されて細胞内への移動はわずかである．その結果，合計では正の電荷が細胞外に移動して，シナプス後膜はより一層分極（過分極）する．つまり IPSP が生じ，膜を脱分極するいかなる興奮性インパルスも生じさせないようにする．したがってシナプス後細胞は抑制される．

異なったシナプス，異なった伝達物質

すべてのシナプスは同じではない．神経と骨格筋との間にあるシナプスの神経筋接合部は神経伝達物質としてアセチルコリンを使用している興奮性（シナプス）である．内臓器官にあるシナプス（すなわち自律神経系——図20及び29を参照）は，ノルエピネフリンあるいはアセチルコリンを伝達物質として使用しており，興奮性あるいは抑制性である．最後に中枢神経系にあるニューロンとニューロンとの間のシナプスは極めて多様で変化に富んでおり，多種類の神経伝達物質が用いられている（図87）．

伝達物質の働きを止める

神経伝達物質の作用は長時間持続しない．というのはそれらの物質は酵素の作用をうけたり，あるいは神経末端部へ再び取り込まれたりしてその局所から連続して除去されるからである．シナプス後細胞の持続的な反応は，神経インパルスがシナプス部に平等に持続して放出されている時だけ起こる．

CN：J と K には前頁と同じ色を塗る．C には暗い色を塗る．
1．上の図から塗り始める．
2．左方の図の EPSP の一連の過程に色を塗る．これは（中央の図の上部の構造とそこで行われている作用についての）拡大図である．まず第1段階を完成させてから第2段階へとすすむ．だが第1段階が完全に標識化されたとしても，4つの例すべてに色を塗る（必要な場合のみ他の3つの図に標識をつける）．
3．IPSP の過程にも同様に色を塗る．

カルシウム(Ca⁺⁺)
CALCIUM (Ca⁺⁺)
シナプス小胞
SYNAPTIC VESICLES
シナプス前膜
PRESYNAPTIC MEMBRANE
シナプス後膜
POSTSYNAPTIC MEMBRANE
神経伝達物質
NEUROTRANSMITTER

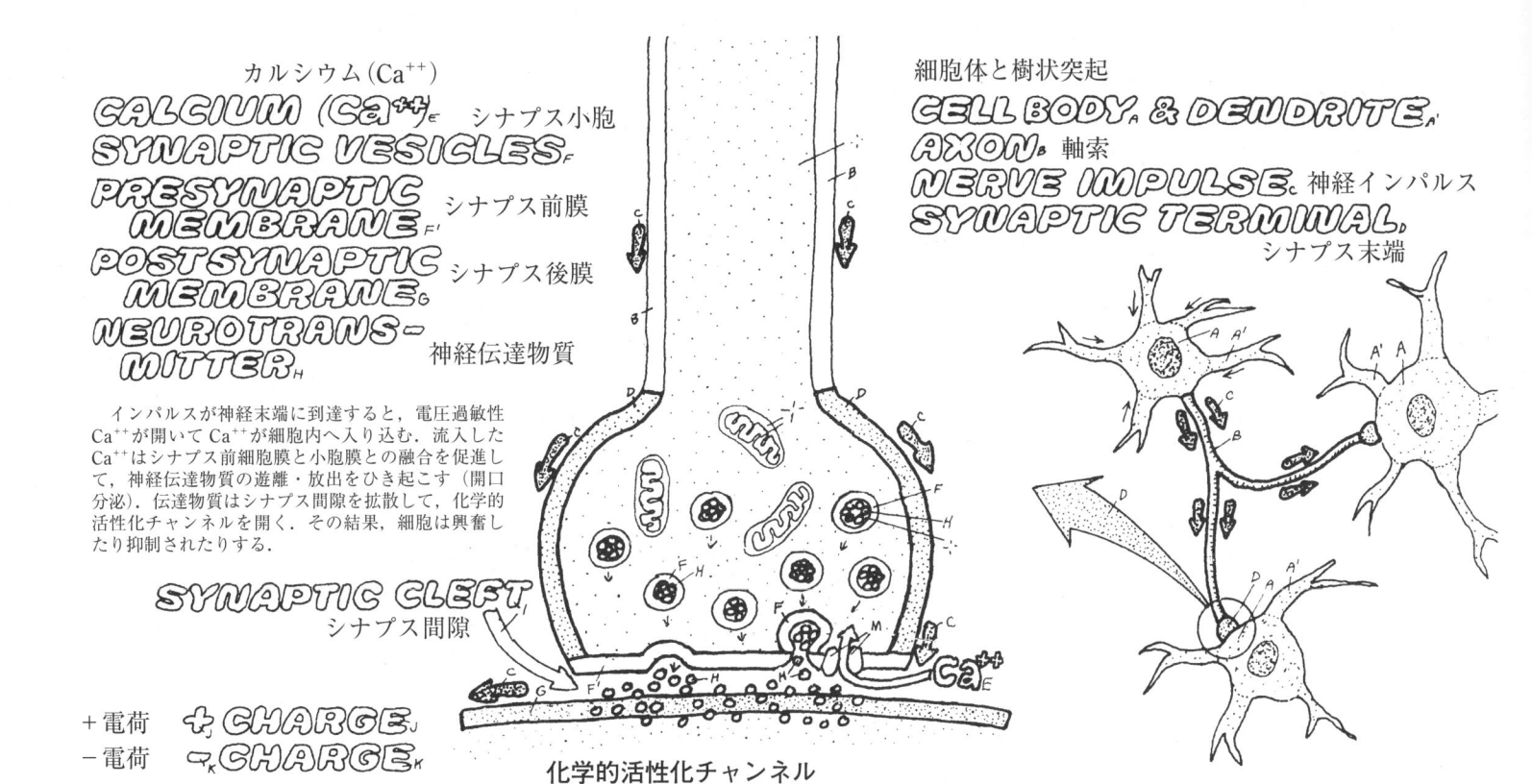

細胞体と樹状突起
CELL BODY & DENDRITE
AXON 軸索
NERVE IMPULSE 神経インパルス
SYNAPTIC TERMINAL
シナプス末端

インパルスが神経末端に到達すると，電圧過敏性 Ca⁺⁺ が開いて Ca⁺⁺ が細胞内へ入り込む．流入した Ca⁺⁺ はシナプス前細胞膜と小胞膜との融合を促進して，神経伝達物質の遊離・放出をひき起こす（開口分泌）．伝達物質はシナプス間隙を拡散して，化学的活性化チャンネルを開く．その結果，細胞は興奮したり抑制されたりする．

SYNAPTIC CLEFT
シナプス間隙

+電荷 **+CHARGE**
-電荷 **-CHARGE**

化学的活性化チャンネル
CHEMICALLY ACTIVATED CHANNEL
PERMEABLE TO Na⁺ & K⁺ Na⁺ と K⁺ に透過性
PERMEABLE TO Cl⁻ & K⁺ Cl⁻ と K⁺ に透過性
RECEPTOR レセプター
電圧活性化チャンネル
VOLTAGE ACTIVATED CHANNEL

神経軸索から神経細胞へ，あるいは神経軸索から筋肉または腺への神経インパルスの伝達は共に非常によく似ている．軸索（あるいはその分枝）は標的細胞に非常に近接している特殊な末端装置・シナプスに終わっている．神経末端は活動準備状態にある．そこには神経伝達物質を含んだ沢山の小胞がある．

EXCITATORY POST SYNAPTIC POTENTIAL (EPSP) 興奮性シナプス後電位（EPSP）

Na⁺ channel Na⁺チャンネル
synaptic cleft シナプス間隙
cell interior 細胞内

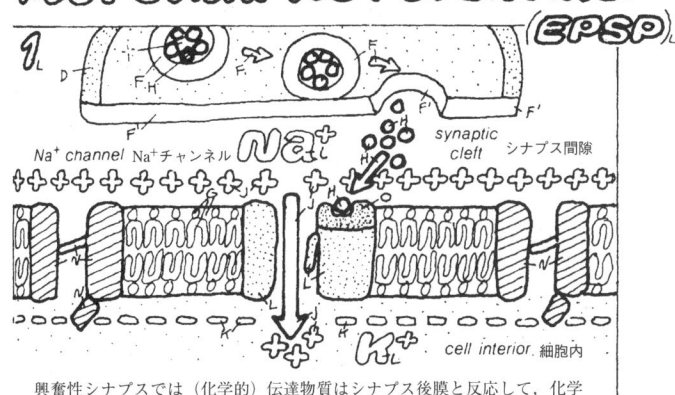

興奮性シナプスでは（化学的）伝達物質はシナプス後膜と反応して，化学的に活性化されて Na⁺ と K⁺ の両方を透過させるイオンチャンネルを開く．Na⁺ に対する（電気的及び濃度的）勾配が K⁺ に対するものよりも大きいので，K⁺ が細胞外へ移動するよりも多く Na⁺ が細胞内へ移動する．

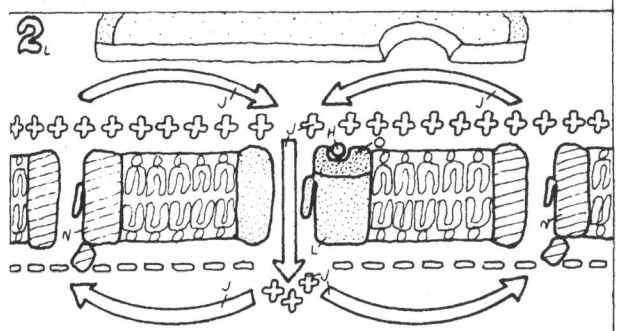

その結果，合計で正の電荷の方が細胞内に移動するので，シナプス後膜は脱分極する．この脱分極はシナプス後細胞膜の近接部の電圧活性化チャンネルを十分に開くほどの強さを持っている．したがってこれらの部位は興奮して，この興奮は図 18 に記述されているのと同じ電気的な伝導機構によって，細胞表面全体にひろがる．

DEPOLARIZED
脱分極

INHIBITORY POSTSYNAPTIC POTENTIAL (IPSP) 抑制性シナプス後電位（IPSP）

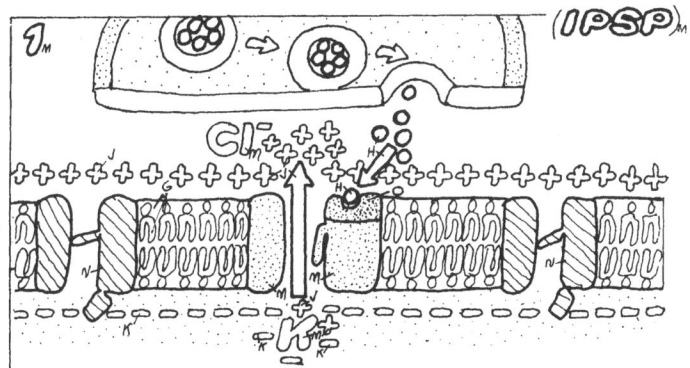

抑制性シナプスでは伝達物質はシナプス後膜と反応して，Na⁺ は透過させないが K⁺ と Cl⁻ を透過させる化学的活性化チャンネルを開く．K⁺ は細胞外に移動するが，Cl⁻ の移動はその勾配が非常に小さいので制限される．

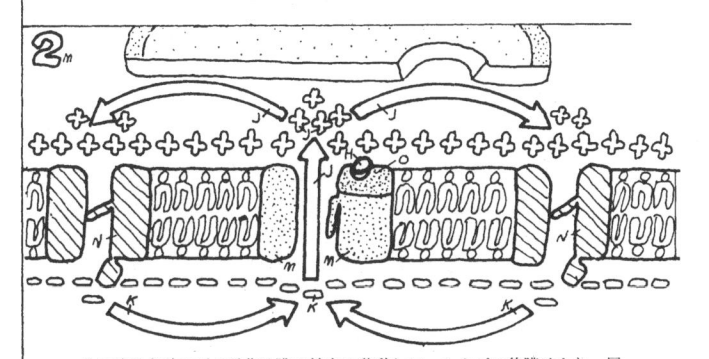

その結果合計で正の電荷が膜の外方に移動して，シナプス後膜はより一層分極（過分極）する．この過分極は十分に強いので（Na⁺ チャンネルを含んでいる）シナプス後膜に近接している細胞膜部位を，いかなる興奮性インパルスによっても膜を脱分極させ難くする．すなわち，シナプス後細胞は抑制される．

HYPERPOLARIZED
過分極

神経筋（接合部）シナプス

図19で，Ca^{++}によって刺激されて神経伝達物質が小胞からシナプス間隙に放出されると，シナプス伝達が行われるのがわかる．伝達物質の放出は，神経末端表面全体で均一には起こらない．むしろ，小胞，Caチャンネルおよびレセプターが集まっている活動帯と呼ばれる選ばれた領域がある．ここの図では，神経末端内で行われる過程をさらに詳しく取り上げている．ここでは最も広く研究されているシナプスのうち都合の良い例として，神経筋接合部の最も速やかに活動するシナプスを一般的図表として示している．

活動のため小胞を組み立てる

細胞質液内でアセチルコリン（ACh）を合成する—伝達物質のアセチルコリン（ACh）は，細胞質液内で酢酸塩とコリンとが結合して生成される．酢酸塩は通常の代謝からつくられ，まずコエンザイムA（CoA）と反応して活性化されたアセチルCoA（図5，6）がつくられ，ついでコリンと速やかに反応して特殊な酵素の存在下にアセチルコリンがつくられる．

小胞中のACh濃度—つぎにAChは，濃度勾配に沿ったH$^+$の輸送とともに起こる伝達物質の濃度勾配に逆らった輸送を行う対向輸送担体と共役して，小胞内に濃縮される．この過程は小胞から細胞質液の間に大きなH$^+$濃度勾配を必要とするが，このためのエネルギーはATP駆動のH$^+$ポンプの働きから供給される．

内容の詰まった小胞の分布：シナプシンとSNAREs—大部分の内容の詰まった小胞は，予備となっている．これらの小胞はアクチン・フィラメントに繋がれているシナプシンIタンパクによって活動領域に留まっている．その他の詰まった小胞は，終末膜の活動帯に"係留"されている．これらの小胞はSNSREsと呼ばれる膜タンパク群と相互に反応するので，特殊な部位に留まっていると信じられている．小胞体膜上のv-SNAREsは，相補的t-SNAREsと標的膜上で複合体をつくる——この場合，標的は活動帯にある．この相互作用によって，小胞は正しい位置に留まるようになる．

細胞液タンパクは融合するのに必要である—小胞は形質膜と融合するとき，その内容をシナプス間隙に放出する．これは脂質二重層が係留距離よりももっと狭い——約1.5 nm以内に近づいたときに融合が起こる．この現象は最初の係留の後，その場所にある一組の細胞液融合タンパクによって促進される．以下これがどのように機能するかは明らかではない．多数のACh分子を含んでいる小胞はいまや用意されて，融合してその内容をシナプス間隙に放出するために，大きなCa^{++}信号がくるのを待っている．

係留と膜融合の記述はごく一般的なものである．これはほとんどのエクソサイトーシス（開口分泌）過程——たとえばタンパクの分泌——に用いられている．しかしながら，シナプス伝達過程とは異なって，これらの過程のうちあるものは，融合につづく係留はCa^{++}によっては制御されない場合がある．

急速発火

活動領域の構造は急速発火を促進する—シナプス前終末は高頻度の安定状態でAChを放出してインパルスを伝達する．これらの頻度を維持するために，シナプス前およびシナプス後に起こる事象は非常に速やかに行われなければならない．これは係留されている小胞の存在を反映している．それぞれの小胞は1ミリ秒以内に5000分子ものAChを放出することができるが，その行為は伝達物質が細胞質内を通って浸透する輸送担体やチャンネルの数とは一致しない．急速な反応が行われるためには，活動帯の構造が必要である．係留している小胞はCa^{++}チャンネルとAChレセプターと非常に接近していて，そこはシナプス後膜のシナプス間隙の向かい側にある．

活動電位が神経終末に到達してCa^{++}チャンネルを活性化すると，隣接している係留タンパクは瞬時に濃縮されたCa^{++}の奔流に曝されるようになる．その高い濃度のCa^{++}が細胞液を浸透して他のタンパクに取り込まれるにつれて，急速に消えてゆく．しかしながら，この露出は直接膜の融合とAChの放出をひき起こすのに十分である．

その少し後で，細胞液中に増加したCa^{++}は，もう1つの役目を持っている．つまり，（カルモジュリン活性化タンパクキナーゼを介して；図13）シナプシンIをリン酸化して，係留されている貯蔵小胞を放出させて元の係留場所へ移動させるようにする結果を開始させる．

アセチルコリンエステラーゼは反応をOFFにする—AChはシナプス間隙を越えて浸透して，約2マイクロ秒でレセプター部位に到達する．2分子のAChがレセプターに結合すると，そのチャンネルが開いて約1.5ミリ秒間続く．AChはレセプターから離れた後再び結合することができるが，より一般的には間隙に限局して存在するアセチルコリンエステラーゼ（AChase）という急速酵素の作用を受ける．その結果，AChはコリンと酢酸塩の2つの不活性成分に分裂する．AChaseは最初AChのいくつかがレセプターに到達する前にも作用するが，初期のACh放出量が非常に多いので酵素の量を圧倒してAChの大部分は漏出する．

小胞と伝達物質の再生

いかなるときでも，相当期間急速発火を保つための十分量の小胞や伝達物質があるわけでもなく，またそれらを合成する十分の時間があるわけでもない．この問題の解決は構成成分の再利用によって解決される．AChから分離したコリンの大部分は，Na$^+$が細胞内の濃度勾配に沿って細胞内に，コリンはその濃度勾配に逆らって同じ方向に共同輸送担体を介して神経終末内に取り込まれる．放出された小胞は最初は形質膜の一部となり，エンドサイトーシス（開口吸収）によって再生される．発生期の小胞はクラスリンというタンパクに覆われている．クラスリンで覆われたタンパクはお互いに結びついて，測地学的円蓋様構造を形成して，膜内に陥入する構造となる．もう1つのタンパクのダイナミンは頚部を締め付けるのに役立っている．ひとたび完全な小胞が内包化（細胞内部に取り込まれる）されると，クラスリン被覆を失って大きな小胞のエンドソームと融合する．エンドソームから芽出する小胞はAChを蓄積して新しく再生する．

神経筋シナプスの毒物学

神経筋シナプス部で速い回転で行われる過程はすべて，薬物や麻痺性毒物に対して傷害を受けやすい部位であることは，驚くには当たらない．そのうちいくつかは図に示されている．

ボツリヌス毒素は係留しているタンパクを分解するので，AChが放出されないようになる．黒クモの毒素はAChを全部放出させてしまう．神経ガス（タブン，サリン，ソマン）は殺虫剤（パラチオン，マラチオン）と同様にAChaseを抑制して，間隙部を伝達物質で充満するが，一方クラーレ（南米インデアン矢毒）とブンガロトキシン（コブラ毒より得られる）は，AChレセプターを妨害してACh放出を完全に無効にする．テトロドトキシン（フグ毒より得られる）とサキシトキシン（"赤潮"のプランクトン，dinofragellate類から得られる）はNa$^+$チャンネルを塞いで活動電位が神経終末にまで届かないようにする．

CN：A，BおよびCには明るい色を塗る．
1. 右上方の運動ニューロンから始めて，以下の数字にしたがって色を塗る．
2. 主な図の第4段階に起こっている事象が詳細に描かれている膜融合の図に色を塗る．
3. シナプスに影響を与える毒物学的事象に色を塗る．

NEUROMUSCULAR SYNAPSE 神経筋シナプス

- AXON TERMINAL 軸索終末
- PRESYNAPTIC MEMBRANE シナプス前膜
- POSTSYNAPTIC MEMBRANE シナプス後膜
- ACETYLCHOLINE (ACh) アセチルコリン (ACh)
- SYNAPTIC VESICLE シナプス小胞
- ACTIN FILAMENT アクチン・フィラメント
- SYNAPSIN シナプシン
- ACTIVE ZONE: 活性帯：
  - DOCKING PROTEIN (v-SNARE) ドッキング・タンパク (v-SNARE)
  - DOCKING PROTEIN (t-SNARE) ドッキング・タンパク (t-SNARE)
  - CALCIUM CHANNEL, Ca++ カルシウム・チャンネル, Ca++
- NERVE IMPULSE 神経インパルス
- ACh RECEPTOR AChレセプター
- ACETYLCHOLINESTERASE アセチルコリンエステラーゼ (AChase)
- CLATHRIN クラスリン
- ENDOSOME エンドソーム

THE MOTOR NEURON 運動ニューロン

myelin sheath ミエリン鞘
axon 軸索
muscle fiber 筋肉

アセチルコリン（ACh）は酢酸塩とコリンとが結合してつくられる．酢酸塩はアセチル-コエンザイム Aと反応して，活性化されたアセチル-CoAがつくられ，さらにコリンと反応してアセチルコリン（ACh）ができる (1)．AChはその濃度勾配に逆らって小胞内に輸送され，濃度勾配にしたがってH+が外部に出される対向輸送担体と共役して，小胞内に濃縮される．これには小胞から細胞液に対するH+濃度勾配が必要で，そのために必要なエネルギーはATPによって駆動されるH+ポンプによって供給される (2)．保留の小胞は活性帯の近くにアクチンフィラメントにつながれているタンパクのシナプシンIによって係留される (3)．他の小胞は終末膜の活性帯に"係留"される．小胞は小胞膜上のv-SNAREタンパク複合体が標的膜上の相補的t-SNARE複合体と結合するので，正しい位置に係留される (4)．神経終末で活動電位がCa++チャンネルを活性化すると，Ca++が流入する (5)．上昇したCa++が膜融合の引き金を引いて，AChが放出される (6)．これはまた保存小胞の放出を引き起こす (7)．AChは間隙を渡って浸透し，レセプター部位と結合してチャンネルを約1.5ミリ秒間開く (8)．AChがレセプターから離れた後に，間隙のコラーゲン線維と結合している酵素のアセチルコリンエステラーゼによって通常はコリンと酢酸塩に分離される (9)．大部分のコリンはNa+（濃度勾配に沿った）とコリン（濃度勾配に逆らった）対向輸送担体の働きで終末部に取り込まれる (10)．放出された小胞は最初は形質膜の一部となり，ついでエンドサイトーシスにより再生される (11)．発生しかけている小胞膜はクラスリンで覆われるが，これは陥凹するのに必要なタンパクである (12)．ひとたび内包化されると，小胞はクラスリン皮膜を失ってエンドソームと融合する (13)．エンドソームから小胞が芽出すると，AChが蓄積されるという新たな回転が始まる (14)．

ドッキング（係留）はSNAREタンパクのv-SNAREが形質膜上で相補的t-SNAREタンパクと結合して開始される．膜の融合はその脂質二重層が約1.5 nm以内の係留間隔よりも近づいたときに起こる．これは最初のドッキングの後で正しい位置におかれた細胞液膜融合タンパクの一組によってもたらされる．しかしどのようにして機能するのかは明らかでない．

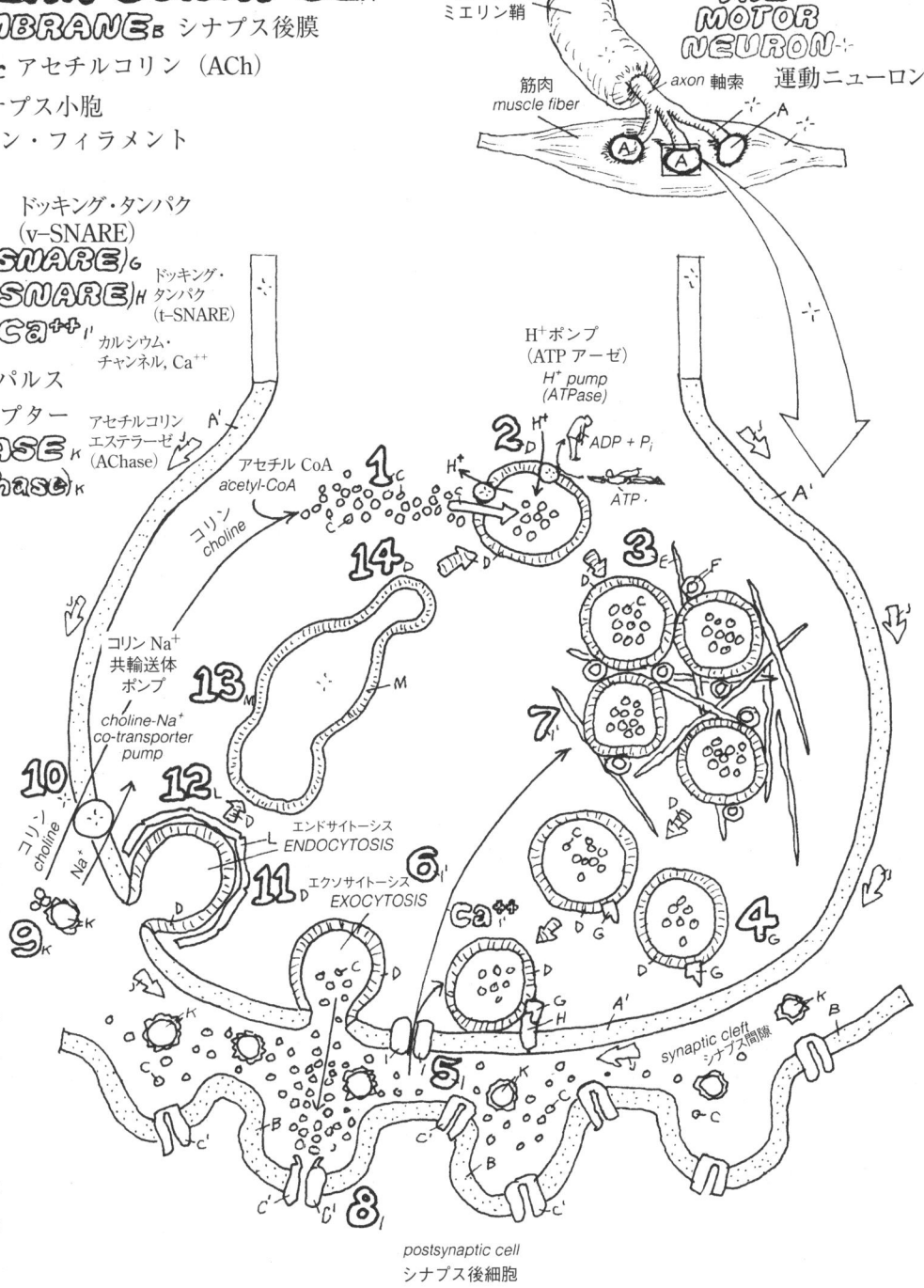

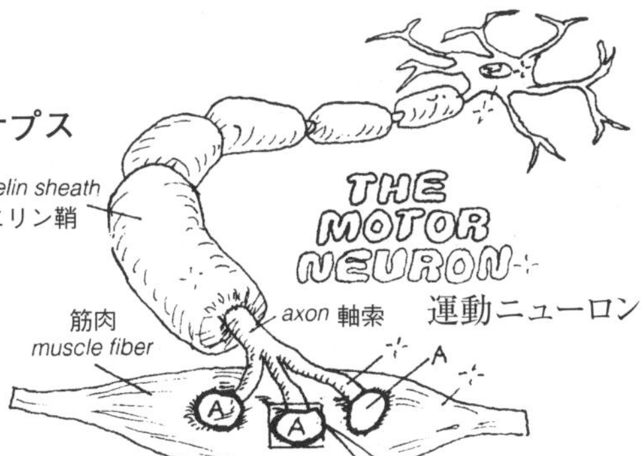

H+ ポンプ (ATP アーゼ) / H+ pump (ATPase)
アセチル CoA / acetyl-CoA
コリン / choline
コリン Na+ 共輸送体ポンプ / choline-Na+ co-transporter pump
エンドサイトーシス / ENDOCYTOSIS
エクソサイトーシス / EXOCYTOSIS
synaptic cleft シナプス間隙
postsynaptic cell シナプス後細胞

DOCKING ドッキング
MEMBRANE FUSION PROTEIN 膜融合タンパク

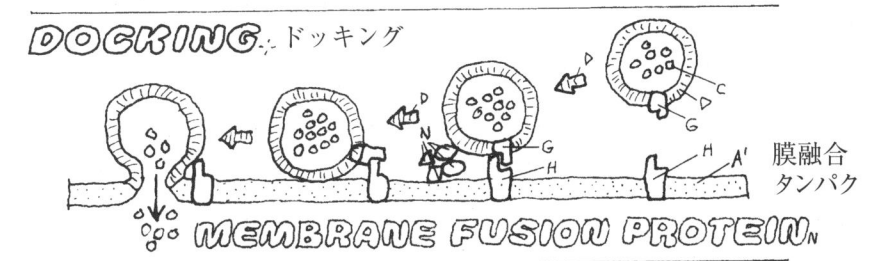

TOXICOLOGY OF THE NEUROMUSCULAR SYNAPSE 神経筋シナプスの毒物学

BOTULINUM TOXIN ボツリヌス毒素	BLACK WIDOW VENOM 黒クモ毒素	NERVE GASES & POISONS 神経ガス毒	CURARE & BUNGAROTOXIN クラーレとブンガロトキシン	TETRODOTOXIN & SAXITOXIN テトロドトキシン, サキシトキシン
Degrades docking proteins; no ACh is released ドッキング・タンパクを分解；ACh 放出なし	Releases all of ACh AChを全部放出	Keeps synaptic cleft flooded with transmitter シナプス間隙を伝達物質で一杯にする	Blocks ACh receptors AChレセプターを妨害する	Blocks Na+ channels Na+チャンネルを妨害する

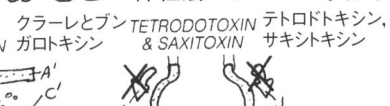

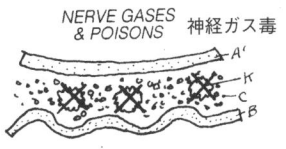

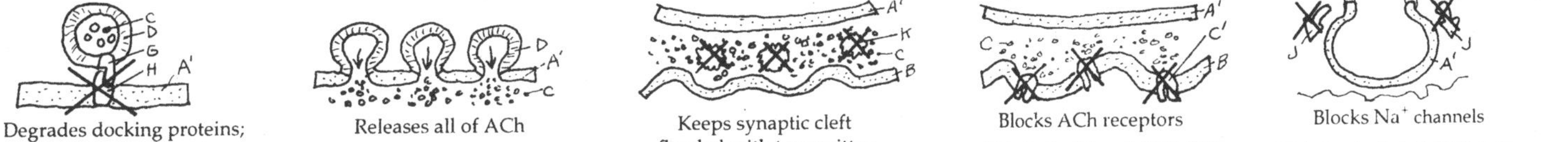

軸索輸送，微小管および分子モーター

シナプス伝達のところの記述で，軸索末端は神経伝達物質の分泌と結びついている活動性に富んでいる部位であることを示している．神経伝達物質は神経終末でも合成されるけれども，その合成に必要なタンパクや小器官はそこにはない．つまりそれらとは，代謝酵素，膜担体，ポンプとチャンネル，エクソサイトーシスに必要なタンパク質，ミトコンドリア，およびシナプス小胞などである．これらの項目のある物質は再利用されるが，遅かれ早かれすべて分解されてしまうので，交換される必要がある．軸索と神経終末はリボソームを含んでいないので，タンパク合成と小器官を作る材料は細胞体内にあるので，そこは終末部より1メートルも遠くに（脊髄から足先まで）ある．細胞体内でのみこれらの活動が行われるということは，軸索が切れたとき，つまり軸索が（細胞体よりはるかに離れた部位で）切断されると末端部は変性するが，細胞体とそれについている軸索部分は明らかに生き残っている．

小さいタンパク分子でも脊髄から足先までの1メートルほどの距離を浸透して移動するのは妨げられていて，150年以上もの時間がかかると思われていた．無秩序なブラウン運動による移動は，もっと時間がかかる．代わりに，細胞はこのような危急な運動に対してもっと効率のよい機構を用いている．それは分子モーター分子を持つ細胞産生物の相互作用によって，微小管の"軌道"に乗せて移動させることである．この細胞内輸送系はたいていの細胞が普通に持っているもので，軸索内でそれを必要とする部位がどこにあるかを明らかにして詳細に図示してある．

軸索輸送は速い成分と遅い成分を持っている

軸索輸送機構は細胞体より前方方向，あるいは細胞に向かって反対方向に物質（荷物）を移動させることができる．その上，荷物は大体は異なった速度で移動する．速い軸索流機構は順行性には1日に250〜400 mmほどの速度で，逆方向へは1日に100〜200 mm程度の速度で小器官や小胞を移動させる．さらに1日50 mmほどの速度の中間速度輸送機構と，1日2〜4 mmのゆっくりした速度で細胞骨格タンパクを輸送するものもある．速い成分を利用すれば，脊髄から足先までの1メートルに及ぶ長い距離の輸送は2.5〜4日で終わることになる（この速度は神経インパルスより速くはないが，150年もかかるものではない！）．

微小管はチュブリン・サブユニットから構成されている

微小管は分子の端と端とが一緒になって直線状のプロトフィラメント（原線維）と名づけられる糸状のチュブリンと呼ばれるサブユニット・タンパクで作られている．完全な微小管は（図に描かれているように），13個の平行に配列したプロトフィラメントから構成されている円柱である．それぞれのチュブリン・サブユニットはさらにαおよびβと呼ばれる2つの小さいサブユニットから作られるが，これらはチュブリンのα端とβ端にそれぞれ極性を与えている．この軸性極性は，鎖の長さに沿ってα-チュブリンとβ-チュブリンとを組み合わせて，その1つの端はα-チュブリンだけが露出するが，他の端にはβ-チュブリンが露出するように微小管を組み合わせることによって保たれている．微小管は動的構造を持っていて，チュブリンが付け加わったりあるいは取り除かれたりすることによって，その長さが長くなったりあるいは縮まったりする．この付加と除去とは通常微小管の（＋）端と呼ばれる一端で起こる．他の端は（−）端である．

集合したり分離したりする能力は，微小管が細胞を組織して細胞分裂の際，有糸分裂糸を形成する上で，決定的な役割を演ずる重要な因子である．例えば有糸分裂の過程で，微小管の集合–分解過程は，細胞分裂を抑制するコルヒチンやタキソールのような抗癌剤が作用する基本的焦点部位である．一方，ある種の微小管は（＋）端をブロックする"覆う"タンパクと結合することによって，自然に安定化される．安定した微小管は，例えば繊毛，および絨毛の重要な構成成分で，そこでは微小モーターと一緒になってこれら小器官に特有な曲がる運動をひき起こす．

軸索では，沢山の微小管が軸索基部の近くに位置する組織中心部から外方に伸張する．軸索微小管は同じ方向に位置していて，（−）端は細胞体の近くに，（＋）端は終末部に接近して位置している．これらの微小管はタンパク，小胞および小器官を細胞体から軸索の遠方部より軸索末端にまで輸送する通路となっている．

モーター分子は微小管上を"歩く"

分子モーターは一種のタンパク ATPase で，微小管と結合したり，あるいはアクチン・フィラメントと結合したりして，微小管（あるいはフィラメント）に沿ってしっかりと移動する．軸索輸送に利用されるモーターには2つの種族があり−キネシンは常に微小管の陽性端方向へ，ダイニンはそれと反対方向へ歩く．概してこれらの分子は2つの頭部と1つの尾部を持っている．頭部は小管と管状結合を形成していて，複合体を前方に推進する構造（形）を周期的に変化させる分子になる．同時に，尾部は特殊なタンパク，小胞あるいは小器官と接合して，その荷物をそれに沿って運ぶ．これらの運動には，動く頭部領域で反復性に行われる ATP 分解によって供給されるエネルギーの投入が必要である．

キネシンは（＋）端へ，ダイニンは（−）端へ移動する

軸索で，キネシンは8 nm の歩幅（1個のチュブリン・サブユニットの直径）で，細胞体より離れる（＋）端の方向（順行性）へ進む．明らかにキネシンの結合部位は非対称で，キネシンが（＋）に"面した"時にのみ結合が起こるように位置している．ある分子はランビエ絞輪に沿って挿入される Na^+ チャンネルを含んでいる小胞のような細胞産生物を運ぶが，他のものは神経終末へ行くべきミトコンドリアを運ぶ．

ダイニンは反対方向の細胞体に向かって移動する．ダイニンはエンドサイトーシスで取り込んだ神経成長因子や，そのほかの細胞外産生物を運ぶ．さらに，再利用するべき古い膜成分を終末部から運ぶ．残念ながら，破傷風毒素やポリオ・ウイルスのような病原性因子をも運ぶ．

ミオシンはアクチン・フィラメントの上を"歩く"

分子モーターの第三番目の種族はミオシンで，キネシンとダイニンが微小管上を移動するのと同じ方法で，アクチン・フィラメント上を動く．アクチンは軸索終末部に濃い濃度で分布している．小胞が終末起始部に達すると，ミオシン・モーターと結びついてアクチン・フィラメント上を移動し続ける．アクチンとミオシンによって生ずる運動については，次の筋肉の章でとりあげる．

CN：GとHには明るい色を塗る．
1．長いニューロンから始めて，3つの微小管（D）が示されている軸索膨大部に色を塗る．微小管および13個のプロトフィラメントには，違った色を塗る．
2．小胞の輸送と軸索の下端に拡大された関連した図に色を塗る．

AXON TRANSPORT 軸索輸送

CELL BODY A 細胞体
AXON B 軸索
TERMINAL C 終末

　タンパクと小胞の、細胞体内の合成された部位から軸索末端までの移動は、1メートルの長さにも及び、産生物を微小管"トラック"に沿って分子モーター分子によってなされる．

MICROTUBULE 微小管
PROTOFILAMENT D プロトフィラメント
α TUBULIN E α−チュブリン
β TUBULIN F β−チュブリン

　微小管はチュブリンと呼ばれるサブユニット・タンパクで作られていて，端と端とが糸状に配列して一緒になってプロトフィラメントと呼ばれる線状糸を形成している．完全な微小管は13個の平行に配列しているプロトフィラメントから作られる円柱である．それぞれのチュブリンは，α−およびβ−チュブリンと呼ばれる2つの小サブユニットから構成されていて，それぞれα端とβ端にチュブリンの極性を与えている．この軸極性は，集合した微小管内に保存されているが，このとき分子鎖に沿ってα−チュブリンとβ−チュブリンとが交互に並んで，1つに端はα−チュブリンのみ，他の端はβ−チュブリンのみが露出している．微小管は一般的に（＋）端でチュブリンを付け加えたり除去したりして，その長さを変える．

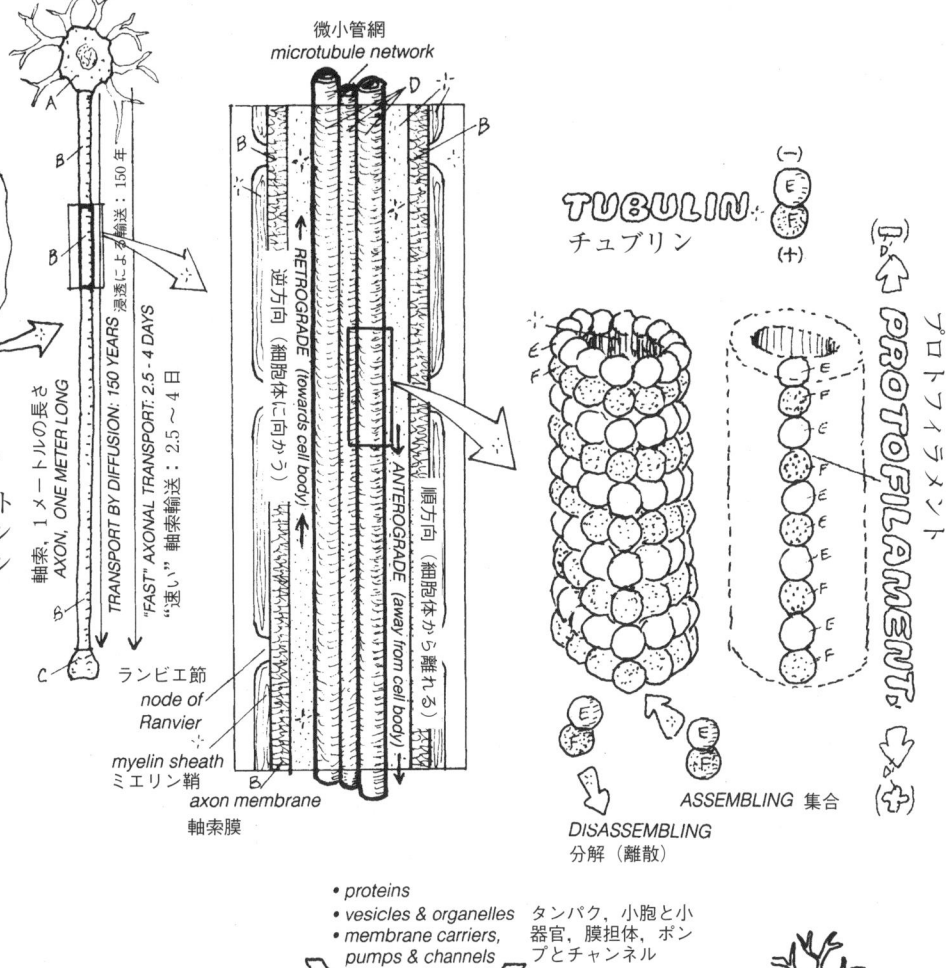

軸索，1メートルの長さ
AXON, ONE METER LONG
拡散による輸送：150年
TRANSPORT BY DIFFUSION: 150 YEARS
"速い"軸索輸送：2.5〜4日
"FAST" AXONAL TRANSPORT: 2.5 - 4 DAYS

ランビエ節 node of Ranvier
ミエリン鞘 myelin sheath
軸索膜 axon membrane

微小管網 microtubule network
逆方向（細胞体に向かう）RETROGRADE (towards cell body)
順方向（細胞体から離れる）ANTEROGRADE (away from cell body)

TUBULIN チュブリン
PROTOFILAMENT プロトフィラメント
ASSEMBLING 集合
DISASSEMBLING 分解（離散）

MOTOR MOLECULE モーター分子
KINESIN G キネシン （細胞体に向かう）(towards cell body)
DYNEIN H ダイニン

　軸索輸送に使用される分子モーターには2種類ある──細胞体から微小管の遠方端の陽性端まで移動するキネシンと，反対方向に歩くダイニンとがある．これらの分子は，2つの球状頭部と1つの尾部を持っている．頭部の分子は，周期的に構造（形）を変えて複合体を前方に駆動するにつれて，分子と周期的に小管に接着を行う．同時に，尾部は特殊タンパク，小胞あるいは小器官と結びついて荷物を移動させる．これらの運動は，運動性頭部で起こるATP分解の反復周期反応によって供給されるエネルギーを使って行われる．

- proteins
- vesicles & organelles
- membrane carriers, pumps & channels

タンパク，小胞と小器官，膜担体，ポンプとチャンネル

- nerve growth factors
- extra-cellular products
- pathological factors
- vesicles

神経成長因子，細胞外産生物，病理的因子，小胞

(away from cell body) （細胞体から遠ざかる）

MYOSIN ミオシン
ACTIN FILAMENT J アクチン・フィラメント

　小胞が終末起始部に達するとミオシン・モーターと結合して，アクチン・フィラメント上を移動し続ける．もしもミオシンとキネシンの両方が同じ小胞に結びつけば，このことが可能である．微小管上でキネシンはミオシンと一緒に接合して小胞を運搬するが，小胞がアクチンと付いたときは，ミオシンは結びついたキネシンと一緒に小胞が動くようには歩かない．反対方向に位置するアクチン・フィラメントは，逆方向にも同様な共同作業で輸送される．

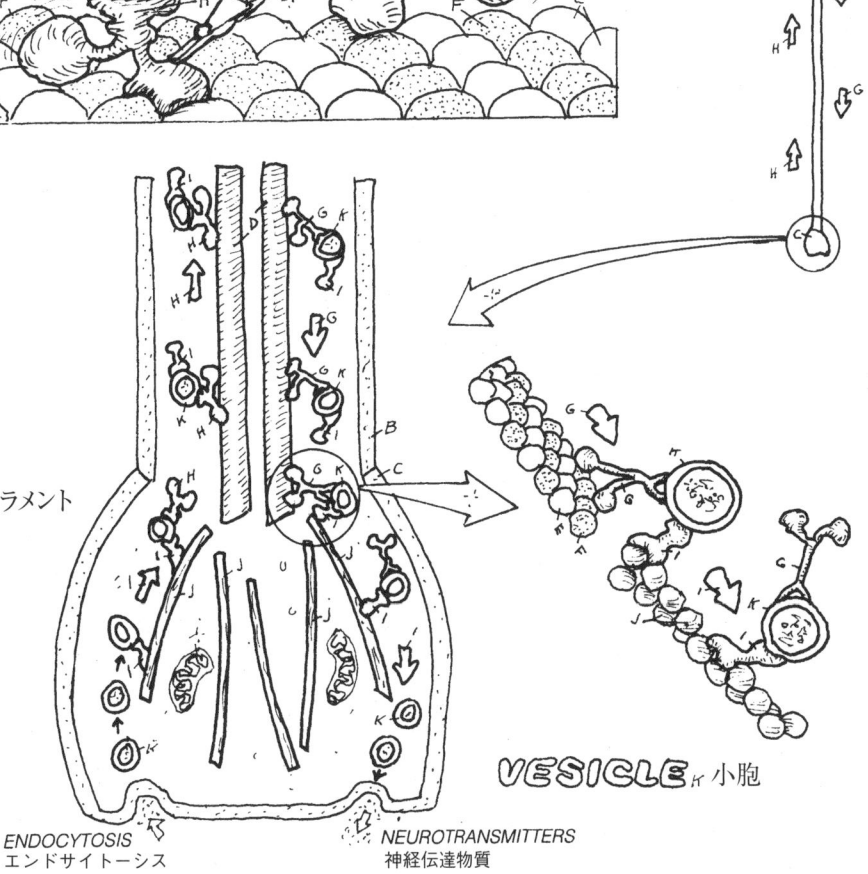

VESICLE K 小胞

ENDOCYTOSIS エンドサイトーシス
NEUROTRANSMITTERS 神経伝達物質

骨格筋の構造

　心臓の拍動，まばたき，新鮮な空気の呼吸——これらの生命の示す明らかな徴候は，すべて筋肉の収縮によってひき起こされている．どのようにして筋肉は短くなるのだろうか？ その"内部"で何かが動くに違いないけれども，それは一体何であろうか？ 何年か前までは多くの生理学者たちは，筋肉が収縮するのはそれを作っているタンパク分子が折りたたまれたり，そのらせん状分子の傾きや直径が変化して実際に短縮するのだと信じていた．1950年代に彼ら生理学者たちは，実際はそうでないことがわかってびっくりした．本当は，筋肉という収縮機械はタンパクで作られてはいるが，タンパク分子が折りたたまれて収縮が起こるのではない．筋肉の直径が変化するのは，タンパク分子が単にお互いに滑り込んで相互の相対的位置を変えるだけであることがわかった．

収縮：A帯は短縮し，I帯は短縮しない

　筋収縮についての重大な証拠は，光学顕微鏡で観察される生きている骨格筋にみられる横縞模様の研究からもたらされた．この横紋は筋細胞の長さに沿って走っている筋原線維と呼ばれる長い円柱上にある．筋細胞が収縮するのは，筋原線維が収縮するからである．すなわち筋原線維には収縮装置（機械）が含まれている．それぞれの筋原線維にはA帯及びI帯と呼ばれるそれぞれ暗いところと明るいところが規則正しく認められる．これらの帯は1本の筋原線維のA帯が隣りあったA帯と接するように"配列されている"．したがって全体の筋細胞をみるとチェッカー盤ではなくて横縞がみられる．筋肉が収縮したときには，I帯は狭くなるがA帯の大きさは変化しない．収縮の秘密はこのI帯にあると思われる．しかしながら電子顕微鏡が利用されるようになって間もなく，新しい写真が現れた．

アクチンとミオシン・フィラメントが収縮機械である

　電子顕微鏡による観察の結果，それぞれの筋原線維の中には筋原線維の長軸に平行に走るフィラメントと呼ばれる多数の線維が含まれていることがわかった．これらのフィラメントのうち太いフィラメントはA帯に限局しており，その他の細いフィラメントはI帯の中央部のZ線（I帯を貫いて筋原線維に垂直に走り，隣接した筋原線維を結合している構造）にみられる．細いフィラメントはI帯に沿って走りA帯の中にまで入り込んでおり，そこでは太いフィラメントと重複（指と指とがお互いに入り込むように）している．次の段階では，次のフィラメントが収縮装置（機械）であることを示すことである．

　フィラメントの化学的性質は，筋肉タンパク質を濃い塩類溶液で選択的に抽出して調べた結果決定された．アクチンと呼ばれるタンパクが抽出されたとき，細いフィラメントは消失した．そしてミオシンと呼ばれるタンパクが抽出されたときには，太いフィラメントが消失した．さらに細胞膜を破壊してこれら2つのタンパク以外の物質が抽出された後には，太いフィラメントと細いフィラメントがそのまま残っており，（もしもATPがエネルギー源として供給されるならば）筋肉は依然として収縮することができる．このような実験結果は太いフィラメントと細いフィラメントが収縮装置（機械）であり，太いフィラメントはミオシンから，細いフィラメントはアクチンから作られていることを意味している．

収縮している間，フィラメントは滑走する

　A帯は中央部に明るい部分（H帯）とその両側にあるより暗い部分とから成立っている．このより暗い部分は太いミオシン・フィラメントと細いアクチン・フィラメントが重複しており，中央部（H帯）にはミオシン・フィラメントだけが含まれていることを示している．I帯はアクチン・フィラメントだけを含んでいる．筋肉あるいは筋原線維が短縮あるいは伸長によってその長さを変えるときには，ミオシン・フィラメントもアクチン・フィラメントもそれぞれの長さを変えないけれども，両者は共に収縮装置（機械）である！ 筋収縮時には両者の重複部位を増加させ，伸長時にはその部位を減少させることによって，両方のフィラメントは相互に滑りあっている．つまり収縮時にはI帯は次第に減少して，アクチン・フィラメントはミオシン・フィラメントの重複部に"埋もれてしまう"．A帯は不変体であるミオシン・フィラメントの長さを示しているので，A帯の長さは変化しない．しかしながら，この図式が正しいとすれば，収縮時にはH帯が減少し伸長時には長くなることが期待されるけれども，実際にそのようになる．

　収縮のための動力はアクチン・フィラメントとミオシン・フィラメントが相互に滑り込むことによって与えられているので，両者が相互作用を行うためのある"結合"要素があるに違いない．これらは次頁の図に示されている球状のミオシン頭部からなるクロス・ブリッジ（架橋）である．

CN：GとHには暗い色を塗る．

1. 上部の骨格筋（A）からはじめて，頁の右下方の筋の構成分子成分へとすすむ．それぞれの円柱状の表面には，その成分と同じ色を塗る．筋原線維（D）の場合には，標題と細胞（C）の断端を構成している筋原線維をDと同じ色に塗る．筋原線維の長さには収縮要素のいろいろな色をつける．

2. 頁の左方の収縮要素の略図に色を塗る．最初の図は既に色を塗った帯を実際に構成している2種のフィラメントを示している．細いフィラメント（E）は実際にはA帯を貫いていることに注意する．また下方の2つの図は（クロス・ブリッジの活動を示すために）上方の水平（横）方向ではなくて，Z線（H）が上図のものと一致している垂直（縦）方向に拡大してある．

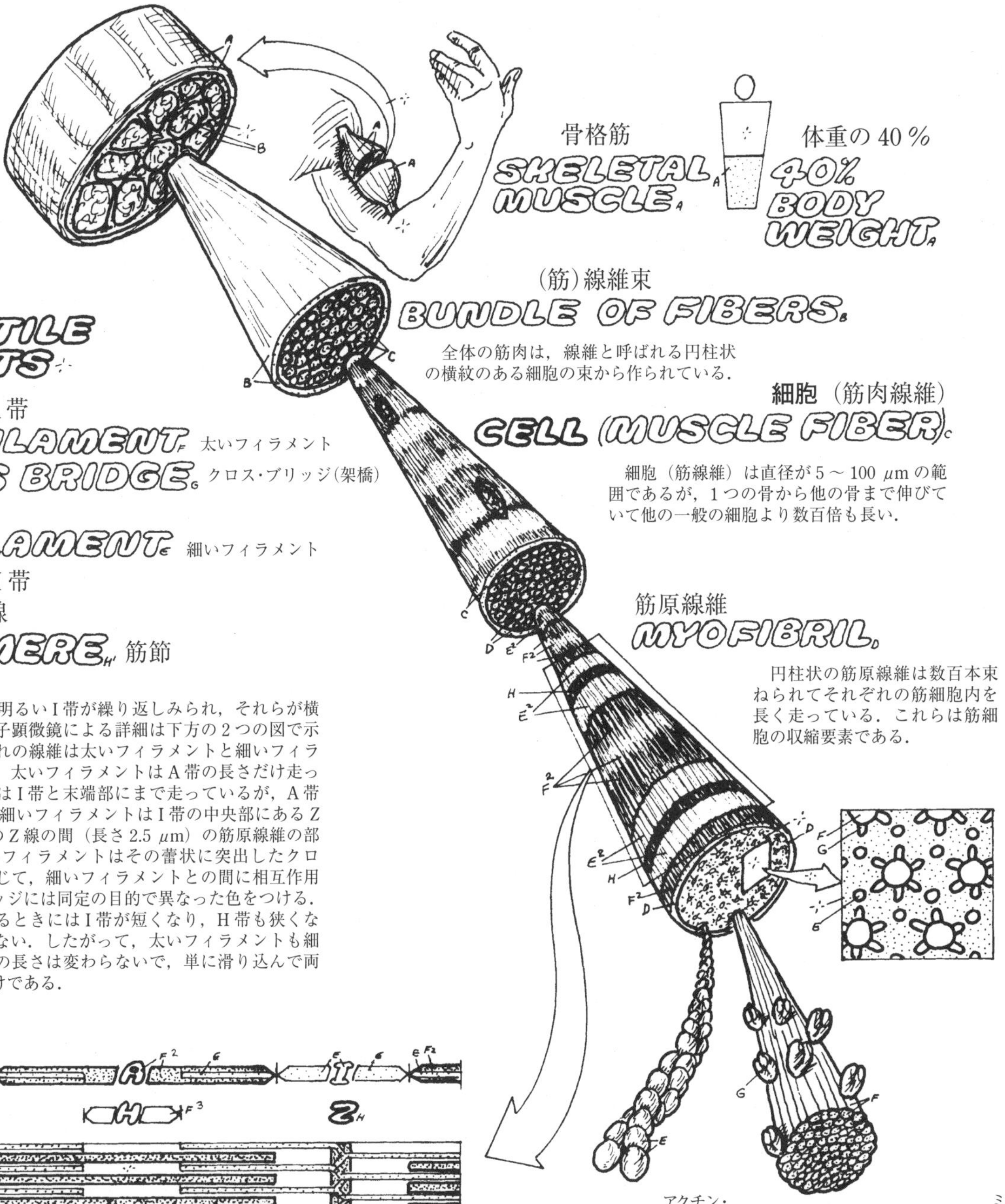

骨格筋 体重の40％
SKELETAL MUSCLE **40% BODY WEIGHT**

(筋)線維束
BUNDLE OF FIBERS

全体の筋肉は，線維と呼ばれる円柱状の横紋のある細胞の束から作られている．

細胞（筋肉線維）
CELL (MUSCLE FIBER)

細胞（筋線維）は直径が5～100 μmの範囲であるが，1つの骨から他の骨まで伸びていて他の一般の細胞より数百倍も長い．

筋原線維
MYOFIBRIL

円柱状の筋原線維は数百本束ねられてそれぞれの筋細胞内を長く走っている．これらは筋細胞の収縮要素である．

収縮要素
CONTRACTILE ELEMENTS
A BAND A帯
THICK FILAMENT 太いフィラメント
CROSS BRIDGE クロス・ブリッジ（架橋）
I BAND I帯
THIN FILAMENT 細いフィラメント
H ZONE H帯
Z LINE Z線
SARCOMERE 筋節

筋原線維には暗いA帯と明るいI帯が繰り返しみられ，それらが横紋（縞）となっている．電子顕微鏡による詳細は下方の2つの図で示されている：つまりそれぞれの線維は太いフィラメントと細いフィラメントから成り立っている．太いフィラメントはA帯の長さだけ走っており，細いフィラメントはI帯と末端部にまで走っているが，A帯の中央部のH帯にはない．細いフィラメントはI帯中央部にあるZ線に固定されている．2つのZ線の間（長さ2.5 μm）の筋原線維の部分は筋節と呼ばれる．太いフィラメントはその蕾状に突出したクロス・ブリッジ（架橋）を通じて，細いフィラメントとの間に相互作用を行う．このクロス・ブリッジには同定の目的で異なった色をつける．

生きている筋肉が収縮するときにはI帯が短くなり，H帯も狭くなるが，A帯の長さは変わらない．したがって，太いフィラメントも細いフィラメントもそれぞれの長さは変わらないで，単に滑り込んで両者の重複領域が増加するだけである．

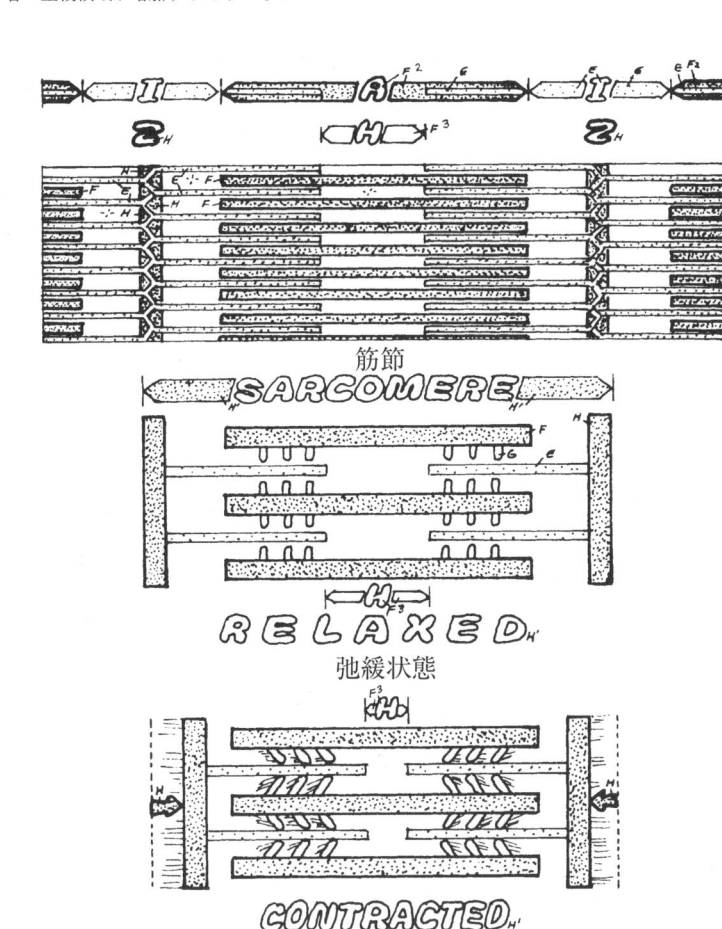

筋節
SARCOMERE
RELAXED
弛緩状態

CONTRACTED
収縮状態

ACTIN FILAMENT (THIN) アクチン・フィラメント（細い）
MYOSIN FILAMENT (THICK) ミオシン・フィラメント（太い）

細いフィラメントはアクチンと呼ばれるタンパク分子が規則正しくならんでいる集合体である．

太いフィラメントは，ミオシンと呼ばれるタンパク分子が規則正しく配列している集合体である．

ACTIN MOLECULE アクチン分子
MYOSIN MOLECULE ミオシン分子

アクチン分子は（直径4 nm）の西洋梨型の分子である．細いフィラメントの中では一緒に結合して，2つのビーズの糸が規則正しい間隔でねじれているようになっている（細いフィラメントはまた，アクチン以外のタンパクをも含んでいることに注意せよ）．

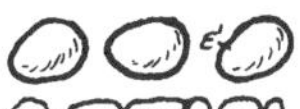

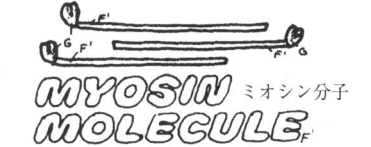

ミオシン分子は長い（160 nm）の杆状の尾部と球状の頭部を持っている．この頭部は太いフィラメントと細いフィラメントの間にまたがるクロス・ブリッジを形成している．

ミオシン・モーターとアクチン・フィラメント

弛緩している筋肉では，ミオシンのクロス・ブリッジ（架橋）はアクチン・フィラメントから分離している．収縮している間，両者は付着して収縮力を生ずる．どのようにしてこれが起こるのだろうか？　太いフィラメントはミオシン分子の集合が並べられている．それぞれのミオシン分子は長い竿状の尾部と，短い竿状の頚部と，クロス・ブリッジを形成する2つの球形の頭部を含んでいる．図には1つの頭部のみ示されている．頭部はアクチン・フィラメントに付いて，アクチンとミオシン・フィラメントとの間でクロス・ブリッジを形成する．次いで頭部は形態変化（形を変える）を起こして，アクチンを約10 nmの距離を推進する．この運動に引き続いて頭部は離れ，そしてこの周期はさらに上流方向へ繰り返される．各ミオシン頭部には約300個の頭部があり，それぞれの頭部は毎秒5回の周期運動を行い，フィラメントを毎秒15 μmに達する速度で移動させる．この速度で筋肉を一杯に引き伸ばされた状態から完全に収縮した状態にするまで，0.1秒以内に動かすことができる．

個々の頭部の付着周期は，ここに示されているように同時には起こらない．それらは位相がずれていて，あるものは付着するが他のものは分離している．こうしてそれぞれの瞬間に頭部のあるものは運動して"パワー・ストローク"（強力な一漕ぎ）にはいるが，他のものは離れている．その運動は痙攣的ではなく，フィラメントが逆方向に滑る傾向も見られない．

ATPが収縮のためのエネルギーを供給する

筋全体の運動はクロス・ブリッジの周期的反応によって起こる：すなわち，（アクチンに）付着→傾く（運動が生ずる）→離れて（次の部位に）付着する，といった具合に変化する．何回もこの周期を繰り返すことによって，小さい運動が合計されて滑らかな協調した肉眼的な運動を我々は楽しむことができる．しかし，周期的運動はエネルギー源がなくては起こらない（もしもこれができるのならば永久運動機械をつくることができるだろう）．さらに筋肉は物理的仕事（つまり重いものを持ち上げる）を行うことができて，その仕事にはエネルギーが必要である．このエネルギーの直接的源はATPである．ATPをこの図に入れると，各周期の詳細は我々がより多くの反応段階を区別する際により複雑になる．これらは図の中で一組の図式として示されている．ATPがミオシン頭部群に付着すると，ミオシン頭部はアクチンと離れるようになる．さらに"高エネルギー"リン酸基はATPからミオシンに移されて，"エネルギー化"されるが，一方でもとのATPはリン酸基を失ってADPに変わる．エネルギー化されたクロス・ブリッジは，いまや活動準備ができた状態にある．もしも筋肉が刺激されるとクロス・ブリッジはアクチンと付着して傾き，そしてアクチンは先方へ動く（パワー・ストローク）．このパワー・ストロークに引き続いてミオシンとアクチンは次の周期の開始時まで付着したままでいるが，ATPが再び結合すると付着が離れて，ミオシンのクロス・ブリッジがエネルギー化される．もしもATPが消費されつくされると，ミオシン頭部はアクチン・フィラメントに固定されて，もはや滑走は行われない．筋肉は硬直して収縮にも伸張にも抵抗するようになる．この状態は死体硬直と呼ばれ，通常死後ATPが分解されたときに認められている．ATP分解はパワー・ストロークの過程には直接は含まれないことに注意する．そのエネルギーはミオシン頭部に"火薬をつめる"ようにする結果，アクチンと付着して収縮と弛緩に周期を繰り返すことができる．

Ca^{++}が収縮には必要である

もしATPが存在するときは，そのATPが使いつくされるまで，なぜ筋肉は収縮し続けないのだろうか？　その答えはもう1つの物質のCa^{++}がその周期の付着相に必要であることである．もし十分量のCa^{++}が存在していれば付着が起こるが，その濃度が低いときには起こらない．Ca^{++}の働きは収縮に引き金として作用し，Ca^{++}の除去で弛緩することは，図24に取り上げられている．

ミオシン・モーター

筋肉ミオシンはミオシンIIと名づけられている；これは分子モーター集団の一員である．キネシンおよびダイニンが微小管上を"歩く"ように，ミオシンはアクチン・フィラメント上を歩く．筋収縮の間ミオシンIIはアクチン上を歩くが，ミオシン・フィラメントは動かない．なぜならばフィラメントの双方の端は正反対の方向に移動する．その代わりに，アクチン・フィラメントが動く（貴方が岸壁につかまっている間，ボートの中で歩くことについて考えてみなさい；貴方は動かないが，ボートは動く）．

収縮の秘密はミオシン頭部にあるように見える（尾部が消化されて失われたミオシン頭部は，傷害を受けない速度でアクチン上を歩くことができる）．ミオシンの分子構造についての詳細な研究で，頭部の著明な割れ目はATP結合部位であると同定されている．もう1つの3.5 nm（大きな分子間距離）以上の割れ目は，アクチンの結合部位と考えられている．これらの割れ目は，結合と運動に関与する構造変化を開始させるために必要な順応性ある空間を提供しているのかもしれない．

アクチンとミオシンIIは，他の2つの目立ったミオシンのミオシンIとミオシンVと同様に，大部分の細胞内に見出される．これらミオシン類の重要な差異は，ミオシンIとミオシンVは膜と結合する部位を含む短い尾部を持っていることである．多くの細胞でこれらのモーターはしばしば小胞をアクチン上を輸送させる（図21）．一方で，長いミオシン尾部は特に他の尾部と相互作用するのに特に適していて，我々が筋肉で見るような長いフィラメントを形成している．ミオシンIIは筋収縮のほか細胞分裂の終期（図3）で細胞運動を駆動するのに目立っている．

アクチン・フィラメント

アクチン・フィラメントはすべての細胞に見出される．これは線状ポリマーで，──すなわち多くの同じ小さい単位（G-アクチン）が反復的に結合して形成される．微小管と同様に，主として（+）端と呼ばれる一端が成長して，ミオシンのみがその端（筋肉のZ線に位置している）の方向に向かって歩く．他のタンパクと相互作用することによって，アクチン・フィラメントは多くのいろいろな細胞機能，たとえば細胞皮質，すなわち細胞の形や機械的強度を与える形質膜直下で網目構造を形成するのに役立つようになる．皮質内でのアクチンの再配列は，血液細胞のような──ある種の細胞が這い歩きする能力を示すのに役立っている（図2の微小絨毛も参照）．

CN：A，B，CおよびDには，前の頁でこれら構造で用いたのと同じ色を使う．
1. どのようにしてミオシンの収縮がアクチン・フィラメントを内側に引き込むかを示す上方の図から始める．
2. 次に移る前に収縮周期の各段階の着色を完成させる．

弛緩状態
RELAXED

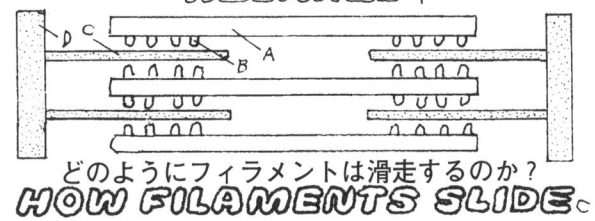

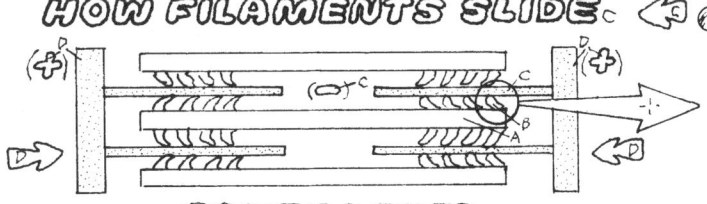

どのようにフィラメントは滑走するのか？
HOW FILAMENTS SLIDE

CONTRACTED
収縮状態

- **MYOSIN (THICK FILAMENT)** ミオシン（太いフィラメント）
- **MYOSIN (CROSS BRIDGE)** ミオシン（クロス・ブリッジ）
- **ACTIN (THIN FILAMENT)** アクチン（細いフィラメント）
- **Z LINE** Z線
- **ATP** **ADP**
- **PHOSPHATE** リン酸基

弛緩した筋肉では，クロス・ブリッジはアクチン・フィラメントから分離している．収縮している間，両者は付着して収縮力を生ずる．太いフィラメントはミオシン分子からつくられている；それぞれのミオシン分子は長い竿状の尾部と，短い竿状の頸部と，アクチンとクロス・ブリッジを形成する2本の頭部（ここには1本のみ示されている）からできている．収縮時にはミオシン頭部はアクチンと付着して，傾き，そして離れて，あたかもフィラメント上を歩くように次の位置に付着する．しかし，アクチン・フィラメントはその（＋）端をZ線に繋がれているので，ミオシン頭部が（＋）端方向に"歩く"ことができるだけである．右のミオシン頭部は右にあるZ線方向に"歩行"するが，一方，左のものは左のZ線の方向に歩く．その結果，太いミオシン・フィラメントは動かないが，アクチン・フィラメントは引っ張り込まれる．

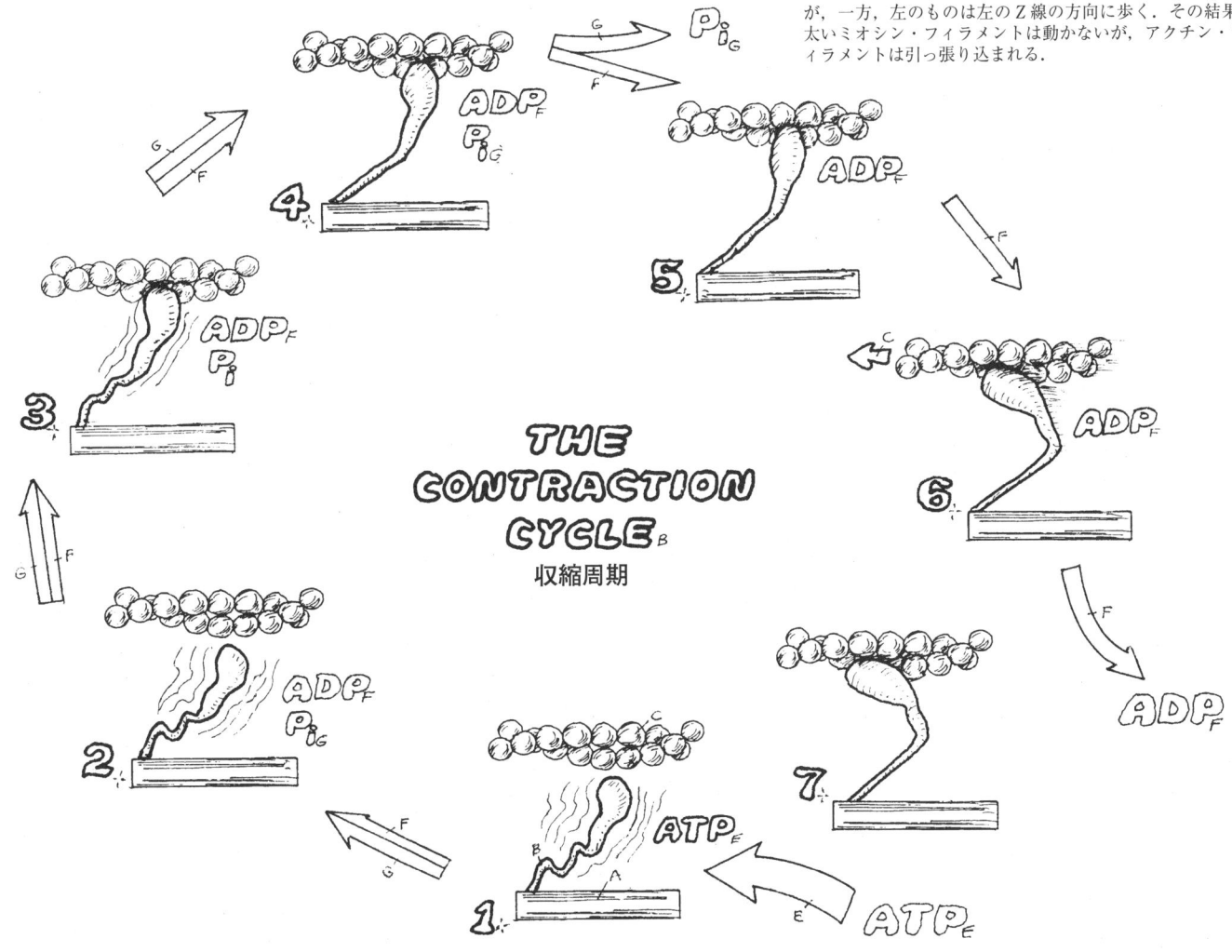

THE CONTRACTION CYCLE
収縮周期

1〜2 弛緩状態：収縮運動に引き続いてミオシン分子はATPと結合して弛緩状態に置かれるが，そこではアクチンと離れていてある程度自由に揺れ動く．ミオシンそれ自体ATPase（ATP分解酵素）の働きを持っているので，結合したATPは短時間しか存在しない．ミオシンはATPを分解して（2），産生されるADPとPiはミオシンと結合したままである．まだこの段階では揺れ動く自由がある．**3〜4 付着**：ミオシンはアクチンと接触する．最初はその自由度は弱い（が，付着がより強くなる（4），ミオシンの運動性は減少する．**4〜5 力の発生**：Piを放出すると，アクチンとミオシンの親和力は増加する．この結合が強くなるにつれてミオシンはより強固に結びつき，その力はより強くなって頭部に加わる．パワー・ストロークが始まる．**5〜6 フィラメントの滑走**：ミオシンの頭部は傾いて，付着しているアクチンを前方に推進する．**6〜7 硬直**：滑走運動に引き続いてADPが放出されて，ミオシンはアクチンにはまり込む――しかしこれはほんの一瞬である．**7〜1 解除**：ATPはミオシン頭部とアクチンから解放されて，筋肉はしなやかに曲がりやすくなる．もしもATPが利用できなくなると，ミオシン頭部はアクチンにはまり込んだままで，筋肉は硬直する．これは死体硬直の硬直で，死後に見られる．

細胞内カルシウムが収縮の引き金となる

ATPの存在下で，もしもクロス・ブリッジが接着，推進（傾斜），及び解放の反復回路の中に入ることができるとすれば，どのようにしてこの過程は停止するのであろうか？ つまり，どのようにして筋肉は弛緩するのであろうか？ ここに2つの主要発見が重要な手がかりを与えている．その1つは，ごく微量の遊離カルシウム・イオン（Ca^{++}）の存在が，筋収縮にとって必要であることが理解されたことである．この事実は長い間見過されてきた．なぜならば，微量のCa^{++}を実験試薬や蒸留水から除去するのは事実上不可能であったからである．明らかにこのような微量のCa^{++}でも筋の収縮過程には十分量であった．このように微量のCa^{++}を調節することを知ってから，細胞内（筋肉細胞の内側）のCa^{++}濃度をわずか0.0001 mM（0.1 μM）に上昇させただけで，筋の収縮をひき起こすのに十分であることがわかった（この濃度は血漿中の遊離Ca^{++}値よりも二千倍も薄い），Ca^{++}がこの値あるいはそれ以上になると，筋の収縮が結果として起こる．Ca^{++}がこの値よりも少し低下すると，収縮は起こらないで筋は弛緩する．

トロポミオシンは，ミオシンの結合部位を覆っている

Ca^{++}はどのようにしてその力を発揮するのだろうか？ もう1つの重要な手がかりは，細いフィラメントがアクチン以外のタンパクを含んでいることが発見されたことである．特にこれらはトロポミオシンとトロポニンである．これらのタンパクは高度に純化された人工系でアクチンから分離された．こうして得られたアクチンは，Ca^{++}要求性が消失する！ この系はATPの存在下でCa^{++}がなくとも収縮が起こる．

筋肉が収縮するためには，まずエネルギー化されたクロス・ブリッジがアクチン・フィラメントに接着しなければならない．この弛緩期にはミオシンがアクチン・フィラメントと接着する部位は，トロポミオシン分子によって覆われている．この状態では接着部位は覆われているので，クロス・ブリッジを利用することができない．もう1つのタンパクのトロポニンはトロポミオシンと結びついていて，"取っ手"として役立っている．トロポニンはCa^{++}と結びつくとその形を変える．Ca^{++}が結合したときには，トロポニンはトロポミオシンを外方に動かす働きをする．こうして結合部位が露出されてクロス・ブリッジの接着が起こるので筋の収縮が生ずる．Ca^{++}がない時には，トロポミオシンは元の位置に戻って，クロス・ブリッジの接着を妨げている．すると，ひき続いて筋の弛緩が起こる．しかし，何がCa^{++}濃度を調節しているのであろうか？ どのようにして収縮の引き金となるように細胞内のCa^{++}濃度を上げたり，あるいは弛緩させるためにCa^{++}濃度を低下させるようにするのであろうか？

SRはCa^{++}を貯蔵し，収縮のためにそれを放出する

弛緩している筋肉の遊離Ca^{++}濃度は細胞内では極めて低いけれども，細胞内の他の小胞構造内には非常に沢山の量のCa^{++}を含んでいる．このことは特に筋小胞体（SR）では事実であって，そこはCa^{++}を沢山含んでいる区画で，細胞質から膜によって区別されている区画の壁を形成している．それぞれの筋原線維は筋小胞体の鞘で取り囲まれており，ちょうどそれは1つのZ線から次のZ線まで延びている靴下に似ている．そしてこの細胞質内のSRからCa^{++}が離れて移動したり，また戻ったりすることが，筋肉を収縮させたり，または弛緩させたりすることになるのである．

T小管は活動電位を内部に導く

神経インパルスが筋肉を活性化するとき，興奮は運動神経終板を通って伝達される．そして活動電位は筋細胞の表面に速やかに拡がる．次いで筋細胞内部に含まれる筋原線維の収縮が数ミリ秒以内に起こる．T小管（横行小管）という小さい管は細胞表面の膜から筋の内部深くまで伸びており，ある筋（蛙の骨格筋と哺乳動物の心筋）ではZ線のレベルで，哺乳動物の骨格筋ではA帯とI帯の接合部のレベルで，それぞれの筋原線維のまわりを取り囲んでいるので，筋肉の収縮が全か無かの反応で起こるのが可能となる．T小管の内腔は細胞外液と連続しており，その壁を構成している膜は表面の活動電位を深く細胞の筋節にまで伝導するが，そこで小管はSRと密接に接合している．活動電位が進行することによって膜が脱分極すると，電圧感受性の小管膜タンパク（ジヒドロピリジン・レセプター）がその分子構造を変える．このタンパクはSR（筋小胞体）のCa^{++}と接していて，これが脱分極した形になると，SRチャンネルを開いてCa^{++}を細胞質中に放出する．細胞質内に入ってきたCa^{++}はトロポニンと反応して，その結果トロポミオシンが移動して（ミオシンが結合する部位が露出するので）筋の収縮が起こる．興奮の波にひき続いてATPによって駆動されるCa^{++}の能動輸送機構によって，Ca^{++}はSRへと戻される．

こうして細胞内Ca^{++}濃度は再び低下して十分低くなった時に，トロポニンとの結合がもはや保たれなくなる．この時点でトロポミオシンはミオシンがアクチンと結合する場所を覆うので，筋の弛緩が起こる．

Ca^{++}は多くの異なった過程を誘発する

筋肉収縮におけるCa^{++}の役割は，細胞内で起こる過程の調節者としての細胞内Ca^{++}の普遍的役割について示されたすぐれた例である．骨格筋，心筋および平滑筋収縮に加えてこれらCa^{++}は線毛運動，アメーバ様運動，開口分泌，シナプス伝達，酵素の活性化及び細胞の分裂などの諸運動の過程にも含まれる．上記の例で，細胞質内のCa^{++}値は細胞内貯蔵部からの放出によっても上昇する．Ca^{++}がその活動場所の近くに貯蔵されていることは，骨格筋に特徴的な非常に速い反応が起こるのを可能にしている．他の場合では，Ca^{++}の値は細胞膜のCa^{++}チャンネルを開くことによって上昇し，Ca^{++}が細胞の外側から内側へ流れ込むようにして起こる．

CN：アクチン（C）とミオシン（D）には前頁と同様に同じ色を塗る．

1. 上方右角の筋肉細胞から始める，軸索（G）と軸索末端（H）の標識は下に記してあるので注意する．細胞内の筋原線維はここと下では色を塗らないで残しておく．
2. アクチン・フィラメントとミオシン・フィラメントの束の拡大図と，クロス・ブリッジの活性化段階に色を塗って完成させる．
3. 下方左角の細胞内部の解剖学的記述に色を塗ることから始める．次いで，神経筋接合部の拡大図と細胞の細胞質内のCa^{++}の放出と除去の機構に色を塗る．下方の拡大図で，Ca^{++}の細胞内への放出（4A, 4B, 4C）は，上方の図版の一般的な観察よりも一層正確である．

遊離カルシウムは，筋収縮の引き金となる
FREE CALCIUM TRIGGERS CONTRACTION

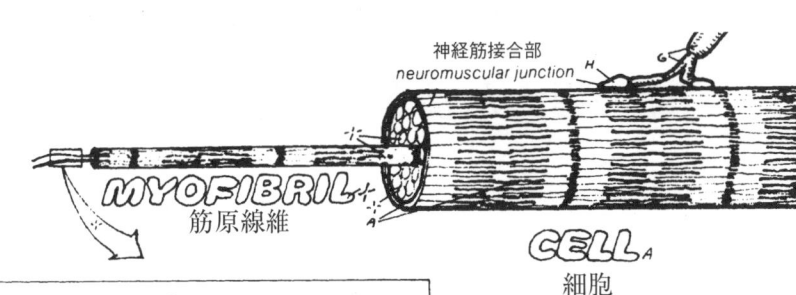

ACTIN アクチン
MYOSIN ミオシン
CROSS BRIDGE クロス・ブリッジ
TROPOMYOSIN トロポミオシン
TROPONIN トロポニン

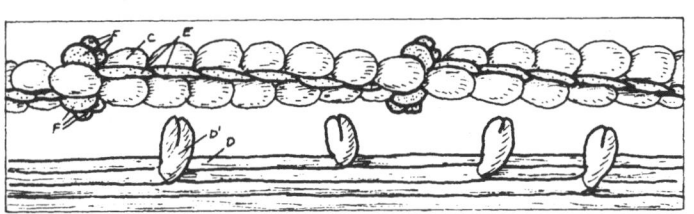

トロポミオシンは長い2本縒りのらせん型のタンパクで，細いアクチン・フィラメントの軸にほとんど平行に一列になってならんでいる．トロポニンは3つの球状のタンパク複合体で，規則正しい間隙で（7個のアクチン分子だけ離れて）細いフィラメントに沿って位置している．サブユニットの1つはトロポミオシンに接着しているが，もう1つはアクチンと，そして第3のサブユニットは Ca^{++} イオンと結合することができる．

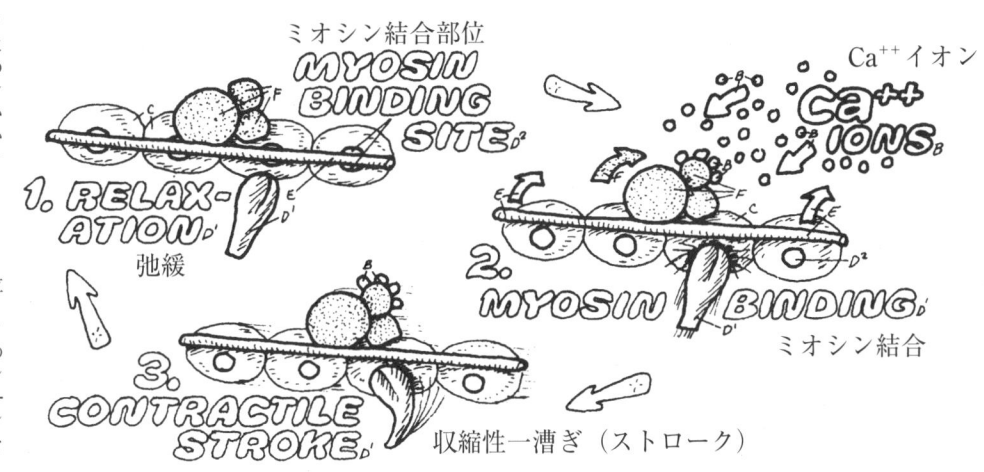

1. 弛緩：ミオシンのクロス・ブリッジは，接着部位がトロポミオシンによって妨げられているので細いフィラメントを接着できない．2. ミオシンの結合： Ca^{++} イオンの登場はこの場面である．4個の Ca^{++} がそれぞれのトロポニンと結合するが，この複合体はトロポミオシンを結合部位から遠くの場所に移動させる．3. 収縮の一漕ぎ：ひとたびエネルギー化されたミオシンがアクチンと結合すると，その頸部は傾斜して細いフィラメントを推進する．

ミオシン結合部位 **MYOSIN BINDING SITE**
Ca^{++} イオン **Ca⁺⁺ IONS**
1. RELAXATION 弛緩
2. MYOSIN BINDING ミオシン結合
3. CONTRACTILE STROKE 収縮性一漕ぎ（ストローク）

筋小胞体と Ca^{++} 貯蔵
SARCOPLASMIC RETICULUM & Ca⁺⁺ STORAGE

AXON 軸索
AXON TERMINAL 軸索末端
ACTION POTENTIAL 活動電位
ACETYLCHOLINE アセチルコリン
MOTOR END PLATE 運動(神経)終板
CELL MEMBRANE 細胞膜
T TUBULE T小管
VOLTAGE-SENSITIVE PROTEIN 電圧感受性タンパク

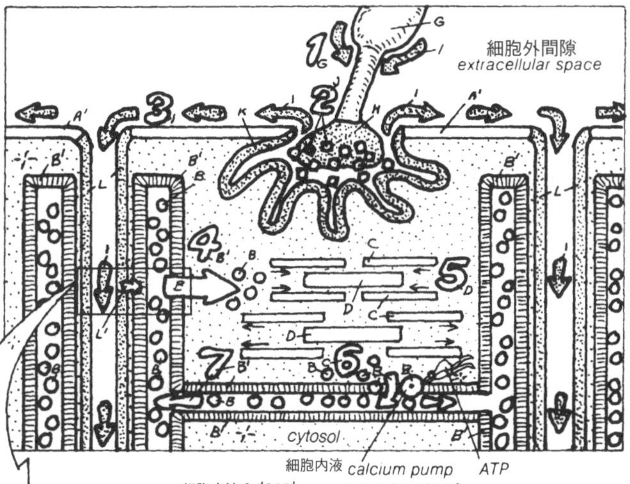

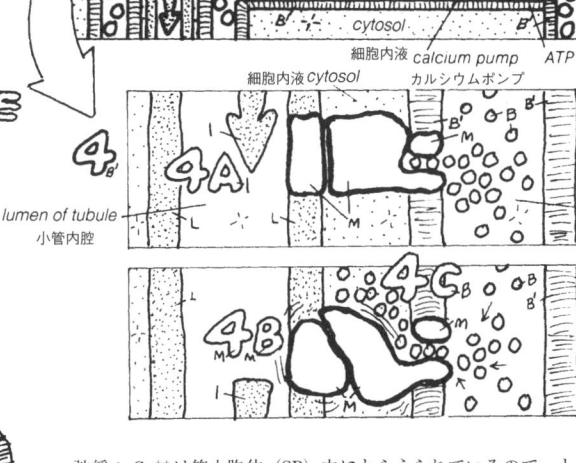

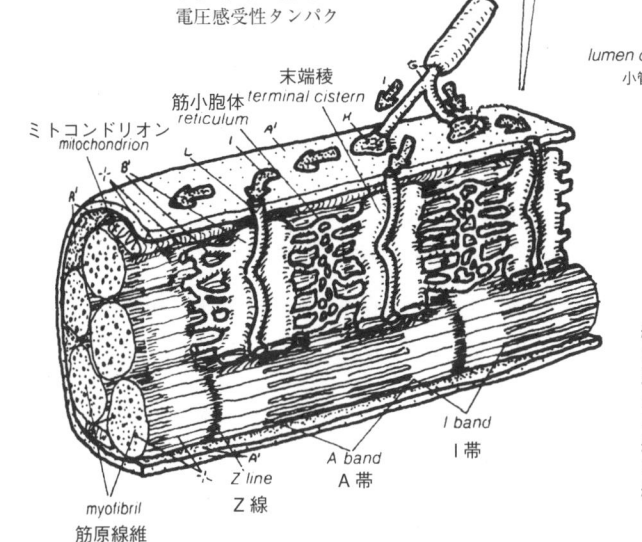

ミトコンドリオン mitochondrion
末端稜 / 筋小胞体 terminal cistern / reticulum
myofibril 筋原線維
Z line Z線
A band A帯
I band I帯

細胞外間隙 extracellular space
cytosol 細胞内液
calcium pump カルシウムポンプ ATP
lumen of tubule 小管内腔
lumen of SR 筋小胞体内腔

弛緩： Ca^{++} は筋小胞体（SR）中にとらえられているので，トロポニンと結合して筋収縮の引き金とはなれない．収縮（1, 2, 3）：細胞表面の活動電位がT小管を通って筋の内部にまで入り込んで，SR層と密着する．(4) 進行する活動電位によって作り出される脱分極（4Aの下方の拡大図）は，電圧感受性小管膜タンパク（ジヒドロピリジンあるいはDHPレセプター）の構造を変化させる．このタンパクの変化した形は，SRのチャンネルを開放して（4B），Ca^{++} を細胞内液に放出させる．(5) Ca^{++} イオンはトロポニンと結合してミオシンの結合部位を露出させる．それにひき続いて筋収縮が起こる．弛緩(6,7)：ATPによって駆動されている Ca^{++} ポンプは，Ca^{++} をSR内に戻すように働く．細胞内 Ca^{++} レベルは低下して，筋の弛緩が続いて起こる．

筋の張力と長さの関係

それぞれの筋肉細胞の収縮は全か無かで起こるけれども，身体の運動は明らかにそうではない．時に運動は力一杯起こるが，時にはわずかな運動しか起こらない．このことから身体の動きは全体の筋肉（筋肉群）によって起こるものであって，単一の筋肉だけが活動して生ずるものではないということが容易に理解される．運動の力を増加させるということは，より多くの筋肉細胞を参加させてそれらが協同して働くようにすることである．しかしながら個々の細胞の活動様式を変化させて行う微妙な運動調節の方法もある．

多くのクロス・ブリッジの収縮（強度）は筋の長さに依存する．

力の強さ，あるいはもっと正確にいうと筋肉の力は，その長さに依存して発揮される．それぞれの筋細胞にとって，最適な長さ，あるいは収縮力が最も強い長さの範囲がある．このことは筋のフィラメントの滑走説によって容易に説明することができる．収縮の力はアクチン・フィラメントと接着するクロス・ブリッジの数に依存している．筋肉が引き延ばされて非常に長い時にはわずかな数のクロス・ブリッジしか接着できないので，その収縮力は小さい．また筋肉が非常に短い時には，クロス・ブリッジは接着するがフィラメントは相互に異なった方向に重なり合ってしまう．したがってこの場合もまた収縮力は小さい．最大の力の発生は活動できるクロスブリッジの参加が最大で，フィラメントが干渉されないで参加している長さの狭い範囲内で生ずる．ヒトの二頭筋にとってこの最適の長さは，前腕と上腕とが適度な角度にある時に到達する．腕を伸ばして前腕と上腕との間の角度が180°のときには，二頭筋は引き延ばされて収縮力は小さい．このことは重量挙げの選手がいつも経験していることとして説明される．"巻き上げる"とき腕を延ばしたまま，床の位置から重いものを挙上するのが最も難しいことである．ひとたび重量をあげた場合には前腕と上腕の角度が適当になるので，前より容易に力が出る．

収縮している筋肉は直列弾性を伸長させる．

軽い重さの物体を挙上するときには，筋肉が短縮して骨格を動かす．これを等張性収縮と呼ぶ．もしも非常に重い物体を挙上しようとするときには，何が起こるだろうか？　この時は筋肉は緊張するが短縮はしない．これは等尺性収縮，つまり長さが変化しない収縮と呼ばれる．この収縮はどのように解訳されるのだろうか？　実際に筋肉が等尺性収縮を行う時には，筋の収縮装置（機械）は実際には短縮しない．アクチンとミオシンはお互いにすべり込み過ぎてしまう．しかし収縮機械と接着している細胞の受動的部分の腱及び結合織は伸長している．その結果，これらの収縮機械によって引き延ばされた筋肉部分は，直列弾性（SE）と呼ばれている．正確なSEの意味はあいまいであるが，腱や結合組織や，クロス・ブリッジの頚部の弾性が含まれることが知られている．

この直列弾性（SE）は，筋肉が等張性収縮を行った時にもわずかながら伸長する．ついで収縮の開始時にはSEはたるんでいるので，筋の収縮機械が短縮するときには，このたるみは移動させるべき荷重をSEが支えるまで持上げられる．そしてこの点から筋肉は短縮する．

収縮力は加算と補充により強化される

筋肉の長さを変えるのが収縮力を変化させる唯一の方法ではない．もしも刺激インパルスが筋肉に高頻度与えられると，唯一発のインパルスによる収縮よりも強い刺激を示す累積効果が認められる．つまり収縮が加算される．全体の筋肉の収縮はまた漸増（補充）と呼ばれる単に多くの数の筋肉細胞を刺激することによって増加する．この加重と漸増（補充）については図26に記述してある．

CN：アクチン（A），ミオシン（B），Z線（C）には前頁と同様に同じ色を塗る．
1. 上部の図で，パーセントを含めた図の筋の強さと長さの軸のグラフに色を塗る．ついで筋肉の長さと種々のパーセントに対する強さの位置を注意しながら，それぞれ4つの筋肉のA-Cの部分に色を塗る．
2. 等尺性収縮でのSE（直列弾性）の極大及び弱い重量を持上げる時の等張性収縮での微弱な収縮に注意しながら，下方の3つの筋肉の状態に色を塗る．

筋の張力と長さの関係図
MUSCLE TENSION-LENGTH

筋の収縮力（強さ）は"強力な一漕ぎ"に参加しうるクロス・ブリッジの数に依存している。クロス・ブリッジはアクチンと接着して始めて有効となるので，収縮力はまた筋の長さにも依存している。筋肉が伸長して引きのばされている時は，この接着はわずかで，したがって収縮力は弱い（4）。筋肉が短かすぎるときはフィラメントが重なりあってしまうので，お互いのフィラメントの動きが妨げられる（1）。最大の収縮力を発生するためには，すべてのクロス・ブリッジがアクチンフィラメントと接着して，アクチンが相互に入り込んで妨害されることなく，なおかつ滑走できる空間があるときにみられる（2, 3）。

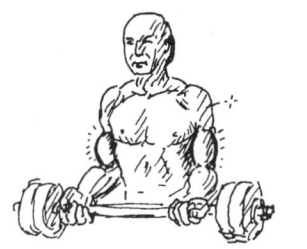

ACTIN アクチン
MYOSIN ミオシン
CROSS BRIDGE クロス・ブリッジ
Z LINE Z線
筋の張力 MUSCLE TENSION
筋の長さ MUSCLE LENGTH

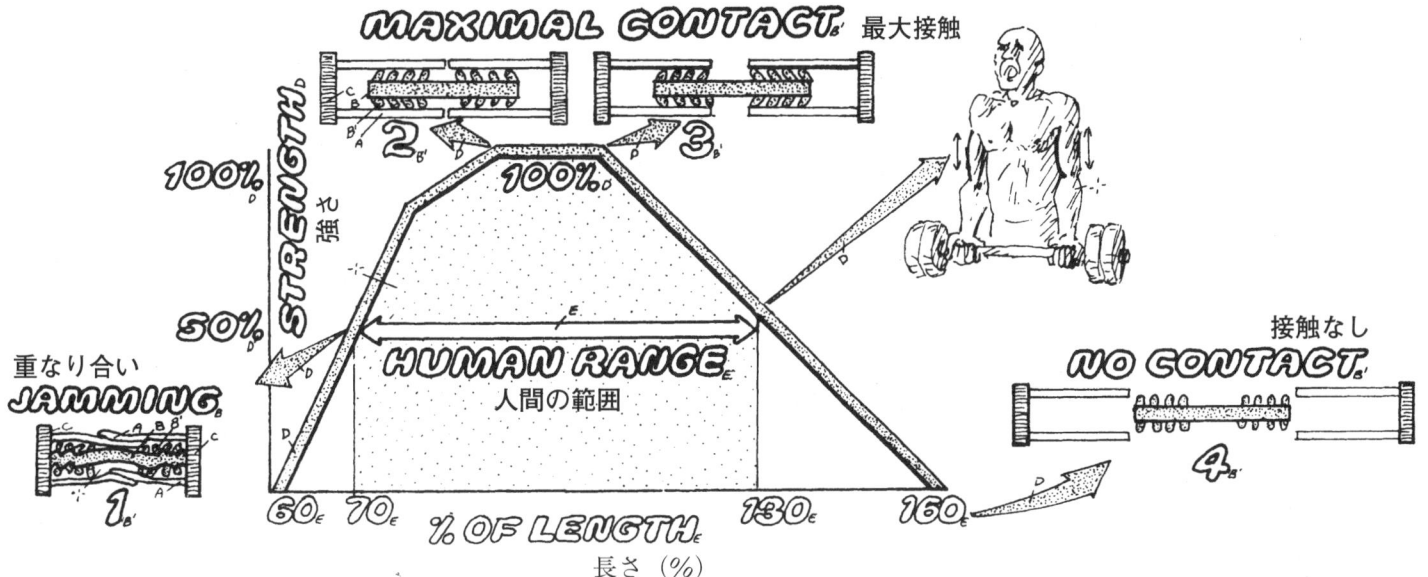

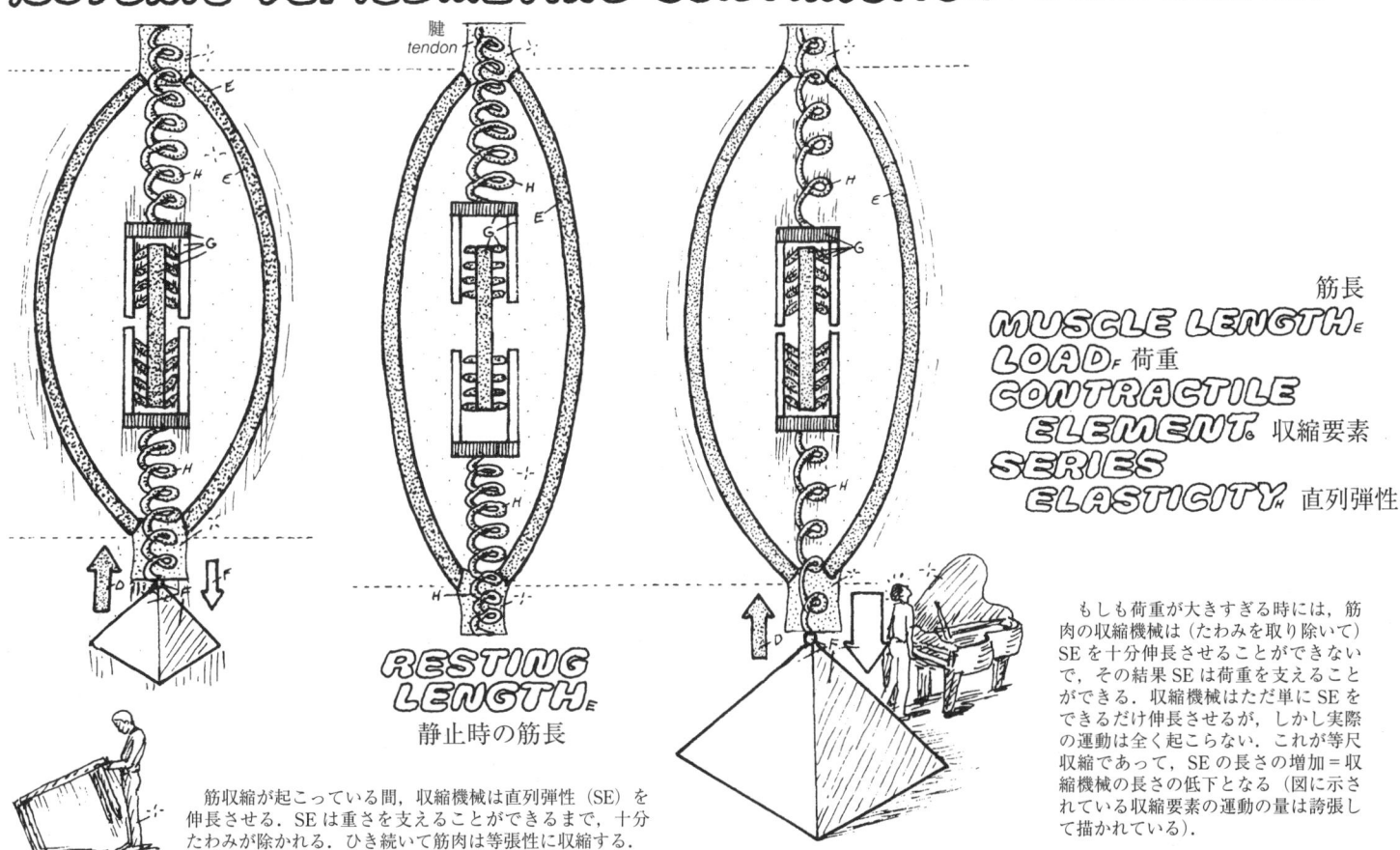

MAXIMAL CONTACT 最大接触
STRENGTH 強さ
100%
100%
50%
重なり合い JAMMING
HUMAN RANGE 人間の範囲
接触なし NO CONTACT
60 70 130 160
% OF LENGTH
長さ（％）

ISOTONIC VS. ISOMETRIC CONTRACTION 等尺収縮と等張収縮の対比

腱 tendon

筋長 MUSCLE LENGTH
LOAD 荷重
CONTRACTILE ELEMENT 収縮要素
SERIES ELASTICITY 直列弾性

RESTING LENGTH 静止時の筋長

筋収縮が起こっている間，収縮機械は直列弾性（SE）を伸長させる。SEは重さを支えることができるまで，十分たわみが除かれる。ひき続いて筋肉は等張性に収縮する。

もしも荷重が大きすぎる時には，筋肉の収縮機械は（たわみを取り除いて）SEを十分伸長させることができないで，その結果SEは荷重を支えることができる。収縮機械はただ単にSEをできるだけ伸長させるが，しかし実際の運動は全く起こらない。これが等尺収縮であって，SEの長さの増加＝収縮機械の長さの低下となる（図に示されている収縮要素の運動の量は誇張して描かれている）。

TENSION > LOAD 張力＞荷重
(MOVEMENT) （運動）
ISOTONIC 等張性収縮
CONTRACTION
(constant tension) （恒常張力）

TENSION < LOAD 張力＜荷重
(NO MOVEMENT) （運動なし）
ISOMETRIC 等尺性収縮
CONTRACTION
(constant length) （恒常距離）

収縮の加重と運動単位の補充

異なった仕事を行うには異なった形の運動が要求される．時には我々の運動は速くて力強い．他の時にはその運動はゆっくりであり，また別の時には細かくて精密である．ここに示した図では，筋肉が収縮の強さと様式を変化させるために利用する機構について探求する．

単一攣縮：潜伏期，収縮期および弛緩期

筋肉は筋細胞に直接与えられた電気ショック（刺激），あるいは神経筋接合部に到達した活動電位によって刺激される．これらのいずれかの方法によって単一の閾刺激が1つの筋肉に与えられると，筋肉は次の3つの相を持つ"攣縮"反応を起こす．(1) 潜伏期は刺激が与えられてから最初の収縮がみられるまでの期間で，2～3ミリ秒のおくれである．この期間にCa^{++}は細胞質内に放出されて収縮機械を活性化するので，直列弾性が伸長する．等張収縮では筋の長さの変化が測定できる．そして張力の発生が荷重に釣り合うまでは筋長の変化はみられないが，荷重を越えると収縮が始まる．これに対して等尺収縮では張力の変化が測定され，直列弾性が伸長されるや否や変化が認められる．次いで等張性収縮の潜伏期は等尺性収縮よりも長く認められ，等張性収縮の潜伏期は荷重を増すに従って延長するのがみられる．(2) 等張収縮期にはひとたび張力が荷重と釣り合った時には，収縮機械の持続的収縮が短縮あるいは全体の筋肉の収縮をひき起こす．等尺収縮では，その収縮期は張力が増加するや否や始まる．両方の場合記録される収縮相は筋肉によって異なるが5～50ミリ秒間持続する．等張収縮では短縮の速さは荷重が増加すると低下する．(3) 弛緩期はCa^{++}が筋小胞体（SR）に押し戻されて細胞質内のCa^{++}値が低くなり，その結果アクチン上のクロス・ブリッジの接着がトロポミオシンによって覆われてアクチンとミオシンが相互に作用できなくなったために起こる．両フィラメントは受動的に元の位置にまで滑走して戻る．

攣縮は持続的収縮のために加算される

単一の収縮（攣縮）は筋収縮の全能力を示していない．攣縮は短時間しか続かず，最大収縮力あるいは筋肉の短縮が発生する時に始まってすぐにおさまる．速い連続でいくつもの攣縮が起こると，それらは積み上げられ加重されて単一収縮よりも大きな複合収縮を生ずる．等尺性収縮においては，単一収縮（攣縮）では筋の収縮が直列弾性（SE）を十分に伸長させる時間より前に，Ca^{++}がSRへ押し戻されることによって収縮活性が終結してしまうので，加重現象が起こる．もしも別の刺激が最初の収縮曲線のかかとの部分にひき続いて加えられると，それもまた収縮を開始させるけれども，このあとからきた攣縮は最初の攣縮につけ加えることができる．この時SEは部分的に伸長されており，これに更につけ加えられることになる．等張性収縮では，単一攣縮が張力を発生するまでに十分時間がかかる（そうでなければ筋肉は短縮しない）．しかし収縮の程度は短い攣縮の期間によって歩み寄りがみられる．再び筋肉が十分に弛緩するまでの時間の前に第2の攣縮が起こるので，最初の攣縮から利益を得ることになる．（等張性あるいは等尺性の）いずれの場合でも刺激の頻度が十分速い場合には，最初の刺激による攣縮の前に次の刺激が到達するので，筋肉は十分弛緩する時間がない．この結果，強直と呼ばれるなめらかで持続性の収縮が起こる．

運動単位の補充は筋収縮力を増加させる

単一の筋細胞収縮の強さは，筋の長さを変えたりあるいは刺激の頻度（神経インパルスの頻度）を変化させることによって変動する．全体の筋肉は筋細胞の集合体なので，収縮の強さも補充として知られる現象である沢山の細胞が同時に収縮にかかわることによって増強される．筋肉にインパルスを伝達する運動神経軸索は，筋細胞との間にシナプス接合をする直前に多数に分岐する．つまり1本の軸索からの分岐は，沢山の筋細胞を支配している．哺乳動物のそれぞれの筋肉は，たった1本の軸索からの枝を受けている．したがって（身体の中では）単一軸索によって支配されている筋肉は，その軸索がインパルスを伝える時には，すべて収縮することになる．単一の運動ニューロンとそれに結合している筋肉は，運動単位と呼ばれる1つの単位として働いている．

それぞれの運動単位における筋細胞（線維）の数は，異なった身体部位で変化している．（手の指や目を動かすような）細かい巧妙な運動を行う運動単位は，(10個以下の) 少数の筋細胞を含んでいる．このことは神経系がこれらの筋肉の活動時には，非常にわずかな調整をするような選択を行っていることを示している．（背部にある姿勢筋の調節を行うような）もっと大ざっぱな筋収縮をさせるような運動単位は，それぞれの神経軸索に対して（おそらく200以上の）多数の筋肉細胞を受け持っている．この例のように神経系はわずかな数の神経を用いて，強力な筋収縮の調整作用を持っている．

同期しない発火はなめらかな収縮を促進する

筋肉は疲労する．つまり筋肉の活動は無限には保たれない．それでも（姿勢筋などの）ある種の筋肉は，長時間持続するなめらかな収縮を行う．研究室で我々は（図の右側に示されるように）筋肉に速い頻度の刺激を与えて完全強直をひき起こすことによって，筋全体としてなめらかな収縮を行わせることができる．身体の中では，運動単位はまれにしかこのような速い頻度では刺激されない．運動単位の収縮はしばしば完全には融合しない一連の攣縮（単一収縮）を含んでいる．筋細胞は弛緩能力を持っているので，いずれの個々の運動も一見急にぴくっと動くようにみえる．しかし筋肉全体の収縮はその中に沢山の運動単位を含んでおり，それらは同期しては発火しないので，なめらかに行われる．例えば1つの運動単位が弛緩し始める時に，他のものは収縮し始める．したがって個々の運動は積み重ねられて，実際の筋運動はなめらかとなる．

CN：A, O, Pには濃い色を用いなさい．

1. 左方の攣縮の例から始めて，この筋肉短縮の測定にはその3つの相の色をつけるが，右方の筋運動の記録図で，攣縮には1つの色を塗るように注意する．Aは（回転ドラム上に描かれた図）である．
2. 上方右角の攣縮の測定装置に色を塗りなさい．
3. いろいろな収縮を区別する図に色をぬりなさい．
4. 運動単位から始まる補充の枠内の図に色を塗りなさい．太い外枠で描かれた運動単位にだけ色を塗りなさい（O, P, 及びG），色を塗らないで残した単位は不活性のものである．

収縮の加重
SUMMATION OF CONTRACTIONS

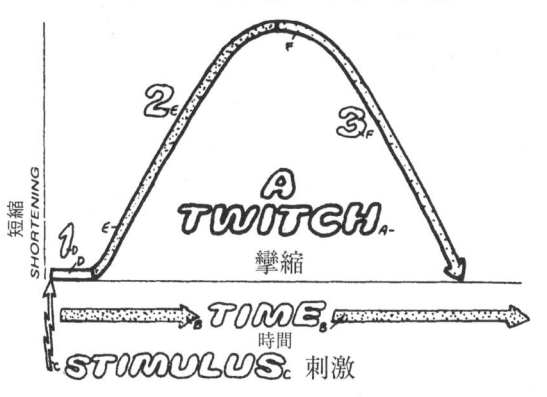

A TWITCH 攣縮
TIME 時間
STIMULUS 刺激
SHORTENING 短縮

LATENT PERIOD 潜時
CONTRACTION 収縮
RELAXATION 弛緩

筋運動の記録図
THE MYOGRAM

攣縮の測定
MEASURING THE TWITCH

単離した筋肉の収縮は，その筋肉の一端を固定した支持部に取り付けて，他方を軸あるいは支点のまわりを自由にまわるてこ（レバー）に装着して記録することができる．これは支持点とてこが骨である身体の手足の運動とよく似ている．筋肉が収縮すると，支点（骨）を引っ張って，てこの先は動いているドラムの紙片の上にその運動を記録できる．

MUSCLE 筋肉
LEVER レバー（てこ）
FULCRUM （てこの）支点
SUPPORT 支持部
WEIGHT 重量

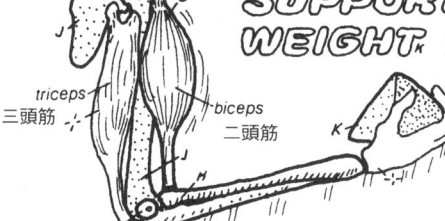

triceps 三頭筋　biceps 二頭筋

単一の閾刺激が1つの筋肉に与えられた時には，筋肉は3つの相を持つ"攣縮"反応を示す．(1) 刺激後2〜3ミリ秒の短い遅れ，すなわち潜伏期があり，その間は記録されうる運動は起こらない．(2) それに引き続いて起こる長い収縮期では，その記録は短縮（等張性収縮）あるいは張力の発生（等尺性収縮）が示される．(3) 弛緩期では，筋肉は元の静止時の状態に戻る．潜伏期にはCa^{++}がSRより細胞質内に放出されて，次いで筋細胞内の収縮機械を活性化する結果，等張性収縮では筋運動が荷重（重さ）に釣り合うまで直列弾性の伸長を必要とする．

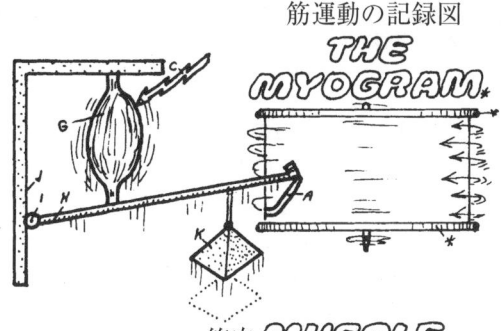

TWITCH 攣縮
SUMMATION 加重
UNFUSED TETANUS 未融合強直
TETANUS 強直

筋収縮の強さを増加させる1つの方法は，興奮刺激の頻度を増加させることである．いくつかの攣縮が次々と速やかに続くと，1つの攣縮よりも大きい合同収縮となる．単一の攣縮では個々の収縮活動は速やかに終了してしまうので，筋肉の収縮機序は極大短縮に至るまでの十分な時間がない．もしももう1つの刺激が第1の刺激の終わりぎわに続いて与えられると，更にまた攣縮が始まる．しかし，後から起こる収縮は第1の収縮よりも有効に働く．沢山の刺激が連続的に早い頻度で与えられると，1つ1つの攣縮は融合して強直とよばれるなめらかな大きい収縮となる．

筋線維の補充
RECRUITMENT OF MUSCLE FIBERS

THE MOTOR UNIT 運動単位
MOTOR NEURON 運動ニューロン
AXON TERMINAL 軸索末端
MUSCLE FIBER (CELL) 筋線維（細胞）

spinal cord 脊髄
sensory nerve 感覚神経
spinal nerve 脊髄神経
motor neuron 運動ニューロン

ocular muscles 眼筋
10本の線維/運動単位

FIBERS PER MOTOR UNIT

200本の筋線維/運動単位
postural muscles 姿勢筋

筋の収縮力を増加させるもう1つの方法は，活動している運動単位の数を増加させて，より多くの筋肉を参加させて収縮させることである．1つの運動単位は，1個の運動ニューロンとそれによって支配されているすべての筋肉よりなりたっている．精密な運動の調節が要求されるような（運動）単位では，1つの運動ニューロンはわずか（10個）の筋細胞に分布しているだけである．粗（大ざっぱ）な運動をする別の運動単位では，1個のニューロンは200個以上の筋細胞に分布している．

神経，筋肉とシナプス

筋収縮のためのエネルギー源

すべての細胞はその反応や仕事をするための燃料としてATPを用いる（図5）．大部分の細胞内のATPの濃度は一般には5 mM前後であり，ATPが消費されるのと同じ速さでATPは合成されるので，この値は常に一定に保たれている．しかし筋肉細胞はある1つの特別な場合の例である．というのは筋肉は突然に起こる活動と，長時間持続する強い活動を行うように求められているからである．耐久性運動の期間に筋肉は，静止時に使用するATPの数百倍から数千倍もの量を利用する．とにかくATPの供給はこのような膨大な必要量に見合うようになされなければならない．（上部枠内の図に示されているように）ATPは3つの別々の経路から供給される．すなわち，クレアチンリン酸（2），解糖・乳酸系（4），及び好気的代謝と酸化的リン酸化（3）である．

高エネルギー・リン酸系（20〜25秒）

ある時点で筋細胞内に存在するATPの量は少ない．その量はそれ自体では，例えば50 m走る程度の強い筋肉の活動を5〜6秒間維持するのがやっと位の量にすぎない．しかし筋肉内のATPが利用されると，クレアチンリン酸として貯蔵されているエネルギーの少量の予備によって速やかに補充される．クレアチンリン酸は使用されたATPから作られたばかりのADPにその高エネルギーリン酸が与えられると，再びATPに戻るようになる．このクレアチンリン酸のようなATPの過剰の貯蔵は容易に動員されて，このような変化が続く限り非常に効果的に働いている．しかし残念ながらこの予備量はクレアチンリン酸の貯蔵量がわずかで，元来筋肉に貯蔵されているATP量の約4〜5倍多いだけなので限界がある．正常ではクレアチンリン酸の供給は，クエン酸回路（図6）と酸化的代謝によって産生されるATPによって補充される．しかし耐久的な強い運動が続く時には，これらの反応が起こる十分な時間がない．そこで，強い筋肉活動が行われた約20〜25秒後にはATPが全くない状態になってしまう．つまり別のエネルギー源を探さなくてはならない．

解糖・乳酸系（O_2を必要としない）

ATPはブドウ糖（あるいは貯蔵グリコーゲン）の嫌気的解糖系代謝を通して急速に供給される．つまり1分子のブドウ糖からこの嫌気的経路を通る度毎に，2分子のATP分子が形成される．この反応の利点はO_2なしの嫌気性条件でもATPの産生が速やかに行われることである．この反応速度はクレアチンリン酸系の1/2の速さではあるが，好気的代謝系よりも2〜3倍速やかである．しかしながらこれにも限界がある．なぜならば，ブドウ糖分子から奪われた水素は正常ではO_2と結合して水の分子が作られるのに対して，この反応ではその水素はピルビン酸と結合して乳酸が形成される．したがって，それぞれ新しくATPが作られる毎に乳酸が作られることになる．この経路によるエネルギー産生は，乳酸が次第に蓄積して疲労が起こるためやはり限界がある．さらに，嫌気的解糖がごく少量のATP—ブドウ糖1分子から2個のATP分子—を産生するのに対し，酸化的リン酸化は36 ATP/ブドウ糖を産生する．

好気的代謝—酸化的リン酸化（おそいが，より豊富である）

この代謝系ではブドウ糖及びグリコーゲンと同様に，脂肪も利用される．クレアチンリン酸系あるいは解糖反応系に対して，この好気的代謝系はかなりゆっくり進行する反応系ではあるが効率がよく，栄養物がある限りほとんど無限の長期間にわたってエネルギーを供給し続けることができる．典型的な例では，好気的代謝系が運動によるエネルギー要求の増加を補うのには，約0.5〜2分間かかる．そこで嫌気的過程はごく短時間の身体運動を行うために必要であるばかりでなく，この過程は好気的代謝過程が十分に動き出す前の長期間の筋肉の活動の最初の時点で，筋収縮のためのエネルギーを供給していることになる．いったん，この代謝が開始されると，疲れ切ったランナーは"二番手の追い風"を体感するであろう．

異なった仕事のための異なった筋肉型

すべての骨格筋の細胞は同一ではない．これらには3つの型，すなわち赤/遅筋，赤/速筋，及び白/速筋があり，それぞれATPの産生能，収縮速度，及び疲労に対する抵抗性などにおいて異なっている．これらの関連した諸性質は，図表に示されている．一般に人間の骨格筋はこれら3つすべての型の筋肉を含んでいるが，その割合は筋肉の種類により異なっている．例えば背中にある姿勢筋は連続的に活動状態にあって，赤/遅筋線維を含んでいる．これらの筋線維は好気的代謝を行うために特殊化されている．これらの筋肉内には赤色の呼吸色素のミオグロビンが含まれており，O_2を貯蔵し，O_2の拡散を促進して筋肉内にあるミトコンドリアに移送する．更にこの筋線維は小さくて多数の毛細血管に取り囲まれており，ゆっくり収縮するので血液から供給されるO_2の量はその要求量に見合っている．赤/速筋線維は赤/遅筋と白/速筋線維の中間である．白/速筋線維は速く強く突然に活動する筋肉群に沢山含まれている．この筋にはミオグロビンがなくミトコンドリアはまばらにしか存在せず，また毛細血管も少ない．この筋では解糖系がよく発達しているのでATPは急速に生成されるけれども，筋肉内の一定量のグリコーゲンの貯蔵量が枯渇してなくなった時には，筋肉は急速に疲労する．重量挙げのような短時間に強い筋肉の収縮を生ずるように要求される腕の筋肉は，この白/速筋線維を多く含んでいる．

CN：Aには紫，Jには赤，そしてEには暗い色か明るい色を塗る．
1．最初に毛細管（A）の境界と筋線維の細胞（B）に色を塗る．それから標題が示している細胞内で起こっている過程について，第1番から始めて右方の柱のそれぞれの標題に色を塗る．右の端にあるスポーツの絵には色をつけない．上方の図はATPが好気的に形成される運動の代表例である．
2．3つの種類の骨格筋線維の特徴について，1行毎に次々と色を塗っていく．

筋線維中のエネルギー源

SOURCES OF ENERGY IN MUSCLE FIBER

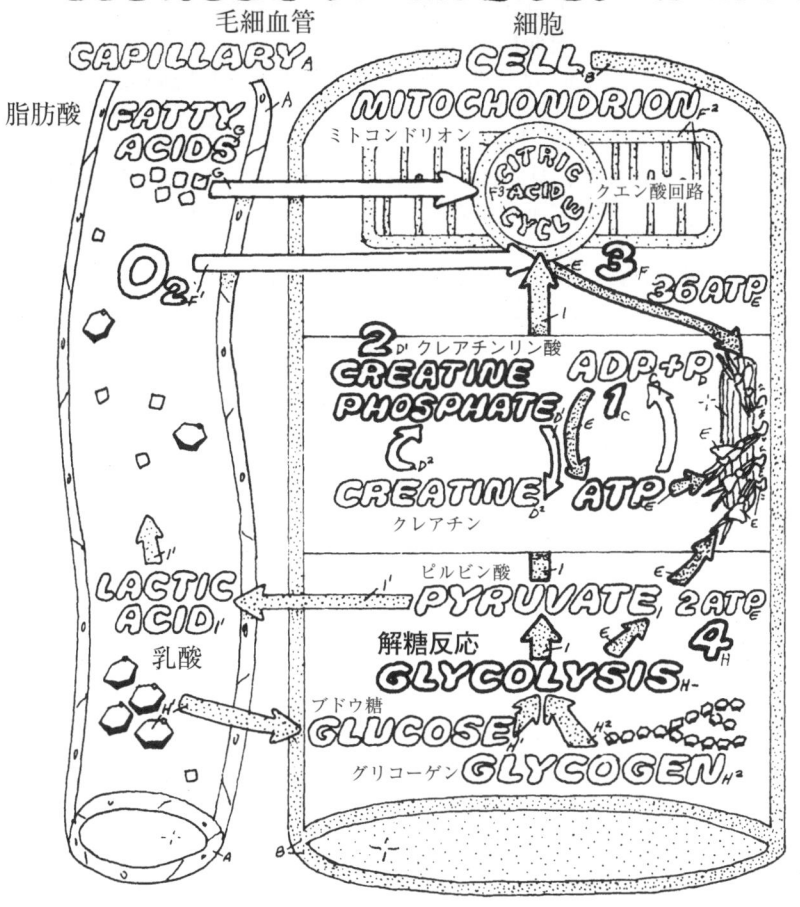

毛細血管 **CAPILLARY**　細胞 **CELL**　好気的 **AEROBIC**

脂肪酸 **FATTY ACIDS**　**MITOCHONDRION** ミトコンドリオン　**CITRIC ACID CYCLE** クエン酸回路

O_2　36 ATP

CREATINE PHOSPHATE クレアチンリン酸　ADP + P

CREATINE クレアチン　ATP

LACTIC ACID 乳酸　**PYRUVATE** ピルビン酸　2 ATP

解糖反応 **GLYCOLYSIS**

ブドウ糖 **GLUCOSE**　グリコーゲン **GLYCOGEN**

運動をしている間, 筋肉はATPの急速な供給を要求する. 細胞内のATPは速やかに利用されて, (1) ADPと無機リン酸を形成する. 次いで使用されるエネルギー源はクレアチンリン酸 (2) である. これはその高エネルギー・リン酸基をADPに与えてATPを作る. クレアチンリン酸もまた使いつくされると今度は脂肪酸とブドウ糖が利用され始める. 低い活動状態を保つためには血液からのO_2の供給が見合っているので, これらの燃料の利用は好気的過程で行われる (3). この反応は酸化的リン酸化反応で終結するが, そこでは燃料物質から奪われたHの最終的受容体はO_2であり, 同時に沢山のATPが作られる.

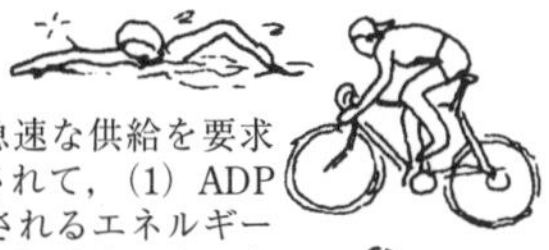

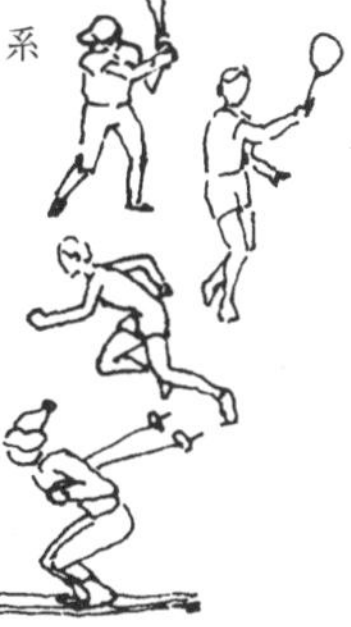

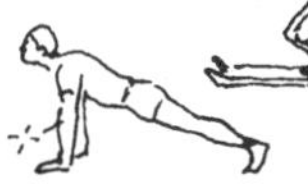

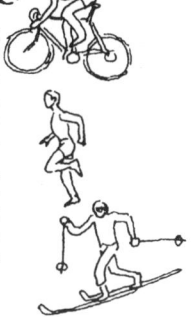

1. **ADP + PHOSPHATE**　1. ADP + リン酸
2. **CREATINE PHOSPHATE**　2. クレアチンリン酸
3. **OXIDATIVE PHOSPHORYLATION**　3. 酸化的リン酸化
4. **GLYCOLYSIS**　4. 解糖(反応)系

強い活動性を持って急激に, しかもたゆまず運動をしている間は, 血液は筋肉に十分速やかにO_2を供給することができない. 急速にATPの供給をするために, 筋肉細胞はブドウ糖とグリコーゲン (4) の嫌気的代謝に依存している. 生じたピルビン酸はO_2供給が不足している状態ではもはやミトコンドリアによって代謝されないで, 乳酸に変換されて血液へ漏れ出してくる. 嫌気的代謝の速度は非常に速やかではあるが, 好気的代謝と比較してそれぞれの燃料分子から生成されるATPの量は少ないので効率が悪い.

ANAEROBIC 嫌気的

骨格筋線維の3種類

3 KINDS OF SKELETAL MUSLE FIBER

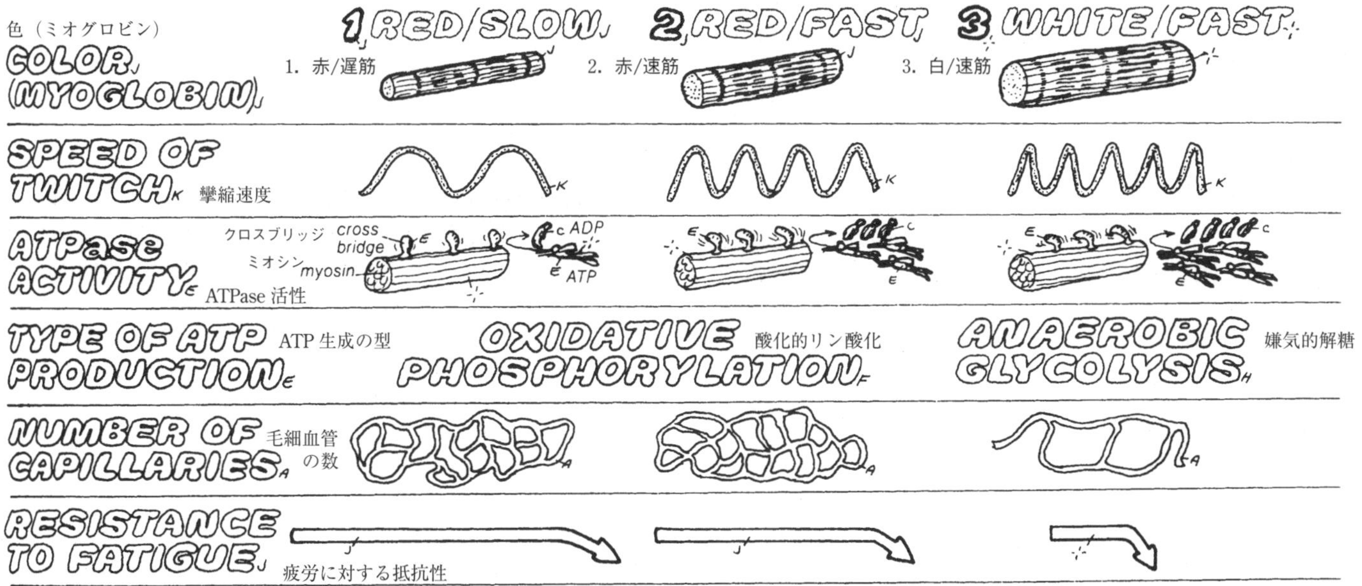

	1. **RED/SLOW** 赤/遅筋	2. **RED/FAST** 赤/速筋	3. **WHITE/FAST** 白/速筋
COLOR (MYOGLOBIN) 色(ミオグロビン)			
SPEED OF TWITCH 攣縮速度			
ATPase ACTIVITY ATPase活性 クロスブリッジ cross bridge ミオシン myosin ADP ATP			
TYPE OF ATP PRODUCTION ATP生成の型	**OXIDATIVE PHOSPHORYLATION** 酸化的リン酸化		**ANAEROBIC GLYCOLYSIS** 嫌気的解糖
NUMBER OF CAPILLARIES 毛細血管の数			
RESISTANCE TO FATIGUE 疲労に対する抵抗性			
DIAMETER OF FIBER 筋線維の直径			

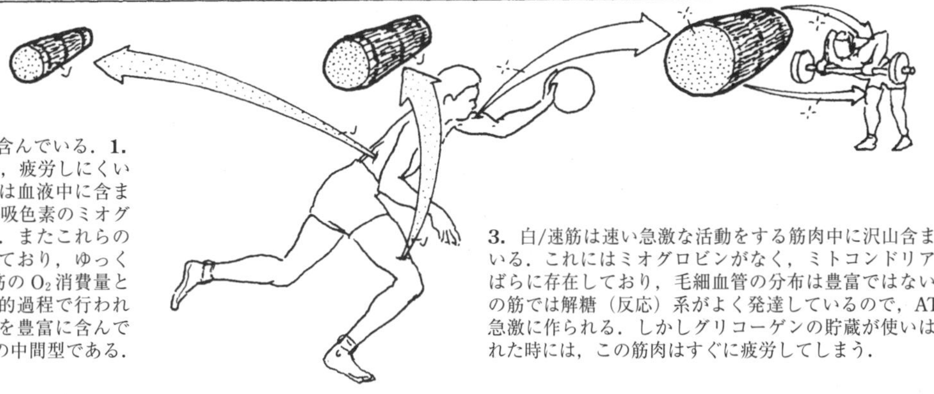

骨格筋は次の3つの型の線維を混合して含んでいる. 1. 赤/遅筋はゆっくりした持続性の活動を示し, 疲労しにくいように特別の分化している. これらの筋肉は血液中に含まれるヘモグロビンと同様にO_2を貯蔵する呼吸色素のミオグロビンを含んでいるので赤い色をしている. またこれらの筋肉は小さくて沢山の毛細管に取り囲まれており, ゆっくりと収縮するので血液からのO_2の供給は筋のO_2消費量と見合っているので, 代謝は基本的には好気的過程で行われている. 背中にある姿勢筋はこれらの筋肉を豊富に含んでいる. 2. 赤/速筋線維は赤/遅筋と白/速筋の中間型である.

3. 白/速筋は速い急激な活動をする筋肉中に沢山含まれている. これにはミオグロビンがなく, ミトコンドリアはまばらに存在しており, 毛細血管の分布は豊富ではない. この筋では解糖(反応)系がよく発達しているので, ATPが急激に作られる. しかしグリコーゲンの貯蔵が使いはたされた時には, この筋肉はすぐに疲労してしまう.

平滑筋

平滑筋は内臓と血管の運動にたずさわっている．骨格筋とは異なってこれらの筋肉は不随意性で，長期間持続する収縮に適応している．これらの筋の収縮はゆっくりではあるが疲労せずに行われ，わずかなエネルギーの消費で骨格筋と同程度の力を発生させる．平滑筋と骨格筋の2つの型の筋肉は，その構造もまた異なっている．平滑筋は形が小さく（長さは約50～400 μmで，厚さは2～10 μm），紡錘形で1個の細胞核を含んでおり，筋小胞体の発達が悪く，はっきりした運動神経終板を持たない．平滑筋を支配している自律神経の軸索は，神経伝達物質を含んでいる多数の瘤状膨大部を持っている．平滑筋は収縮するためにアクチン上を"歩く"ミオシンを利用するが，これらのフィラメントは規則正しい配列が保たれておらず，したがって横紋縞を示さない．この筋にZ線はない．その代わりにアクチン・フィラメントは細胞全体にわたって散在している小さい緻密小体に固定されているようにみえる．このようなはっきりした構造がないことから，平滑筋はその長さの4～5倍にも引き伸ばされてもなお収縮することができると考えられている．

単一単位筋は自発性が持続する収縮を示す

平滑筋は単一単位筋及び複合単位筋に分類される．単一単位筋は1つの細胞から次の細胞へ約5～10 cm/秒の速さで興奮を伝えることができるギャップ結合によって相互に結合している．これらの筋肉はしばしばゆっくりと静止膜電位が上昇して閾値に達するような（ペースメーカー），神経支配とは全く関係のない活動電位を持つ自律性活動を示す．こうして生じる筋の収縮はゆっくりと延長して，活動電位によってひき起こされた単一攣縮は数秒間も続く．もしも刺激が1秒に1回の割で起こるならば，個々の攣縮は融合して持続的な強直性収縮となる．これは骨格筋の収縮とは異なっており，非常に遅い頻度の刺激が連続的な張力を発生する．しかしながらその結果，平滑筋はいつもはトーヌスあるいは緊張と呼ばれる部分的収縮あるいは緊張状態にある．神経支配によってこのような平滑筋の活動が開始されるのではなく，ただ増強されたりあるいは抑制されたりするにすぎない．アセチルコリン（副交感神経の伝達物質）を大腸の平滑筋に作用させると，そのペースメーカー細胞を閾値近くまで脱分極させて，その結果筋の活動電位の頻度が増加して，個々の攣縮は融合して加重される．つまり活動電位の頻度が増すほど筋の収縮は強くなる．ノルエピネフリン（交感神経の伝達物質）を平滑筋に作用させると，筋のペースメーカー細胞は過極して活動電位の発生頻度を低下させてトーヌス（発生する緊張）が低下する．

伸張に対する平滑筋の反応は必ずしも予言できない．時に筋は可塑性を示す振舞をする．つまり筋が引き延ばされた時には，筋の張力が弱まる．ほかの場合には，伸張が筋の収縮のための刺激として作用する．つまり筋が引き延ばされた時に，筋の張力はより高まる．これらの例では，筋の伸張がペースメーカー細胞を脱分極して，頻度の高い活動電位を発射して筋の反応が起こるのである．この反応は血管の自動制御機構（図62），及び（例えば脊髄損傷などのあとで）神経性の調節機構なしでも充満した膀胱が自動的に空になる現象と関連している．単一単位の平滑筋はしばしば大きな層状に広がっており，小腸，子宮，膀胱と同様，血管や尿管のような内腔性の内臓臓器の壁にも存在する．

細胞内Ca++は収縮を調節する

細胞内Ca++は骨格筋および平滑筋の両方の収縮の引き金になる．しかしながら，平滑筋はトロポニンを含んでいないので，Ca++の基本的作用は平滑筋では異なっているように見える．トロポニンの代わりに上昇したCa++（図の右下の第五段階）は，カルモジュリンと呼ばれる細胞内タンパクと結合して結合体を作り，それが不活性のミオシン軽鎖キナーゼ（MLCK）を活性化する．活性化されたMLCKはミオシン頭部に含まれるアミノ酸の特殊な小さい（軽い）鎖部分のリン酸化（リン酸基を有機分子に移す反応）を触媒する．この過程でリン酸基はATPから与えられる．このリン酸化反応なしにはミオシン頭部はアクチンとクロス・ブリッジを形成することはできない．とにかくこのリン酸化反応によってミオシンATPaseは活性化されて，活性のクロス・ブリッジが形成される過程でATPの利用が促進されて，その結果として筋収縮が起こる．細胞内のCa++濃度が閾値以上に維持されている期間中，ミオシンはリン酸化されて，筋の張力は維持される．細胞内Ca++が減少する（例えば細胞質からCa++を追い出す膜ATPaseの働きによる）とMLCKは不活性化されて，ミオシンは脱リン酸化されて平滑筋は弛緩するようになる．予想された筋弛緩が続いて起こるが，しばしば必ずしも予期されるほど迅速には起こらない．ともかくも平滑筋ミオシンはそのATPase活性が抑制されたり，失われたりしたときでも，その接着部に釣り下がって張力を保っている（あたかもその中に掛け金が含まれているように）．この理解不十分な機構は，筋肉が最小のエネルギー消費で張力を保っていることを容認している．

自発性活動電位に付け加えて平滑筋の収縮は，神経興奮，伸張，ホルモン，あるいは直接の電気刺激などによって開始されたり，変化を受ける．それぞれの場合，刺激はCa++チャンネルを通して細胞外貯蔵部から，あるいは筋小胞体からの細胞内Ca++の増加を引き起こす．脱分極は形質膜にある電圧活性化Ca++チャンネルを開き，筋の伸張は伸張活性化Ca++チャンネルを開いて細胞外Ca++の流入をきたす，アセチルコリンは第二次メッセンジャーのホスホリパーゼーIP3系を介して細胞内Ca++を上昇させて，筋張力を増加させる（図13）．ノルエピネフリンは第二次メッセンジャーのcAMPを介してMLCKを不活性化したり，細胞質からのCa++排出を増加させたりして，筋張力を抑制する．

多単位活性は神経分布に依存する．

多単位平滑筋は固有の活動を示さないがその神経分布に依存しているので，より骨格筋に似ている．しかしながら，その神経支配はより発散的で筋細胞の大きな領域に及んでいる．多単位平滑筋は肺に通じる太い気道，太い動脈，輸精管，瞳孔，および括約筋などに見出されている．

CN：D，J，Lには暗い色を塗りなさい．
1. 上部の枠内図から始める．神経の瘤状隆起（C）には色を塗らないで残しておく．
2. 単一単位平滑筋と複合単位平滑筋の間の比較図に色を塗りなさい．
3. 下部の枠内図で，どのようにしてCa++が筋収縮の引き金となって順次反応が起こってくるかの図に色を塗りなさい．ミオシン・フィラメント（F）の大きさはMLCK（O）と比べて縮小してある．

平滑筋細胞
THE SMOOTH MUSCLE CELL

ACTIN アクチン
MYOSIN ミオシン
DENSE BODY 緻密小体
SARCOPLASMIC RETICULUM 筋小胞体

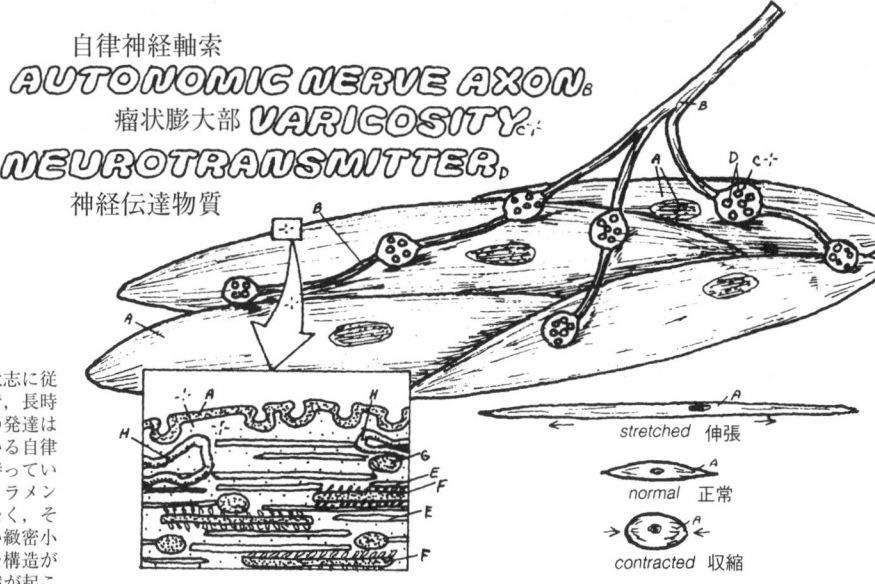

平滑筋は内臓の運動を受け持っている。骨格筋と異なって平滑筋は意志に従わないで収縮し，疲労しないでわずかなエネルギーしか消費しないので，長時間にわたる持続的収縮をするのに適している。この平滑筋の筋小胞体の発達は悪く，はっきりした運動神経終板を持っていない。平滑筋を支配している自律神経の軸索は，神経伝達物質を含んでいる球根状の瘤状膨大部を多数持っている。平滑筋はアクチンとミオシンを持っているけれども，これらのフィラメントは規則正しく並んでいないので横紋は示さない。平滑筋にはZ線がなく，その代わりにアクチン・フィラメントは細胞質全体に散在している小さい緻密小体としっかり結合しているようにみえる。このことは平滑筋には厳密な構造が欠けており，筋を元の長さの4～5倍に引き伸ばしても依然として収縮が起こるということの説明となっている。

自律神経軸索
AUTONOMIC NERVE AXON
瘤状膨大部 VARICOSITY
NEUROTRANSMITTER 神経伝達物質

stretched 伸張
normal 正常
contracted 収縮

単一単位 平滑筋（内臓筋）
SINGLE-UNIT SMOOTH MUSCLE (VISCERAL)
ACTION POTENTIAL 活動電位
GAP JUNCTION ギャップ結合
PACEMAKER POTENTIAL ペースメーカー電位

膀胱 bladder
小腸 intestine
小血管 small blood vessel
縦走筋 longitudinal
輪状筋 circular muscle

+30
閾値電位 threshold potential 0
-60

複合単位 平滑筋
MULTI-UNIT SMOOTH MUSCLE

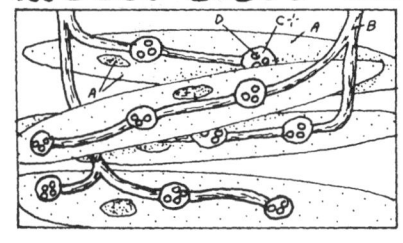

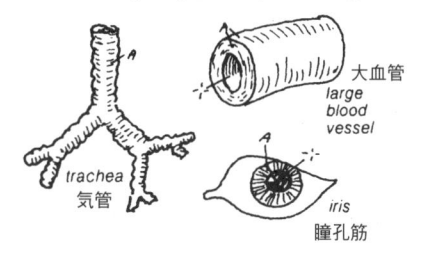

大血管 large blood vessel
気管 trachea
瞳孔筋 iris

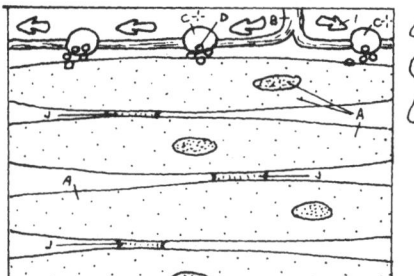

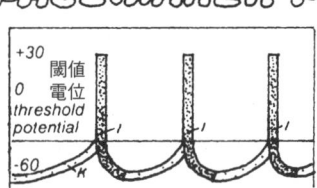

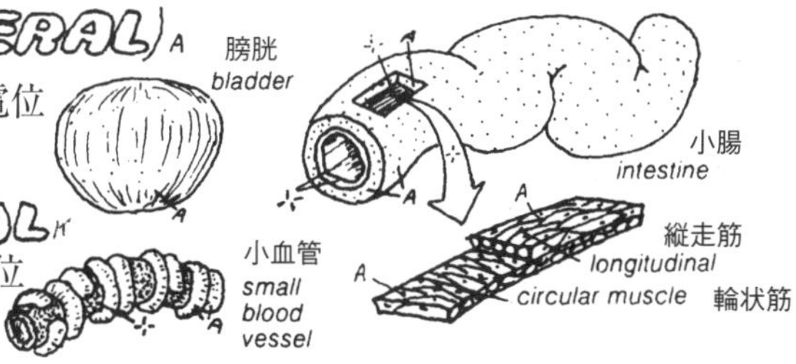

平滑筋は単一単位平滑筋と複合単位平滑筋とに分類される。
1. **単一単位平滑筋**は相互にギャップ結合で結合しているので，筋の一群として働く。これらの平滑筋は自発性活動を示し，（ペースメーカーの）活動電位がゆっくりと上昇して極大となって活動電位となるが，これは外来神経支配とは無関係に起こる。ついで起こる筋収縮はゆっくりしていて長時間続く。その結果筋肉は部分的に収縮しているか，あるいはトーヌスと呼ばれる緊張状態にある。神経支配はこの筋の活動を開始させるものではなくて，その活動を増強させたりあるいは抑制したりしている。伸張に対する平滑筋の反応は，いつも予測できるわけではない。時には伸張に対して筋は可塑性を示すので，筋は緊張を失う。ほかの場合には筋の伸張は筋の収縮をひき起こすための刺激として作用する。単一単位平滑筋はしばしば広い板状に広がっていて，小腸，子宮および膀胱のような内腔性の内臓臓器の壁に見出される。このような筋はまた小血管や尿管にも見られる。 2. **複合単位平滑筋**は骨格筋によく似ており，固有の自発性活動を示さないで，その神経支配に依存して活動する。しかしながら，この神経支配はより広範囲に筋肉の膜の広大な領域に広がっている。

Ca⁺⁺と筋収縮
Ca^{++} & MUSCLE CONTRACTION
MEMBRANE RECEPTOR 膜受容器
CALCIUM CHANNEL カルシウム・チャンネル
CALMODULIN カルモジュリン
MYOSIN LIGHT CHAIN KINASE (MLCK) ミオシン軽鎖キナーゼ（MLCK）

自発性の活動電位のほかに，平滑筋の収縮は神経興奮，伸張，ホルモン，あるいは電気刺激によってひき起こされ変化する(1)。それぞれの例で，刺激は細胞外から膜のCa^{++}チャンネル(2)を通ってCa^{++}が細胞内に入ったり，または筋小胞体(3)からのCa^{++}遊離によって細胞内Ca^{++}の増加を引き起こす。この増加したCa^{++}は細胞内タンパク質のカルモジュリン(5)と反応して複合体(6)をつくり，それが不活性状態の酵素のミオシン軽鎖キナーゼ(MLCK)(7)を活性化する。活性化されたミオシン軽鎖キナーゼはリン酸基をミオシン頭部に含まれる特別に小さい（軽い）アミノ酸の鎖部分に移す作用をする。この過程でのリン酸基はATP → ADP + P_iの反応で与えられる。とにかくこのリン酸化反応によってアクチンがミオシンを活性化して，活性のある連結橋を形成するために更にATPが利用されて，筋収縮が起こる。細胞内のCa^{++}濃度が閾値以上に高く留まっている限り，ミオシンはリン酸化され続けて張力が維持される。Ca^{++}濃度が低下するとミオシン軽鎖キナーゼは不活性化されて，ミオシンは脱リン酸化されるので筋肉は弛緩する。

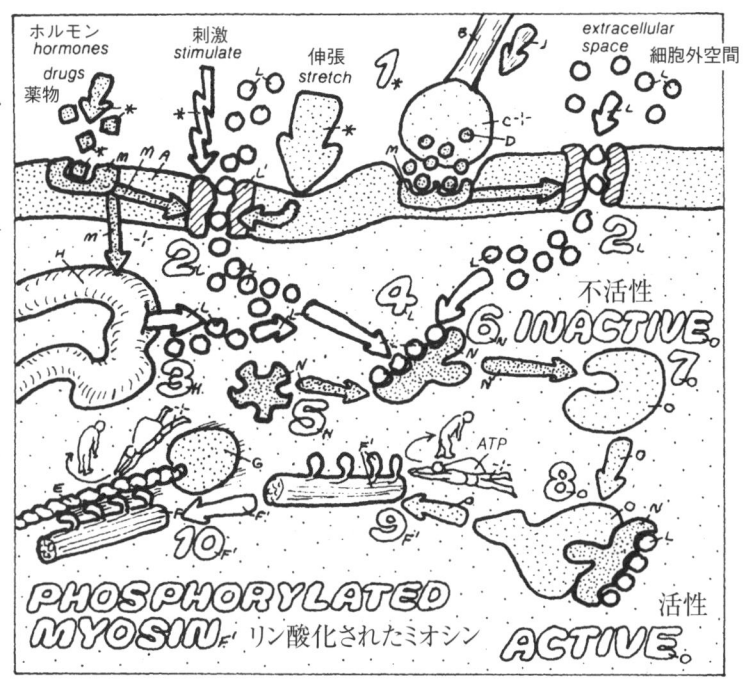

ホルモン hormones
薬物 drugs
刺激 stimulate
伸張 stretch
extracellular space 細胞外空間
不活性 INACTIVE
PHOSPHORYLATED MYOSIN リン酸化されたミオシン
活性 ACTIVE

自律神経系

自律神経系（ANS）は内分泌（ホルモン）系と共に身体の内部臓器の働きを調節している．ANS は平滑筋，心筋，及び分泌腺を支配しており，血液の循環，胃腸管の活動，体温及び数多くの他の機能を調節している．この調節は大部分意識的には行われていない．

ANS は交感神経系と副交感神経系とに分類されており，それらの作用は大体拮抗的である．大部分の臓器はそれぞれの神経区画から神経支配を受けているが，時にはそうでない場合もある．次の表はこれら ANS の作用のいくつかをまとめてある．

代表的臓器の自律神経刺激による効果

臓器	交感神経刺激効果	副交感神経刺激効果
心		
筋	心拍増加	徐脈
	収縮力増大	収縮力の低下（特に心房）
冠状血管	拡張（β），収縮（α）	拡張
体制小動脈		
腹部	収縮	なし
筋	収縮（α）	なし
	拡張（β）	
皮膚	収縮	なし
肺		
気管支	拡張	収縮
血管	収縮（わずか）	拡張？
副腎髄質の分泌	増加	なし
肝	ブドウ糖の遊離	わずかなグリコーゲン合成
汗腺	豊富な発汗	なし
腺		
鼻腺，涙腺	血管収縮と	豊富な分泌
唾液腺，胃腺	わずかな分泌	
腸管		
内腔	蠕動と緊張の低下	蠕動と緊張の増大
括約筋	緊張の増加	弛緩
胆嚢と胆管	弛緩	収縮
腎	尿生成とレニン分泌の低下	なし
膀胱		
排尿(圧迫)筋	弛緩（わずか）	興奮
膀胱三角	興奮	弛緩
陰茎	射精	勃起
基礎代謝	増加	なし
眼		
瞳孔	散大	収縮
毛様筋	少し弛緩	収縮

(A. C. Guyton and J. E. Hall (1996) Textbook of Medical Physiology 第 9 版, W. B. Saunders を改変)

交感神経系は緊急時に活動する

交感神経刺激の効果をしらべると，ある有用な作用様式が現れてくる．多くの場合，交感神経の刺激効果は，動物にとって走ったり，戦ったりするような緊張状態のための準備をするように現れる．例えば肺への空気の通路（気道）は交感神経刺激によって拡大して速く呼吸できるようになるし，心臓は速く強く拍動して血液を全身に送り出し，肝臓は貯蔵しているグリコーゲンを分解して血中にブドウ糖を放出する．それに加えて表からは明らかではないが，血管の収縮は腸管で最も著明で，骨格筋と心筋で最も少ない．したがって血液はそれを最も必要とする心臓と骨格筋内にかたよって分布する．このことから予測できるように，しばしば拮抗的に働く副交感神経系は，身体の植物性機能を果たすために役立っているようにみえる．しかしながら，動物が緊張時に際して交感神経系を活動させているようにみえることを一般化するのには，いくつかの重要な例外がある．例えば皮膚の血管の交感神経性調節は，基本的には体温の変化に反応して起こっている．それにもかかわらずこのような一般化する考え方は，ANS の 2 つの区分の異なった機能を覚えるのに有効な助けとなる．

ANS 信号は神経節で中継される

下方の図は，自律神経の分布が骨格筋に分布している神経とは異なることを描いている．自律神経は標的臓器に直接達するのではなく，他のニューロンとシナプス連絡を作ってから次に臓器へインパルスを送っている．このようなシナプス中継を行う部位は，神経節と呼ばれている．神経節内へインパルスを伝達する神経は節前線維と呼ばれており，臓器にインパルスを中継する線維は節後線維と呼ばれている．ANS 神経節内で節前から節後線維へシナプス結合を通ってインパルスを伝達するのに，ANS の交感及び副交感神経系の両方の系で同一の神経伝達物質のアセチルコリンを用いている．しかしながらこの両種の神経系の臓器と結合している節後神経末端からは，それぞれ異なった化学伝達物質が放出される．すなわち副交感神経節後伝達には再びアセチルコリンが用いられるが，交感神経性伝達にはノルエピネフリンが用いられる（図20）．

副腎髄質は神経伝達物質を血流中に分泌する

副腎髄質は交感神経節と似ている．ここでは交感性節前神経より遊離されるアセチルコリンによって刺激されるように，髄質腺細胞と直接シナプス結合をしている．しかしながらこの神経節様の腺細胞からは節後神経は出ていない．その代わりに活性化された髄質細胞は，ノルエピネフリンとエピネフリンならびにそれらと密接に関連した物質を含む混合物を血流中に分泌する．副腎髄質についてはもっと詳しく図 125 に示してある．ANS を調節している脳の中枢は，図 107 と図 108 に示されている．

CN：D には暗い色を塗りなさい
1. 上方の枠の図から始めて，次に中央部に下がって，身体の腺と筋肉に対する交感神経と副交感神経の効果を現すプラスとマイナスの記号に色を塗りなさい．これらの種々の臓器に来ている副交感神経節（B¹）を表す小さい丸に色を塗りなさい．下方の図（性腺の下方）に，それぞれの神経系の神経節（標題は左下の角にある）の部位に対する一般法則が示されている．上方の 3 つの副交感神経性神経節は例外であり，これらは効果器の外に神経節があることに注意する必要がある．
2. 下方枠内の図は上方の図を拡大したものであり，節前及び節後性の神経伝達物質を導入して描かれている．種々の効果器細胞には色を塗るが，細胞自体には色を塗らないように注意すること．

SYMPATHETIC NERVES$_A$ 交感神経

PARASYMPATHETIC NERVES$_B$ 副交感神経

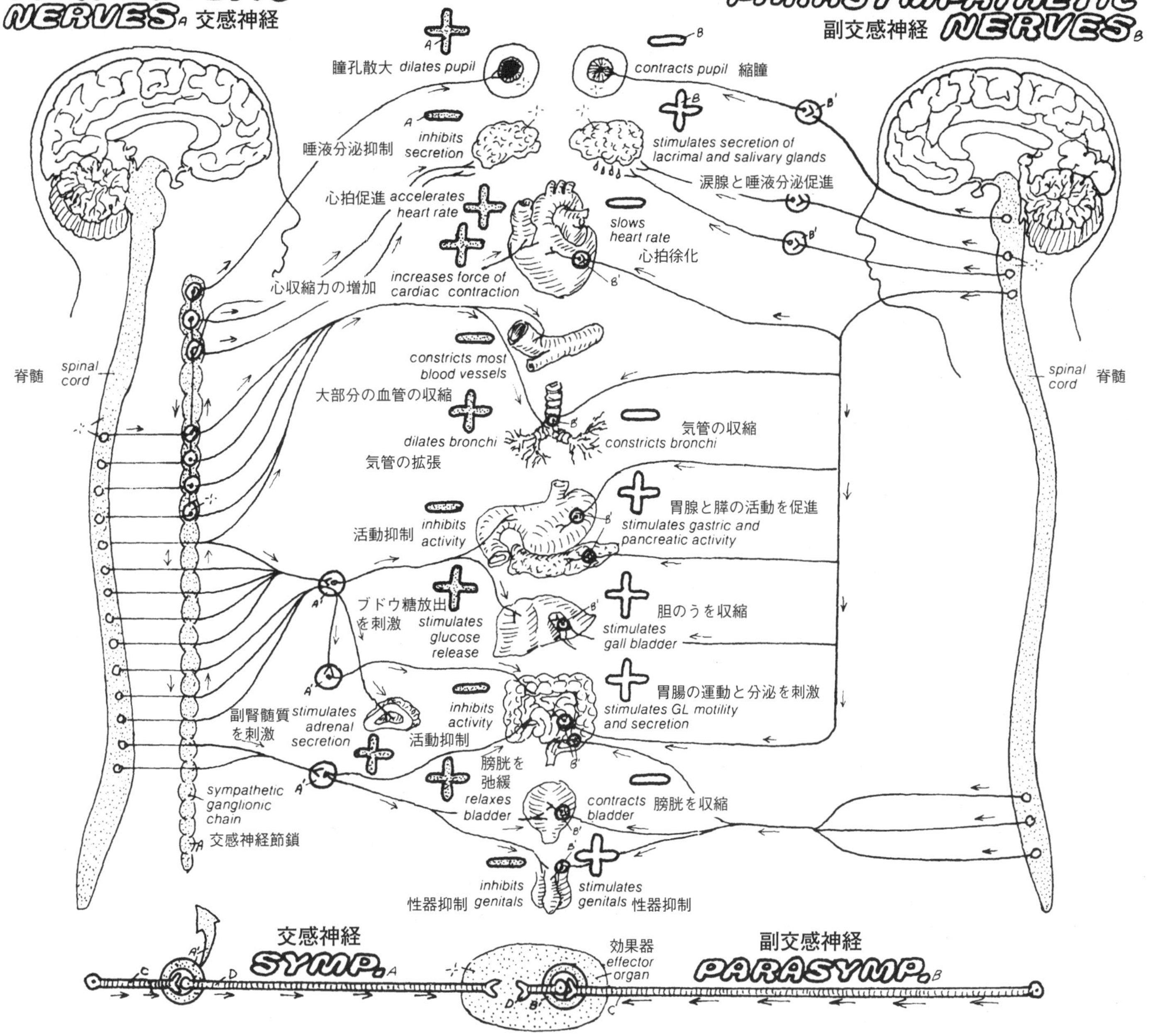

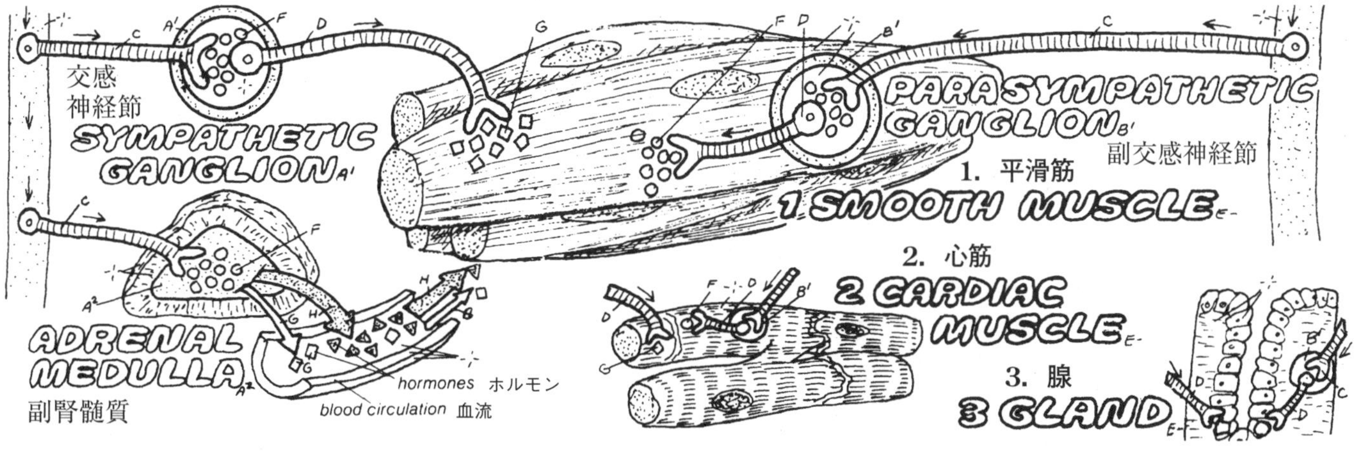

PREGANGLIONIC FIBER$_C$ 節前神経線維

POSTGANGLIONIC FIBER$_D$ 節後神経線維

NEUROTRANSMITTERS:$_*$ 神経伝達物質

ACETYLCHOLINE$_F$ アセチルコリン

NOREPINEPHRINE$_G$ ノルエピネフリン

EPINEPHRINE$_H$ エピネフリン

SOMATIC NERVOUS SYSTEM$_I$ 体性神経系

4. 骨格筋

4 SKELETAL MUSCLE$_E$

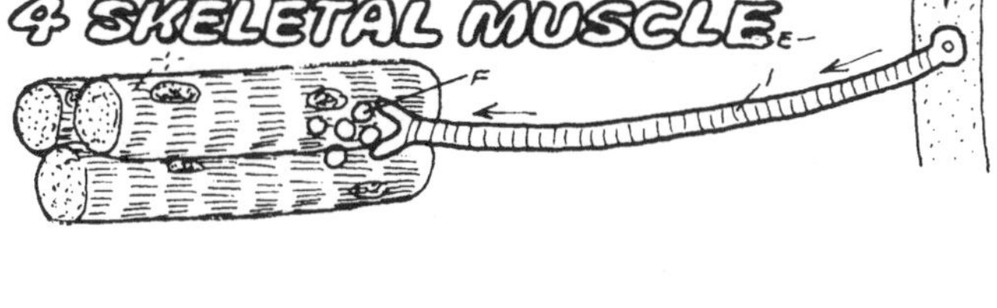

ANS（自律神経系）：神経伝達物質とレセプター

ここの図では，我々はレセプターの多様性について注意を払いながら，自律神経系（ANS）について議論を続ける．確定されるレセプターの数は急速に増え続けている．それぞれのレセプター・タイプそれ自身に特徴的な反応を開始するので，それらの活動の詳細は生理学的事象の解釈と密接に関連しており，高度に選択的な薬剤の開発のために重要である．

コリン作動性シナプス

速いニコチン作動性レセプターは，神経筋シナプスと同様にANSの節前シナプスに見出される—コリン作動性（アセチルコリンを遊離する）シナプスのシナプス前で起こる事象は，図20で詳細に議論してきた．薬剤に対する反応は，すべてのコリン作動性シナプスで同一ではないことが示されている．これらは2つの集団——ニコチン作動性とムスカリン作動性——に分類されている．ニコチン性レセプターはニコチンに対してあたかもアセチルコリンと同じように反応するが，ある種の茸と腐った魚に見出される毒素のムスカリンに対しては非感受性である．ニコチン性レセプターはすべて興奮性で，ミリ秒の桁で完了する迅速な反応である．これらは神経筋接合部とANSの節前シナプスに見出される．これらのレセプターはクラーレによって阻止される．

ムスカリン性レセプターはサブタイプの一集団を形成する—ムスカリン性レセプターはムスカリンに反応するが，ニコチンには反応しない．これらはGタンパクと共役しているレセプターで興奮性にも抑制性にもなるが，その反応はしばしば延長して数秒間にも及ぶ．これらはニューロンと同様，心筋，平滑筋および外分泌腺に見出される．ニコチン性レセプターとは異なりこれらのレセプターはクラーレに感受性はなく，アトロピンという薬剤により阻害される．これらには3つの主要なムスカリン・レセプター集団がある．

1. M_1レセプター（"神経性"）は，CNSニューロンおよび胃酸を分泌する胃腺細胞と同様に，交感神経節後ニューロンに見出される．これらはIP_3, DAGの生成ならびに細胞内Ca^{++}の増加によって作用する（図13）．
2. M_2レセプター（"心臓性"）は，心筋および平滑筋に見出される．これらはK^+チャンネルを開放したり（図13），アデニル酸シクラーゼを抑制してcAMPの産生を減少させることによって機能する（図12）．
3. M_3レセプター（"分泌腺性/平滑筋性"）は，大部分興奮性効果を生ずる．IP_3, DAG, Ca^{++}第二次メッセンジャーなどを介して作用し，腺分泌および内臓平滑筋の収縮を刺激する．さらにあるM_3レセプターは，隣接する内皮細胞内に硝酸の放出を経由して内臓平滑筋の弛緩（血管拡張）を仲介する（図43）．

アドレナリン作動性シナプス

シナプス前事象は共通の様式をもたらす—アドレナリン作動性（ノルエピネフリンを放出する）シナプスでは，コリン作動性軸索で記述したのと同じ（図20）様式で行われる．伝達物質の合成は神経終末からNa^+-チロシン共同輸送担体によって取り込まれたアミノ酸から始まる．この合成系は他の神経組織と副腎髄質腺で行われる2つの追加的伝達物質のドーパミンとエピネフリンを生成する共通の代謝経路を用いている（全部で3つ——ノルエピネフリン，エピネフリン，およびドーパミン——は，カテコールアミンと呼ばれる化学的種族の一員である）．ノルエピネフリンがシナプス小胞内に貯蔵されることは，ミトコンドリア外側面に付着している細胞内分解酵素のモノアミン酸化酵素（MAO）の働きで分解されてしまうのを防ぐために必要欠くべからざることである．一度シナプス間隙に分泌されると，ノルエピネフリンは（Na^+-ノルエピネフリン共同輸送担体によって）シナプス前軸索末端内に再び取り込まれるか，あるいは遠くまで浸透して移動してしまって作用がなくなるようになる．遊離されたノルエピネフリンのほぼ70％は再び取り込み機構によって捉えられて，シ

ナプス小胞中に戻って再利用される．ノルエピネフリンを不活性化する分解酵素のCOMT（カテコール-O-メチル転移酵素）は細胞外にあるけれどもシナプス部位には濃縮されていないで血流中に（副腎髄質より）分泌されたり，漏れ出てくるカテコールアミンに主として作用するようである．

アドレナリン作動性レセプターは一種族をつくる—アドレナリン作動性レセプターもまた2つの主要な集団——アルファとベータ・レセプターに分類される．α-レセプターはエピネフリンよりもノルエピネフリンに対して敏感であるが，一方β-レセプターはその正反対である．α-およびβ-レセプターは両方とも別々のサブタイプ——α_1, α_2, およびβ_1, β_2に分かれている．それぞれのサブタイプは，G-タンパクの活性化で始まる第二次メッセンジャーを利用する．それらの働きの例は以下に示される．

α_1-レセプター活性化の効果は，交感神経系の"闘争か逃走"の特徴をしばしば反映している．これらの反応は血管の収縮を引き起こして血圧を維持するのを助け，括約筋を収縮させて腸管運動を抑制するが，非括約筋組織は弛緩させる．これらに加えて，α_1-レセプターの働きによって肝臓内グリコーゲンをグルコースに分解して，エネルギーを動員する．これらのレセプターはIP_3, DAGと細胞内Ca^{++}を増加させて作用を行う（図13）．

α_2-レセプターはアドレナリン作動性神経のシナプス前終末部に見出されるが，そこで神経伝達物質分泌のフィードバック調節を行う必須な要素となっている．アドレナリン作動性神経伝達物質が放出されると，それはすべての方向に浸透して移動する．そのうちいくつかの分子はシナプス後膜上の標的レセプターに到達するが，他のものはシナプス前膜のα_2-レセプターを活性化する．ここでこれら分子はCa^{++}チャンネルを抑制して（Ca^{++}流入量を低下させて），それ以上伝達物質（ノルエピネフリン）が放出されるのを減少させる（図を参照）．これらのレセプターはまた血管平滑筋上にも見出されるが，そこでは収縮を引き起こす．一般的にはこれらはアデニル酸シクラーゼを抑制して，cAMP産生を減少させる．

β_1-レセプターは心臓での効果がよく知られており，収縮率と収縮力の増加を引き起こす．これらはまた腸管平滑筋の弛緩を生じさせる．このような作用はcAMPの増加によって仲介される．

β_2-レセプターはcAMPを介して働き，気管支の拡張，血管拡張，内臓平滑筋の弛緩および肝臓内グリコーゲンのグルコースへの変換を引き起こす．

単一組織は1つ以上の型のレセプターを含んでいる—図の下方右手にあるグラフは，レセプター・タイプによって相矛盾するように見える観察をどのように理解するかという方法を図示している．最初のグラフは，エピネフリンを注射するとα-レセプターを介して作用し小血管を収縮させて血圧を上昇させることを示している．第二のグラフはα-レセプターが薬物によって阻害されたときに起こる現象を示している．ここではエピネフリンのβ-レセプターに対する作用が明らかにされている．同じ用量のエピネフリンはβ-レセプターを介して働き，血管を拡張させて血圧を降下させる．

CN：BとHには明るい色を塗る．
1. チロシン（A）が上方の図のアドレナリン作動性軸索に入るのから始めて，番号順にしたがって色を塗る．
2. 主要な絵のシナプス前膜（B）からレセプター（F1）の拡大図に注意する；コリン作動性の例を含むその他のレセプターはすべてシナプス後膜（H）にある．
3. 下方右のエピネフリンのグラフを完成させる．

アドレナリン作動性（ノルエピネフリンを遊離する）シナプスでは，Na⁺-チロシン共同輸送担体を介して神経終末から取り込まれたアミノ酸のチロシンから伝達物質の合成がはじまる（1）．ノルエピネフリンの合成経路では，2つの中間代謝物のドーパとドーパミン（これらも伝達物質の1つ）がつくられる（2）．（神経伝達物質のドーパミンとノルエピネフリンは，副腎髄質ホルモンのエピネフリンと同様に，カテコールアミンと呼ばれる化学的種族の一員である）．ドーパミンは小胞内に輸送されて，そこでノルエピネフリンへ転換される（3）．ノルエピネフリンが細胞内にある小胞中に貯蔵されることは，ミトコンドリアの外側面についている細胞内分解酵素のMAOの作用から保護することになる（4）．活動電位はCa⁺⁺チャンネルを活性化して（5），侵入してくるCa⁺⁺はシナプス小胞のエクソサイトーシスを引き起こし，ノルエピネフリンを放出する（6）．シナプス間隙でノルエピネフリンが軸索終末部でNa⁺-共同輸送担体の働きによって取り込まれるまで（7），あるいは浸透して遠くへ移動して細胞外酵素のCOMTによって分解されるまで，その作用は持続する（8）．細胞内に取り込まれたノルエピネフリンは，ドーパミンを取り込むのと同じ小胞の輸送担体によってシナプス小胞内に入る．

ADRENERGIC NEURON
アドレナリン作動性ニューロン

- PRESYNAPTIC MEMBRANE (NEURON TERMINAL) シナプス前膜（ニューロン終末）
- PRECURSORS (SYNTHESIS) 前駆体（合成）
- SYNAPTIC VESICLE シナプス小胞
- MAO
- NOREPINEPHRINE (NE) ノルエピネフリン（NE）
- Ca⁺⁺ CALCIUM CHANNEL Ca⁺⁺カルシウム・チャンネル
- POSTSYNAPTIC MEMBRANE シナプス後膜
- NE RECEPTOR NEレセプター
- G PROTEIN Gタンパク
- COMT

- PHOSPHOLIPASE ホスホリパーゼ
- EPINEPHRINE エピネフリン
- ADENYLATECYCLASE アデニル酸シクラーゼ
- DAG IP₃ ATP cAMP

ADRENERGIC RECEPTORS
アドレナリン作動性レセプター

CHOLINERGIC RECEPTORS
コリン作動性レセプター

- NICOTINIC ニコチン性 / NICOTINE ニコチン — 興奮性 excitatory / 節前シナプス preganglionic synapse / 神経筋接合部 neuromuscular end plate
- MUSCARINIC ムスカリン性 / MUSCARINE ムスカリン — 抑制性 inhibitory / 心筋 cardiac m.

ALPHA 1 アルファ1
endoplasmic reticulum 小胞体 / Ca⁺⁺ channel Ca⁺⁺チャンネル / inhibit GI motility 腸管収縮の抑制 / constrict blood vessels 血管の収縮 / liver 肝 / glycogen グリコーゲン / glucose グルコース

ALPHA 2 アルファ2
cytosol サイトゾル / cAMP / 抑制 inhibition / α₂ receptor α₂-レセプター / Vasoconstriction 血管収縮 / liver 肝 / glycogen グリコーゲン / glucose グルコース

BETA 1, 2 ベータ1, 2
AMP / increase heart rate and force (β1) 心拍の強さの増強 / vasodilation 血管拡張 / inhibit GI motility (β1,2) 腸管収縮の抑制

アドレナリン作動性レセプターは，アルファとベータとの主要な2つのグループに分けられる．α-レセプターはエピネフリンよりもノルエピネフリンに敏感であるが，β-レセプターではその逆である．α-およびβ-レセプターには，両方とも異なったサブタイプのα₁, α₂, およびβ₁ β₂がある．それぞれのサブタイプは，Gタンパクの活性化に始まる一連の第二次メッセンジャーが働く一連の過程の反応を開始させる．それらの活動の例は図に示されている．シナプス前膜上のα₂-レセプターは，伝達物質分泌のフィードバック調節にも含まれている．ノルエピネフリンが放出されると，あるものはシナプス後膜上の標的に達するが，他のものはシナプス前膜上のα₂-レセプターを活性化する．ここでそれらはcAMP産生によるGタンパク抑制を介して，Ca⁺⁺チャンネルを抑制して伝達物質の放出をさらに抑制する（このようなレセプターはまた血管平滑筋上にも存在して，収縮をひきおこす）．

コリン作動性レセプターは，ニコチン性とムスカリン性の2群に分類される．ニコチン性レセプターはニコチンに反応するが，ムスカリンには反応しない．これらの興奮性レセプターは，神経筋シナプスとANSの節前シナプスにみられる．ムスカリン性レセプターはムスカリンには反応するが，ニコチンには反応しない．これらはGタンパクと共役しているレセプターで，興奮性にも抑制性にもなる．これらは心筋，平滑筋，外分泌腺のみならず，ニューロンにも見出される．図は心筋にあるM₂レセプターを示し，K⁺チャンネルを開放して心拍数を減少させる．他のムスカリン性レセプターは，ニューロン，平滑筋，外分泌腺などに見出されていて，IP₃/Ca⁺⁺/DAGを介して，あるいはcAMP産生を抑制することによって活動を行う．

EFFECT OF EPINEPHRINE
エピネフリンの効果

収縮 constriction / BLOOD PRESSURE mmHg 血圧 / minutes 分 / レセプター阻害 receptor blocked / 拡張 dilation

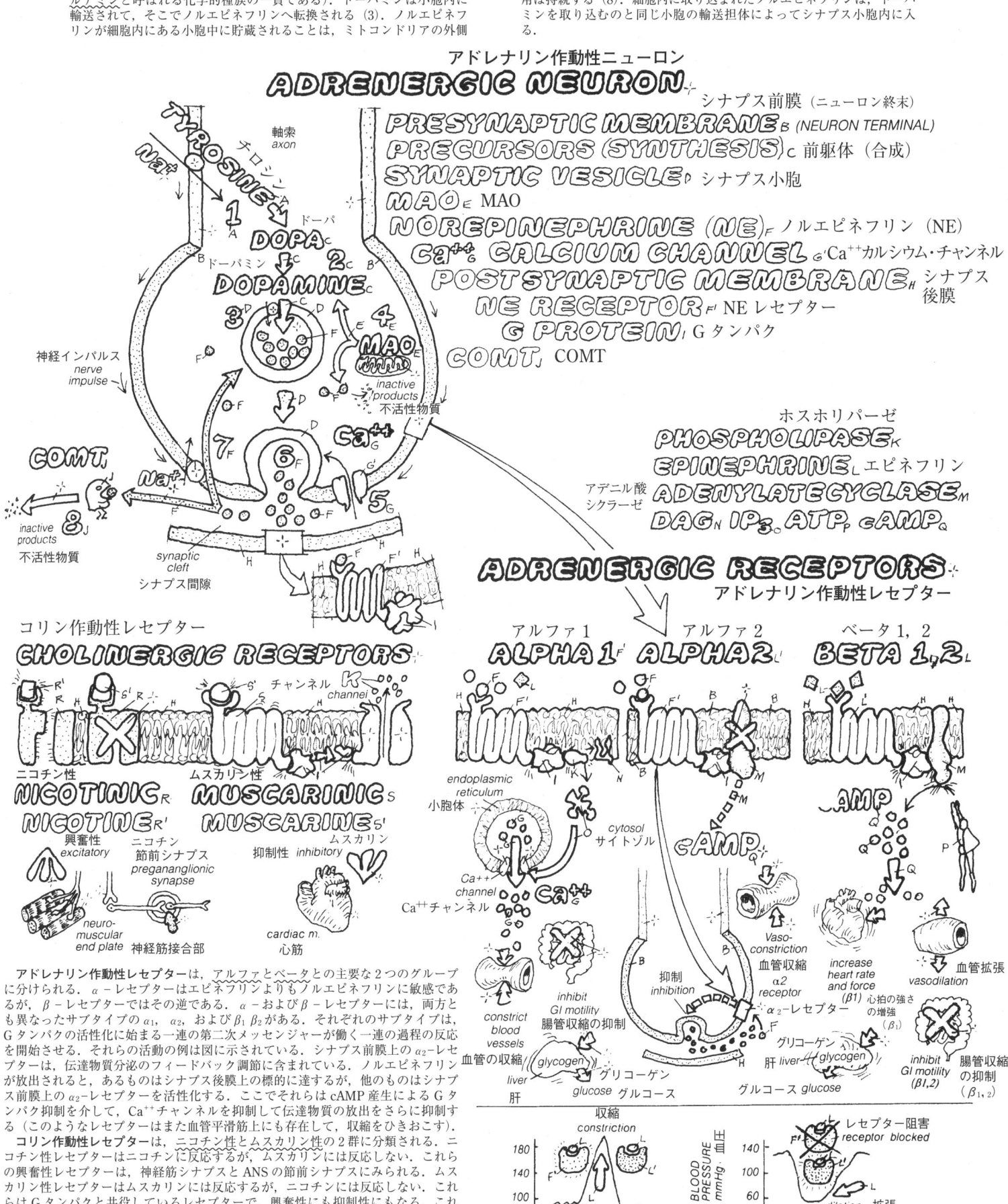

心臓血管系入門

　一見すると循環系の解剖学は非常に複雑なようにみえる．心臓を1つの解剖学的器官にみてしまうのでその基本的な機能の単純さがわからなくなってしまうのである．心臓は機能的にはっきりと分かれた2つのポンプである．右の心臓は血液を肺へ押し出し，血液は酸素を取り込み二酸化炭素を排出する．左の心臓は血液を組織に押し出し，右の心臓とちょうど逆のことを行う．肺も2つの器官に見えるが（右と左），両方の肺は全く同じことをしているので実のところ1つの器官である．このように考えると循環系は複雑ではなくなる．

　心臓を分厚い中隔（壁）で2つに分割し，左右別々の2つのポンプという機能的な単位に分けてみよう．このポンプを分離し，ポンプに出入りする血管を平行に描いてみよう．このようにしても機能的には血液の経路に何の変化も与えない．肺を1つの器官として描き加えてみると右上図に示すような単純な円になる．このようにすると肺動脈（右心臓を出て肺に至る動脈）は全て1本の機能的な経路になり，肺静脈（肺から出て左心臓に至る静脈）も同じになる．同様に体動脈（左心臓から出て体内の肺以外の組織に至る動脈）も1本となる．体静脈（肺以外の組織から出て右心臓に至る静脈）も同様である．機能図に示す心臓に出入りする上の半円（右と左の心臓の間）は肺循環と呼ばれる．身体の組織に出入りする下の半円（左と右の心臓の間）は体循環と呼ばれる．右の半円には酸素を多く含む血液があり，左の半円の血液には酸素が少ない．

流れと速度の性質

　この循環経路中を通る血流の重要な性質を次頁の図に示すから，その流れをたどってみよう．

1. 安定状態の血流ではどこでもその断面積の合計は同じである—どんな時でも右心臓を出る1分間の血流量は左心臓に入る1分間の血流量に等しい．もしそうでなければ，—たとえば，もしも左心に流入する血流量が右心から流出する量よりも多いならば—血液は肺の中に持続して蓄積することになる．右心からの拍出量が左心へ流入する量を補うならば，血液は肺から流出する．瞬間的には流量が変わることがあるが，ある程度の時間を平均して考えればこの結論は正しい．同じことが図のすべての部分でもいえる．普通の成人では安静時の血流量は5000 mLである．

2. 血流量＝血液速度×断面積—血液速度は流れの中の血液"粒子"のスピード，つまり血液粒子が1分間に動く距離を表している．血流量は1分間に一定の断面積を通過する粒子の数（もっと正確にいうと，これらの粒子の流れる容積）を表す．これはmL/minの単位で計測される．図はこの2つの量の関係を図示している．

3. 血管分枝で総断面積が最も大きい部位は毛細血管である—総断面積とは大動脈，小動脈，毛細血管，大静脈等のすべての枝の断面積を合計したもののことである．大動脈から組織に向かっていくと，血管分枝の総断面積は次第に大きくなっていき，毛細血管で最大となる．各枝は分岐する前の枝より細くなるが，この細くなった分を埋め合わせて余るほど枝の数が急激に増える．毛細血管，細静脈，静脈，心臓と進むと逆になる．

4. 血流速度は毛細血管が最も遅い—これは血流量が循環分枝を通して不変であり，総断面積が毛細血管で最も大きいために起こる．総血流量＝血流速度×総断面積，この公式は断面積が大きくなっても，血液速度が小であれば，その積である血流量は変わらないということを示している（この様なことが川でも見られる．川幅が広くなると流れは遅くなる）．したがって断面積が最大の所では（毛細血管）血流速度が最低になる．これは重要なことである．というのは毛細管はとても短い（約0.1 cm）から，もし血流速度が下がらなければ血液と組織間のガス交換（酸素等）に必要な時間がつくれなくなる．普通の血液は毛細血管の中に1分間とどまるが，もし血液が大動脈を通るときと同じスピードで毛細管を通過したとするとその時間は0.001秒になり，ガス交換の時間は1000分の1に減少することになる．

CN：Bのところには青，Cには紫，Dには赤を用いなさい．
1．血流の解剖学説明図から始めなさい．右心房の1（星印のところ）から始め番号順に塗ること．
2．機能的説明図に色を塗りなさい．これも右心臓から始めなさい．
3．血流量，断面積，血流速度の説明図に色を塗りなさい．
4．体内で起こる物理法則を示した右下の図に色を塗りなさい．

*MYOCARDIUM*ₐ 心筋層
*DEOXYGENATED BLOOD*ᵦ 無酸素血
*SYSTEMIC VEINS*ᵦ 体静脈
*PULMONARY ARTERIES*ᵦ² 肺動脈
*CAPILLARIES*ᴄ 毛細血管
*OXYGENATED BLOOD*ᴅ 有酸素血
*SYSTEMIC ARTERIES*ᴅ 体動脈
*PULMONARY VEINS*ᴅ² 肺静脈

ANATOMICAL FLOW 解剖学的血流

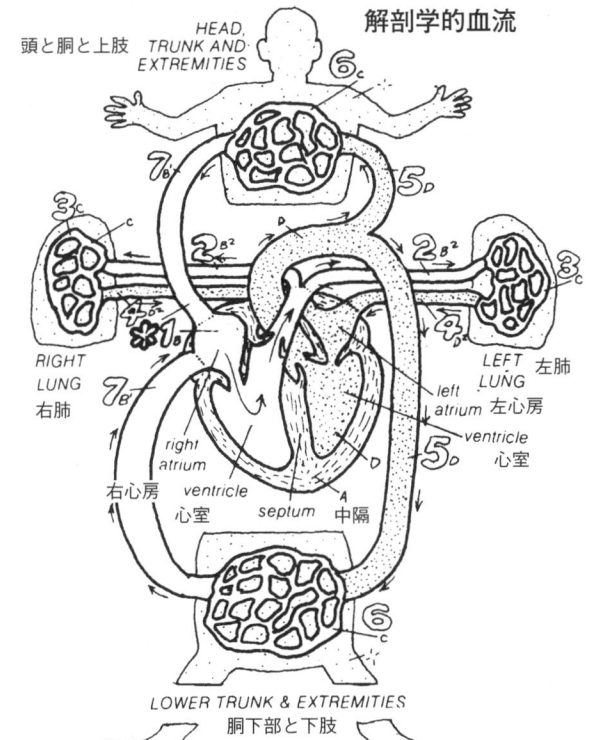

頭と胴と上肢 HEAD, TRUNK AND EXTREMITIES
RIGHT LUNG 右肺
LEFT LUNG 左肺
left atrium 左心房
right atrium 右心房
ventricle 心室
septum 中隔
LOWER TRUNK & EXTREMITIES 胴下部と下肢

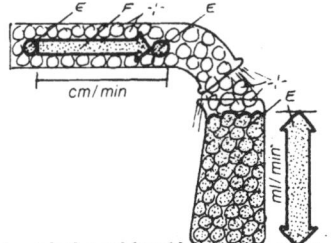

血流量＝速度×断面積

FLOW = VELOCITY × AREA

血流速度は流れの中の血液"粒子"のスピード，つまり，この粒子が1分間に進む距離を示している．血流量は，粒子がある一定の断面積を1分間にいくつ通るか（もっと正確には，それらの"粒子"の容積）を示し，mL/minで表す．

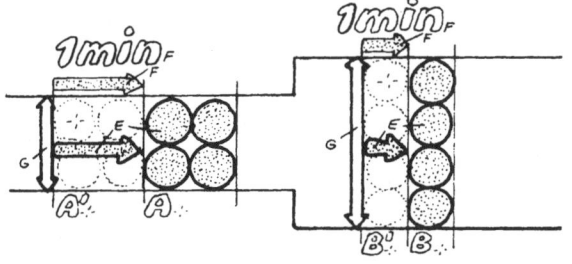

血流量＝血流速度×断面積　これは上に示した例によって確かめることができる．総断面積は管のBの部分でAの2倍になっている．そこでBの近くのある一定の長さの管にはAの近くの同じ長さの管と比べて2倍多くの容積が入る．血流量が一定している場合，1分間にAの部分の面積を通る立体液体粒子の数は，Bの面積を通る数に等しい（この例では4つ）．これが起こるためにはA部位の粒子はA¹を，B部位の粒子はB¹をそれぞれ1分前に通過してなければならない．同じ1分間にAはBの2倍の距離を移動していることになる．つまり，Aの速度はBの2倍になる．

FUNCTIONAL FLOW 機能的血流

肺 lungs
肺動脈 pulmonary arteries
肺静脈 pulmonary veins
RIGHT HEART 右心
LEFT HEART 左心
PULMONARY CIRC. 肺循環
SYSTEMIC CIRC. 体循環
systemic veins 体静脈
systemic arteries 体動脈

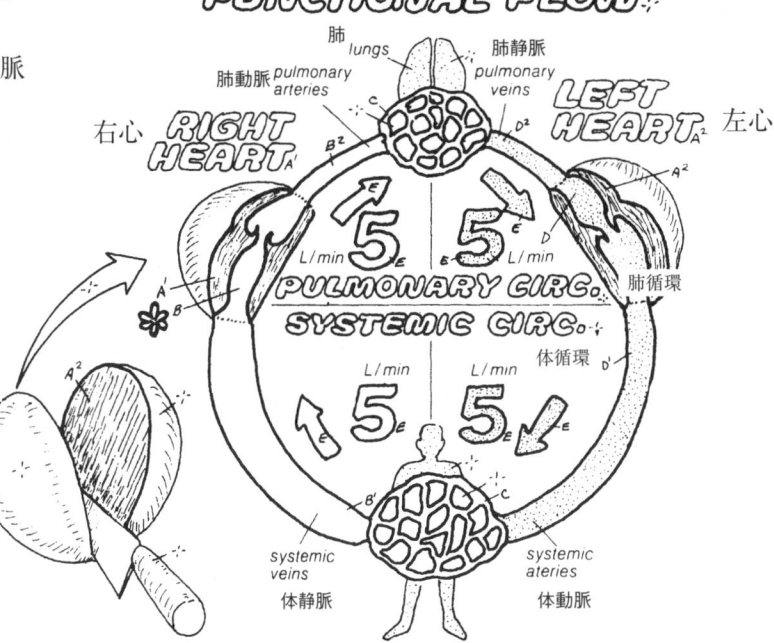

定常状態の血流量は循環のどの部分をとってみても，総断面積当たりで等しい．1分間に右心室から出る血流量は左心室に入る血流量に等しい．もし，これが正しくないなら，血液が肺に連続的に溜まることになる．瞬間的には流れが変わることがあるが，ある程度の時間を平均して考えれば，この結論通りになる．このことは，図のどの部位でも当てはまる．普通の体格の成人では安静時の血流量は約 5000 mL/min である．

VARIATIONS IN VELOCITY 速度の変化

VELOCITY 速度 cm/sec
arteries 動脈
arterioles 細動脈
venules 細静脈
veins 静脈
capillaries 毛細管
AREA 断面積 cm²

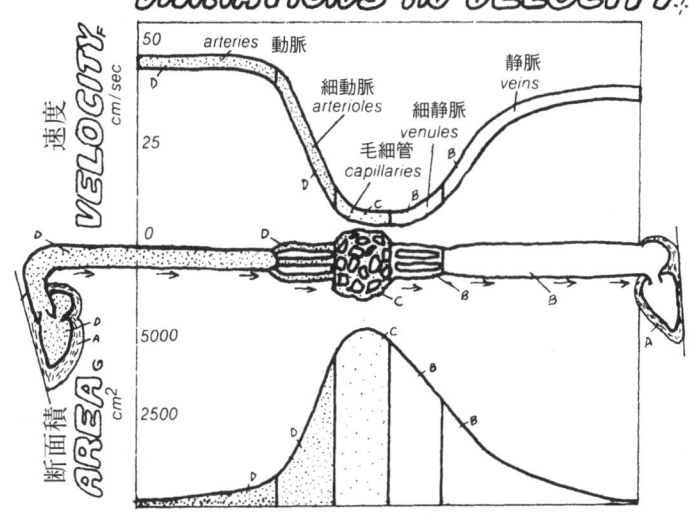

大動脈から組織に向かうと血管網の総断面積は徐々に大きくなり，毛細管で最大になる．各枝は分岐する前の枝より細いけれど，枝の増え方がこの細さを埋め合わせて余りあるほど急増している．毛細管から細静脈，静脈，心臓へと戻る経路はこの逆のことが起こる．毛細管の総断面積は最大で，血流量はどこの部位でも等しいから，血流速度は毛細管で最小になる．このことは重要である．なぜなら，毛細管の距離は非常に短く（約 0.1 cm），もし血流速度が小さくならないなら，血液と組織の間で起こるガス交換（酸素等）に必要な時間を得ることができなくなる．たとえば，血液は毛細管の中に普通1分間留まる．もしこれが大動脈の血流並みの速度で流れたら，この時間はたった 0.001 秒でガス交換時間は 1000 分の 1 に減少してしまう．

心臓の活動電位

心臓は中空性の器官で心筋と呼ばれる特殊な筋肉で構成されている．これらの筋肉は興奮すると短縮して厚くなり，心臓の中空を押しつぶして，心臓の弁が開いている方向に血液を押し出す．心筋と骨格筋はいろいろなところが似ている．両者ともアクチンとミオシンフィラメントを持ち（図22参照），両者が相互に入り込んだような構造をしていて，収縮時には互いに滑り込む．また両筋はともに電気的に興奮し，活動電位が筋の表面の膜を伝わり，すべての部分の筋を興奮させる．しかし，はっきりと違うところもある．

1. 活動電位の持続時間は非常に長く，収縮期間中，持続する―心筋の活動電位は骨格筋より100倍長い．

2. 長い不応期―延長した活動電位に付随し，収縮している間中続く．これは次のことを意味している．

3. 心筋の収縮は常に短い攣縮である―骨格筋の収縮は速い反復的な刺激が加重し"融合"するため，スムーズで持続的な収縮となる．この現象は心筋では起こらない．なぜなら不応期が長いため心臓が弛緩期に起こるどんな刺激も"無効"となるからである．個々の心拍動間の弛緩は，心臓が次の拍動時に押し出す血液を貯めるために必要である．

4. 心筋は間隙のある接合部（nexus）で相互に連結している―これらの間隙は活動電位を細胞に伝え，各拍動毎に心臓全体を確実に収縮させるための経路である．心拍に伴う心筋の収縮は全か無かの法則に従うが，骨格筋の細胞はこれと異なり電気的に絶縁されていて，ある細胞が収縮していても隣の細胞は静止状態である．

5. 心筋はそれ自身で収縮する―正常時，骨格筋は神経インパルスを受けたときだけ収縮する．心臓にインパルスを伝える神経は心拍数や収縮の強さに影響を与えるが，拍動を始めさせることはできない．心臓はこれらの神経が破壊されて，外部からの刺激がなくなっても拍動を続けることができる．これとは反対に骨格筋では支配する神経が壊されると，その筋は麻痺してしまう．

延長した活動電位はCa^{++}が流入することによって保たれる

活動電位の形は心臓の部位によって変わる．上の図はプルキンエ線維の細胞内での記録である．これらの心筋線維はインパルスを伝導するのに適している．これも自発的に興奮することができる．プルキンエ線維が摘出されたのちでもそれ自体のリズムで拍動を続ける．静止電位は平坦でないことに注意して欲しい．この電位は徐々に上がり，閾値に近づいて活動電位を発生する．最初のスパイク（電位の立ち上がりの速い部分）は神経や骨格筋の場合とよく似ている．どちらの場合もスパイクはNa^+チャンネルが開くことにより発生し，プラスに荷電したNa^+を濃度の高い細胞外から細胞内に流し込む．これら3つの場合，膜の脱分極によってNa^+チャンネルの開放が起こり，陽性のフィードバックが活性化される（脱分極→Na^+チャンネルの開放→脱分極）．神経と骨格筋ではこれにひき続いてNa^+チャンネルの不活性化とK^+チャンネルの開放が一緒に起こって速やかに膜が再分極される．心筋ではこれとは異なっている．すなわちNa^+チャンネルは不活性化されるが，K^+チャンネルの開放は遅れる．この間，脱分極によって開いたCa^{++}チャンネルを通って少量のCa^{++}が細胞内に流れ込み，膜電位は平坦に保たれる．この時入り込む少量のCa^{++}は漏れ出る少量のK^+とのバランスが丁度釣合う．最終的に，0.2～0.3秒後，K^+チャンネルが開き，Ca^{++}チャンネルが閉じ，膜が急速に再分極する．そして電位は最小になり，次に電位が徐々に閾値に向かって上がって，このサイクルが繰り返される．

この"静止膜電位"と自発的に興奮へ向かって上昇する膜電位は，ペースメーカー電位と呼ばれる．心室の他の部位から記録された活動電位も同様であるが，その値に留まっている．単離されたとき，それらの電位は拍動しない．

SA（洞房）結節はペースメーカーである

洞房結節や房室結節から記録された活動電位は異なっている．膜の脱分極によってNa^+チャンネルのかわりにCa^{++}チャンネルが活性化され，Ca^{++}の細胞内への流入が活動電位の上昇相を作る．更に，ペースメーカー電位の立ち上がりは急峻で素早く閾値に達する；洞房結節が切り離されるとそれは速く拍動する．洞房結節から分離された細胞は房室結節およびプルキンエ線維のリズムよりも速い．無傷の心臓では洞房結節の細胞が心臓全体のリズムを規定している．すなわち，洞房結節はペースメーカーである．この速く拍動する細胞が先ず興奮し，これを他のすべての部分に伝導する．大抵の筋細胞がそれ自体のリズム（より遅い）で拍動できるが，実際にはこうしたことは起こらない．というのは洞房結節で発生するより速いリズムで拍動させられているからである．

ペースメーカー電位の発生している期間のイオンの流れは少なく，よく分かっていない．これは次の3つのチャンネルから生じると理解されている：（1）特殊なNa^+チャンネル（"奇妙な"チャンネルと呼ばれる．）で，電位が"静止"レベルに戻るとき開く；（2）脱分極と共に開くCa^{++}チャンネル；および（3）1つ前の拍動を終わりにさせる役目をする非常にゆっくりと閉じるK^+チャンネルとである．プルキンエ線維は同様のペースメーカーを持っているがCa^{++}チャンネルはそれほど重要ではない．

プルキンエ線維は心室内に速い伝達をひき起こす

ペースメーカーは協調した拍動を起こすが，これは心臓全体にインパルスを速く伝導するときに限られる．これは特に重要なことである．というのは心室と心房はインパルスを伝えることのできない結合組織で分離されているからである．下の図に示すように房室結節とプルキンエ系がこのための伝導経路となっている．房室結節は心室と心房の間を結ぶ単なる正常な橋になっている．洞房結節で発生したインパルスが房室結節の先端に届くのに約0.04秒かかり，更に房室結節からヒス束へインパルスが伝わり始めるのに0.11秒かかる．この房室結節での遅れにより，心室が収縮を始める頃には心房は収縮を完了する事ができる．房室結節を通ったインパルスは，プルキンエ線維のネットワークによって心室のすべての部分に伝えられて，全心室筋が一体となって血液を最大の力で押し出す．

CN：JとKの構造は暗い色，HとIのところはできるだけ明るい色で塗りなさい．

1. 右上のコーナーから始めなさい．活動電位の各相に色を塗りながら膜の図にも色を塗りなさい．小さい方の図にも色を塗りなさい．
2. 心臓の別々の部位の興奮を示している2つの図に色を塗りなさい．
3. 左下のタイトル順に続く大きな心臓の図に色を塗りなさい．右の図に色を塗りなさい．

拡張期の電位
PACEMAKER POTENTIALₐ
ACTION POTENTIALS: 活動電位
Na⁺高透過性 **HIGH Na⁺ PERMEABILITY.**
Ca⁺⁺高透過性 **HIGH Ca⁺⁺ PERMEABILITY.**
K⁺高透過性 **HIGH K⁺ PERMEABILITY.**
REFRACTORY PERIOD 不応期
CONTRACTILE RESPONSE 収縮反応
ELECTRODE 電極

　心臓のプルキンエ細胞の活動電位は静止電位からはじまり，徐々に電位が上昇し，閾値に達する．すると Na⁺ の透過性が急激に高まり，細胞に Na⁺ が流れ込む．Na⁺ の高い透過性は直ぐに不活性化され，持続的なプラトーがそれに続く．この状態はゆっくりした Ca⁺⁺ の流入とゆっくりした K⁺ の流出がほぼ同じになるために起こる．最終的に K⁺ の透過性が高まり，K⁺ の流出が優勢になり，電位は急速に静止レベルにもどる．活動電位は収縮の間持続し，それにより長い不応期が得られ，強縮が避けられる．このことにより心臓は弛緩し血液が満たされる．

心室　　　　　結節
VENTRICLE　**NODE**

　普通の心室筋細胞から得られる活動電位はゆっくりした脱分極がないことを除いてプルキンエ線維から得られる活動電位に似ている．これらの細胞は自発的に興奮することはない．

　洞房結節や房室結節では Na⁺ チャンネルは働いていない．代わりに Ca⁺⁺ チャンネルが活性化される．そして Ca⁺⁺ の流入が活動電位の上昇相に対応する．さらに拡張期電位が発達する．洞房結節の細胞は心臓のペースメーカーである．

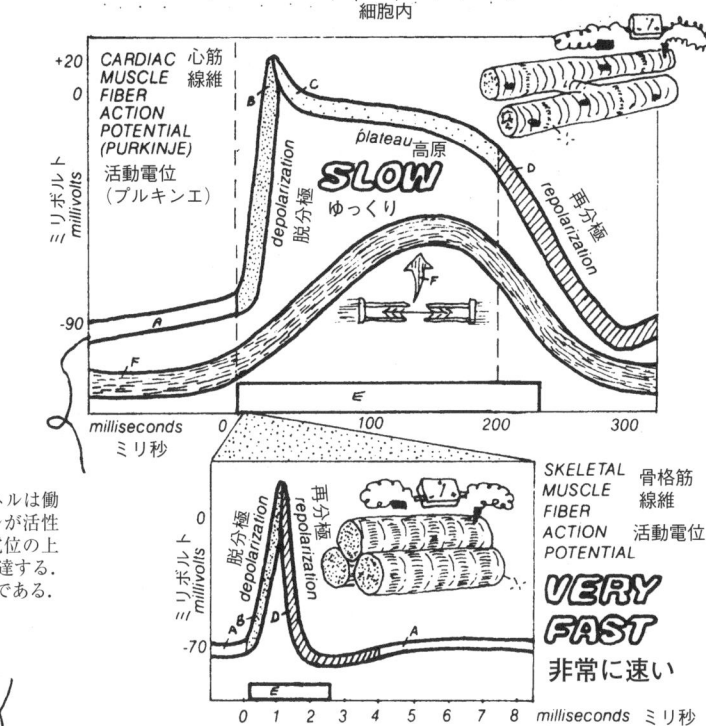

細胞外 OUTSIDE CELL
Na⁺ Na⁺ Ca⁺⁺
膜 membrane
K⁺ INSIDE CELL K⁺ K⁺
細胞内

CARDIAC MUSCLE FIBER ACTION POTENTIAL (PURKINJE) 心筋線維 活動電位 (プルキンエ)
ミリボルト millivolts
plateau 高原
depolarization 脱分極
repolarization 再分極
SLOW ゆっくり
milliseconds ミリ秒

SKELETAL MUSCLE FIBER ACTION POTENTIAL 骨格筋線維 活動電位
depolarization 脱分極
repolarization 再分極
VERY FAST 非常に速い
milliseconds ミリ秒

　活動電位の持続は骨格筋では短い．心筋では，活動電位が骨格筋よりも 100 倍も延長している．

resting potential 静止電位

上大静脈 superior vena cava
上行大動脈 ascending aorta
右心房 right atrium
pulmonary semilunar valve 肺半月弁
tricuspid valve 三尖弁
右心室 right ventricle
inferior vena cava 下大静脈
left pulmonary veins 左肺動脈
left atrium 左心房
aortic semilunar valve 大動脈半月弁
bicuspid valve 二尖弁 (僧帽弁)
chordae tendinae 腱索
left ventricle 左心室
papillary muscle 乳頭筋
trabeculae carnae 肉柱
interventricular septum 心室中隔

connective tissue 結合組織
インパルス伝導
IMPULSE CONDUCTION

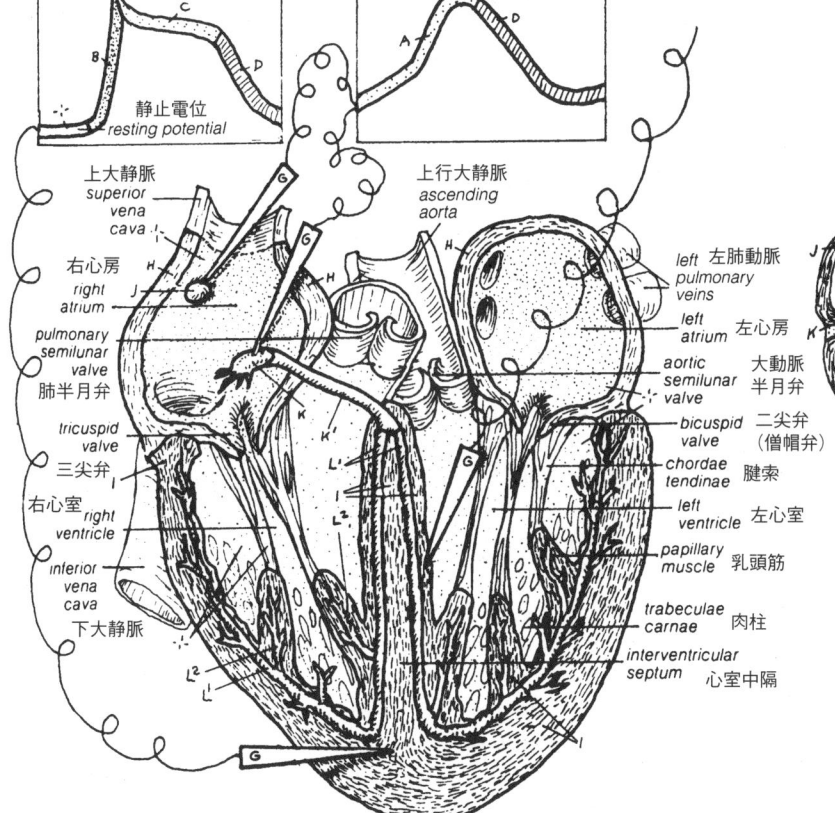

　心房と心室はインパルスを伝導しない結合組織の帯で分離されているが，房室結節とプルキンエ系により伝導経路がつくられている．房室結節から心室に続いているプルキンエ線維はインパルスを非常に速く伝えるので，拍動する部分すべての部分の心筋を一緒に収縮させ，最大の力で血液を押し出す．

ATRIUM WALL 心房壁
VENTRICLE WALL 心室壁
洞房結節 (SA結節) (ペースメーカー)
SINOATRIAL NODE (SA NODE) (PACEMAKER)
ATRIOVENTRICULAR NODE (AV NODE)
房室結節 (AV結節)
PURKINJE SYSTEM: プルキンエ系:
RIGHT & LEFT BUNDLE BRANCHES 左右の分枝
PURKINJE FIBERS プルキンエ線維

人工ペースメーカー
ARTIFICIAL PACEMAKER

　興奮伝導系が故障したときには人工ペースメーカーが用いられる．皮下に埋め込まれた電池からの電気的なインパルスはリード線により心室に伝えられて，心筋を直接に刺激する．

心電図と心臓内インパルス伝導

　前の図に示されたような心臓の膜電位を正確に記録するには，細胞質内に微小電極を刺入する必要があるが，これを人間に対して行うことはできない．しかし，非侵襲的に心臓の電気的活動を調べる方法が別にある．この方法は正確さについては劣るが，心臓が１回拍動する間にいろいろな部分の興奮がどのように統合されて起こるかという心臓全体の情報を得るのには都合がよい．

心臓の電気活動は表面電極で記録できる

　これらの測定を理解するため，上段の図に示された２本の電極が心臓の表面近くに置かれている．単純な模型について考えてみよう．左側の細胞は活動しており，細胞外側の表面は陰性に荷電しているが，一方，右側の静止状態の細胞は陽性である．この差が表面電極で拾われる．つまり陰性電荷に近い左側の電極は右側の電極（正電荷に近い）より陰性になる．メーターはこの電極間の差だけを検出する．逆の場合，つまり左の細胞が静止し右の細胞が活動しているときは右側の電極が負に近くなり，左側の電極に比べ陰性になる．

　いったいどのくらい電極を近づければ測定ができるのだろうか？　幸い心臓は大きく，体液は電気を伝えるイオンを含んでいる．そこで体液と電気的によく連絡していれば電極は心臓から距離が離れた身体の表面にあってもよい．

　中段の図は典型的なECG（心電図）を示している．ECGには心拍動時のすべての心筋細胞のすべての活動電位が総合されている．この測定は心臓からある程度離れ，いろいろな心筋細胞がいろいろな方向を向き，それらが別々のタイミングで興奮，回復していることを思い出してほしい．体表面の電極で"見られた"ように，ある細胞からの電気的信号は他の細胞からの信号により容易に強められたり，弱められたりする．このように複合したECGが単一細胞の活動電位と似ていなくても不思議ではない．それにも拘らず長年の慎重な観察と関係づけの結果，ECGの解読の基礎が作られた．典型的なECGの波型はP，QRS，およびTで示される．これらの生理学的意義は，次のようである．

　P波—P波は心臓の拍動開始の信号である．これは興奮が両心房に広がることに対応している．

　P-R間隔—P波の開始からR波の開始までの時間は心房から心室へのインパルスの伝導時間を示している．この間心臓は"電気的に静止状態"にあるが電気的脱分極の波は広がっている．この時間はインパルスの房室結節への通過，房室結節での遅れ，房室束，その枝であるプルキンエ・ネットワークへの広がりの時間が含まれている．炎症，循環の悪化，薬物，神経機構による房室伝導の阻害によってしばしばP-R間隔が異常に長くなることが認められる．

　QRS複合体—これは心室の筋に興奮性のインパルスが拡がることに対応している．この波はP波より大きいというのは心室は心房よりずっと大きいからである．QRS複合体の期間はP波より短い．なぜなら心室でのインパルス伝導（一部はプルキンエ・ネットワーク経由）はとても速いためである．

　S-T分節—SとTの間はECGはゼロを記録する．すべての心室の筋が脱分極して同じ状態（心室線維の活動電位は長い平坦状態であることを思い出しなさい）になり，記録できなくなるからである．

　T波—T波は心室のいろいろな部分が別々に再分極したため，つまり心室の再分極の結果である．

　これらはECGに示される単なる基礎的な情報である．心電図を調べることで心臓専門医は心臓の解剖学的位置，心拍とインパルス伝導の障害，および障害された組織の程度と大きさが血漿内電解質の障害の影響などを知ることができる．

心ブロック：心房と心室の興奮の解離

　心ブロックや細動はECGの記録で容易に発見できる病的状態である．心ブロックでは房室結節を通るインパルスの広がりが妨げられる．ブロックの最初の段階では単にインパルスが遅くなるだけで，P-R間隔が異常に長くなる．ブロックの第２段階の１つの型は房室結節が部分的にインパルスを通さなくなることである．つまり２つまたは３つのインパルスに対し１つのインパルスしか通さなくなり，ECGにはQRS１つに対し，P波が２つまたは３つ現れるようになる．更に重篤なケースでは（第３段階または完全ブロック），房室結節は完全にインパルスを通さなくなり，心室と心房は電気的に絶縁される．すると心室性ペースメーカーが動き出して心房と心室との拍動は相互に独立して起こる．この場合のECGではP波とQRS複合体の出現は相互に無関係になる．

細動：心室の無秩序状態

　心室細動では心臓の各部分が別々に拍動し，協調していない．心臓は，はっきりとした興奮と，静止のない震える器官になってしまって，血液は押し出されない．心室細動の原因は完全にはわかっていない．しかし，これはいろいろなところにできたペースメーカーが，伝導路の長い迂回路と協同して速く，無秩序に活動することから起こるようである．心房に限局された細動は許容性がある．なぜなら安静時，心房が心室に押し込む血液量は少ないからである．逆に心室細動はすぐに収まらなければ致命的になる．

抗不整脈薬剤

　"逃げる"（速拍する）心臓の病的興奮と伝導を制御するのを助けるのに通常用いられる薬剤は，興奮サイクルの色々な戦略的部位に作用する．例えば，リドカインはNa^+チャンネル・ブロッカーで，プロプラノロールはアドレナリン性βブロッカー，ジルチアゼムはCa^{++}チャンネル・ブロッカーである．他の薬剤（例えばアミオダロン）は弛緩期を延長させて，循環しているインパルスがまだ弛緩状態にある部位に入るのを消滅させる可能性を増加させる．いくつかのNa^+チャンネル・ブロッカーは非常に興味深い．というのはチャンネル内の結合部位は，その扉が開いているときより一層むき出しになっている状態になっているからである．このことはチャンネルを急速に発火させるのに一層効果的である（すなわち，新たな問題が作り出される）．

CN：
1. 電極を示している上1/3頁から始めなさい．
2. 心臓とECGに色を塗りなさい．各題名に色を塗るときはそれに対応する心臓図やECGに同色を塗りなさい．このイラストでは心臓を塗る色はそのときのECGに対応しており，心臓の構造とは必ずしも対応していないことに注意しなさい．
3. 心ブロック，細動を示している下段に色を塗りなさい．

電気活動の測定
MEASURING ELECTRICAL ACTIVITY
CELL ACTIVITY 細胞活動

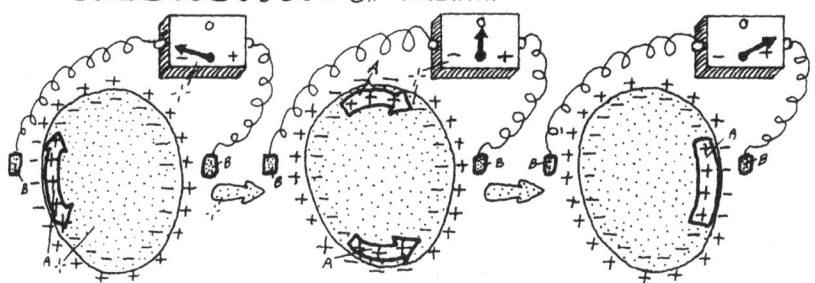

2つの電極を心臓の表面に置く．メーターは2つの電極（左と右）の差を示す．もし左の細胞だけが興奮し，一方の右側の細胞は静止状態であるなら，左側の電極は右に比べ陰性になる．もし左の細胞が静止状態で右が興奮していると右側の電極が左に比べ陰性になる．つまり，左の電極が右に比べ陽性になる．

心電図の測定
TAKING THE ECG
ELECTRODE 電極

心電図では，電極は両腕と左脚に置かれる．体液は電気信号を心臓表面から電極に伝導する．測定はこれら3つの電極のうち2つの間の差をとる．すなわち脚と腕は単なる電極の延長として機能する．足首（C）からの測定では鼠径部（C¹）での電気的変化とほとんど同じ変化が得られ，同様にAとA¹，BとB¹の電気的変化は同じである．

心電図
THE ECG

心臓内の電気的事象
ELECTRICAL EVENTS IN THE HEART

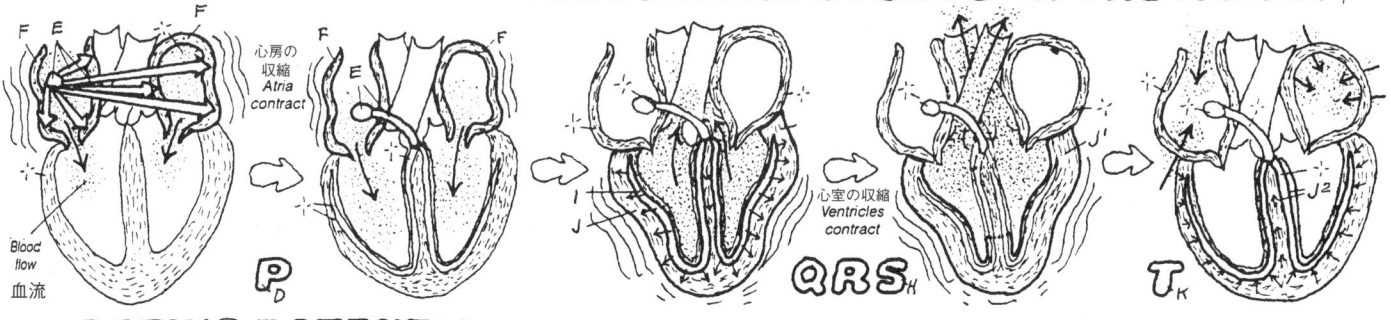

心房の収縮 Atria contract
心室の収縮 Ventricles contract
Blood flow 血流

RESTING POTENTIAL 静止電位

P WAVE P波
  SA NODE EXCITATION　SA結節の興奮
  ATRIAL DEPOLARIZATION　心房の脱分極
  AV NODE, AV BUNDLE EXCITATION　AV結節, AV束の興奮

QRS COMPLEX QRS複合体
  PURKINJE EXCITATION　プルキンエの興奮
  VENTRICLE DEPOLARIZATION　心室の脱分極
  TOTAL DEPOLARIZATION　全体の脱分極

T WAVE T波
  VENTRICLE REPOLARIZATION　心室の再分極

典型的な心電図では，P波は心房の脱分極に対応している．QRS複合波は興奮が心室に拡がることを示し，SとTの間の平坦な部分は心室の完全な脱分極を示している．そしてT波は心室の再分極に対応している．

HEART BLOCK 心臓ブロック
  ATRIAL BEAT　心房拍動
  VENTRICULAR BEAT　心室拍動

第2度の心ブロックでは，房室結節はすべてのインパルスを通過させることができないで，2または3個のインパルスのうち1つだけ通過させる．このような症例のECGではすべてのQRS波に対し2または3個のP波がみられる．

細動 FIBRILLATION

細動では，心臓の個々の部分が協同せず別々に拍動する．心臓は震えるだけの組織塊になってしまう．この致死的な状態は無秩序な心電図となって現れる．

心筋の興奮収縮連関

興奮と同様に心臓の収縮特性も骨格筋とよく似ている（図24）．骨格筋のように心筋の収縮も細胞質中に遊離 Ca^{++} が存在するときアクチンとミオシン・フィラメントがスライドして交互に入り込むことが基礎になっている．どちらの場合も滑り込みはミオシンのクロスブリッジがアクチン・フィラメントの特別な位置までとどいて接触することによって仲介されている．また骨格筋も心筋も共にT小管を持っていて，細胞表面から垂直に細胞内部にインパルスを伝導する．また両筋ともよく発達した管状のネットワークである筋小胞体（SRと略称する）が存在し，ここから Ca^{++} を遊離し，収縮の引き金にし，またこれを吸収して筋を弛緩させる．また両者とも制御タンパクであるトロポニンとトロポミオシンを持ち，これが遊離 Ca^{++} 非存在下でアクチンとミオシンのクロスブリッジを分離させている．

心筋は遊離 Ca^{++} を増加させることによって収縮力を増加させうる

一方重要な違いもある．骨格筋が興奮するとすべてのトロポニンと反応するのに必要な Ca^{++} が放出されて，アクチンでの反応場所が利用されて，そしてすべてのクロスブリッジが活性化される．ふつう心筋の収縮ではこれと異なり，トロポニンが完全に Ca^{++} で覆われることはない．このことは重要なことである．なぜなら細胞内の Ca^{++} の利用率を上げるものはすべてクロスブリッジの数を増やすことになり，これはちょうど綱引きで人数が増えると綱にかかる張力が大きくなるのと同じで，この活性化されたクロスブリッジの増加は，心臓の収縮力を大きくする．細胞内の Ca^{++} をコントロールするものは，すべて心臓の能力をコントロールする．

Ca^{++} はそれ自体の放出をひき起こす

遊離 Ca^{++} はどのようにコントロールされているのだろう？ 細胞質中の遊離 Ca^{++} のレベルは細胞外に比べて低くおよそ20,000分の1である．細胞内のほとんどの Ca^{++} はタンパク質に結合しているか，ミトコンドリアまたはSRに吸収されている．Ca^{++} は細胞外とSR内に高濃度に保たれ，細胞質に入る準備をしている．そこでトロポニンや収縮フィラメントに容易に近づくことができる．活動時，活動電位は膜の表面を通って，T小管に広がっていく．そこで興奮波はSRに近づいていく．ここで，小管内の電圧感受性 Ca^{++} チャンネルが開いて，外部の Ca^{++} が小管と筋小胞体の間の狭い空間に流れ込む；この Ca^{++} は小胞体内のチャンネルを通して大量の筋小胞体 Ca^{++} の放出をひき起こす．つまり Ca^{++} 誘発性 $-Ca^{++}$ 放出は必須である．

遊離 Ca^{++} は Ca^{++} ポンプと Na^+-Ca^{++} 交換体によって細胞体から押し出される

弛緩時は，細胞内の遊離 Ca^{++} のレベルが下がるがこれは主に，ATPによって動く Ca^{++} ポンプによって Ca^{++} がSRに回収されるためである．もしより多くの Ca^{++} が細胞内にあれば，更に Ca^{++} はSRに取り込まれる．そして次の拍動でより多くの Ca^{++} が放出されて，より力強い収縮が起こる．（例えば活動電位を介して）細胞内に連続的に漏れて入る Ca^{++} は3つの方法で取り除かれる．

1. SR膜内のATPにより駆動される Ca^{++} ポンプは，SR内に Ca^{++} を押し込む．
2. 形質膜上のATP駆動性 Ca^{++} ポンプは，細胞から Ca^{++} を押し出す．
3. 形質膜の Na^+-Ca^{++} 交換装置は，Ca^{++} を細胞内から押し出す．

ジギタリスは細胞内 Na^+ を増加させることによって間接的に Ca^{++} を増加させる

心臓内の遊離 Ca^{++} バランスを完全に理解することは，心臓機能の理解に必須のことであるが，詳細はまだわかっていない．一般心臓薬ジギタリスの話は，心臓についてわかっている事がどのように臨床に応用されているかを示すよい例になる．この薬は長い年月にわたって心臓病の患者の心臓の収縮力を強めるのに有効に働いてきたが，この薬の収縮機構に対する効果を実験で明らかにすることはできなかった．わかったことはジギタリスは Na^+-K^+ ポンプの有効な抑制薬であることだけである．Na^+-K^+ ポンプは心臓の収縮とどう関係するのだろうか？ 最近私達はこれが Na^+-Ca^{++} 交換装置に関係あると考えている．細胞の内側に比べ外側で Na^+ の濃度が高く，また Na^+ のこのルートを通る細胞内への動きが Ca^{++} の細胞外への動きと密着しているため，この交換装置が機能している．Ca^{++} が濃度の低い細胞内から濃度の高い細胞外へ動く（つまり，Ca^{++} がポンプによって外に押し出されること）ときのエネルギーは，Na^+ が濃度の高い細胞外から濃度の低い細胞内へ移動するときに失われるエネルギーによって賄われる．ジギタリスを投与すると，Na^+-K^+ ポンプが抑制されて細胞外へ出される Na^+ が減り，細胞内の Na^+ 濃度が高まる．そしてこのことが Na^+-Ca^{++} 交換装置（細胞内 Na^+ 濃度が低いことが必要）を抑制する．この結果，細胞内 Ca^{++} が増えてクロス・ブリッジをより活性化して，収縮が更に力強くなるのだろう．

CN：Mには赤，AとKには暗い色を用いなさい．
1. 上から2番目の図，心筋の解剖図から始めなさい．
2. その下の同じ課題についての模式図に色を塗りなさい．左の漫画に色を塗りなさい．
3. 頁の最下段から筋弛緩図を順に仕上げなさい．上の長方形の図は Na^+-K^+ ポンプと Na^+-Ca^{++} 交換器の動作を示している．左図を先に行い，次にジギタリスがどのように Ca^{++} の除去をさまたげて，心筋の収縮力を増強するかを示すもう一方の図を仕上げなさい．

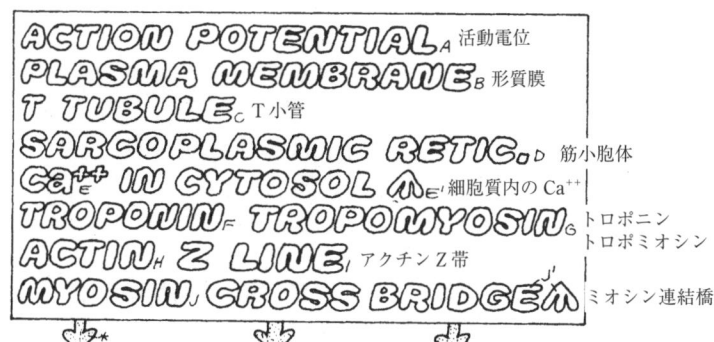

ACTION POTENTIAL 活動電位
PLASMA MEMBRANE 形質膜
T TUBULE T小管
SARCOPLASMIC RETIC. 筋小胞体
Ca⁺⁺ IN CYTOSOL 細胞質内のCa⁺⁺
TROPONIN-TROPOMYOSIN トロポニン-トロポミオシン
ACTIN Z LINE アクチンZ帯
MYOSIN CROSS BRIDGE ミオシン連結橋

MUSCLE CONTRACTION 筋収縮

活動しているとき，活動電位は細胞膜を通りT小管に拡がる，そして興奮波は筋小胞体に近づき，筋小胞体からCa⁺⁺の放出（このメカニズムは十分に解明されていない）が起こる (1). 更にいくつかのCa⁺⁺は各活動電位ごとに細胞膜を通って細胞内に入る．これだけではフィラメントを活性化するのに十分ではないが，筋小胞体の内部貯蔵部位から多くのCa⁺⁺の放出を促す (2). 一般に各々の興奮によって起こるCa⁺⁺の放出は最大収縮を引き起こすのに十分なものではないが，このためCa⁺⁺の総放出量が心臓の機能を決定する重要なものとなる．

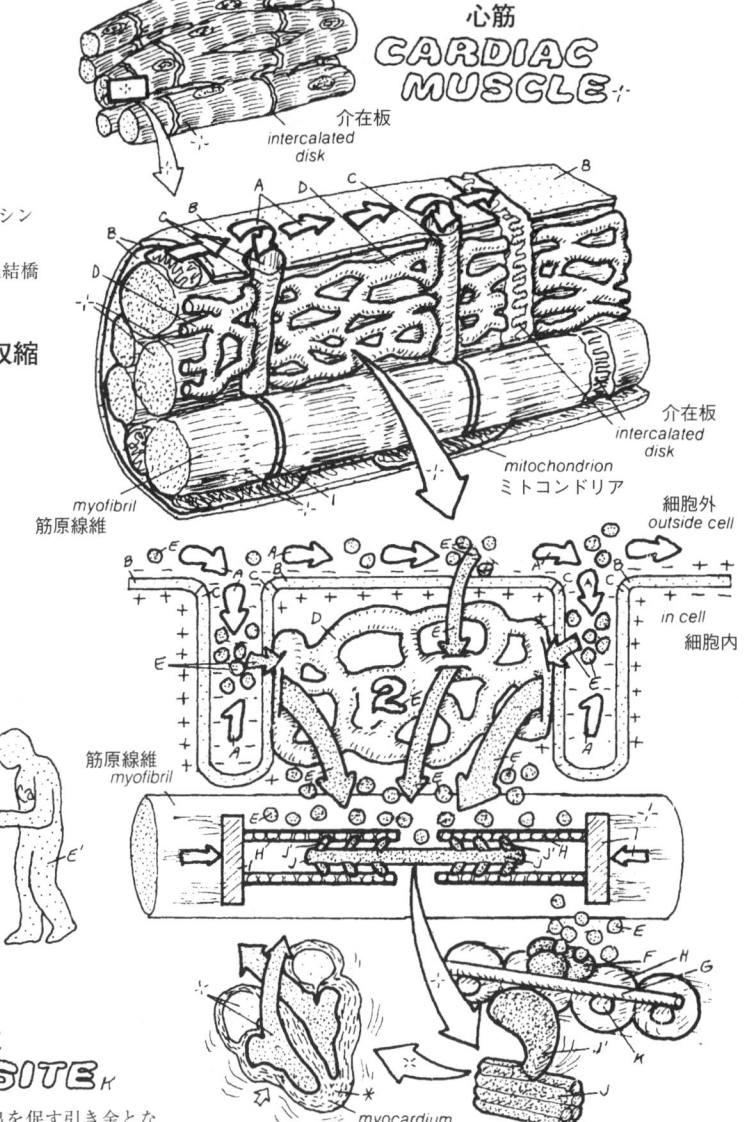

心筋 CARDIAC MUSCLE
介在板 intercalated disk
mitochondrion ミトコンドリア
myofibril 筋原線維
細胞外 outside cell
in cell 細胞内

結合部位 BINDING SITE

ともかくCa⁺⁺はCa⁺⁺自身の放出を促す引き金となる．Ca⁺⁺濃度が上がると，Ca⁺⁺はトロポニン-トロポミオシン複合体と相互に作用し，ミオシン連結橋と結合部位を作るアクチンの部位の覆いを取り去る．

myocardium 心筋層

Ca⁺⁺ PUMP (ATP) Ca⁺⁺ポンプ (ATP)
Na⁺-K⁺ PUMP (ATP) Na⁺-K⁺ポンプ (ATP)
Na⁺-Ca⁺⁺ EXCHANGER Na⁺-Ca⁺⁺交換装置
Ca⁺⁺ IN CYTOPLASM 細胞質内Ca⁺⁺
CROSS BRIDGE ACTIVITY 連結橋の活動

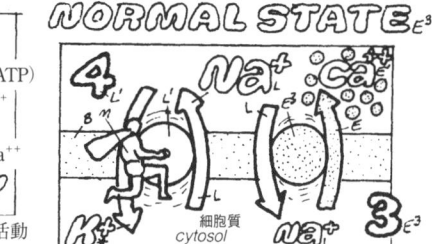

MUSCLE RELAXATION 筋弛緩

活動電位のあとでは，細胞内の遊離Ca⁺⁺は次の3つの経路を通って減少するので，筋肉は弛緩する；(1) 最も著明なのは，ATP駆動性Ca⁺⁺ポンプにより，Ca⁺⁺はSR内へ押戻される；(2) Ca⁺⁺はATP駆動性Ca⁺⁺交換装置により，細胞外に押出される；(3) Ca⁺⁺はNa⁺-Ca⁺⁺交換装置によって細胞外に押出されるが，この際はCa⁺⁺をその濃度勾配に逆らって細胞外に移動させるのに必要なエネルギーは，細胞内へその濃度勾配に従って流入するNa⁺の移動と共役することによって供給される．この濃度勾配に従って促進されるNa⁺勾配は，Na⁺-K⁺ポンプによって促進される (4).

薬物のジギタリスは心臓の収縮力を促進する．それはNa⁺-K⁺ポンプを抑制して (5)，細胞内Na⁺濃度を低下させるので，Na⁺の濃度勾配に逆らった流入を抑制するように働くようにみえる．こうしてNa⁺-Ca⁺⁺交換装置 (6) は有効に働かず，Ca⁺⁺は細胞内に蓄積するが，そこではSR中にCa⁺⁺が押込まれて，興奮時により利用されるようになる．Ca⁺⁺が放出されると→よりクロスブリッジが活性化され→より強い収縮が起こる．

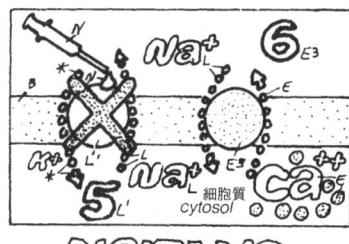

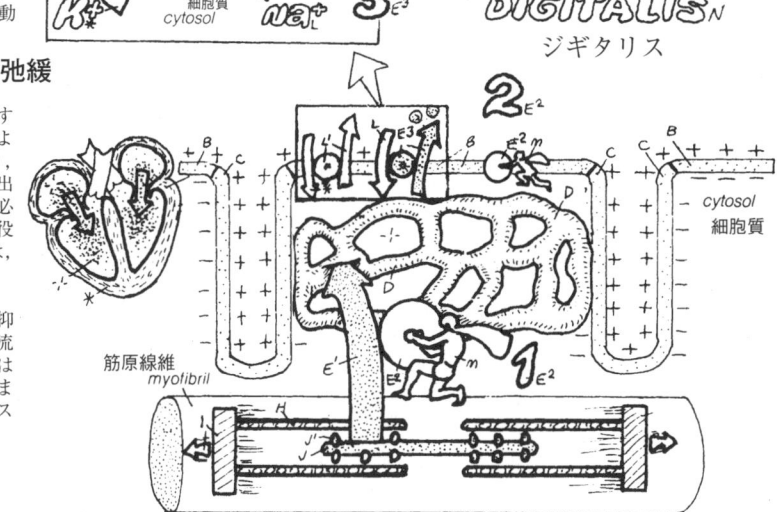

正常状態 NORMAL STATE
cytosol 細胞質

DIGITALIS ジギタリス
cytosol 細胞質

myofibril 筋原線維

心臓の神経性調節

運動しているとき心臓の拍動は速く，強くなり，休息時はゆっくりになる．こうした変化は主に心臓に接続する交感神経や副交感神経の働きによって起こり，部分的には副腎髄質から分泌されるカテコールアミン（エピネフリン）によって起こる．この2つの神経の生理的作用は単純である．交感神経はノルエピネフリン（ノルアドレナリン）を分泌し，これが心臓を刺激し，収縮の頻度と強さを増大させる．副交感神経（迷走神経）はアセチルコリンを放出し，これが心臓を抑制し心拍を低下させる．両方の神経系とも洞房結節と房室結節を支配し，第1のペースメーカーである洞房結節の活動を通して心拍を調節する．しかし，交感神経とは異なり，副交感神経は心室の収縮力に影響しない．迷走神経の刺激は最大率で心室収縮力の強さを15〜25％減少させる．

これらの神経（正確には神経伝達物質）はどのように作用するのだろう？　心臓の興奮は洞房結節で始まることを思い出してほしい（図32）．洞房結節はCa^{++}イオンが濃度勾配に従って細胞内に入り膜電位が閾値に達するまで脱分極（細胞の内側の陰性度を低下させる）することによって興奮する．このときの細胞からのK^+のもれはちょうどこのCa^{2+}の流入に対抗している．これは細胞を再分極させて，膜電位を閾値から遠ざける．問題の鍵はK^+の細胞外への動きと，Na^+とCa^{2+}の細胞内への動きに対抗してペースメーカー電位を作り出す作用とのバランスにある．

副交感神経

アセチルコリンは洞房結節細胞のK^+透過性を増加させることによって心拍動を遅くする—迷走神経から放出されるアセチルコリンは，ムスカリン性レセプターに作用してGタンパクに働く．Gタンパクの$\beta\gamma$サブユニットは第二次メッセンジャーの介在なしに直接K^+チャンネルを開くように働いて，結節細胞のK^+に対する透過性を増加させる（図13）．その結果，洞房結節の静止電位は更に陰性になり，更に閾値電位から遠ざけられる．細胞外へのK^+の動きはCa^{++}とNa^+の細胞内への動きによって引き起こされる脱分極（ペースメーカー電位）のスピードを通常より遅くする．このため閾値に達するまでの時間が長くなり，心拍が遅くなる．さらにペースメーカー（洞房結節）の発火頻度に影響を与え，K^+の外側への動きが他の細胞の興奮性に抵抗することになる．これが心房や房室結節を通るインパルスの伝導を遅くする傾向となる．

交感神経

ノルエピネフリンはペースメーカー電位の勾配を増加させることによって心拍動数を増す—ノルエピネフリンとカテコールアミンは共に副腎髄質から放出されて，心筋のβレセプターと反応して第二次メッセンジャーのcAMP（図12）量を増加させ，cAMPはチャンネルが活動するのに必要なCa^{++}チャンネル・リン酸化酵素を活性化させる．いずれの場合でもノルエピネフリンの効果は，より多くのチャンネルの参加を増加させてCa^{++}透過性を増すことにある．さらに，ノルエピネフリンは遅いペースメーカーのNa^+の流束を増加させる．洞房結節ではこれら両方の因子はペースメーカー電位の上昇率を増加させて，閾値に達するまでの時間を短縮し，心拍数を増加させる．

ノルエピネフリンはCa^{++}透過性を増加させることによって心室収縮を高める—心室筋ではノルエピネフリンによって生じたCa^{++}透過性の増加は，各活動電位の平坦期におけるCa^{++}流動性を高める．細胞内に流入する大量のCa^{++}は筋小胞体からのCa^{++}放出をひき起こして，それぞれの収縮を強める．

ノルエピネフリンは筋小胞体によるCa^{++}取り込み率を増加させることによって収縮時間を短縮する—最終的に，ノルエピネフリンもまた筋小胞体によるCa^{++}の再取り込みを増加させる；このことは弛緩過程の速度を速め，その結果収縮持続時間を短くする．速い心拍数では，心臓が拍動と拍動との間に血液を充満させるための十分な時間が取れるように収縮期間を切り詰めるのが重要である．

再びノルエピネフリンのこの作用は，cAMP量の増加によってもたらされる（この場合，cAMPはフォスフォキナーゼを活性化し，それが筋小胞体の膜タンパクをリン酸化する—フォスフォランバン．フォスフォランバンはそのリン酸化された形で筋小胞体のCa^{++}ポンプを活性化する）．

CN：Jには赤，A, B, H, Iには暗い色を用いなさい．
1. 上段右図から始めなさい．
2. 自律神経活動の3段階に色を塗りなさい．
3. 収縮過程でCa^{++}の関連する2つの相を仕上げなさい．

PARASYMPATHETIC NERVES 副交感神経
SYMPATHETIC NERVES 交感神経
ADRENAL MEDULLA 副腎髄質
CATECHOLAMINES カテコールアミン
VENTRICULAR MUSCLE 心室筋
SA NODE AV NODE 洞房結節　房室結節
MEMBRANE POTENTIAL 膜電位
THRESHOLD POTENTIAL 閾値

HEART RATE 心拍数
脳 brain

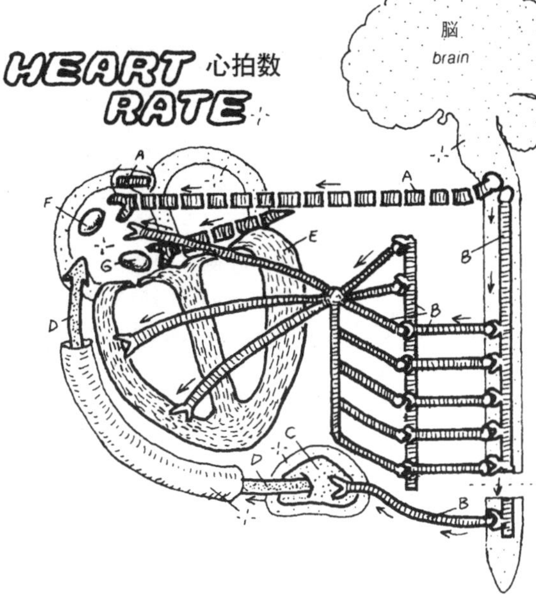

交感神経と迷走神経（副交感神経）の双方とも洞房結節と房室結節を支配しており，心拍数に影響を与える．心室筋は迷走神経の支配を受けていないが交感神経線維は豊富に分布している．交感神経の興奮は心室の収縮力を高めるが，迷走神経の興奮は全く影響しない．

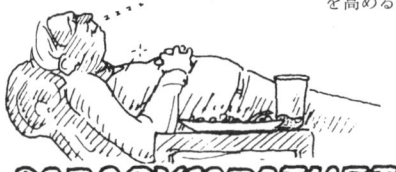

副交感神経活動
PARASYMPATHETIC ACTIVITY

60 millivolts ミリボルト

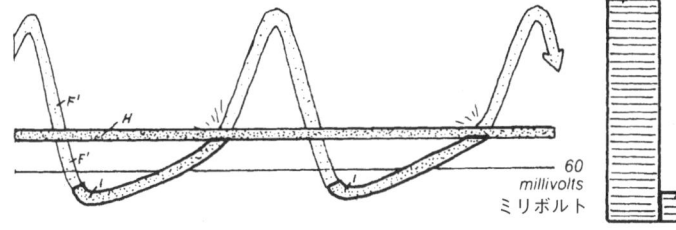

K⁺ 透過性（過分極）
K$^+$ PERMEABILITY (HYPERPOLARIZATION)

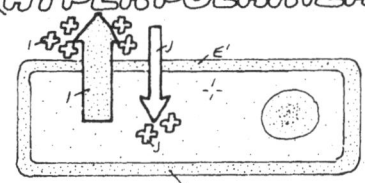

CELL MEMBRANE 細胞膜

正常な活動
NORMAL ACTIVITY

60 millivolts ミリボルト

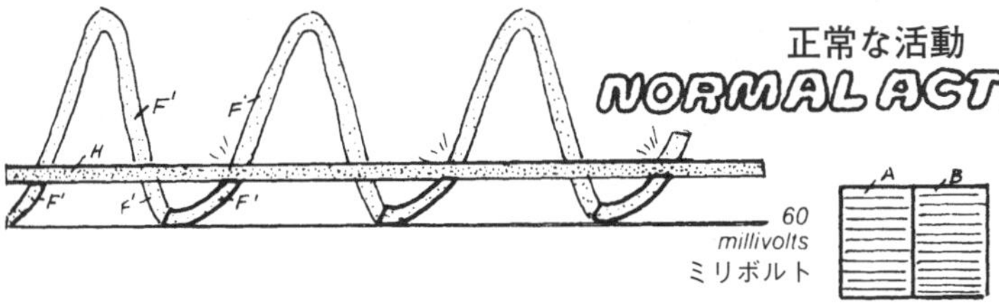

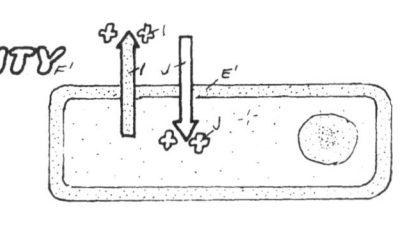

Ca⁺⁺ の透過性
Ca^{++} PERMEABILITY

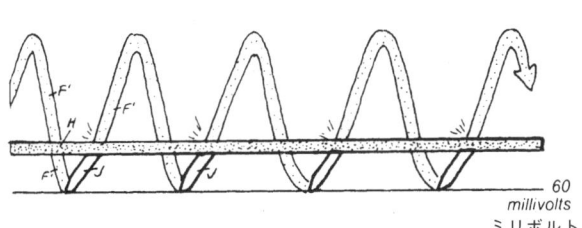

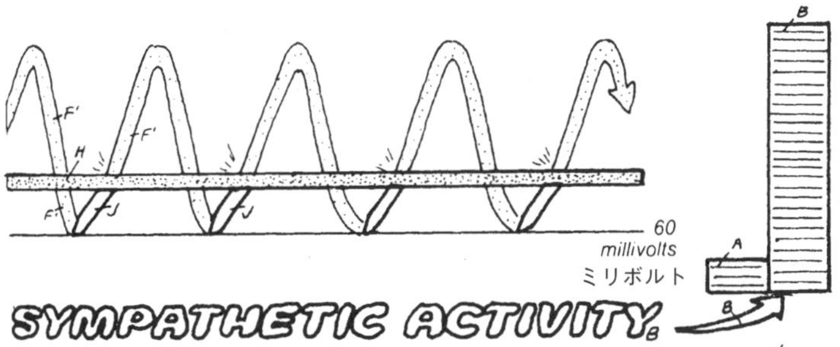

60 millivolts ミリボルト

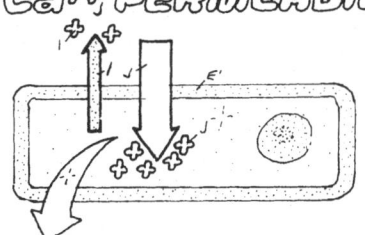

SYMPATHETIC ACTIVITY
交感神経活動

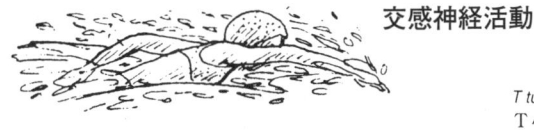

FORCE OF CONTRACTION 収縮力

T tubule T小管

Ca^{++} 再取込み
Ca^{++} RE-UPTAKE

心臓神経の活動はK⁺の細胞外への動きとCa⁺⁺の細胞内への動きという対立する2つの効果のバランスによって説明されている．迷走神経終末より放出されるアセチルコリンは洞房結節のK⁺透過性を増大させる作用を持っている．K⁺透過性の増大は静止電位をさらに陰性にし，閾値をさらに上げる．K⁺の細胞外への動きはCa⁺⁺の細胞内への移動によって引き起こされる通常のペースメーカー電位を低下させる．このことによって閾値に達するまでに必要な時間を長くし，心拍数を減少させる．ノルエピネフリンはCa⁺⁺の透過性を増大させることによって心拍数を増加させる．これは静止電位上昇率を増加させて閾値に達するまでの時間を短くし心拍数を増加させるのである．心室筋においては各拍動で増加したCa⁺⁺が細胞内貯蔵Ca⁺⁺を増やし，各収縮毎により多くCa⁺⁺が利用できるようになる．そして，収縮を強くする．ノルエピネフリンは更に筋小胞体へのCa⁺⁺再取込みを増加させて弛緩のスピードも上げる．

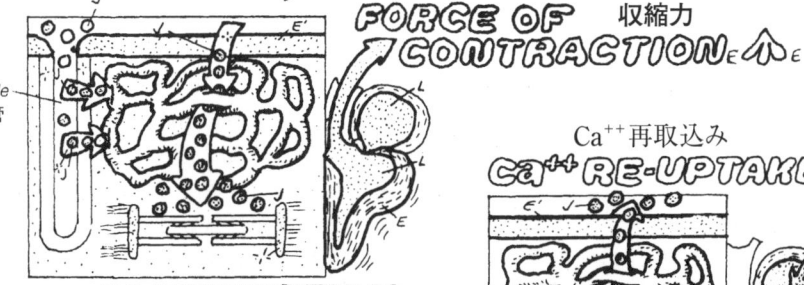

収縮 CONTRACTION

筋小胞体 SARCOPLASMIC RETICULUM
血液 BLOOD

収縮機構 contractile mechanism

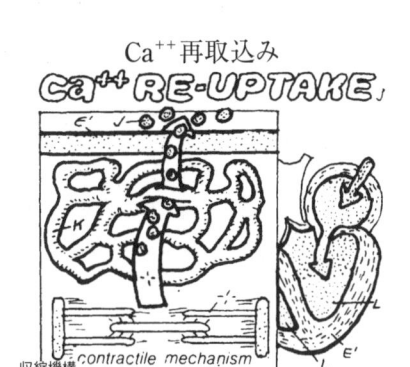

RELAXATION
弛緩

心臓周期：ポンプとしての心臓

心臓のポンプ作用は，心臓の動きが1周期する間の心臓の各部屋及び大動脈の容積と圧力の変化として表される．この図は心臓の左側（全身側）で起こる変化を示している．心臓の右側（肺側）の変化は，圧が約8分の1の大きさであることを除いて同様である．5つの曲線が描かれている．上の3つは大動脈，左心房，左心室に圧力測定器を入れて描かせたものである．次のグラフは左心室の容積を示し，最後のグラフはECGである．われわれの目的は，これらのグラフの相互関係及び心臓周期の間で，これらが血液の流れにどう関係しているかを正しく評価することである．

一方向弁が流れの方向を調節している

これらの曲線から，通常，心臓の弁が血液の流れを"決めて"いることに気が付く．これは弁が逆流を防いでいることを意味する．これらの弁は下流の圧が上流の圧より強くなる（逆流の条件）と働く．そしてこの圧差が弁を閉じることになる．同様に上流の圧が下流より大きければ流れは進み，弁は開く．心臓では，圧力の状態は次のようになる．

弁	状態	条件
房室（AV）	開く	心房圧＞心室圧
房室（AV）	閉じる	心房圧＜心室圧
大動脈	開く	心室圧＞大動脈圧
大動脈	閉じる	心室圧＜大動脈圧

（下記の例外を参照）

周期は5つの時期に分けられる

1. 心房収縮—心房の収縮はECGのP波でわかる．心房の圧が高まり，血液は開いている房室弁を通り，心室に押し出される．これらの弁は（心臓の拡張期を通して）開いている．なぜなら心房圧は静止状態の心室に比べて圧が高いからである．血液は心室に入るが大動脈弁が閉じているので心室から出ていけない（大動脈圧＞心室圧）．この結果心室の容積は大きくなり，グラフでは"こぶ"のように示されていることに注意する．心房は補助ポンプのような役割を果たすが，心室を満たすための貢献度は小さい．心室はそれ以前の心房と心室が静止状態のときに大分満たされているからである．運動などで心拍数が上がると，拍動間に心室を満たす時間が少なくなる．そこで心房の役割がより重要になる．心房収縮に続いて次のことが起こる．

2. 等容積性心室収縮—まずインパルスが心室に広がると（ECGではQRS）心室は少しおくれて収縮し始める．これが収縮期の始まりである．心室圧は急激に素早く上昇して，心房圧を越える．房室弁はパタッと締まり心音の第1音「ラップ」を出す．房室弁の閉鎖に続いて更に心室圧は大動脈圧を越えるまで急激に上がり続ける．この時両方の弁が閉じているので圧は急激に上がる．心臓は収縮し続けるが，血液は上昇する圧から逃れようがない（この時期の心臓の収縮は骨格筋でいう等尺収縮と同様である）．この期間は心室の容積は変化できない（心室容積を示すグラフの水平な部分に注意）．この心室容積が一定していることがこの時期を"等容積性心室収縮"と呼ぶ理由である．

3. 心室の拍出—心室圧が大動脈圧を越えるとすぐに，大動脈弁が押し開かれ，血液が大動脈に拍出される．大動脈圧は，血液が小動脈に行くより速く心室から押し出されるため上昇する．これに先立ち，大動脈圧は大動脈弁が閉じているので低下している．これは血液が大動脈から小動脈に持続的に流れており，心室からは流れてこないからである．

心室から出る血液の流れは心室容積のグラフに表れている．これは拍出が始まると絶壁のように急激に減少する．その後すぐ，心室の収縮力は低下して，心室圧の上昇は弱まり，次第に下降し始める．一方急激に低下していた心室容積のグラフは平坦になる．心室が再分極し（ECGのT波）弛緩すると，心室圧のグラフは大動脈圧のグラフと交差し，心室圧は大動脈圧より低くなる．

すぐその後で，大動脈弁がパタッと締まり，鋭い"ダップ"という音（第2心音）を出し，心室拍出期は心室収縮期とともに終える（心臓収縮期＝等容積性心室収縮期＋心室拍出期）．この音のとき大動脈圧のグラフにV字型の溝ができる．大動脈弁の閉鎖は，心室圧のグラフと大動脈圧のグラフの交差と同時に起こるのではない．というのは弁を通る血液は，前向きの運動量（質量×速度）をかなり持っているからである．反対方向に力を加える（圧差）には運動を止め，逆に動かすための短い時間が必要になる（動いている自動車を反対向きに手で押して止めることを想像してみなさい）．各拍動ごとに，心室にある血液がすべて拍出されるわけではないことに注意．残っている血液は，拍出される血液とほとんど同量である．

4. 等容積性心室弛緩—次に等容積性収縮のときのように両方の弁が閉まり，血液は心室に入ることも出ることもできない．しかし今度は心室は弛緩する．これは拡張期の始まりである．圧は急激に下がるが心室の容積は変わらない．すぐに心室圧が心房圧より低くなり房室弁が開き，等容積性弛緩が終わる．

5. 心室の充満—この時期には肺静脈から心房に連続的に血液が入ってくるので，心房圧は心室圧より高い．血液は開いている房室弁を通り，心房から心室へ流れる．この心室への流入は，拡張期を通じてのもので心房が収縮しているときだけのものではない．拡張期の心室容積の曲線から心室への流入は初期に多く，心房の収縮によるものは心室の容積の小部分であることがわかる．この期の終わりに向かって心房の収縮が続き，房室弁が閉じてこの期と拡張期が終わる（拡張期＝等容積性心室弛緩期＋心室充満期）．

CN：Fには赤，BとDには暗い色を用いなさい．
1. 上左の角のタイトル1～5に色塗りから始めなさい．上段に横に並んで入る左心臓のイラストの全ての構造に色を塗りなさい．肺動脈は右の3つの図では取り去っているのに注意．2つの心音を出す弁に示すバーも含む．
2. 圧の部分とその上に記した相の名前に色を塗りなさい．
3. 同じことを左心室容積の部分について行いなさい．
4. ECGを灰色で塗りなさい．
5. 時間関係を示す下段を塗りなさい．

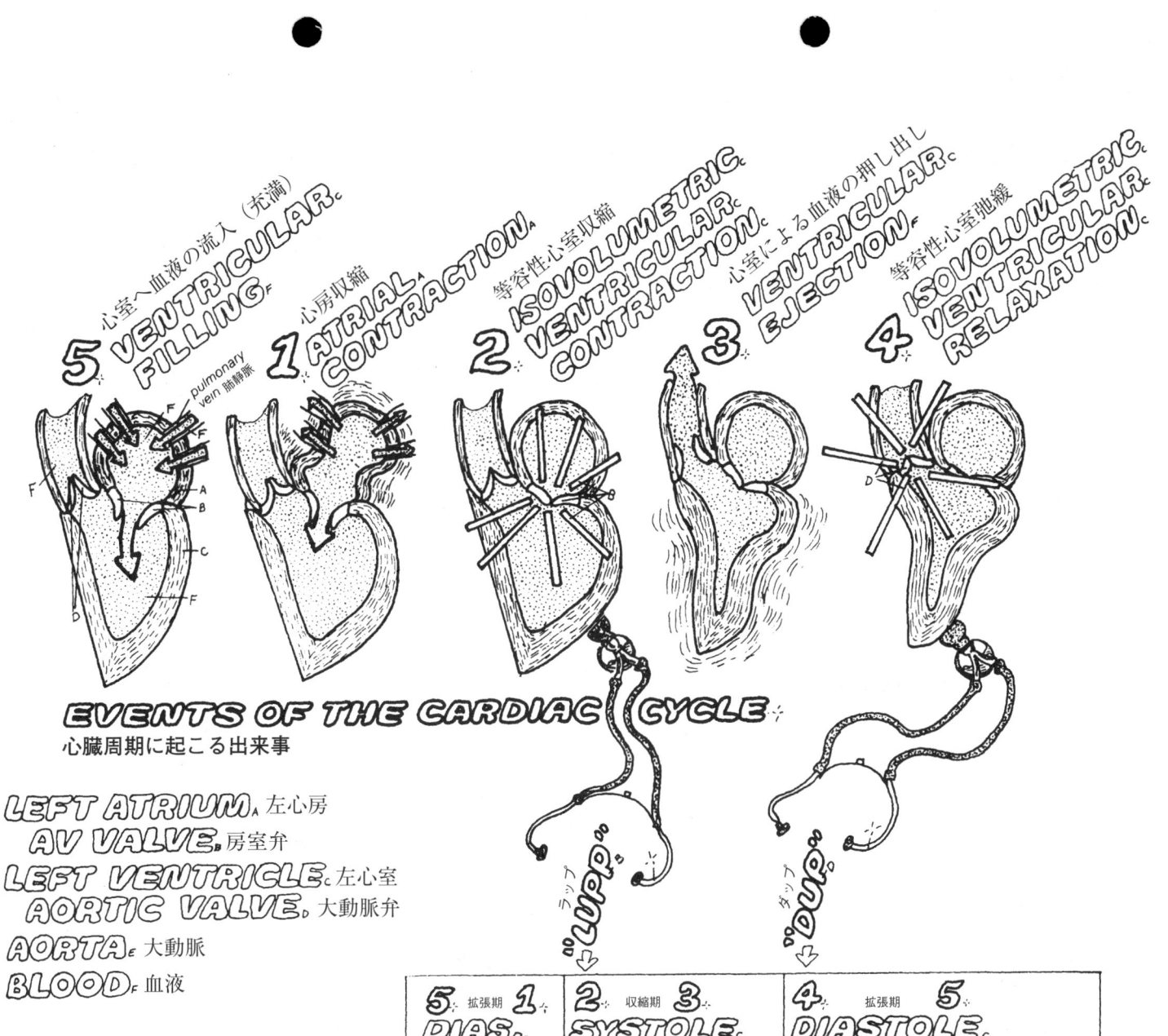

EVENTS OF THE CARDIAC CYCLE
心臓周期に起こる出来事

5 VENTRICULAR FILLING 心室へ血液の流入（充満）
1 ATRIAL CONTRACTION 心房収縮
2 ISOVOLUMETRIC VENTRICULAR CONTRACTION 等容性心室収縮
3 VENTRICULAR EJECTION 心室による血液の押し出し
4 ISOVOLUMETRIC VENTRICULAR RELAXATION 等容性心室弛緩

pulmonary vein 肺静脈

"LUPP" "DUP"

LEFT ATRIUM 左心房
AV VALVE 房室弁
LEFT VENTRICLE 左心室
AORTIC VALVE 大動脈弁
AORTA 大動脈
BLOOD 血液

5 拡張期 1	2 収縮期 3	4 拡張期 5
DIAS.	SYSTOLE	DIASTOLE

圧 PRESSURE

心周期は弁の開閉によって4相に分けられ、心房、心室、大動脈の圧の変化で特徴づけられる。右のプロットは圧（y軸）が時間（x軸）とともにどう変化するかを示している。

mmHg 120 90 60 30 0

容積 VOLUME

右の図は心室の血液量（y軸）が各瞬間（時間, x軸）にどのような変化を示すかを表している。簡単に比較できるように上の血圧の曲線と同じ時間軸になっている（血液量の目盛りが"ゼロ"から始まっていないのに注意）。

mL 140 100 60

心電図 ECG

やはり比較を容易にするために同じ時間軸上に心電図が描かれている。反対ページのテキストを参照し、血圧、血液量、心電図の曲線相互の変化を関係づけてみよう。

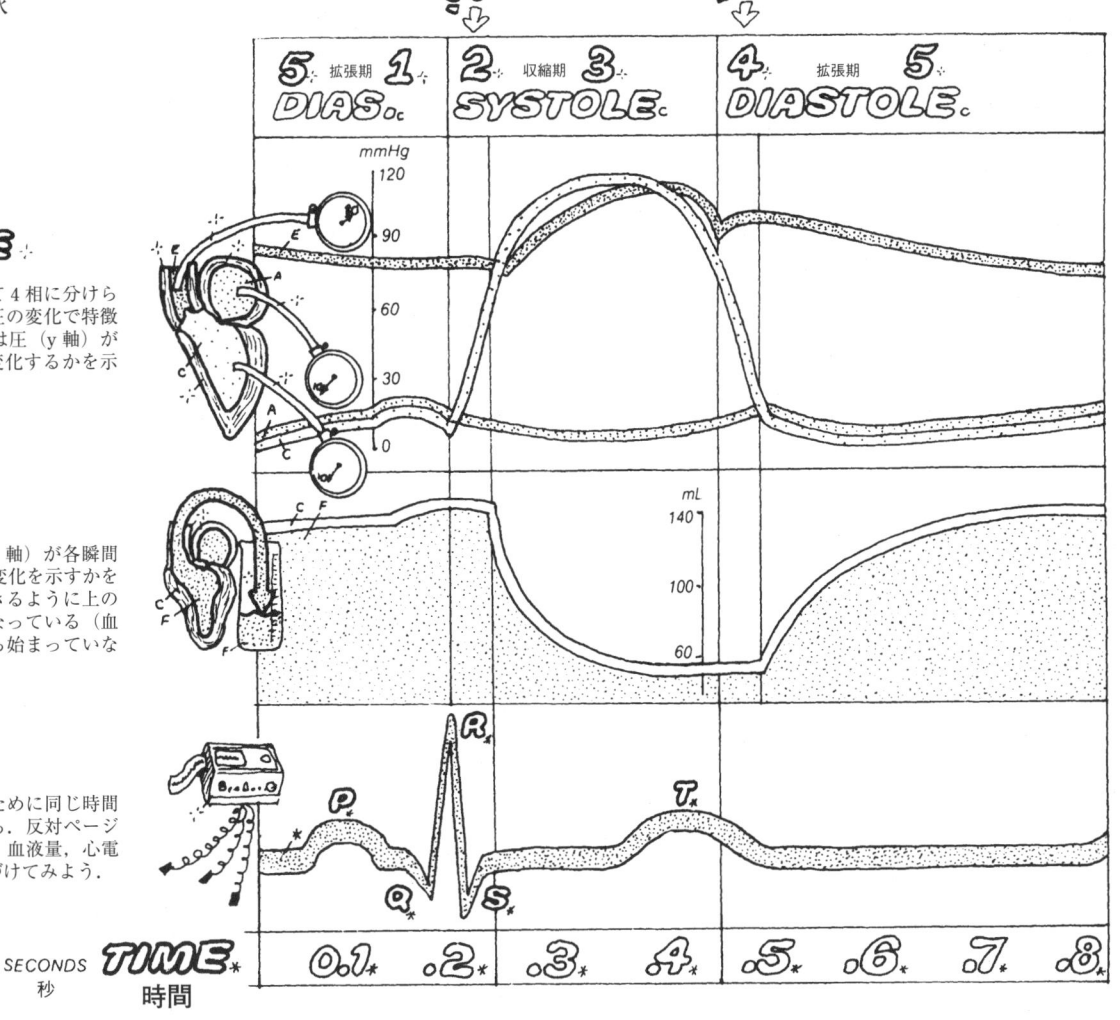

P Q R S T

SECONDS **TIME** 時間
0.1 .2 .3 .4 .5 .6 .7 .8

血流の物理学

血圧は動脈の方が静脈より高いので，血液は動脈から毛細管を通って静脈へと流れる．圧とは各平方cm当たりにかかる力である．つまり"押し"の尺度である．血液が動脈から静脈に流れるのは，動脈の方が静脈に比べ強く"押す"からである．運動を起こさせる力はこの圧差なのである．

圧力を液体の柱として測定する

どのように，この力または押しを測るのだろう？　動きのないときの管の底にある液体分子について考えてみよう（図参照）．これは液柱の重さによって生ずる力に従う．もし何かの理由でこの力がこの分子にかかる圧より小さければ，この分子は上方に動き，管の中の液は，圧と重さのバランスがとれるまで流れる．動きがないということは，液柱の重さが分子にかかる圧と等しいということである．我々は圧の測定に便利な方法として，液柱を用いる（液柱の重さは液の種類によって違う．水銀は水より密度が高いので，水より柱が短くてすむ．この理由で水銀を使うのが，単純にして便利である．水銀のミリメーターを水のミリメーターに変えるには，13.6を掛ければよい）．

流量＝圧力差/抵抗

圧力低下は抵抗と比例する―蛇口の閉じている図では，どの垂直管でも同じ高さになっている．水平の管では，どこでも圧が等しいので―圧差なし，動かす力なし，動きなしの状態である．蛇口が開いた場合，液は管から流れ出して，垂直管は水平管の各点で圧が異なることを示している．圧は左から右へ水平方向に一様に減少している．その下の図では，左の方に半分開いた蛇口があり，流れを妨害しているが止めてはいない．このとき液は蛇口の後ろに溜まり，コックを挟んだ圧差がこの妨害に逆らって，流れを維持できるようになる．圧は左から右に減っていくが，この減少は一様ではない．最も大きな圧の減少は，流れを妨害している蛇口のところで起こる．循環系で調べてみると，最大の圧の減少が起こるところは，終末動脈，つまり細動脈であり，これは毛細管に続く．血液循環では細動脈が，流れに対して最大の抵抗となっている．

摩擦抵抗ということも，量的に考えられる．どの血管または血管系においても2点間の圧差を流量で割ると，この商が2点間の抵抗と定義される（圧差を"原価"，流量を"利益"と考えてみなさい）．これは次のように書き換えられる．

$$\text{流量} = \text{圧差} \div \text{抵抗}$$

抵抗は管の半径によって，大きく左右される―長さにより大きく影響される．圧差が等しければ，管の半径を2倍にすると流れは16倍になる（抵抗が減る）！　流量は，半径の増加の4乗に比例して増えるのである．

抵抗は血液の層がお互いに通過する際の，粘性摩擦に相当する―流れの抵抗は，液体の2つの層が通過する運動に対抗する摩擦力によって生ずる．液体が粘稠であるほど，摩擦力は大きくなる．血管内では血管壁に直接接する血液層は，静止している壁に粘着して引き止められる．この層は次の層の流れを遅くし，その層はさらに次の層を，という具合にひき続いて遅くなる（図を参照）．このことは液体の層を薄くする．血管の中心部の液層は最も早く動くが，壁面にある液体は全く動かない．流れに対する全体の抵抗は，液体が相互に流動するに従って，これらの層の摩擦相互作用から生ずる．血管を通って液体が流れる間に生ずる圧力の低下は，これら摩擦の相互利用に対するエネルギー消費を反映している．

小動脈は循環の"隘路"である―循環系のいろいろなところで圧を測ると，圧の最大の減少は細動脈を通る時だとわかる．流量は循環分枝部のどの断面でも同じであるので，最大減圧の起こる細動脈で最も抵抗が大きいことになる（これは上の式に合う）．ことばを変えると，循環系では細動脈が隘路，あるいは律速過程である．隘路は制御を行う戦略上の部位であり，ある組織への血圧や血流量を調節するとき，細動脈が主要な部位となるようである．これは細動脈の血管壁を環状に包む平滑筋によって行われる．この筋は神経とホルモンによって調節されている．筋が弛緩しているとき半径は大きくなり，収縮しているとき小さくなる．管の抵抗はその半径に密接に関係することを思い出して欲しい．細動脈の半径をコントロールすることによって，循環系の圧と流量をしっかり調節できる．

CN：Cには赤を用いなさい．
1．上段を左から右へと始めなさい．
2．圧のレベルを長いバー（B′）で示した次のシリーズの図に色を塗りなさい．
3．下の大きな図では圧のグラフ（B′）は平均血圧を示している．細動脈レベルで血液の色が変わること（強調のため）に注意しなさい．

MERCURY 水銀
FORCE, PRESSURE 力, 圧
FLUID, BLOOD 液, 血液
RESISTANCE 抵抗

圧は単位面積当たりの"押し"または力によって測定される。圧は水銀（Hg）が半分入ったU字管で測定することができる。人が水銀の上を押しているが、その人が強く押せば押すほど水銀柱は高く上がる。その高さ（mmHg）で力（圧）を測ることができる。同様に血圧は動脈と"U"字管を連結することによって測れる。"押し"は心臓によって生ずる。

血圧の測定
MEASUREMENT OF PRESSURE

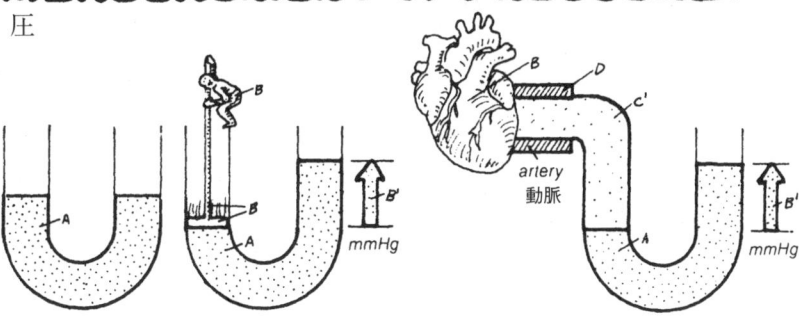

圧と流れ
PRESSURE AND FLOW

水平管の中の水が動いていないときは水平方向のどの位置でも圧は等しい。これは水平方向に管を立てることによって確かめられる。どの立てた管でも水が同じ高さになる（今は、圧を測るのにHgでなく水を用いている）。蛇口を開けると水は流れ、圧は水平方向に一様に減少する。各点ごとの圧差が水を動かす。管の中間に半分閉じた蛇口を入れると、それが流れに抵抗する。この抵抗に打ち勝って流れを維持できる圧差が蛇口を挟んで生まれるまで水は蛇口の手前に溜まる。更に圧は左から右に下がるが一様ではない。圧の減少が最大なのは半分閉じた蛇口のところである。流れを保つためには、動きを止めようとする摩擦抵抗（下段の図に示した）に打ち勝つように連続的に力が加えられなければならない。

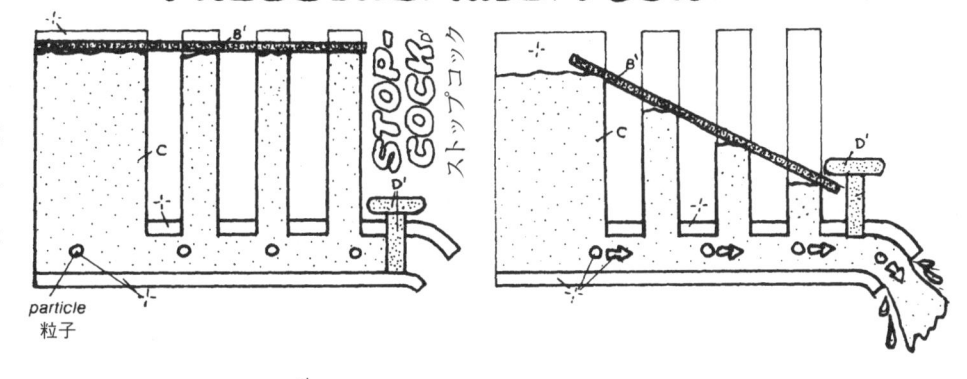

STOP-COCK ストップコック
particle 粒子

$$\text{流れ} = \frac{\text{圧差}}{\text{抵抗}}$$

$$\text{FLOW} = \frac{\text{PRESSURE DIFFERENCE}}{\text{RESISTANCE}}$$

流れに対する抵抗は粘性が大きいほど、また管の長さが長いほど、そして管の半径が小さいほど大きくなる。抵抗は管の半径の変化に最も密接に関係する。半径を半分にすると流量は16分の1になる！

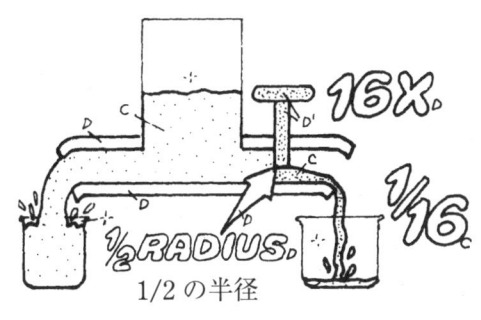

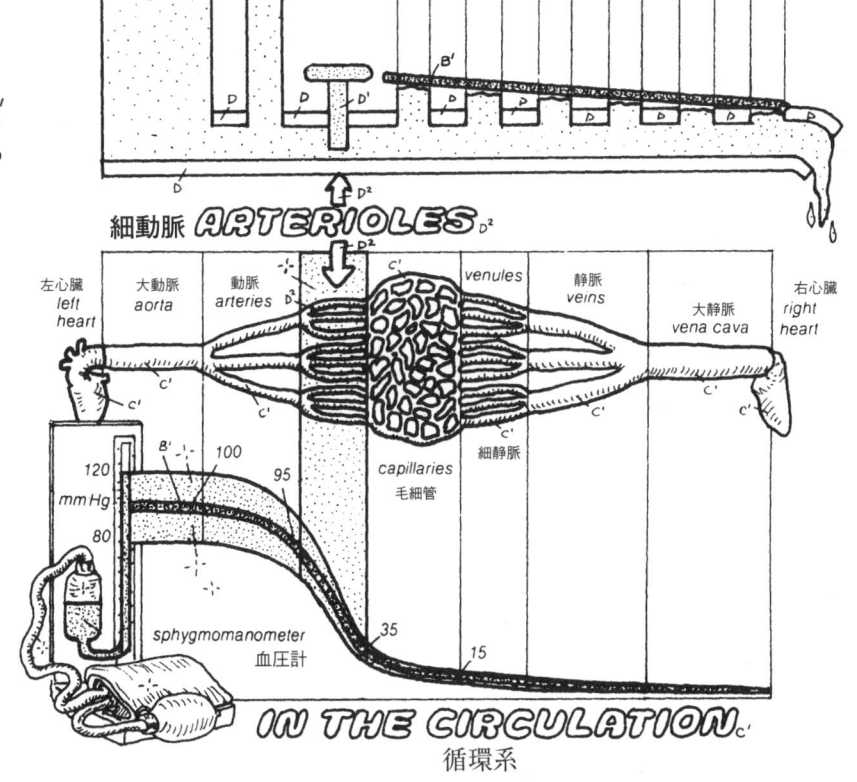

16X **1/2 RADIUS** 1/2の半径 **1/16**

循環系では、どの部分でもその総断面積での流量は一定している。血圧の低下が最も激しく起こる部位は細動脈である。これは細動脈が流れに対して最大の抵抗になっていることを意味し、ここが"瓶の首"（隘路）のようになっている。細動脈は蛇口のような役割を果たす。細動脈壁の平滑筋の収縮は血管の半径を変えて抵抗を変化させる。

細動脈 **ARTERIOLES**

左心臓 left heart　大動脈 aorta　動脈 arteries　venules 静脈 veins 大静脈 vena cava 右心臓 right heart
capillaries 毛細管　細静脈
120 100 95 80 35 15 mmHg
sphygmomanometer 血圧計

IN THE CIRCULATION 循環系

流れの中の液層
LAYERS OF FLUID DURING FLOW

流れに対する抵抗は2つの液層が滑り合う動きに逆らう摩擦力によって生まれる。血管では、血液層は直接的に血管壁に接し、静止した壁にこびりつくようにして引き止められている。この層が次の層を押さえるというように順々に血液の流れを押さえる。これは血液の圧縮を引き起こしている。血管の中央の血液は最も速く動き、壁のところの血液はまったく動かない。結局、すべての流れの抵抗は、これらの層が擦れ合うことによる摩擦相互作用によって生まれることになる。血管の中の流れによって起こる圧の減少は、摩擦相互作用によるエネルギーの損失を示している。

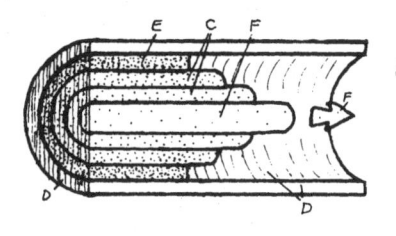

STATIONARY 静止
MOVING 動く
FASTEST 最も速い

動脈血圧とその測定

心臓は血液を間欠的に押し出す．収縮期には約 70 m*l* の血液を大動脈に押し出すが，拡張期には心臓から血液は出ない．このような変動は大動脈起始部で大きく非連続的であるにもかかわらず，動脈から毛細管に入るところの血流はスムーズで連続的である．これは大動脈や他の動脈が硬い管ではないので，このようなことが可能になるのである．これらの動脈は弾性があり，受動的に広げられたり縮められたりするゴムバンドのようなものなのである．

動脈圧

血管の弾力性は血圧の周期的変化を緩衝する—収縮期には，血液が毛細管から出るスピードよりも速いスピードで動脈に入っていく．動脈には多くの血液が押し込まれるので血圧は上がり，風船に空気を入れるのと同じ様に弾性のある動脈血管壁は，押し広げられて幾分か圧力を弱める．この過剰に流入した血液は，広がった動脈に収容される．もし血管壁がもっと硬かったり，十分広がらなければ，血圧は上昇する．これとは対照的に，拡張期には心臓から動脈に血液は流れないが，血液は動脈から毛細管に入っていく．このときは，広げられた動脈に貯えられていた血液が流入するのである．このときは拡張した血管の復元力が，押し出す力の一部となる．この弾性のある動脈壁が，血圧の変動を最小限に押えているのである．つまり，この動脈壁が血圧の変化を和らげているのである．硬い壁を持つ系では収縮期に血圧は非常に高くなり，拡張期にはほとんどゼロにまで下る．同様に収縮期には毛細管に血液が急激に入り，拡張期には血流がほとんど止まってしまう．栓を開けたり閉じたりしたとき，蛇口からの流れがどうなるか想像してみなさい．健康な動脈系でも動脈圧は拍動に伴って変化するが，硬化した系ほどのことはない．心拍動の周期を通じて，血圧があるレベルに保たれている効用は2つある．第1は血液を毛細管へ持続的にしかもスムーズに流せること．第2は大きな収縮期圧に逆らって血液を押し出すという仕事から心臓を守ることである．

"正常血圧"：収縮期圧/拡張期圧 = 120/80 mmHg—動脈圧は脈打っている．各拍動と共に，正常な若い成人では動脈圧は 80〜120 mmHg の間で変化する．最低血圧は拡張期の最後に出現する．これが拡張期血圧と呼ばれる（上にあげた例では 80 mmHg）．最大になるのは収縮期の途中である．これが収縮期血圧と呼ばれる（上の例では 120 mmHg）．収縮期血圧と拡張期血圧の差が脈圧と呼ばれる（120 − 80 = 40 mmHg）．上に述べたことから，より硬い動脈を持つ人（例：老人）は，より脈圧が高いということになる．

平均血圧は（心臓の）駆動力の一般的評価である—変化する血圧を扱うよりも，平均した血圧，つまり動脈の血液を押し出す力といった単一の測定値を用いた方が役立つ場合がある（図37はこの数値はどの動脈でもだいたい同じであることを示している）．単に収縮期と拡張期の間の平均（[120 + 80]/2 = 100 mmHg）血圧というのでは正確にいうと正しくない．血圧を示すグラフを見てみると，動脈圧は拡張期の方が収縮期より長いからである．上段左の図の水平線で示した平均血圧には，このことが考慮されている．この線の位置は，この線と血圧を示す線で囲まれる面積が，この上下で等しくなるように決められる．平均血圧はだいたい次の式で求められる．平均血圧＝拡張期血圧＋(1/3)脈圧

動脈血圧の測定

ヒトの動脈血圧の測定（下段の図）は，ふくらませることのできるゴム袋を布製のカフに押し込んだものを腕に巻き付けて行う．この袋をふくらまし，腕に圧をかける．袋の内圧は，腕の組織の圧に等しいと仮定される．袋の内圧が動脈血圧を丁度越えるとき，その圧は動脈を押しつぶすのに必要な圧と考えられる．手順は，先ず動脈圧を越えるまで袋をふくらませて血流を止める．次に空気を徐々に抜き，袋の内圧を徐々に下げる．ある圧まで下がると血流が回復するが，血液は短時間，動脈圧が最大のときだけ流れる．このとき聴診器を動脈に当てると音が聞こえる．音が最初に聞こえたときの圧を，収縮期圧とする．更に圧が下がると，音がとても小さくなる．このときの圧を拡張期圧とする．この音はカフで狭められた（部分的につぶされた）動脈のかき乱された血流から起こる．この音はちょうど狭い川で水の流れがかき乱されたときに起こるものと同じである．

CN：Aには赤，B，C，とDには暗い色を用いなさい．
1. 上段右の硬いチューブと弾性のあるチューブの比較から始めなさい．
2. 左の動脈圧のグラフに色を塗りなさい．
3. 圧の測定法を左から右に色を塗りなさい．1つの図を完成させてから次の図に移りなさい．

ARTERIAL PRESSURE 動脈圧
BLOOD 血液
TUBE, ARTERY, RECOIL 管状の動脈の復元
SYSTOLE 収縮
DIASTOLE 拡張
PULSE PRESSURE 脈圧
MEAN PRESSURE 平均血圧

　心臓は血液を間欠的に押し出す．収縮期には血液を大静脈内に押し出すが，拡張期には心臓から血液は出て行かない．硬い血管壁を持つ血管では収縮期に血圧がとても高くなり，拡張期にはほとんどゼロになる．各収縮期に血液は毛細管へ急速に流れるが，拡張期には流れはほとんど止まってしまう．しかし動脈は硬い管でなく弾性のある血管壁を持っている．収縮期には拍出量の一部は拡張した動脈中に貯えられ，拡張期にこの拡張した動脈壁が一部縮んで毛細血管に押し出されて流れる．心臓の間欠的な拍動による圧と流量の変化を血管壁の弾性が緩衝している．

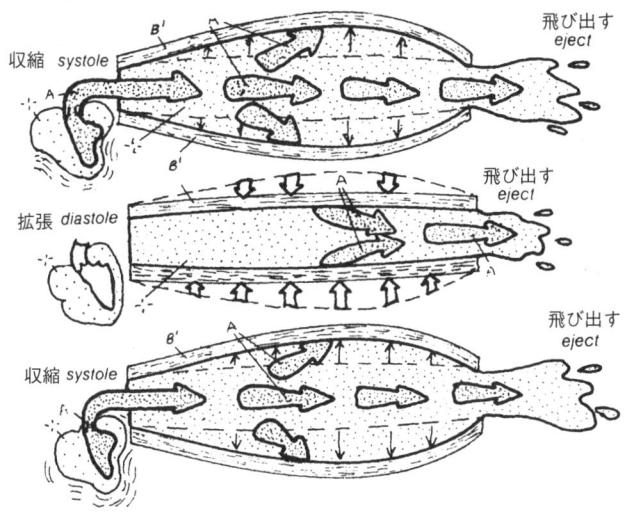

動脈圧 ARTERIAL PRESSURE
- 120 mmHg
- 40 mmHg
- 95 mmHg
- 80 mmHg

SYSTOLE 収縮　**DIASTOLE** 拡張

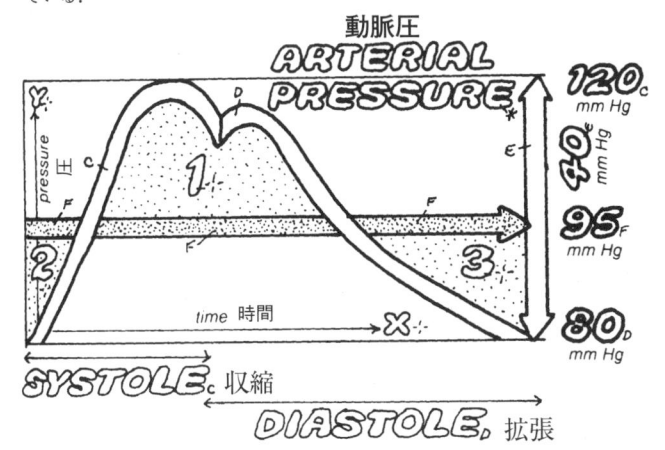

　各時期（時間はx軸）の動脈圧（y軸）が示されている．1回の心臓の拍動で，若い成人では動脈圧が80（拡張期）から120 mmHg（収縮期）の間で変化する．脈圧＝収縮期－拡張期＝120－80＝40 mmHg．平均血圧（水平線で示されている）とは，図の曲線に囲まれる（2）と（3）の部分の面積が（1）と等しくなるように（1 = 2 + 3）水平線で区分したものに相当する．

堅い管 RIGID TUBE
押し込む pump　飛び出す eject
pause 休止
押し込む pump　飛び出す eject

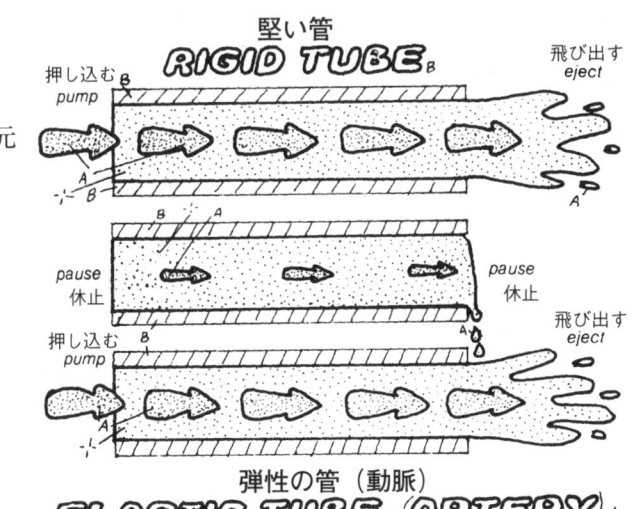

弾性の管（動脈） ELASTIC TUBE (ARTERY)
収縮 systole　飛び出す eject
拡張 diastole　飛び出す eject
収縮 systole　飛び出す eject

圧の測定 MEASUREMENT OF PRESSURE

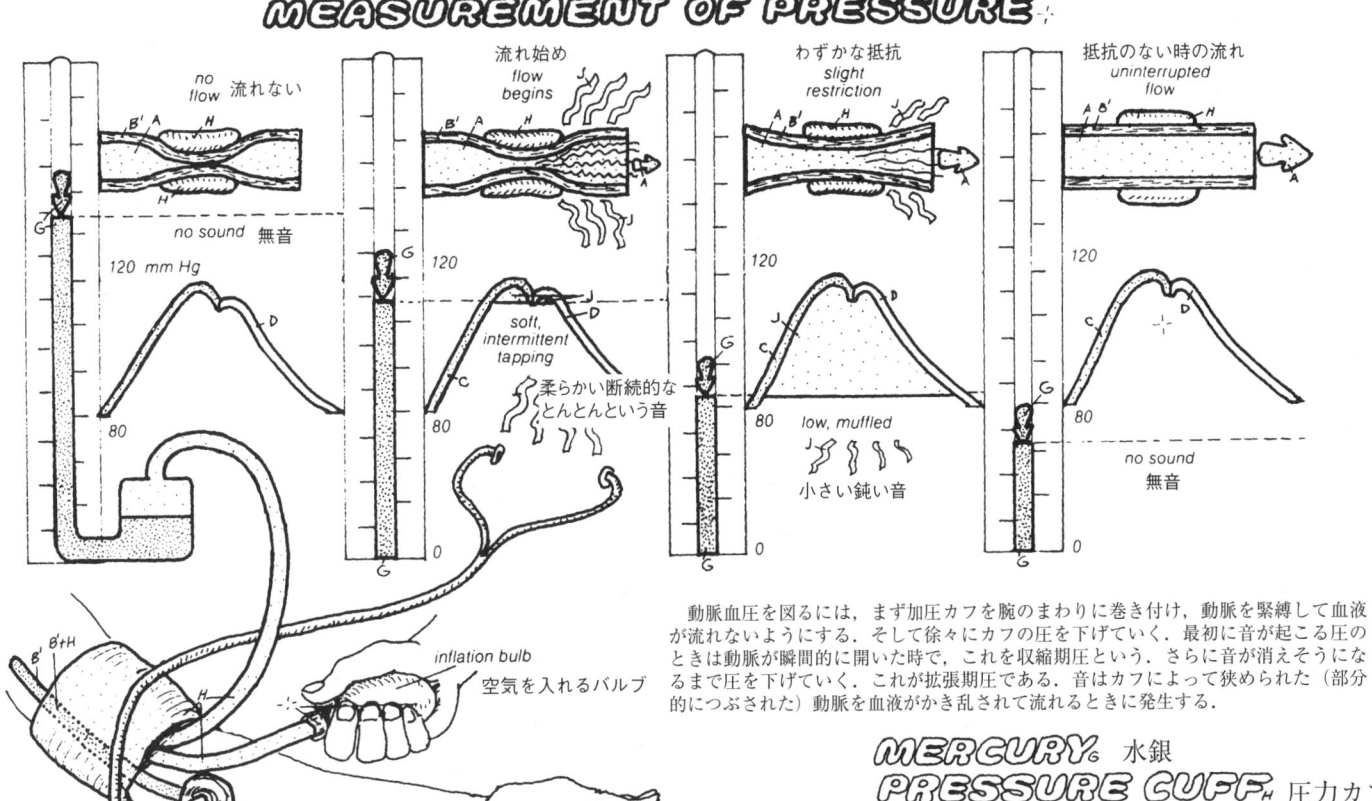

no flow 流れない　無音　120 mmHg
流れ始め flow begins　soft, intermittent tapping　柔らかい断続的なとんとんという音
わずかな抵抗 slight restriction　low, muffled　小さい鈍い音
抵抗のない時の流れ uninterrupted flow　no sound 無音

inflation bulb 空気を入れるバルブ

　動脈血圧を図るには，まず加圧カフを腕のまわりに巻き付け，動脈を緊縛して血液が流れないようにする．そして徐々にカフの圧を下げていく．最初に音が起こる圧のときは動脈が瞬間的に開いた時で，これを収縮期圧という．さらに音が消えそうになるまで圧を下げていく．これが拡張期圧である．音はカフによって狭められた（部分的につぶされた）動脈を血液がかき乱されて流れるときに発生する．

MERCURY 水銀
PRESSURE CUFF 圧力カフ
STETHOSCOPE 聴診器
SOUND 音

毛細血管の構造と溶質の拡散

毛細血管床を満たしている血液の量は，どんな時にも総血液量のたった5%程度に過ぎない．にもかかわらず，ここでは循環系の重要な"仕事"が処理されている．ここはO_2と栄養の取込みと，CO_2と老廃物の交換が行われる場所である．

毛細血管循環

毛細血管壁は薄くて多孔性である—毛細管壁は非常に薄い一層の有孔の内皮細胞でできているので，物質の交換がここで行われる．この有孔性の内皮細胞はタンパク質より小さい溶質を通し，毛細管血と間質組織の間に速やかに拡散させる（各毛細管を包む顆粒状基底膜は拡散の何の妨げにもならない）．毛細管に入る前に，血液は抵抗血管である細動脈を通る．この直径は5～100 μmで厚い平滑筋壁に包まれていて，そしてこの平滑筋の収縮は細動脈を狭め，毛細血管床に入る血流量を調節する．毛細血管を出た血液は細静脈に入る．この血管壁は細動脈より薄いが，毛細血管より厚く毛細管より透過しにくい．

平滑筋は毛細血管への血液の分布を調節する—いくつかの組織では，血液は細動脈から直接毛細血管に入る．他の組織では，毛細血管の手前の後細動脈に入る．後細動脈は毛細血管の供給血管となるか，毛細血管のバイパスとなって血液を細静脈に送っている．細動脈や後細動脈の側枝となっている毛細血管では，その起始部に筋細胞を持っており，扉あるいは毛細血管前括約筋として働き，毛細血管床に入る局所血流の最後の調節をしている．ときどき動静脈吻合と呼ばれる第2のタイプのバイパス（短絡）血管が見つかる．これらは細動脈と細静脈を毛細血管を通さずに直接結んでいる．

一時期にすべての毛細血管床が開いているわけではない．微小循環を制御している平滑筋は，神経と局所代謝物（代謝に関係する化学物質）によって調節されている．細動脈の平滑筋は多くの神経支配を受け，代謝物質に対する感受性は低い．一方，後細動脈と毛細血管前括約筋が受ける神経支配は少なく，主に代謝物質によって調節されている．これらの筋性調節を組み合わせた働きによって，どの毛細血管床にも間欠的な血流を起こさせている．つまり，最初にある毛細血管床が開き，次にはそこが閉じて他の部分が開くようになる．

毛細血管－組織間の溶質交換

溶質は血液から組織中へ拡散する—大抵の溶質は，毛細血管壁を自由に拡散する．血漿中に物理的に溶けているO_2と栄養分の濃度は組織より高いが，これはこれらの溶質が組織で消費されるからである．濃度勾配によって栄養分は血漿から組織へ拡散する．対照的に，CO_2と老廃物は常に組織でつくられる．これらは濃度勾配に従って組織から血漿に拡散する．もしこれらの物質が毛細血管壁を通り抜けることができれば，血液と組織の間の物質交換を行う特別な輸送システムは必要ない．

毛細血管の透過性は組織によって異なる—どのように溶質が毛細血管壁を通るのだろう？ 呼吸ガスのO_2とCO_2は脂溶性なので，浸透には問題ない．これらはすべての細胞膜（毛細管壁を構成する内皮細胞も含む）を簡単に通過する．さらに毛細血管壁は，タンパク質より小さい物は何でも通すような大きい穴を持っているように振舞う．骨格筋，心筋，平滑筋のような多くの組織では，内皮細胞間の結合部は，タンパク質以外の大抵の分子を通せるくらい目が粗い状態である．しかし，これは脳ではあてはまらない．脳の結合部は密で透過性が低い．脳の毛細血管はタンパク質と同様に多くの小さい分子をも通さない．この交換の障壁は，血液－脳関門と呼ばれており，ブドウ糖やアミノ酸などの必要な栄養分を輸送するためには，特別な能動輸送システムが脳内毛細血管内皮細胞に設けられている．対照的に，腸，腎臓，内分泌腺では有窓部と呼ばれる大きな"窓"でふるいにかけられ，これが透過のための大きな表面の面積を占めている．これらの有窓部は単なる穴ではない．これらは比較的大きい分子を通し，とても透過性が高く，多孔の，薄い膜に包まれている．最後に，肝臓の毛細血管は非常に多孔性である．内皮細胞は連続的に毛細血管を包んでいない．細胞間で大きな断絶があり，タンパク質を含む大きな分子でも容易に通過することができる．

CN：Aには赤，赤血球（G）には赤に近い色を用いなさい．Dには紫，そしてFには青を用いなさい．Cには暗い色を用いなさい．

1. 毛細管の大きな図から始めなさい．右半分では前毛細管括約筋（C）が収縮しているので毛細血管ネットワーク（D）は色を塗らないままになることに注意．次に挿入図に色を塗りなさい．
2. 毛細管の図を塗りなさい．流入，流出を示すいろいろな矢印のタイトルは最下段にリストしてある．濃く縁取られた矢印の部分だけに色を塗りなさい．
3. 下の毛細管に色を塗りなさい．"連続"から始め，完成させてから次に移りなさい．

ARTERIOLE 細動脈
後細動脈 METARTERIOLE
毛細管前 PRECAPILLARY
括約筋 SPHINCTER
毛細血管 CAPILLARY
AV SHUNT 動静脈吻合
VENULE 細静脈

多くの組織で血液は毛細血管に連なる後細動脈に送られる．細動脈または後細動脈の側枝としてできた毛細血管は扉として働く筋細胞（毛細血管前括約筋）を起始部に持っている．扉が閉じていると後細動脈にある血液は直接細静脈に送られる．ときどき動静脈吻合と呼ばれる第2のタイプのバイパスが見られる．これらは細動脈から細静脈に直接連絡し毛細血管を通らない．（いろいろな血管の平滑筋の存在に注意しなさい．）

毛細血管床
CAPILLARY BED

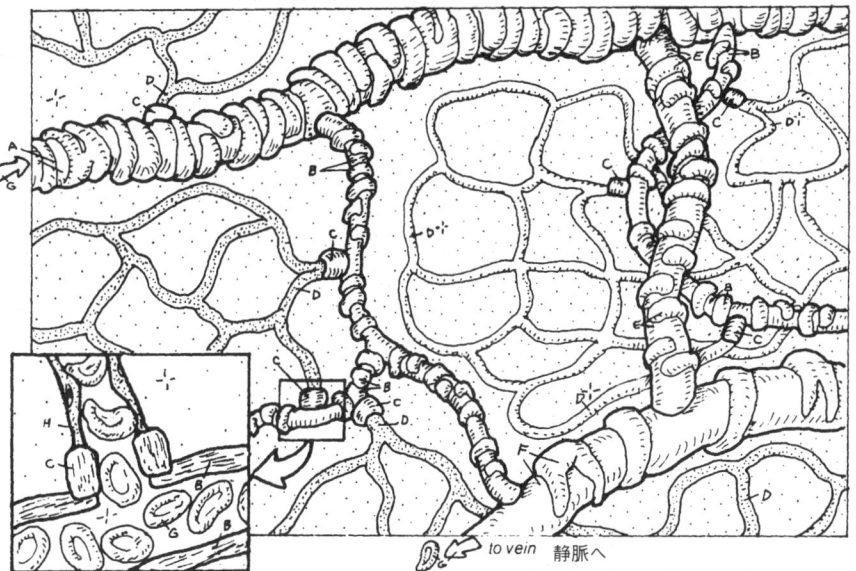

from artery 動脈から
to vein 静脈へ

RED BLOOD CELL 赤血球

毛細血管
CAPILLARY

cell nucleus 細胞核
tissue space (interstitial fluid) 組織腔（間質液）

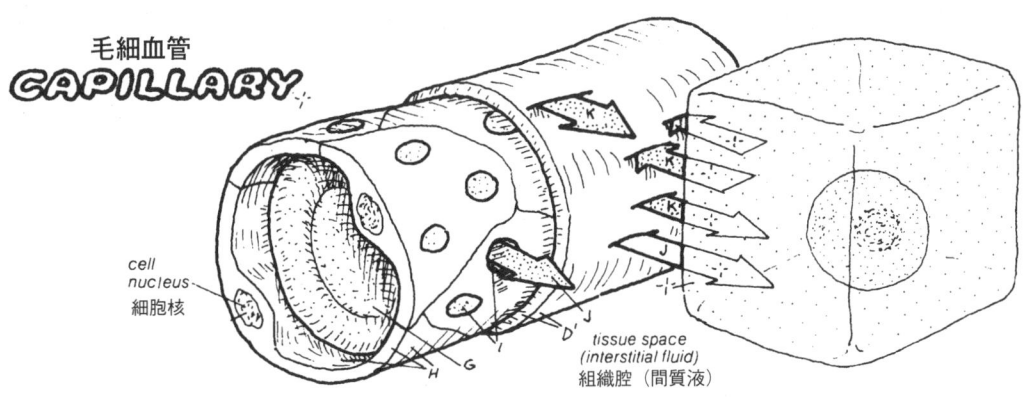

内皮細胞 ENDOTHELIAL CELL
基底膜 BASEMENT MEMBRANE
小孔 FENESTRATION

たいていの溶質は毛細血管壁を介して自由に拡散する．溶けている O_2 と栄養分の濃度は組織より血漿の方が高い．なぜならこれらは組織で消費されるからである．濃度勾配により栄養分は血漿から組織へ拡散する．逆に CO_2 と老廃物は絶え間なく組織でつくられる．そして濃度勾配によりこれらは組織から血漿に拡散する．

毛細血管の型
TYPES OF CAPILLARIES

in muscle 筋
in kidney 腎
in liver 肝

組織空間 tissue space
permeable membrane 透過膜

連続性 CONTINUOUS | 有窓性 FENESTRATED | 不連続性 DISCONTINUOUS

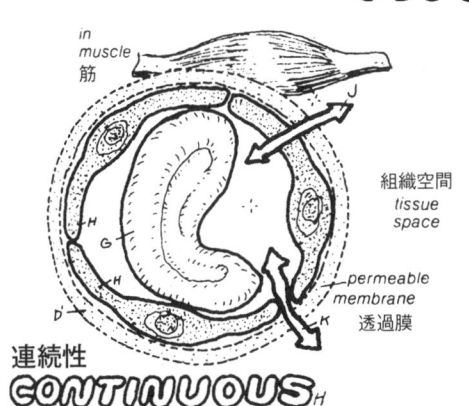

骨格筋，心筋，平滑筋などの多くの組織では，内皮細胞間の結合部はタンパク以外のたいていの分子は通ることができる．

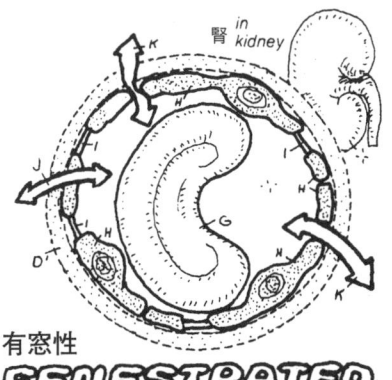

腸，腎臓，内分泌腺の毛細血管内皮細胞では，有窓部と呼ばれる大きな"窓"があいており，篩い構造になっている．これが表面の大きな面積を占め透過性を高めている．この有窓部は単なる穴ではない．これらは薄く，多孔性の大変透過性の高い膜に包まれている．

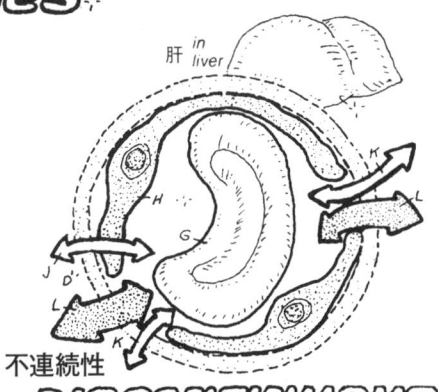

骨髄，肝臓，脾臓の毛細血管は極端に多孔である．内皮細胞は連続的に配列しておらず，細胞間に大きな間隙があり，タンパクや大きな分子を簡単に通過させることができる．

SOLUTES 溶質
LIPID SOLUBLE MOLECULE (O_2, CO_2) 脂溶性分子（O_2, CO_2）
WATER SOLUBLE MOLECULE (GLUCOSE, IONS, H_2O) 水溶性分子（グルコース，イオン，H_2O）
MACROMOLECULE (PLASMA PROTEIN) 高分子（血漿タンパク）

毛細血管におけるろ過と再吸収

　毛細血管壁は多孔性なので，液は毛細血管の圧の高い管腔から圧の低い組織空間へ血管壁を通ってろ過されると思うであろう．しかし，組織は，組織間隙の圧が血圧とバランスされ，液がもう流れ込めなくなるまで液で満たされ，膨張し，囲んでいる構造を引き伸ばしている．しかし通常はこのようなことは起こらない．というのはもう一つの重要な力，すなわち血漿タンパク質によって起こされる浸透圧が，血圧に対抗しているからである．

安定状態の体液平衡

　血漿タンパクが浸透圧勾配をつくり出している―上段の図は血漿タンパク質を強調して浸透圧についてまとめてある．正確にいえば，溶けている溶質すべてが溶液の浸透圧を生みだしている．しかし，血漿が大量のタンパク質を含み，細胞間隙は非常に少量しかタンパク質を含まないことを除くと，毛細血管壁の両側（毛細血管内の血漿と組織間隙の細胞間液）で溶液の組成は実質的に同じである．これは毛細血管の穴は小さい分子に対しては透過性が高いが，タンパク質のように大きな分子は通さないからである．小さい分子はあまり水の移動に関係しない．というのは，（1）これらは毛細血管の両側にほとんど同じように分布している．（2）多孔性の膜では極端に透過性の高い分子は，均質に分布しなくても，ほとんど浸透圧による水の移動に関係しない．これが問題を単純にしてくれる．毛細血管の内外への浸透圧による流れでは，タンパク質だけを考えればよい．血漿タンパクによって生じる浸透圧は，あるときは膠質浸透圧と呼ばれ，またあるときはコロイド浸透圧と呼ばれる．他の重要な力，毛細血管血圧は，しばしば静水圧と呼ばれる．

　浸透圧勾配は毛細血管内に液体を吸引し，静水圧勾配は毛細血管から液体を押出す―毛細血管壁を通る液流は，静水圧（血圧）勾配 ΔP_{hydro}，すなわち液を毛細血管から押し出す力と浸透圧（膠質）勾配，ΔP_{osm} すなわち液を中に引っ張る力のバランスによって決まる（Δという記号は"差"または"勾配"を表す）．上段の図で示したように，膠質圧はおよそ 25 mmHg である．この圧のほとんどは，血漿に最も豊富にあり最も小さいタンパク質（アルブミン）によって生じる．アルブミンは分子の大きさが小さいので，少量が組織間隙に漏れ，組織間隙の膠質浸透圧が約 2 mmHg となる．したがって毛細血管を流れる液の正味の浸透圧勾配は，25 − 2 = 23 mmHg である．これをどのように液を押し出す静水圧勾配と比較したらよいだろうか？

　2つの勾配のバランスをとる―静水圧勾配，すなわち ΔP_{hydro} は毛細血管内血圧すなわち P_{cap} と組織間隙の静水圧すなわち P_{tiss} の差に等しい．この2つの値は組織ごとに異なっていて，P_{cap} は同じ毛細血管でも場所によって異なる．$P_{tiss} = 2$ mmHg という典型例を図に描いている．毛細血管の動脈側の端では $\Delta P_{hydro} = P_{cap} − P_{tiss} = 35 − 2 = 33$ mmHg となる．液を引き入れる膠質浸透圧はたった 23 mmHg である．そこで正味の力は 33 − 23 = 10 mmHg となり，これが毛細血管の動脈端では組織へ液を押し出す力になる．次に血圧が約 15 mmHg と低い静脈端について検討してみよう（これは血液が狭い毛細血管に押し込まれたことにより摩擦を生じたためである）．血漿の組成と同様，組織間隙の特性は実質的に変わらない．ここでは液を押し出す力は $\Delta P_{hydro} = 15 − 2 = 13$ mmHg であるが，液を引き入れる膠質圧勾配は 23 mmHg である．いい換えると，毛細血管の静脈端では 23 − 13 = 10 mmHg で液を引き込むのである！　毛細血管では動脈端で液が流出し，静脈端で流入する．その結果，血液は毛細血管に入ったときと同じ量の液を毛細血管を出るときに含んでいる．結局組織は毛細血管から液を得ることも失うこともない．

　すべての毛細血管が今の例のように，正確にバランスされているわけではない．圧の数字はおおよその平均値である．血管によってかなりのばらつきがある．ある毛細血管ではろ過が優勢であるのにすぐそばの別の毛細血管では再吸収の方が優勢である．全体としてみると大抵の器官でだいたいバランスがとれており，小さなアンバランス（大抵ろ過が再吸収より少し多い）はすべてリンパ管によって調節される（図 41）．こうした管は毛細血管から漏れだした血漿タンパク質とともに組織空間の過剰な液を運びだし，大静脈経由で循環系に戻す．最終的には正味の液の交換はないことになる．

　液体バランスは組織によって異なる―肺の毛細血管床は全く異なる．毛細血管を含む肺循環の血圧は低い．これで液の再吸収がしやすくなる．これは呼吸の邪魔をする余剰液を排出するのに都合がよい．腎臓ではあるセットの毛細血管（糸球体毛細血管）の血圧は非常に高い．ここではその長さ全体で大量の液をろ過する．別のセット（尿細管周毛細血管）の血圧は非常に低く，膠質圧は上昇している．ここでは再吸収が行われる．

浮腫

　液のバランスはいろいろな要因によってひっくり返され，大量の液が組織空間にたまる．これが浮腫と呼ばれる状態である．浮腫は生命を脅かすようになる．というのは浮腫では，物質が毛細血管から拡散により出入りする距離が長くなってしまうからである．特にこれは肺で当てはまり，肺浮腫は重篤である．

　浮腫の原因は，液の移動の要因を調べることで明らかになる．

　1．毛細管血圧の上昇．これは毛細血管を伸展させる細動脈の拡張または細静脈の収縮で起こるが，これはよく心疾患で起こる．

　2．血漿膠質圧の低下．これは飢餓（栄養タンパクの欠損），肝臓病によるタンパク合成の障害，腎臓病による血漿タンパクの喪失により起こる．

　3．毛細血管壁のタンパク質に対する透過性の上昇．これにより毛細血管内外の膠質圧勾配が低下し，再吸収が減少する．毛細血管透過性の上昇はアレルギー，炎症，火傷に対する反応として起こる．

　4．リンパ排出の障害．これはリンパ管の閉鎖の結果起こり，手術後にときどき起こる．

CN：AとCにはとても明るい色を，BとDには暗い色を用いなさい．

1. 上段の図から始めなさい．血漿（A）や間質液（C）という背景部分にまず色を塗り，次にタンパク（D'）と圧の数字（BとD）を暗い色で塗りなさい．この手順で他の図も行いなさい．毛細血管膜には色を塗らないこと．

2. 3つの例が上に示されている大きな図に色を塗りなさい．

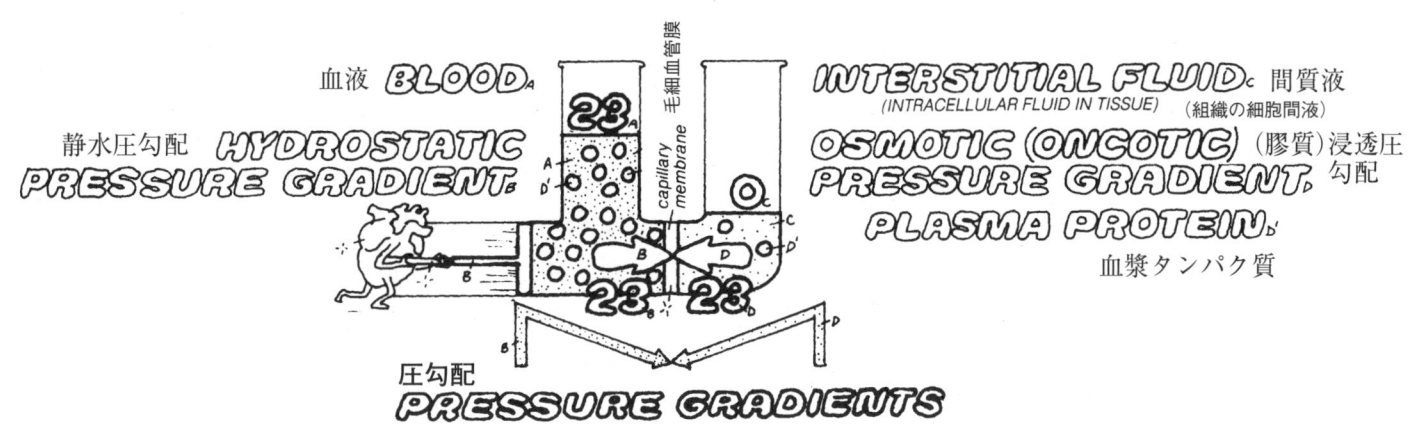

血液 **BLOOD**　　　　　**INTERSTITIAL FLUID** 間質液
(INTRACELLULAR FLUID IN TISSUE) (組織の細胞間液)

静水圧勾配 **HYDROSTATIC PRESSURE GRADIENT**　**OSMOTIC (ONCOTIC) PRESSURE GRADIENT** (膠質)浸透圧勾配
PLASMA PROTEIN 血漿タンパク質

圧勾配 **PRESSURE GRADIENTS**

　　血漿と間質液の組成は，タンパク量が血漿でかなり多く間質液で大変少ないことを除くとほとんど等しい．毛細血管壁の一方に血漿があり，他方に間質液があるという状態では，液が間質液から血漿に流れる．この流れは血漿タンパク量が2つの液で異なることから起こる．これがタンパク質による浸透圧勾配（膠質勾配）である．この流れを止めるためには血漿側に 23 mmHg の圧をかけなければならない．身体ではこの圧をかけるのが心臓で，この圧は毛細血管血圧である．

毛細血管でのろ過と再吸収
FILTRATION AND REABSORPTION IN THE CAPILLARY

ろ過　　再吸収

FILTRATION　　**REABSORPTION**

arteriole 細動脈　lymph capillary リンパ管　**LYMPH FLUID** リンパ液　venule 細静脈

　　毛細血管血圧は毛細血管のどこでも同じというわけではない．圧は動脈で最も高く，静脈端で最も低くなるというように連続的に低下する．平均的な毛細血管の液組成から動脈端では，静水圧勾配＝血圧－組織圧＝ 35 － 2 ＝ 33 mmHg の圧で液を押し出している（ろ過）．膠質圧勾配＝血漿膠質圧－組織膠質圧＝ 25 － 2 ＝ 23 mmHg で液を引き入れている（再吸収）．動脈端での正味の結果は，33 － 23 ＝ 10 mmHg で液を押し出している．静脈端では毛細管圧だけが変化している．ここでは 15 mmHg となっている．上の分析を同じように繰り返すと，静脈端では正味 10 mmHg の力で液を引き入れていることになる．

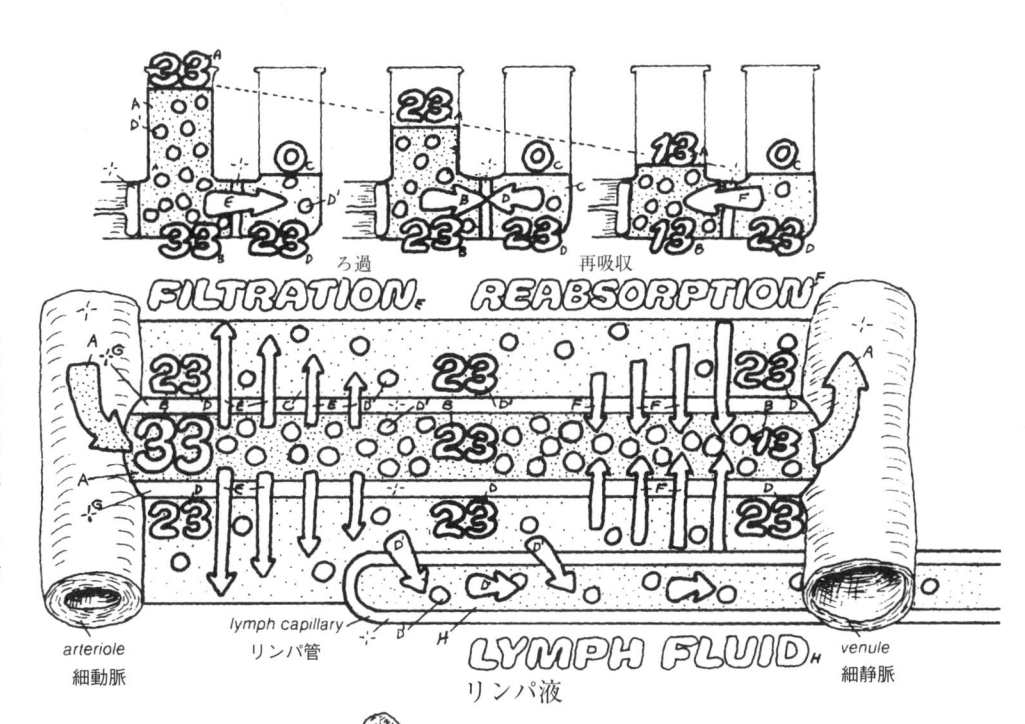

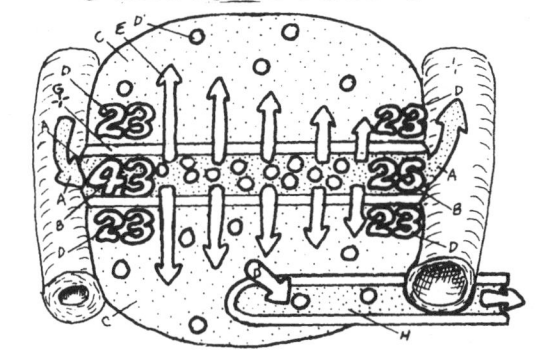

FILTRATION ↑ ろ過　　**FILTRATION** ↑ ろ過

EDEMA DUE TO CAPILLARY PRESSURE
毛細血管圧による浮腫

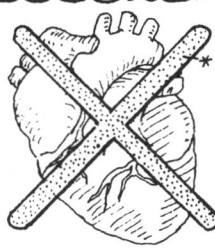

　　浮腫（膨張した組織）は，しばしば上昇した毛細血管血圧が原因となっている．ろ過圧が上昇し，膠質圧はあまり変わらないため，毛細血管の長さ全体にわたって，ろ過が優勢になる．浮腫は心疾患で起こる．これは細動脈の拡張または細静脈の収縮が毛細血管を伸展することによってひき起こされる．

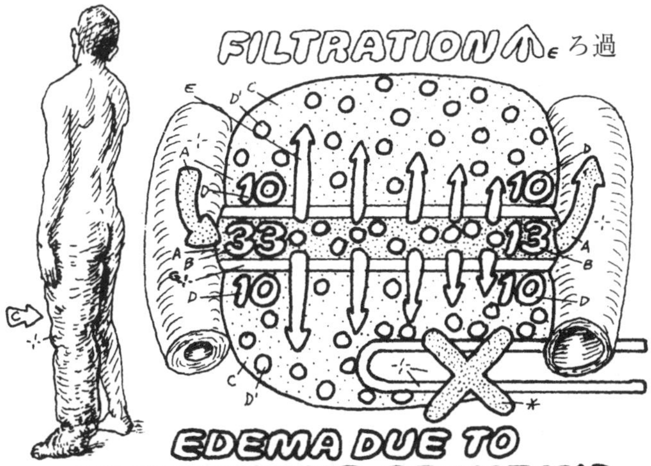

EDEMA DUE TO HIGH TISSUE PROTEINS
高濃度の組織タンパク質による浮腫

　　浮腫はリンパによる液の排出の障害によっても起こる．リンパ系は過剰の組織液とタンパク質を循環に戻す働きを持っている．もしリンパによる排出が十分でないと，タンパクが組織空間に溜り，静水圧が変わらないのに膠質圧勾配は小さくなる．こうした障害は手術によるリンパ間の閉鎖により起こる．また，象皮病として知られる浮腫は下肢のリンパ管への寄生虫の侵入によって起こる．

リンパ系

たいていの組織には数多くの毛細リンパ管と呼ばれる小さなリンパ管がある．毛細リンパ管の一方の端は行き止まり（閉じている）である．開いている方は集合管と呼ばれるより大きな管に融合している．そしてこれは更に大きい管（リンパ管）に接続しており，更にこれが最大の管が大静脈（鎖骨下静脈と頸静脈との接合部）を経由して循環系に流れ込むまで続く．この系は組織間隙に漏出した血漿タンパクと同様に，過剰の液体を循環系に戻す働きをしている．これらタンパクの回収は必須なことである．これがなければ，人は1日から2日の間に死亡してしまう．

リンパ循環

毛細リンパ管は非常に多孔性である—リンパ管は静脈に似ている．どちらもその壁に平滑筋を持っており，また一方通行の弁を持っている．毛細リンパ管も普通の毛細血管も同じような内皮細胞を持っているが，両者の間には重要な違いがある．毛細リンパ管は基底膜を持っていない．そして内皮細胞の接合部はたいてい開いていて，しっかりと結合していない．このことにより，小さい分子や水と同様にタンパク質も通過しやすくなる．組織間隙が液で満たされているとき，上昇した圧は毛細リンパ管を圧迫したり閉じたりしない．なぜなら毛細リンパ管では，係留フィラメントを一方の端から内皮細胞と周囲の結合組織にだして，管を開いているからである．内皮細胞の端は少し重層して"羽ばたき弁"を形成し，液体を毛細リンパ管に入れるようにするが，出て行かないようにする．

一方向弁はリンパの流れを大静脈の方向に向わせる—リンパの流れは，管壁の平滑筋が規則的に収縮することによって起こる．リンパ管に沿って"牛乳"を搾るような収縮は，平均すると1分間に2回から10回起こる．一方通行の流れ（組織から静脈へ）は，数mmおきにある弁により確保されている．更にこの収縮とともにリンパの流れは，静脈還流と同じ要因により押し進められる（図42）．この中にはリンパ管を圧縮する隣接する筋肉の収縮（骨格筋ポンプ），呼吸に関連して周期的に変動する胸郭内圧（呼吸ポンプ），あるいは隣接の動脈の拍動などが含まれる．最後に，リンパ管が終わる部分の静脈の速い流速が，リンパ液を引っ張る吸引力を生みだしている．

リンパ系は血漿タンパクを組織間隙に交通させる—24時間に心臓は8400 Lの血液を押し出している．この内20 Lが毛細血管から組織へろ過される．そしてこの20 Lの内16〜18 Lが毛細血管の再吸収によって循環に戻り，残った2〜4 Lがリンパ系に戻る．血液に比べリンパの流れはとても遅い．リンパ系は毛細管から組織に漏れ出した血漿タンパク質も戻している．この漏れは分の単位で考えると遅いが，1日全体で考えるとリンパ系によって戻されるタンパク質の量は，身体全体の血漿タンパク質のうち25〜50％になる．こうした見地から，リンパ系は液の不均衡を正し，毛細血管が内部に保持できなかったタンパク質をもとに戻す単なる排水路系に見える．しかし，この見解は部分的にしか見ていない．リンパ循環は本来の機能を果たしており，見かけ上の毛細血管の機能不足を補償するだけのものではない．血漿タンパク質の組織間隙への移動は，抗体や多数の血漿アルブミンに結合したホルモンにとって重要な移動方法である．更にリンパ循環は腸から吸収されたコレステロールと長鎖脂肪酸の輸送経路であり，リンパ球（白血球の1種）の循環系への入り口である．

リンパ節は病原体をろ過する

リンパ液が組織から静脈に行く途中，リンパ節と呼ばれる大きな構造を1ないし数回通る．リンパ節には食細胞があり，循環するリンパ液で運ばれてきた体外の異物を飲み込み，破壊する．この結節は抗体産生プラズマ細胞に変化するリンパ球を取り込む．リンパ節は強力な防衛本部であり，体外の物質や侵入してきたバクテリアから身を守っている．局所的な感染があるとき，リンパ液によって毒素やバクテリアがその部位のリンパ節に集まり，炎症を起こす．このシステムの効果は，リンパ節につながるリンパ管にバクテリアを注射するという動物実験で確かめられた．このリンパ節から出ていく管からとったリンパ液には，実質上バクテリアは存在しない．

CN：Aには赤，Bには紫，Cには青，そしてE，G，Iには暗い色を用いなさい．
1. 上段の血液とリンパの循環を単純化した図と2つの液交換を拡大した図から始めなさい．
2. その下の血液循環の大きな図に色を塗りなさい．左心臓から始め右心臓で終わり，それからリンパ部分を下方の毛細リンパ管（D）から色を塗りなさい．
3. 右側の人について浅層のリンパ節（H）の3群と断面図の深層のリンパ構造に色を塗りなさい．薄く線で描いた浅層の管に色を塗る必要はない．

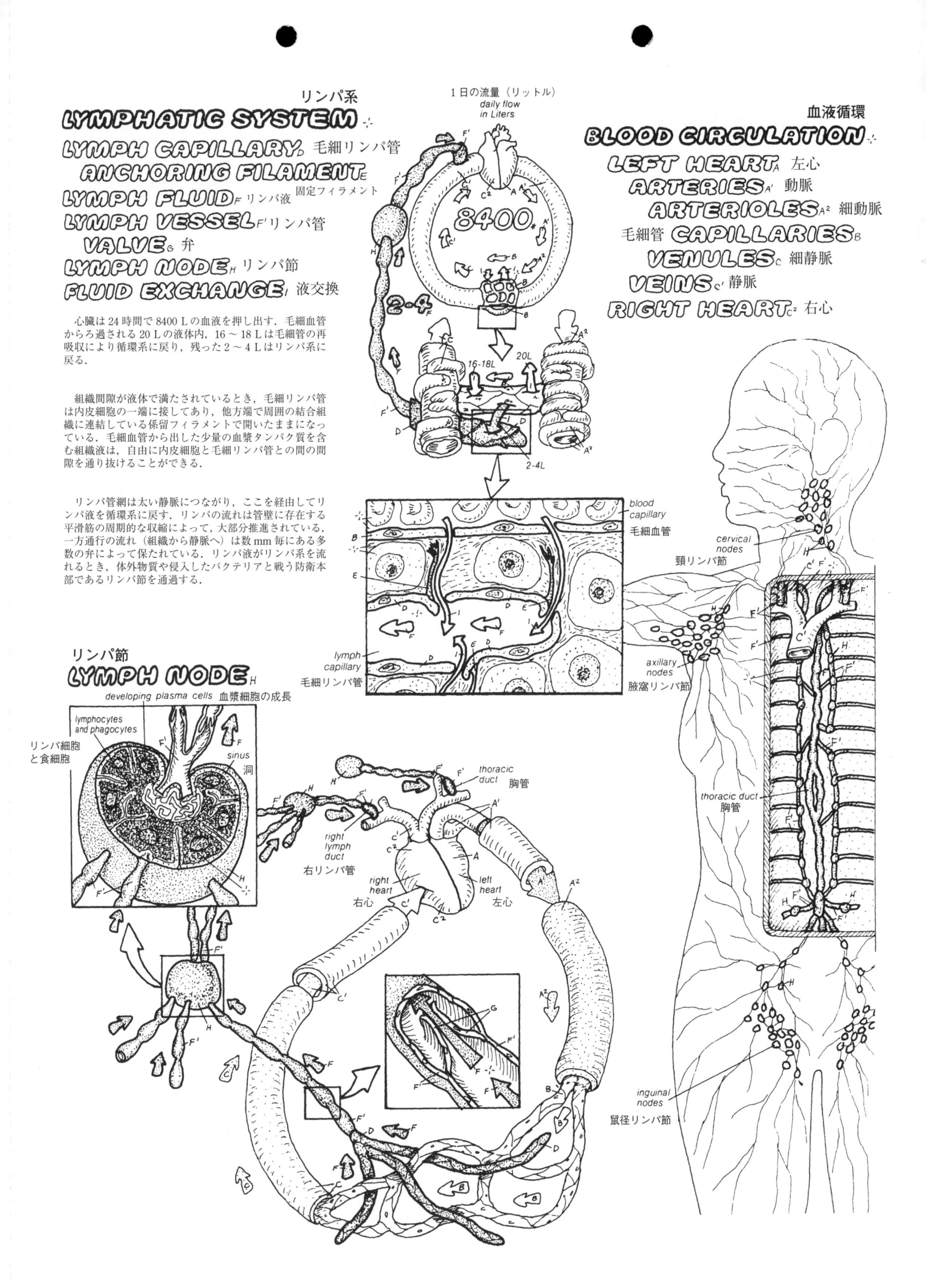

LYMPHATIC SYSTEM
LYMPH CAPILLARY 毛細リンパ管
ANCHORING FILAMENT 固定フィラメント
LYMPH FLUID リンパ液
LYMPH VESSEL リンパ管
VALVE 弁
LYMPH NODE リンパ節
FLUID EXCHANGE 液交換

リンパ系
1日の流量（リットル）
daily flow in Liters

8400

心臓は24時間で8400Lの血液を押し出す．毛細血管からろ過される20Lの液体内，16〜18Lは毛細管の再吸収により循環系に戻り，残った2〜4Lはリンパ系に戻る．

組織間隙が液体で満たされているとき，毛細リンパ管は内皮細胞の一端に接してあり，他方端で周囲の結合組織に連結している係留フィラメントで開いたままになっている．毛細血管から出した少量の血漿タンパク質を含む組織液は，自由に内皮細胞と毛細リンパ管との間の間隙を通り抜けることができる．

リンパ管網は太い静脈につながり，ここを経由してリンパ液を循環系に戻す．リンパの流れは管壁に存在する平滑筋の周期的な収縮によって，大部分推進されている．一方通行の流れ（組織から静脈へ）は数mm毎にある多数の弁によって保たれている．リンパ液がリンパ系を流れるとき，体外物質や侵入したバクテリアと戦う防衛本部であるリンパ節を通過する．

BLOOD CIRCULATION
LEFT HEART 左心
ARTERIES 動脈
ARTERIOLES 細動脈
CAPILLARIES 毛細管
VENULES 細静脈
VEINS 静脈
RIGHT HEART 右心

血液循環

LYMPH NODE リンパ節

developing plasma cells 血漿細胞の成長
lymphocytes and phagocytes リンパ細胞と食細胞
sinus 洞

blood capillary 毛細血管
lymph capillary 毛細リンパ管

thoracic duct 胸管
right lymph duct 右リンパ管
right heart 右心
left heart 左心

cervical nodes 頸リンパ節
axillary nodes 腋窩リンパ節
thoracic duct 胸管
inguinal nodes 鼠径リンパ節

血液の静脈貯蔵と心臓への還流

静脈は次の2つの主要な機能を果たしている．すなわち (1) 血液の低圧貯蔵系となる．(2) 血液を心臓に戻す低抵抗導管となる．

低圧貯蔵

静脈壁は薄い．そして，ほとんど弾性の組織がなく，引伸ばし難い．一見，血液貯蔵量の変化に合わせて静脈を拡張したり，収縮したりすることはできないように見える．しかしそうではない．ふつう静脈は部分的につぶれているので，膨張することができる．一方，静脈の容積は管壁の平滑筋によって小さくできる．安静時の静脈は体内の血液の3分の2を蓄えている．しかし，これは変動する．例えば，出血や運動中には交感神経が平滑筋を刺激し，静脈を狭窄させ，血液の流れを他の循環の部位に向かわせる．

コンプライアンスは貯蔵容量を反映している—静脈の血液貯蔵能を調べるには，分離した静脈を用い，出口となり得る所を全て結んで閉じ，自転車のタイヤに空気を入れるように液を入れる（上段の図を参照）．問題は「静脈圧（押し込みに対する抵抗）が1 mmHgになるまでにどれだけの液（空気）を静脈（タイヤ）に押し込めるか」である．この量をコンプライアンスと呼ぶ．コンプライアンスが大きいほど，貯蔵能が大きい．図を見れば動脈に比べて静脈のコンプライアンスがずっと大きいことがわかる．通常の静脈圧では静脈は部分的に満たされているだけで，簡単に膨張できる．静脈が通常異常に満たされると，たるみがなくなり，急速に圧が上昇し，コンプライアンスが低下する．ふつうの静脈が容易に膨張する性質（高いコンプライアンス）は，貯蔵機能として非常によく働くことである．しかし，問題を起こすこともある．例えば，我々が仰臥位から立ち上がるとき，血液は静脈にたまる（特に脚と足）．これらは主に動脈側から流れてきたものである．もし交感神経の活性化などの補償反応がないならば，悲惨なことになる．こうした問題とそれに対する補償反応については図46で述べられている．

静脈還流の助力

わずかな圧力勾配は血液を心臓の方向に駆動する—血液は機械的エネルギーが高いところから低いところへ流れる．我々が横になっているとき，このエネルギーのほとんどは圧の形をとっている．血液が細い細動脈，毛細血管を通るにしたがって，圧は落ちていく．多くの細静脈では血圧は約15 mmHgである．心房では平均血圧は0 mmHgに近い．血液を心臓に返す圧勾配は小さいけれど明らかに存在する．この小さな勾配（約15 mmHg）が大量の血液を動かすという事実が，静脈経路の抵抗が低いことを示している．静脈が虚脱状態になったときでさえ，抵抗は低い．なぜなら血管は"曲がりくねって"いて決して扁平になっていないからである．静脈は余分な空間をいつも残しているからである．

筋収縮は静脈血を押す—圧勾配に加え，血液の静脈から心臓への還流に役立つメカニズムが他にもある．それは心臓そのものの運動と，心筋以外の"ポンピング作用"である．これは心臓の方向へ向いている静脈の弁に依存している．この方向づけによって血液の流れが心臓に向かうように確保されている．前向きの血流は弁を開け，逆流は弁を閉める．3番目の図が2つの骨格筋に狭まれた静脈のこの作用を示している．筋が弛緩しているとき，上述した圧勾配によって血液は流れ，静脈は血液で満たされる．筋が収縮すると静脈は搾られ，血液はすべての方向へ押しだされる．逆流しようとする血液は下方の弁を閉じて，前に流れる血液は上方の弁を開いた状態に保つ．その結果，血液は前方に押し出される．筋が弛緩しているとき静脈壁を押す外力がないので，下（心臓から最も遠いところ）からは圧勾配によって血液を前に押し進め，下流の弁を開け，今述べた最初の状態が再構築される．このようにして，筋肉が収縮していても弛緩していても静脈血の流れは心臓に向かうのである．この作用を筋肉ポンプと呼ぶ．

激しい競走を終えた直後に運動を完全に止めてみると，運動時の筋肉ポンプの重要性がよくわかる．走者の心拍出量はまだ高く，毛細血管と細い血管は運動に反応してまだ拡張している．このとき筋肉ポンプが働かなかったら，静脈は直ぐに枯渇し，静脈から心臓への還流は減少する．すると心拍出量は低下し，脳への血液供給が十分行われないようになる．このとき走者が数分間軽い運動を続けていれば，失神はさけられる．

呼吸は血液を胸部静脈内に引き込む—もう1つのポンピング作用は呼吸ポンプで，呼吸時に作動する．呼吸をするたびの前に，胸腔（胸郭）が拡大する．大きくなった胸郭は蛇腹とふいごのように作用し，空気を肺に入れる（図49参照）．この拡大が血液を胸郭静脈に吸引する．胸郭は横に拡張する（肋骨を引き上げる筋により）だけでなく，ドーム型の横隔膜の収縮により，縦にも拡張する．そして，腹腔を下に押す．腹部の内容物を押すことは，腹部の静脈を搾り出すことになる．このように，息を吸うごとに拡張した胸郭は吸引し，腹部に圧をかけ，血液を心臓の方向に搾りだす．呼気時には反対のことが起こる．胸郭や腹部の大静脈には弁がないが，体肢の大静脈の弁が逆流をチェックしている．

心房の拡張は血液を心臓内に引き込む—最後に，心臓の動き自体が静脈還流を助ける．心室が拍動するたびに，弁に近い心室の上部が心尖に向かって下向きに動く．これが心房を拡張し，血液を心臓に引き込む．

CN：Aには青，Cには赤，Dには紫を用いなさい．Hには暗い色を用いなさい．

1．最上段の図から始めなさい．安静にしている人の循環系，次に運動している人の循環系の図に色を塗りなさい．圧と体積の関係を比較しながら右のグラフに色を塗りなさい．

2．残りの図に色を塗りなさい．

VENOUS STORAGE 静脈性貯蔵

VEINS_A 静脈
HEART_B 心臓
ARTERIES_C 動脈
CAPILLARIES_D 毛細管
SYMPATHETIC NERVE_E 交感神経

静脈は血液の低圧貯蔵庫である．安静時には身体の血液の約63％が静脈にある．しかし，これは変化させることができる．例えば，出血や運動時には，交感神経が活動的になり，平滑筋を刺激して静脈を収縮させる．その結果，血液が動脈または他の循環系へ短絡して流入するようになる．

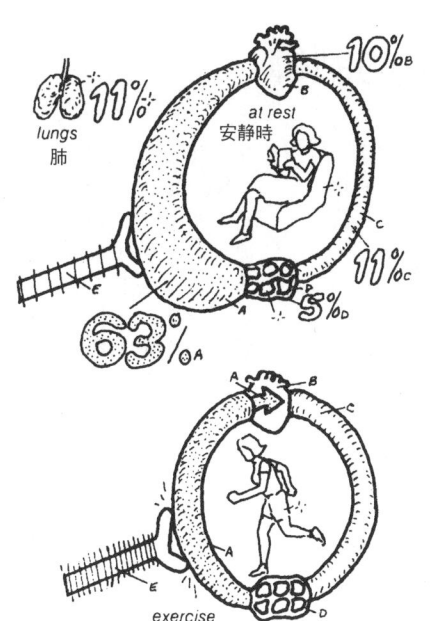

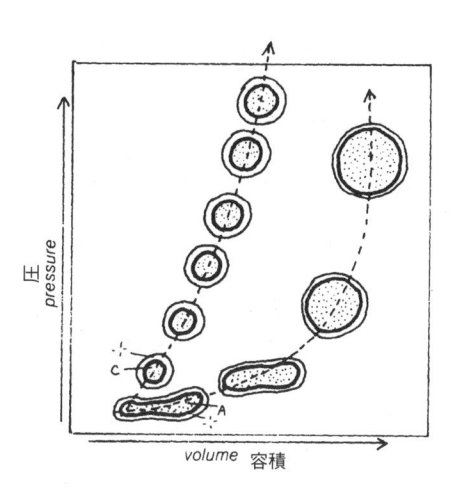

動脈と静脈の圧（y軸）を血液容量（x軸）に対してプロットした．静脈は動脈よりずっと大きな貯蔵能力を持っている．通常の静脈圧では，静脈は部分的にしか満たされておらず，簡単に拡張することができる．通常よりずっと多くの血液で満たすと，血管はたるみを吸収し，圧は急速に上がる．

VENOUS RETURN 静脈還流

PRESSURE GRADIENT_{A'} 圧力勾配

動脈圧 ARTERIAL PRESSURE_{C'}
静脈圧 VENOUS PRESSURE_{A'}

血液を心臓に戻す圧勾配は小さいけれど確かにある．この小さな圧勾配（約15 mmHg）でも大量の血液を心臓に送るのに十分であるという事実は，静脈系の抵抗が低いことを示している．

MUSCULAR PUMP_G 筋肉ポンプ

VALVE_F 弁
SKELETAL MUSCLE_G 骨格筋

筋肉が弛緩している時，静脈圧勾配が血液を心臓に戻し，静脈を血液で満たす．筋肉が収縮する時，筋肉が壁の薄い静脈をしごくようにして，血液を四方八方に搾りだすようにする．逆流する血液は下方の弁を閉じ，前方に流れる血液は上方の弁を開いた状態に保つ．その結果，血液は心臓に向かって移動する．静脈の隣にある動脈の拍動は，筋肉と同様に"搾乳"のような活動を起こすように働いている．

RESPIRATORY PUMP_H 呼吸ポンプ

DIAPHRAGM_H 横隔膜
CHEST CAVITY & AIR PASSAGES_I 胸郭と気道
ABDOMINAL CAVITY_J 腹腔

呼吸によって胸郭は蛇腹のように動く．すなわち吸気時には肺に空気を，胸腔の静脈に血液を取り込む．更に横隔膜は腹部の内容物を押して腹部静脈を搾り，血液を胸腔の静脈に送る．呼気時には反対のことが起こる．逆流は四肢静脈の弁で阻止される．

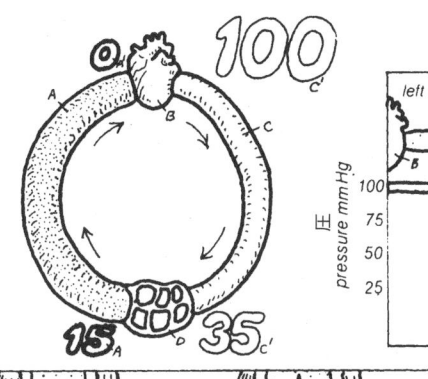

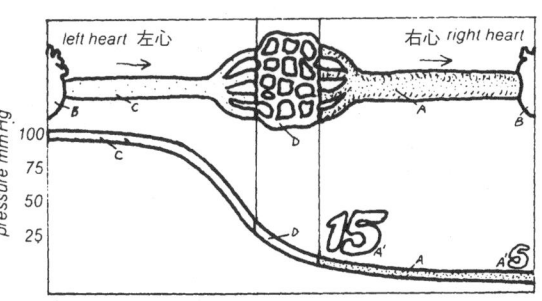

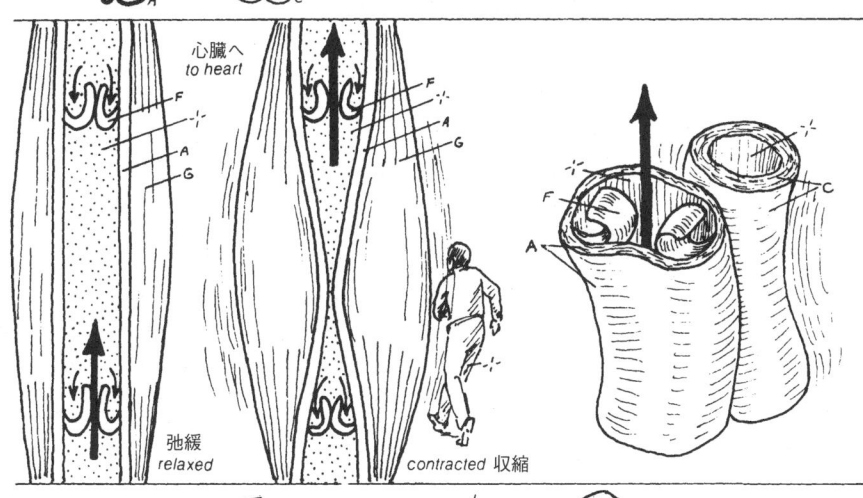

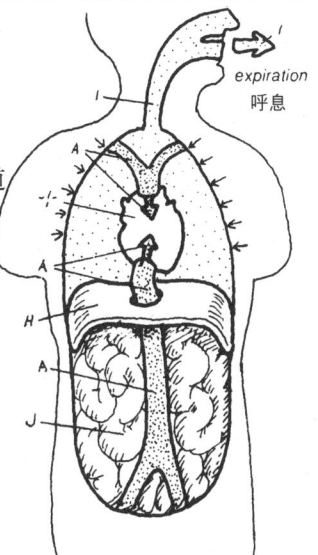

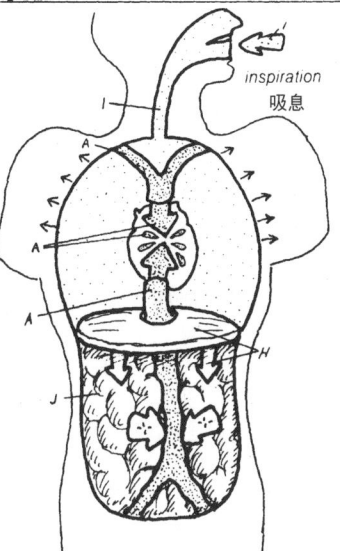

小血管の局所的および全身的制御

　小血管の直径の調節は少なくとも2つの基本的理由で決定的な問題である；(1) 血管の直径は血流量を制御していて，それによって下流にある部位を栄養している．(2) 小血管の直径は血管床の流れの抵抗を調節している．これが血圧の主要な決定因子である．

組織潅流の局所性調節

　組織が活性化されると，そこの血管は拡張する．局所血流量は増え，その活性化された組織を更に栄養豊富にし，老廃物は洗い流される．この反応は明らかに利益が大きい．より大量の血液が活性化された組織に流れ，休止した組織に流れる血液は減る．これは局所状態における局所変化に対する局所反応である．

　血管拡張性代謝産物が虚血性（不十分な循環）組織から放出される—血管直径の局所的調節は，簡単な実験によって図示されている．止血帯を腕に巻き数分間血流を止める．そして，止血帯をはずす．すると局所血管は拡張し，血液の少なかった腕に一時的に通常以上の血液が流れ，まるで血流が阻止されていた間の補償をしているようである．もし血流阻止をして血液の少ない組織から細胞外液を集め，反対の正常な腕に注射したならば，その血管も止血帯から開放されたときのように拡張する．明らかに，血液の少なくなった組織は，周囲の局所血管に拡散して血管拡張を引き起こす物質を放出している．

　このような拡張物質の研究から，液の次の特性のいくつかが細動脈と毛細血管前括約筋を拡張させることが明らかになった．それらは高濃度の酸，CO_2，カリウム，アデノシン，低酸素である．これらの条件に共通した特徴は，細胞の活動を支えるのに十分な血液が供給されないときに，この状態が起こるということである．これにより，局所血流を細胞活動の見合うようにするとても簡単な負のフィードバック機構ができる．つまり，組織活動の亢進（不十分な血液供給）→ 代謝物質の集積（酸，CO_2，低酸素など）→ 血管の拡張（血流量の上昇）が相次いで生ずる．

一酸化窒素：内皮細胞由来の弛緩因子

　一酸化窒素（NO）はスモッグ汚染物質で，最近は血流の調節に関与している．NOは大気中の窒素と酸素から，稲妻の嵐が起こっている間に形成される．NOはまた人体内で（アミノ酸のアルギニンと分子状の酸素から）生成されて，心血管系，神経系，免疫系などの調節に重要な役割を果たしている．

　一酸化窒素の産生はCa^{++}によって刺激される—心血管系で一酸化窒素は強力な血管拡張物質であり，血管の内層を形成している内皮細胞によって産生される．NOの産生は，NO合成に関与している酸素（NO合成酸素）を活性化する細胞内Ca^{++}によって（カルモジュリンを介して）刺激される．細胞内Ca^{++}を増加させるものは何でも，NO産生を刺激する．これらの因子には，アセチルコリン（神経伝達物質），ブラジキニン（環境ホルモン）などと同様に，血流を挟んでとめるような圧迫などが含まれる．

　NOは周辺の平滑筋を弛緩させて血管を拡張させる—NOは傍分泌性である（図113を参照）．NOは容易に細胞膜を透過してその発生部位の内皮細胞より周辺の平滑筋へと拡散して，血管拡張作用を現わす．そこでNOはGTPからcGMPの形成を触媒する酵素のグアニル酸シクラーゼを活性化する（図12）．次いでcGMPは最終段階の平滑筋の弛緩を開始させる（MLCKの脱リン酸化；図28を参照）．

　NOはいくつかの心血管系の役割を演ずる—NOの持続的産生は正常な血圧の維持に関与している．さらに虚血の結果生ずる血流の増加に50％まで関与している．その血管拡張作用とは別に，NOは白血球が血管壁に粘着したり，血小板凝集を強力に抑制する物質である．

血流の神経性調節

　交感神経インパルスは血管を収縮させる—血管壁の平滑筋は局所的化学性調節に加えて交感神経によって調節されている．これらの神経は一般的にも活動的で，ノルエピネフリンを放出している．そのノルエピネフリンは次に血管平滑筋のαレセプターと結合する．すると，これがGタンパク・フォスフォリパーゼC–IP3–Ca^{++}放出という一連の反応系を介して，遊離Ca^{++}が細胞液中に放出される（図13）．この遊離Ca^{++}は筋収縮を引き起こして，血管収縮が生ずる．交感神経インパルスの頻度が高まると，もっと強く血管を収縮させ，頻度が落ちると，血管平滑筋は弛緩し，血管を拡張する．この説明で血管の神経性制御の主要な部分はカバーできる．さらに主要ではないいくつかの異なった基盤を持って作用する経路がある．副交感神経は線維を頭部と内臓に送っているが，骨格筋と皮膚には送っていない．これらの線維はアセチルコリンを放出し，NO産生を刺激して血管拡張を引き起こす．アセチルコリンは，交感神経幹中を通って骨格筋に至る少数の血管拡張線維からも放出される．これらの重要性は明らかではない．これらは興奮や不安によって活性化される．そして運動を予見して起こる血管拡張に関係しているであろうと示唆される．これらはネコ，イヌで発見されている（おそらくヒトにも存在するであろう）．

　神経支配の密度は組織ごとに幅広く異なる．内臓と皮膚の細動脈と静脈は多くの神経を受け，交感神経の刺激により強い血管収縮を起こす．反対に頭部と冠循環は交感神経刺激に対し無反応である．幸いなことにこの2つの器官は，血管収縮によって危険にさらされることはない．脳も心臓も，少しの時間でも酸素なしには存在できない．

　局所および全身の要求は常に適合するわけではない—化学的制御によって血流量が代謝活動に見合っている間，交感神経による血管収縮筋は主に血管抵抗（つまり，血圧）の制御を行う．これら2つのメカニズムの対立（例えば，血圧は落ちるが，臓器に適当な血液が供給されない間に血圧が低下する）は容易に起こる．図45で述べる反射により，交感神経は低血圧に反応して，血管収縮を引き起こす．同時に血液の少なくなった臓器は，血管拡張物質を作り始める．結果は臓器によって異なるが，血管拡張反応がほとんどの場合優位になる．事実，血管拡張物質が血管に作用するだけでなく，直接交感神経終末に働きかけ，交感神経インパルスによって，放出されるノルエピネフリンの量を抑制することがある．

CN：AとGには紫色を用いる．
1. 上方左の図版から始める．毛細血管（G）は，その括約筋（H）が閉じているので，色を塗らないで残すように気をつける．代謝物質（J）の作用は右にあるものを開く．
2. 小動脈（A）内の一酸化窒素（NO）の作用に色を塗る．
3. 下方の神経性調節の作用に色を塗る．

LOCAL (CHEMICAL) CONTROL
局所的（化学的）調節

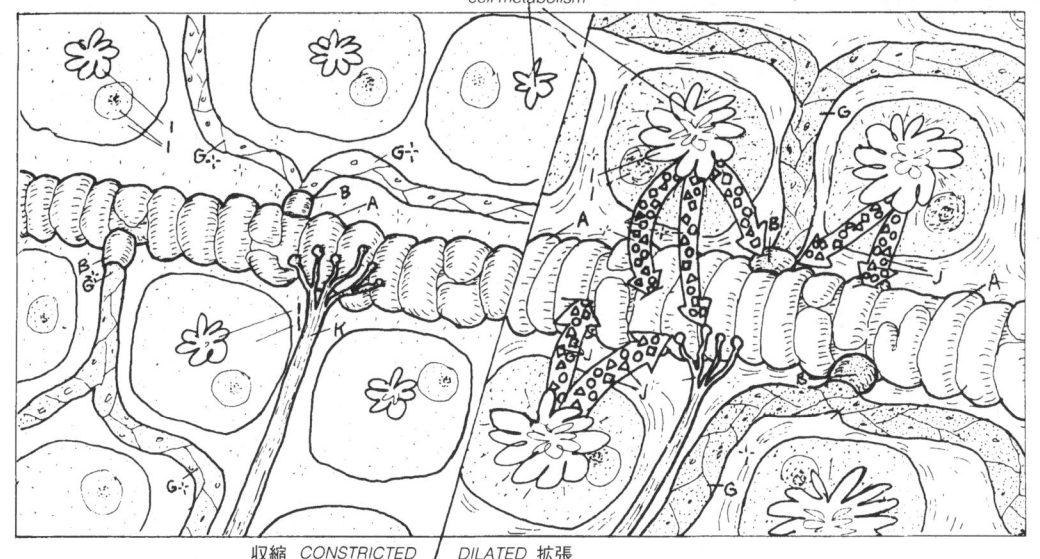

細胞代謝 / cell metabolism

組織が活性化されると，組織は局所細動脈と毛細血管前括約筋を拡張させるいくつかの代謝物質を放出する．局所血流量の増加は活性化した組織を更に栄養豊富にし，老廃物を洗い流す．高濃度の酸や，CO_2，K^+，アデノシンおよび低酸素は，血液供給が組織の活性を維持するのに不十分である場合に細胞によってすべて作り出される．これらの物質はすべて血管を拡張する．これによって局所血流量を細胞活動に適合させる負のフィードバックが確立される．

収縮 CONSTRICTED | DILATED 拡張

- ARTERIOLE A 細動脈
- ENDOTHELIAL CELL B 内皮細胞
- CALCIUM C カルシウム
- NITRIC OXIDE D 一酸化窒素
- SMOOTH MUSCLE CELL E 平滑筋細胞
- cGMP F
- CAPILLARY G 毛細血管
- PRECAPILLARY SPHINCTER H 毛細血管前括約筋
- TISSUE CELL I 組織細胞
- METABOLITES J 代謝産物
- SYMPATHETIC NERVE K 交感神経
- GANGLION K' 神経節
- FREQUENCY OF IMPULSE K² インパルスの頻度
- NOREPINEPHRINE L ノルエピネフリン
- VESSEL RECEPTOR L' 血管壁受容体

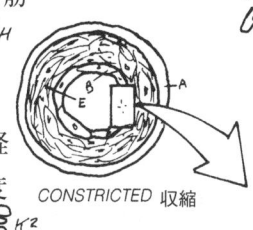

一酸化窒素（NO）は血管拡張物質で，細胞内Ca^{++}の増加に反応してNO合成を受け持つ酵素を活性化して，内皮細胞で産生される．NOは脂溶性の傍分泌性物質である．NOは容易に膜を通過して周辺の平滑筋細胞に拡散して，そこでGTPからcGMPの産生を促進する．そしてcGMPは平滑筋の弛緩を開始させる．Ca^{++}濃度を上昇させてこの反応をひき起こす刺激にはアセチルコリン（神経伝達物質），ブラジキニン（循環ホルモン）と同様に血管を挟んで流れを止めようとする圧迫などが含まれる．心臓作用薬のニトログリセリンは狭心症の治療に有効である．なぜならばNOに分解されて冠状動脈を拡張させるからである．

ACTIONS OF NO
NOの働き

CONSTRICTED 収縮 → CONTRACTED 収縮 → RELAXED 弛緩

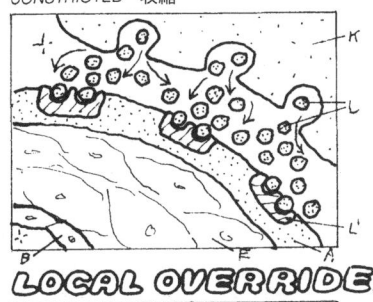

SYSTEMIC (NEURAL) CONTROL
系統的（神経的）制御

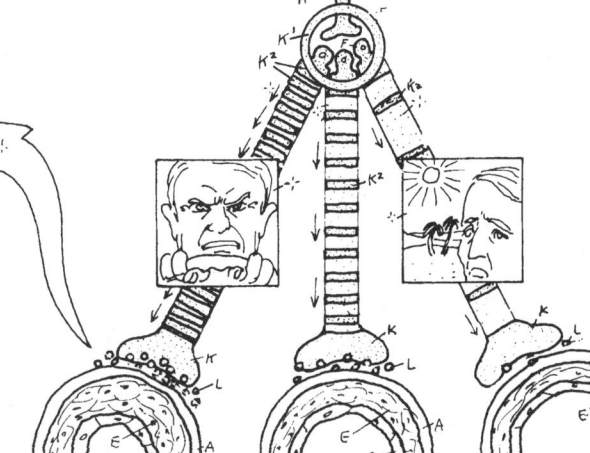

LOCAL OVERRIDE
局所代謝産物による

CONSTRICTED 収縮 / DILATED 拡張

血管壁にある平滑筋は交感神経によっても調節されている．これらの神経線維はノルエピネフリンを放出させる刺激を一定に血管に浴びせて血管平滑筋を収縮させ，血管を収縮させている．交感神経の興奮頻度が増大すると血管は更に強く収縮し，頻度が減少すると筋はより弛緩し，血管が拡張する．

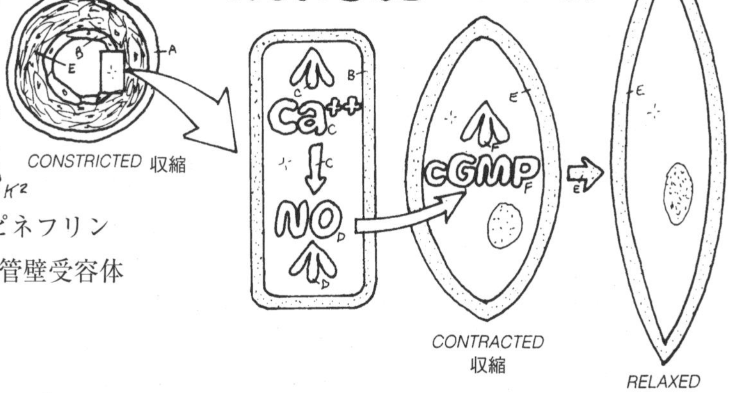

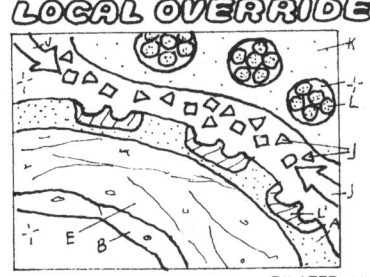

血管に直接作用する他に，血管拡張をひき起こす代謝物質は直接的に交感神経終末に働きかけ，交感神経のインパルスによるノルエピネフリン放出量を抑制させる．

ACTIVATED / NORMAL / INHIBITED
CONSTRICTED / 平常時 / DILATED
興奮（収縮） / / 抑制（拡張）

心拍出量の制御と測定

心臓血管系は混み入って複雑であるが，その機能は単純で血液を動かすことにある．最も重要な心臓血管系の仕事の指標，つまり最低線を示すのは，"1分間にどれだけの血液を動かすことができるか?"である．この量を心拍出量と呼ぶ．心拍出量は1分間の拍動数に，1回の拍動で心室から押し出される血液量を乗じたものに等しい（心拍出量＝1回拍出量×心拍数）．定常状態では左心臓の拍出量は右心臓の拍出量に等しい（体循環量と肺循環量は等しい）．

平均的な身体の大きさの人は安静時の心拍出量は約5 L/minである．この値は常時変動する．活動時には上昇し，激しい運動時には25〜30 L/minにも達し，鍛練者ではさらに高くなる．心拍出量は1回拍出量，または心拍数のどちらの変化によっても変わる．例えば運動時には1回拍出量はやや上昇するが，心拍数は3倍にもなる．この1回拍出量と心拍数の変化は心臓内メカニズム（伸張に対する収縮機械の反応）と，心臓外メカニズム（交感神経と副交感神経の作用）によって起こる．

心臓内の調節機構

心筋線維の収縮の強さはその長さに依存する—骨格筋の収縮のように，心筋の収縮力は筋の長さによって決まる．通常の安静状態では，心筋線維の平均的長さは最大筋力を発揮するのに適した長さのたった20％である．筋線維を通常以上に伸ばすことで余っている力を発揮し，力強い収縮を行える．この伸張に対する反応をFrank-Starling機構と呼び，重要な関係を持っている．もし多くの血液が心臓に戻ってきたら，心室壁は引き伸ばされる．そしてFrank-Starling機構によって，心室から血液を全て押し出すのに必要な余分な力が発生する．もし突然動脈圧が上がったら，心室はその動脈圧に打ち勝つ力を持たないので，1回拍出量は減少する．拍動後に心臓に残る血液量（残留量）は増え，この増加した血液量は，次の拍動の前に心臓の壁を伸張するのに役立つ．その結果，次の拍動の力は増加し，上昇した動脈圧による負荷に見合うようになる．そして1回拍出量は通常にもどる．

Frank-Starling機構は，右心臓と左心臓の拍出量を調節するのに特に重要である．例えば，もし右心臓の拍出量が左心臓よりわずか1 mL/min多くても15分後には約1000 mLの血液が肺循環にたまってしまうことになる．そして上昇した圧によって血液は毛細管から外にもれ，溺死してしまう！

心臓外メカニズム

副交感神経インパルスは心拍数を遅くする—心臓の自律神経の作用については図35に述べた．副交感神経は迷走神経を通って心臓に達する．迷走神経は通常活動的で持続的に脱分極し，インパルスを洞房結節および房室結節に送り基本的な心拍数を低くしている．もし，心臓にいく副交感神経が切断されると，心拍数は上がる．副交感神経のインパルスの頻度が上がると心臓の拍動は速くなり，逆にインパルスの頻度が下がると遅くなる．

交感神経インパルスは心拍数を増加させる—心臓にいく交感神経も持続的に活動的である．そしてその心拍数に対する効果は副交感神経と反対である．交感神経のインパルスは心拍数を上昇させ，これが遮断されると心臓の拍動は遅くなる．交感神経のインパルス頻度の上昇は心臓の拍動を速め，頻度の低下は拍動を遅くする．一般にこの反対に働く2つの神経は協調している．交感神経が興奮しているときは副交感神経は抑制され，また副交感神経が興奮しているときはこの逆である．

交感神経インパルスは拍出量を増加させる—さらに交感神経のインパルスは心室筋の収縮力を増加させることによって1回拍出量を増大させる．このように1回拍出量を変化させる2つの独立したメカニズムがある．（1）収縮前の心筋線維の長さを変化させる（つまり拡張期末の心臓内血液量を変化させる）．（2）心室筋への交感神経のインパルスを増加させる（または同様のことはカテコールアミンを副腎髄質から放出させることによって行われる）．

Fickの原理—心拍出量の測定

どの器官の血流量でもFickの原理と呼ばれる簡単な質量保存の法則によって測定できる．酸素消費にこれを利用するとき，この原理は次の定常状態の器官ではいつも成り立つ事実に基づいている．FをL/分で表す血流量とし，[O_2]を酸素濃度で，|O_2/分|を酸素吸収量で表す（すなわち，血液/分に供給されるO_2量）．1分間でみると

|O_2/分| ＝ 吸収されたO_2量 ＝ 血液にとり込まれたO_2量
血液にとり込まれたO_2量 ＝ 動脈で運ばれたO_2量
　　　　　　　　　　　　－静脈で運び去られたO_2量
動脈によって運ばれるO_2量 ＝ F×[O_2]art.
静脈によって運び去られたO_2量 ＝ F×[O_2]ven.

これらの各段階を一緒にすると：
|O_2/分| ＝ F×[O_2]art. － F×[O_2]ven.
Fを解くと
F ＝ |O_2/分| /([O_2]art. － [O_2]ven.)

心拍出量を測定するには単に肺を通る血液量を測定すればよい（右心臓から流出する血液量は，左心臓に流入する血液量，さらに左心臓から流出する血液量に等しい）．この場合，血液から除去される酸素量は吸気と呼気の酸素含量の差から得られる．測定には肺動脈血の試料と肺静脈血の試料の酸素濃度の分析も必要である．肺静脈の試料は，体循環のどの動脈の血液にも代えることができる．肺静脈と体動脈とは同じ酸素濃度である．なぜならば，血液は左心臓と体動脈を通って体毛細管に至るまでの間酸素を交換する機会がないからである．しかし肺動脈の試料を得るのはかなり難しい．これにはカテーテル（細い，弾性のある，中空の管）を静脈から入れ，右心房，肺動脈と注意深く押し込むことが必要である．右心と肺動脈は同じ[O_2]（酸素濃度）；これらの量の典型的な形は；|O_2/分| ＝ 250 mL/分；[O_2]ven. ＝ 150 mL/L；および [O_2]art. ＝ 200 mL/L，したがって，F ＝ 250/(200 － 150) ＝ 5 L/分となる．

CN：Bには赤，Gには青を用いなさい．
1．上の図から始めなさい．
2．心拍数の図に色を塗りなさい．
3．1回拍出量の図に色を塗りなさい．
4．下の心容量の測定の要素に色を塗りなさい．letter labelに注意．

心拍出量: CARDIAC OUTPUT

$HR \times SV = CO$

心拍出量は1回の拍動で心室から拍出された血液量に1分間の拍動数を掛けたものに等しい。安静時の平均心拍出量は約5 L/min である。運動時にはこれが30 L/min にまで増加する。

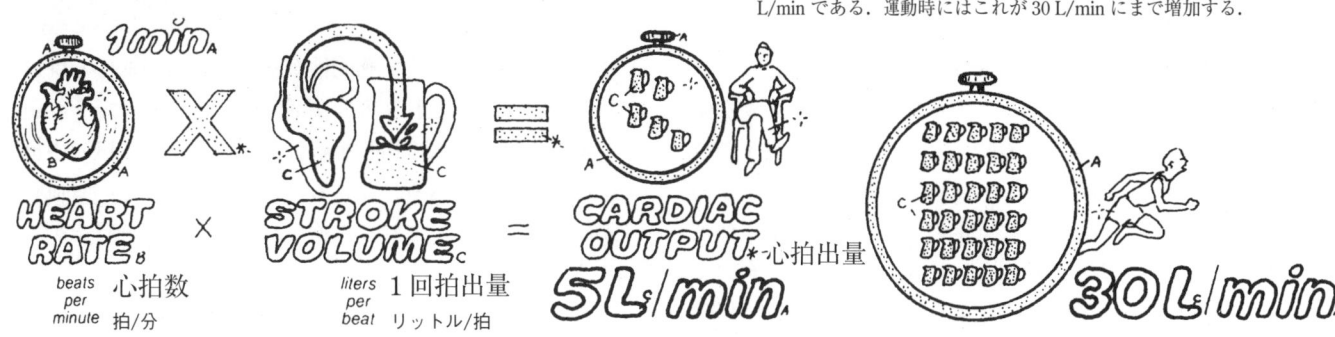

HEART RATE × **STROKE VOLUME** = **CARDIAC OUTPUT**
beats per minute 心拍数 / liters per beat 1回拍出量 リットル/拍 / 5 L/min → 30 L/min

---

HEART RATE 心拍数

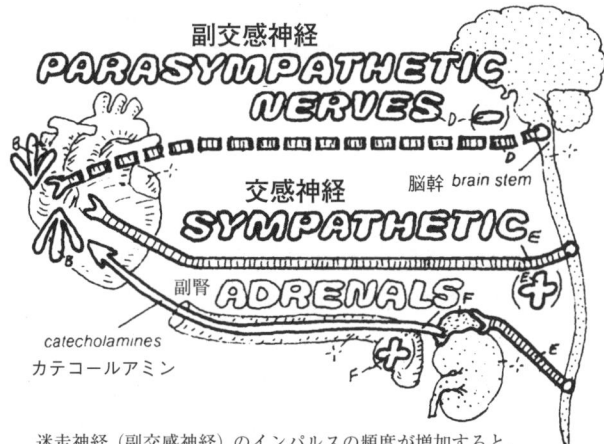

副交感神経 **PARASYMPATHETIC NERVES**
交感神経 **SYMPATHETIC**
脳幹 brain stem
副腎 **ADRENALS**
catecholamines カテコールアミン
spinal cord 脊髄

迷走神経（副交感神経）のインパルスの頻度が増加すると，心臓の拍動はゆっくりになり，頻度が減少すると心臓の拍動は速くなる。副交感神経の支配が遮断されると，心臓の拍動は速くなる。交感神経の心拍数に対する働きはこの反対である。交感神経の興奮頻度が上がると，心臓の拍動は速くなり，頻度が下がる（またはこの神経を切る）と心臓の拍動は遅くなる。

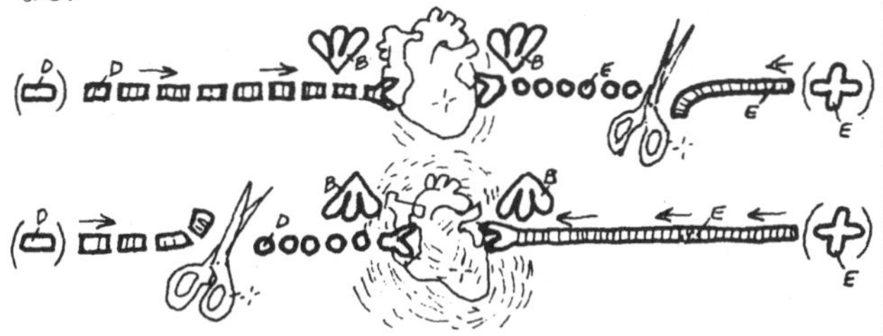

STROKE VOLUME 1回拍出量
VENTRICULAR FILLING PRESSURE 心室充填圧　　交感神経の影響
SYMPATHETIC INFLUENCE

1回拍出量 stroke volume
静脈圧 **VENOUS PRESSURE MUSCLE STRETCH**
筋伸張
ventricular filling pressure 心室充填圧

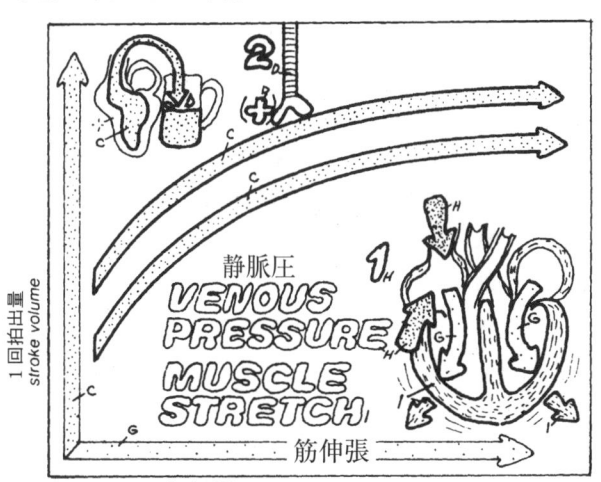

1回拍出量を増加させるのに2つの独立したメカニズムがある．
1. 収縮初期に心筋線維を伸ばしておく（つまり，静脈圧が上がり，これが弛緩した心臓に血液を押し込んで心筋線維を伸ばす）．
2. 心室筋に対する交感神経の興奮頻度を増加させる．グラフは心室の内圧の上昇にともなって1回拍出量が増加することを示している．交感神経がさらに活動的になると，収縮力が強まり，別の曲線（上のグラフ）が得られる．

MEASURING CARDIAC OUTPUT 心拍出量の測定
(THE FICK PRINCIPLE) （フィックの原理）

LITER リットル
OXYGEN 酸素

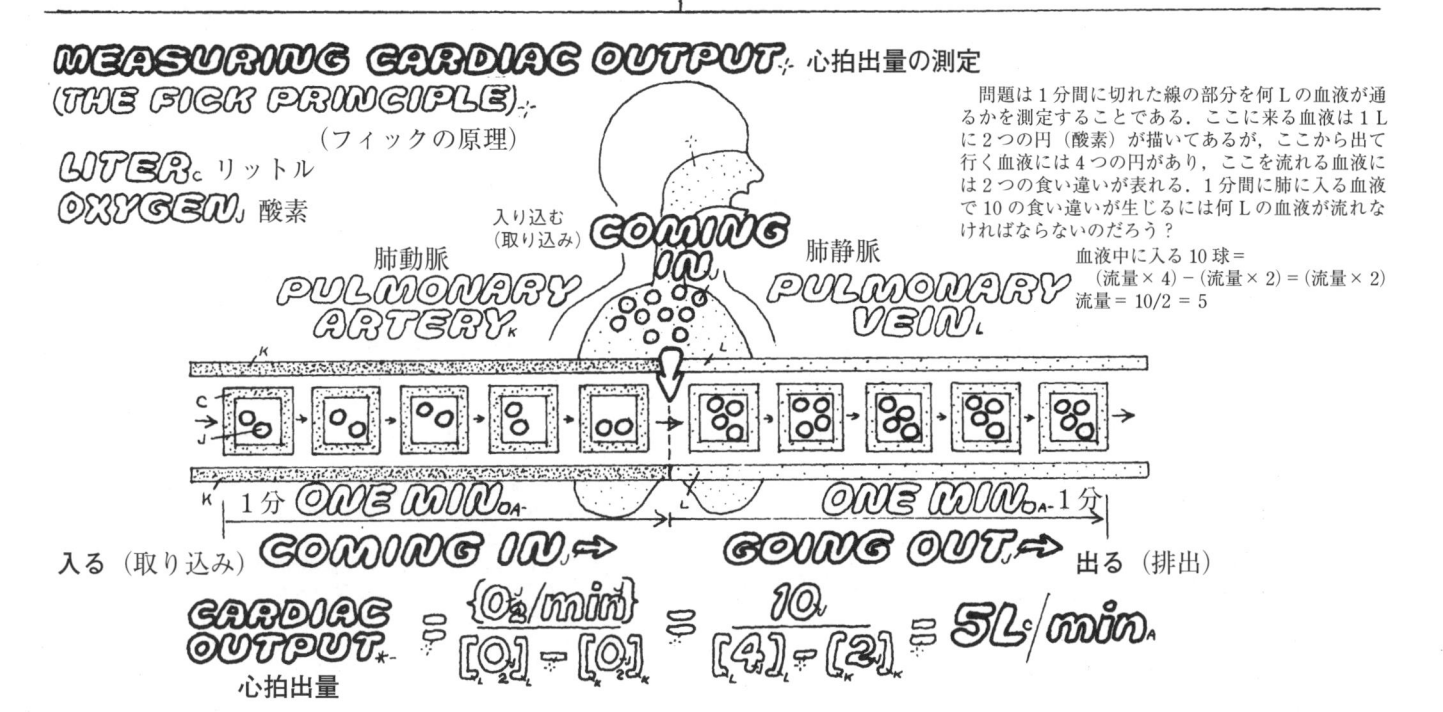

入り込む（取り込み）**COMING IN**
肺動脈 **PULMONARY ARTERY**　　肺静脈 **PULMONARY VEIN**

問題は1分間に切れた線の部分を何Lの血液が通るかを測定することである．ここに来る血液は1Lに2つの円（酸素）が描いてあるが，ここから出て行く血液には4つの円があり，ここを流れる血液には2つの食い違いが表れる．1分間に肺に入る血液で10の食い違いが生じるには何Lの血液が流れなければならないのだろう？

血液中に入る10球＝
（流量 × 4）−（流量 × 2）＝（流量 × 2）
流量 = 10/2 = 5

1分 **ONE MIN.**　　**ONE MIN.** 1分
入る（取り込み）**COMING IN** →　　**GOING OUT** → 出る（排出）

$$\text{CARDIAC OUTPUT} = \frac{O_2/min}{[O] - [O]} = \frac{10}{[4] - [2]} = 5 L/min$$

心拍出量

圧受容器反射と血圧の制御

組織は栄養分を血液から受けている．活動時にはより多くの栄養分を消費する．この増加した活動に必要な栄養分を血液より受けている時にだけ，組織は活動を維持できる．図43ではどのようにして各組織が代謝に必要なものを得るために，その部位の循環（そこを通る血液量）を調節できるかを示した．代謝が高まるとそれによって生産物，微小循環の拡張因子が集積する．その結果，毛細血管床が開き，組織がより多くの血液を受ける．静止時にはこれと逆のことが起こる．この仕組みは動脈にある程度の圧がかかっているときにだけ成り立つ．血管の開放や拡張は血液を押し出す圧がかかっていなければ役に立たない．さらにある組織の血液供給を増やすには，他の組織供給を減らすか，心拍出量を増やすか，またはその両方である．他にとるべき手段はない．

平均動脈圧＝心拍出量×抵抗

心臓はどのようにして，速く拍動したり1回拍出量を増やさなければならないことを"知る"のだろうか？活動的な組織に必要な血液を回すためには，静止している組織の細動脈の平滑筋を収縮させ，その血管を収縮させなければならないことを，心臓はどのようにして"知る"のだろうか？とにかく神経系が関与しているのだが，どのようにして心臓はそれを"知る"のだろうか？この謎の失われた部分は，動脈圧によってもたらされる．

<u>圧差＝流量×抵抗</u>

の関係を思い出してみよう．

これを全身循環系に応用すると（図の上部の画），血流量は単に心拍出量である．もしも心室へ入る直前の血液のわずかな圧力を無視すれば，血圧差（動脈－右房）を動脈圧と等しくすることができる．最終的には血管分枝の隘路，あるいは<u>抵抗は細動脈</u>で，したがって式は下記のようになる．

<u>動脈血圧＝心拍出量×細動脈抵抗</u>

大体のことではあるが，この関係式が解明の基礎になる．

組織が活動化すると代謝産物が集積して，局所の微小循環系を拡張させる．上記の式を見ると，抵抗の低下が動脈血圧を減少させ，実際にはこのようなことは起こらない（圧の低下は最小限に押えられる）．というのは身体には血圧を比較的一定した圧力に維持するメカニズムが，いくつかあるからである．

圧受容器は動脈圧を維持している

血圧の急激な変動に対する基本的調節には，（全身的循環へ血液を供給する）<u>大動脈弓</u>と，（脳に血液を供給する）<u>内頸動脈</u>の壁にある（圧受容器と呼ばれる）特別な領域から始まる反射が含まれる．これらの場所にある受容器は伸張に対して感受性がある．正常な血圧では血管壁が引き伸ばされ受容器が活性化して感覚神経を経由して，心臓血管系の情報を統合，制御している脳の中枢にインパルスを送る．これらの延髄に局在する<u>心臓血管系中枢</u>は，心臓，血管に供給されている自律神経を調節する．

動脈圧が下がると，動脈壁は引き伸ばされなくなり，<u>頸動脈洞</u>からくる感覚神経（洞神経）と<u>大動脈弓</u>からくる感覚神経（抑制神経）が活性を失い，神経が送るインパルスが減少する．圧受容器からのインパルスが減ると（圧減少の信号），心臓血管中枢は交感神経を緊張させ，副交感神経を抑制する反応を示す．その結果，(1) 心拍数の増加 (2) 収縮力（1回拍出量）の増加による心拍出量の増加 (3)（脳と心臓を除く）細動脈の収縮の増加 (4) 静脈の収縮の増加，が起こる．これらの全ての因子は血圧を上げて通常の状態にもどすのに役立っている．(1) と (2) は共に<u>心拍出量（血流量）</u>を増加させ，(3) は抵抗を増加させ，(4) は血液を再配分するため<u>静脈還流</u>を増やし，静脈に貯えている血液を動脈側に移動させる．これと逆に圧が上昇したときには反対のことが起こる（図参照）．

心臓血管系の中枢は，循環の高圧側（動脈側）について詳しい情報を受け取る．洞神経と抑制神経のインパルスのパターンを詳しく調べてみると，頸動脈と大動脈弓の圧そのものだけでなく，圧の変化の頻度にも反応することがわかる．心臓血管中枢に送られる信号（神経インパルスのパターン）には平均血圧，脈の変化率，脈圧，心拍数が含まれている．さらに心臓血管中枢は循環の低圧側の情報も受けている．圧受容器はこれらの動脈以外にも心房，肺動脈で見つかっているが，血圧の迅速な制御における重要性については明らかでない（これらは血液量，血圧のゆっくりした，長期的な制御に関係するようである．—図47参照）．

心臓血管中枢は<u>高次脳中枢</u>の影響も受ける．<u>視床下部</u>は温度調節，防御，恐怖に対する血管系の反応に関連するインパルスも出している．大脳皮質からの影響の例は血液を見たときの気絶するとか，困惑したときの赤面するという血管系の反応に見られる．

CN：Aには赤，HとIには暗い色を用いなさい．
1. 上段の図から始めなさい．1つの例を完全に終わらせてから次の図に移りなさい．
2. 大きなイラストを心臓の上の大動脈弓の (1) から色を塗りなさい．交感神経 (I) は活性でないことを示すため点線で表しているのに注意しなさい．副交感神経 (H) は活性であるが，心臓を抑制していることを強調するため破線で表している．
3. 下のまとめの図に色を塗りなさい．

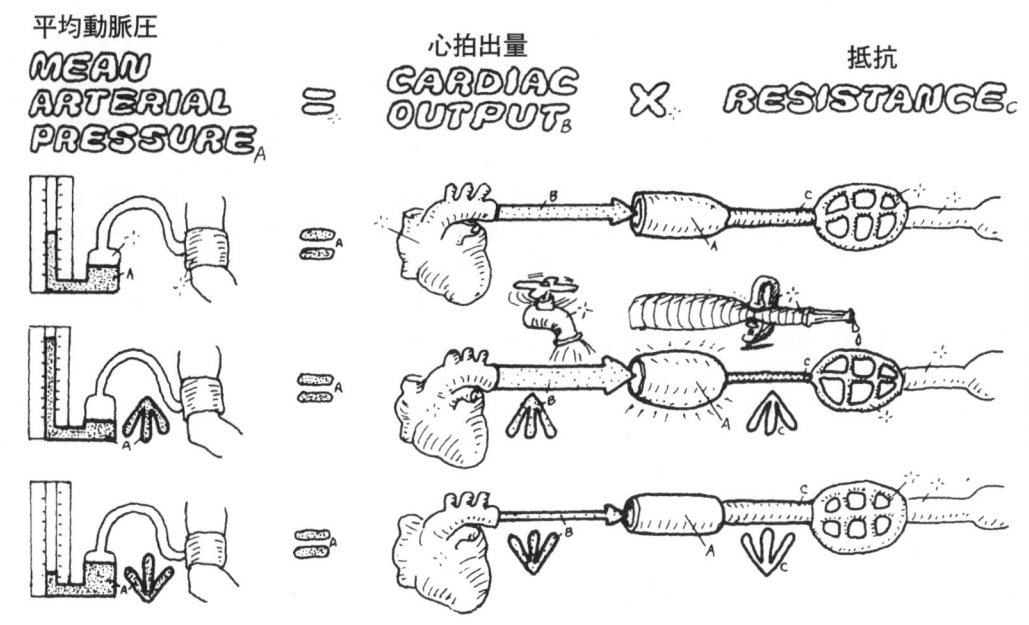

MEAN ARTERIAL PRESSURE = CARDIAC OUTPUT × RESISTANCE

平均動脈圧 = 心拍出量 × 抵抗

循環では総血流量は心拍出量に等しいが，この血流を押し出す力は動脈圧に等しく，抵抗は細動脈によって与えられる．動脈圧は心拍出量×細動脈抵抗で与えられる．どのようにして心拍出量または細動脈抵抗が動脈圧を上げるか理解するのは容易である．ホースをつまむことを考えてごらんなさい．蛇口をさらにゆるめるとつまんだところより元の方に更に水が溜り，力と圧を上げる．心拍出量または抵抗を下げると圧が下がる．

HIGHER BRAIN CENTERS. HYPOTHALAMIC THERMO-REGULATION CENTER

高次脳中枢
視床下部体温調節中枢

動脈圧が上がったとき (1)，動脈壁は引き伸ばされ，頸動脈洞から出る感覚神経（洞神経）と大動脈弓から出る感覚神経（抑制神経）の緊張が高まり，より多くの興奮を発射する (2)．より多くの興奮を圧受容器から受け取る（圧の上昇の信号）と，心臓血管中枢 (3) は副交感神経 (4) を興奮させ，交感神経 (5) を抑制する．この結果 (6) 心拍出量が減り（心拍数と1回拍出量の減少による），(7) 細動脈の収縮が一般的に低下し，(8) 静脈の収縮も低下する．これらのすべての要因は補償的に血圧を下げ，通常の状態に戻す．

1. **BLOOD PRESSURE RISE** — 血圧上昇
2. **BARORECEPTORS:** — 圧受容器
   - **AORTIC ARCH** — 大動脈弓
   - **DEPRESSOR NERVE** — 抑制神経
   - **CAROTID SINUS** — 頸動脈洞
   - **SINUS NERVE** — 洞神経
3. **MEDULLA CARDIO-VASCULAR CENTER** — 延髄の心臓血管中枢
4. **PARASYMPATHETIC NERVE (VAGUS)** — 副交感神経（迷走神経）
5. **SYMPATHETIC NERVE** — 交感神経
6. **CARDIAC OUTPUT** — 心拍出量
7. **PERIPHERAL RESISTANCE** — 末梢抵抗
8. **VENOUS RESERVOIR** — 静脈貯蔵
9. **BLOOD PRESSURE DROP** — 血圧低下

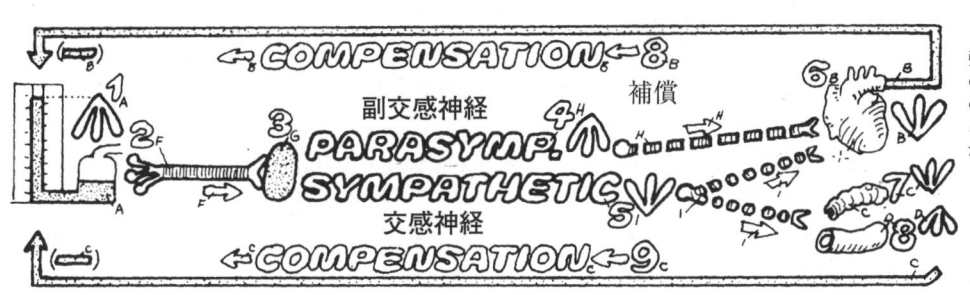

cerebral cortex 大脳皮質
external carotid artery 外頸動脈
internal carotid artery 内頸動脈
left common carotid 左総頸動脈
right common carotid 右総頸動脈
aortic arch 大動脈弓
venodilation 静脈拡張
arteriolar dilation 細動脈拡張

COMPENSATION 補償
PARASYMP. 副交感神経
SYMPATHETIC 交感神経
COMPENSATION 補償

負のフィードバックの性質を強調した圧受容器反射（上述）のまとめ．左から始まり，異常の圧（この場合上昇）を補償するフィードバックに2つの経路がある．

出血と姿勢

急激な出血に対する反応と，横臥位より急激に起き上った時の血液の急激な再分布に対する反応は，心臓血管系の急速な調節の2つのよい例である．

出血

大量の出血は血圧を低下させて圧反射をひき起こす―血液の"もれ"は動脈または静脈で起こる．心臓が送り出す血液よりも速く動脈血が失われると，平均動脈圧は下がる．毛細管からくる血流よりも速く静脈から血液が失われると，平均静脈血圧は下がる．静脈血圧の低下は静脈還流の低下につながり，心拍出量が下がる．そしてこれが平均動脈血圧を低下させる．どちらのタイプの出血でも，何らかの調節による補償が起こらない限り平均動脈血圧は低下する．この動脈血圧の低下は，図45に述べた調節メカニズムによって素早く元に戻される．既に述べたようなことが順に起こる．動脈圧の低下→大動脈弓，頸動脈の圧受容器の伸張の低下→延髄の心臓血管中枢にいく感覚神経（迷走神経，舌咽神経）の神経インパルス頻度の低下→副交感神経の抑制と交感神経の賦活．

副交感神経のインパルスは心臓の拍動を遅くするが，これを抑制すると拍動が速くなる．交感神経の活性化は心臓の拍動を速くし，収縮を力強くする．さらに交感神経は細動脈を強く収縮（抵抗の増大）させ，静脈も収縮させる（血管分枝部の容積の減少）．これらのすべての反応は血液が失われてすぐに起こり，すべてが動脈圧を上げて正常に戻すように働く．

液体は組織間隙から血液へ移る―静脈の収縮は静脈中に保持される血液の割合を下げ，それを動脈に移す．総血管容積は低下し，系を満たすのに必要な血液量は少なくなる．細動脈の収縮は末梢抵抗を上げ，血圧を上昇させる．さらにこれは毛細血管床の血流を減少させ，毛細血管圧を下げる．毛細血管壁を狭んだ体液平衡（図40）をひっくり返し，組織から毛細血管中に液をろ過させる．数分後には移動した液の総量はかなりなものになる．これが出血時に失われた血液を埋め合わせるのに役立つ．もちろん組織液は血液ではなく，血漿タンパクや血液細胞は含まれず，結局血漿タンパク質と血液細胞を希釈することになる．

大量の失血は強い血管収縮を長びかせる：この系は役立たなくなる―このような状態の時の血管の収縮は皮膚，腎臓，肝臓などの器官でもっとも強く起こり，脳，心臓，肺ではほとんど起こらない．このようにして常に機能していることが必要な器官では，栄養が維持されるのである．もしさらに血管収縮が続いたり，出血量が増えると，循環ショックと呼ばれる恐ろしい現象が出現する．どの器官でも酸素の供給が十分でないと，代謝による酸が集積し，器官の機能を障害する．そして，組織の障害が起こり，血管拡張物質が放出され，毛細管壁が漏れやすくなり，タンパク質が組織空間に漏れる．血管拡張物質が血管分枝に広がり，血液を組織や静脈に貯める．これにより静脈還流が減り，心拍出量，動脈圧が低下する．血漿タンパク質が組織空間に脱失することにより再び毛細管を狭んだ液平衡がひっくり返り，今度は体液が毛細血管から組織へ向かう．このように体液は血管分枝部から失われ，血液は粘着性を増し，どろどろして時には血管内で凝固して血流を止めてしまうことがある．

姿勢を変える

血液の静脈内貯溜と浮腫は直立体位で起こりやすい―横になった姿勢から立ち上がるだけでも出血と同様の状態が起こる！ このとき重力という新たな力を考慮しなければならない．立位のときは血液の重さが重要になる．例えば足の毛細血管の血液は，足から心臓まで続く1メートル前後の静脈という柱内にある血液を支えなければならない．毛細血管中の血液粒子にかかる圧は同じ深さ（1メートル前後）の水槽の底にあるものと同じになる．これが閉鎖循環系の流れに直接には影響するものではないことを知るのは重要である．粒子にかかる圧が上昇すると，上向きに圧の低い上の部分を押すようにするが，これはちょうど液柱の重さによって相殺されるのである．このように横になった状態で血液を動かすように働く力は，妨げられない．しかし，重力による圧力の増加は2つの方法によって血液を再配分するので重要である．(1) 静脈は動脈に比べ引き伸ばされやすい．図に示すように上昇した圧が静脈系を押し広げ，血液が体静脈に蓄えられる（安静立位では600 mLの血液が下肢にたまる）．(2) 毛細血管の高い静水圧が毛細血管から組織空間に液を押し出す．

静脈に血液がたまるため，寝た状態から突然立ち上がると出血に似た状況になる，つまり自分の血管系に出血した状態，つまり出血と同じ補償反応（交感神経の活性化，副交感神経の抑制）が起こる．しかし出血とは反対に，毛細血管から組織へ液体のろ過が起こる．静脈貯溜と浮腫は動き回ることで解消される（図42）．筋収縮は静脈とリンパ管に圧をかけ，中のものを押し出し，一時的に局所静脈圧を軽減する．弁が閉じて逆流を防ぎ，静脈が再び毛細血管からの血液で満たされるまでその上の血液の重さを支える．これにより一時的に毛細血管の高静水圧が軽減され，浮腫が緩和される．

起立性（体位性）低血圧―ある人達は，長い間横になった後，立ち上がるのが難しいことを知っている．これらの人達はめまいを感じたり，視野が害されたり，耳鳴りがしたりする．これらの徴候はすべて急に立ち上がることによって血圧が下がり，脳の循環が適切でなくなることから起こる．もっとひどい場合は失神する（これにより再び横になれ，ストレスを減らせるので幸運な反応である）．同じような反応が健康な人でも起こる．特に発熱や運動によって皮膚や筋の血管が拡張しているときである．この場合制御反応はうまく働かない．なぜなら熱の制御や代謝の強い要求が優先されるからである．

CN：Aには赤，GとHには暗い色を用いなさい．
1. 右上の図とすぐその下の出血に対するシステミック反応から始めなさい．そして左の図に色を塗りなさい．
2. 下の4つの例を左から右へ1つずつ完成させながら色を塗りなさい．

HEMORRHAGE 出血

1. BLOOD IN CIRCULATION ↓   1. 循環中の血液↓
2. BLOOD PRESSURE ↓   2. 血圧↓
3. BARORECEPTOR ↑ & N. ↑   3. 圧受容器↑とその神経↑
4. VASOMOTOR CENTER ↑   4. 血管運動中枢↑
5. PARASYMPATHETIC N. ↓   5. 副交感神経↓
6. SYMPATHETIC N. ↑   6. 交感神経↑
7. CARDIAC OUTPUT ↑   7. 心拍出量↑
8. PERIPHERAL RESISTANCE ↑   8. 末梢抵抗↑
9. VENOUS RESERVOIR ↓   9. 静脈貯蔵↓
10. BLOOD PRESSURE ↑   10. 血圧↑

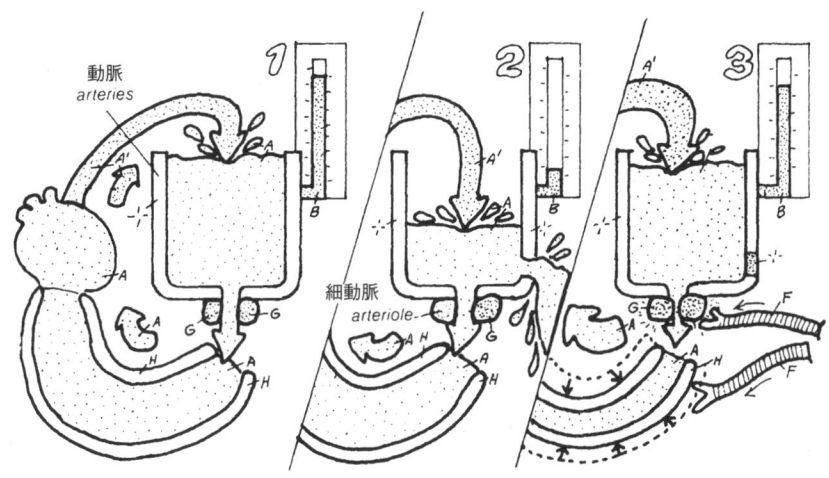

動脈 arteries
細動脈 arteriole
脳 brain
求心性神経 afferent nerve
脊髄 spinal cord

平均動脈圧は動脈に入る血流量（心拍出量）と出て行く血流量（細動脈ドレナージ）の平衡状態で決まる．出血時の血圧の低下が模式的に描かれている．図1は動脈への流入と流出が正常に平衡しているのを示している．動脈は容器によって示されている．この容器の液の高さが動脈圧に等しい．もし動脈に出血が起こると（図2），バランスが保てなくなり，容器への液（血液）の流出が流入より速くなり，容器（動脈）液の高さ（圧）が下がる．すると静脈収縮による失われた血液の補給，血液流入量（心拍出量）の増大，流出量の減少（細動脈抵抗の増大）といった圧受容器反射による補償が起こる（図3）．これらはすべて液の高さ（圧）を正常のレベルに戻すのに役立つ．静脈出血の時も同じような事柄が起こる（本文参照）．右図に要約されたこれに関連する反射については最後の図で述べる．

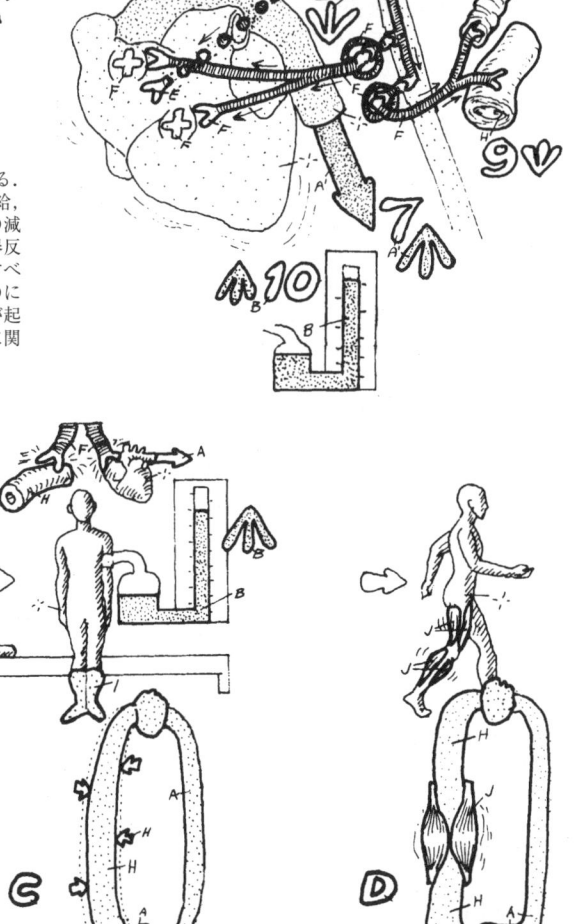

体の姿勢 BODY POSTURE
FILTRATION ろ過
LEG MUSCLE 脚筋

静脈と細静脈 arteries and arterioles
心臓 heart
毛細血管 capillaries
動脈と細動脈 veins and venules

A. 横になった姿勢では血液循環はほとんど重力に影響されない．**B.** 立位では血液の重さが重要になる．心臓の高さより低い部分，特に下半身の血圧は高くなる．上昇した血圧は2通りの方法で再配分される．(1) 静脈系を拡張し，静脈系の血液貯溜を増やす．(2) 毛細血管から組織空間へ液を押し出す．血液が静脈に貯溜されるため，寝た姿勢から急に立ち上がると出血に似た状態になる—その人は自分の血管系に出血が起こったことと同じようになる．**C.** 出血と同じ補償反応（交感神経の緊張の増加と副交感神経の抑制）が起こる．しかし，出血と違って体液は毛細血管から細胞間隙に流出する．その結果，四肢に浮腫が起こる．**D.** 静脈貯溜と浮腫は動き回ることによって軽減される．筋収縮が静脈とリンパ管に圧力をかけその中の液を押し出す．そして一時的に静脈圧を低下させる．

血圧制御機構

図45で述べた圧受容器による血圧の制御は，とても効果的でしかも迅速である．しかし持続性はない．もし血圧の変化が何時間も持続したら，圧受容機構はその新しい状態に"適応"し，反応性が低下する．幸いにも血圧の制御に素早いもの，長期的的なもの，その中間的なものなどに分類される多くのメカニズムがあり，血圧を安定させるのに役立っている．速い制御機構は数秒以内に働く．例えば動脈圧受容器反射は最も重要な例である．

中間的制御

これらの制御機構は圧の急変後，数分間で働くが，数時間後には有効でなくなる．私達はこのメカニズムを3つに分類している．すなわち（1）毛細血管からの液の移動，（2）血管緊張の緩和，および（3）レニン－アンギオテンシン機構，である．

毛細血管からの液体の移動（図40）は毛細血管の内圧が上昇したときに起こる．もし毛細血管圧が高いと血管から液体が流出し，血圧を下げる．毛細血管圧が低いと逆のことが起こる．このメカニズムによって，血管系で利用できる液体が，組織間隙の細胞外液としてプールされることになる．

血管緊張の緩和は変わった性質で，静脈によく発達している．これらの血管が血圧の増加によって引き伸ばされると，血管はゆっくり拡張し，それに伴って血圧は下がる．逆に血管内容積が低下すると，反対のことが起こる．以上の効果は，血管容積が変化した10〜60分後に血圧を正常に戻すように働いている．

動脈血圧が急激に下がるなどして腎臓の血流量が減ると，**レニン－アンギオテンシン系**（図70）が活性化される．この反応は腎臓でホルモンのレニンが分泌されることによって始まる．レニンはアンギオテンシノーゲン（肝臓で作られる）に作用し，アンギオテンシンⅠと呼ばれる小さなペプチドを作る．血漿中の転換酵素がアンギオテンシンⅠをより小さなアンギオテンシンⅡに変え，これを更に小さなアンギオテンシンⅢに変える．アンギオテンシンⅡとⅢは細動脈を強く収縮させ，血管抵抗を上昇させる．更にこれほどではないが静脈をも収縮させ，血管容積を低下させる．血管抵抗の上昇と容積の低下は共に動脈血圧を上げる．レニン－アンギオテンシン機構は約20分後に効果を表し，長時間持続する．更に重要なことはアンギオテンシンⅡとⅢは，副腎皮質から分泌されるアルドステロン（下記参照）と同じくらい渇きを刺激することである．

長期的抑制

これは体液量を制御している腎臓によって行われる．この体液量は液体の摂取と排泄のバランスを示している．動脈血圧が上がると腎臓は尿を排出して，体液量（血漿と間質液の両方を含む）を減少させる．血漿量の減少は心臓への静脈還流量を減少させる．そして心拍出量が減り，上昇した血圧が元に戻される．ある型の高血圧に対しては，尿排泄量を増やす利尿薬の投与という形で，このメカニズムが高血圧の治療に利用される．血圧の低下は逆の反応も起こす．即ち，尿排泄量の低下を引き起こす．血圧の増減に対するこれらの長期的反応は，アルドステロンとADH（バソプレシン）の2つのホルモンによって行われる．

アルドステロン（図69，図70）はアンギオテンシンⅡとⅢに応答して副腎皮質から分泌される．これは腎尿細管に働き，ナトリウムの尿中排泄を抑制する．腎でのナトリウムの排泄は，ナトリウムに引き続いて水が出て行ってしまうので，浸透圧平衡を維持することになる．つまりこれらの結果は，水分を保持することになる．すなわち体液（血液）量が増えることになる．血圧の低下→レニンの分泌→アンギオテンシンⅡとⅢの産生→アルドステロンの分泌→腎でのナトリウムの保持→水分の保持→血液量の増加→血圧の補償的上昇となる．

ADH（抗利尿ホルモン）は視床下部で作られ（図66，図69），そして神経線維を通って下垂体の貯蔵部に行き，ここから循環系に放出される．このホルモンは（アルドステロンとは独立して）腎臓に働き，水分保持を推進する．血液量が目立って増えると，静脈還流が増加し，心房が伸展される．心房壁にある伸張受容器が刺激され，ADHの産生と放出を制御するインパルスを視床下部に送る．ADH量が少ないと，尿の排泄が多くなる（水の保持が悪くなる）．このADHの減少は体液量を減少させ，そして多くなった血液量を正常に戻すのに役立つ．逆に心房壁の伸展の減少は，受容器の全ての抑制的効果を消失させ，ADHの放出を促進させる．なぜならば，血液量と血圧は密接に関係しているので，血液量の制御が大抵の場合血圧も制御することなる．このことは不思議なことではない．ADHは"バソプレシン"とも呼ばれるが，これは高濃度のとき血管を強く収縮させるからである．

ANP—ANP（心房性ナトリウム利尿ペプチド）は最近発見されたホルモンで，血液量の調節に関与していて心房から分泌される．細胞外液量が膨張したときには，このホルモンの血漿内濃度が増加して腎臓からNa⁺の排泄を促進させる．これはまたレニンとADHの分泌を抑制し，また副腎皮質が刺激されて，アルドステロン分泌を増加させる刺激を無効にする．これらのことはすべて水分排泄を促進させて，元来ある障害（細胞外液量の増加）を補償するのを助ける．

高血圧：血圧を正常に保つ調節機能の失敗—高血圧は慢性的に血圧が上昇している状態で，静止時に収縮期圧が＞140 mmHg（以上），拡張期圧が＞90 mmHg（以上）の場合をいう．つまり血圧は調整されていても病的に高い状態にある．血液を排出するために心臓に強制的に過剰の加重をかけて，高血圧と摩擦圧力によって血管壁が損傷を受けやすくなることと関連している．過剰の負荷を補償すると，心臓壁は拡張して厚くなる（肥大）．過剰の負荷が冠循環に加えられると，酸素の供給を保つことができなくなった時に，心臓発作が起こる．血管内の損傷は激しく拍動する圧力によってアテローム性動脈硬化斑（主として動脈内に見られる）が破裂して，その内容が露出して凝血が沈着し，血流が遮断されたときに劇的に起こる．冠状血管の閉鎖は心臓発作を引き起こす；脳動脈の閉塞は脳卒中を生ずる．米国人の20％は高血圧を持っている．その大部分（90％）は原因が不明である．

CN：Aには赤，Eには紫，Gには青を用いなさい．KとNには暗い色を用いなさい．

1．短期的制御の図を上から順に塗りなさい．一貫性を保つため，このページの例はすべて（最後のものを除いて）血圧の低下に対する反応を示している．右下のイラスト（ナトリウム利尿ホルモンの図）は血圧の上昇に対する反応を示している．

2．中間的制御機構に色を塗りなさい．この列の図の一番下にはアルドステロン（K）を分泌している副腎皮質が描いてある．第3列の作用につながる矢印に色を塗りなさい．タイトル，アルドステロン（K）に色を塗り，続いて列の最上段に行き下に向かって色を塗りなさい．

3．長期的制御機構（反応1）では，心房の受容器が血圧の低下に対して，通常では視床下部の神経分泌細胞に抑制効果を与える求心性神経を遮断する（つまり，細胞は抑制から開放される）反応を表すことを描いている．

SHORT-TERM REGULATORS
短期的制御

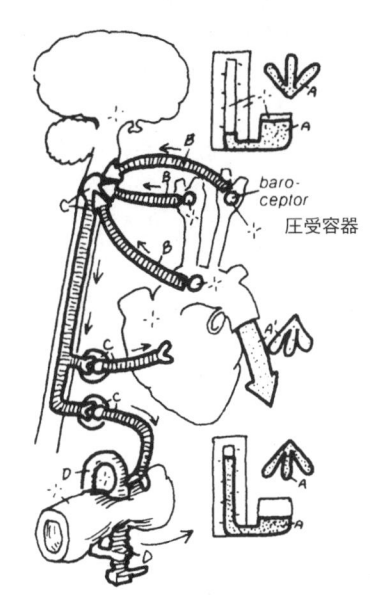

BLOOD PRESSURE 血圧
BLOOD FLOW 血流
SENSORY N. 感覚神経
AUTONOMIC N. 自律神経
VASOCONSTRICTION 血管収縮

baroceptor 圧受容器

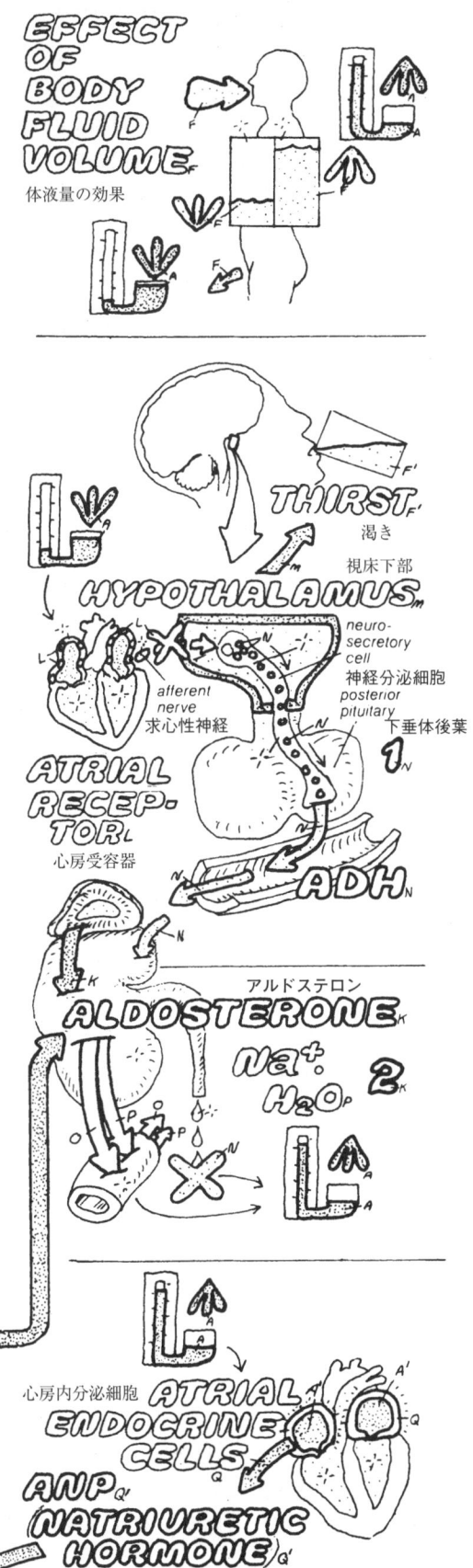

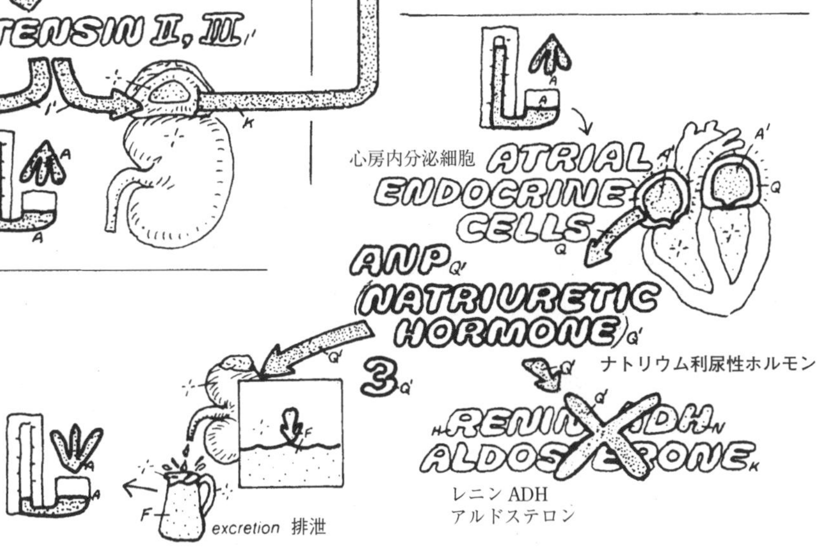

血圧の短期的変化は動脈の圧受容器反射によって和らげられる．この作用は数秒間で行われるが，持続せず，長期的変化を制御するのには効果的でない．

中間的制御は数分間に始まるが，数時間後には効果が弱まる．これらの制御には次のようなものがある．（1）毛細管血圧の変化に反応して毛細管を通過する血液量が変化する．（2）血管緊張の緩和．伸張の低下（上昇）に反応して，血管が徐々に収縮（拡張）する．（3）腎臓への血流量の低下に反応したレニンの分泌．レニンは血漿タンパク質からアンギオテンシンを作り，これが強い血管収縮を起こし，血管抵抗と血圧を上昇させる．

長期的制御は腎臓によって行われる．これは体液の摂取と排泄のバランスを傾けることによって体液容積を調節する．動脈血圧が上昇すると，腎臓はより多く尿を排泄して体液量を減少させて還流静脈血を低下させ，また心拍出量を低下させる結果，上昇した血圧は減少する．血圧の減少は逆の反応を引き起こす．これらの反応は次のものによって仲介される．（1）ADH（心房壁の圧受容器から生ずる神経インパルスの減少に反応して，下垂体後葉から分泌される）が腎臓から水分排泄量を減少させる．（2）アルドステロン（アンギオテンシンに反応して副腎皮質から分泌される）は腎臓によるNa⁺と水の保持を促進する．（3）更に，最近発見された，細胞外液量の増加に反応して心房から分泌されるナトリウム利尿ホルモンも1つの役割を演じている．このホルモンはNa⁺（と水）の排泄を促進し，レニンやADH，アルドステロンの分泌を抑制する．もし圧と容量が減少すると，このホルモンの分泌は抑制され，水排泄作用は低下する．

INTERMEDIATE REGULATORS
中期的制御

1. TRANS-CAPILLARY SHIFT 毛細血管間移動

CAPILLARY 毛細血管
BODY FLUID 体液

2. VASCULAR STRESS RELAXATION 血管ストレスの緩和

VENOUS SYSTEM 静脈系

レニン-アンギオテンシン系

3. RENIN-ANGIOTENSIN SYSTEM

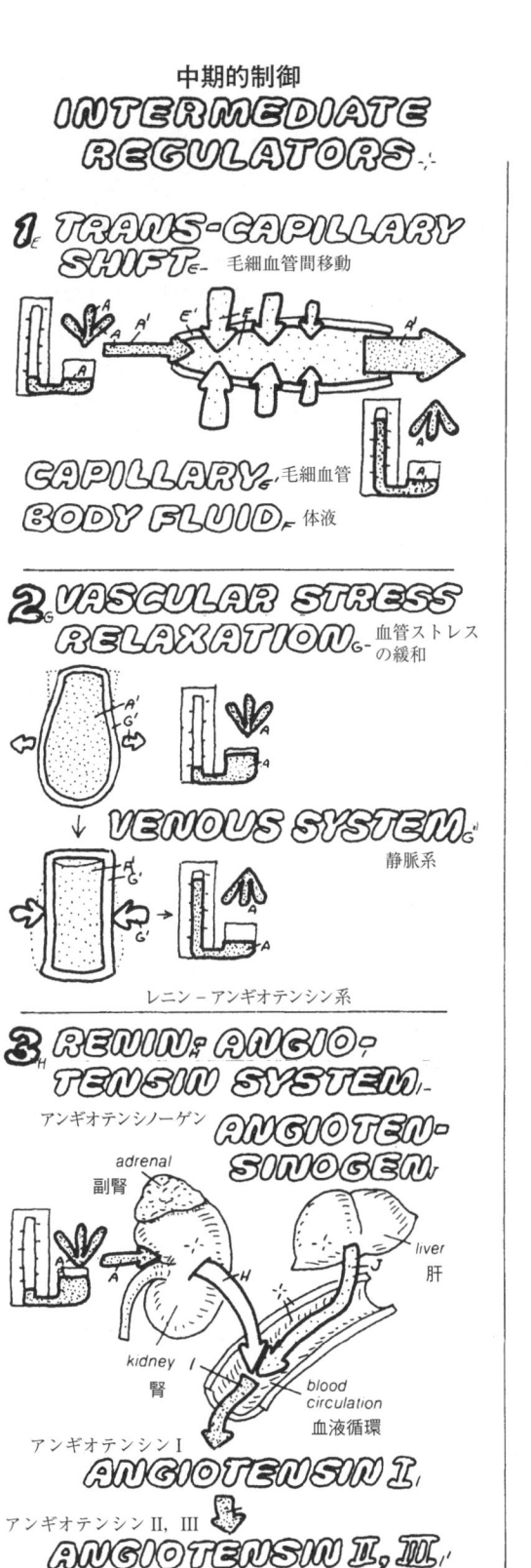

ANGIOTENSINOGEN アンギオテンシノーゲン
adrenal 副腎
liver 肝
kidney 腎
blood circulation 血液循環

ANGIOTENSIN I アンギオテンシン I
ANGIOTENSIN II, III アンギオテンシン II, III

excretion 排泄

LONG-TERM REGULATORS
長期的制御

EFFECT OF BODY FLUID VOLUME 体液量の効果

THIRST 渇き
視床下部
HYPOTHALAMUS
neurosecretory cell 神経分泌細胞
afferent nerve 求心性神経
posterior pituitary 下垂体後葉

ATRIAL RECEPTOR 心房受容器

1. ADH

2. ALDOSTERONE アルドステロン
Na⁺, H₂O

3. ATRIAL ENDOCRINE CELLS 心房内分泌細胞
ANP NATRIURETIC HORMONE ナトリウム利尿性ホルモン

RENIN ADH ALDOSTERONE
レニン ADH アルドステロン

呼吸器の構造

　私達は主に酸素と窒素から構成される空気という広大な海の底で暮らしているようなものである．水ではなく空気の中で暮らすことによって，50倍も酸素に富んだ環境を楽しんでいる．呼吸によって，私達はこの貯蔵庫に体液を接触させて，連続的に酸素（O_2）と二酸化炭素（CO_2）の両方を交換している．体内には長期間酸素を貯蔵できる場所はない．こうした場所は体液と空気との間の交換が妨げられない限り必要ない．

呼吸気道は何度も分岐する

　肺胞は曲がりくねった通路の最終目的地である―体液と空気の効果的な接触は呼吸器を介して行われる．これは鼻腔と口腔から始まり，肺の最も奥に引っ込んだ肺胞と呼ばれる無数の微細な袋で終わっている．吸気時には，空気は環境から鼻，口から咽頭を通り，気管に入っていく．この間に，空気は暖められ，水蒸気が与えられる．気管を下行した後，空気は気管支，細気管支，肺胞管，そして微細な肺胞にいき，そこで酸素と二酸化炭素の交換が行われる．1分子のO_2に従ってこの曲がりくねったルートを追っていくと，気管が細くなっていくに従って約23の分岐が見いだされる．呼気時には空気はこの経路を逆方向に進む．

　線毛と粘膜はろ過器（フィルター）の役割をしている―最も広い管（気管，気管支）は，平滑筋としっかりした軟骨を持っている．これに上皮細胞が配列している．この表面から線毛と呼ばれる髪のような構造がつき出している．上皮細胞は粘液を分泌し，この粘液は線毛の協調した動きによって，表面をエスカレーターのように連続的に上方（肺から遠ざかる）に運ばれる．この作用は空気の激しい出入りの際に，気道を傷つける粉塵をろ過する役割をしている．粘液が咽頭に上がってくると，私達は無意識に飲み込んでしまう．

　このろ過系の故障は，線毛がタバコの煙によって麻痺したときに起こる．この系は，また気道の表皮細胞にあるcAMP活性化Cl^-チャンネルが先天的に欠損している致命的疾患の囊胞性線維症では衰弱している．このチャンネルがないと，線毛と粘膜との間にある薄い食塩水の層の分泌が大きく傷害される．粘液は濃くなり線毛はこの粘っこい粘液に粘着して，もはや動かなくなる．このことが，反復性肺感染と肺の進行性破壊を引き起こす．囊胞性線維症はコーカサスの人たちの最も普通な遺伝的疾患で，2,000人の出生児に1人の割合でみられる．

　小さな枝（細気管支）では，平滑筋はあるが軟骨や線毛，粘液腺はない．細気管支にとり残された粉塵は，動き廻っている肺胞マクロファージによって取り除かれる．

　全部の肺胞の表面積は巨大である―広範囲にわたる気道路の枝分かれによって，大量の（約3億の）肺胞がつくられる．各肺胞球の直径はわずか約0.3 mmである．しかし，全ての表面積を合計すると，血液のガス交換に使える肺胞表面積は，約85平方メートル（テニスコートの半分に近い！）になる．しかも，この広大な表面積を持つ肺胞は，胸郭にちょうど入るせいぜい最大5～6Lの容積の中にある．しかし，この器官に問題がないわけではない．この小さな肺胞は，複雑に分岐する管のネットワークを構成する細気管支の末端にあることである．肺自体にまかせておくと，空気は肺胞の中で淀んでしまう．肺胞は呼吸することによって間欠的に新鮮な空気で洗い流されるので，こうした事態は起こらない．

　単一の肺胞内で体液と空気との間でガス交換が行われるが，その実際は拡大図として示されている．肺胞壁は毛細血管のように極端に薄い細胞でできている．O_2とCO_2は肺胞と毛細血管の2つの細胞層を通らなければならないにもかかわらず，その合計距離は非常に短く，そのぶん拡散は速い．更に肺が全身の中で最も細かい血管網を形成していること，つまり肺の毛細血管の分布密度が高いことも，ガス交換のために効果的に役立っている．

肺循環は低い圧力下にある

　低い圧力は右心の仕事を減少させ，浮腫から保護する―また，右心室からこの肺胞のガス交換部位に血液を送っている肺循環は，その機能によく適応した特殊性を持っている．最も目立つのは，肺循環の圧はとても小さいことである．肺動脈の平均血圧は15 mmHgで，大動脈の平均血圧100 mmHgのわずか7分の1程である．このように肺循環に血液を押し出す力は比較的小さい．肺循環と体循環の血流量は等しいので，肺循環の抵抗は小さくなければならない．肺循環圧を小さくし，それに合わせて血流が保てるように肺循環抵抗も小さく維持されるので，右心室の負担は小さくなる．更に肺胞に血液を押し出す肺毛細血管圧が低いことは，毛細管に入ろうとする血漿タンパク質（図40）のコロイド浸透圧のバランスを負にしている．差し引きした力は肺胞から間質液を再吸収する方向に働く．このため正常な肺では肺胞が間質液で満たされてしまうようなことはない．更に肺血管は血漿中に溶解しているO_2の濃度の減少に対して，典型的な反応を示す．局所的に血漿O_2濃度が低いことに反応して拡張する体循環の細動脈と異なり，肺細動脈では収縮する．これは換気が不十分で，適切なO_2源とならない肺の部分へ血液を送らないように短絡させるのに有利である．

CN：Aには赤，Bには青，Nには紫，そしてLには明るい色を用いなさい．

1．大きなイラストから始めなさい．右肺の縁を灰色，左肺は全て灰色に塗りなさい．右肺では気管支（I）だけ色を塗りなさい．
2．左下にある肺胞へ出入りする循環の拡大図に色を塗りなさい．
3．肺胞と毛細血管間のガス交換の拡大図（右下）に色を塗りなさい．
4．内呼吸と外呼吸の模式図（大きい図の左）に色を塗りなさい．

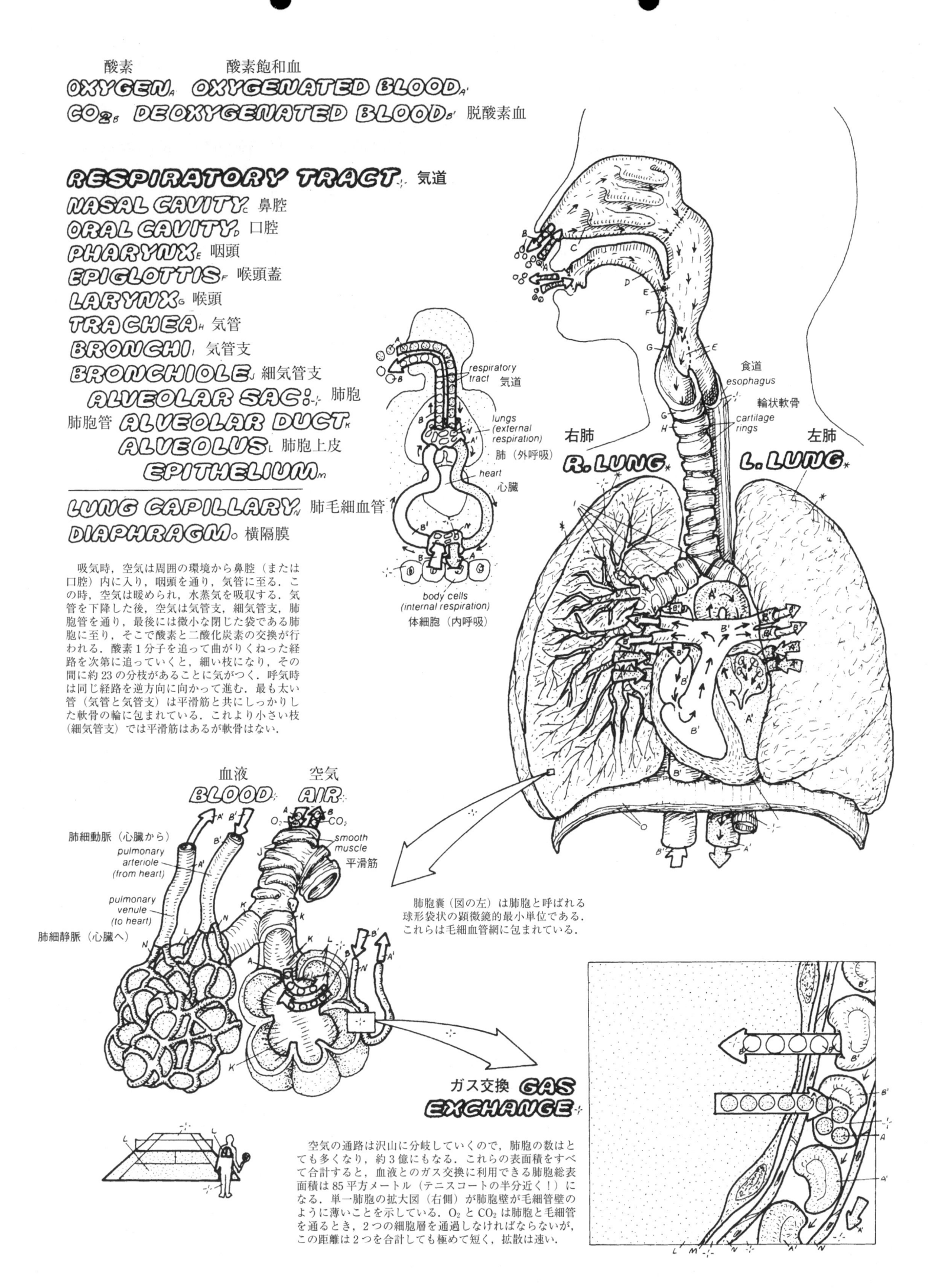

OXYGEN OXYGENATED BLOOD 酸素飽和血
CO₂ DEOXYGENATED BLOOD 脱酸素血

RESPIRATORY TRACT 気道
NASAL CAVITY 鼻腔
ORAL CAVITY 口腔
PHARYNX 咽頭
EPIGLOTTIS 喉頭蓋
LARYNX 喉頭
TRACHEA 気管
BRONCHI 気管支
BRONCHIOLE 細気管支
ALVEOLAR SAC 肺胞
肺胞管 ALVEOLAR DUCT
ALVEOLUS 肺胞上皮
EPITHELIUM

LUNG CAPILLARY 肺毛細血管
DIAPHRAGM 横隔膜

吸気時，空気は周囲の環境から鼻腔（または口腔）内に入り，咽頭を通り，気管に至る．この時，空気は暖められ，水蒸気を吸収する．気管を下降した後，空気は気管支，細気管支，肺胞管を通り，最後には微小な閉じた袋である肺胞に至り，そこで酸素と二酸化炭素の交換が行われる．酸素1分子を追って曲がりくねった経路を次第に追っていくと，細い枝になり，その間に約23の分枝があることに気がつく．呼気時は同じ経路を逆方向に向かって進む．最も太い管（気管と気管支）は平滑筋と共にしっかりした軟骨の輪に包まれている．これより小さい枝（細気管支）では平滑筋はあるが軟骨はない．

respiratory tract 気道
lungs (external respiration) 肺（外呼吸）
heart 心臓
body cells (internal respiration) 体細胞（内呼吸）

食道 esophagus
輪状軟骨 cartilage rings
右肺 R. LUNG
左肺 L. LUNG

血液 BLOOD 空気 AIR

肺細動脈（心臓から） pulmonary arteriole (from heart)
pulmonary venule (to heart)
肺細静脈（心臓へ）
smooth muscle 平滑筋

肺胞嚢（図の左）は肺胞と呼ばれる球形袋状の顕微鏡的最小単位である．これらは毛細血管網に包まれている．

ガス交換 GAS EXCHANGE

空気の通路は沢山に分岐していくので，肺胞の数はとても多くなり，約3億にもなる．これらの表面積をすべて合計すると，血液とのガス交換に利用できる肺胞総表面積は85平方メートル（テニスコートの半分近く！）になる．単一肺胞の拡大図（右側）が肺胞壁が毛細管壁のように薄いことを示している．O₂とCO₂は肺胞と毛細管を通るとき，2つの細胞層を通過しなければならないが，この距離は2つを合計しても極めて短く，拡散は速い．

呼吸運動の機構

効果的なガス交換が行われるためには，肺胞は規則的に新鮮な空気で洗い流されなければならない．これは空気が肺に出入りする各呼吸サイクルで起こる．肺自体は受動的な構造になっている．肺は胸郭と薄い液層（胸膜液）を間に挟まれ接している．これによって肺は胸壁に沿って滑ることができる．2枚の濡れたガラスが接すると互いに滑り合うことはあるが，離れることはないのと同じで，肺は胸壁から容易には離れ難い．安静状態の呼気終了時に，胸膜液内圧（胸膜内圧）は大気圧より低く，（大気圧より3～6 mmHg低い）なっている．

横隔膜と胸式呼吸

吸気時には胸郭が拡張し，肺も広がる．そして空気が気道を通って吸い込まれる．この拡張は主にドーム型の横隔膜の作用によって行われる．横隔膜は平らになると，胸郭という籠を縦方向に長くする．通常の呼吸では横隔膜は約1 cm動き，深呼吸時には10 cm動く．外肋間筋の収縮は下向きになっている肋骨の籠を引き上げ，水平に近づけ，胸郭の幅を広げることによって胸郭を拡張させる．

安静時の呼吸では，呼息は受動的である．吸息筋は弛緩し，横隔膜は呼吸してないときと同じような形をとり，胸郭を押し上げる．外肋間筋は弛緩して，肋骨の籠はそれ自体の重さで沈下する．肺と胸壁は弾性があるので，元の形に戻り，肺から空気を吐き出させる．深呼吸時の呼息では，別の筋群が働くようになる．腹壁の筋が収縮し，横隔膜を押し上げる一方，外肋間筋と逆方向を向いた内肋間筋が肋骨の籠を引き下ろす．これらの作用は空気の吐き出しを速める．

呼吸時の圧力変化

安静時の呼吸の際，胸膜内圧と肺胞容積との変化を調べると，図の最下段のような結果になる．呼息，吸息のどちらでもない安静時の胸膜液の薄層の圧は，大気圧に比べて−3 mmHg（大気圧より3 mmHg低い）と低く，肺の内圧は大気圧と等しい（0 mmHg）．この胸膜内の陰圧（−3 mmHg）は，肺に弾力があり元に戻る性質を持っていることを示している．肺が胸壁から離れようとしても，この圧差を埋める空気はない．また，ほんの少し胸壁から離れようと動いても更に陰圧を生ずる（真空のピストンを引くのと同じ）．この−3 mmHgで示される"吸引力"で肺は胸壁に引きつけられ，元の形に戻ろうとする弾力と平衡をとる（もしこの空間に空気が入ると，胸膜内圧は大気圧にまで上昇する．―つまり，胸壁が外に開放されると―肺は内側に引っ張られてしぼむ）．このとき肺胞内圧は大気圧に等しい．そこでは大気と肺の内部で圧勾配はなくなり，空気の出入りもなくなる．さて，吸息が始まると胸郭が拡張する．胸膜内圧が低下するので，肺はそれに引っ張られて拡張する．この結果胸膜内圧は−5 mmHgに低下し，肺内圧は−1 mmHgに低下する．空気は圧勾配に従って，大気（0 mmHg）から肺（−1 mmHg）に圧勾配がなくなるまで流れる．そのとき0.5 L吸入される．次に呼息が始まる．肺が圧縮され，肺内圧が上昇し，空気が0.5 L吐き出される．そして，呼吸器系は最初の状態に戻る．

以上の数値は正常な安静呼吸の値であるが，これは呼吸の様式によって大きく変化する．例えば，深く吸息すると，最終的には肺内圧が−14 mmHgにも下がる．また特に強く呼息すると，+50 mmHgに達する．しかし，正常な安静呼吸ではたった1 mmHgの変化で，必要な0.5 Lを吐き出すことができる．これは肺が膨張しやすいからである（コンプライアンスが高い）．玩具の風船を同じだけの体積に膨らますのには，200 mmHgもの圧力が必要であることを考えると，これは驚くべきことである．

気道抵抗

肺胞空間は常に大気と気道（鼻と口，気管，気管支そして細気管支）を通じて接している．呼吸のサイクルの各々の時期で肺胞内圧が大気圧と等しくないこと（吸気の始め，または呼気の始め）は気道によって気流に対する抵抗が生じていることを示している．抵抗の主な原因は，中間的な大きさの気管支にある（これより小さい細気管支の管はさらに細いが，この細さを埋め合わせる程細気管支の数が多くなる）．

通常の呼吸サイクルで気道抵抗も変化する．吸気時，胸膜内圧の低下に伴って肺と気道は共に拡張する．広がった分だけ気道の抵抗は下がる．呼気時には反対のことが起こり，気道の抵抗は上がる．このため喘息などで気道が狭くなった人達では，息を吸うことより吐くことに苦労するようになる．また，気管支の平滑筋の収縮によって気道を狭くして抵抗を変化させて，気道の抵抗を増大させる．これらの筋は自律神経の調節下にある．すなわち交感神経刺激（ノルエピネフリン）は気管支を拡張させ，副交感神経刺激（アセチルコリン）は気管支を収縮させる．

CN：CとDには暗い色を使いなさい．
1．上段左の図から始めなさい．
2．右の吸息とタイトルのある図に色を塗りなさい．その下の肋間筋の図も同時に色を塗ること．次に呼息を同様に塗りなさい．
3．下段の図に色を塗り，左から順に仕上げなさい．

RESPIRATORY STRUCTURES 呼吸器の構造

STERNUM 胸骨
SPINAL COLUMN 脊柱
外肋間筋 EXTERNAL INTERCOSTAL MUSCLES
内肋間筋 INTERNAL INTERCOSTAL MUSCLES

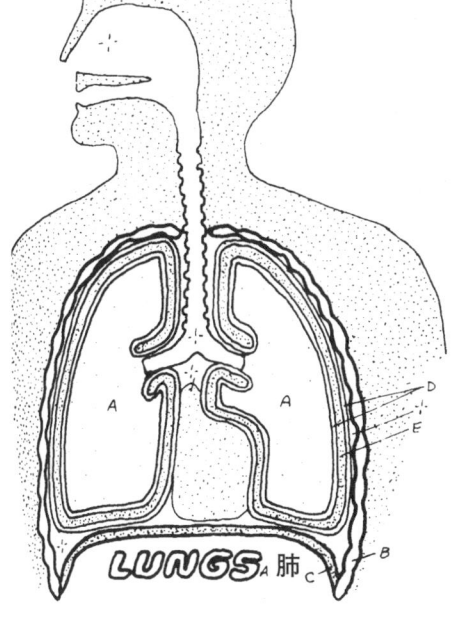

LUNGS 肺
RIB CAGE 胸郭
DIAPHRAGM 横隔膜
PLEURAL MEMBRANE 胸膜
INTRAPLEURAL FLUID 胸腔内液

吸気時，胸郭は拡張し，空気は気道を通って肺に入る．肺の拡張はドーム型の横隔膜が平坦になって縦方向の長さを増すことや，外肋間筋の収縮によって下向きになっている肋骨を引き上げて広さを増すことによって生じる．呼気時，これらの筋は弛緩する．横隔膜は元の形に戻り，胸郭を下から押し上げる．外肋間筋の弛緩により胸郭は胸郭自体の重さで下方に戻る．空気は肺から吐き出される．深呼吸時の呼息では別の筋群，すなわち内肋間筋などが働く．これらが収縮すると胸郭が下に向き，空気の吐き出しが加速される．

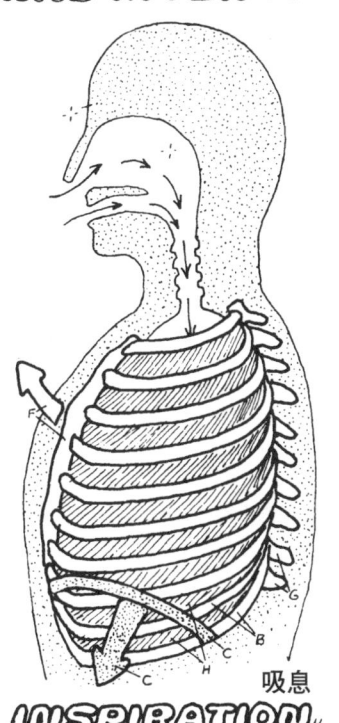

吸息 INSPIRATION
呼息 EXPIRATION

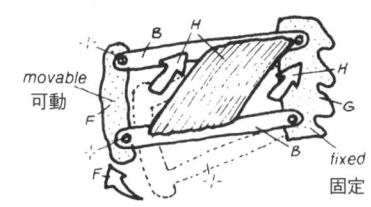

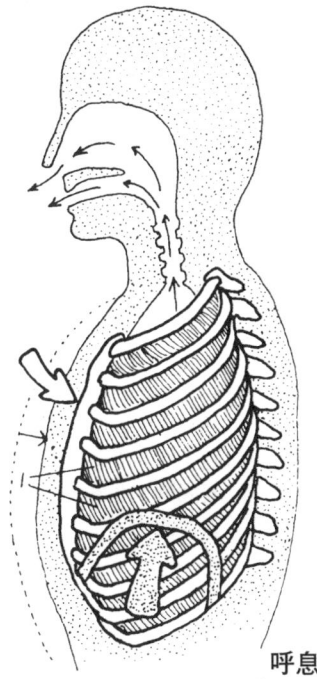

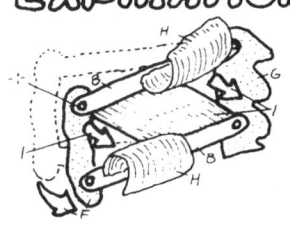

movable 可動
fixed 固定

RESPIRATORY PRESSURES 呼吸気圧

INTRAPLEURAL PRESSURE 胸膜内圧
INTRAPULMONARY PRESSURE 肺内圧
NORMAL ATMOSPHERIC PRESSURE 通常の外気圧
RESTING LUNG VOLUME (FUNCTIONAL RESIDUAL CAPACITY)
安静肺容積（機能的残気量）

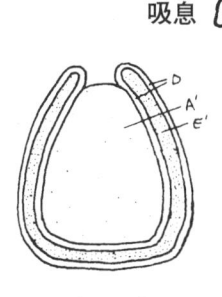

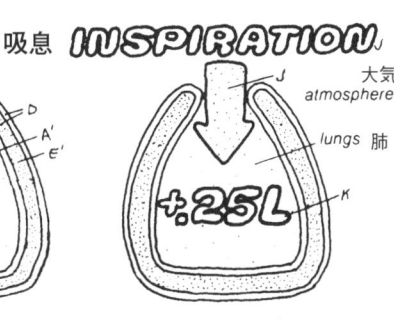

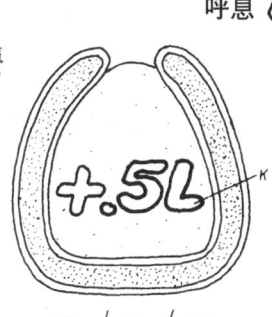

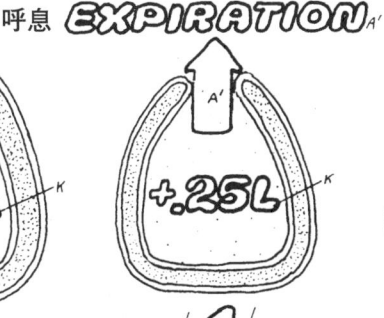

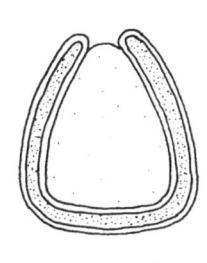

吸息 INSPIRATION　　　　呼息 EXPIRATION

大気 atmosphere
lungs 肺

+.25L　　+.5L　　+.25L

-3 0 0　　-5 -1 0　　-6 0 0　　-5 +1 0　　-3 0 0

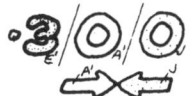

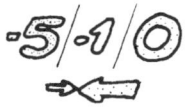

肺と胸壁は胸膜で覆われている．安静時，胸膜の間にある胸膜液の薄層の圧は大気圧に比べて－3 mmHg（大気圧よりほぼ3 mmHg低い）である．肺の内部の圧は大気圧と等しい（0 mmHg）．この圧差により肺は胸壁に接着し，膨らんでいる．吸気時，胸郭は拡張し，胸膜内圧は低下し（－5 mmHg），肺内圧も低下する（－1 mmHg）．したがって外気は圧勾配がなくなるまで大気（0 mmHg）から肺（－1 mmHg）に流れ込む．このとき空気は0.5 L入る．次に呼気が始まる．肺は圧縮され肺内圧が上昇し，0.5 Lの空気が吐き出される．そして呼吸器系は最初の状態に戻る．

50 呼吸

界面活性剤，表面張力と肺コンプライアンス

　肺が小さな力で引伸ばされるということは重要なことではあるが，同様に引き伸ばす力がなくなれば元の容積に戻るという弾性も重要である．この弾性には2つの要素が関係している．第一は弾性組織で，これは弾性線維とコラーゲン線維からなり，肺胞壁，気管支の周囲にあって引き伸ばしに抵抗している．第二は表面張力でこれは水と空気の境界面に常に発生しており，表面の拡大に抵抗している．

表面張力は肺の厖大な力である

　界面活性剤は肺の弾力の2/3に相当する——これら2つの要素の重要性については上段の図に示した．この図は，肺を空気で膨らませるより水（正確には生理的食塩水）で膨らませるほうがずっと圧力が少なくてすむことを示している．水で膨らませるときは水と空気との境界面ができないので，表面張力は発生しない．そのため抵抗は弾性組織からのみ発生する．空気で膨らませるときは両方の力が働く．この2つの要素の測定差から，弾性の3分の2は表面張力から生じ，残りの3分の1は弾性組織から生じるものと考えられる．

　表面張力は分子間の吸引力から生ずる——どのようにして表面張力が生ずるのだろうか．二番目の図に示したように水の分子は互いに引き付け合う性質がある．もしこれがなかったら，分子は飛散してしまい，水は液体状態を保てず気体になる．これらの水の分子は大量の液体の中ではあらゆる方向で隣接していて，全ての方向に引っ張られている．表面にある分子は，液体の内部にだけ隣りあっている．このため液の表面は内側に引かれることになる．言い換えると，水分子は表面を嫌い，その結果引き伸ばしに抵抗する1枚の薄いゴムシートのように振る舞うのである．この性質が表面張力と呼ばれる．これは表面に対して垂直に働き，水の広がりに抵抗する力である．

　天然の界面活性剤は表面張力を減少させる——表面張力は，界面活性剤と呼ばれる溶質分子を入れることによって減らすことができる．水に比べると界面活性剤は表面に引きつけられる．これは界面活性剤が表面の水分子にとって代って，表面を広げるからである．リン脂質は界面活性剤である．これには極性があり，水を好む親水性の頭部と水層から水をはじき出す疎水性の尾部を持っている（図7）．もし，リン脂質がミセルや二重層にならなければ，親水性および疎水性の2つの性質を調節することができる唯一の場所は分子の頭部を水につけ，尾部を空中に出した水と空気との境界面だけである．そしてこれにより表面が簡単に広がるようになる．表面張力は，表面にある水と界面活性剤の割合によって決まる．界面活性剤，特にリン脂質は肺胞の内皮細胞から分泌される．この分泌は肺胞の空気—水の境界面の表面張力を減らし，肺胞の伸展と呼吸の仕事に対する抵抗を減らすので重要である．

　同じ張力に対しては，球が小さいほど必要とされる圧力は大きくなる——更に肺胞を膨らませておくための肺内圧と表面張力の関係から，次のような問題が起こる．肺胞や石鹸の泡のような球状構造では，表面張力は泡をしぼます方向に働き，泡を膨らんだまま保つのに必要な圧は表面張力と泡の大きさによって決まる．すなわち泡が小さい程，圧は高くなければならない——風船の膨らみ始めが一番困難で，一度ある程度の大きさになると簡単に膨らますことができるのを覚えているだろう．これは泡の弯曲が表面力を変化させ，その力の一部を球の中心に向かわせるからである．球が小さいほど（弯曲が大きいほど）内側に引っ張る力が大となる．この内側に向かう力が泡を圧縮し，反対方向への圧が必要になる．もしも表面の一部をとって考えてみると（図を参照），泡が大きい程その部分の弯曲は小さく，表面張力よりも泡の内方へ引っぱられる力は小さくなることがわかる．泡が非常に大きくなると表面の一部は実際上平面になり，内側に向かう要素はなくなる．数学的には球の大きさ（半径R）と張力Tと圧Pの関係は $P = 2T/R$ で表すことができる．

　界面活性剤なしでは肺胞はつぶれてしまう——肺は，微小な泡がお互いに結合し合った3億個の泡とみなすことができる．もし界面活性剤がなかったら，すべての泡の表面張力は等しくなり，この系は不安定になるだろう．というのは下段の図（上の図）で示すように，小さい泡は大きな圧を持っているので，大きな泡を破裂させて，つぶしてしまう．界面活性剤が存在すると（下の図）このようなことは起こらない．というのは小さい泡では表面当りの界面活性剤の割合が大きくなるため，小さい泡の表面張力が大きい泡より小さくなるからである．このことは泡が小さくなると表面積が減るが，この大部分は水分子（界面活性剤ではなく）が泡の内側に移動することによる．このようにして表面の水に対する界面活性剤の割合は増えるので，肺胞の大きさが減ることは表面張力が減少することになる．このメカニズムによって小さい肺胞の表面張力が減るので，これを膨らませておくのに必要な圧も低くなる．界面活性剤のない例では，表面張力Tはどちらの泡でも20（任意の単位）である．各泡の圧は $P = 2T/R$ で与えられるので，大きい泡（R = 2）ではP = 20となり，小さい泡（R = 1）ではP = 40となる．空気は小さい泡から大きい泡へと移動する．さらに移動する空気が多いほど泡は小さくなり，その分バランスが失われる．界面活性剤があると表面張力はどちらの泡でも大きくなるが，大きな泡（T = 10）に比べ小さい泡で小さくなる（T = 5）．そこで両者の圧は10で平衡し，肺は安定する．

呼吸性疲労症候群

　肺の界面活性剤の重要性は界面活性剤の分泌欠損（呼吸困難症候群）の新生児に見られる．こうした例では肺は"堅く"，いくつかの部分がつぶれ，呼吸するために非常な努力が必要である．

CN：Eには明るい青色を，AとHには暗い色を用いなさい．

1. 上の図の左側から始めなさい．そして水と空気で満たされた2つの肺の図に色を塗りなさい．表面張力帯（A）が空気（F）とすかし模様の肺胞を分離し，肺胞（G）が大きくなっていることに注意すること．
2. 次の図に色を塗りなさい．左上のビーカーでの表面張力帯が拡大図において表面に沿って1列の水分子（E）で示されていることに注意すること．また，上の一層の分子と図の中央にある1個の分子に色を塗ることに注意すること．その右側の例では，張力帯が拡大図において表面の水分子に取って代わる表面活性剤分子（H）によって弱められている．
3. 小さな風船を膨らますために大きな圧力が必要であることに注目しながら，次の図に色を塗りなさい．表面張力が泡の大きさによってどの様に影響を受けるかを示した2個の風船に色を塗りなさい．
4. 以下の界面活性剤の効果に色を塗りなさい．

LUNG'S ELASTIC BEHAVIOR 肺の弾力性振舞

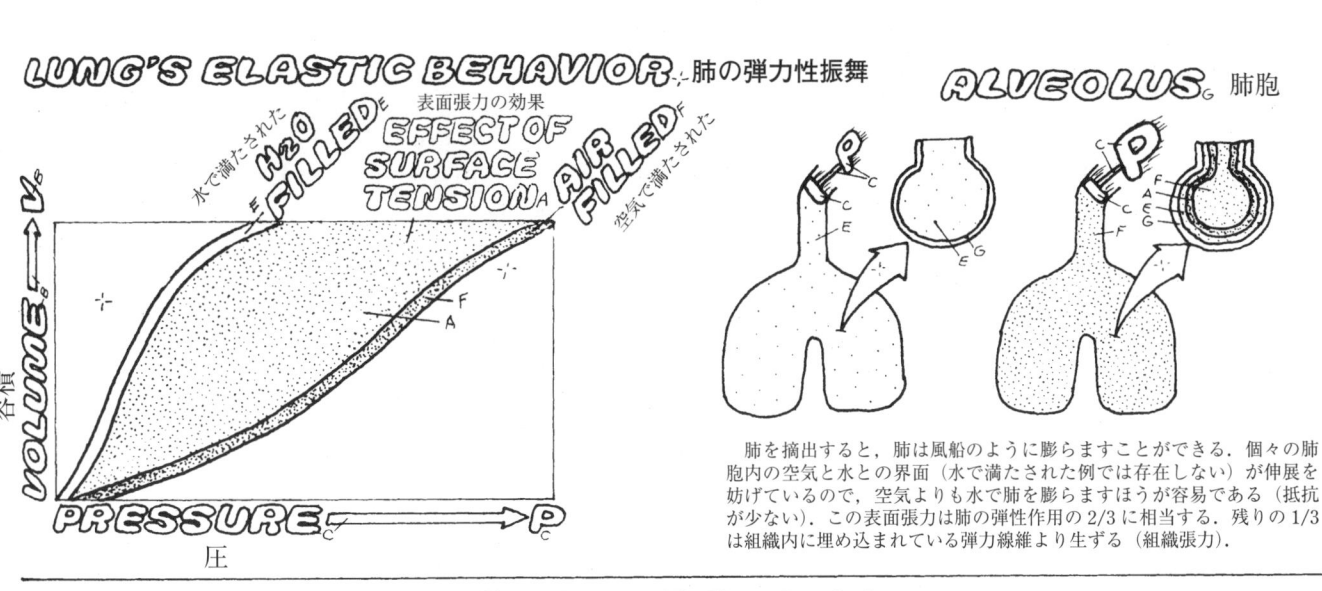

EFFECT OF SURFACE TENSION 表面張力の効果
H₂O FILLED 水で満たされた
AIR FILLED 空気で満たされた
VOLUME 容積
PRESSURE 圧

ALVEOLUS 肺胞

肺を摘出すると，肺は風船のように膨らますことができる．個々の肺胞内の空気と水との界面（水で満たされた例では存在しない）が伸展を妨げているので，空気よりも水で肺を膨らますほうが容易である（抵抗が少ない）．この表面張力は肺の弾性作用の2/3に相当する．残りの1/3は組織内に埋め込まれている弾力線維より生ずる（組織張力）．

WHAT CREATES SURFACE TENSION? 何が表面張力を作るか？

何がそれを低下させるか？
WHAT REDUCES IT? 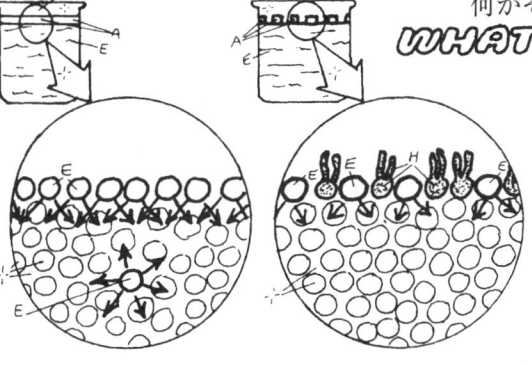
SURFACTANT (SURFACE)(ACTIVE)(AGENT) (表面)(活性)(剤)

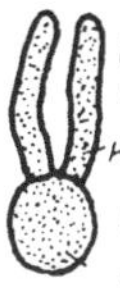

HYDROPHOBIC TAIL 疎水性の尾部
HYDROPHILIC HEAD 親水性の頭部

水の分子は相互に吸着する．大量にまとまっている水分子はあらゆる方向に引っぱられるが，表面にあるものは下方から引っぱられ，隣りに何も存在しない上方からは引っぱられない．そのために，水の分子は表面を作るのを嫌って，その結果，水の表面はあたかもゴムの薄い膜のようにふるまう（伸展しにくい）．この性質は表面張力と呼ばれる．表面張力は，水とは異なって表面を"求めて"拡張しようとする性質をもった界面活性剤を入れることによって減少させることができる．表面張力は表面を覆っている水と界面活性剤の割合で決まる．

EFFECT OF BUBBLE SIZE: TENSION & PRESSURE
泡の大きさの効果　　　　　　　　　　張力と圧

風船（あるいは肺胞）の表面張力はつぶれやすいが，風船を膨らませるように働くその内部の圧力と釣り合っている．この表面力を釣り合わせるのに必要な圧力は，表面張力と同様，風船（泡）の大きさに依存している．小さい泡ほど大きな彎曲をもっており，したがって表面の一部を内方に引っぱる表面張力は大きく，内方からの反対方向の力に対抗するのに大きな力を要する．

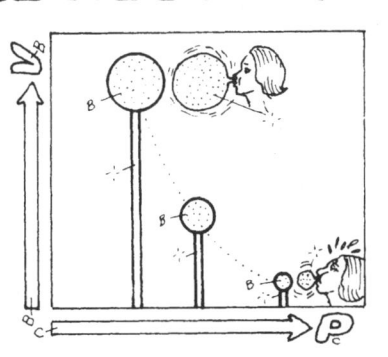

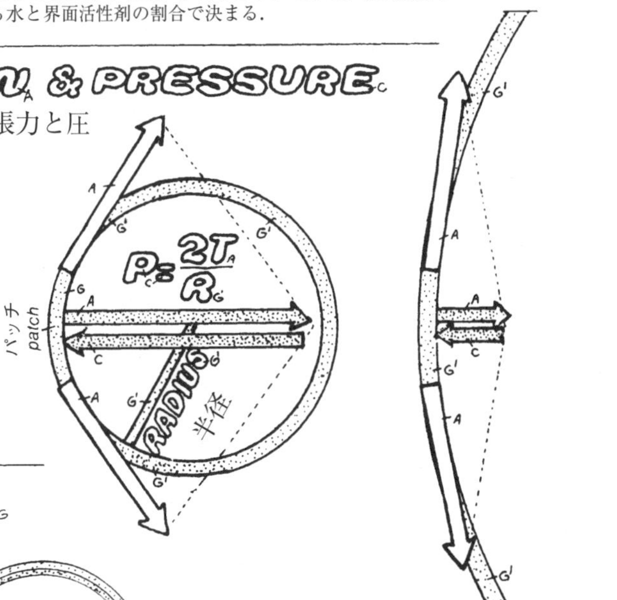

$P = \frac{2T}{R}$　patch パッチ　RADIUS 半径

SURFACTANT AND LUNG ALVEOLI
界面活性剤と肺胞

もしも2つの肺胞が同じ表面張力を持っているならば，小さいもの程大きな圧力を持っていて，大きなものにつぶれる．界面活性剤は表面張力を変化させて肺胞がつぶれるのを防いでいる．肺胞が小さくなる程水の分子は表面から離れて表面の水に対する界面活性剤の割合が増加する．こうして肺胞の大きさが小さくなる程，表面張力は減少する．この過程は小さい肺胞と大きい肺胞の内の圧力が釣り合って，それ以上変化しなくなるまで続く．界面活性剤の存在しないわれわれの例では，両方の泡で表面張力は20（任意の単位）である．半径Rの個々の泡の圧力PはP = 2T/Rで与えられるので，大きな泡（R = 2）はP = 20で，小さな泡（R = 1）はP = 40である．空気は小さい泡の高い圧力から大きい泡の圧力の低い方向に移動する．このように空気が移動するに従って小さな泡は大きくなって不安定となり遂に小さな泡はつぶれてしまう．界面活性剤があると，両方の泡とも低い表面張力をもっているが，小さい泡（T = 5）は大きい泡（T = 10）よりも小さな表面張力をもっている．ここで両方の圧力は10で釣り合って，この系は安定する．

WITHOUT SURFACTANT 界面活性剤なし
$\frac{2 \times 20}{1} = 40 \rightarrow 20 = \frac{2 \times 20}{2}$
$\left(\frac{2T}{R} = P\right)$

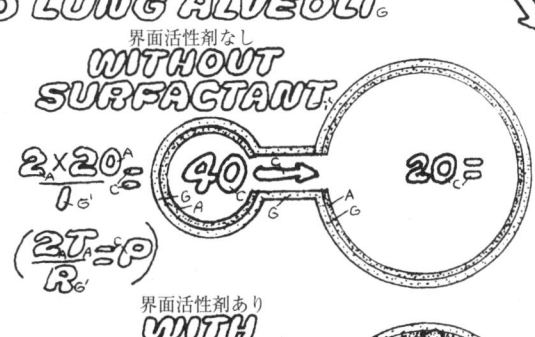

WITH SURFACTANT 界面活性剤あり
$\frac{2 \times 5}{1} = 10 \rightarrow 10 = \frac{2 \times 10}{2}$

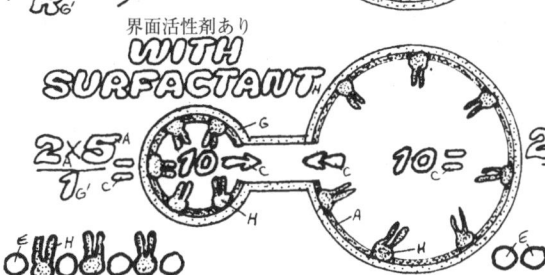

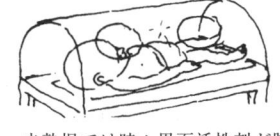

未熟児では時々界面活性剤が肺に分泌される前に生まれることがある．

肺容量と換気量

もし呼吸の機能とは肺胞を新鮮な空気で洗い流すことだとすれば，どの位の量の空気が流れなければならないのかと疑問に思うのは当然である．肺胞の換気効率はどれ程なのか．この機能にどのような障害を生じるだろうか．

肺の分画空気容量

1分間に肺に出入りする空気の量を肺換気量，または分時換気量という．これは各呼吸（1回換気量）に1分間の呼吸数を乗じたものである．正常な安静呼吸ではおよそ6 L/min（1回換気量0.5 L × 12回）であるが，身体の状態によって呼吸の深さ，呼吸頻度が変化するので，その量は大きく変化する．

安静時，1回換気量は肺容量の一分画である．また，強く息を吐いても，すべての空気を吐き出すことはできない．常に肺胞や気道に空気が残る．この関係を正常と異常に分類するため，呼吸のいろいろな段階での肺内の空気量を次の様に分類した．

1. **1回換気量**―正常の呼吸で出入りする空気量．
2. **予備吸気量**―正常の吸息の後，更に吸い込める空気の最大量．
3. **予備呼気量**―正常の呼息の後，更に吐き出すことのできる空気の最大量．
4. **肺活量**―1回の呼吸で動く空気の最大量．つまり，最大の吸気後に吐き出せる，最大の呼出量．これは1，2，および3の合計量である．
5. **残気量**―最大の呼息の後，肺に残っている空気量．
6. **機能的残気量**―"安静呼吸時の残気量"．正常の吸息の直前に呼吸器系にある空気量で，3と5の合計量である．
7. **全肺容量**―最大の吸息時の肺容量（例えば最大吸気の直後）．これは4と5の合計量である．

換気欠陥における容量変化

これらの量を測定することは比較的簡単（図参照）で，換気を妨害する呼吸気道の障害を診断する証拠となることが多い．これらは次の二つのタイプに分けられる．

1. **拘束性換気障害**は肺の拡張する能力が危うくなった場合に起こる（コンプライアンスの低下）．これは例えば肺線維症や胸膜の融合によって起こる．この拘束性障害はしばしば異常に低い肺活量で見つかる．
2. **閉塞性換気障害**は気道の収縮（気流抵抗の増大）によって起こる．この収縮はしばしば気管支喘息や痙縮性気管支炎で見られるように，粘液の蓄積や粘膜の腫脹，気管支筋の痙攣に原因がある．これらの障害は気流抵抗の変化によるものなので，この判定には空気の量より流れを測定する必要がある（すなわち，平衡時の性質よりも率）．これは1秒間に肺から強制的に吐き出される量で測定される．この量はFEV_1（努力性呼気量）と呼ばれ，閉塞性換気障害では異常に低くなる．

死腔はO_2やCO_2を交換しない

肺の容量とともに，空気の通路である気管，気管支，細気管支―解剖学的死腔―にも注意する必要がある．この"死腔"は150 mLあり，呼吸ごとに空気が出入りしている．しかし，ここは肺胞気と違い，空気は毛細血管と接触していないので，ここでは血液との間でのO_2とCO_2のガス交換が起こる機会がない．1回呼吸量が500 mLだとすると，500 mLの空気が肺胞を出ていくが，体外には 500 − 150 = 350 mL しか大気中に出ていかない．あとの150 mLは気道，つまり解剖学的死腔に残る．新鮮な空気を吸うとき，500 mLが肺胞に入るが，初めの150 mLは外気ではない．これは前の呼息で体外に出ず死腔に残った"古い"空気である．このように各吸息ではたった350 mLの新鮮な空気しか肺胞に入ることができず，最後に吸われた150 mLは次の呼息で最初に出ていくので，肺胞に入ることは全くない．

結局，通常の1回呼吸では 350/500 = 70% しか肺胞を換気しない．私達は肺換気量＝1回呼吸量×1分間の呼吸数を用いる代わりに，もっと正確に肺胞換気量＝（1回呼吸量/解剖学的死腔）×1分間の呼吸数を用いている．次の例でこの理由が分かる．肺換気量が等しい2人の人間を考えてみよう．Aの人は1回の呼吸量が小さく（約250 mL），呼吸が24回/minと速い．Bの人は1回呼吸量が500 mLで呼吸数は12回/minで，呼吸が倍に深く，速さは半分である．どちらの場合も肺換気量は6000 mL/minである（250 × 24 と 500 × 12）．しかし，Bの人の肺胞換気量は（500 − 150）× 12 = 4200 mL/minで，Aの人はたった（250 − 150）× 24 = 2400 mL/minである．明らかにBの人の方が効率が良く，Aの人の努力のほとんどは死腔に空気を出入りさせるのに費やされる．この結果は一般に成り立つ．肺換気量が同じでも呼吸が深いほど（呼吸頻度は減るが），肺胞換気量が大きくなる．極端な場合（例えば，循環ショックのある場合），呼吸は浅く速くなり，肺胞の換気がほとんど行われず危険な状態になる．しかしイヌは過呼吸になることなくこの浅い速い呼吸（例えば，あえぎ）を調節している方法で，蒸発による放熱を行うことができる．

CN：Iには暗い色を用いなさい．
1. 上の絵から始めなさい．全部の四角に色を塗りなさい．四角1つは空気500 mLを表している．
2. グラフに色を塗りなさい．2つある縦のタイトルも塗ること．
3. 右のスパイロメーターに色を塗りなさい．
4. 解剖学的死腔に色を塗りなさい．右の図は左の図をさらに解剖学的に描いていることに注意．

AIR VOLUMES DURING RESPIRATION
呼吸時の空気量

NORMAL, QUIET BREATHING: 正常，安静呼吸
  TIDAL VOLUME (500 mL) 1回換気量

DEEPEST INSPIRATION: 深い吸息
  INSPIRATORY RESERVE VOLUME (2500-3500 mL) 予備吸気量

DEEPEST EXPIRATION: 深い呼息
  EXPIRATORY RESERVE VOLUME (1000 mL) 予備呼気量

REMAINING AIR: 残気
  RESIDUAL VOLUME (1000 mL) 残気量

安静呼吸で1回の吸息（呼息）で肺に入る（出る）空気の量（500 mL）を1回換気量と呼ぶ．努力性呼吸では1回換気で動く空気の量は増える．1回換気量より更に余分に吸い込める空気の最大量を予備吸気量，1回換気量より更に余分に吐き出せる空気の最大量を予備呼気量と呼ぶ．1回の呼吸で最大に動かせる空気量を肺活量と呼ぶ．これは予備吸気量，1回換気量，予備呼気量の合計である．しかし，肺は完全に空にはならない．最大呼息の後，肺に残る空気量を残気量という．結局，肺の容積はこれらの空気量の合計である．

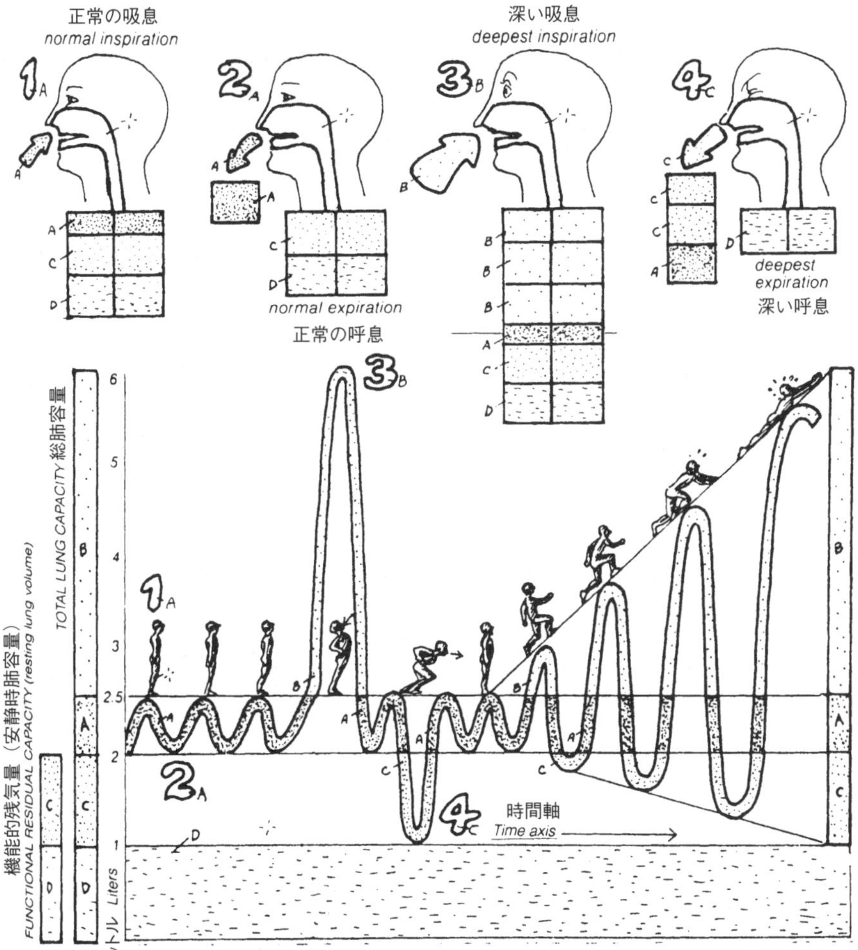

正常の吸息 / normal inspiration
深い吸息 / deepest inspiration
normal expiration 正常の呼息
deepest expiration 深い呼息

TOTAL LUNG CAPACITY 総肺容量
FUNCTIONAL RESIDUAL CAPACITY (resting lung volume) 機能的残気量（安静時肺容量）
VITAL CAPACITY 肺活量
Liters リットル
Time axis 時間軸

AIR FLOW 空気流
BELL ベル
WATER 水
revolving drum 回転ドラム

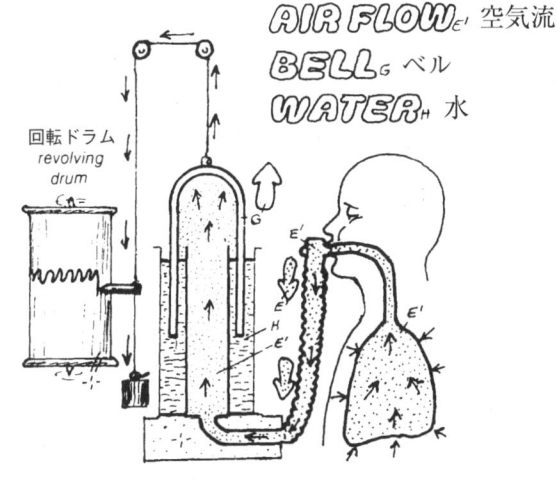

SPIROMETER 呼吸計

呼吸量はスパイロメーターで測定される．これは円筒（ベル）を逆にして水に浮かべたものである．被験者は連結してあるホースを使ってベルの中（から）に息を吐く（吸う）．ベルは少し空気の入った風船のようなものである．ベルは呼吸によって上がる（または下がる）．この動きはベルの中の空気量に比例する．この変化を回転ドラムに記録する．

ALVEOLAR AIR AFTER RESPIRATION
呼吸後の肺胞

ANATOMIC DEAD SPACE 150 mL 解剖学的死腔
FRESH AIR 350 mL 新鮮な空気
TIDAL VOLUME 500 mL 1回換気量

吸気時は一部新鮮でない空気が肺胞に達する．しかし1回換気量の1/3近くは機能的なものではなくて，単に頭部，頸部，気管などの気道を満たすにすぎない．これら気道の総容積（150 mL）は解剖学的死腔と呼ばれる．各呼吸毎に500 mL 空気が肺に入るが，その最初の150 mL は死腔から来て，次いで350 mL は新鮮な大気から来る．もしもあなたの1回換気量が150 mL とすると，あなたは決して全く新鮮な空気をとり込めないだろう！あなたは単に死腔と細胞の間で150 mL の空気を往復させるだけに過ぎない．同様に，もしあなたが350 mL 容量のシュノーケル・チューブ（管）を使用するならば，あなたの死腔は500 mL に増大する！この場合500 mL の1回呼吸量は全く役に立たない．犬はあえぎの間にその死腔から液体を蒸発させることによって熱を失う．動く空気の量を制限することによって，犬は新鮮な乾いた空気を死腔に入れるが肺胞にまで達しないようにしている．こうして，犬の速い呼吸運動は正常な呼吸を妨げないので，過呼吸にはならない．

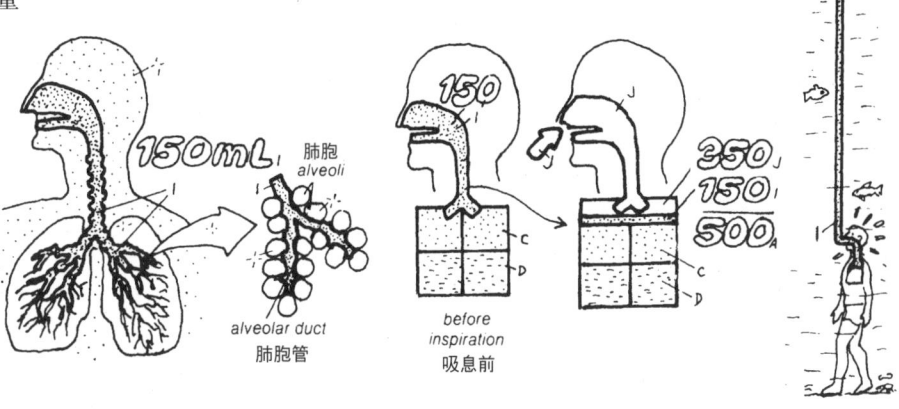

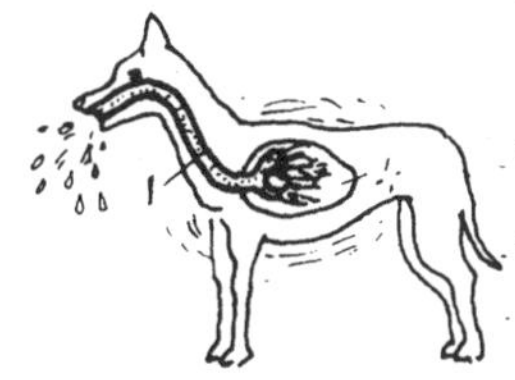

肺胞 alveoli
alveolar duct 肺胞管
before inspiration 吸息前

肺内での O_2 と CO_2 の拡散

肺胞内での O_2 と CO_2 の拡散は，これらの分子が空気－水の境界面を移動するので複雑である．これらの動きを述べるのに，液体層と気体層の両方に通じる言葉が必要である．まずガス（気体）の特性をまとめてみよう．

ガス濃度の測定

理想のガス分子はお互いに独立して作用する―気体では，圧力（単位面積当たりの力）は気体分子が容器の壁に衝突することによって生じる．圧力は衝突の頻度と力によって決まる．各ガス分子は他の分子と同じように存在する．この分子は単独で存在しているときと同じ頻度で容器の壁に衝突する．気体の温度が上がると圧も上がる．これは温度が高くなるにつれて分子の速度が大きくなり，衝突の頻度も伝えられる力も大きくなるためである．またガスの入った容器の容積が小さくなることも，圧を上げることになる．これは気体分子が小さな空間に閉じ込められ，容器の壁に衝突する頻度が高まるからである．

ガス圧の測定―空気（またはその他のガス）の圧力は，空気（あるいはガス）を含まない片方を閉じた管を，水銀（Hg）を入れた溜りに連結して測定する．真空の管では空気圧によって生じた力に対抗する力は，水銀の重さ以外にない．そこで水銀はその重さが空気圧とバランスが取れるまで管内を上昇する．この水銀柱の高さ（mmHg）によって空気（ガス）の圧力を測定する．大気圧は海面上で 760 mmHg である．

分圧はガス濃度の測定尺度である―混合ガスでは各成分が独立して働き，そして各分子は平等に圧を作り出している．空気（混合ガス）は約 20 % の O_2 と 80 % の N_2 からできている．もし N_2 を除くと大気圧は 760 の 20 % の 152 mmHg になる．また逆に O_2 を除くと 760 の 80 % の 608 mmHg になる．これら 2 つの混合では O_2 は 152 mmHg，N_2 は 608 mmHg の圧力を分担している．これらはそれぞれ O_2 と N_2 の分圧である．そしてそれぞれ PO_2，PN_2 と略される．分圧を知っていると便利である．というのは一定温度のとき（肺胞は常にそうである），分圧がそのガス濃度，つまりそのガスが液に溶解する力を示すからである．

ここで，ガスを含まない液体（水）に空気を接触させることを考えてみよう．O_2 の分圧（PO_2）が高いほど O_2 はよけいに水面にぶつかり，液中に O_2 分子が溶けていく．しかし，逆に液に溶けた O_2 分子も水面下から水面に達し，そのいくらかは気相に逃げようとする．液中の O_2 濃度が増えると気相に逃げる分子も増え，液から出ていく分子数と入る分子数がちょうど等しくなる．つまり平衡に達する．液中の O_2 濃度は，O_2 で飽和した O_2 分圧と直接的に釣合っているので，我々はしばしば液中の O_2 濃度を分圧で測定する．もし空気中の PO_2 が 152 mmHg なら，液体中の PO_2 も 152 mmHg である．

分圧勾配

O_2 について述べたことはすべてのガス，特に CO_2 についても同じである．もしも互いに接する 2 相点で分圧が等しくなければ，この 2 相点は平衡状態にない．そこでこのような条件では，ガスは一方から他方へ拡散する．もし気相（例えば肺胞内）の分圧が液相（例えば血漿）の分圧より高ければ，そのガスは液相に溶ける．この逆の場合，ガスは液から出ていく．ガス分子は分圧勾配に従って移動する．

図 49 で述べたように，1 回の吸息毎に空気はまとまって肺胞に入る．肺胞から O_2 は分圧勾配に従って血液に拡散し，CO_2 は逆方向に拡散する．肺胞の空気は O_2 を失い，CO_2 は湿った気道壁から蒸発した水蒸気と一緒に肺胞気に入ってくる．この結果，図で示すように肺胞内のガス分圧は，大気中のものとは違ってくる．循環（一括流）によって血液に溶けた O_2 は体循環の毛細血管に運ばれ，そこでまた分圧勾配に従って組織中に移る．ここでも CO_2 は逆方向の血液中に拡散する．CO_2 は静脈系の血流によって運ばれ，さらに肺に行く動脈へと運ばれる．

体内でガス拡散スピードを決める 3 つの重要な要素は，(1) 分圧の勾配，(2) 拡散に利用できる表面積，および (3) 拡散の距離である．下段の図では O_2 は大気からミトコンドリアまで常に分圧勾配に従って動いているが，長距離の移動（大気から肺胞まで，肺から組織までの間）は，呼吸筋と心筋のポンプ作用によって行われる．これらの場合，移動は血流によるものである．肺胞と血液，血液と組織という短い距離の移動は，拡散という現象が効果的である．同じことが CO_2 についてもいえる．ガスの輸送は肺浮腫のように拡散距離が大きくなる時や，肺気腫のように拡散に利用できる面積が小さくなる時に阻害される．

CN：B には赤，I には暗い色を用いなさい．
1．最上段の図から始めなさい．B と C は右の等式の O_2，N_2 に相当する．
2．次に中断の図を仕上げなさい．
3．下段の図を番号順に塗りなさい．
4．酸素が利用されるミトコンドリアまでの移動経路の PO_2 の数値に色を塗りなさい．PCO_2 についても同様に仕上げなさい．

圧とは何か？ / WHAT IS PRESSURE?
GAS MOLECULE ガス分子

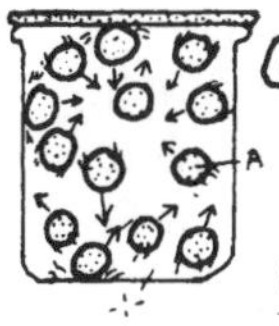

気体では圧（力/単位面積）は気体分子の容器への衝突によって生じる．その大きさは衝突の頻度と，各衝突の力によって決まる．

圧は何で変わるか？ / WHAT CHANGES PRESSURE?

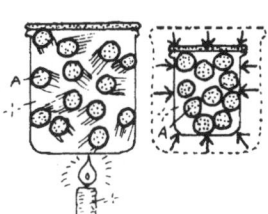

温度が上昇すると圧も上がる．これは温度が上がると，分子運動速度も大きくなり，これが衝突の頻度と力を大きくするからである．圧縮も圧を上げる．これは気体分子が壁に衝突する頻度が高まるからである．

PARTIAL PRESSURE (P) OF GAS ガスの分圧 (P)

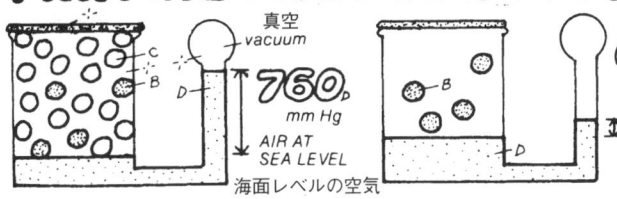

真空 vacuum
760 mmHg — AIR AT SEA LEVEL — 海面レベルの空気
152 mmHg — AIR LESS NITROGEN — 窒素のない空気

MERCURY 水銀

$PO_2 = 1/5 \times 760 = 152$
$PN_2 = 4/5 \times 760 = 608$
全圧 TOTAL PRESSURE = 760

空気で生じる力（圧）は真空の管では対立する力がない．このため水銀はその重さが空気と平衡するまで上昇する．この水銀柱の高さ（mmHg）が空気の圧を示す．大気圧は海面上で760 mmHgである．

気体の圧の合計は気体分子全ての衝突の合計を表す．もし空気に20％のO_2が含まれるとするとO_2によって，$20 \times 760 = 1/5 \times 760 = 152$ mmHg を生じることになる．つまり，O_2の分圧（PO_2）は152 mmHgである．分圧はガス濃度に比例する．

SOLUBILITY OF GAS: ガスの可溶性
P IN AIR VS. P IN GAS 空気の圧 対 ガスの圧

ALVEOLUS 肺胞
BLOOD CAPILLARY 毛細血管

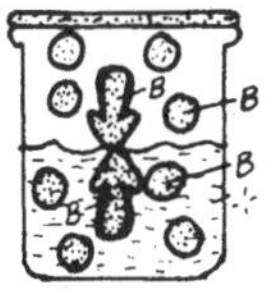

O_2を含まない水が空気と接触すると，O_2は平衡に達するまで水の中に入る（溶解する）．これは水から酸素が出る割合が入る割合と等しくなるまで，つまり平衡するまで続く．溶液中のガス濃度は分圧で測定する．もし最終的に空気のPO_2が152 mmHgだったとすると，溶液中のPO_2も152 mmHgである．もし水と気相が平衡していれば，定義により，水のガス分圧とガスの気相のガス分圧は等しいことになる．

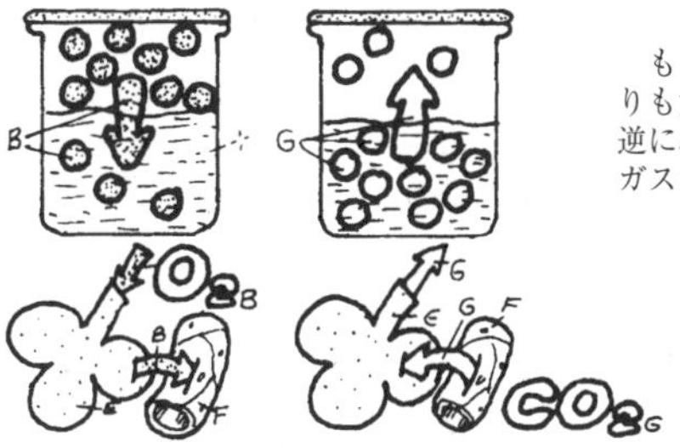

もし気相（肺胞）の分圧が（血漿）よりも大きければ，ガスは水に入っていく．逆に小さければ，ガスは水から出ていく．ガスの移動は分圧勾配に従う．

肺と組織のガスの移動に影響する要因
FACTORS AFFECTING TRANSPORT OF GAS IN LUNG AND TISSUES

1. P GRADIENTS 圧勾配

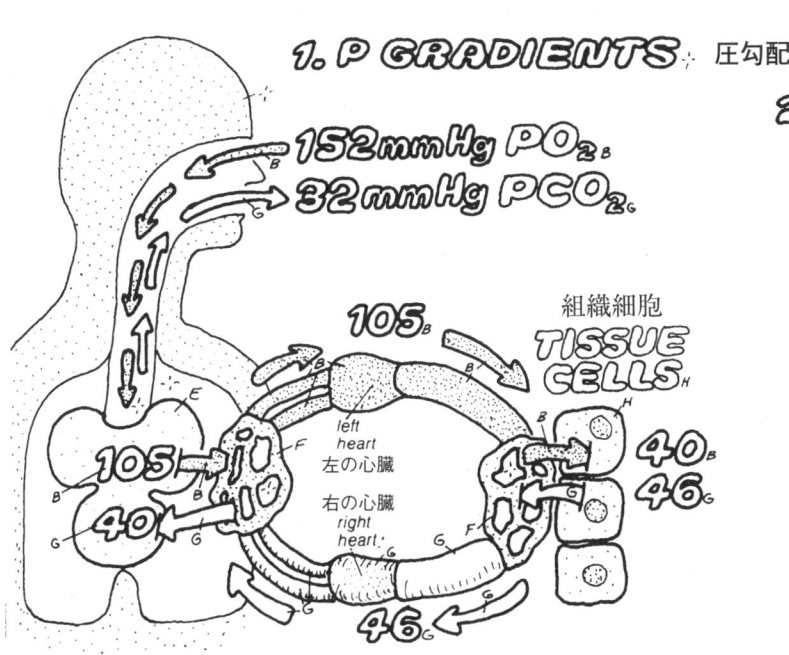

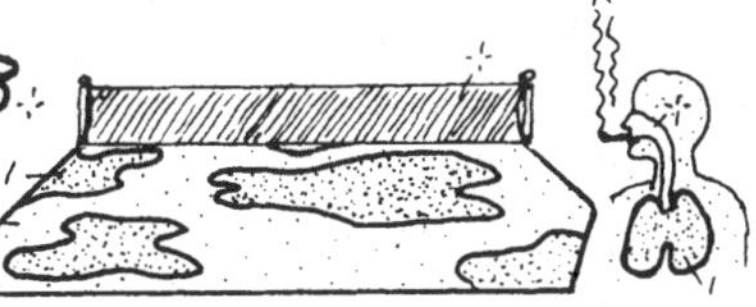

152 mmHg PO_2
32 mmHg PCO_2

105
TISSUE CELLS 組織細胞
105 40 46
left heart 左の心臓
right heart 右の心臓
40 46

2. SURFACE AREA 表面積
EMPHYSEMA 気腫

分圧勾配はガスの輸送を進める力となるが，その経路も重要である．肺気腫のように拡散に利用できる面積が減少したり，肺浮腫のように拡散距離（間質液）が増えたりすると，ガスの輸送は阻害される．

3. THICKNESS OF DIFFUSION DISTANCE 拡散距離の厚さ

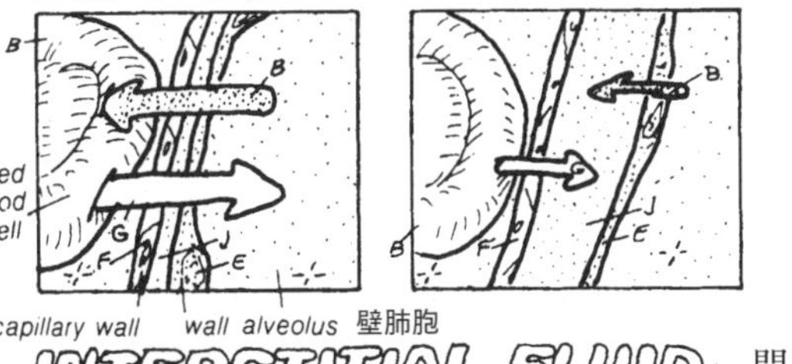

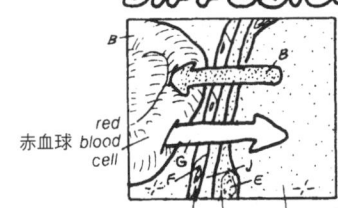

red blood cell 赤血球
capillary wall 毛細血管壁
wall alveolus 壁肺胞
INTERSTITIAL FLUID 間質液

O_2が外気から細胞内で利用するミトコンドリアにまで移動するとき，O_2の分圧勾配に従って移動する．大気から肺胞，肺から組織へという長距離の移動は，流体の流れによって行われる．拡散は肺胞から血液，血液から組織へといった短距離の輸送に効果的である．CO_2についても同じことがいえるが，PCO_2はCO_2を産生する細胞で最高で，大気中で最低になる．それでO_2とは逆方向に動くといえる．

酸素勾配 / OXYGEN GRADIENTS

105 → 100 → 40 → 40 → 15 → 5.2

alveoli 肺胞
arteries 動脈
capillaries 毛細血管
interstitial fluid 間質液
cytosol 細胞液
mitochondria ミトコンドリア

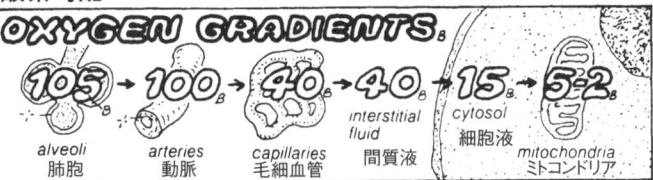

ヘモグロビンの機能

他の溶質と同様，酸素は血液の液体成分に簡単に溶解する．しかし溶解する量は極めて少ない．正常な動脈血中で，正常心拍出状態のPO_2（酸素分圧）＝100 mmHgは，溶解している酸素が安静時に必要な酸素のわずか6％をまかなうことができるにすぎない．活動時にはこの割合はもっと少なくなる．明らかにこれを補うには他の方法があるはずである．血液によって運搬される酸素の大部分はヘモグロビン（Hb）—赤血球内で鉄を含んでいるタンパク質—と結合して運ばれる．ヘモグロビンは単純な溶液中に含まれる酸素の70倍も運搬することができる．

CO_2はHCO_3^-およびカルバミノヘモグロビンとして運ばれる

CO_2は酸素より容易に水に溶解するが，酸素と異なった形で血漿や赤血球中に入って運搬される．大部分のCO_2は水と反応して炭酸（H_2CO_3）になり，炭酸は下の式の反応に従って水素イオン（H^+）と重炭酸イオン（HCO_3^-）に解離する．

$$H_2O + CO_2 \rightarrow H_2CO_3 \rightarrow H^+ + HCO_3^-$$

CO_2の一部はヘモグロビンのポリペプチド部分で，いくつかのアミノ基と結合してカルバミノヘモグロビンを形成する．

O_2はヘモグロビンと協力的に結合する

酸素はヘムの二価鉄イオンと結合する—酸素に対するヘモグロビンの結合能は，ヘモグロビン分子内のヘム・グループの存在に依存している．ヘムは非ポリペプチドで有機部分と鉄原子から構成されている．ヘムはヘモグロビンになり，特徴的な赤色（赤血球の色）を呈している．鉄は2種類の状態，すなわち二価鉄（Fe^{2+}）あるいは三価鉄（Fe^{3+}）のいずれかの状態で存在する．鉄は二価鉄の状態でのみ酸素と結合する．三価鉄の状態ではヘモグロビンは暗色を呈し，メトヘモグロビンと呼ばれる．この状態では酸素と結合できない．

Hbは4つのサブユニットから構成されている—ヘム・グループは大きなポリペプチド鎖内に埋込まれており，ヘムとポリペプチド鎖が一緒になって1つのサブユニットを構成している．全体のヘモグロビン分子は分子量64,450を持ち，4個のサブユニットから構成されている．1個の酸素分子の大きさは，これらサブユニットの1個の大きさ約0.1％に相当する．この様に，大きな構造がいかなる重要性を持つか，また4個のサブユニット内での各ユニット間の結合に，有利な点があるかどうかなどと疑問に思う事は当然である．鉄分子やヘム自体それだけで十分な機能を持っているのだろうか，またサブユニット自体ではどうなのだろうか．

水分除外は二価鉄イオンを保護する—分離したヘムを水に溶かした場合，ヘムは酸素と結合するが，その結合は一瞬である．その理由は，ヘム内の二価鉄（Fe^{2+}）が三価鉄（Fe^{3+}）に素早く変化するためである．しかし，この変化はヘモグロビン内あるいはサブユニット内のヘムでは起こらない．なぜならヘムは，特殊な極性のない間隙内に埋込まれて，水を排除するようになるためである．明らかに，ポリペプチドは水からヘムを保護して，二価鉄（＋2）の還元状態のままヘムを保つのを助けている．このような状態にあっても，いくらかの変換反応が低速で起こるけれども，赤血球は反応速度を保ち，メトヘモグロビンをヘモグロビンに戻す酵素を含んでいる．

理想的酸素貯蔵分子は肺内では強固に，組織内では緩やかに結合している—1個のサブユニット内の鉄は，二価鉄の状態で適度な安定状態にあって，酸素と結合する場合，何故4つのサブユニットが一緒につなぎ合わされたのでは妨害が起こるのだろうか？　その答えは，1個だけのサブユニットは酸素と結合するのに非常に効率が良すぎるからであろう．このことはミオグロビンの機能を考えれば説明できる．ミオグロビンはヘムを持つヘモグロビンと非常に近縁の物質で，ヘモグロビンと同様なポリペプチド鎖を持っているが，サブユニットは1個だけである．ミオグロビンは非常に低い酸素分圧（静脈血の酸素分圧（PO_2）よりかなり低い状態）で酸素を取込む事ができる．このことは酸素分圧が相当低くなるまで，酸素を放出しない事を意味している．ミオグロビンは筋肉内で酸素貯蔵物質として良い機能を持っている．ミオグロビンは激しい運動時などで酸素分圧が非常に低下した場合，結合している酸素を放出するが，血中の酸素運搬体としては十分ではない．我々は酸素に対して低い親和性を持つ他の単一なサブユニットを連想するが，それは新しい問題を提起することになる．つまりこれらの化合物では，肺に十分酸素を取り込めないであろう．このように，あるタイプの分子は酸素と大変しっかりと結合するので，肺では十分働くが，組織では十分働かない．他のタイプの分子は非常にゆるく酸素と結合し，組織で速やかに酸素を放出するが，肺で酸素を十分に取り込めない．我々は，酸素が肺から組織に行渡るような2つのタイプの間を切換えることができるような分子を理想的なものと思っている．ヘム側が互いに影響しあうことができるように，一緒に4個のサブユニットをつなぎ合わせることによってヘムは相互作用することができるので，ヘモグロビンは理想的な物に近い物質に近づいている．

Hbは理想的には4つのサブユニットを一緒に継ぎ合わせて，Hb部位が相互に作用できるように接近させる—ヘモグロビンは色々な状態で存在する．鉄の結合部位がいずれも占有されない場合，ヘモグロビンは"T（緊張した tense）"状態にあり，酸素を受入れる事ができない．しかしながら一度ある部位が酸素と結合すると，鉄はわずかに移動して，ポリペプチド鎖の部分が鉄に付着する様になり，次の酸素が残りの空いている側に結合し易い構造に変化する．この構造変化が更に次の酸素を容易に添加できる様に構造を変える．そしてこれを繰り返していく．肺ではすべて4個の部位が酸素で占有されていて，ヘモグロビンはR（緩和した relaxed）状態になっている．その反対に，組織では1個の酸素がヘモグロビンから離れると，ヘモグロビンの構造が変化して，次の酸素が離れ易くなる．この作用は協力作用と呼ばれる．ボート（ヘモグロビン）と4人（酸素）いる部屋のさし絵でそれを簡単に示している．4人（酸素）は水中を泳いでいるが，1人がボート（ヘモグロビン）に達すると次々と残りの3人をボートに引上げて助ける．この協力行為は図54で説明されている．

CN：Bは赤色で，C（静脈血及び炭酸ガスの輸送）は青色を使用すること．

1. 上部の絵から始めること．オキシヘモグロビンの印は下の絵で使われたヘモグロビンの簡略図（下に示されている大きな図）を更に簡単にしたものであることに注意せよ．
2. まず大きな絵から始めてから下の絵を塗ること．下の α 鎖（E）はEと他の鎖が構成されているポリペプチド鎖を示していることに注意せよ．下の3つの例も塗りなさい．一番右側のボートは4個の酸素分子を乗せているため，オキシヘモグロビンを赤色に塗ることに注意せよ．

O₂ SATURATION IN BLOOD CIRCULATION
血液循環における酸素飽和度

他の溶質と同様に，酸素は血漿に簡単に溶解できるが，その量はかなり少ないため身体の要求量を賄うことができない．血液で運搬されるほとんどの酸素は単純に溶液内に溶けているのではない．むしろ酸素はヘモグロビン—赤血球内で鉄を含むタンパク質—と結合している．ヘモグロビンは図のビーカー内の四角で示されている．

デオキシヘモグロビン
DEOXYHEMOGLOBIN (HHb) +
$$HHb + O_2 \rightleftharpoons HbO_2^- + H^+$$
OXYHEMOGLOBIN (HbO₂)
オキシヘモグロビン

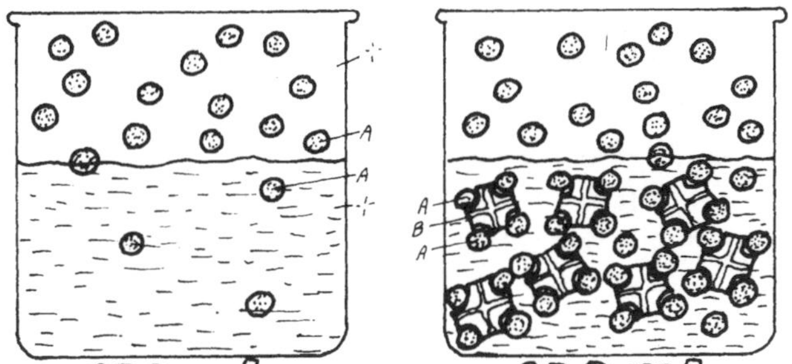

TRANSPORT OF O₂
酸素の運搬
99% AS OXYHEMOGLOBIN
オキシヘモグロビンとして 99%
1% DISSOLVED IN PLASMA
血漿中の溶解酸素として 1%

TRANSPORT OF CO₂
二酸化炭素の運搬
67% AS BICARBONATE
重炭酸塩として 67%
24% AS CARBAMINOHEMOGLOBIN
カルバミノヘモグロビンとして 24%
9% DISSOLVED IN PLASMA
溶解炭酸ガスとして 9%

100 mL PLASMA 血漿
0.3 mL O₂ (DISSOLVED) 溶解している

100 mL BLOOD 血液
20 mL O₂ (COMBINED) 酸素 結合している
+
0.3 mL O₂ (DISSOLVED) 酸素 溶解している

CO_2 はまた血漿や赤血球内で異なった結合形で運搬される．ほとんどの CO_2 は水と反応して炭酸（H_2CO_3）になる．炭酸は更に水素イオンと重炭酸イオンに解離する．残りの一部の CO_2 はカルバミノヘモグロビンを生成するためにヘモグロビンのポリペプチド部にあるアミノ・グループと結合する．

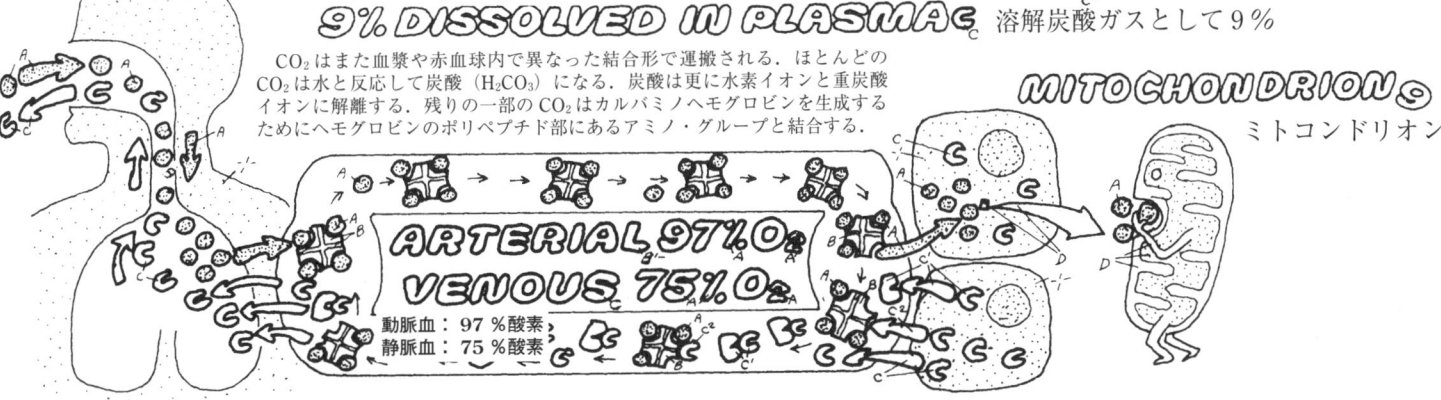

ARTERIAL 97% O₂
VENOUS 75% O₂
動脈血：97% 酸素
静脈血：75% 酸素

MITOCHONDRION
ミトコンドリオン

HEMOGLOBIN MOLECULE (Hb)
ヘモグロビン分子
- 2 ALPHA PEPTIDE CHAINS   2個のαペプチド鎖
- 2 BETA PEPTIDE CHAINS   2個のβペプチド鎖
- 4 HEMES: 4個のヘム
  - 4 PORPHYRINS   4個のポルフィリン
  - 4 IRON ATOMS   4個の鉄原子

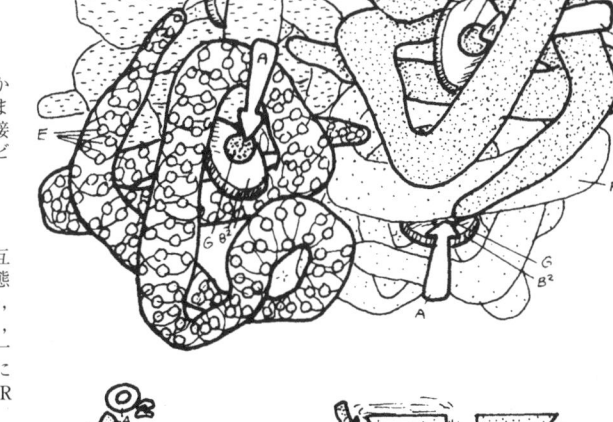

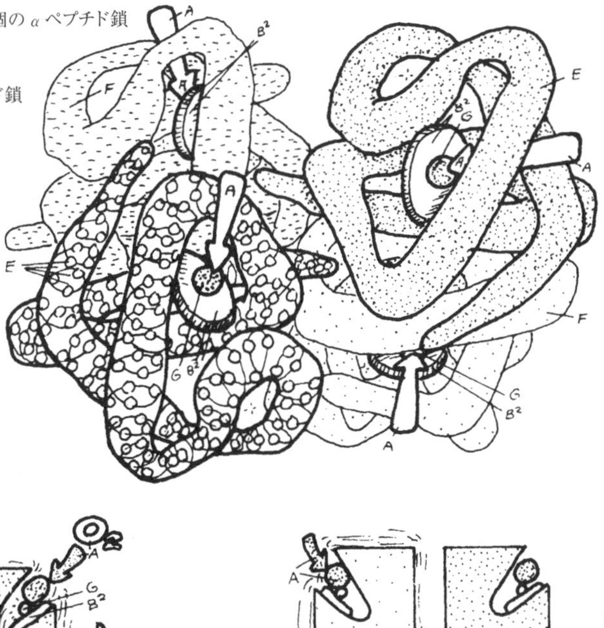

ヘモグロビン（Hb）はサブユニットと呼ばれる4個のポリペプチド鎖から構成されている．非ペプチドである1つのヘムは，各鎖の割れ目に埋込まれている．各ヘムは酸素と結合する部分の鉄原子を含んでいる．水と鉄の接触を防ぐと，ヘモグロビンが酸素と結合することのできないメトヘモグロビンへと変化するのを防ぐ手助けとなる．

HOW O₂ BINDS
酸素はどのようにして結合するのだろうか

デオキシヘモグロビンでは，そのサブユニットは電気的な力（塩橋）で互いにきつく結びついている．これはT（緊張した）状態と呼ばれる．T状態において酸素が鉄結合部位に接近することは大変困難である．しかしながら，酸素との結合は協力作用である．酸素はひとたび1つの部位に結合すると，鉄はわずかに移動してそこでタンパク質鎖が鉄に結合する．これが塩橋の一部を破壊し，構造をゆるめることによって次の酸素と結合することを容易にしている．これは4個の部位すべてが酸素に占有され，ヘモグロビンがR（緩和した）状態になるまで続く．

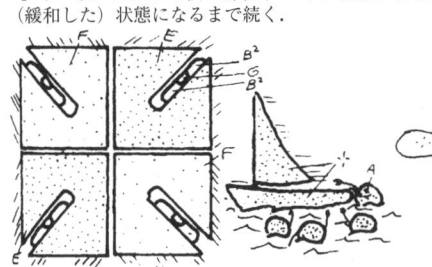

TENSED STATE 緊張した状態

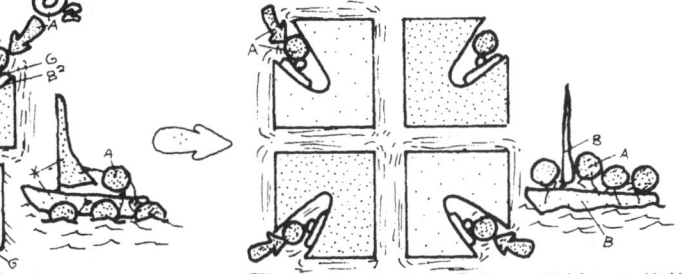

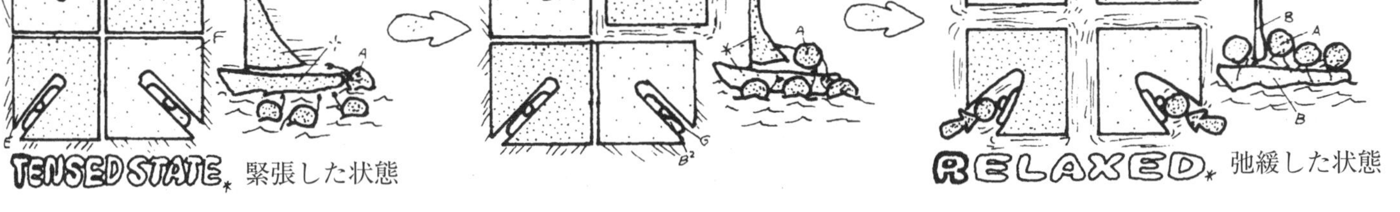

RELAXED 弛緩した状態

血液による酸素の運搬

ヘモグロビン（Hb）は酸素にさらされると，酸素分子は次々とヘモグロビンに接触する．この時ヘモグロビンの酸素との結合部位が空いていると，酸素はその部位に結合する．しかし，結合した酸素は次々とその結合部位から振り離される．結合する数が振り離される数と等しくなる時，平衡状態になったという．ヘモグロビンではこの平衡に非常に素早く到達し，その位置は，主として酸素分圧によって決められる．酸素分圧が高ければ（高濃度の酸素）高い程，ヘモグロビンとの接触頻度も増加し，高頻度に酸素が結合する．酸素濃度が増加すると，より多くの結合部位が酸素で満たされ，最終的にはすべての結合部位が満たされる（各ヘモグロビン分子は4個の酸素分子と結合する）．この時点を我々はヘモグロビンの100％飽和といい，半分が占有された時点をヘモグロビンの50％飽和という．

Hb は S 字形の O_2 吸収曲線を持つ

大きなさし絵は，肺や組織酸素の分圧下でヘモグロビンがどの様に酸素を取り込むかを示したものである．曲線は肺（酸素分圧，105 mmHg）の中で，ヘモグロビンが97％飽和することを示している．図はまた組織の酸素分圧が約 40 mmHg，活動筋ではさらに低下し 20 mmHg にもなると，ヘモグロビンが酸素を放出することを示している．縦の矢印は肺を出た直後の血中酸素飽和度（％）と組織での酸素飽和度（％）との差違を示している．この飽和度の相違は，組織に引き渡される酸素量に相当する．

S 字形は 4 つのサブユニットの協力的相互作用を反映している

ヘモグロビンの"働き"を示す酸素飽和曲線は S 字状を示す．ヘモグロビンは 20 と 40 mmHg 間の非常に狭い範囲内で殆どの酸素を放出する．これらの現象はヘモグロビンが酸素と結合する時に"協力する"4個のサブユニットから構成される事実によって生じる．非常に低い酸素分圧における曲線の最初の部分は，ヘモグロビンが緊張した（T）状態であって，酸素を受け入れることができないため，平坦である．多くの酸素分子が持込まれると，1個1個の結合能が上昇する．一度酸素分子が結合すると，それが同じヘモグロビン分子の空いている他の結合部位に影響し，二番目の酸素との結合能が増加する．さらに三番目の酸素との結合能力が増加し次々と酸素との結合能が増加していく．このようにして O_2 結合（飽和）曲線は右に向かって急激に上昇する．

ヘモグロビンの性質と，筋細胞のミオグロビン（酸素を貯蔵するタンパク質）の性質を比較してみよう．ミオグロビンとヘモグロビンは類似しているが，前者のサブユニットは1個のみである．1個のミオグロビン分子は酸素1個のみと結合し，ヘモグロビンのようなT（緊張した）状態や協力的な結合などは見られない．したがってミオグロビンの結合曲線は S 字状を示さない．ミオグロビンは，静脈血の酸素分圧程度の低分圧で酸素を放出したり，取り込んだりする．この性質はミオグロビンの機能に適している．すなわちミオグロビンは酸素を貯蔵し，酸素分圧が非常に低下した場合のみ，組織に酸素を放出することができる．

CO_2, H^+ および 2,3 ジフォスフォグリセレート（DPG）

CO_2, H^+ および 2,3DPG は，Hb を"緊張"させて O_2 を放出させる—酸素分圧は，酸素とヘモグロビンとの結合に影響する単なる変数ではない．さし絵の最後の図は色々な条件下におけるヘモグロビンの酸素飽和曲線を示している．その1つは，二酸化炭素濃度の増加によって，ヘモグロビンの酸素飽和曲線は右方に移動する（すなわちこの飽和曲線は"正常な"曲線の下になる）．この場合，同じ酸素飽和度を得るためには，より高い酸素分圧を必要とする．これはヘモグロビンが酸素に対して，低い親和性を持っていることを意味する．もしヘモグロビンが一定の酸素分圧にさらされ，突然に二酸化炭素が増加した場合，曲線は右方に移動し，ヘモグロビンは一部の酸素を放出することになる．この事実は血液が毛細血管内を通過する際に実際に起こる．そして二酸化炭素は組織から血中に拡散する．二酸化炭素の他に2つの重要な物質が曲線を右側に移動させる．それは水素イオンとリン酸を含む代謝産物の 2,3DPG である．これらはヘモグロビン分子上で別々な場所に結合する．しかし，これらはヘモグロビンのサブユニット間の結合を増強するという点で類似しており，作用のし方も似ている．サブユニット間の結合の増強は酸素に対して低い親和性を示す T 状態を促進させる．組織は通常水素イオンと二酸化炭素を産生している．これらは組織がより効率的に酸素を利用できるように，ヘモグロビンからの酸素解離を助けている．

胎児性 Hb の O_2 に対する強い結合能は，その 2,3DPG の取り込みから生ずる

酸素飽和曲線が正常より上左方に移動すると，ヘモグロビンは酸素に対してより一層親和性を持つ様になり，酸素を取込む．この現象は 2,3DPG のレベルが低下する度に見られる．事実，すべての 2,3DPG がなくなると，酸素に対するヘモグロビンの親和性はさらに増加し，飽和曲線はミオグロビンと類似してくる．特に胎児赤血球中のヘモグロビンは，成人のヘモグロビンとは異なっている．特に胎児 Hb は成人 Hb のようには 2,3DPG と結合しない．いい換えると 2,3DPG に対して感受性が低いといえる．結果として胎児のヘモグロビンの酸素飽和曲線は胎児のヘモグロビンが酸素に対して高い親和性を持つ事から，母親のヘモグロビンの酸素飽和曲線より上になる．この事実は，胎児のヘモグロビンが胎盤で母親の血液から酸素を受取るためには好都合なのである．

2,3DPG は O_2 輸送で調節的役割を演じている

2,3DPG は正常なヘモグロビンの機能に必要とされる単なる本質的な成分ではないので，2,3DPG の役割は多くの注目を浴びている．むしろ 2,3DPG のレベルはかなり変動的で，健康時あるいは病気時の酸素運搬の調節に関与している．肺での酸素取込みが低下した時，2,3DPG のレベルは上昇する．この上昇はヘモグロビンが組織に到達し，運搬した酸素を放出する際，その作用を増強する．このような 2,3DPG の増加は高所適応（図57）の初日あるいは閉塞性の肺疾患時にみられる．

CN：前のさし絵で使用したように酸素（B）には同じ色を使うこと．ヘモグロビンはダンプカーや4つの単位構造というように，2つの異なったシンボルで示されているので注意すること．

1. 右上部のグラフから始め，％と酸素分圧の最初の色は統一すること．それから水平線と交差する（対応する）酸素濃度に色を塗ること．
2. ミオグロビンの例（F）にも色を塗ること．
3. 飽和曲線に影響する要因にも色を塗ること．ダンプカーは2つの例で異なった色で塗られるので注意すること．

ヘモグロビンと酸素の解離曲線
HEMOGLOBIN/OXYGEN DISSOCIATION CURVE

高濃度の酸素（高い酸素分圧）であればあるほど，酸素はHbの空いている部位を満たすようになる．すべての部位が酸素で占有された場合，Hbが100％飽和されたという．それが半分であれば，50％飽和という．図はHbが酸素分圧が105 mmHgである肺で酸素を取込むことを示し，曲線はHbが97％飽和されていることを示している．図はまたHbが酸素分圧・約40 mmHg（活動筋では20 mmHgにまで低下するが）である組織で酸素を放出する（投げ出す）ことを示している．Hbの働きを示す酸素飽和曲線はS字状を示している．すなわちHbは非常に狭い範囲の酸素分圧（20〜40 mmHgの間で）でほとんどの酸素を放出する．これはHbと酸素との結合の協調的な性質に基づいている．曲線の最初の部分（非常に低い酸素分圧部分）はHbが緊張した状態で酸素を受取ることができないため，平らである．多くの酸素分子が与えられると，1個1個の酸素結合能が上昇する．一度酸素分子が結合すると，Hbは二番目の酸素の結合能を増加させる．更に次々と酸素が結合する機会が増加する．このように結合（飽和）曲線はちょうど右に向かって急激に上昇する．

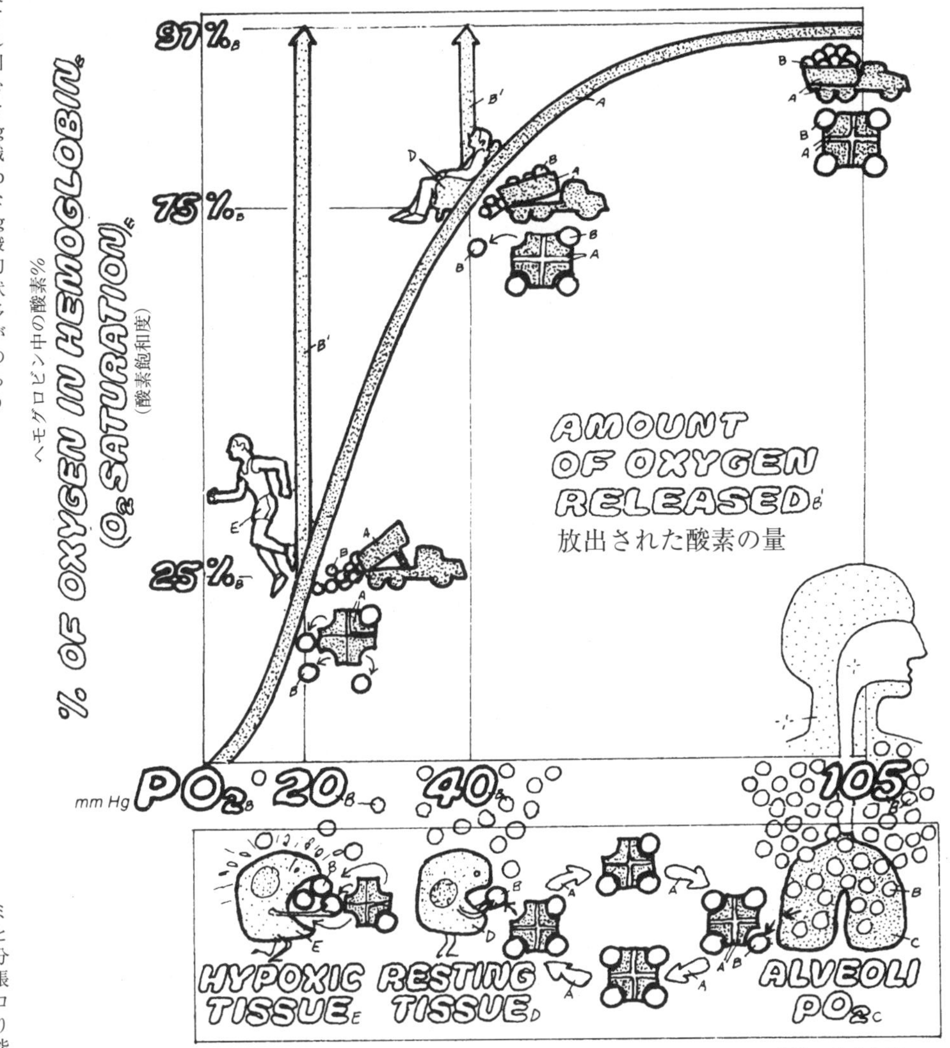

ミオグロビン
MYOGLOBIN

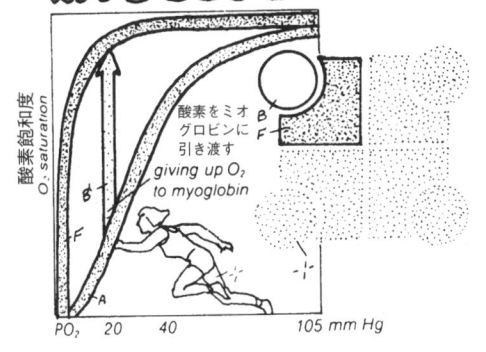

Hbの性質と筋細胞中の酸素を貯蔵するタンパク質ミオグロビンの性質とを比較せよ．ミオグロビンはHbと類似しているが，サブユニットは1個のみである．1分子のミオグロビンは酸素1個のみと結合して，T（緊張した）状態あるいは協調的な結合状態にある．ミオグロビンの結合曲線はS字状を示さず，酸素を放出するよりむしろ酸素を取り込む．この性質はミオグロビンの機能に合っている．つまり，ミオグロビンは酸素を貯蔵し，酸素分圧が非常に低下した場合のみ組織中に酸素を放出する．

正常な曲線
NORMAL CURVE: MATERNAL Hb
母親のヘモグロビン

右側への移動： SHIFT TO THE RIGHT:
pH+, CO2, & DPG
pH+, 炭酸ガス及びDPG

Hbの酸素飽和曲線が右方に移動（正常な曲線より下になった場合）した時，Hbは酸素に対して低い親和性を持つようになり，いくらかの酸素を放出する．3つの重要な物質が曲線を右側に移動させる．これらは水素イオンと二酸化炭素，およびリン酸基を含む代謝産物の2,3DPGである．これらはすべて似たような方法で作用する．その作用は酸素に対して低親和性状態の緊張した状態を促進させるためにHbのサブユニット間に架橋を作る作用である．組織は通常水素イオンと二酸化炭素を産生している．このことが組織中でHbを酸素を放出させて細胞で利用できるようにするのを助けている．

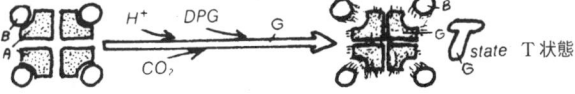

左側への移動
SHIFT TO THE LEFT: FETAL Hb
ABSENCE OF DPG
胎児のヘモグロビン
DPGの欠如

曲線が左側に移動した場合，Hbは酸素に対してより親和性を持つようになり，酸素を取込む．胎児Hbの酸素飽和曲線は正常な母親のHbの曲線より上にある．これは胎児Hbは酸素に対し高い親和性を持っている．それゆえ，胎児Hbが胎盤で母親のHbに近づいて母親の血液から酸素を受取る事が容易である事を意味している．胎児の血液は正常な成人Hbと比較して，親和性を低下させる2,3DPGと反応しにくい性質を持っている．

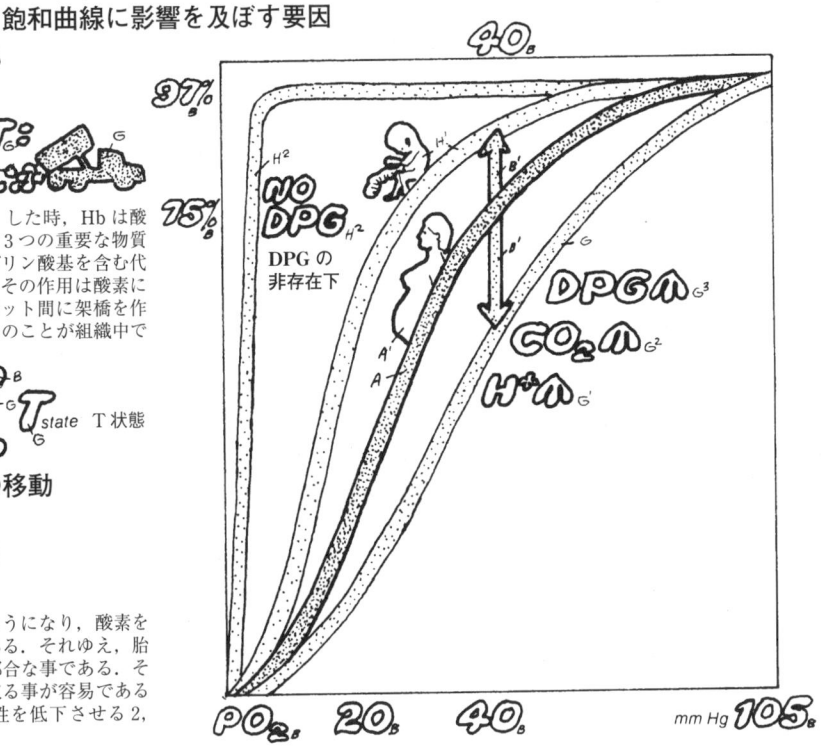

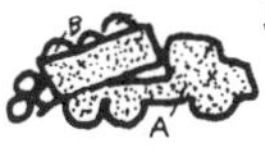

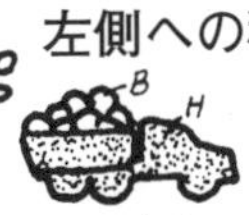

FACTORS AFFECTING THE CURVE
飽和曲線に影響を及ぼす要因

二酸化炭素，水素イオン，および酸素の運搬

図54で，我々はヘモグロビンのサブユニット構造が，より簡単なユニットからできている類似体のミオグロビンには見られない新しい分子性質を付加しているかを観察した．特にCO_2や水素イオンの濃度が増加した場合，ヘモグロビン分子が酸素を放出し易くなることを学んだ．またその反対に，酸素の増加は，CO_2や水素イオンを除去し易くすることも認めた．最初，その周囲の環境に対するヘモグロビンのこの異常な感受性は，ヘモグロビンの機能が体液の酸素分圧を安定化させる作用であるゆえ，望ましくないことのようにみえる．しかしながらヘモグロビンの機能はこれ以上であり，酸素を運搬するばかりでなく，またCO_2や水素イオンをも共に運搬する事ができる．さらにヘモグロビンは優れた方法でこれらの3つの物質と反応するので，ちょうど"適切"な事柄が"適切"な時に起こっていることになる．

CO_2 は重炭酸塩として運ばれる

酸素と同様に，CO_2の輸送も受動的なものである．CO_2の分圧は，それが産生される組織内では高い．一方，肺胞内ではCO_2分圧は呼吸で除かれるため，低い，それゆえ組織の毛細血管に流れ込む動脈血では，CO_2分圧は低い．CO_2の分圧は組織から毛細血管へ，さらに肺胞に行くに従って低下する（図53）．血液は単純に溶液に溶けている状態で約9%，ヘモグロビンと結合している状態で約27%のCO_2を含んでいるが，水と反応して大部分（64%）のCO_2は，重炭酸イオン（HCO_3^-）と水素イオン（H^+）を生成する．

$$CO_2 + H_2O \rightleftarrows H_2CO_3 \rightleftarrows HCO_3^- + H^+$$

ヘモグロビンは H^+ を緩衝する

CO_2分圧は組織中で高いため，この反応は右側に進み，CO_2は重炭酸塩として運搬される．しかしながらこの反応には大きな問題がある．それは水素イオンの蓄積をきたす事である．水素イオンは酸性であるばかりでなく，その蓄積は水とCO_2の反応を遅らせたり，阻害したりするので，運搬されるCO_2の量は厳しく制限される．そのジレンマは過剰な水素イオンを"しみ込ませる"あるいは緩衝する血中物質によって解決された．ヘモグロビンはこれらの緩衝物の中で最も重要な物質の1つである．ヘモグロビンと水素イオンとの反応は次のように示す事ができる．

$$H^+ + HbO_2^- \rightleftarrows HHb + O_2$$

そこでHbO_2^-は酸素を持ったヘモグロビン（オキシヘモグロビン）を示している．更に（−）の印はヘモグロビン分子で運ばれる多くの（−）荷電の1つを意味している．同様にHHbは特別な水素イオンを持ったヘモグロビンを示している．

これらの反応は共に可逆的である事（すなわち反応体と産生物の濃度に依存して反応は右から左に，あるいは左から右に進む）に注意せよ．平衡状態では反応は両方向に進み，顕著な変化が起こらないように等しい割合で進行する．しかしながら，右側の物質の濃度が減少すると，反応は左側から右側に"引張られる"ようになる．左側の濃度が増加すると，反応を左側から右側に"押出す"ようになる．それとは反対に，左側の物質の濃度の減少あるいは右側の物質の濃度の増加は右から左に反応を進める．

CO_2 の水和は炭酸脱水酵素により触媒される―通常CO_2と水との反応はゆっくりで，水や血漿中では数秒かかる．しかしながら，赤血球内ではこの反応を触媒する酵素の炭酸脱水酵素によって数ミリ秒以内に行われる．脂溶性のCO_2は，膜の二重構造を容易に通過して赤血球内に入る．新しく生成されたHCO_3^-は特殊な対向輸送担体によって，Cl^-とHCO_3^-との間の非常に速やかな交換が起こり，残される．この非常に速い酵素作用の差し引き効果と輸送は，この反応は血液が毛細血管内に留まる短い時間（1ミリ秒）以内に完了し，赤血球と血漿とが重炭酸塩の担体を共有しうることになる．炭酸脱水酵素が（血漿よりも）赤血球に保たれていることは，赤血球内の環境がこの酵素を酸化的障害から保護する利点がある．

H^+ は Hb と HCO_3^- の間を行ったりきたりする

組織：H^+ は Hb と結合して O_2 の放出を助ける―組織内でヘモグロビンと重炭酸塩を含む反応は，水素イオンが両者に通常関係している物質であるので，連関している．組織内での反応は次のようである．

$$CO_2 + H_2O \rightarrow H_2CO_3 \rightarrow HCO_3^- + H^+$$
$$H^+ + HbO_2^- \rightarrow HHb + O_2$$

最初の反応は次の理由で示された方向に進む．(1) CO_2は組織で産生され，そこでその濃度は高まる．(2) 過剰な水素イオン蓄積が始まるや否や，第2反応で水素イオンは消費される．第2反応は次の理由で示された方向に進む．(1) 最初の反応で遊離された水素イオンは規則正しく供給される．(2) 肺から絶えまなく高濃度のオキシヘモグロビンが供給される．(3) デオキシヘモグロビン（HHb）は静脈血に持続的に放出され運び去られる．更に (4) 酸素は組織で消費されるため，濃度が低下する．水素イオンは産生されるや否や，ヘモグロビンによって捕えられるため，遊離した水素イオンは危険なレベルにまで蓄積しない．その過程において組織は特別な配当物を受け取る．すなわち，水素イオン結合なしの状態より多くの酸素を，ヘモグロビンから得られる．

肺：H^+ は HCO_3^- と結合して CO_2 放出を助ける―肺でもこれらと同じ反応が起こるが，反応は逆である．

$$O_2 + HHb \rightarrow HbO_2^- + H^+$$
$$H^+ + HCO_3^- \rightarrow H_2CO_3 \rightarrow H_2O + CO_2$$

第一次反応は，次の理由により矢印の方向に進む．(1) 酸素分圧は肺で高いこと．(2) 組織から（静脈系を介して）高濃度のデオキシヘモグロビンが，一定に供給されること．(3) 過剰な水素イオンが蓄積するや否や，第2反応によって消費されること．第二次反応は次の理由により矢印の方向に進む．(1) 最初の反応で遊離される水素イオンが一定に供給されること．(2) 組織から由来する高濃度の重炭酸イオンが一定に供給されること．そして (3) 呼吸がCO_2の濃度を低レベルに保つこと．

このように最初は問題であると思われた水素イオンは，実際には非常に有用な役割を演じている．組織において水素イオンはヘモグロビンから酸素を放出させ，肺では重炭酸イオンから炭酸ガスを遊離させる作用を持っている．水素イオンはヘモグロビンと重炭酸イオンの間を速やかに移動するため，遊離形で蓄積する事はあり得ない．

CN：酸素（I）については前のページで使用された色と同じ色を用いること．C（赤），D（青色），F（水色），H（暗い色）で塗ること．

1. 組織細胞，ページ上部にあるタイトル，肺胞，下部のタイトルを塗る事から始める事．それから赤血球の部分を塗り，2つの水平の部分（ガス交換が行われる所），更に動脈（C）及び静脈（D）の循環を示す縦の部分を塗ること．
2. 上部（CO_2産生の下）のNo.1で出発し，次の番号へと続く事．次に右側を下降し，すべての印に色を塗る事．更に右角の下のNo.5から始め，肺でのすべてのガス交換過程の色を塗る事．
3. 長四角形内の概観の図に色を塗る事．

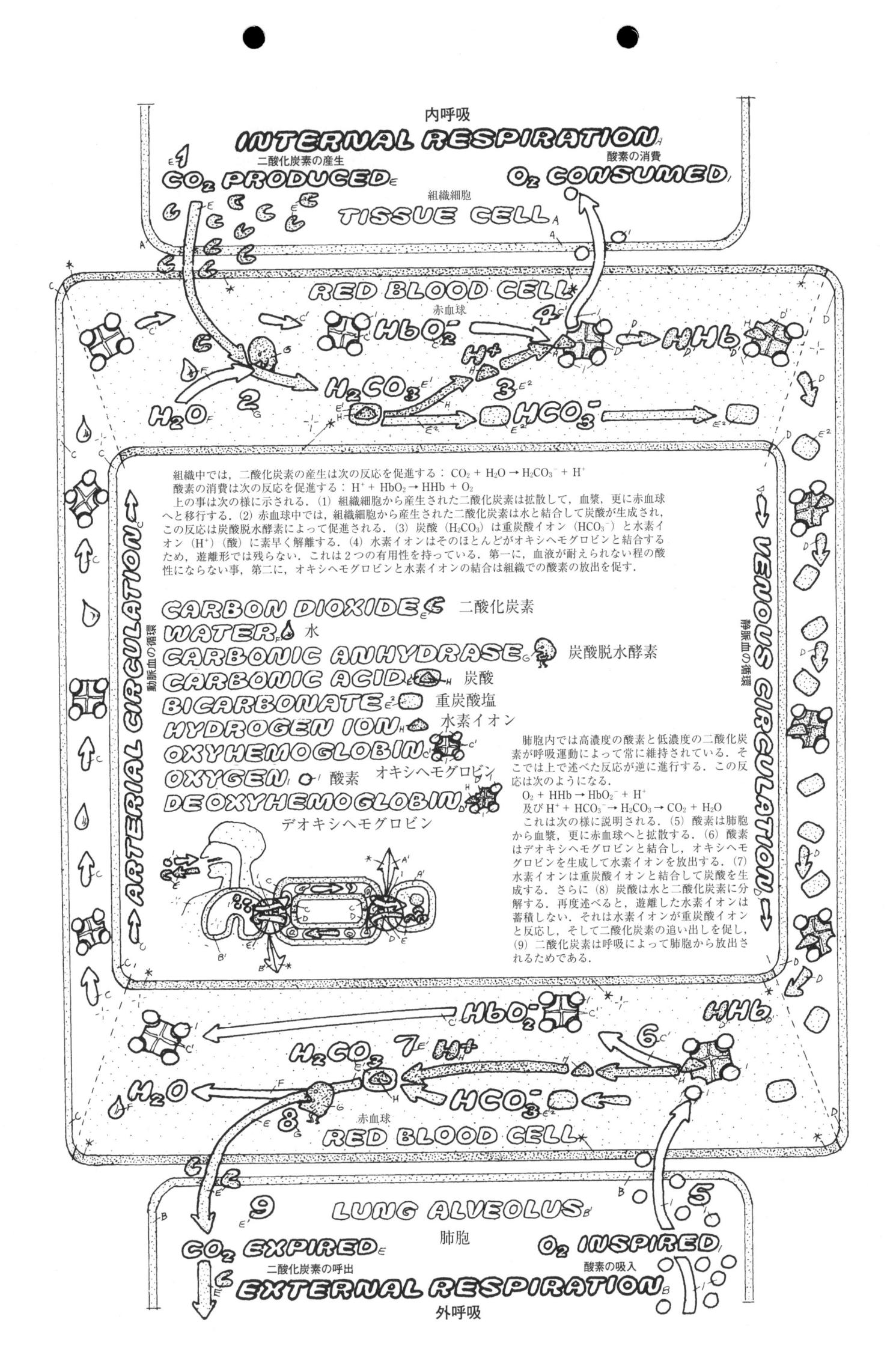

INTERNAL RESPIRATION
内呼吸

CO₂ PRODUCED 二酸化炭素の産生　　　**O₂ CONSUMED** 酸素の消費

TISSUE CELL 組織細胞

RED BLOOD CELL 赤血球

ARTERIAL CIRCULATION 動脈血の循環　　　**VENOUS CIRCULATION** 静脈血の循環

組織中では，二酸化炭素の産生は次の反応を促進する：$CO_2 + H_2O \rightarrow H_2CO_3^- + H^+$
酸素の消費は次の反応を促進する：$H^+ + HbO_2^- \rightarrow HHb + O_2$

上の事は次の様に示される．(1) 組織細胞から産生された二酸化炭素は拡散して，血漿，更に赤血球へと移行する．(2) 赤血球中では，組織細胞から産生された二酸化炭素は水と結合して炭酸が生成され，この反応は炭酸脱水酵素によって促進される．(3) 炭酸（H_2CO_3）は重炭酸イオン（HCO_3^-）と水素イオン（H^+）（酸）に素早く解離する．(4) 水素イオンはそのほとんどがオキシヘモグロビンと結合するため，遊離形では残らない．これは2つの有用性を持っている．第一に，血液が耐えられない程の酸性にならない事，第二に，オキシヘモグロビンと水素イオンの結合は組織での酸素の放出を促す．

CARBON DIOXIDE 二酸化炭素
WATER 水
CARBONIC ANHYDRASE 炭酸脱水酵素
CARBONIC ACID 炭酸
BICARBONATE 重炭酸塩
HYDROGEN ION 水素イオン
OXYHEMOGLOBIN オキシヘモグロビン
OXYGEN 酸素
DEOXYHEMOGLOBIN デオキシヘモグロビン

肺胞内では高濃度の酸素と低濃度の二酸化炭素が呼吸運動によって常に維持されている．そこでは上で述べた反応が逆に進行する．この反応は次のようになる．

$O_2 + HHb \rightarrow HbO_2^- + H^+$
及び $H^+ + HCO_3^- \rightarrow H_2CO_3 \rightarrow CO_2 + H_2O$

これは次の様に説明される．(5) 酸素は肺胞から血漿，更に赤血球へと拡散する．(6) 酸素はデオキシヘモグロビンと結合し，オキシヘモグロビンを生成して水素イオンを放出する．(7) 水素イオンは重炭酸イオンと結合して炭酸を生成する．さらに (8) 炭酸は水と二酸化炭素に分解する．再度述べると，遊離した水素イオンは蓄積しない．それは水素イオンが重炭酸イオンと反応し，そして二酸化炭素の追い出しを促し，(9) 二酸化炭素は呼吸によって肺胞から放出されるためである．

RED BLOOD CELL 赤血球

LUNG ALVEOLUS 肺胞

CO₂ EXPIRED 二酸化炭素の呼出　　　**O₂ INSPIRED** 酸素の吸入

EXTERNAL RESPIRATION 外呼吸

呼吸運動の調節

どのようにして呼吸運動が始まるのだろうか？心筋や平滑筋と異なり、骨格筋は呼吸に対する運動力を供給するが、ペースメーカー活動を持っていない。骨格筋は刺激に対して収縮するという神経系の活動に全面的に依存している。2つの別々の神経系が呼吸運動を制御している：(1) 随意的制御は大脳皮質から発せられる、(2) 自律的調節は橋や延髄にある呼吸中枢から発せられる。

自律性神経性調節

延髄ニューロンは基本的リズムを発生して、不随意的吸気筋に12～15/分の連続発射刺激を送っている。呼気筋にインパルスを送っている他のニューロンは普通は静かで、激しい運動時のような呼吸が強制されるようになったときにのみ活動性になる。

いくつかの因子が呼吸中枢に影響を及ぼしている。伸張受容器は、肺の過度の膨張に反応してインパルスを延髄中枢に送って、呼吸を抑制して肺を機械的破損から保護する。筋肉、腱、関節にある受容器（自己受容器）から発せられる他の反射は、運動に敏感である。それらは運動の換気を増加するのを助ける刺激インパルスを、呼吸中枢に送っている。呼吸は基本的には体液中のPO_2、pHおよびPCO_2のレベルを維持する意味があり、それがうまくいくためには血漿中の低いPO_2、低いpHならびに低いPCO_2によって開始される反射に大いに依存している。

化学的調節（PCO_2, PO_2 および pH）

PCO_2が最も重要である—呼吸運動は血液のCO_2、O_2およびH^+レベル（PCO_2, PO_2およびpH）に対する反射によって調節されている。血漿中のPCO_2が増加すれば（代謝が増加するような時に起こる）、換気の代償性増加がみられ、その結果PCO_2が正常な方向へ戻る。逆にPCO_2が低下するとき、CO_2を蓄積するために換気は緩徐なものとなりPCO_2を正常レベルに近づける。この調節は非常に感受性が高くしかも精密である。ほんの1 mmHgの動脈血PCO_2の増加だけでも、換気量は約3 L/minにまで増加する。一般的な日常活動における休息や運動では、動脈血PCO_2が3 mmHg以上にまで変化することはほとんどない。

中枢性化学受容器はH^+を介してPCO_2に反応する—PCO_2に対する反応は、中枢性化学受容器と呼称される特殊な領域によって調節されている。この中枢は延髄腹側面に局在するが、解剖学的には呼吸中枢とは異なり脳脊髄液に浸されている。そして脳脊髄液は血液－脳関門により血液とは隔離されている（すなわち毛細血管膜はCO_2、O_2および水を非常に透過しやすいが、他のほとんどの基質に対する透過性は非常に小さく、しかも遅い）。この領域にH^+イオンを局所的に作用させると、その刺激が換気を急速に促進する。またCO_2によっても上昇する。なぜならばCO_2は容易に関門を通過して脳脊髄液中に拡散され、そこで重炭酸塩（HCO_3^-）と、H^+に変換されるからである。結局、CO_2の上昇（低下）は脳脊髄液中のH^+イオン濃度の上昇（低下）を引き起こすことになる。血液中のCO_2レベルは脳脊髄液中のH^+イオンに影響を及ぼすことによって、呼吸を調節しているといえよう（動脈血CO_2の効果は、動脈血H^+濃度の効果よりもはるかに強い。これは恐らくCO_2がH^+よりもはるかに容易に血液－脳関門を通過して拡散することに起因しているのであろう）。

末梢性化学受容器は低いPO_2と低いpHに反応する—動脈血PO_2レベルが非常に低くなると、代償的に換気が増加してPO_2を正常な方向へ戻すように働く。この反応は末梢の化学受容器と呼称されるO_2感受性の受容器による反射で調節されている。これは大動脈弓と頸動脈分岐部の近傍に局在し、大動脈体および頸動脈体として知られている。これらの受容器は豊富な血液供給とともに神経末端が接している神経－上皮細胞を含む小結節である。これらの受容器に供給される動脈血PO_2が低下すると受容器が刺激されることになる。これは細胞が低いPO_2に反応して閉じるK^+チャンネルを持っているから起こる。その結果、呼吸中枢へのインパルス頻度が増加すると、呼吸中枢は運動神経に沿ってその放電を増加することによって換気を増加させる。通常ではこの反射が起こる前に肺胞血のPO_2が著明に減少するために、日常の換気調節には重要な役割を果たすことはないようである。しかしながら、動脈血PO_2が例えば低圧や肺の病気あるいは低換気によって著明に減少（$PO_2 < 60$ mmHg）した場合では、この反射は有意義である。

血中のH^+イオン濃度の増加も、換気を刺激する。しかし、実際にはH^+はHCO_3^-と反応してCO_2を産生することから、H^+イオンの効果をPCO_2と分けて考えることは困難である。しかしながら、PCO_2を人工的に一定レベルに維持しながら、他方でH^+イオン濃度を変化させるというような実験を行ったとき、その結果から判断するとH^+イオン自身が換気を刺激することは疑いの余地がない。このH^+イオンによって引き起こされる反応は末梢の化学受容器によって調節されると考えられている。

CO_2、O_2およびH^+に対する反応は矛盾している—正常の環境下では、呼吸運動を促進する3種の化学物質（CO_2, O_2およびH^+）のうち1種類だけが変化するような状況はない。化学物質が変化するたびに換気もやはり変化して、3種すべての変化に対応している。一般的にはCO_2に対する反応が非常に強いので、CO_2による調節が極めて優勢なものとなって、そのために他の反応による調節が不明瞭なものとなる。例えば、呼気中のPO_2が突然低下すると、末梢の化学受容器がそれを感受して反射的に換気を増加する。しかし、一方では換気の増加によりCO_2が"呼出"されることになる。その結果、血液のPCO_2が低下する。このようにPO_2の低下により、呼吸運動が刺激されるが、一方では二次的に低下するPCO_2によって呼吸運動が制御される。このように相反する2つの調節が起こる結果、呼吸運動は増加するが、仮にPCO_2が一定であると仮定した場合に起こるような呼吸運動の増加には程遠いものとなり、ある症例では呼気ガスが相乗的な方法で協調的作用を示す。すなわちPO_2の減少やPCO_2の上昇はいずれも呼吸運動を刺激するが、それぞれの単独の場合に起こる呼吸運動の増加を合計したときよりも、2種の刺激によって引き起こされる増加の方が大きいのである。

PO_2とPCO_2は運動期間中は変化しにくい—運動中に起こる膨大な換気の増大を考えると、動脈血PO_2の低下とPCO_2の上昇が予期される。しかしこの現象は起こらない。実際、精密な測定を行うと、PO_2とPCO_2は運動中もほとんど一定であり、（これらの変化が）換気の膨大な増加を導かないことがわかる。運動中では代謝と歩調を合わせるような換気の増大によって、CO_2は産生されるのとほぼ同時に排出され、そして動脈血O_2は消費されるのとほぼ同時に素早く供給されている。この反応の詳細な機序は不明である。

CN：図中D（2番目のパネルにある血漿）は赤色を用いる。

1. 一番上のパネルから始める。
2. CO_2による換気の調節を示すパネルでは左上部の血管からはじめて右回りに着色する。肋骨の低部にある重ね書きしている曲線は肋間に沿った呼吸筋を示している。
3. 最下部のパネルを着色する時は左上部から始め、やはり右回りに行うが、一番右側のパネルは除く。1と2は灰色で着色する。
4. 一番右側の図を着色する。

換気量
VENTILATION
TIDAL VOLUME × RATE
1回換気量 × 1分間の呼吸回数 (breath/min)

ONE MINUTE — 1分間

ONE MINUTE — 1分間

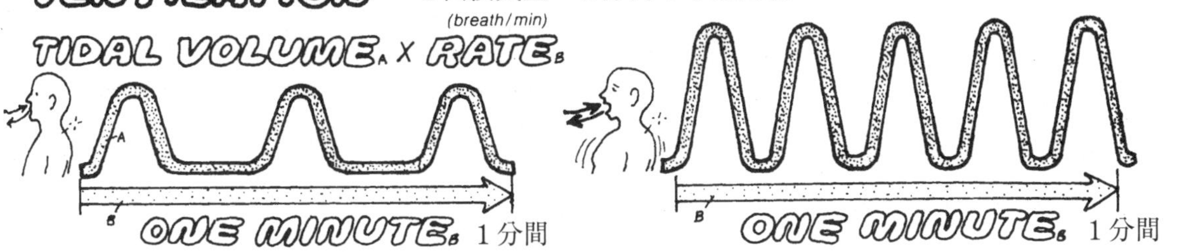

毎分肺を出入りする空気量のことを肺換気量または時には分時呼吸量とも呼ぶ．この量は1回の呼吸運動毎に吸入する空気量の増加や1分当たりの呼吸数の増加，あるいはその両者の増加に伴って増大する．

CO_2 と H^+ による換気の調節
CONTROL OF VENTILATION BY CO_2 & H^+

METABOLISM 代謝

CEREBROSPINAL FLUID 脳・脊髄液

IN PLASMA 血漿中

$\uparrow PCO_2$

中枢性化学受容器
CENTRAL CHEMORECEPTOR

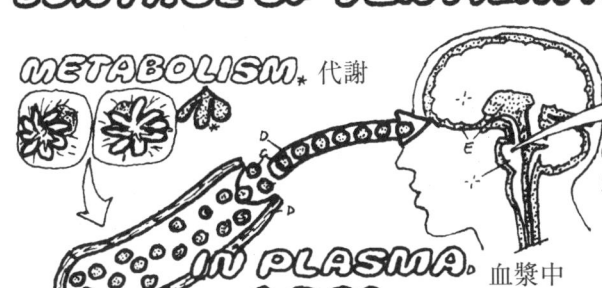

$CO_2 \rightarrow CO_2 + H_2O$
$\Downarrow$
H_2CO_3
$\Downarrow$
$HCO_3^- + H^+$

capillary membrane (blood-brain barrier) 毛細血管膜（脳・血液関門）
plasma 血漿
cerebrospinal fluid 脳脊髄液
medulla 延髄

代償 compensation

$PCO_2 \downarrow$

return toward normal 正常に戻る

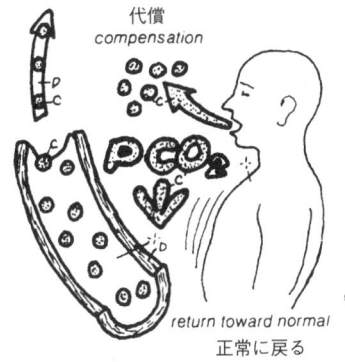

代謝が増加するに伴い換気も増加する．その時血漿中 PCO_2 がよく反応する．血漿 PCO_2 が増加（代謝の増加が起これば PCO_2 も増加する）する時には必ず換気の代償性の増加が観察されて，PCO_2 レベルを正常レベルにまで戻す．浸透性の高い CO_2 は容易に脳脊髄液中に拡散し，HCO_3^- と H^+ に変換される．延髄の腹側表面にある特殊な領域は H^+ の増加に反応して呼吸中枢を刺激して，呼吸の頻度と深さを増加させる．

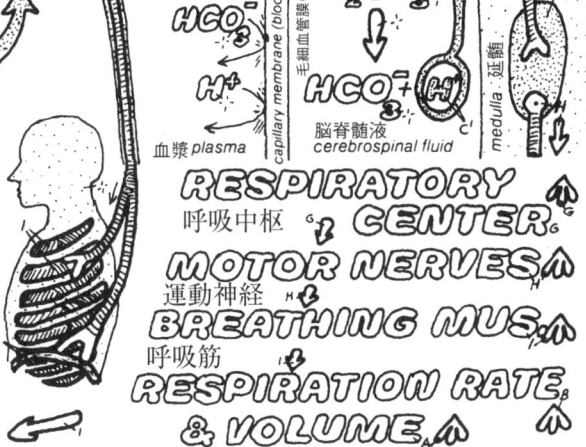

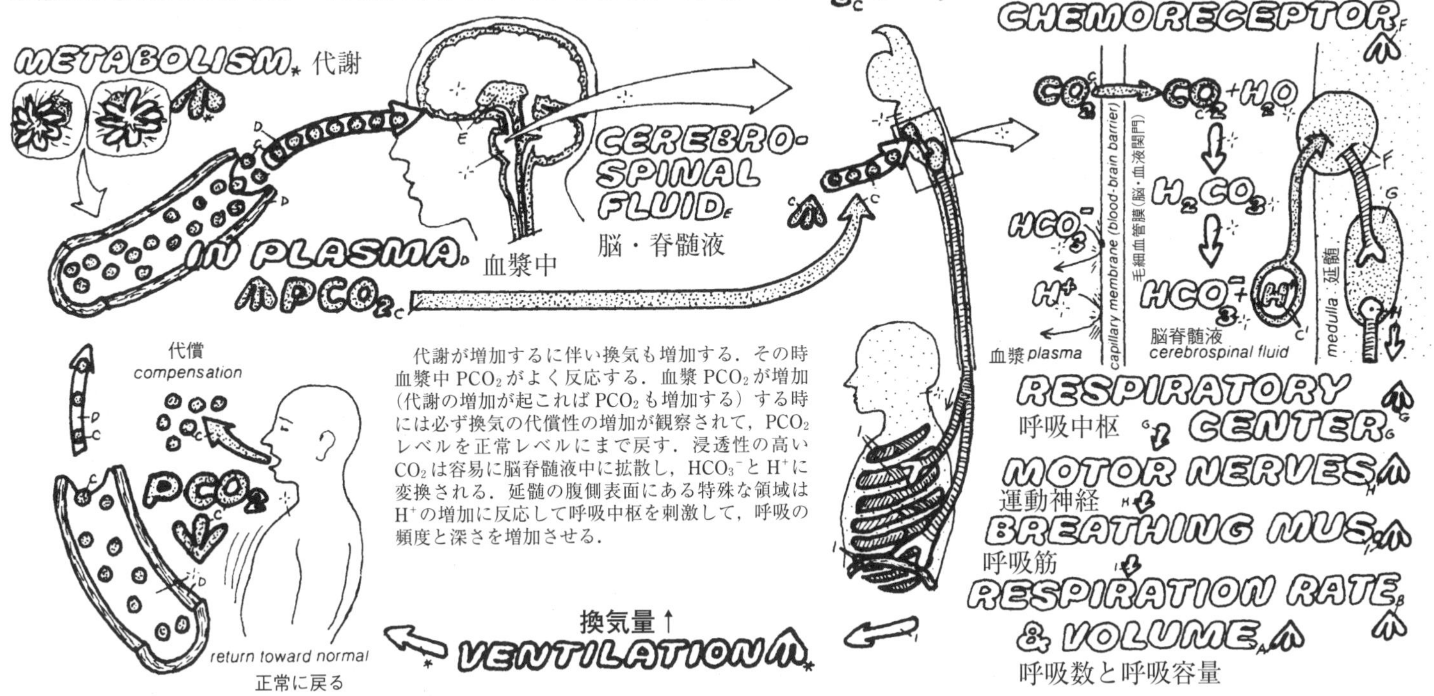

RESPIRATORY CENTER 呼吸中枢
MOTOR NERVES 運動神経
BREATHING MUS. 呼吸筋
RESPIRATION RATE & VOLUME 呼吸数と呼吸容量

← **VENTILATION** ↑ 換気量↑ ←

O_2 による換気の調節
CONTROL OF VENTILATION BY O_2
CHEMORECEPTORS 化学受容器：

CAROTID BODY 頸動脈体
RESPIRATORY CENTER 呼吸中枢
舌咽神経 glossopharyngeal
SENSORY NERVES 感覚神経
AORTIC BODIES 大動脈体
vagus 迷走神経
MOTOR NERVE 運動神経
blood pressure stretch receptors 圧受容器
aorta 大動脈

PO_2 **IN PLASMA** 血漿中

代償 compensation

PO_2

return toward normal 正常に戻る

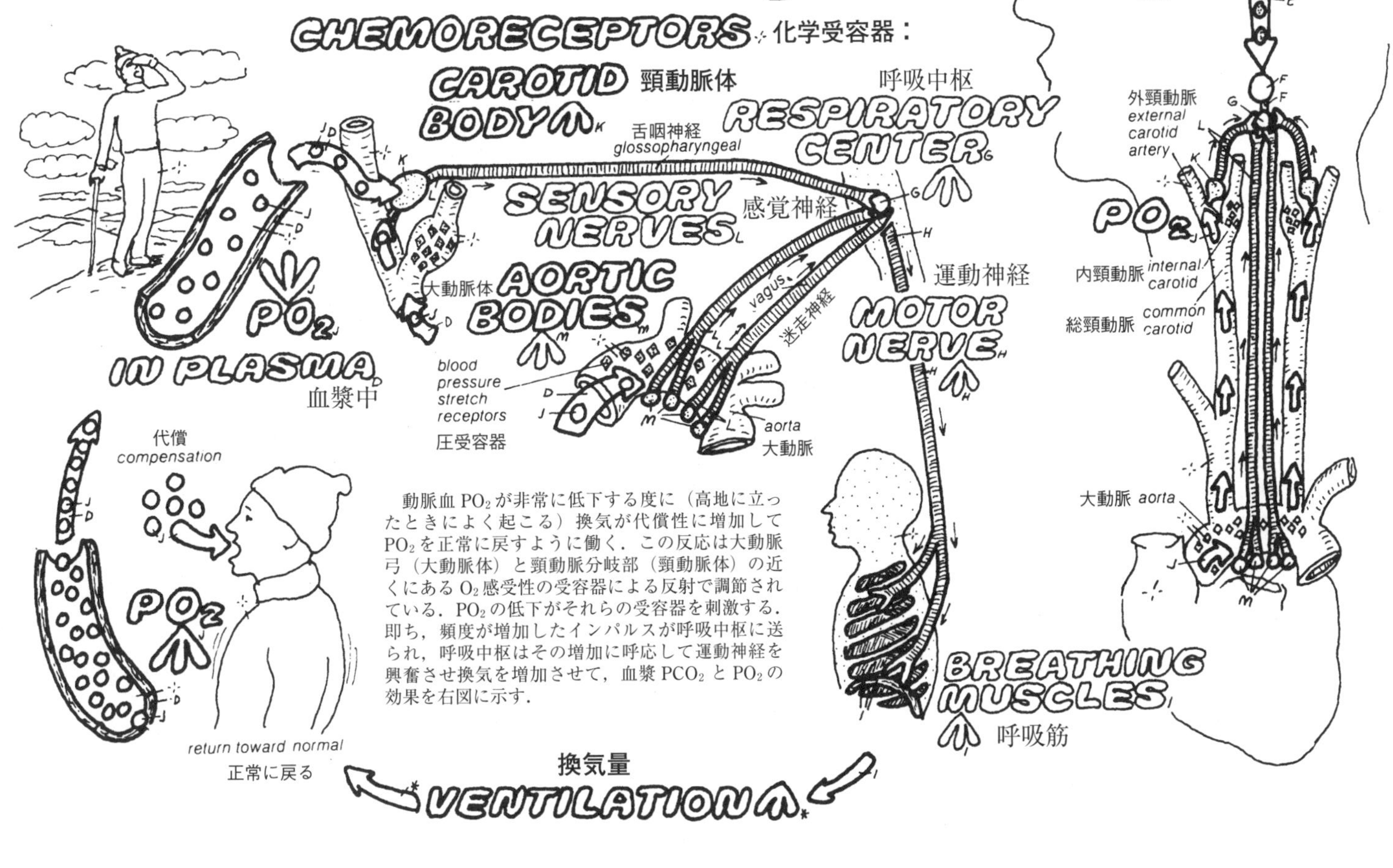

動脈血 PO_2 が非常に低下する度に（高地に立ったときによく起こる）換気が代償性に増加して PO_2 を正常に戻すように働く．この反応は大動脈弓（大動脈体）と頸動脈分岐部（頸動脈体）の近くにある O_2 感受性の受容器による反射で調節されている．PO_2 の低下がそれらの受容器を刺激する．即ち，頻度が増加したインパルスが呼吸中枢に送られ，呼吸中枢はその増加に呼応して運動神経を興奮させ換気を増加させて，血漿 PCO_2 と PO_2 の効果を右図に示す．

PCO_2 or H^+

PO_2

外頸動脈 external carotid artery
内頸動脈 internal carotid
総頸動脈 common carotid
大動脈 aorta

BREATHING MUSCLES 呼吸筋

← **VENTILATION** ↑ 換気量 ←

低酸素症

低酸素症とは組織のO_2が欠乏することを意味する．非常に重症な低酸素症の場合，脳が最初に影響を受ける．例えば15,000 m以上の高空を飛行している航空機の客室圧が突然失われた時には，吸気中のPO_2が20 mmHg以下に低下して，意識は約20秒で喪失し，4～5分後には死亡するであろう．以上のような非常に激しい条件下でなくても，やはり低酸素によって脳は影響を受ける．すなわち酩酊状態に陥り，判断力の低下や眠気，方位感覚喪失，頭痛が起きる．そのほか，食欲不振，吐き気，嘔吐，心拍促進といった非精神的な症状も起きる．低酸素症はその原因によって4つの異なった種類に分類される．

低酸素性低酸素症：動脈血中のPO_2の減少

低酸素性低酸素症は動脈血のPO_2の減少に関連している．大気中のO_2量が低い高地に立った正常なヒトに起きるが，これは肺炎のような肺の疾病でも見られる．"高山病"の症状は，高地に到達後8～24時間後に多くの人に認められる．それらは頭痛，焦燥感，不眠，息切れ，吐き気そして疲労といった症状が認められるが，これらは4～8日で徐々に消失する．これがいわゆる馴化である．

換気の増加――馴化は動脈血PO_2が低下することにより，換気が増大することから始まる．最初はCO_2が排出（呼出）されるために，この換気量の増加は小さいもので，換気に及ぼすPCO_2の刺激効果は減少する．しかしながら中枢の化学受容器の低PCO_2に対する反応が徐々に沈静化するに伴い，換気は以後4日以上も持続して増加する．この低下したPCO_2に対する感受性が徐々に低下する基盤は明らかでない．

腎臓はより多くの重炭酸塩を排出する――呼吸に対する正常な刺激を減少させることが，低いPCO_2によって作り出される唯一の問題ではない．CO_2の低下は次の反応式を左方に移動させる．

$$CO_2 + H_2O \rightleftarrows H_2CO_3 \rightleftarrows HCO_3^- + H^+$$

H^+イオンはこの反応で使い尽くされて体液はアルカリ性になる（図63）．幸いにもこの問題は次の数日以内で処理されて，今度は腎臓がより多くのHCO_3^-を排出する．この反応式の左方移動は右方に戻されて元の状態になり，HCO_3^-の消失は代償される（図64）．

2,3DPGは増加する――馴化もまた，赤血球内で2,3DPG産生をも増強させる．2,3DPGはヘモグロビンのO_2親和性を低下させて（酸素飽和曲線の右方移行），組織へより多くのO_2を放出させる（図54参照）．この変化は1日以内に起こる．しかしながら，重症の低酸素症ではO_2親和性が低下するので，肺におけるHbのO_2採取が困難となるので，2,3DPGの有効性にも限界がある．

赤血球細胞の産生が増加する――血液中の赤血球濃度の増加は馴化の初期（数日以内）に始まる．これに伴い血液のHb濃度も上昇して，PO_2が低くても血液のO_2運搬能は上昇する．骨髄での赤血球産生と放出を促進する刺激はエリスロポイエチンというホルモンによって生み出される．エリスロポイエチンは低酸素状態になると，腎臓から放出される（図143を参照）．この赤血球産生の増強反応は2～3日で始まるが，この反応が完了するまでにはなお数週間が必要とされる．

血管新生が増加する――更に長期的な馴化では新しい毛細血管の生長が起こり，そのため，O_2が血液から組織細胞へ到達するまでの距離を短縮することになる．更に，筋のミオグロビン含量や組織のミトコンドリアの数や酸化酵素の含量も増加する．

以上のことを要約すると馴化は3つの方法で組織へのO_2供給を促進する．（1）換気増大による血液へのO_2供給の増加，（2）赤血球産生の増加による血液のO_2運搬機能の増強，（3）2,3DPG反応と血管新生の増加という方法による組織への容易なO_2供給，である．

貧血性低酸素血症

この状態は，動脈血PO_2は正常であるが，O_2を運搬する能力のあるHb量が不足している時に起きる．動脈血PO_2は正常であるから末梢の化学受容器への刺激はほとんどない．しかしながら，しばしば，2,3DPGが代償的に増加することによって，安静時では低酸素症の苦痛から開放される．一方，運動時には活動している組織へのO_2供給を増大する能力が低下しているため，困難な問題が生じてくる．貧血は様々な要因から起きる．栄養的なもの（例えば鉄欠乏）もあれば遺伝的なもの（例えば鎌状細胞貧血症）もある．また貧血性酸素症の症状は一酸化炭素中毒の際にもみられる．その理由はCOがHb分子のO_2結合部位でO_2と競合して，HbのO_2運搬能力を低下させるからである（COに対するHbの親和性はO_2のそれに比べて200倍以上高い）．更に都合の悪いことにはCOの存在下では，HbO_2のHbとO_2の結合がより強固なものとなってしまい，組織でのO_2利用が減少するという不利益が生じる．

うっ(鬱)血性低酸素血症：循環不全

この状態ではPO_2とHbは正常である．しかし組織の循環が悪いためにO_2供給は損なわれている．これは特にショック時の腎臓と心臓において重要な問題であって，うっ血性心不全の際の肝や脳においても問題となるであろう．

組織毒性低酸素血症：O_2利用不全

これは組織細胞が毒され，たとえO_2供給が適当であってもO_2利用が不可能なときに起きる．酸化酵素を抑制するシアン中毒は，この症候の最も典型的なものである．

CN：O_2（D）は前頁と同色を用いる．
1. 一番上のパネルから始め，A～Dの4つの要素全部に色を塗る．Hb上にO_2を運ぶ右側のボートから始める．
2. 左側の低酸素性低酸素症の垂直パネルを着色する．それから馴化を扱った長方形のパネルも着色する．
3. 残ったパネルを着色する．着色は重要なもののみにとどめる．

正常な酸素輸送
NORMAL OXYGEN TRANSPORT

酸素は肺（波止場：ドック）から Hb 分子（ボート）へ積み込まれて，循環（流れ）に乗り，組織（ドック）へ運搬されるが，そこで酸素が降ろされる．

組織細胞 **TISSUE CELLS** (組織) **TISSUE**
HEMOGLOBIN ヘモグロビン
心拍出量 **CARDIAC OUTPUT**
OXYGEN 酸素 (肺) **LUNGS**

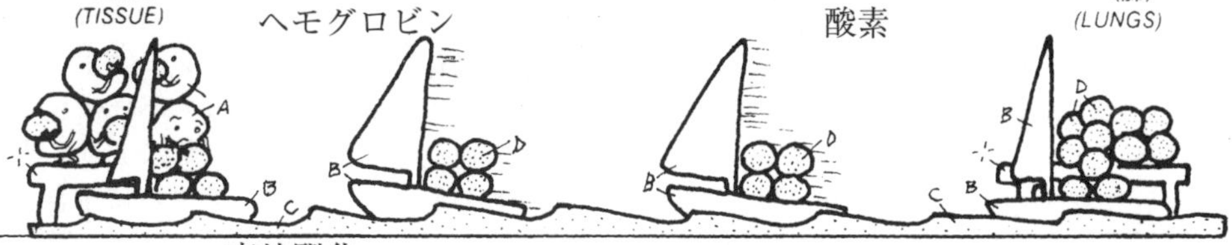

低酸素による低酸素症
HYPOXIC HYPOXIA

組織中で O_2 の欠乏や O_2 利用の減少が生じると，低酸素症と呼ばれる状態になる．低酸素症には多くの種類がある．その内でも最も一般的なものの1つが低酸素性低酸素症で，これは動脈血の PO_2 が低下した時（高地で）に起こる．

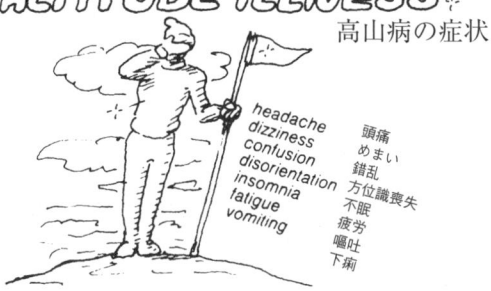

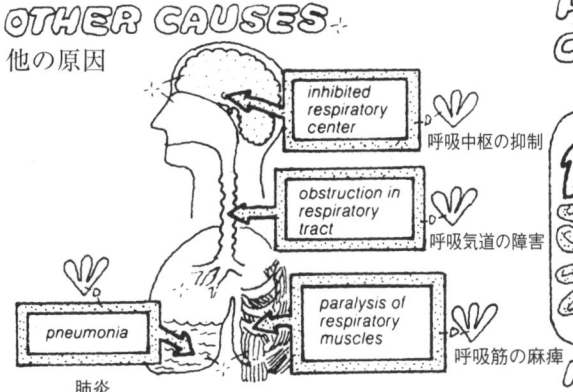

高地馴化
HIGH ALTITUDE ACCLIMATIZATION

短期間（数分～数日）**SHORT TERM** (minutes or days)

VENTILATION ↑ 換気量
BICARBONATE EXCRETION ↑ 重炭酸塩の分泌
HEMOGLOBIN RELEASE OF O_2 ↑ ヘモグロビンから O_2 の解離

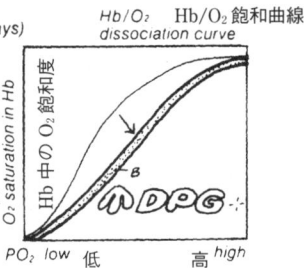

Hb/O_2 飽和曲線 *dissociation curve*
O_2 saturation in Hb / Hb 中の O_2 飽和度
PO_2 low 低 — 高 high
↑ DPG

低酸素症に対する代償的反応には，重炭酸塩の排出増加で促進される換気量の増大，血液中の赤血球量増加に伴う O_2 運搬能の増強，および 2,3DPG の反応による組織への O_2 運搬をしやすくすることなどがある．

SYMPTOMS OF ALTITUDE ILLNESS
高山病の症状

- headache 頭痛
- dizziness めまい
- confusion 錯乱
- disorientation 方位識喪失
- insomnia 不眠
- fatigue 疲労
- vomiting 嘔吐
- 下痢

OTHER CAUSES
他の原因

- inhibited respiratory center 呼吸中枢の抑制
- obstruction in respiratory tract 呼吸気道の障害
- paralysis of respiratory muscles 呼吸筋の麻痺
- pneumonia 肺炎

LONG TERM (days or months) 長期間（数日あるいは数ヶ月）

RED BLOOD CELLS ↑ 赤血球数
HEMOGLOBIN ↑ ヘモグロビン
CAPILLARY GROWTH ↑ 毛細血管の発達

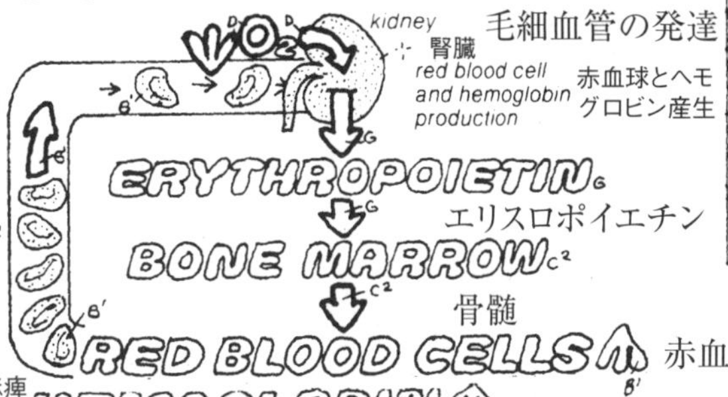

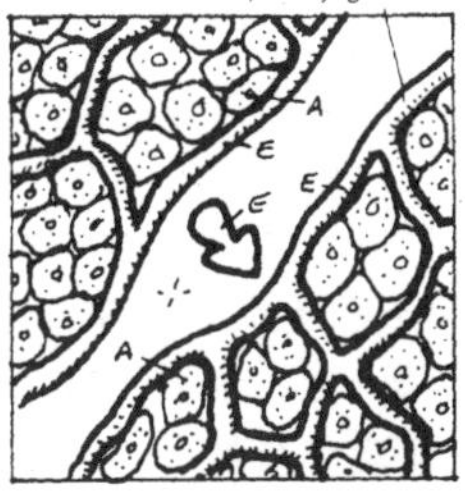

kidney 腎臓
red blood cell and hemoglobin production 赤血球とヘモグロビン産生

ERYTHROPOIETIN エリスロポイエチン
↓
BONE MARROW 骨髄
↓
RED BLOOD CELLS ↑ 赤血球数
HEMOGLOBIN ↑ ヘモグロビン

capillary growth

低酸素による低酸素症
HYPOXIC HYPOXIA

低酸素性低酸素症では，細胞や循環系及び Hb 含量は正常である．しかし，根本的な O_2 の供給が不足している．通常，4分子の酸素を運搬するのにこの場合は3分子の酸素を運搬している．

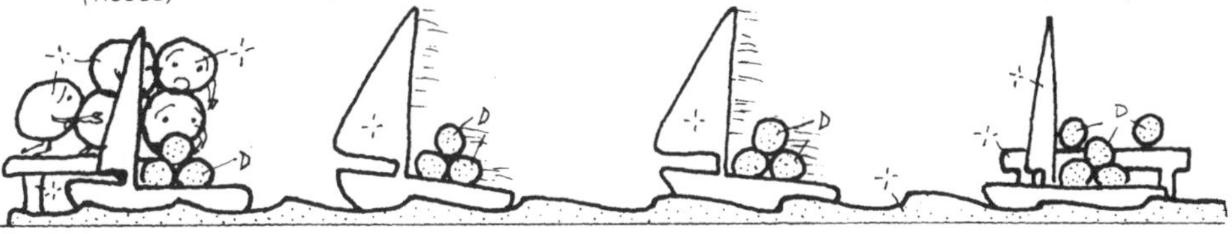

ANEMIC HYPOXIA 貧血性低酸素症

貧血性低酸素症では，Hb が欠乏している．即ち，十分にボートがないことである．

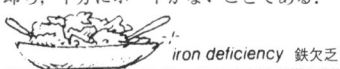

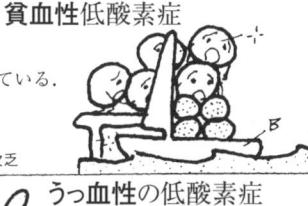

iron deficiency 鉄欠乏

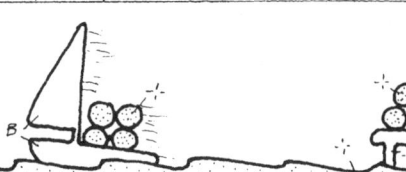

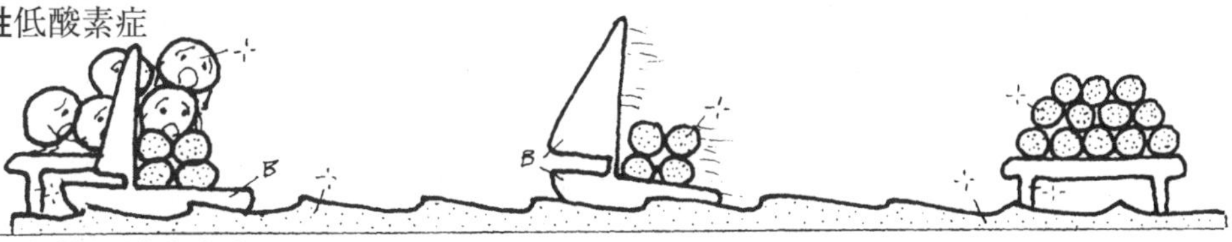

STAGNANT HYPOXIA うっ血性の低酸素症

うっ血性（虚血性）低酸素症では，血液循環が損なわれている．即ち，血流がよどんでいる．

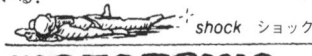

shock ショック

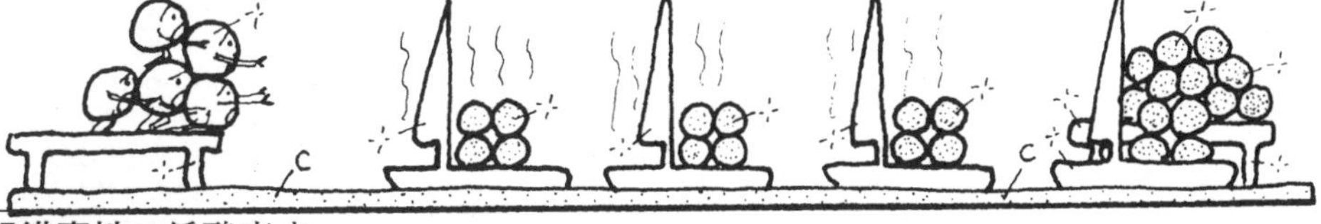

HISTOTOXIC HYPOXIA 組織毒性の低酸素症

組織毒性低酸素症では，O_2 供給は正常である．しかし，細胞が O_2 を利用できない（例えばシアン中毒の場合など）．

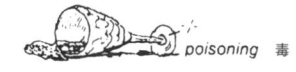

poisoning 毒

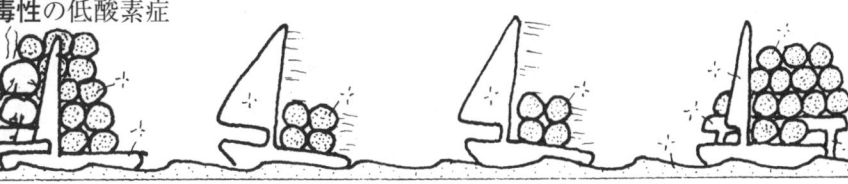

腎の構造・序論

腎は尿を産生する．正常の安静状態では腎の重さは体重のわずか0.5％以下しかないが，心拍出（血液）量の25％を受けている．すなわち毎分1,300 mLほどの血液が腎動脈を通って腎に入り，毎分1298～1299 mLの血液が腎静脈を経て腎から出てゆくので，その差の1～2 mL/分が尿として尿管を通って出てゆく．（身体の血液の1/4が供給されている）この臓器が1分間にわずか2 mLの尿しか出さないことに，なぜ皆は大騒ぎをするのであろうか？ 尿は何を含んでいて，その生成がなぜそんなに重要なのであろうか？

最初にちらっと見ただけでは，尿の組成は特に印象的なものではなく，水，塩，少量の酸及び尿素のような種々の老廃物を含んでいる．印象的なことは，どのようにして尿が体液の量と組成のあらゆる変動を補償するために，その組成と量を変化させるかということである．体液の組成は見かけ上何を口から取り込むかということではなくて，腎が何を保持するかによって決定される．胃腸管はそこに入って来た量とは無関係に何ら識別しないで，吸収を最大限に行うように設計されているように見える．腎は身体への内部循環の保持者である．つまり腎は体液全体を1日に15回も新しく取り換えるようにはたらいている．身体が脱水状態にあるときは，腎は排出する水の量を減少させるが，体液が酸性に傾いたときには腎は酸を排出する．もしも体液中のK$^+$含量が増加したときには，腎より一層のK$^+$を排出するように働く．"われわれは腎臓を持っているので，体内に内部環境を持っている" と Homer Smith はいっている．

腎臓の全体

腎臓の大きさは，ほぼ握りこぶし大である．腰の線のすぐ上の後腹壁にある．被膜と呼ばれる骨の外側を覆っている膜は，薄いけれども強靭で線維性である．腎を切開すると，外側（皮質）と内側（髄質）の2つの部分があらわれる．このような肉眼的な構造の観察からは，どのように腎臓がはたらいているのかという手がかりは得られない．しかしながら顕微鏡的観察によって，腎の活動単位であるネフロンが明らかにされる．それぞれの腎には約百万個のネフロンが含まれているが，ネフロンは長さ45～65 mm，太さ0.05 mmの管状の構造をしている．そしてその管壁は，単層の上皮細胞からできている．

ネフロン

ボウマン嚢と呼ばれる直径約0.2 mmの漏斗状の構造は，ネフロンの頂端となっている．これらの嚢は常に皮質に見出される．ろ過された液体（尿）はボウマン嚢から小管の内腔を流れて次の区分の近位尿細管に入るが，そこは，"ねじれた"あるいはらせん状の部分に続いて髄質の中にもぐり込んでいる真直ぐな部分となっている．この部分は長さが約15 mmあってネフロン（ボウマン嚢）の起始部の近くにあるので，近位尿細管と呼ばれる．液体（尿）は次いで髄質の深部に向かって真直ぐに垂直方向に下る細い小管中に流れ込む．これはヘンレ係蹄の下行枝である．この一番下の所で小管はヘアピン状に弯曲して，今度は髄質から上方に出て皮質に向かって走り，この上行部の終りの部分はかなり壁が厚くなる．

皮質では弯曲部の上行枝は遠位尿細管に連続する．そして最終的に，遠位尿細管はいくつかのネフロンから液体（尿）を集める管の集合管へ開いている．

ネフロンには2つの主な区分がある．皮質ネフロンと呼ばれる大部分のものは，皮質の外側部より始まり短いヘンレ係蹄によって特徴づけられており，髄質の外側部に達しているにすぎない．全体の約15％にすぎない残りのネフロンは，髄質の近くから始まり旁髄質ネフロンとして知られている．これらは非常に長いヘンレ係蹄部を持っており，髄質の深部にまで達している．これらは身体の水分保持のために重要な役割をしている．

集合管

個々の集合管は合体して大きな管状構造となり，この様式が繰り返されていくつかの大きな管は，更に大きな漏斗構造の腎盂となる．腎盂の中の液体は尿と同じ組成である．腎盂はそれぞれの腎から出て尿を膀胱に運ぶ尿管に連続しており，尿は尿道から排出されるまで膀胱に蓄えられる．

ネフロンへの血液供給：2つの毛細血管が直列に曲がっている

ネフロンへの血液供給系は特殊であって，2つの毛細血管床が直列に連なっている構造をしている．それぞれのボウマン嚢は，糸球体と呼ばれる固有の毛細血管床を持っている（時にはボウマン嚢＋糸球体の合体した構造を糸球体と呼んでいる）．糸球体に血液を運ぶ血管は輸入細動脈と呼ばれる．糸球体から出てゆく血管は小静脈中には入らないで，もう1つの細動脈の輸出細動脈中に入り，尿細管周囲毛細血管と呼ばれる第2の毛細血管層へと導かれる．尿細管周囲毛細血管は高度に相互結合をしているので，どの毛細血管がいずれの輸出細動脈から来ているのかを区別するのは困難である．ある1つのネフロンの尿細管は，数本の輸出細動脈からくる血液を受けている．旁髄質ネフロンから出る輸出細動脈もまた同様に尿細管周囲毛細血管を形成しているが，更に髄質の中にまで深く入り込んでいるヘンレ係蹄の下行枝に続く直線部が小管に枝を分けており，その弯曲部で方向を変えて皮質の方向へ戻って上行している．血管のヘアピン弯曲は直血管と呼ばれており，この様な構造は身体の水分保持のために重要である．

ネフロンの中にある液体が集合管を通って腎盂に到達するまでの間に尿が作られる．図59には，どのようにして液体が糸球体の毛細血管を通ってボウマン嚢中へろ過されるかを簡単に示している．ここから液体はネフロンの内腔を流れて，更に尿細管と集合管の上皮細胞によって変化をうけて，最終的には尿になる．

CN：Aの構造には赤，Bには青，Rには紫，Hには黄色を塗る．JとTには濃い色を塗る．

1. 上方右にある腎の切断面の図から色を塗り始める．2つの型のネフロンのある場所を示す腎の横断図に色を塗る．これらは図表上では非常に拡大してあることに注意！
2. 下方右角の腎の切断面の拡大図に色を塗る．下方の血管（A^1）の入口から始めて，動脈と静脈とに色を塗る．輸入及び輸出細動脈（PとQ）は，他の血管と区別するために異なった色を塗るように注意する．ネフロン（K-O）の構造に色を塗る前に血液の循環に色を塗るように注意する．
3. 下方左の糸球体とネフロンを通ってろ過される流れの図に色を塗る．ボウマン嚢（K）にまず色を塗り，それからそれに関連した構造に色を塗る．

RENAL ARTERY 腎動脈
RENAL VEIN 腎静脈
KIDNEY 腎臓
    CAPSULE 被膜
    CORTEX 皮質
    MEDULLA 髄質
    RENAL PELVIS 腎盤
URETER 尿管
URINE 尿
BLADDER 膀胱

NEPHRON ネフロン
    BOWMAN'S CAPSULE ボウマン嚢
    PROXIMAL TUBULE 近位尿細管
    LOOP OF HENLE ヘンレ係蹄
    DISTAL TUBULE 遠位尿細管
    COLLECTING DUCT 集合管

血液は腎を通り抜けて尿につくり変えられる。腎動脈を通って1分間に1300 mLの血液が腎に入り、1299 mLが腎静脈から出てゆくが、その差1 mLが尿として腎に残る。

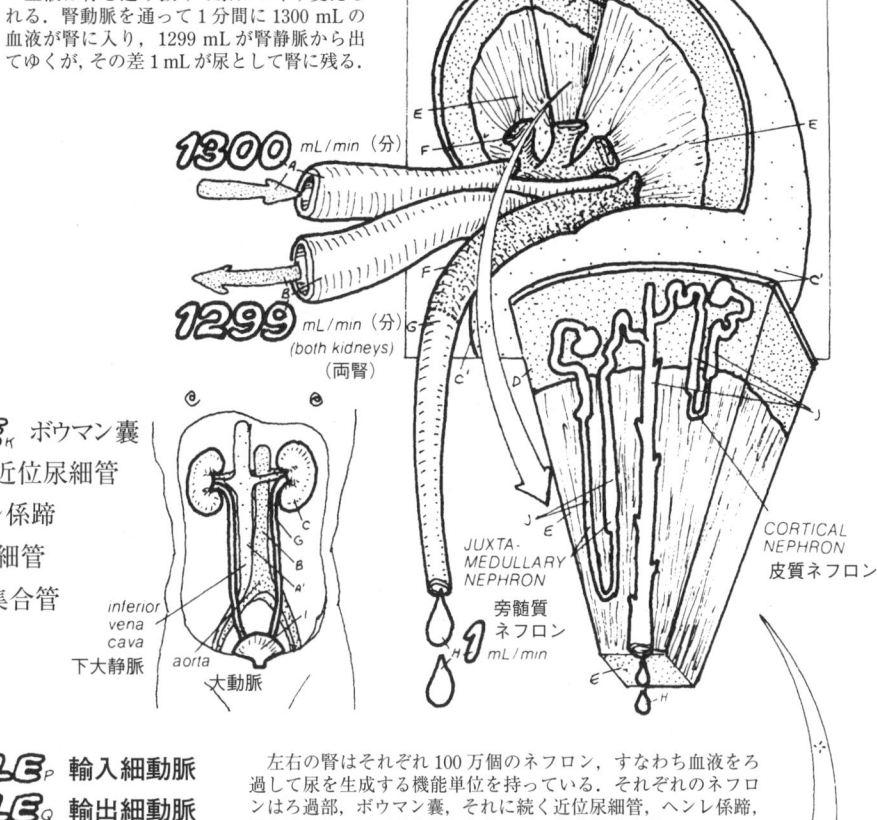

1300 mL/min（分）
1299 mL/min（分）(both kidneys)（両腎）

inferior vena cava 下大静脈
aorta 大動脈

JUXTA-MEDULLARY NEPHRON 旁髄質ネフロン
CORTICAL NEPHRON 皮質ネフロン

1 mL/min

ARTERY 動脈
ARTERIOLE 細動脈
    AFFERENT ARTERIOLE 輸入細動脈
    EFFERENT ARTERIOLE 輸出細動脈
PERITUBULAR CAPILLARY
VASA RECTA 尿細管周囲毛細血管
直(血)管

ネフロンへの血液の供給は（右図を参照）直列にならんでいる2つの毛細血管床より成り立っている。輸入細動脈はボウマン嚢内にある糸球体（下方の図を参照のこと）へ血液を運ぶ。血液はそれから輸出細動脈へ流れ出て、更に尿細管周囲毛細血管へと通じて、皮質にある近位および遠位尿細管へと供給される。髄質には旁髄質ネフロンからの輸出細動脈の分枝が分布している。これらの枝は直(血)管で髄質の内部までもぐり込んで、ヘンレ係蹄に続き、ヘアピン様に彎曲して皮質にまで戻る。

左右の腎はそれぞれ100万個のネフロン、すなわち血液をろ過して尿を生成する機能単位を持っている。それぞれのネフロンはろ過部、ボウマン嚢、それに続く近位尿細管、ヘンレ係蹄、遠位尿細管、及び集合管よりなる長い管状部分を持っている。

GLOMERULUS 糸球体
    FILTRATE ろ液
BOWMAN'S CAPSULE ボウマン嚢

ろ過された液体は糸球体を通り抜けてネフロンのボウマン嚢の中に入る。ろ液はそれから尿細管の中を通って集合管にまで達する。この過程でろ液から栄養物と大部分の液体成分が取り除かれて、残りの液体の組成はさらに変化を受けて最終的には集合管の終末部で尿になる。

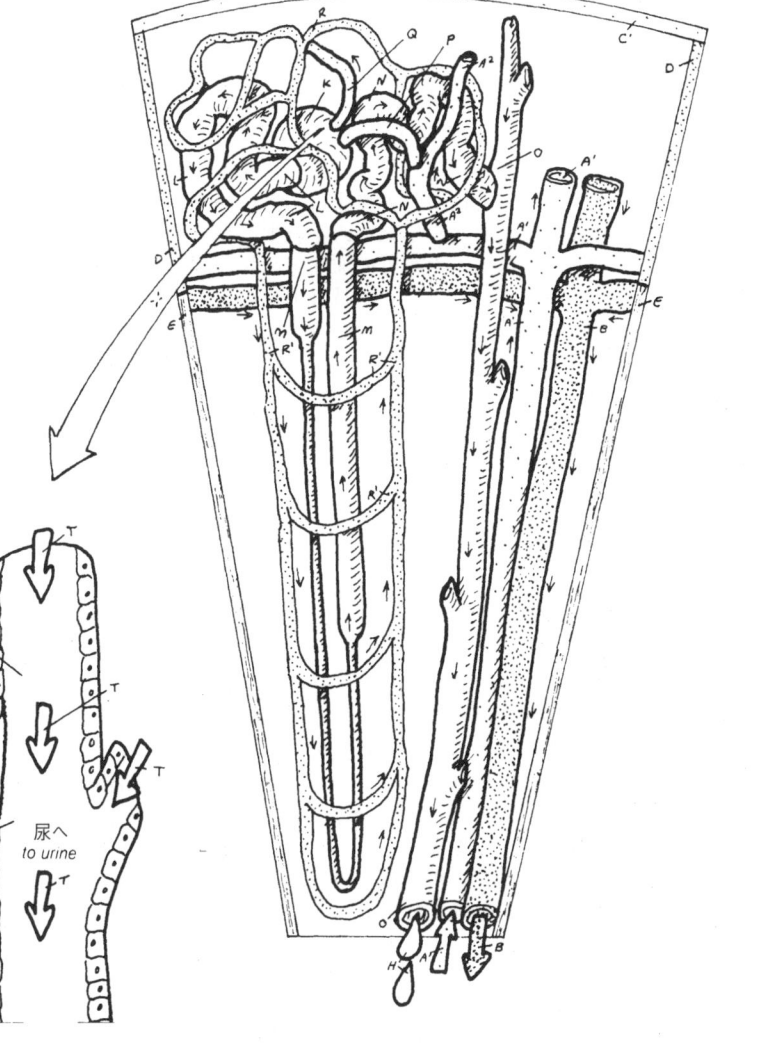

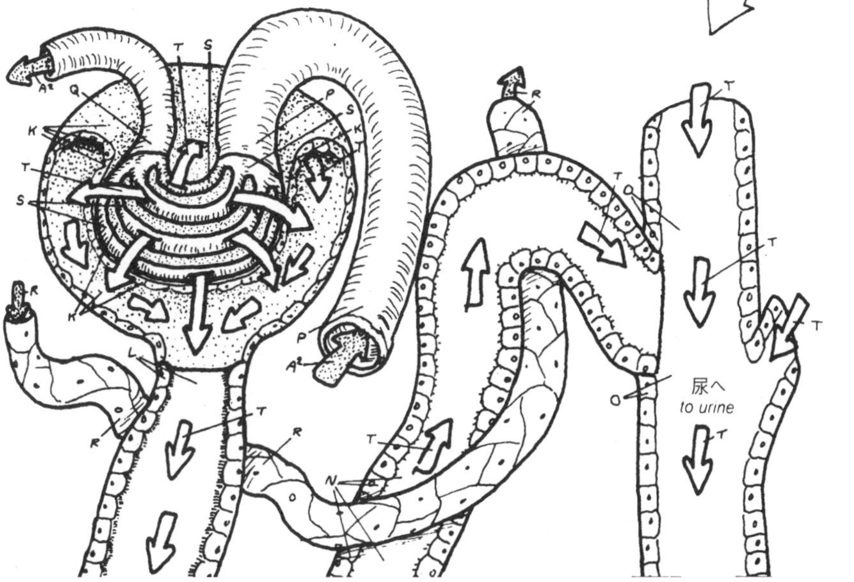

尿へ to urine

ろ過，再吸収および分泌

　ネフロンの中の液体が，集合管を通り抜けて腎盂に達するまでの間に尿が作られる．ネフロンの中の液体とは何であるのか？　また最初にその液がどうしてそこにあるのだろうか？　これに対して腎臓にある特殊な血液の循環様式が1つの手がかりを与えている．1つの毛細血管床（糸球体）が細動脈（輸出細動脈）に入って，今度はもう1つの毛細血管床（尿細管周囲毛細血管）に導かれている様式を，我々は身体の中でどこにも見出すことはできない．身体の組織の中のどこにもある典型的な毛細血管の圧力（血圧）は約 35 mmHg であるが，次第におよそ 20 mmHg に下がり，最終的には血管の静脈末端部では 15 mmHg にまで達する．もしも糸球体の毛細血管がその代表的なものの1つで，輸出細動脈に送られる血液の圧力がわずか 15 mmHg とすれば，次に続く輸出細動脈の血液内に血液を十分に送り込むことは困難である．そこでこれらの毛細血管床内の血液の圧力は，非典型的なものでなければならない．

血圧：糸球体では高く尿細管周囲の毛細管では低い：

　人の正常時の腎血圧に関連した値は直接に測定できないし，動物の場合でもそれを測定するためには麻酔したり，外科的外傷を加えて血液の損失を来したりする操作を避けることはできないのである程度の妥協の産物で，正確な値を得ることはできない．サル，イヌ，及びネズミで得られた一番良好な数値では，糸球体の血圧はかなり高く 50 mmHg 位である．ここの毛細血管を通過する際の圧力の低下は小さく，わずか数 mmHg にすぎない．つまり見かけ上，糸球体の毛細血管は低い抵抗を持っている．しかしながら他の細動脈の場合と同様に，輸出細動脈の血管抵抗は相当にある．したがって血液が尿細管周囲毛細血管に達する時までに，その圧力は約 15 mmHg にまで低下する．

糸球体ろ過：血漿の限外ろ過液はネフロンに入る―腎がこのような変則的な血圧を持っていることに対して，どのような生理学的重要性が考えられるのだろうか？　つまり糸球体毛細血管の血圧は異常に高く，尿管周囲毛細血管の血圧は異常に低い．毛細血管壁を通して行われる液体の輸送は，毛細管の血圧と液体の膠質浸透圧との釣合で決定されるので，糸球体血圧の高いこの部分の毛細血管では液体のろ過が起こり，ボウマン嚢内にろ過された液体は血漿の単純ろ過液であることを示している（すなわち血液を有孔性のろ紙，この場合は糸球体毛細血管壁の有孔性壁面を通して吸引したときに得られる液体である）．このことは実験的に実証されている．ネフロンの起始部にある液体は，能動輸送の過程から生じたものではない．この過程で血漿からタンパクと細胞成分が受動的ろ過によって分離される．

高い圧力と高い透過性は糸球体ろ過を確実にしている―このろ過の過程は血漿の成分を変化させる第一段階であって，これは最終的には尿として体外に排出される．この液体がネフロンに沿って尿細管壁を作っている細胞の間を通りぬける間に，必要な物質は液体から取り去られて尿細管周囲の毛細血管内の血液中に戻される．この過程は再吸収と呼ばれる．一方ではある物質は積極的に血液から奪い去られて，分泌と呼ばれる過程で尿細管内の液体中につけ加えられる．この糸球体ろ過にひき続いて起こる尿細管の再吸収と分泌は，腎臓が内部環境を調節する基本的な過程である．

　ボウマン嚢のじょうご（漏斗）状の構造は，ろ液を集めて近位尿細管に送り込むのに適している．血液からろ過されてネフロンの内腔に入ってくる液体は，3つの潜在的障害を通り抜けなければならない．すなわち，(1) 毛細管壁を形成している薄い細胞層（毛細血管内皮細胞），(2) 毛細血管と連合している基底膜，及び (3) ボウマン嚢を造っている上皮細胞層の3層である．毛細血管内皮細胞層は有窓で穴だらけになっており，そこでは細胞以外の大抵の分子が貫通する．基底膜と両方の細胞層の外側表面には糖タンパク質が埋め込まれていて，そこは強い陰性荷電を持っている．最後の障壁であるボウマン嚢の上皮細胞は直接に毛細血管に接しており，足細胞と呼ばれる特殊な構造を持っている．足細胞の足状突起は伸びて他の細胞の足状突起の趾間に入り込んでいる．そしてこれらの足状突起の間には空間あるいは隙間が残っている．基底膜を通り抜ける毛細血管有窓部と間隙通路を通過するろ過の通路は，塩，ブドウ糖，アミノ酸などの低分子物質の通過を妨げない．分子の大きさが増加すると，その大きさ，形，荷電などに依存してそのろ過通路は少し抵抗を示すようになる．電気的中性の分子や血漿タンパク質のアルブミンは，極くわずかしかこの障壁を通り抜けることができない．しかしながら，負の電荷を持つアルブミンは，基底膜や細胞表面の陰性荷電によって反発されてしまう．

　糸球体の毛細血管は高い血圧を持っているばかりでなく，他の毛細血管よりもより透過性が高い．ここでは2つの因子がろ過を促進している．糸球体の毛細血管は一般の毛細血管よりも 20 倍も多く液体を通過させる．そしてこの毛細血管に入ってくる液体の 1/5 が膜のろ過通路を通ってネフロンに分配される．ここではこのように血液から液体が失われることによって，残っているタンパク質は濃縮されることになる．糸球体を通った血液が輸出細動脈と尿細管周囲の毛細血管に入る時までに，その浸透圧（血漿タンパク質によって生ずる浸透圧）は，正常値の 25 mmHg より 30 mmHg へと増加する．

低い圧力は尿細管周囲の再吸収を促進する：

　高い血圧は糸球体ろ過のために有効であるのと全く同様に，尿細管周囲の毛細血管圧が低いことは，尿細管全長にわたって水分の再吸収を促進している．組織間間隙腔より血液中に水を再吸収させる主な力は血漿タンパク質のもつ浸透圧から生ずるので，この圧力は通常尿細管周囲の毛細血管内の血液で高く認められている．尿管周囲の毛細血管でろ過を遂行するためのろ過圧（毛細血管の血圧）は低いので，ここでは液体を周囲の環境から再吸収するのに適合している．しかしながらこのような議論は毛細血管と組織間液との間の再吸収の場合にだけ応用できる．ネフロンと組織間隙との間の液体の再吸収機構は，液体中の低分子の溶質，殊に NaCl の濃度によって決定される浸透圧による力のより複雑な組合せによって支配されている．このことから毛細血管に比べてネフロン壁は低分子の溶質をよりわずかしか通さないので，これら低分子溶質濃度の関与が浸透圧勾配に対する有効性を大きくしている．

CN：A には赤，G には淡青，H，J，L には暗い色を塗る．

1. 上の図に色を塗る前に，水平に描かれている血管，血液，及び血漿タンパクに色を塗って，ろ過，再吸収の図から色を塗り始める．
2. 小さい外側の図から始めて右端の機能的図に，それから内部の図にすすみ，腎小体の要素に色を塗る．細胞の足状細胞 (P) の間の狭い間隙に考慮しながら，矢印で表わされた間隙孔 (I¹) にも注意する．

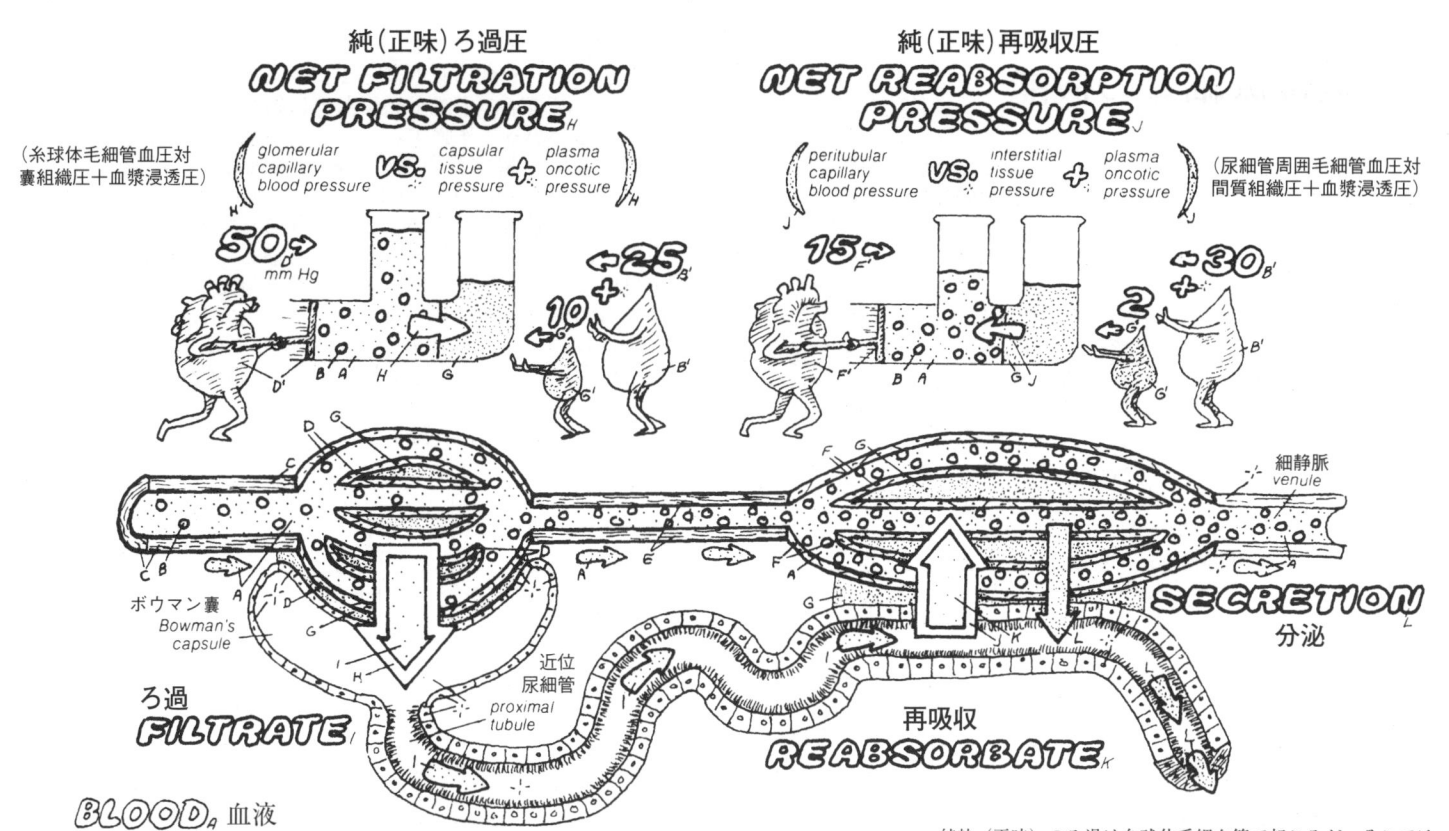

NET FILTRATION PRESSURE 純(正味)ろ過圧
(糸球体毛細管血圧対嚢組織圧＋血漿浸透圧)

glomerular capillary blood pressure vs. capsular tissue pressure + plasma oncotic pressure

50 mm Hg → ← 25
← 10 +

NET REABSORPTION PRESSURE 純(正味)再吸収圧
(尿細管周囲毛細管血圧対間質組織圧＋血漿浸透圧)

peritubular capillary blood pressure vs. interstitial tissue pressure + plasma oncotic pressure

15 → ← 30
← 2 +

細静脈 venule
ボウマン嚢 Bowman's capsule
近位尿細管 proximal tubule
ろ過 FILTRATE
再吸収 REABSORBATE
SECRETION 分泌

- BLOOD 血液
- PLASMA PROTEIN 血漿タンパク
- AFFERENT ARTERIOLE 輸入細動脈
- GLOMERULAR CAPILLARIES 糸球体毛細血管
- PRESSURE 圧力
- EFFERENT ARTERIOLE 輸出細動脈
- PERITUBULAR CAPILLARIES 尿細管周囲の毛細血管
- PRESSURE 圧力
- INTERSTITIAL FLUID 間質(組織)液
- PRESSURE 圧力
- ONCOTIC (OSMOTIC) GRADIENT 浸透圧勾配

RENAL CORPUSCLE 腎小体
- GLOMERULUS 糸球体
- CAPILLARY FENESTRATIONS 有窓性毛細血管
- BASEMENT MEMBRANE 基底膜
- BOWMAN'S CAPSULE ボウマン嚢
- PODOCYTE 足状細胞
- SLIT PORE 間隙孔

純粋(正味)のろ過は糸球体毛細血管で起こるが，そこでは血圧が異常に高い．一方，純粋(正味)の再吸収は尿細管周囲の毛細血管で起こるが，そこでは血圧が低い．糸球体毛細血管からろ過された液体は，血漿タンパク質を濃縮して尿細管周囲の毛細血管の平均浸透圧を数mmHg上昇させる．典型的な糸球体毛細血管では，血圧＝50 mmHg，組織圧＝10 mmHg，浸透圧＝25 mmHgであるので，純(正味)ろ過圧＝〔50 −(10 + 25)〕＝ 15 mmHgである．典型的な尿細管周囲の毛細血管では，血圧＝15 mmHg，組織圧は小さく，多分2 mmHgぐらい，平均浸透圧＝30 mmHgであるので，純(正味)再吸収圧＝〔(2 + 30) − 15〕＝ 17 mmHgとなる．ボウマン嚢から得られた液体は，血液から細胞とタンパク質を除いたものと同じである．液体がネフロンに流入するとき，液体中の物質は除かれて尿細管周囲の毛細血管中の血液中に戻される．この過程を再吸収という．また他の物質は血液からとり除かれて尿細管液につけ加えられる．この過程を分泌という．

血液がネフロンでろ過されるとき，血液中の物質は2つの細胞層とそれら両者を仕切っている基底膜を通り抜けなければならない．血液細胞とタンパク質は大きすぎてこれらの障壁を通り抜けることはできないが，小分子物質は容易に通過できる．毛細血管には沢山の有窓部があって孔があいているので，非常に物質の透過性が高い．基底膜もまた非常に透過性が高い．この膜には負の荷電が固定されているので(負の荷電を持っている)血漿タンパク質分子を反発して通過させない．足細胞と呼ばれる糸球体の最後の層は，細胞の間に隙間様の小孔を持っている．この足細胞はボウマン嚢の一部である．

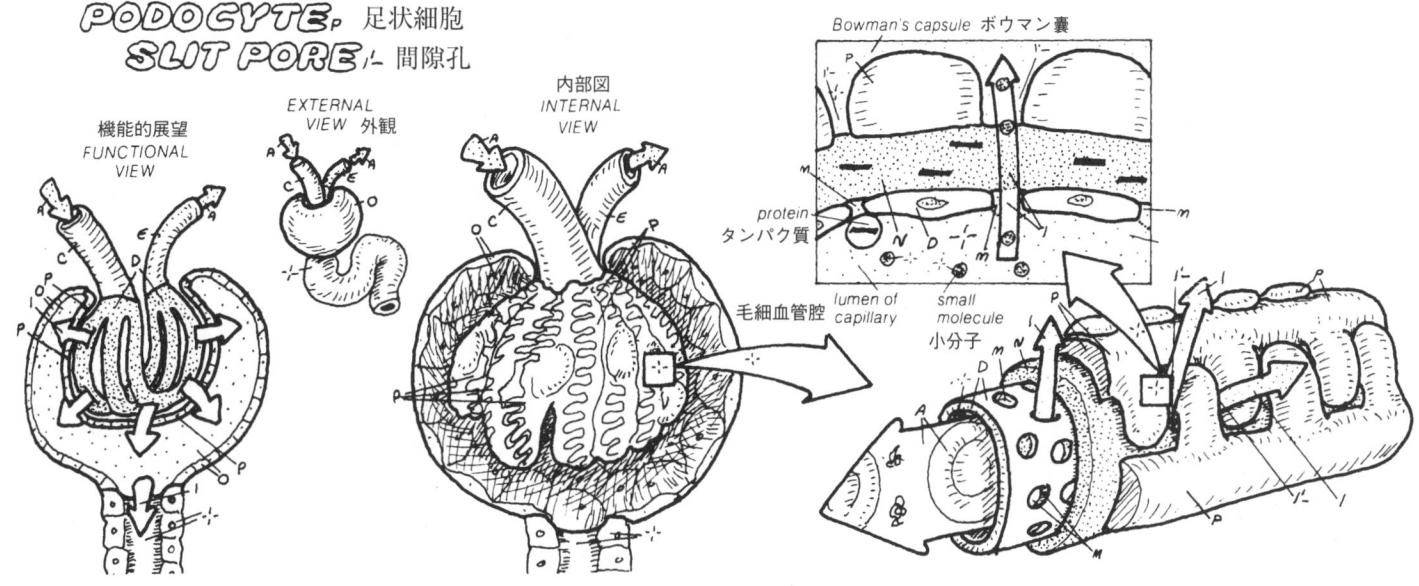

機能的展望 FUNCTIONAL VIEW
外観 EXTERNAL VIEW
内部図 INTERNAL VIEW

Bowman's capsule ボウマン嚢
protein タンパク質
lumen of capillary 毛細血管腔
small molecule 小分子

近位尿細管の機能

毎分約120 mLのタンパクを含まない血漿がネフロンの中でろ過されるならば、全血漿量が体内で空になるのにわずか25分しかかからないだろう（血漿量3000 mL ÷ 120）。この液体は血漿中に溶けているすべての物質（ブドウ糖，アミノ酸，鉱質，ビタミン等）を含んでいる。あなたがこの頁を読んでいるということは，このような体内の血漿が全部尿に出てしまうというようなことが起こっていないで，現実には生きている証拠である。尿細管はろ過液が集合管の終末部に到達する前に，大部分の体液，特に栄養物といくらかの鉱質（無機物）を再び捕捉（再吸収）する。

ネフロンは基本的には調節器官である。まずネフロンの起始部で，ろ液の激流に逆らってほとんど直ちにその液の流量を制御できる位の速さにまで減少させて，その中に含まれている身体にとって必要欠くべからざる栄養物を再び取り戻す必要がある。この仕事は基本的には近位尿細管の果たすべき責任である。ろ液が近位尿細管の終末部に到達するまでの間に，水分の2/3と栄養物の全部がいつも再吸収される。ろ過膜を通過した元の120 mLの液体のうち，わずか40 mLだけが係蹄部と近位尿細管を通り，更にもっと微妙な調節過程をうけることになる。

尿細管細胞は非対称性である

この大量の液体と物質輸送を行うには，非対称性の尿細管細胞が必要である。下方に示される図で，内腔に面している細胞膜は微小絨毛と呼ばれる指状の突出によって覆われている。これらは刷子（ブラシ）の毛に似ているので刷子縁と呼ばれている。細胞をとり囲んでいる残りの3/4の膜は微小絨毛を持っていないので，基底–側方膜（図2）と呼ばれる。これらの2種類の膜は異なった性質を持っている。すなわち両者は異なったタンパク質や酵素及び輸送系を含んでいる。2つの膜は緻密結合によって区切られており，いかなるタンパク質をも一方の膜から次の膜の方向へ移動するのを妨げている。基底–側方膜は大部分の細胞の膜と似ている。例えば，この膜はNa^+，K^+–ポンプを沢山持っており，ブドウ糖とアミノ酸を能動的に輸送する促進的拡散系を含んでいる（図9，10）。刷子縁はこれらの輸送系を持っていないが，他のものを含んでいる。

能動的Na^+輸送は水分再吸収を営んでいる

大部分の近位尿細管の輸送系でまず第一に移動するものはNa^+の能動的輸送であり，これによって細胞内のNa^+濃度を細胞外よりも10倍以上も低く保つようにはたらいている。Na^+濃度は管腔内では尿細管内よりも高いので，Na^+はその濃度勾配に従って細胞内へ移動する。しかし細胞内に取り込まれたNa^+は管腔内に排泄されて戻ることができない。なぜならば，刷子縁はNa^+ポンプを全く持っていないからである。したがってNa^+は基底–側方膜からのみ組織間腔へ排泄される。その結果Na^+の拡散の流れは管腔内から細胞の方向へと起こり，Na^+は組織間腔内へのみ排出されて，そこで尿細管周囲の毛細血管の中へ拡散していく。別の言葉でいえば，Na^+は近位尿細管で再吸収される。しかしNa^+は正の電荷を持っており，したがって負の電荷を持つイオンを引きつけてその方向へ移動する。Cl^-は液体中に一番沢山ある負のイオンなので，結果的には大量のNa^+とCl^-が再吸収されることになる。

Na^+とCl^-とは共に尿細管細胞をはさんで有効な浸透圧勾配を形成する重要な決定因子である。Na^+とCl^-が尿細管腔から組織間隙へ輸送されるたび毎に，内腔から2つの浸透圧的活性を持つ粒子（Na^+とCl^-）を失い，一方，組織間隙は逆にこの2つの因子を得ることになる。このことから水の再吸収にとって好都合な浸透圧勾配が作り出される。それぞれNa^+とCl^-が尿細管腔から移動するとき，浸透圧の平衡を保つために約370分子の水がイオンにしたがって移動する。ひとたび水が組織間隙内に到達すると，尿細管周囲の毛細血管内の高い浸透圧（と低い血圧）が水を血液中に吸収して戻すように十分働いている。尿細管内腔からこのようにして水分が失われることは管腔に残っている溶質を濃縮して，尿細管の膜を自由に通過する液体は，生じた濃度勾配に従って管内腔から間質腔へ拡散していく。したがってNa^+の再吸収につけ加えて非対称性のNa^+の移動もまた，Cl^-，豊富な量の水，および他の拡散性の溶質画分の再吸収のために役立っているのである。

ブドウ糖，アミノ酸，乳酸およびリン酸塩の第二次能動輸送

Cl^-と水に加えてNa^+の尿細管輸送もまた，ブドウ糖とアミノ酸の再吸収機構と連結している。刷子縁には，1つはNa^+とブドウ糖の共同輸送系と，もう1つはNa^+とアミノ酸の共同輸送系が含まれている（図9）。これら2つの輸送系の活動は類似しているが，ここではNa^+–ブドウ糖輸送系のみについて述べる。この系はNa^+とブドウ糖を一緒に輸送するけれども，どちらか一方だけでは作動しない。この輸送系は対称的であってATPのエネルギーを必要としないで，Na^+とブドウ糖の両方の分子対を細胞内あるいは細胞外へ輸送する。実際にはこの共同輸送系は両方の分子対を細胞内へ輸送している。何故ならば膜のNa^+，K^+–ポンプは細胞内のNa^+濃度をほんのわずかな量に保っているので，細胞内でNa^+の相棒のブドウ糖分子を見つけてこの共同輸送系にのせて反対方向に，すなわち細胞外にブドウ糖を輸送するのは困難である。つまり尿細管内のNa^+を低く保つことによって，細胞はブドウ糖輸送系の一方向性を作り出している。その結果，ブドウ糖は細胞の内側に蓄積して，管腔あるいは血漿中の濃度が高くなる。それはあたかもブドウ糖が細胞内に能動的に輸送されているように見える。このようにしてブドウ糖輸送のためのエネルギーはこのNa^+の濃度勾配から由来しており，間接的にはATPの分解から由来していることになる。これは第二次能動輸送の例である。

ひとたびブドウ糖が細胞内に高濃度に存在すると，このブドウ糖は基底–側方膜から血液の方向に向かってNa^+を必要としない促進輸送系によって移動する。アミノ酸の輸送もまた尿細管では全く同じように行われる。

近位尿細管のその他の機能

近位尿細管はまた体液の酸–塩基平衡（図64）とカルシウム，マグネシウム，及びリンの調節に役立っている。更に近位尿細管は有機酸と塩基を血液中より管腔に分泌する能動輸送系を含んでいる。この系は臨床的には重要であり，多くの薬物の輸送がこの部類に入る。この分泌ポンプは基底–側方膜に存在するので，分泌された物質は細胞内に蓄積する。一方，刷子縁はこれらの物質に対して透過性を持っているので，これらの物質が高濃度に存在する尿細管細胞内から管腔の方向に移動が行われる。

CN：近位尿細管（A），ろ過（B），分泌（E）及び毛細血管（C）に対しては前の図と同じ色を塗る。

1. 上方の図から始めて，ろ過（B^1）にまで色を塗り，次に一番左方の近位尿細管（A）にすすむ。
2. 下方の図では最初にろ過の矢印に，次に刷子縁（F）を持つ尿細管細胞（A^2）及び右方の毛細血管壁に色を塗る。それから標題の順にいろいろな輸送機構に色を塗る。輸送されている物質は特殊な輸送様式の色を塗り，その結果Na^+には4つの異なった色がつけられることになる。中央の細胞の下方右角にある星印のついたATP–駆動性Na^+ポンプから始めて色を塗っていく。

PROXIMAL TUBULE 近位尿細管

近位尿細管からはいつもろ液の2/3の水分と栄養物のほとんどすべてが再吸収される．また近位尿細管から有機酸と塩基が管腔中に分泌される．1分間に糸球体のろ過膜を通過するもとの120 mLの液体のうち，わずか40 mLが係蹄弯曲部と遠位尿細管へと流れていき，そこでは溶質を調節する過程が行われている．

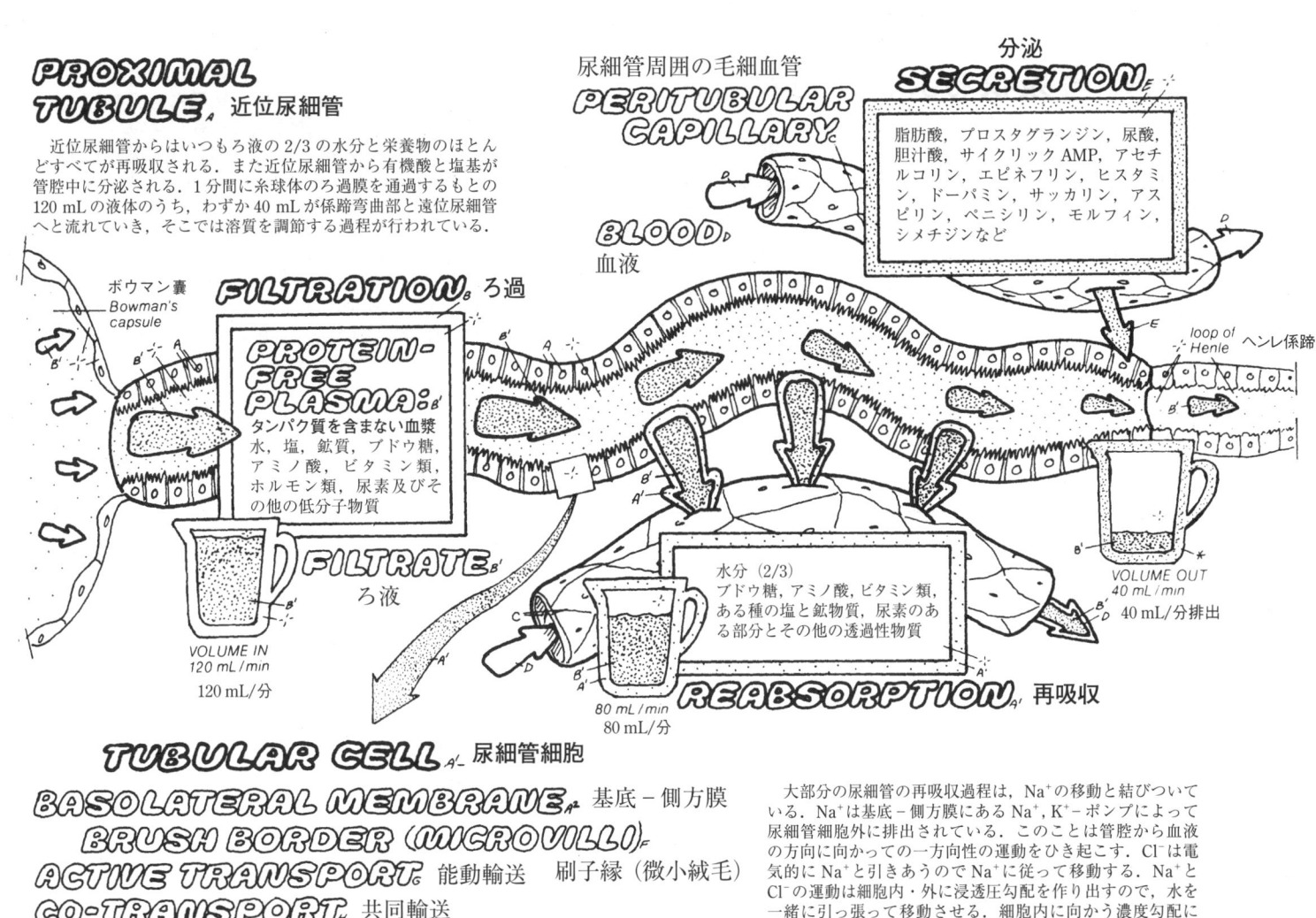

尿細管周囲の毛細血管
PERITUBULAR CAPILLARY

分泌
SECRETION

脂肪酸，プロスタグランジン，尿酸，胆汁酸，サイクリックAMP，アセチルコリン，エピネフリン，ヒスタミン，ドーパミン，サッカリン，アスピリン，ペニシリン，モルフィン，シメチジンなど

ボウマン嚢 Bowman's capsule

FILTRATION ろ過

PROTEIN-FREE PLASMA：
タンパク質を含まない血漿
水，塩，鉱質，ブドウ糖，アミノ酸，ビタミン類，ホルモン類，尿素及びその他の低分子物質

BLOOD 血液

loop of Henle ヘンレ係蹄

FILTRATE ろ液
VOLUME IN 120 mL/min
120 mL/分

水分 (2/3)
ブドウ糖，アミノ酸，ビタミン類，ある種の塩と鉱物質，尿素のある部分とその他の透過性物質

REABSORPTION 再吸収
80 mL/min
80 mL/分

VOLUME OUT 40 mL/min
40 mL/分排出

TUBULAR CELL 尿細管細胞

- **BASOLATERAL MEMBRANE** 基底-側方膜
- **BRUSH BORDER (MICROVILLI)** 刷子縁（微小絨毛）
- **ACTIVE TRANSPORT** 能動輸送
- **CO-TRANSPORT** 共同輸送
- **DIFFUSION** 拡散
- **FACILITATED DIFFUSION** 促進拡散
- **COUNTER TRANSPORT** 対向輸送
- **OSMOSIS** 浸透

大部分の尿細管の再吸収過程は，Na^+の移動と結びついている．Na^+は基底-側方膜にあるNa^+，K^+-ポンプによって尿細管細胞外に排出されている．このことは管腔から血液の方向に向かっての一方向性の運動をひき起こす．Cl^-は電気的にNa^+と引きあうのでNa^+に従って移動する．Na^+とCl^-の運動は細胞内・外に浸透圧勾配を作り出すので，水を一緒に引っ張って移動させる．細胞内に向かう濃度勾配に従うNa^+の移動と結びついて，他の溶質はその勾配に逆らって移動する．ブドウ糖とアミノ酸はNa^+と一緒に細胞内に共同輸送される．H^+は細胞内から外方に向かって逆行性に（Na^+と交換して）輸送される．

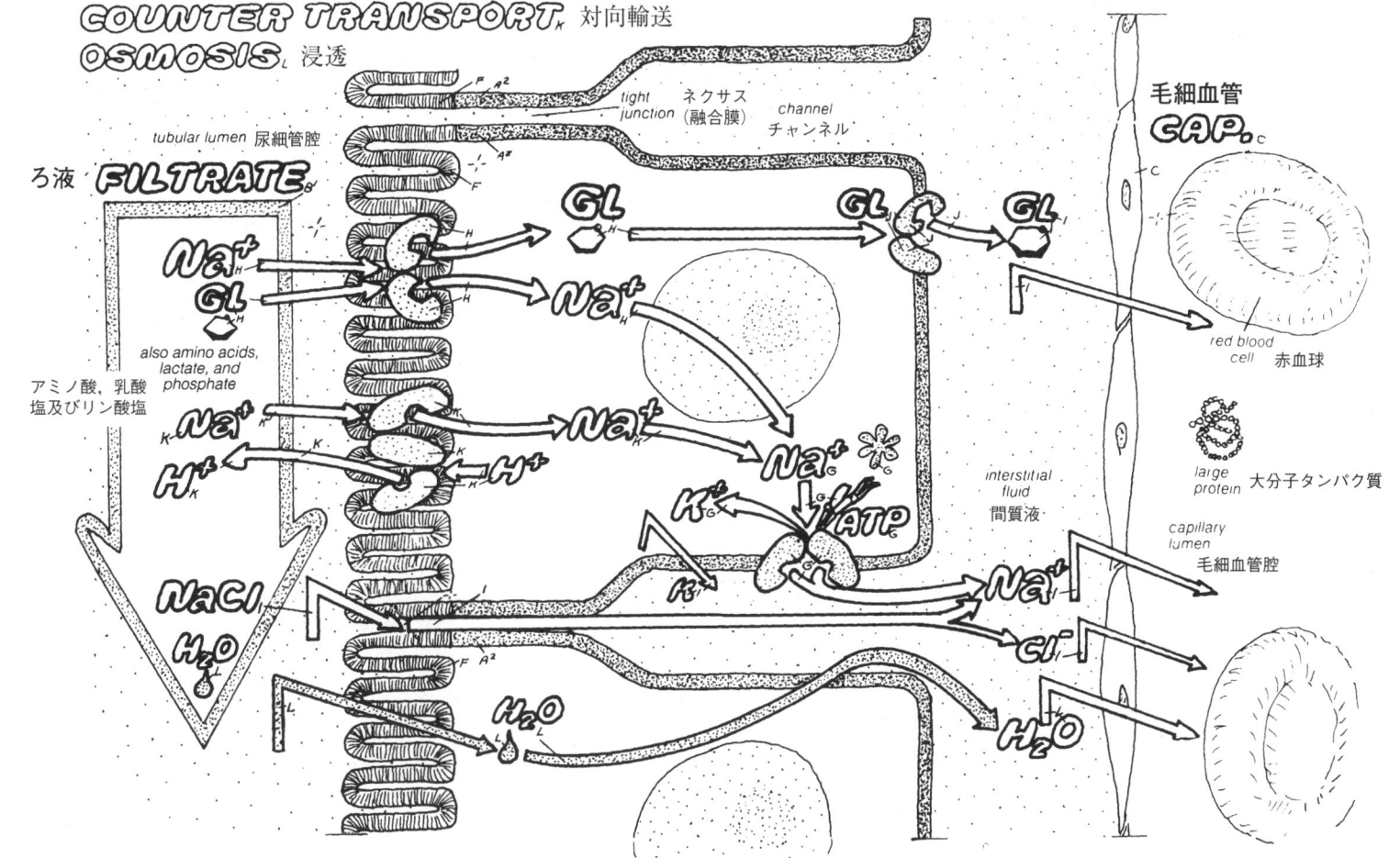

tight junction ネクサス（融合膜）
channel チャンネル
tubular lumen 尿細管腔
FILTRATE ろ液
アミノ酸，乳酸塩及びリン酸塩
also amino acids, lactate, and phosphate

毛細血管 CAP.
red blood cell 赤血球
large protein 大分子タンパク質
interstitial fluid 間質液
capillary lumen 毛細血管腔

ろ過，再吸収および分泌の測定

近代になって麻酔した動物から取り出した腎を細かく切り出して，個々のネフロンの異なった部位で得られる液体を集めたり，またネフロンの一部を取り出して詳細に研究することが可能となった．しかしながら，腎全体を定量的観点から扱う技術は，長年の間行われてきた．この後者の研究は特に有用であって，この研究は無傷で実施できて麻酔をしない人間にもそのまま応用できる．

腎における収支決算

ろ過，再吸収あるいは分泌を測定する原理は単純なものである．つまり腎に入っていったものは出てこなくてはならないということである．これは質量保存則の応用である．例えば毎分100 mgのショ糖がネフロンでろ過されるが，60 mgだけが尿中に出てきたと仮定しよう．ネフロンでその糖が分解されない限り，40 mg（100 − 60）の糖が再吸収されたことになる．もしも尿中に120 mgの糖が出てきたとすれば，20 mg（100 − 120 = − 20）が1分間に分泌されたと結論されよう．

1分間あたりの排出量＝ $U_S \times V$ ─各1分間に血中の溶質のどの位がろ過されてそのうちどれ位が尿中に出てくるのかを，どのようにして測定できるであろうか？後者（尿中に出現した量の測定）は容易である．それは尿を一定期間，例えば1時間以内に出た尿を集める．そして各1 mL中にどれ位の糖が存在しているかを知るために分析をする（すなわち尿中の糖の濃度を測定する）．そして集めた尿量のmLの数字にこの数を掛ける．そうすると，これが1時間あたりに排出された糖の量となる．そして1分間当りの糖の尿中排出量は，その値を60で割って得られる．E = 1分間に排出された溶質量，U_S = 尿中の溶質の濃度，及び V = 1分間あたりに排出された尿量とすると，

(1) $E = U_S \times V$

となる．

1分間あたりのろ過量＝ $P_S \times GFR$ ─毎分あたりろ過される溶質の量（ろ過された負荷と呼ばれる）の測定は少し扱いにくい．これに関連する量として毎分あたりろ過器（糸球体）を通って流れる液体の量のmL数は，GFRと略字で記載する糸球体ろ過量と呼ばれる．もしもGFRの値がわかっていれば，問題は容易となる．P_S = 血漿中の溶質（例えばショ糖）の濃度とすると，毎分あたりろ過器を通過して出てくるショ糖の量（すなわちろ過された負荷）Fは，次の式で与えられる．

(2) $F = P_S \times GFR$

RS_Sとして表される尿細管の活動（再吸収または）分泌についての最終的帳簿記載は次のようになる．

(3) $RS_S = F - E = [P \times GFR] - [U_S \times V]$

もしもRS_Sが正の数ならば再吸収を表すが，負ならば分泌を表す．

イヌリン・クリアランスはGFRを測定する─(3)の式を用いて右辺の量の測定値が与えられるならば，RS_Sの値を計算することができる．P_S, U_S 及び V の3つの値は，通常の測定で得られる値である．第4番目のGFR値はそうではない．この問題を反対方向から考えて，もしRS_Sがわかっているとするならば，どんな物質についてでもそのGFRの値を解くことはできる．幸いにもこのような物質が存在しており，イヌリンはそのうちのひとつである．イヌリンは無毒な多糖類で，自由にろ過器（糸球体）を通り抜けられる位低分子ではあるけれども，細胞膜の溶質のチャンネルや尿細管細胞間の密着接合部（タイト・ジャンクション）を通過できない位の大きな分子である．更にイヌリンは脂溶性ではないので，細胞膜の脂質二重層を通り抜けできない．更にイヌリンは身体内で生成されたりあるいは代謝されたりしない．また体内にはイヌリンを運ぶ特殊な輸送系も存在しない．特に尿細管はイヌリンを分泌も吸収もしない．すなわち$RS_{inulin} = 0$である．この事実を用いて上記の式をイヌリンの特殊な場合に書き直すと，$0 = [P_{in} \times GFR] - [U_{in} \times V]$．
GFRに対する解答は

(4) $GFR = [U_{in} \times V]/P_{in}$

実際にはGFRの値は少量のイヌリンを静脈内に注射して，ある期間に血液と尿の試料を集めて分析してからこの最後の式を計算して測定される．歴史的理由から，ある物質に対する $[U_{in} \times V]/P_S$ 比は，溶質Sに対するクリアランスと呼ばれている．GFRはイヌリン・クリアランスに等しい．GFRは単に1分あたりろ過器（糸球体）を通り抜ける液体の量であることに注意すべきである．実際にイヌリンだけでは何の役にもたたない．イヌリンはわれわれがろ液を追跡して，その容量を測定するために用いる単なる人工産物にすぎない．Sと呼ばれるもっと興味深い溶質の研究をするためにも，全く同じようなやり方で行えばよい．つまり血液中及び尿中のイヌリンとSを分析してそれぞれの値を得る．イヌリンの値は(3)の式からあらかじめGFRの計算に用いられる．そしてこのGFR値は，Sの血液中及び尿中の値と一緒に(3)の式を用いてRS_Sの値を計算する．このようなやり方は，臨床的に腎機能検査と，実験的には腎の活動機構を研究するのと両方に利用される．

腎細尿管は血漿を25分毎に"更新"する─イヌリン・クリアランスを用いて両方の腎のGFRの正常値を測定すると，120 mL/分の値が得られた．このことは毎日 $120 \times 60 \times 24 = 172,800$ mLの液体が糸球体のろ過器を通り抜けて，基本的には身体の外側の空間であるネフロンの管腔の中に流れ込むことを意味している．これは莫大な液体の量であって，全身の持つ液体の全量の約3倍の容量に相当する．このことは身体の全血漿量（約3,000 mL）が $(3,000 \div 120) = 25$ 分毎にネフロンを通過するということを意味している．また他のやり方で考えると，選択的再吸収と分泌とによって，腎の尿細管細胞は血漿を25分毎にとりかえている（更新している）といえる．

ブドウ糖の再吸収は制限されている─クリアランス法をブドウ糖の排泄に応用したものを下方の図に示してある．種々の量のブドウ糖を生体に投与して，血漿中のブドウ糖濃度を正常値から非常に高い値まで変化させるとする．血糖の正常値（70 〜 110 mg/100 mL）及びそれ以下では，ブドウ糖は尿中に全く排泄されない．すなわちろ過された負荷は全部吸収される．血漿中のブドウ糖濃度が上昇するとこのろ過された負荷量もまた増加する．そして結局糖吸収の閾値に到達して，そこではほとんどすべての再吸収部位が最大限にはたらいており，余剰のいくらかのブドウ糖は再吸収から逃れて尿の中にあふれ出てこぼれてしまう．ブドウ糖を再吸収する最大能力は *TM*（尿細管極大値）と呼ばれる．図はブドウ糖の再吸収（RS_{GL}）が血漿中のブドウ糖濃度に伴ってどのように変動するかを示している．この値はそれぞれのブドウ糖濃度でのFからEを差引いて得られる値である．

CN：ろ過（C），再吸収（E）及び分泌（D）には，前頁と同じ色を塗る．Aには明るい青を，Bには暗い色を塗る．上方の2つの形はボウマン嚢（ろ過）と尿の水滴（排泄）であることに注意する．

1. 上方の式から色を塗り始める．
2. 中央部の3つの枠内の図には，左から始めて右側へと色を塗る．最初の2枚の図では，ろ過される箱の数は単純化するために人工的に小さくしてあることに注意する．
3. ブドウ糖が血流中に再吸収されるのを測定する方法に色を塗る．

WATER (mL) / SOLUTE CONCENTRATION (mg/mL)
水 (mL) / 溶質濃度 (mg/mL)

腎臓が行っていることは，単純な帳簿上の収支決算であるとして評価される．すなわち，ろ過器（糸球体）を通る液体の流入（ろ過）と尿中への流出（排泄）との間の純粋な差引き上の釣合いを測定することである．それぞれの物質 (S) に対して，流入量＝1分間にろ過される血漿量 (mL) (GFR) ×各液体 (mL) 中に含まれる溶質 (S) の量（濃度）．流出量＝1分間あたり排泄される尿量 (mL) ×各尿中に含まれるSの量（濃度）．

FILTRATION — EXCRETION (URINE) = REABSORPTION or SECRETION
ろ過 — 排出（尿）＝ 再吸収量または分泌量

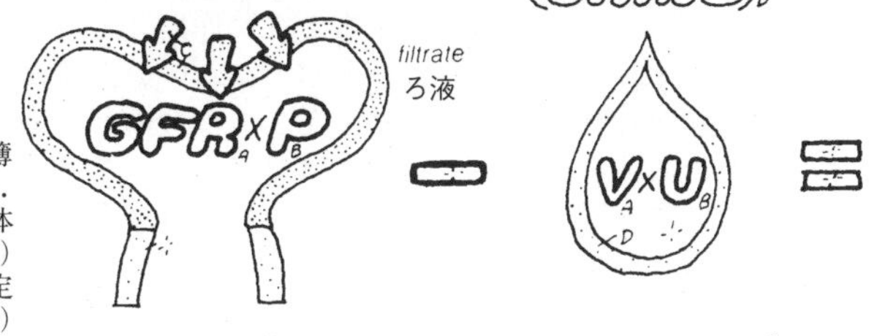

$$(GFR \times P) - (V \times U) = \text{mg/min}$$

ろ過と分泌との間の差，RS（再吸収と分泌）が正の場合には，RS は正味の再吸収を示す．負の場合には，分泌を表す．

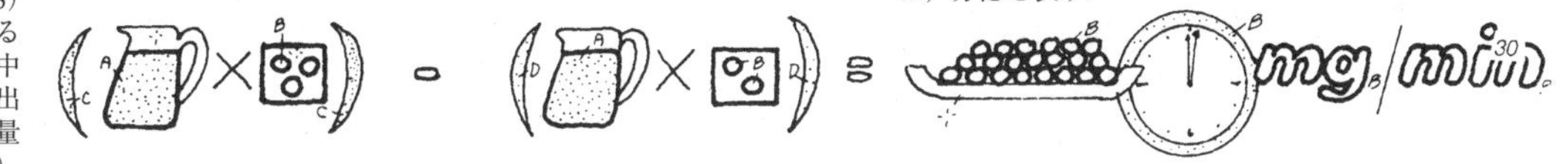

FILTRATION & REABSORPTION — ろ過と再吸収

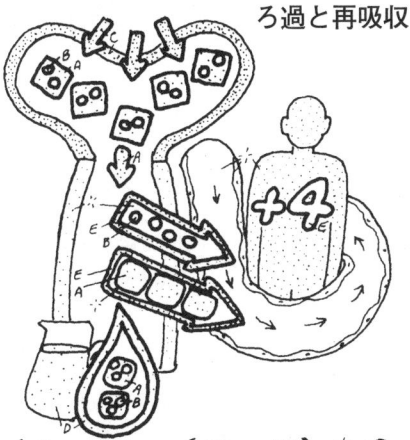

$$(5 \times 2) - (2 \times 3) = 4 \quad \text{REABSORPTION 再吸収}$$

毎分ろ過される溶質粒子（円形）を数える．水の各箱には2粒子ずつ含まれており，5箱が1分間にろ過される．したがってろ過される負荷・GFR は 5×2 = 10/分となる．同様に 2×3 = 6粒子が毎分排泄される．その差 R = 10 − 6 = 4/分が再吸収されている．

FILTRATION & SECRETION — ろ過と分泌

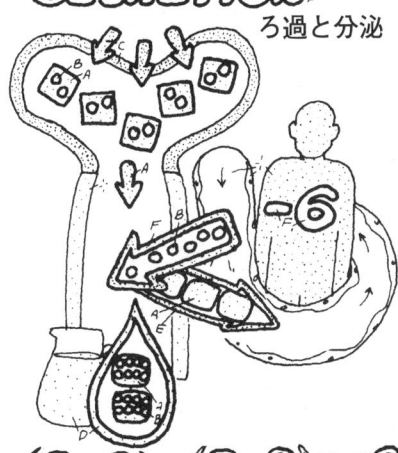

$$(5 \times 2) - (2 \times 8) = -6 \quad \text{SECRETION 分泌}$$

ろ過される粒子の数をかぞえると，5×2 = 10/分，同様に 2×8 = 16粒子が排出される．差引残高（差）RS = −6 は負で，6粒子が毎分分泌される．

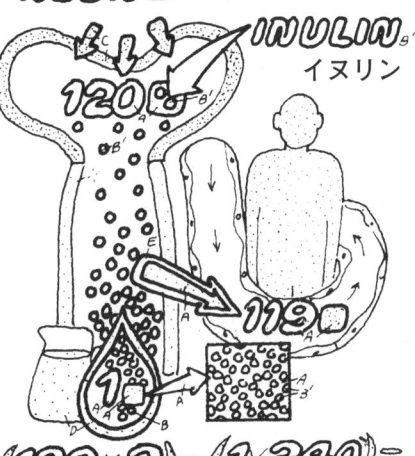

FILTRATION ALONE — ろ過のみ / INULIN イヌリン

$$(120 \times 2) - (1 \times 240) = \text{REABSORPTION} = 0 \quad \text{再吸収}$$
$$\text{SECRETION} = 0 \quad \text{分泌}$$

イヌリンは特別な物質で再吸収も分泌もされないので $RS_{in} = 0$ で，ろ過される負荷＝排泄である．われわれはこの事実を用いて GFR を測定する．もしも1分間に240粒子が排出されるならば，そして1 mL 中の血漿中のイヌリンが2粒子とすれば，240粒子のイヌリンを1分間に排出するのには120 mL の血漿を必要とする．つまり排出される GFR = 120 mL/分となる．計算式は下記のように示される．

$$(GFR \times P_{in}) - (V \times U_{in}) = 0$$
$$GFR = \frac{V \times U_{in}}{P_{in}}$$
$$GFR = C_{in} \quad (\text{CLEARANCE OF INULIN})$$
（イヌリンのクリアランス）

MEASURING GLUCOSE REABSORPTION (RS_{GL})
ブドウ糖再吸収 (RS_{GL}) の測定

ブドウ糖再吸収は，どのように血漿中のブドウ糖濃度に依存しているかを研究することである．

1st INJECT: GLUCOSE + INULIN
1. ブドウ糖とイヌリンを注射する

2nd TAKE SAMPLES & MEASURE
2. 試料を採取して測定する

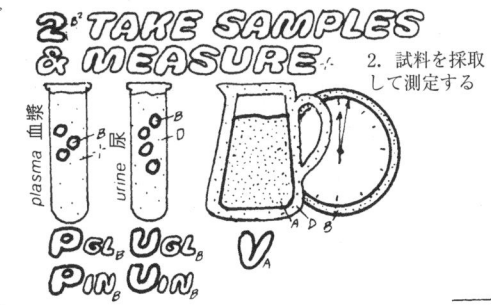

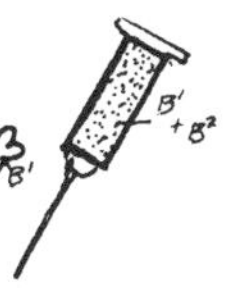

$P_{GL}, U_{GL}, P_{in}, U_{in}, V$

3rd $GFR = \dfrac{V \times U_{in}}{P_{in}}$

P_{in}, U_{in}, および V を測定して GFR を計算する．この GFR の値と P_{gl}, U_{gl}, および V の測定値とを一緒に用いて RS_{gl} を計算する．

4th $(GFR \times P_{GL}) - (V \times U_{GL}) = RS_{GL}$

異なった血漿中のブドウ糖濃度 (P_{gl}) で測定された尿中へのブドウ糖排出量の結果をプロットした図がここに示されている．RS_{gl} はそれぞれのブドウ糖濃度でろ過された量から排出された量を差引いて得られる．血漿中のブドウ糖濃度が正常値 (A) 及びそれ以下ではブドウ糖は尿中に排泄されないでろ過量・F の全部が再吸収される．P_{gl} を増加させると F と RS_{gl} は増加する．そして遂には P_{gl} はすべての再吸収部位が最大容量で活動している点 (B) に到達して，それ以上のブドウ糖の余分の部分は尿 (C) 中にあふれてこぼれ出てくる．F をこの値以上に超えて増加させると，RS_{gl} はそれ以上には増加しない．

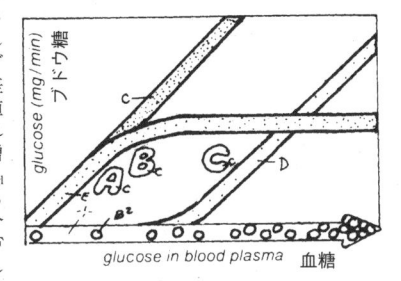

glucose (mg/min) ブドウ / glucose in blood plasma 血糖

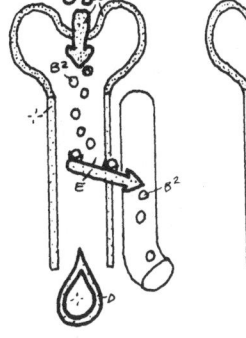

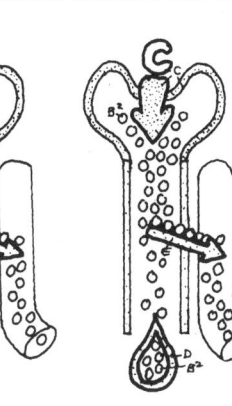

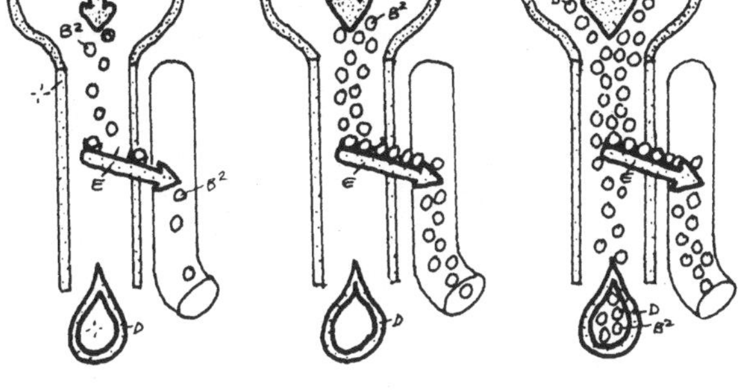

GFRの調節

糸球体ろ過量（GFR）の調節は，腎臓が果たす仕事にとって決定的に重要である．異常に速いろ過は尿細管を水浸しにして，ろ液は尿細管細胞によってその液体を尿に変えるのに十分な時間がない．また異常に低いろ過率は，毎分適当量の液体を処理している腎の能力をあやうくする．それにもかかわらず腎へ入ってくる血流は，しばしば腎機能とは直接には関係のないストレス（たとえば動脈血圧の急激な低下——図45）に反応して変化する．このような条件ではどのようにして，GFRは調整されているのだろうか？

交感神経インパルスは腎動脈を締め付ける

A枠内の図では，腎血流量は交感神経インパルスによってその細動脈を収縮させて減少するが，これらのインパルスのGFRに及ぼす効果は，いずれの細動脈が最も強く収縮するかによって異なることを示している．すなわち，輸入細動脈の収縮は腎血流量を低下させてその下流（糸球体）の圧力を低下させるので，それによってGFRは減少する．輸出細動脈の収縮もまた腎血流量を低下させるが，今度はこの部は糸球体の上流にあるのでその圧力は上昇してGFRは逆に上昇する．輸入細動脈はより多くの平滑筋を含んでいるので，その収縮は一層強力な効果を示すものと思われる．しかしこのような場合でも同時に輸出細動脈が収縮すると，GFRの減少が起こってしまう．

腎血流量とGFRは動脈圧に無反応である

筋原性機構——B枠内の図では，腎血管の重要な性質を示している．腎血流量とGFRとは全身系の動脈血圧が80〜180 mmHgの範囲内ではその変動に反応しない（曲線の平坦部と，もしも血管が単純に受動的な構造である場合に予想される点線の斜めの線とを比較せよ）．大部分の血管床によってその収縮が分担されているので，このような血管の働きは腎で最も強調されて現れる．このような血管壁の平滑筋組織の性質のために，この血管の働きはすべての神経支配を切断した時にも持続するけれども，薬物を投与して平滑筋を麻酔すると消失してしまう．明らかに血管平滑筋は，圧力の変化に対して感受性が高い．血圧が上昇すると血流は通常増加するけれども，細動脈の平滑筋は収縮して血管の半径を減少させてその抵抗を増加させる．その結果血液の流れはそれ程増加しないで，エネルギー（圧力）は高い抵抗を通り抜けるために失われてしまう．したがって毛細血管圧とそれに引続いて生ずるGFRとは，それ程増加しないことになる．

GFRと個々のネフロンの再吸収との適合

腎が体液量を調節する能力は，特にろ過された液体が遠位尿細管に配達される割合に敏感に反応する．この遠位尿細管は塩，水分，及び酸の量を調節している場所である．もしろ液の流速が非常に速い場合には，遠位尿細管の細胞はこれに耐えきれない状態になる．また流れが遅すぎるときには，そこの細胞が液体量を補償しすぎる状態になる．左方の下の図は，個々の単一ネフロンにおいては遠位尿細管に対して恒常の負荷が与えられるようにGFRを調整するフィードバック機構を示している．個々のネフロンの遠位尿細管起始部は対応する糸球体に隣接していて，輸入細動脈と旁糸球体（JG）装置と呼ばれる特殊な構造と接触している．腎に入る血液の流れが増加してJG装置へ溶質（恐らくNaCl）の配達が増加して，また何だかわからない方法で輸入細動脈が刺激されて収縮すると，同一のネフロンのGFRは減少する．逆にその流れが減少するときには，GFRは増加する．このような方法でGFRは遠位尿細管の再吸収能力に適合するように作用している．この機構は尿細管糸球体フィードバックといい，特に興味深いものがある．というのは上記2つの機構とは異なって，これは別個の局所的調節機構である．つまりそれぞれのネフロンは固有の独立した調節系を持っている．たとえばもしも特別なネフロンの糸球体が破壊されて漏れやすくなってしまった結果そのネフロンのろ過率が増加したときには，フィードバック機構がはたらいてそのネフロンの輸入細動脈は収縮するが，その他のものは収縮を起こさない．

近位尿細管液の再吸収とGFRとの適合

GFRの増加は増加した尿細管圧力の増加を伴っている——ここで近位尿細管の液体再吸収がGFRと適合して働く2つの簡単な機構について記述しよう．もしも何らかの理由でGFRが増加した時には，近位尿細管の再吸収もまた増加する．もしもGFRが低下したときには再吸収も減少する．この最初の機構を理解するためには下方の図に描かれているように，液体の再吸収はNa^+の正味の再吸収によって決定されていることを思い出すとよい．しかしNa^+の正味の再吸収は，（管腔から組織間隙への）能動的なNa^+の排出と反対方向に向う緻密結合（TJ）を通してのNa^+の漏出との差として与えられる．もしGFRが減少すると，次のような機構で補償的に近位尿細管の液体の再吸収が減少する．少ないGFRでは少量の液体しか糸球体毛細血管からはとり去られないので，血漿タンパクは糸球体を流れる間にわずかしか濃縮されない．このことは尿細管周囲の毛細血管にかかる浸透圧が低下して，間質液からこれら毛細血管へ液体を再吸収する力が減少することを意味している．液体が組織間隙に増加すると組織圧を増加させて細胞間の漏れを閉じる力を生じさせるので，水とNa^+の両方を尿細管腔へ戻すように働く．GFRが増すときにはこの段階が逆転するので，その結果補償的に再吸収が増加する．

近位尿細管の遠位部分は負荷が増加しているとき再吸収に対する予備となっている——尿細管再吸収をGFRの変化に適合させるのに役立つ第2の調節機構は，液体の再吸収と溶質，特にブドウ糖およびアミノ酸と共同輸送されるNa^+の再吸収機構との連合状態に依存している．GFRが正常である場合には，これらの共同輸送された栄養物は近位尿細管の終りの部分にまで到達する以前に完全に再吸収される．GFRの値が高い時にはより多くの溶質が糸球体でろ過されて，より広い範囲の尿細管が利用されはじめる．そしてより多くの溶質が尿細管で再吸収されるので，したがってより多くの液体もまた再吸収される．これらの近位尿細管の（糸球体よりも）遠い部分は正常のGFR値の場合にはブドウ糖とアミノ酸の輸送には使用されないで，負荷が増大したとき再吸収を行うために予備として役立っている．

CN：RBF（腎血流量—D^3）を含むDの字には赤い色を塗る．AとBには暗い色を塗る．

1．頁の上部の質問に注意しながら標題に色を塗る．上部の1と下部の2とは2つの主な領域にまたがっている．上方左角のこの頁の主題を取り扱っている部分に色を塗る．図の上部の長方形で囲まれた領域に注意する．これらは旁糸球体装置（I）の細胞で，これは遠位尿細管（G）と輸入細動脈（C）とで構成されている．

2．GFRを調節する体性交感神経（J）に色を塗る．

3．Bの例に色を塗り，動脈圧が180 mmHgを超えるとき，RBFとGFRの両方が急速に上昇することに留意する．

4．GFRを上昇させる遠位尿細管のフィードバック調節反応に色を塗る．まずGFRから始める．

5．左方の例の図を塗り終えてから，下方の枠内の図に色を塗る．

遠位尿細管に流れ込む流速はどのように調節されているか？
HOW IS FLOW TO THE DISTAL TUBULE REGULATED?

糸球体ろ過量（GFR）を調節する
1 REGULATE GLOMERULAR FILTRATION RATE (GFR).

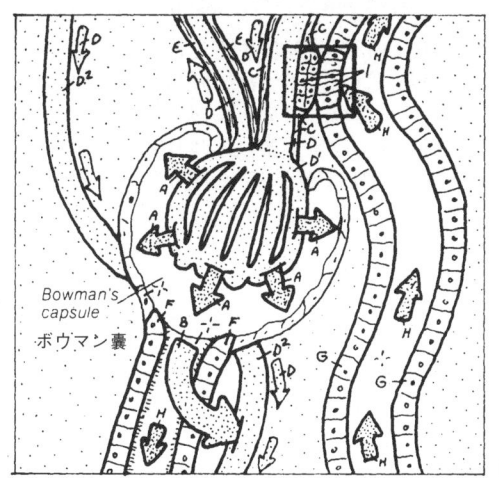

Bowman's capsule
ボウマン嚢

輸入細動脈
AFFERENT ARTERIOLE.
BLOOD. GLOMERULUS. 血液，糸球体
輸出細動脈
EFFERENT ARTERIOLE.
PERITUBULAR CAPILLARY. 末梢毛細血管
PROXIMAL TUBULE. 近位尿細管
DISTAL TUBULE. 遠位尿細管
SOLUTES. 溶質
JUXTAGLOMERULAR APPARATUS (JG) 傍糸球体装置（JG）

体性交感神経性調節
A SYSTEMIC SYMPATHETIC CONTROLS.

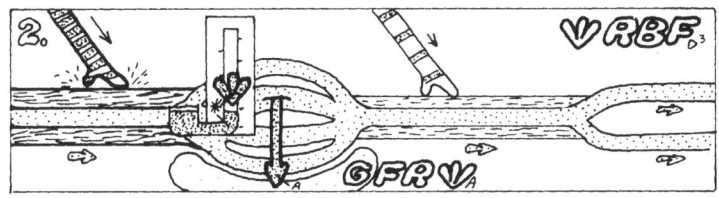

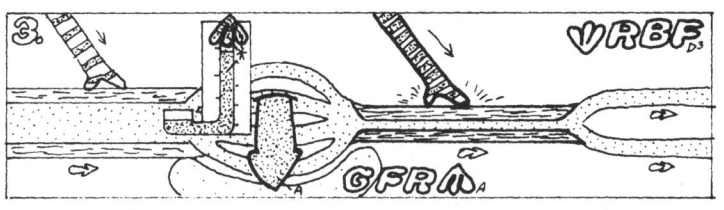

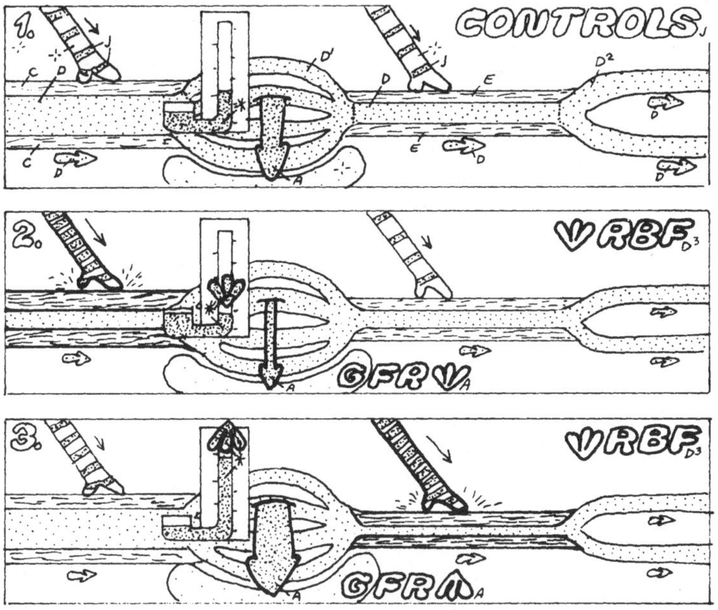

1.
2. ↓RBF ↓GFR
3. ↓RBF ↑GFR

腎血流量（RBF）は細動脈を収縮させる交感神経インパルスによって調節されているが，そのGFRに対する効果はどの細動脈が最も収縮するかによって異なる．輸入細動脈が収縮するとRBFを減少させて，それより下流（糸球体）への圧力を減少させる結果GFRを低下させる（2）．輸出細動脈の収縮もまたRBFを低下させるが，今度は糸球体はその上流にあるので，その圧力は上昇しGFRは増加する（3）．

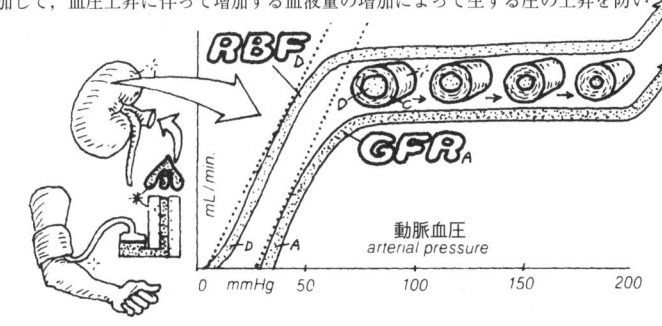

尿細管糸球体フィードバック
C TUBULOGLOMERULAR FEEDBACK.

各々の単一ネフロンでGFRは，遠位尿細管へ恒常的にろ液が流れるように負のフィードバックによって調節されている．液体の流量が増加すると，JG装置への溶質の配達が増加して，輸入細動脈の収縮を刺激してその結果，同一ネフロンのGFRは減少する．

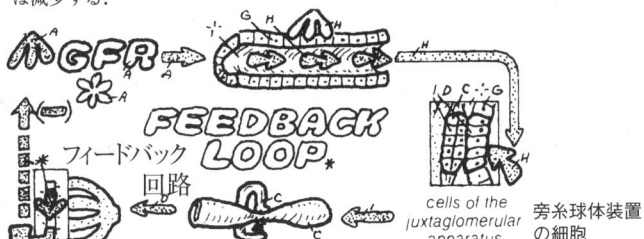

↑GFR
FEEDBACK LOOP フィードバック回路
cells of the juxtaglomerular apparatus 傍糸球体装置の細胞

動脈血圧の変化に対する局所反応
B LOCAL RESPONSE TO ARTERIAL PRESSURE CHANGE.

RBFとGFRは全身性の動脈血圧の変化に対しては感受性がない（もしも血管が単純な受動的な構造であるとしたときに予想される図の上の点線と比較してみよ）．血圧が上昇したときには血管は収縮して腎へ流入する血液量を調節する．これによって血管抵抗が増加して，血圧上昇に伴って増加する血液量の増加によって生ずる圧の上昇を防いでいる．

RBF
GFR
mL/min.
動脈血圧 arterial pressure
0 mmHg 50 100 150 200

近位尿細管の再吸収を調節する
2 REGULATE PROXIMAL TUBULE REABSORPTION.

液体の再吸収はNa^+の正味の吸収量で決定されているが，これは（管腔から間質液（ISF）の方向への）Na^+の能動的排出と，反対方向への緻密結合（TJ）を通してのNa^+の漏出との差引き量に相当する．もしもGFRが低下した場合には，それに応じて補償的に近位尿細管の再吸収の減少が起こる．その理由は，ろ過の減少→尿細管周囲の血管へいくISF血漿タンパク濃度（浸透圧）の低下→液体のISFから毛細血管内への再吸収の減少→TJを通して起こるNa^+の逆方向漏出量の増加→Na^+の再吸収の低下→液体の再吸収の低下という順で次々と反応が起こる．その反対にGFRの増加は，再吸収の補償的増加をひき起こす．

NORMAL GFR 正常GFR 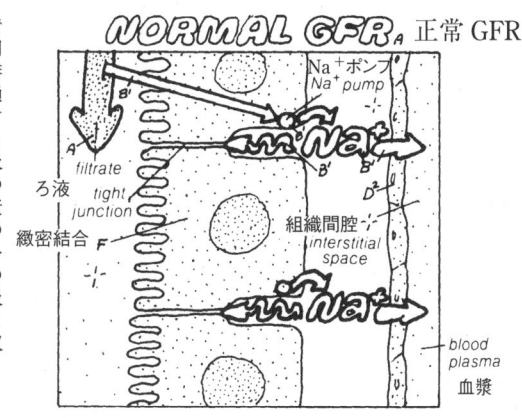
↓GFR GFR低下
Na^+ポンプ Na^+ pump
filtrate ろ液
tight junction 緻密結合
interstitial space 組織間腔
blood plasma 血漿

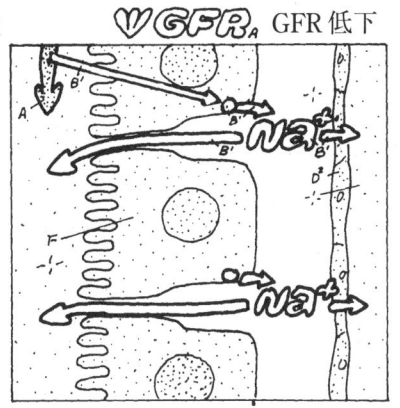

酸-塩基平衡・序論

　酸-塩基平衡とは，体液中にはほんの痕跡しか含まれていない水素イオン（H⁺）濃度を調節する一連の調節機構を指している．血漿中にはNa⁺がH⁺よりもほぼ4千倍も多く存在している．それにもかかわらずH⁺は非常に反応性が高いので重要なイオンである．H⁺は単純な陽電荷をもっており，多くの分子，特にタンパクと容易に結合してその電荷を変えるので反応性が変化する．純粋の水の中には0.0001 mMのH⁺（pH 7.0）が含まれている．H⁺を多く含む水溶液は酸性である．溶液中のH⁺が少ない時にはアルカリ性と呼ばれる．血液は0.00004 mMのH⁺（pH 7.4）を含んでおり，弱アルカリ性である．

　遊離のH⁺は極くわずかであるけれども，他の化合物と結合している潜在性のH⁺が非常に多く存在する．酸-塩基平衡を理解するにあたっては，H⁺の濃度に応じてH⁺を出す源とH⁺を吸収する物とを考慮する必要がある．その源は酸と呼ばれており，H⁺を与える物質である．強酸はその持っているH⁺の大部分を溶液中に放出するが，弱酸はその一部しか出さない．塩基はH⁺を取り込む物質である．

緩衝剤はH⁺と結合/放出してpHの変化に抵抗する

　緩衝剤は溶質の酸性を変化させにくくしている一対の物質である．この物質はH⁺と結合してそれを貯蔵するようにはたらいている．緩衝剤を含む溶液中にH⁺を加えた時には，H⁺はある緩衝剤の空いている貯蔵部位に入り込んでくる．H⁺がとり除かれたときには，他の緩衝剤分子に貯蔵されているH⁺で置換される．緩衝作用が作動するためには，緩衝剤はH⁺で占められている貯蔵部位を持つある種の分子を持っているか，あるいは他の分子が空いている（貯蔵）部位を持っていることが必要である．占有された部位を持つこれらの緩衝剤分子は酸である（これらはH⁺を放出する）．また占有されていないものは塩基である（これらはH⁺を取り入む）．

肺と腎は重炭酸緩衝系にとって重要な臓器である

　重炭酸塩/炭酸の対は，身体の内で重要な緩衝系を形成している．

$$H^+ + HCO_3^- \rightleftarrows H_2CO_3 \rightleftarrows H_2O + CO_2$$

H_2CO_3（炭酸）はH⁺を遊離するので，緩衝剤対の酸である．重炭酸塩HCO_3^-はH⁺と結合するので塩基である．水の中ではこの段階は約1分間ほどで行われるが，腎と赤血球内ではこの反応は炭酸脱水酵素によって触媒されて1秒以内に速やかに完了する．この反応は，上記組織内では非常に速やかに行われるので，しばしばCO_2がH_2CO_3と共に見出される．この2つの成分は身体内では厳格に調節されているので，この系は特に重要である．つまり肺はCO_2を調節しており，腎はHCO_3^-を調節している．身体内には他の緩衝系も存在しているけれども，この簡単な化学反応は肺と腎との機能と結びついて体液中の中に生きている時のH⁺濃度を一定に保つ働きをしてる．

呼吸はCO₂を呼出することによって代謝的酸を補正している

—毎日普通の人は混合食を食べており，その結果硫酸，リン酸及び有機酸の形で約60 mMのH⁺を産生する．これらのH⁺はCO_2から生じないので代謝的酸と呼ばれており，それによって生ずるH⁺の障害は最終的には腎で補正される．ある臓器で代謝的酸が産生された時には，血液中のHCO_3^-に拾われてCO_2がつくられる．血液中でこのCO_2とH⁺とが増加すると呼吸中枢を刺激して，その結果増加したCO_2は血中から排出される．この場合，その反応物のH⁺は連続的に産生されるけれども，一方もう1つの産物のCO_2は連続的に呼気中に取り除かれるので，上の式の重炭酸の反応は右方向に進行する．

腎はH⁺を排出しHCO₃⁻を再吸収することによって代謝的酸を補正している

—上述したH⁺の呼吸性調節は使われた重炭酸が補充される場合にのみ作動する．この仕事は腎で行われるが，腎では重炭酸反応は反対方向に起こる．この反応方向の反転は腎がH⁺を取り除きそれを排泄することで生ずる．こうして腎は一緒にあるH⁺を保留することなしにHCO_3^-を作っている（図64を参照）．その結果，代謝によって産生されるH⁺1個毎にH⁺が1つ尿中に排出されて，1分子の重炭酸塩が再吸収され，呼吸反応で使われる．

呼吸的酸-塩基平衡はCO₂の変化に反映される

—体液中のH⁺の濃度が0.00002 mM（pH 7.7）以下あるいは0.0001 mM（pH 7.0）以上の場合には，生命を保ちにくい状態にある．もしも血漿が正常よりも一層酸性になった場合，その状態は酸血症（アシドーシス）と呼ばれるが，また酸性が少ない場合は塩基血症（アルカローシス）と呼ばれる．いずれの場合でもこの障害が呼吸性の原因，あるいは他の代謝的原因のいずれから生ずるのかを理解することは有用である．これについての最善の手がかりはHCO_3^-/H_2CO_3の緩衝液の対の割合を研究することである．H_2CO_3（またはCO_2）の増加はH⁺の増加傾向を示すが，HCO_3^-の増加は遊離のH⁺を"吸い込んで"H⁺の濃度を減少させる．

　呼吸性の酸-塩基平衡障害は血漿中のCO_2あるいは等価のH_2CO_3の変化を反映している．もしもこの平衡が抑制されたときには，呼吸が促進しH⁺の供給が減少するし，H⁺濃度もまた低下する．この状態は呼吸性アルカローシスである．腎によってこの障害を補償するためには，HCO_3^-を排出して血漿からわずかなH⁺を吸い込んでいる不適合性物質をとり除く必要がある．逆に肺炎やポリオなどの場合には，CO_2（及びH_2CO_3）の排出障害があるので血漿の酸性度は増加する．この状態は呼吸性アシドーシスである．これに対する腎による代償は，H_2CO_3の血漿中濃度が釣合う値まで血中のHCO_3^-濃度を上昇させることである．

代謝的酸-塩基分布はHCO₃⁻の変化に反映される

—非呼吸性の酸-塩基平衡の破綻は，代謝性障害と呼ばれる．血漿中のHCO_3^-が減少して血漿中のH⁺が上昇したときには，この状態を代謝性アシドーシスと呼んでいる．すなわち血漿中のH⁺の上昇はアシドーシスの指標であり，HCO_3^-の低下は非呼吸性の原因に関連している．例えば，このようなことは腎不全及び糖尿病の場合に起こる．血漿中のH⁺の増加は呼吸中枢を刺激するので，呼吸を促進してCO_2とH_2CO_3濃度を減少させる呼吸性の代償機能が作動する．最後に代謝性アルカローシスの場合には，血漿中のHCO_3^-の増加とH⁺の減少が起こる．そして呼吸性代償としてCO_2とH_2CO_3の蓄積が起こる．

CN：Aには暗い色を塗る．3つの異なった炭素化合物（B¹，B²，B³）にはBと同じ色を塗る．
1. 血液のpH値が変動する2つの例に色を塗る．
2. 上方の下部枠内の図の重炭酸反応に色を塗る．
3. まず肝の星印から始めて，ついで水素に進み，CO_2を腎内に遊離する坂を下る反応に色を塗る．そして尿中に酸を遊離する過程と血漿中に重炭酸を送り込む過程に色を塗る．

強酸
STRONG ACID
HYDROGEN ION H⁺ 水素イオン, H⁺

緩衝剤対
BUFFER PAIR
BICARBONATE HCO₃⁻   重炭酸塩, HCO₃⁻
CARBONIC ACID H₂CO₃   炭酸, H₂CO₃

WHAT IS A BUFFER?
緩衝剤とは何か？

　緩衝剤は溶液の酸性度の変化に抵抗するような一対の物質である．

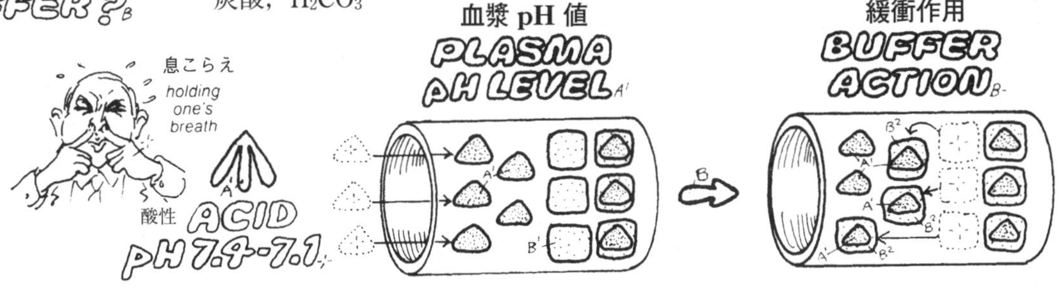

　酸（H⁺）が血液中に加えられたときには，そのpHは低下する．すると増加した酸性度（pHの低下）は，加えられたH⁺の一部と結合して緩衝作用によって，変化を最小限にするように働く．

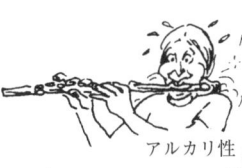

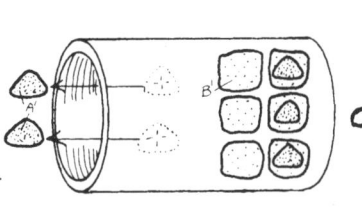

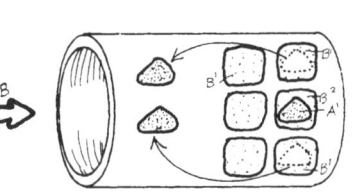

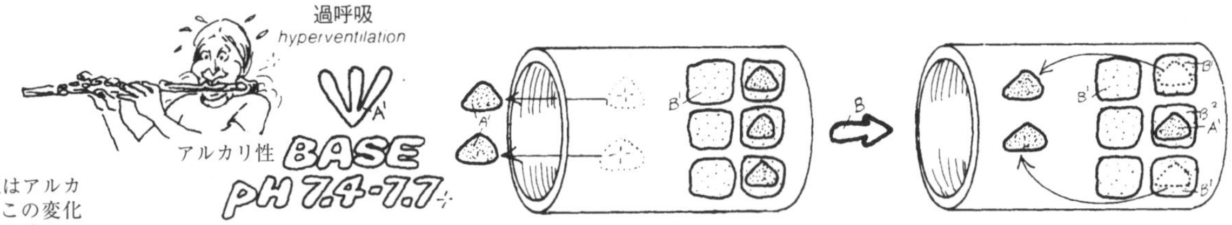

息こらえ *holding one's breath*
酸性 ACID pH 7.4–7.1

過呼吸 *hyperventilation*
アルカリ性 BASE pH 7.4–7.7

正常の血漿 NORMAL PLASMA pH LEVEL 7.4   pH値 7.4

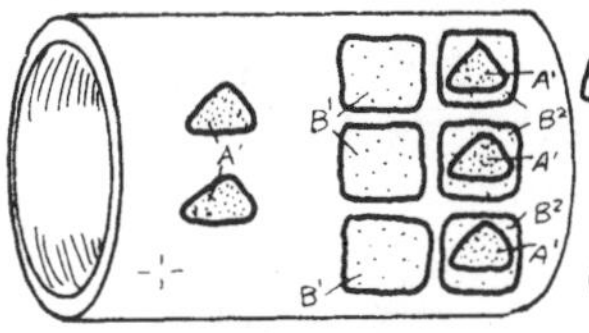

血漿 pH 値 PLASMA pH LEVEL

緩衝作用 BUFFER ACTION

　酸が取り去られると，血液はアルカリ性（pHは上昇）となる．この変化はH⁺と遊離した結果失われた酸の一部と置換する緩衝剤によって，変化を最少限にするように保たれる．

$$H^+ + HCO_3^- \rightleftharpoons H_2CO_3 \rightleftharpoons H_2O + CO_2$$

　重炭酸塩/炭酸の対は重要な緩衝系を形成している．H₂CO₃（炭酸）はH⁺を遊離することができるので，この緩衝剤対の酸基である．HCO₃⁻はH⁺を受け取ることができるので塩基である．この系は呼吸ガスのCO₂と組み合わさっているので特に重要であり，呼吸を通して大気中の巨大なCO₂の貯蔵に貢献している．

RESPIRATORY REGULATION (MINUTES)   呼吸性調節（分の単位）
LUNGS   肺
RESPIRATORY CENTER   呼吸中枢
NERVE   神経

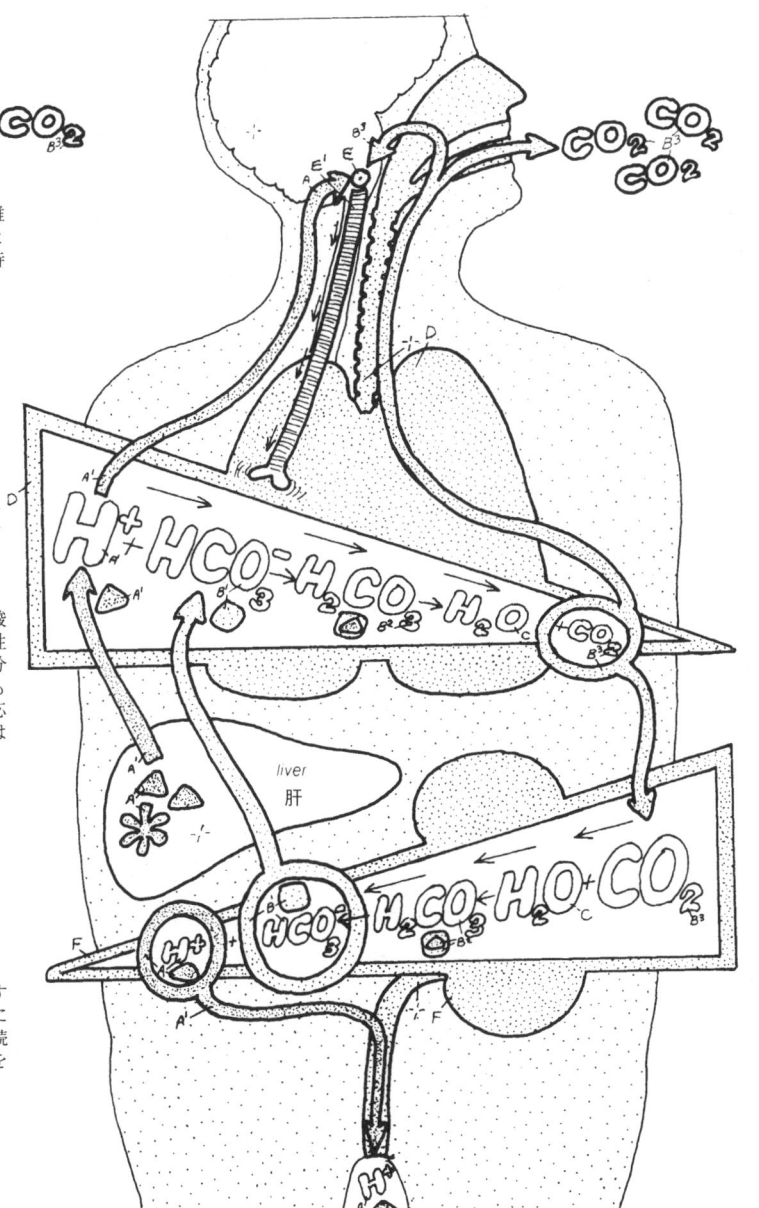

　毎日普通の人は混合食を食べており，60 mMのH⁺を硫酸，リン酸，及び有機酸の形で産生する．これらの酸はCO₂の増加によって生ずるのではないので代謝性酸と呼ばれる．図では代謝性H⁺は肝臓で作られることを示している．その大部分は血中のHCO₃⁻と結合してCO₂を作る．増加したCO₂と増加したH⁺を加えたものは呼吸を刺激してこの増加したCO₂を肺から排出する．上記の重炭酸塩の反応は右方（塩を作る方向）に進行するが，これはH⁺が連続的に産生されてもCO₂は連続的に取り除かれるからである．

RENAL REGULATION (HOURS)   腎性調節（時間の単位）
KIDNEYS   腎

　上に示された呼吸性調節は，用いられた重炭酸塩が補給される場合にのみ作動する．この仕事は腎で行われており，重炭酸塩の反応は反対方向（酸を作る方向）に進行する．この方向が前者と反対になるのは，腎では新たに産生されたH⁺が連続的に取り除かれて尿中に排泄されるからである．このようにして腎はお供のH⁺を体内に保留することなくHCO₃⁻を産生することができる．

CO₂ CO₂ CO₂

H⁺ + HCO₃⁻ → H₂CO₃ → H₂O + CO₂

liver 肝

HCO₃⁻ H₂CO₃ H₂O + CO₂

H⁺

酸－塩基平衡の腎性調節

いくつかの系が代謝的酸産生によって引き起こされるH^+の変動に関与しているけれども，体液量を元来ある状態に保持する最大の責任は腎臓にかかっている．

近位尿細管は重炭酸塩を再吸収する

血漿の酸性度の調節は近位尿細管（上の図）から始まっており，そこではろ過された液体中のHCO_3^-のほぼ80〜90％が再吸収される．その過程は次のようである．

1. 細胞内でCO_2と水とが結合して炭酸をつくる．この反応は酵素の炭酸脱水酵素によって触媒される．炭酸はH^+とHCO_3^-とに水中では分かれるが，この2つの産生物は別々の運命をたどる．
2. HCO_3^-は基底－側方膜に限局してあるNa^+共同輸送系を通して，その濃度勾配に従って流れ下ることによって再吸収される（輸送担体はNa^+1個につき3個のHCO_3^-を輸送する）．
3. H^+は前者（HCO_3^-）とは反対方向に移動して，管腔膜にはあるけれども基底－側方膜にはない特殊な$Na^+－H^+$交換輸送担体（対向輸送担体）の働きを介して刷子縁（管腔膜）を通過する．細胞内のH^+は管腔内のNa^+と交換されてネフロンの管腔内へと対向輸送が行われる．細胞膜をへだててのNa^+の高い濃度勾配があるためにNa^+細胞内に移動するので，この対向輸送は指示された方向に向かって行われる．
4. 管腔に分泌されたH^+は次にHCO_3^-と結びついてネフロン内に漏出が起こり，そこでH_2CO_3がつくられる．近位尿細管の外側表面は炭酸脱水酵素を含んでいるので，つくられたH_2CO_3は速やかに水とCO_2に変換される．CO_2は単にその濃度勾配にしたがって細胞内に拡散して，そこで第一段階の回路に入る．上の回路内に分泌されたH^+は，決して尿中に入っていく道がないことに注意せよ．酸－塩基平衡における近位尿細管の基本的役割は，ろ過器（糸球体）を通過してきたHCO_3^-を身体内に取り戻すことにある．

尿細管におけるHCO_3^-再吸収の問題に集中して考えると，最初はHCO_3^-の形で存在するろ液から始めて，種々の変わった形でみられる二酸化炭素の運命を追跡するのに（色を塗った後の）図を用いるのが有効である．HCO_3^-は管腔内でH_2CO_3に変換され，ついでCO_2に変わる．これとその他のCO_2は細胞内に移動して再びH_2CO_3に変化して，最終的にはHCO_3^-となって再吸収される．図にはこの過程がH^+の連続的流れ（分泌）によって動かされており，H^+は今度はNa^+の連続的流れ（再吸収）によって駆動されていることが示されている．この全過程を動かすためのエネルギーは$Na^+－K^+$ポンプによって使われるATPのエネルギーから由来するけれども，このポンプはNa^+の濃度勾配を形成するのに役立っている．

アンモニウム合成は重炭酸塩を産生する——上記のことに加えて，血漿のH^+濃度が高い（アシドーシス）時には近位尿細管はアミノ酸のグルタミン酸からアンモニウム（NH_4^+）を産生する．各グルタミン酸が消費されるごとに2分子のNH_4^+と2分子のHCO_3^-が生成される．この2つのHCO_3^-は近位尿細管内に再吸収された重炭酸塩の溜まりに付け加えられる．アンモニウムは緩衝対のNH_3と平衡状態になる（すなわち$NH_4^+ \rightleftarrows NH_3 + H^+$）．これら両方とも小管内腔に分泌されて，ヘンレ係蹄の上行部で髄質に組織間隙内へ再吸収される．ここから脂溶性で自由に膜を通過できるNH_3は細胞内に拡散して，最終的には集合管腔内へ移行しH^+に吸い込まれる（下記を参照）．

遠位ネフロンはH^+を分泌して新たにHCO_3^-を産生する

同様な過程は遠位ネフロン（遠位尿細管と集合管）に位置する特殊化された介在A細胞の内側で働いている．しかしながら，これらの細胞に到達したろ液はもはや多くのHCO_3^-を含んでいない．なぜならば，その大部分は近位尿細管で再収されてしまうからである．さらにH^+は依然として分泌されているが，Na^+交換機構によって駆動される代わりに，H^+-ATPaseを介して行われるATP分解と直接に共役している．この位置にあるH^+ポンプの存在は，H^+がHCO_3^-を消費しないで排出されることを可能にしている．しかしながら腎細胞がH^+を分泌する能力には限界がある．もしも管腔内の遊離H^+濃度が非常に高い（pH＜4.5）と，H^+分泌は止まる．管腔内緩衝液はHCO_3^-の代わりに分泌されたH^+イオンを"吸い込む"のに必要である．これらの緩衝液はろ過されたリン酸緩衝液の形をとってろ過液の中にあり，また近位尿細管でつくられたアンモニアの形をとって存在する．リン酸緩衝液は遊離のH^+と結びついて次式のようになる：

$$H^+ + HPO_4^{2-} \rightleftarrows H_2PO_4^-$$

アンモニアはCO_2と同様に脂溶性で，細胞膜を容易に通過する．NH_3は管腔内に拡散して，そこでH^+と結合してNH_4^+となる．アンモニウム・イオンは細胞膜を自由に通り抜けることはできない．NH_4^+はひとたび生成されると管腔内に留め置かれ，そこでH^+と結びついて尿中に排出される．

$$H^+ + NH_3 \rightleftarrows NH_4^+$$

尿中に排泄されたH^+は，アンモニア及びリン酸と結合して代謝性酸を代償（中和）する．各々のH^+が管内に排泄されるたび毎に，ろ液の中には存在しなかったHCO_3^-が再吸収される．ある人達は，これを単に，ろ液に由来するHCO_3^-を複製してできる再吸収されたHCO_3^-と区別して，"新しい"HCO_3^-と呼んでいる．

アシドーシス（酸血症）では血漿中のH^+は上昇して，腎は過剰の酸を尿中に排泄してこれを代償する（呼吸性アシドーシスでは，血漿中のCO_2が増加して腎細胞によるH^+の形成と排泄を促進させる．代謝性アシドーシスではHCO_3^-のろ過された負荷が減少するので，管腔内に分泌されたH^+を留めておく効果は少ない．（一旦分泌されるとH^+は尿の中に出ていってしまう機会が多い）．腎ですべてのHCO_3^-は再吸収され，大部分のHPO_4^{2-}は$H_2PO_4^-$に変化する．慢性のアシドーシスは腎を刺激してより多くのNH_3を合成する．これによってろ過の緩衝能力は増加するので，より多くの分泌されたH^+が（NH_4^+の形で）実際にはろ液のpHを低下させることなく尿中に運び去られる．このようにして細胞から管腔へのH^+の濃度勾配は，H^+の分泌が増大するにもかかわらず危険限界値を越えて上昇させることはない．

アルカローシスでは，血漿及び細胞内両方のH^+が低下する．腎細胞内では，わずかの細胞内H^+しか分泌には利用されない．その結果HCO_3^-の再吸収は完了しないで，一部のHCO_3^-は尿中へ逃げていく．さらに，介在するB細胞は活性化される．これらの細胞はA細胞と類似しているが，例外としてH^+とHCO_3^-の輸送担体の位置は逆転している．H^+輸送担体は基底側方膜に位置しているが，一方HCO_3^-輸送担体は刷子縁にある．結果として，これらの細胞はHCO_3^-を排出しH^+を吸収する．最終的に尿はアルカリ性となり，その結果，腎から出る血液は入ってくる血液よりも酸性となる．

CN：Bには赤い色を，そして水（D），水素イオン（F），二酸化炭素（C），炭酸（C^1）及び重炭酸基（C^2）に対して，前頁と同じ色を塗る．

1. 近位尿細管から始めて，まず細胞膜（A^2, A^3），及び毛細血管（B）に色を塗る．ついでこの過程におけるNa^+（G）の役割について色を塗り，ついで下ってろ液の一部分のある尿細管腔に色を塗り，更に対向輸送機構（G^1）を介する膜，及びNa^+-K^+ポンプ（G^3）を介する細胞の外側の過程に色を塗る．更に細胞の上部から始まって番号順に色を塗っていく．
2. 同様にNa^+物質に最初に色を塗って，更に遠位尿細管へと進む．場所が限られているので炭酸（C^1）の形成に先立つ過程で，二酸化炭素と水と酵素作用の連結は，下方の細胞の図では省略してある．この過程が反復されるところ，その次の数字もまた繰り返される．

PROXIMAL TUBULE 近位尿細管

- CAPILLARY 毛細血管
- CELL MEMBRANE 細胞膜
- BRUSH BORDER 刷子縁
- BASOLATERAL 基底・側方膜
- CARBON DIOXIDE 二酸化炭素
- WATER 水
- CARBONIC ANHYDRASE 炭酸脱水酵素
- CARBONIC ACID 炭酸
- BICARBONATE 重炭酸基（塩）
- HYDROGEN ION 水素イオン
- Na^+/H^+ COUNTER-TRANSPORT Na^+/H^+ 対向輸送
- Na^+/K^+ PUMP Na^+/K^+ ポンプ

血漿の酸度の調節はろ過された HCO_3^- の大部分が再吸収される近位尿細管から始まる．この過程は (1) 細胞内で CO_2 と水とが結合して炭酸になる．この反応は炭酸脱水酵素によって触媒される．炭酸は H^+ と HCO_3^- とに解離する．この2つの産物はそれぞれ別々の運命をたどる．(2) HCO_3^- はその濃度勾配にしたがって基底－側方膜を通過して血中に入り再吸収される．(3) H^+ は Na^+ と交換してネフロンの管腔内に逆（反対）方向に輸送される．(4) この H^+ はついでネフロン中にろ過されてきた HCO_3^- と結合する．そして水がつくられ，CO_2 は単純にその濃度勾配にしたがって細胞内に入り，そこで第一段階の回路に入る．H^+ は細胞から管腔内へと連続的に輸送されるので，反応は指示された方向に向かって進行する．この H^+ 輸送のためのエネルギーは，Na^+ の濃度勾配から由来する．

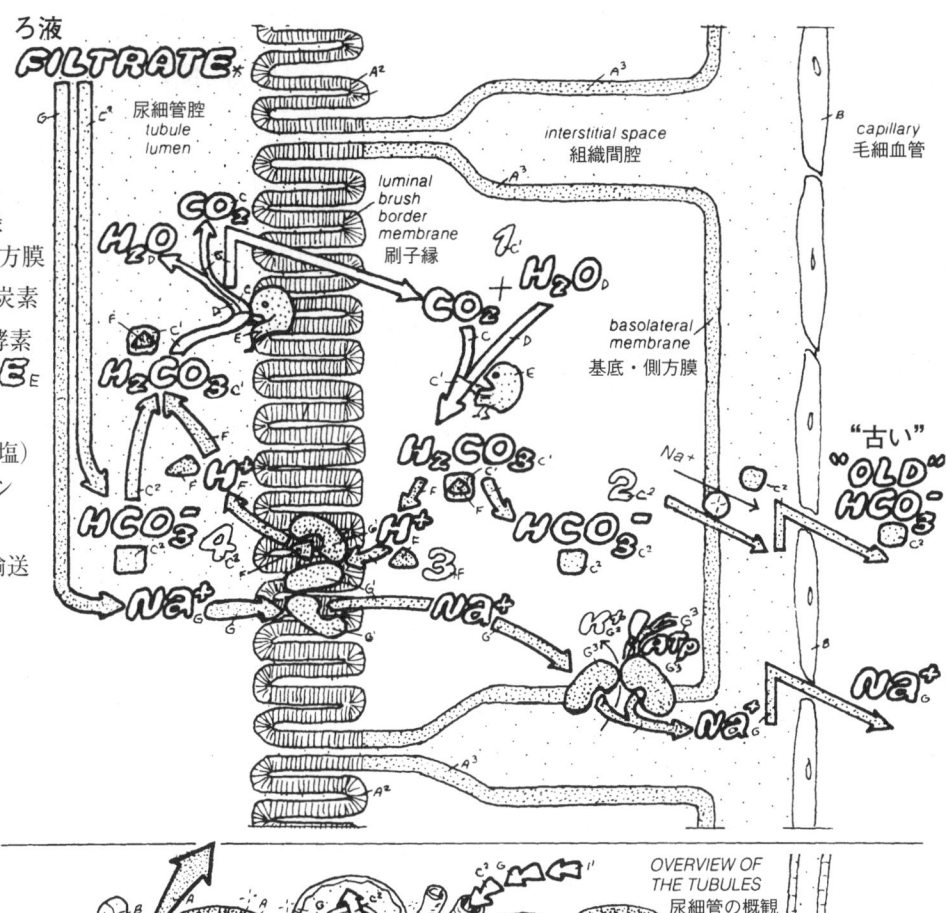

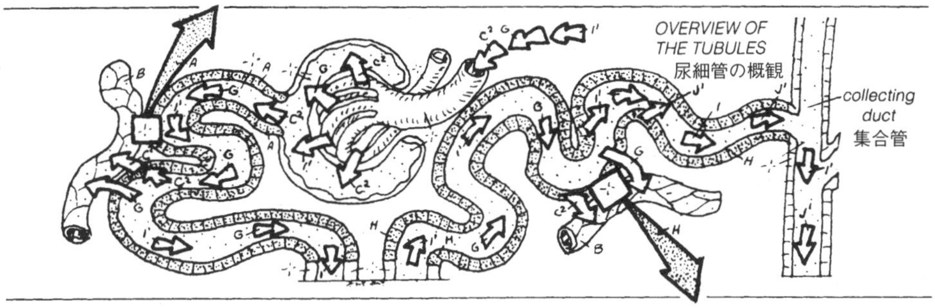

DISTAL NEPHRON 遠位ネフロン

- BRUSH BORDER 刷子縁
- BASOLATERAL 基底・側方膜
- BUFFERS: 緩衝液
- MONOHYDROGEN PHOSPHATE 一水素リン酸
- DIHYDROGEN PHOSPHATE 二水素リン酸
- AMMONIA アンモニア
- AMMONIUM ION アンモニウムイオン

遠位尿細管内部でも近位尿細管と同様な過程がはたらいているが，ろ液中にはここでは HCO_3^- がもはや沢山含まれていない（その大部分は近位尿細管で再吸収される）．更に H^+ は依然として分泌されているが，Na^+ との交換反応の代りに ATP の分解過程と直接的に共役している (4)．もしも管腔内で遊離の H^+ の濃度が高くすぎると，H^+ 分泌は停止する．管腔内の H^+ があまり高くなりすぎると，H^+ 分泌は停止する．管腔内の H^+ は高濃度にならないように，ろ液の中にあって遊離 H^+ と結合する緩衝液（リン酸緩衝液）と結合して妨げられている (5)．これらの緩衝液が使い果たされたならば，腎はアンモニアをつくってこれに適応する (6)．すなわち NH_3 は管腔に拡散してそこで H^+ と結合してアンモニウム基 (NH_4^+) となる (7)．アンモニウム基は管腔内に留まり H^+ と一緒に尿中に排泄される．このような方法で排泄された H^+ は代謝性酸の産生を代償している．それぞれの H^+ が排泄される毎にろ液中にはなかった HCO_3^- が再吸収されるが，これは"新しい" HCO_3^- として記述される．

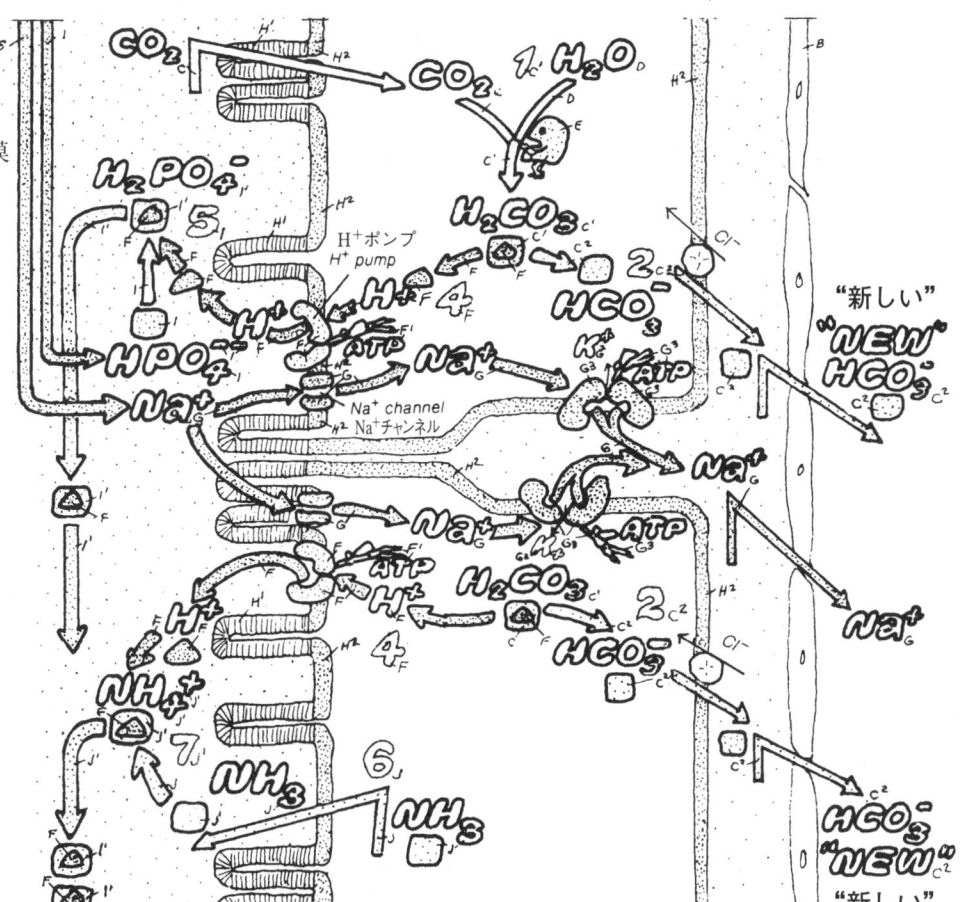

遠位尿細管におけるカリウムの調節

カリウムは細胞内部に最も多量に存在する溶質である．細胞内にK濃度が高いことは，最適の成長ならびにDNAとタンパクの合成のために必要である．Kはまた多くの酵素系が作用をする際に必要な重要な因子の1つである．そしてKは細胞の容積，pH，膜電位を維持するのに役立っている．身体内のK^+の大部分は細胞内にあるが，そのわずか2.5％が細胞外にあって，わずかなK^+が細胞内液と細胞外液との間を移動すると，細胞外液のK^+の量に非常に大きな変化をひき起こす．例えば，もしも身体内のK^+の5％が細胞外液中に移動したとすると，細胞外液中のK^+の量は元の3倍―致死的結果―にもなる．

体細胞は血漿K^+の急激な変化を緩衝する

細胞の興奮性（膜電位）は細胞外にあるK^+濃度に敏感に反応するので，細胞外液あるいは血漿中のK^+濃度の変化は重要である．細胞外のK^+を増加させると，膜は脱分極して細胞の興奮性が増大する．心臓では細動（収縮）が起こる．骨格筋および平滑筋の収縮障害としては，弛緩性麻痺，腹部膨満および下痢が起こる．細胞の内側と外側との間のK^+の出入は，酸-塩基平衡の障害，ホルモン平衡の障害，および薬物に対する反応などが容易にひき起こされる．更に平常の食事で小腸から血漿中に毎日吸収されるK^+の量は，全細胞外液中のK^+の含量よりも多い！　増加した血漿内K^+は膵臓からインスリン分泌を刺激し，副腎皮質からアルドステロン分泌を刺激し，また副腎髄質よりエピネフリン分泌を刺激するので，この潜在性で障害を起こすほどの血漿K^+の増加は起こらない．これらのホルモンは3つともすべて肝臓，骨，骨格筋，赤血球によるK^+取り込みを増加させる（これらは直接的あるいは間接的にNa^+-K^+ATPaseを刺激するように働く）．腎臓は時間単位のゆっくりした経過で活動するけれども，体からK^+を取り除いたり，貯留させたりする究極的な方法を提供し，それによって長期的な血漿K^+濃度を3.5～5 mM/Lに保っている．

近位尿細管は大部分のK^+を再吸収する

腎によるK^+の処理は，ろ液から大量液を再生利用することから始まる．大部分のろ過されたK^+は，近位尿細管およびヘンレ係蹄で再吸収される．K^+が遠位尿細管に到達するまでに，ろ過された負荷K^+のわずか5～10％しか残っていない．ここからは条件によってはK^+は再吸収されるか，あるいは非常にしばしば分泌される．K^+排泄過程の変化の調節は大部分，ネフロンの後部（遠位尿細管）で行われる分泌機能の変動によってひき起こされている．

遠位ネフロンは分泌によってK^+を調節する

遠位尿細管と集合管の細胞は，基本的には基底-側方膜に局在しているNa^+-K^+ポンプの働きによって，細胞内部へ高濃度にK^+を蓄積する．この基底-側方膜の電気的な勾配（膜電位）は，K^+の濃度勾配に対抗して十分高く（70 mV）保たれているので，細胞内から間質腔へのK^+の漏出が防止されている．しかし（管腔に面している）頂端膜の膜電位は小さいので，K^+の漏出を防ぐことができない．その結果，そこには単純なK^+を分泌する道がある．すなわちK^+は血液側から細胞内にくみ込まれてのち，管腔側に漏れ出してくる．この機構はどのように種々のK^+排出を説明できるのだろうか？

1. 細胞内K^+の上昇は増加したK^+排出を伴う． 細胞内のK^+濃度の調節は次のようにして行われている．前述の議論によれば，K^+の排出は管腔内へのK^+の漏出をひき起こす濃度勾配が存在するため，遠位尿細管（あるいは集合管）細胞内のK^+濃度が上昇するときにはいつも増加する．しかしこれらの細胞内のK^+含量はしばしば一般の体細胞内のK^+の含量を反映している．このことから細胞内のK^+濃度を調節する機構が存在して，細胞内部のK^+を増大させるような変化は細胞外へのK^+の漏出と分泌を増大させるように働いている．

2. アルドステロン分泌はK^+のフィードバック調節を行う． 細胞内K^+（およびしたがってK^+の分泌）は血漿中のK^+濃度の調節機構をうけており，血漿中のK^+濃度の変化と共に上昇したりあるいは低下したりする傾向を示す．しかしながら血漿中のK^+濃度は，他の強力なフィードバック機構によって守られている．血漿中のK^+濃度が上昇すると副腎皮質が刺激されてアルドステロンが分泌されて，それが腎からK^+の分泌と排出（およびNa^+の再吸収）を促進させる．このアルドステロン分泌のフィードバック経路とは異なって，K^+は副腎皮質を直接に刺激するが，この過程はレニン-アンギオテンシン系を仲介して利用してはいない．

3. Na^+とK^+の排出はしばしば相関している． 尿細管細胞から起こるK^+の漏出現象もまた，Na^+の排泄との間の正の相関関係を説明するのに有用な助けとなっている．ろ液中のNa^+が遠位尿細管まで配達されるときに，過剰のNa^+はNa^+再吸収とNa^+排出の両方の機構の増加をひき起こす．このとき管腔膜を通して行われるより多くの正の荷電（Na^+の形）がK^+との交換に利用されるので，K^+はより速やかに漏出が起こる．このことはK^+が膜電位を形成するのに用いられないで，その濃度勾配にしたがって細胞内から細胞外へ脱出するようにみえる．

4. 液体（ろ液）の流れが増すとK^+排出が増加する． 遠位尿細管の液体の流れが増加するときには，K^+排出もまた増加する．このことは速い尿細管内の流れによる液体の移動によって，分泌されるK^+のより効果的な"洗い出し"が起こると考えられる．これによって尿細管に隣接した管腔内の液体中のK^+の濃度は減少して，細胞内から管腔内へのK^+の漏出が促進される．

5. K^+-H^+交換はアシドーシスとアルカローシスの期間には明らかである． 通常尿細管からのK^+の排泄は急性アルカローシスの時に増加するが，急性アシドーシスの時には減少する．このことはアルカローシスの時にはK^+が細胞内へ入ってくるが，アシドーシスの時にはK^+が出てくるという事実と一致している．このことはほとんどK^+がH^+と細胞膜を通して交換して移動しているようにみえる．例えばアシドーシスではH^+は細胞内に入って負の電荷を持つタンパク分子と反応して，タンパクの持つ電荷を減少させる．K^+は細胞内に最も沢山ある陽イオン（正に荷電したイオン）で，それ自体突然過剰になることがある．つまりすべてのK^+を支持している負の荷電がその細胞周囲の環境には少なすぎるのである．K^+は細胞膜を透過しやすい陽イオンなので，K^+は細胞の外方へも移動する．腎の細胞もこの例外ではない．アシドーシスの時には，遠位尿細管の細胞はK^+を血漿中に失う．したがって細胞内のK^+濃度は減少するけれども，同様なK^+の漏出は管腔内へも分泌として起こる．アルカローシスでは，これと正反対のことが起こる．

上記に付け加えて，介在細胞膜を通してH^+とK^+の交換を行うH^+-K^+ATPaseが最近同定されている．

CN：細動脈と毛細血管を含む血管には赤い色を塗る．

1．上方の枠の図から始める．左方の細胞の内部にある大部分の領野はK^+の字で記されていることに注意する．これは大量のK^+が細胞内部に存在していることを象徴している．

2．（下方の図のうち上方のものは）ろ液は上左角の長方形の中の図から始まりネフロンを通って流れるものに色を塗る．K^+はまず近位尿細管（色を塗らない）中に再吸収されるので，ろ液（F）からK^+（A）が分離することに注意する．

3．分泌過程の拡大図に色を塗る．下方の尿細管細胞中のK^+の濃度勾配を示す図と，2つの電荷（C）を比較する方法との両者の記号に注意する．

4．下方のまとめの図では，血中のK^+が上昇する回路から始めて色を塗る．

神経と筋肉の興奮性における K⁺ の役割
ROLE OF K⁺ IN NERVE & MUSCLE EXCITABILITY

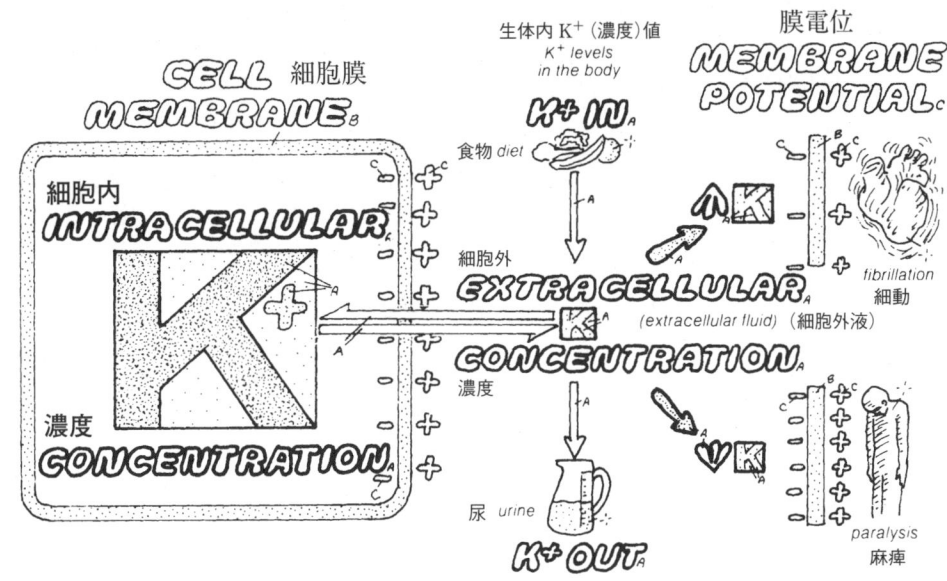

CELL MEMBRANE 細胞膜
K⁺ IN — 食物 diet
EXTRACELLULAR CONCENTRATION 細胞外 (extracellular fluid) (細胞外液)
INTRACELLULAR CONCENTRATION 細胞内濃度
生体内 K⁺ (濃度) 値 K⁺ levels in the body
MEMBRANE POTENTIAL 膜電位
fibrillation 細動
paralysis 麻痺
尿 urine
K⁺ OUT

身体内の K⁺ の大部分（約 90 %）は細胞内にあり，わずか 2.5 % 位が細胞外液中にある（残りは骨の中に含まれる）．わずか 5 % 程の細胞内の K⁺ 濃度が低下すると，細胞外 K⁺ 濃度に巨大な変化をひき起こす（細胞外 K⁺ 濃度は 2.5 % から 7.5 % に増加する計算になる）．このような細胞外液中の K⁺ 濃度の大きな変化は，腎が血漿中の K⁺ 濃度を調節しているので実際には起こらない．

細胞の興奮性（膜電位）は細胞外の K⁺ 濃度に敏感に反応するので，血漿中の K⁺ 濃度の変化は重大な影響を与える．細胞外の K⁺ 濃度が上昇すると，膜は脱分極して心臓の興奮性が上昇するので心筋細動が起こる．細胞外 K⁺ 濃度が低下すると，膜は過分極してその興奮性が低下する．骨格筋と平滑筋の機能障害として弛緩麻痺，腹部膨満，及び下痢が起こる．

分泌による K⁺ 濃度値の調節
K⁺ LEVELS REGULATED BY SECRETION IN DISTAL NEPHRON

遠位尿細管内

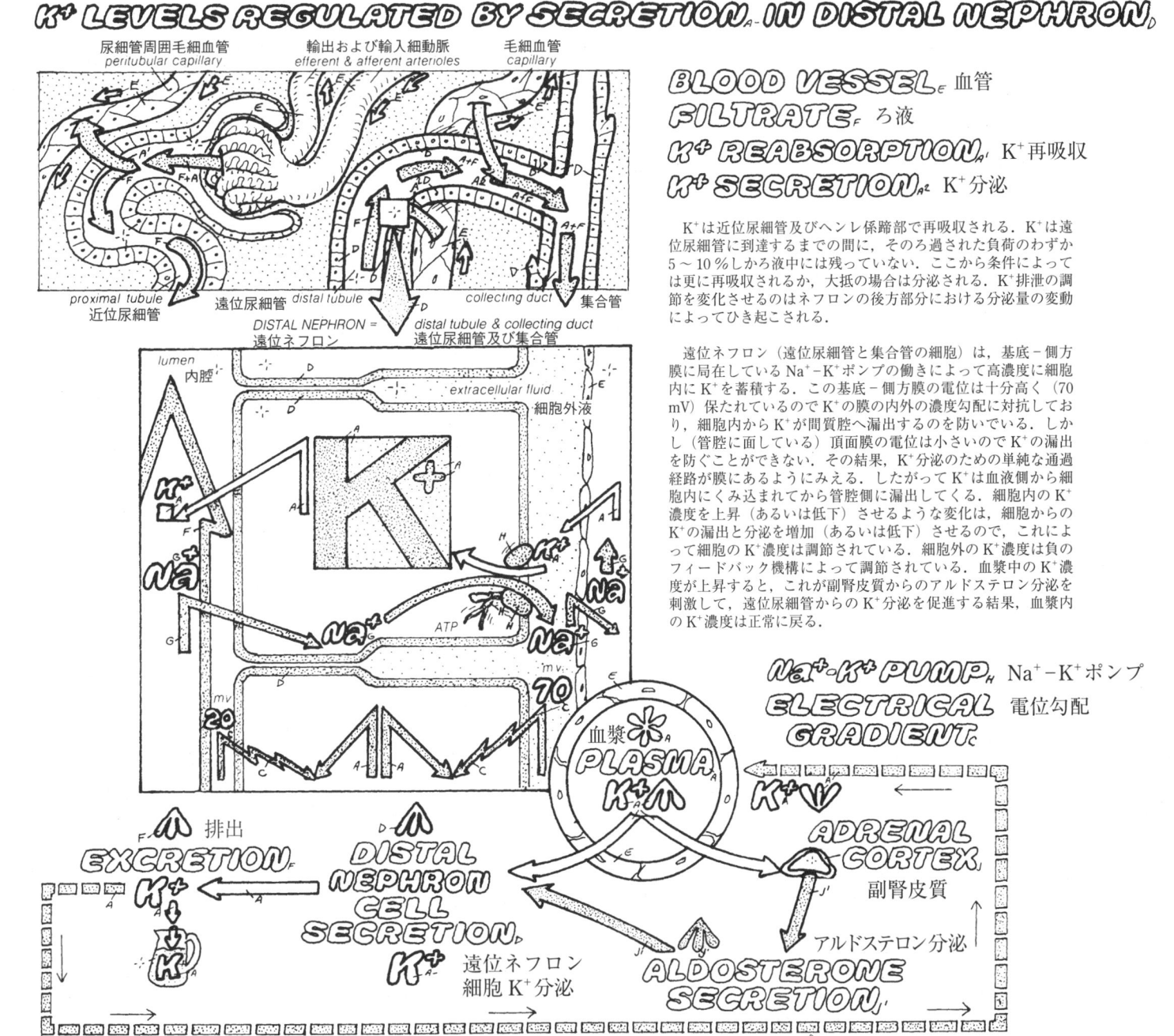

尿細管周囲毛細血管 peritubular capillary
輸出および輸入細動脈 efferent & afferent arterioles
毛細血管 capillary
proximal tubule 近位尿細管
distal tubule 遠位尿細管
collecting duct 集合管
DISTAL NEPHRON = distal tubule & collecting duct 遠位ネフロン＝遠位尿細管及び集合管

BLOOD VESSEL 血管
FILTRATE ろ液
K⁺ REABSORPTION K⁺ 再吸収
K⁺ SECRETION K⁺ 分泌

K⁺ は近位尿細管及びヘンレ係蹄部で再吸収される．K⁺ は遠位尿細管に到達するまでの間に，そのろ過された負荷のわずか 5～10 % しか液中には残っていない．ここから条件によっては更に再吸収されるか，大抵の場合は分泌される．K⁺ 排泄の調節を変化させるのはネフロンの後方部分における分泌量の変動によってひき起こされる．

lumen 内腔
extracellular fluid 細胞外液

遠位ネフロン（遠位尿細管と集合管の細胞）は，基底－側方膜に局在している Na⁺-K⁺ ポンプの働きによって高濃度に細胞内に K⁺ を蓄積する．この基底－側方膜の電位は十分高く（70 mV）保たれているので K⁺ の膜の内外の濃度勾配に対抗しており，細胞内から K⁺ が間質腔へ漏出するのを防いでいる．しかし（管腔に面している）頂面膜の電位は小さいので K⁺ の漏出を防ぐことができない．その結果，K⁺ 分泌のための単純な通過経路が膜にあるようにみえる．したがって K⁺ は血液側から細胞内にくみ込まれてから管腔側に漏出してくる．細胞内の K⁺ 濃度を上昇（あるいは低下）させるような変化は，細胞からの K⁺ の漏出と分泌を増加（あるいは低下）させるので，これによって細胞の K⁺ 濃度は調節されている．細胞外の K⁺ 濃度は負のフィードバック機構によって調節されている．血漿中の K⁺ 濃度が上昇すると，これが副腎皮質からのアルドステロン分泌を刺激して，遠位尿細管からの K⁺ 分泌を促進する結果，血漿内の K⁺ 濃度は正常に戻る．

Na⁺-K⁺ PUMP Na⁺-K⁺ ポンプ
ELECTRICAL GRADIENT 電位勾配

PLASMA 血漿 K⁺
EXCRETION 排出 K⁺
DISTAL NEPHRON CELL SECRETION 遠位ネフロン細胞 K⁺ 分泌
ADRENAL CORTEX 副腎皮質
ALDOSTERONE SECRETION アルドステロン分泌

水分の保持と抗利尿ホルモン

淡水に住む動物達は，絶え間なく水分平衡の問題と闘っている．これらの動物の血漿は高い溶質濃度（浸透圧）を持っているので，その周囲から浸透力によって水分が体内に引き込まれる傾向にある．この絶え間のない水の浸入に対して彼らは大量の水を体外に排出して対抗している．この地上に住んでいる人を含めた動物は，淡水中に住む動物とは正反対の問題に直面している．すなわち彼等の周囲の環境は乾燥しており，干上ってしまう危険にさらされている．したがって体内の水分を保持するために，鳥類と哺乳類は非常に少量の濃縮した尿を体外に排出するが，それはどのようにして行われているのであろうか？

ヘンレ係蹄は高張の間質腔を作り出す

鳥類と哺乳類のみが高張の（血漿よりも濃縮された）尿を排泄する．また鳥類と哺乳類だけが長いヘンレ係蹄を持っている．このような観察に基づいて初期の研究者たちは，高張尿はヘンレ係蹄でつくられることを示唆している．しかしながらこの考えは，微小穿刺を最初に行った研究で，ヘンレ係蹄のすぐあとに続く遠位尿細管内にも液体が含まれているという観察によって打ち砕かれてしまった．そしてこの液体は常に低張であったか，あるいはほとんど等張であって，仮説で求められているような高張では決してなかった．したがって見かけ上高張尿はそのあとに続く集合管でつくられるに違いないと考えられる．ヘンレ係蹄部は非常に精巧な方法でろ液成分の調整を行っている．すなわちヘンレ係蹄部では水を伴わないでNaClのみを能動的に管腔内に排出することによって，腎髄質の深部で独得な高張の間質液をつくり出している．集合管はこの液体を尿管に向って通過させており，この高張の細胞外環境を利用して，浸透作用によって水分を集合管の管腔から間質腔内へ引き込むので，尿の濃縮が行われる．

ヘンレ係蹄の上行脚は能動的に Na⁺ を再吸収し，水を残して低張液を遠位尿細管へ送り出す——旁髄質ネフロンのヘンレ係蹄は腎髄質の深部にまで入り込んでいる．これらの下行脚は Na⁺ と水をかなりよく透過させるので，そこの膜は何も特殊な性質を持っていないようにみえる．しかしながらひとたび係蹄の弯曲部のまわりで尿細管が水に不透過性になると，この性質は遠位尿細管にまでひろがっている．更に係蹄上部では管腔から間質液中へ NaCl を能動的に輸送する．この輸送の主要な部分は上行脚の厚い（上位の）部分で行われるが，そこにはミトコンドリア（すなわち，ATP 産生装置）が豊富に含まれる細胞がある（Na⁺ は Cl⁻，K⁺ のみならず Na⁺ との共同輸送系を介して，管腔膜を通り抜ける．もしも Na⁺ が内側に入ったときには，基底−側方膜にある Na⁺ は Na⁺-K⁺ ポンプによって押し出される．Cl⁻ は受動的チャンネルを通って続いて移動して，電気的中性が保たれる；結果として NaCl の輸送が起こる）．

尿の量と濃度の最終的調整は集合管で起こる——ヘンレ係蹄の上行脚では NaCl の能動的輸送が起こるが，このとき通常起こる水の輸送は阻害されている．したがって遠位尿細管に送られてくる液体は，尿の最終成分とは関係なく低張である．この（水不透過性の係蹄上行脚で行われる）水を伴わない NaCl 輸送の結果，独特な高張髄質間質液が生成される．すべてのネフロンからくる集合管はこれらの液体を更に尿管へ通過させる．このとき ADH（抗利尿ホルモン，バゾプレシン）が遠位尿細管の後部に存在すると，集合管全体は水透過性となる．そして液体が遠位ネフロンのこれらの区画（遠位尿細管と集合管）を流れる間に，水は周囲の間質液と平衡に達する．したがって液体が集合管の中を髄質まで流れる間に，液体は次第に濃縮されて（高張となり）尿にまでつくられるが，集合管内の液体は下部髄質の間質液と同じ高張に保たれている．実際に髄質間質液の浸透圧は排泄される水の値の範囲に定められている．ADH もまた集合管の最終部分で尿素を透過しやすくするように働くけれども，その尿素は間質液中にも含まれており浸透圧に実質的に関与している．

尿崩症のような病気で ADH が欠損している時には，遠位尿細管と集合管は実質的に水に不透過である．遠位尿細管に送られた低張液は塩分が再吸収されても（水が一緒に流れないので），液はより一層低張になる．集合管の終わりにまで達した液は低張で，大量の希釈尿を生ずる．ADH を欠損している病気では，腎は1日に 30 L もの大量の尿を産生する．その患者は単に乾燥しないように1日にコップ120杯もの水を飲まなくてはならない．

ADH は体液の浸透圧を保持する

水分欠乏時には腎は水を保存するように働くので，腎から少量の濃縮した（高張の）尿が排泄される．逆に水中毒の場合には，腎は多量の薄い（低張の）尿を排泄して過剰の水を放出する．

ADH は視床下部に神経細胞で産生されて，軸索輸送を介して下垂体後葉内の軸索末端にまで運ばれて，そこに貯蔵される．ADH はその末端から"適当な時期"に血液中に分泌される．というのは視床下部にある浸透圧受容器は血漿の浸透圧に非常に敏感であるからである．浸透圧受容器は浸透圧の小さい変化にも反応して，刺激インパルスの頻度を増加させて ADH 産生細胞に送る．これらのインパルスは下垂体後葉の軸索末端に中継されて下降し，そこでチャンネルを活性化して Ca⁺⁺ を流入させてホルモンの分泌を刺激する（エクソサイトーシスによる，図20）．こうして（血漿タンパクに反映された）細胞外液の浸透圧の上昇は視床下部の細胞を刺激して ADH 産生を増加させ，下垂体後葉から ADH を血液中に放出させる．ADH は血流によって腎臓に達し，そこで（cAMP/タンパク・キナーゼを介して）遠位尿細管と集合管の膜に水のチャンネルを挿入するように働く．このことは体内の水分貯留と浸透圧の上昇を和らげる．視床下部の浸透圧受容器もまた，口渇感を開始させる視床下部の浸透圧受容器に信号を送る．沢山水を飲むと体液の濃度を薄める．逆に血漿浸透圧が低下したときには，ADH の分泌と口渇感が少なくなる．

体液の浸透圧の調節は重要である．浸透圧が低下した時には水が細胞内に入って細胞は膨張する——すると頭蓋骨の硬い壁に閉じこめられている脳細胞が危険に曝される．その時起こる病状には嘔気，不快感，混乱，無気力，痙攣，昏睡などが含まれるが，浸透圧が高い場合には脳細胞は萎縮し，無気力，衰弱，痙攣，昏睡などの神経症状が起こり，時には致死的になることもある．

CN：D には明るい青色を，G には暗い色を，H には黄色を，I には赤色を，そして J には紫色を塗る．

1. 腎のネフロンを表す2つの大きな図の A と B の四角の境界にまず色を塗る．これはいずれもネフロンの部分が皮質（A）にあるのか，またいずれの部分が髄質（B）にあるかを示している．
2. 左方の低浸透圧状態の図を上方の漫画から始めて，ネフロン自体（D¹ と E）の境界に色を塗る．すべての丸印と矢印に色を塗る．
3. 右方の図にも同様に色を塗るが，ADH が集合管と遠位尿細管の部分に及ぼす影響（膜を水透過性にする）（G¹）に注意する．
4. 下方右の図では第1段階から始めて，浸透圧の上昇が ADH の分泌と水分吸収をひき起こすのに色を塗る．下方左のまとめの図に色を塗る．番号は右の図の各段階と対応している．

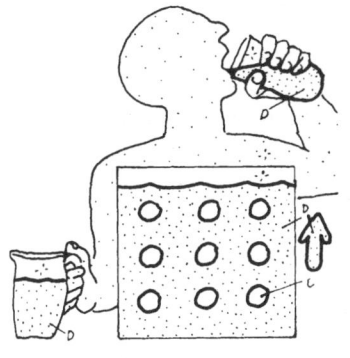

水分欠乏状態（右図）では腎は水を体内に保持するように働いている．このとき腎は少量の濃縮（高張）尿を排泄する．水中毒（左図）では腎は多量の薄い（低張）尿を排泄して体内の過剰の水分を放出する．このような仕事をするために旁髄質ネフロンのヘンレ係蹄は腎髄膜内の深くまで入り込んでいる．その上行脚は能動的にNaClを再吸収するが，それに伴う水の再吸収はその部分が水不透過性膜であるために阻害されている．その結果，遠位尿細管に入ってくる液体は，最終的な尿の組成とは関係なく低張となる．更にこの水を伴わないNaClの輸送によって，髄質内には独得な高張間質液が作り出される．集合管はこれらの液体を尿管にまで通過させる．もしもADHが存在すると（右図），遠位尿細管の後部と集合管の全長にわたって水は膜透過性となる．したがってネフロンのこれらの区分で水分は間質液と平衡に達するために遠位尿細管を出る液体は等張となるが，一方集合管を出る液体は下方の髄質の間質液と同じ高浸透圧を保つようになる．ADHがない時には（左図），遠位尿細管と集合管は実際には水に対して不透過性となる．遠位尿細管に入る低張の液体は（水を伴うことなしに）塩類のみが再吸収されるので，より一層低張になる．したがって集合管の終わりに達する尿は低張となる．ADHもまた集合管の終わりの部分を尿素透過性にするが，尿素は間質液中にあってそこの浸透圧を保つのに役立っている．

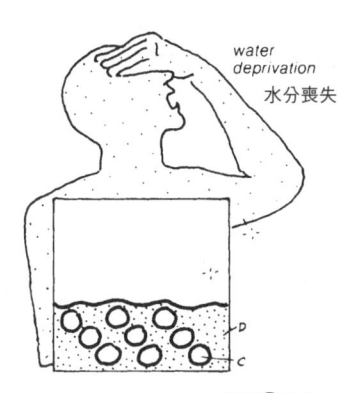

LOW 低浸透圧 OSMOLARITY ∨ADH

高浸透圧 HIGH OSMOLARITY ∧ADH

water deprivation 水分喪失

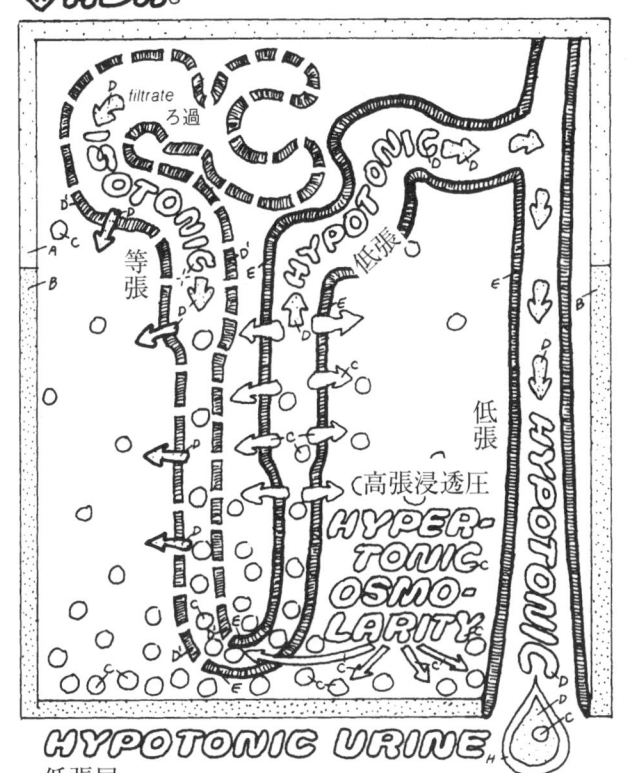

HYPOTONIC URINE 低張尿

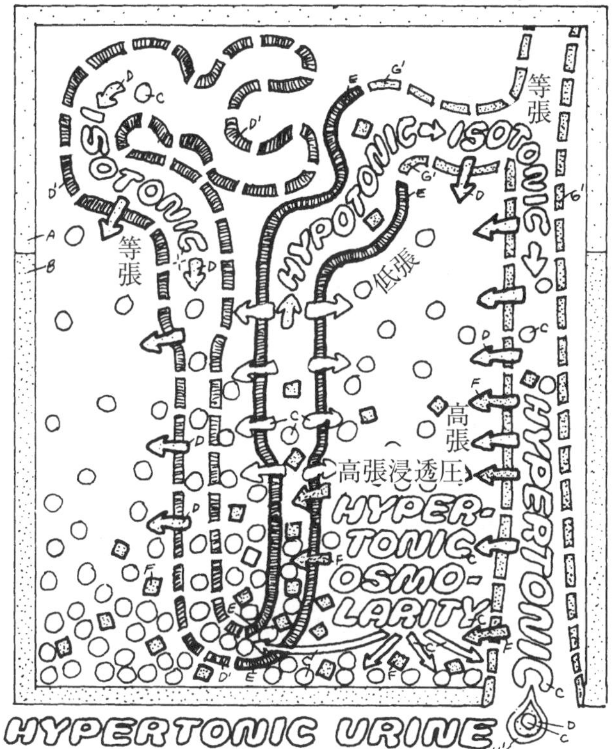

HYPERTONIC URINE 高張尿

KIDNEY CORTEX 腎皮質
KIDNEY MEDULLA 腎髄質
SODIUM CHLORIDE (NaCl) 塩化ナトリウム (NaCl)
WATER 水
WATER PERMEABLE MEMBRANE 水透過性膜
IMPERMEABLE MEMBRANE 不透過性膜
UREA 尿素
ANTIDIURETIC HORMONE (ADH) 抗利尿ホルモン (ADH)
INFLUENCE ON MEMBRANE 膜に及ぼす影響

浸透圧 OSMOTIC PRESSURE (1) → 浸透圧受容器 OSMOTIC RECEPTORS (2) → ANTIDIURETIC HORMONE (ADH) (3) → WATER REABSORPTION (5) 水再吸収
抗利尿ホルモン (ADH) (4)
(6)

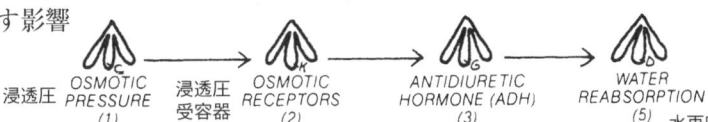

細胞外液（及び血漿）の浸透圧が上昇すると (1)，視床下部の細胞が刺激されてADHの産生が増加する (2)．そして下垂体後葉からADHが放出される (3)．ADHは血流中を流れて (4)，腎に到達し (5)，そこで水分の貯留を促進して体液浸透圧の上昇を減少させる (6)．

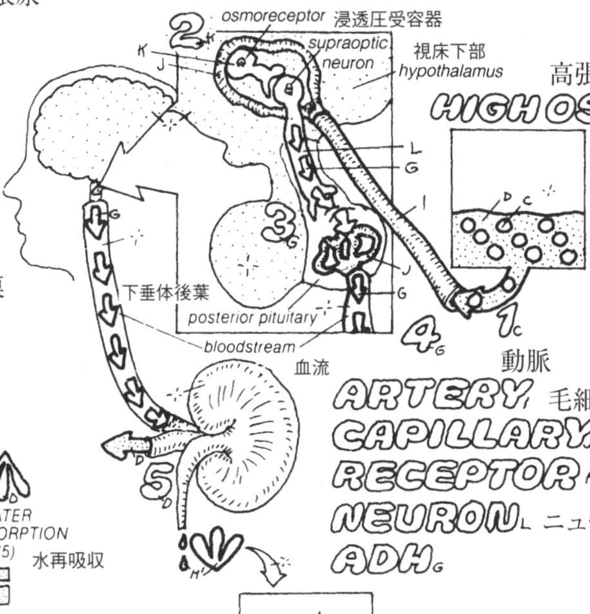

osmoreceptor 浸透圧受容器
supraoptic neuron
hypothalamus 視床下部
posterior pituitary 下垂体後葉
bloodstream 血流
動脈
高張 HIGH OS
ARTERY 動脈
CAPILLARY 毛細血管
RECEPTOR 受容器
NEURON ニューロン
ADH
NORMAL OS 正常浸透圧

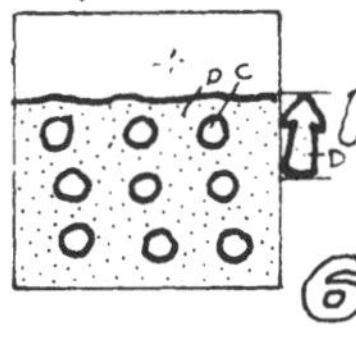

ヘンレ係蹄における対向流増幅装置

腎は水溶性の血漿成分と水分とを賢明な方法で排泄することによって，生体の内部環境を調節している．腎はまた老廃物，特に著明なものとしては尿素を排出する．尿素は肝臓で産生されるが，アミノ酸あるいはタンパク質から由来する窒素を含んでいる．これらの化合物が代謝によって分解されると，アンモニアが生じる．遊離のアンモニアは水によく溶けて非常に毒性を持っている．幸いなことにアンモニアは肝臓で比較的無害な尿素に急速に転換される．タンパク質の代謝の結果1日に約30gの尿素が産生されるが，これは尿中に排泄される．イオンと尿素は水溶性であるので，これらの物質の排泄は水分の排泄と共に行われる必要がある．水は尿中に排泄されなくてはならないが，水分供給が不足する時には腎は濃縮尿を排出して水分を体内に保持するように働いている．では"濃縮尿"とはどういう意味があるのだろうか？

全体の浸透圧濃度はミリ・オスモルで測定される

通常溶質様物質である尿素の濃度は，溶液1L中に含まれる尿素のモル数（1モル＝6×10^{23}分子）で表される．これが尿素のモル濃度である．この数字が小さい時にはその単位を1/1,000に減らしてミリモル（mM，1,000ミリモル＝1モル）を用いる．それぞれの溶液中では各溶液は独自のモル（あるいはミリモル）濃度を持っている．ここで浸透圧による水の移動の問題を扱う時には，溶液中のすべての分子とイオンは，ほとんど等しく浸透圧に関与している．尿素の100mM濃度は100mMのブドウ糖溶液と同じ浸透圧を示すが，その理由は両者とも1L中に同じ数の分子を含んでいるからである．この両者（100mM尿素と100mMブドウ糖）を含んでいる溶液は，1L中に2倍多くの分子を含んでいるので浸透圧も2倍になる．ある溶液中のすべての分子とイオンのモル濃度の和は浸透圧濃度（Osm）と呼ばれる．時には（1000 mOsm＝1 Osm）の代りにミリオスモル（mOsm）を用いる．したがって100mM尿素と100mMブドウ糖を含む溶液の全溶質濃度は，200 mOsmである（100mMのNaCl溶液は100mM Na$^+$と100mM Cl$^-$を含んでいるので，200 mOsmとなることに注意せよ）．血漿の全溶質濃度は約300 mOsmで，尿は通常約950 mOsmくらいだが，実際は50〜1,400 mOsmの範囲にある．

下部髄質の間質液の濃度は高く1400 mOsmもある

ヘンレ係蹄のNa$^+$ポンプはわずか200 mOsmの勾配を作り出すに過ぎない—濃縮した尿を排泄するためには，髄質の間質液の溶質濃度が血漿よりも4倍から4.5倍濃い（1,200〜1,400 mOsm）必要がある．このように高い間質液の溶質濃度を作り出すために，腎はヘンレ係蹄の上行部にあるNa$^+$ーポンプを作動させて尿細管細胞の浸透圧が200 mOsmの勾配を作り出すようにする必要がある．係蹄部に流れ込む近位尿細管の浸透圧は等張（300 mOsm）であるので，最も濃縮された間質液では500 mOsmにまで上昇する．ではどのようにして腎は1400 mOsmの浸透圧を得るようにはたらくのであろうか？

200 mOsmの浸透圧勾配を作り出すNa$^+$ポンプの能力は"単一効果"と呼ばれる．この単一効果は，2つの流れが反対方向に向いている（対向流）係蹄の上行脚に埋め込まれているポンプの働きによって数倍に増幅される．

下行脚は上行脚で濃度を押し上げるポンプを働かせる—この上行脚は水不透過性であるので，NaClは間質液（ISF）中に放出されるが，水はそれに伴って移動しない．こうして放出されたNaClは200 mOsmのわずかな浸透圧勾配を生成するので，ISFはわずかに高張になる．下行脚はNaClと水との両方を透過させるので，NaClはその濃度勾配にしたがって下行脚へ拡散するが，水は下行脚から周囲の高張の環境の方向に向って引っ張られる．このように下行脚では水が失われ溶質が獲得されるので，そこの液体はISFと同様に高張になる．しかしこの下行脚にあるわずかに濃縮された液体は移動している！そのためこの液体はポンプが埋め込まれている上行脚の方向に向って流れるので，このポンプは同じ200 mOsmの浸透圧勾配を形成する．——この時だけポンプは高い濃度の値から始まって，それに対応するISF中のより高い濃度を作り出している．この回路が繰り返されると高くなった濃度の液体が下行脚に入っていって，そこで今度はこの高い濃度の液体を上行脚に放出する．つまり"単一効果"は増幅される．このようにしてISF内の溶質の濃度は持続的に上昇して，ISFに出された溶質量が血液の供給によって運び去られた量とちょうど釣合う値に到達するまで続く．

右の図はある定常状態の模式図を示している．近位尿細管は等張（300 mOsm）の液体を係蹄部に送り続けるが，その下方に移動するにしたがって液体中にNaClが入ってきて水が出ていくので，その液体は濃縮される．一番液体が濃縮されるのは係蹄突端部である．係蹄部の上行脚を上行するにしたがって液体中からNaClが水を伴わないで細胞外へ放出されているので液体は希釈される．最終的に係蹄部を出ていく液体は入ってきた時よりも希釈されている（100 mOsm）．上行脚は水を透過させないので，比較的に水よりもNaClが髄質のISF中に残されることになる．

髄質のISF（間質液）に対する尿素の重要な貢献

水の透過性に及ぼすその効果に加えて，ADHはまた下部髄質の集合管の尿素透過性とも増加させる．ADH存在下では，尿素は髄質内のISF内の溶質濃度に実質的に関与している．尿素は係蹄部に続いている通路を通って流れる間に，下部髄質にあるISF中に取り込まれる．すなわち（下方左図の如く），下部集合管→下部髄質ISF→上行脚薄層部→上行脚肥厚部→遠位尿細管→集合管→集合管下部→…と続いて流れる．このような尿素の循環と捕捉は，集合管の上部は尿素に対して不透過性で水のみが再吸収されるので，残っている尿素が濃縮されるために起こる．液体が係蹄下部に到達すると集合管は（ADHにより）尿素に透過性となって，尿素はISFの方向に拡散する．ここから尿素の一部は尿素透過性の下部薄層の上行脚の中に拡散する．上行脚肥厚部と遠位尿細管は尿素に対して不透過性である．しかし水はこの部分から奪い去られるので，尿素は更に濃縮されて集合管へと送られるので，そこでこの回路は再び新しく始まる．このようにして尿素は尿細管とISFの間を循環して（ISFを含む）すべての部位で次第に一層濃縮されて，遂には一定値に達するが，その状態では循環血が運び去る尿素の量とちょうど釣合う"新しい"尿素の供給量となっている．

CN：Eには淡い青色を，B，C，及びDにはより暗い色をぬる．

1. NaClポンプ（B）には異なった色をぬるように注意しながら，上左方角にある標題全部に色をぬる．次にヘンレ係蹄の解剖学的図に色をぬる．

2. NaCl溶質（A）が下行脚に入る上左方の図から始めて，対向流増幅器に色をぬる．間質液の数字と，溶質及び下行脚へ移動する拡散/勾配の記号（A）に色をぬる．破線は下行脚の細胞膜が水（E）に透過性である（矢印はISFへ入る方向）ことを示唆している．

3. 尿素がISF中に捕捉される道筋に色をぬる．ヘンレ係蹄，遠位尿細管，及び集合管の絵は非常に単純化されている．ここでは水透過性膜（破線）には色をぬらないように注意する．

PROBLEM:
HOW TO CREATE A 300-1200 mOsm CONCENTRATION GRADIENT IN THE MEDULLA WITH ONLY A 200 mOsm NaCl PUMP?

濃縮した尿を排泄することによって腎は体の水分を保持している．このためには髄質の間質液（ISF）腔液を血漿（300 mOsm）よりも 4～4.5 倍（1200～1400 mOsm）に濃縮する必要がある．このような濃縮された ISF を作り出すために，腎は個々の細胞では 200 mOsm の浸透圧勾配しか作り出せない Na⁺ ポンプの働きに依存している．係蹄部に入る近位尿細管内の液体は等張（300 mOsm）であるので，最も濃縮した ISF でも 500 mOsm である．ではどうして腎は液体の浸透圧を 1200 mOsm まで上昇させることができるのだろうか？

近位尿細管 proximal tubule　集合管 collecting duct　遠位尿細管 distal tubule
MEDULLA · CORTEX · 皮質
髄質

LOOP OF HENLE ヘンレ係蹄
DESCENDING LIMB 下行脚
ASCENDING LIMB 上行脚
NaCl SOLUTE NaCl 溶質
WATER 水

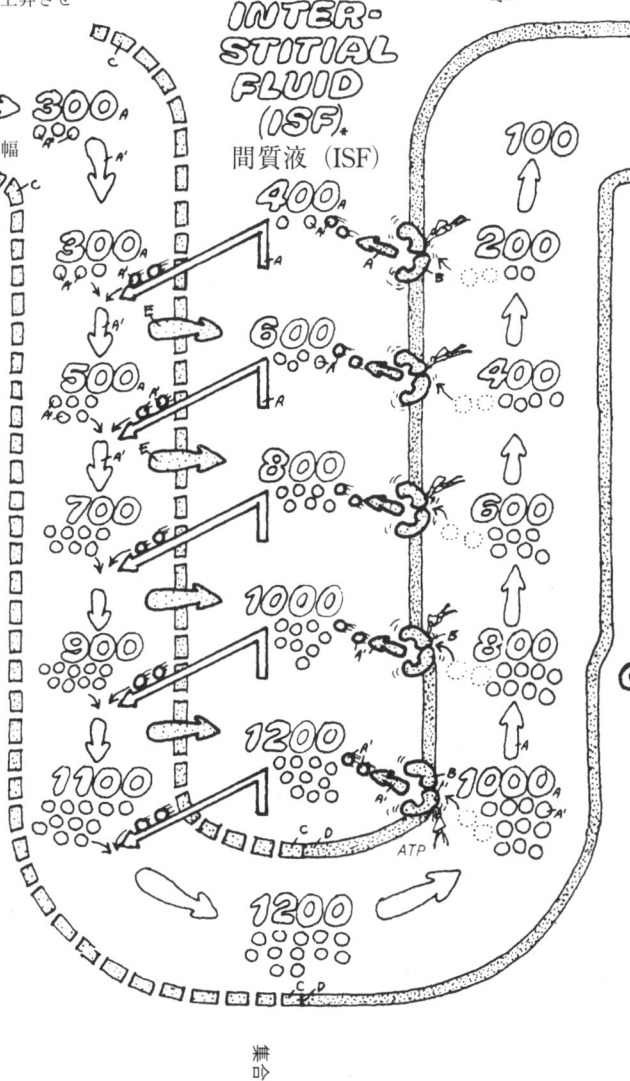

解答： SOLUTION:
THE COUNTER-CURRENT MULTIPLIER 対向流増幅装置

1つで 200 mOsm の浸透圧勾配を作り出す Na⁺ ポンプの能力は，ヘンレ係蹄を通る反対方向に移動する液体の2つの流れ（対向流）の上行脚にこのポンプを埋め込む構造を持つことによって数倍に増幅される．この上行脚は水を透過させない．ここでは NaCl が ISF 中に放出されてわずかの濃度勾配（200 mOsm）を作り出して ISF を少し高張にする．係蹄部の下行脚は NaCl と水の両方を透過させる．この両者は受動的に平衡化されて下行脚のこれらの含有量は ISF のものと一致するようになる．しかしながら下行脚内にあるわずかに濃縮された液体は移動する！ それはポンプのある上行脚の方向に流れるので，そこにある Na⁺ ポンプが働いて同じ 200 mOsm の浸透圧勾配を作り出している――つまり今度は最初から高い濃度（浸透圧）から始まって，周囲の ISF の高い濃度（浸透圧）に対応する高い値を作り出すようになる．この回路が反復されて濃度が高められた液は下行脚に入ってきて，そこで今度は管腔内に濃縮された液をポンプで送り込む．このようにして単一効果は増幅される．右にはある定常状態になったときの図を示している．係蹄部には連続的に等張の液体（300 mOsm）が送り込まれているが，液体が管腔内を下行するにつれて NaCl が入り水が出ていくので，その液体は一層濃縮されてくる．そして最大の濃縮が起こるのは係蹄の弯曲部である．係蹄を上行するにつれて液体は薄められるが，これはこの部分で NaCl だけが水を伴わないで ISF 中に排除されるからである．そして最終的に液体は上行部に入ってきたときよりも薄くなって（100 mOsm）係蹄部を出ていく．髄質の ISF には水よりも NaCl が比較的多く残されるが，これは上行脚では水が不透過性であるためである（ポンプは多分上行脚の肥厚部にだけ限局していることに注意せよ）．

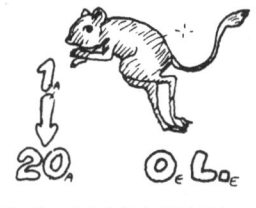

INTERSTITIAL FLUID (ISF) 間質液（ISF）

砂漠ネズミは水を飲む必要がない．なぜならばその腎の対向流増幅装置は血漿よりも 20 倍も高張の髄質 ISF を作り出すことができるからである．このネズミの尿は非常に濃縮されているので，その体液のために必要な水分を炭水化物の代謝的分解によって得られる水で間に合わせることができる．

ISF 濃度の変動
ISF CONCENTRATION VARIATIONS

人は血漿よりもわずか4倍濃縮した髄質 ISF を作ることができる．したがって尿の最大濃縮度もまた血漿の4倍である．

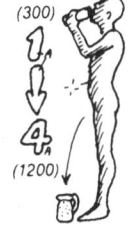

DAILY FLUID INTAKE 毎日の液体摂取

集合管
遠位尿細管 distal tubule
上行脚 ascending limb
集合管 collecting duct

UREA TRAPPING 尿素の捕捉
H₂O BARRIER H₂O 障壁（関門）
UREA BARRIER 尿素障壁（関門）

ADH 存在下では，尿素は ISF 中に捕捉されて，その溶質濃度を維持するために役立っている．尿素が集合管から ISF を通って遠位尿細管の上行脚へ行って，再び集合管に戻る循環経路をたどってみよう．その経路で尿素が透過されない部位と水が再吸収されない部位に注意してみる．これらの場所は尿素を濃縮するのに役立っている．

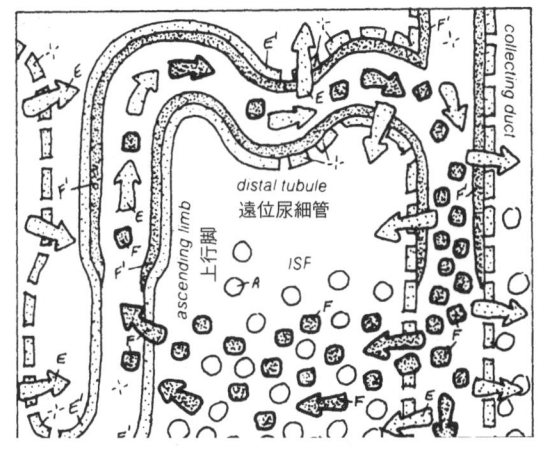

髄質の血液供給における対向流交換

　他の組織と同様に腎髄質には血液が供給されている．もしも髄質のISFが非常に濃縮されているならば，毛細血管床にある血液はISFと平衡状態になっているので，これらの濃縮された溶質は血液中に洗い去られてしまうと思われる．すなわち髄質の尖端にある不透過性の細静脈に入る血管と交換する毛細血管は，1200～1400 mOsmにまで濃縮された液体を運び去ってしまうと思われる．しかし実際にはこのようなことは起こらない．というのはこの部分の交換血管は直細動脈と呼ばれる特殊な形態をしているからである．ここには長くて非常に透過性の高い血管があって，尿細管の全長にわたってあたかも毛細血管のようにその周囲をとり囲んで，物質の交換を行っている．これらの血管は腎皮質から入ってきて髄質内に入り込んでループを作ってから，再び皮質へ戻っている．重要なことはこれらの血管は皮質のレベルで髄質に残っていることである．もしあったとしても非常にわずかしかない交換血管は，髄質の深部にある不透過性の集合静脈の中に入って，そのわずかしかない集合静脈は非常に濃縮された液体（1200 mOsm）を含んでいる．

上方の直細動脈は水分を引き止める；
溶質は下方で捕捉される

　右端の図で溶質と水との交換の様子をたどると，直細動脈は腎皮質から入ってきて髄質の深部でヘアピン回転をしてのち，不透過性の集合静脈に入る前に皮質へ再び戻っている．溶質（NaClや尿素）はその濃度勾配にしたがって高濃度の部位から低濃度の部位へ（すなわち図の多い数字から少ない数字の方向へ）と流れる．水は受動的に溶質濃度が薄い部分から濃度の濃い方向に向かって（図の小さい数字から大きい数字の方向に）流れる．水は下行脚から上行脚に向かって（図では左から右方向に）流れており，溶質はいつも上行脚から下行脚に向かって（図では右から左の方向に）流れることに注意せよ．

　下行する直細動脈に入る液体は等張であり，これは全身の循環系からきている．上行する直細動脈から出ていく液体はわずかに高張である．つまりこの液体は髄質のISFの高張液と接触しているからである．したがって水は下行脚へ流れるのに対して，溶質はそれと反対方向に流れている．同じような議論は髄質にある両方の上行及び下行脚についても応用することができる．つまり水は下行脚から上行脚へと短絡して流れるので髄質の深部にまでは到達しないで，そこで高張のISFを希釈することができる．また溶質は水とは反対方向に上行脚から下行脚へ向かって短絡して流れるので，静脈に入って逃げてしまう液体の部分は少ない．水と溶質の両方はあるレベルでは一定方向に流れるけれども，矢印で示した溶質流の一部は直細動脈の頂点部分から取り除かれて底部にまで決して到達しない流入する水を強調して描いてある．同様に矢印をつけた水の流れの一部は底部から取り除かれてあるので，深部で捕捉されて逃げていかない溶質が強調されて示されている．

髄質から出る液体はわずかに高張である——髄質から出る液体は上行性の直細動脈の頂点部で下行性の直細動脈の端に入ってくる液体よりもわずかに高張である（300 mOsmに比べて350 mOsmである）．対向流交換系は100％有効というわけではない．直細動脈は溶質を運んでくるよりも多く髄質から溶質を運び出している．またこの系は集合管から再吸収される水を運び去っている．しかしネフロンは水よりも溶質を髄質内ISF中に連続的に運び込んでいるので，この系は供給されている血液がそこで生成されるよりも速やかに過剰の溶質を運び去ってしまう時にのみ，ある定常状態に到達する．このようにして上行性の直細動脈内では，髄質から出ていく液体は高張であるはずである．

　まず上述の文章（髄質から出ていく血液は高張である）の結論は，対向流増幅装置とその交換装置は体内に水を保持する作用を行っているとする主張に異議を唱えているように思われる．この見かけ上の矛盾は，腎髄質は腎に供給される全血液のわずかな部分しか受けていないこと，及び遠位尿細管ではかなりの量の水分が再吸収されており（図67を参照），その量は髄質から出てくる少量の高張の血液の流れを十分補償することができるという2つの事実から解決される．

対向流増幅装置と交換器は一緒になって働く

　下方の図はどのようにして（右方の）ネフロンの活動と（左方の）血液の供給とが統合されて，水分の保持のために必要なISFを供給しているかを示している．ネフロン（もっと特殊化したヘンレ係蹄）は対向流増幅装置としてはたらいており，高張の環境を作りあげている．これは代謝エネルギーの供給を必要とする能動的な過程であって，このことはNaClの能動輸送が起こっていることからも明らかである．髄質への血液供給（直細動脈）は対向流交換装置として働いており，これによって過剰の溶質はその血液循環によって洗い流される可能性を最小限にして，髄質の高張環境を維持している．髄質に入ってくる水の大部分はこの交換器の上部で短絡されてしまって決して深部にまで到達しないけれども，一方溶質は係蹄底部で短絡されて直細動脈の上行部からISFへいき，また直細動脈を再循環してループをまわって再び直細動脈の上行部へ戻る．このような過程は全く受動的に行われる．

CN：水（B）及びNaCl濃度（C）に対しては前頁と同じ色を塗る．Aには紫色を，Dには赤色を，そしてFには青色を塗る．
1. 上左角の問題から始めて，各行の標題には異なった色を塗る．問題を図示している長い真直な血管（毛細血管）に色を塗る．
2. "溶液"の標題及び右端に描かれている対向流交換器に色を塗る．直細動脈内の浸透圧を表す数字及びISFの数字には色をつけないこと．左角の動脈血（D）の流入部から始まって，まず上行部から水の拡散に色を塗る．次にNaCl（C）の反対方向への拡散及び濃度勾配の形成に色を塗る．
3. 左側の解剖学的図面に色を塗る際に，直細動脈（A）及びヘンレ係蹄（F）にのみ色を塗るように注意する．
4. この頁と前頁で議論した機構のまとめてある上方の図に色を塗る．

PROBLEM: 問題:
HOW TO KEEP THE BLOOD CIRCULATION FROM WASHING AWAY THE CONCENTRATION GRADIENT?

濃度勾配を洗い流すことから血流はどのように守られているか?

腎髄質のすべての部分は栄養のための血液循環を必要としている。しかし髄質の最深部から出てくる毛細血管はそこにある ISF と平衡状態になっており,水をそこに残して溶質(NaClと尿素)を運び出している。対向流増幅器の仕事は浪費されている。

解答: SOLUTION: FOLD THE BLOOD VESSEL (VASA RECTA) BACK ON ITSELF

血管(直細動脈)をそれ自身元へ戻すように弯曲させる。

腎はこの問題を解決するにあたって,血管を髄質の内(深)部から出てくるようにはしないで,皮質の近くにその入口を作り,そこでは溶質はほぼ等張になるようにしている。その血液の供給はヘンレ係蹄から髄質深くまでまっすぐに入り込んでから弯曲して再び上行して皮質に戻る血管によって行われている。このような血管のヘアピン弯曲は直細動脈と呼ばれている。これらの血管は毛細血管のように働いており,溶質と水を自由に周囲の ISF との間で交換する。

ANATOMICAL VIEW 解剖図

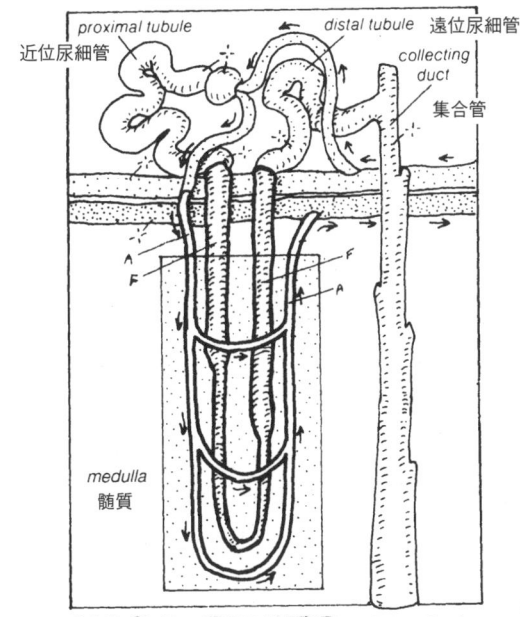

- proximal tubule 近位尿細管
- distal tubule 遠位尿細管
- collecting duct 集合管
- medulla 髄質

VASA RECTA 直細動脈
LOOP OF HENLE ヘンレ係蹄

髄質にある2つの対向流機構
TWO COUNTER CURRENT MECHANISMS OF THE MEDULLA

この枠内の図では,水分を保持するために必要な独特な高張 ISF を作り出して安定化する溶質と水の相互に関連した対向流による移動の機構をまとめてある。増幅器 (2) では NaCl はヘンレ係蹄部で捕捉されるので,上行部にあるポンプが全過程を効率よく作動して働いている。交換器 (1) では,どのようなしくみによって ISF 中の溶質濃度を変化させることなく髄質に血液が供給されているかを示している。すなわち,一部の水分が係蹄の頂部で短絡されるので水分は髄質の外部に保たれるが,一部の溶質は係蹄底部で短絡されて流れるので溶質が失われることはない。

動脈血 ARTERIAL BLOOD

(water)(水) (NaCl + urea)

300 → H₂O

尿素 + urea
NaCl
1200

VENOUS BLOOD 静脈血

対向流交換器
THE COUNTER-CURRENT EXCHANGER

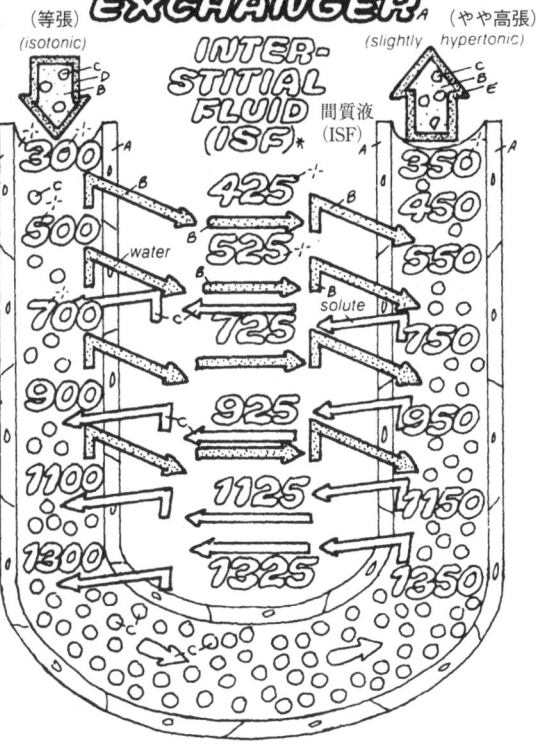

(等張) (isotonic) — (やや高張) (slightly hypertonic)

INTERSTITIAL FLUID (ISF) 間質液

下行	ISF内側	ISF外側
300	425	350
500	525	450
700	725	550
900	925	750
1100	1125	950
1300	1325	1150
		1250

water / solute

直細動脈はその全長にわたって溶質と水とを交換している。直細動脈下行脚に入ってくる液体は等張であるが,これは全身循環系から来るものである。直細動脈上行脚から出ていく液体はわずかに高張であるが,この液は髄質深部にあるヘンレ係蹄部弯曲部の高張液と平衡状態にある液体からきたものである。水は下行部から上行部に横切って流れるけれども,一方,溶質は水と反対方向に移動する。同じような説明が髄質の各レベルにおける上行及び下行脚間の流れについても応用できる。すなわち,水は短絡経路を通って下行脚から上行脚へ流れる結果,大部分の水は髄質深部にまで到達しないので,その部にある高張の ISF を希釈することはない。同様に溶質も上行脚から下行脚に管腔を横切って直接流れるので,これら溶質は静脈へ入っていく液体と一緒に大量に失われることはない。

交換器: 受動的に勾配を維持する
1. EXCHANGER: PASSIVELY MAINTAINS GRADIENT

増幅器: 能動的に勾配を維持する
2. MULTIPLIER: ACTIVELY CREATES GRADIENT

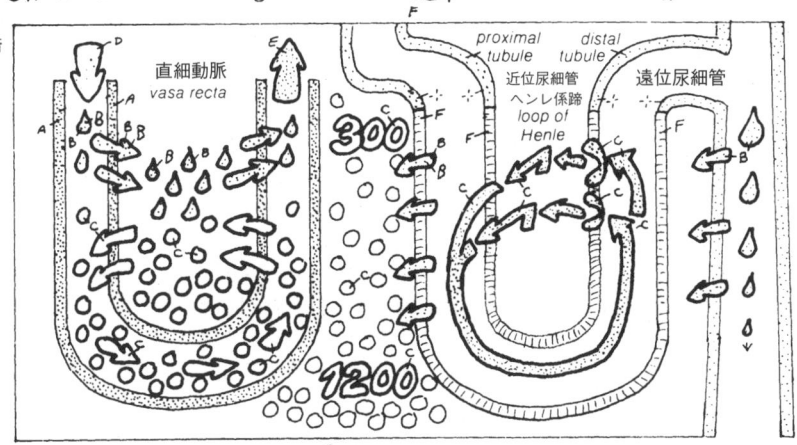

直細動脈 vasa recta — proximal tubule 近位尿細管 / distal tubule 遠位尿細管 / loop of Henle ヘンレ係蹄

300 … 1200

拡散 diffusion
PASSIVE 受動的

200 mOsm
ATP NaCl pump NaCl ポンプ
ACTIVE 能動的

細胞外液量の調節：ADH とアルドステロン

腎の主要な機能の1つは，細胞外液量を調節することである．血漿量は細胞外液量によってその大部分が決定されるので重要である．血漿と他の細胞外間隙との間を毛細血管をへだてて液体の交換が行われている．血漿量と細胞外液量が低下したときには血管分枝部を充たしている液体の量が不適当となるので，短期的な補償作用（心拍数の増加と血管抵抗の増大）が働くにもかかわらず，長期的効果として血圧の低下を来すようになる．他方で細胞外液量が増加すると，血管分枝部が過剰の液体で充されるようになる．そして血管緊張状態になって長期的に血圧は増加してくる．正常の場合にはこのような事柄は起こらない．なぜならば，毎日の水分と塩分摂取量が非常に変動するにもかかわらず，細胞外液量と血漿量とは全く一定に保たれている．この両液量は腎によって調節されているので，血圧の長期的調節に対してもまた腎が責任を持っているといえる（図47を参照）．

細胞外液量は NaCl の量を反映している

ADH は NaCl 量に細胞外液量を適合させる——細胞外液量を決定している最も重要な因子は，細胞外液中のNaClの量（濃度ではない）である．何故ならばNaClの濃度は図に描かれているような機構によって密接に調節されているからである．NaClが増加すると腎の働きによって水分の貯溜をひき起こしてそのNaClを薄めるようにするが，細胞外液量は増加する．逆にNaClが低下すると腎から過剰の水分の排泄がひき起こされて，細胞外液量は低下する．その理由は，(1) NaClは細胞外液中に最も多量に存在する溶質であるので，NaClは細胞外液の浸透圧（溶液の濃度）の決定に大きく関与している．また (2) ホルモンのADHは浸透圧を精密に調節しているから，上記のような反応が起こるのである．この塩分の増加に対するADHの"急速浸透的反応"は図に描かれているが，この反応は図をわかりやすくするために人工的に2つの段階に分離して記述してある．Bの段階では，NaClが突然注入されるので，液体の量を変化させることなくNaClの全量が非常に増加する．その結果，体液のNaCl濃度が非常に増加して浸透圧が上昇する．Cの段階では，ADH機構が反応して（図66）下垂体後葉からADHが放出されて，体液中のNaCl濃度が正常に戻るまで水の再吸収を促進する．この場合過剰のNaClは取り除かれないので，細胞外液量は増加する．実際にはこれらBとCの事象は連続的に起こっている．ADH系によるNaCl濃度の補償は比較的速やかでかつ連続的に起こっているので，NaClの量と体液量とは共に上昇してからまた低下するように見えるけれども，NaClの濃度は実際にはわずかしか変動しない．

アルドステロンの働きは液量を調節している——ADHの作用はNaClと細胞外液との間の関連を説明しているけれども，体液の容量については説明していない．これらのことは図に描かれている"ゆっくりした容量調節"機構によって説明される．液体の容量が増加すると（図70に描かれている）副腎皮質からアルドステロンの放出が抑制されるような一連の段階の反応系の活動が開始する．アルドステロンなしでは，遠位尿細管からのNaClの再吸収は低下する．その結果NaClが多量に尿中にあふれ出して，それに伴って水分も体外に失われる．最初に水分の貯溜をひき起こしたADHの分泌の増加は，この場合溶液のNaCl溶質の濃度が補正されて作動しないので，ADHに対する最初の刺激は取り除かれている状態にある．

ADH は二重の役割を演じている——体液浸透圧の乱れを補正するために行われるADHの分泌は速やかで，かつ非常に敏感である．浸透圧受容器は1％ほどのわずかな変化に対しても大きく反応する．しかしながら，ADH産生細胞は，血管容積の変化が5～10％を越え始めるのが明らかになったときに，圧受容器（図70）から他の神経刺激を受け取る．この時点からADHが放出されて血漿浸透圧とは関係なく水分貯留を促進するように働く．いい換えれば，ADHはスイッチを浸透圧調節器から容積調節器に変えることができる．水の再吸収を増加させる直接作用に加えて，ADHはまた集合管で液体貯留を働かせる力を増加させて，Na^+再吸収を刺激する．

GFR と近位尿細管は激しく容量が膨張している間変化する——より激しい容量膨張の間，GFRの自動調節と尿細管・糸球体フィードバックが妥協するようになると，なお他の因子が重要になる．他の部位が調整され始めると，容量調節はもはや遠位尿細管に限定されない．これらのうちいくつかの事項は，一般に容量圧の増加から生じる交感神経活動の低下によって開始される．我々は交感神経活動が取り除かれた時，輸入小動脈の拡張から生じる糸球体圧の上昇を認める．その結果，GFRは上昇する．我々はまた，近位尿細管でのNa^+再吸収の減少をも認める．交感神経インパルスはNa^+再吸収をそこで刺激して，その刺激が除去されるとその効果が現れることがわかる．これらの因子は遠位ネフロンに送られるNaClの負荷を増加させ，正常のアルドステロン刺激が欠如している状態では，より多くのNaClが尿中に溢れ出すようになる．さらに，心房性ナトリウム利尿ホルモン（ANP）は確実な貢献を行う．ANPは心房の容量が拡張したときにNa^+排出を促進して，レニン，ADH，およびアルドステロン分泌を抑制する——これらの事柄は全て容量を減少させる——ことを思い出してほしい．

アルドステロンは新しい Na^+ 輸送体の合成を開始させる；ADH は水のチャンネルの参加を開始させる——どのようにして，ADHとアルドステロンは腎細胞に対して特徴的な効果を発揮するのだろうか？　ADHは集合管と遠位尿細管に水チャンネルを挿入するように働く．アルドステロンは遠位尿細管と集合管からNa^+再吸収を促進させる．このホルモンは脂溶性である．これは形質膜を通過して細胞内レセプターと反応し，それが核に作用して新しいタンパクの合成を引き起こす．その新しいタンパクは (1) 尿細管腔膜上に新たなNa^+チャンネルを供給してNa^+が尿細管細胞に入るのを促進し，(2) 基底側方膜の新たなNa^+-K^+ポンプは細胞から血液に向かってNa^+を押し出す．そして (3) このポンプの力を増すために，より多くのATPを供給する酵素の合成を増加させる．

CN：水（A）と NaCl（D）に対しては前頁と同じ色を塗る．
1．まず上の枠内の図に色を塗る．
2．血漿の溶質濃度の上昇に対する急激な浸透圧的反応に対して色を塗る．
3．図C及びC¹に示されている体液量の増加をひき起こすゆっくりした容量反応に色を塗る．
4．下方の枠内の図で，ADH（E）及びアルドステロン（F）の作用に色を塗る．

BODY WATER CONTENT 体液量

身体内の全水分量は体重の60％に相当しており、その2/3は細胞の内側（細胞内）にあるが、その1/3は外側（細胞外）にある。大抵の細胞膜を通して細胞内と細胞外間隙との間を自由に水が交換して移動する。

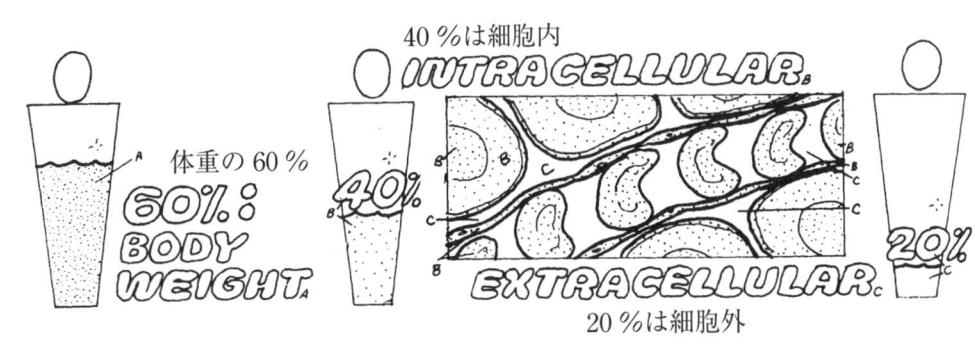

60% BODY WEIGHT — 体重の60％
40% INTRACELLULAR — 40％は細胞内
20% EXTRACELLULAR — 20％は細胞外

細胞外液量の膨化と調節
EXPANSION & CONTROL OF EXTRACELLULAR VOLUME

1 速い浸透圧反応：(↑) ADH
1 QUICK OSMOTIC RESPONSE: (↑) ADH

NORMAL → excess salt intake 過剰の塩分摂取 → NORMAL / HIGH 高（濃度） → capillary 毛細血管, collecting duct 集合管, distal tubule 遠位尿細管, HIGH → ADH → NORMAL, H_2O reabsorption 再吸収

SOLUTE CONCENTRATION (NaCl) 溶質濃度 (NaCl)
- URINE 尿
- ADH
- ALDOSTERONE アルドステロン

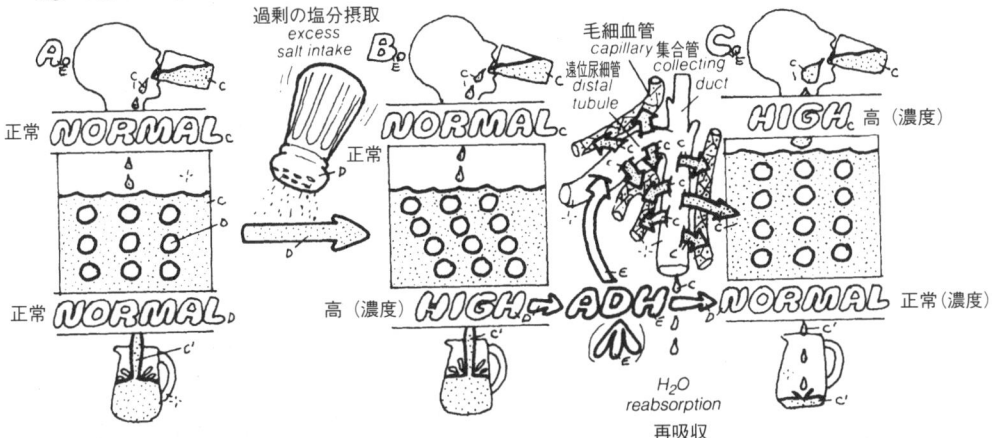

血漿中の溶質濃度（浸透圧）に速やかに反応して、ADHはいつも体液を等張に保つように働いている。溶質濃度が上昇すると（中の図(B)に示されているように、同じ水分容量の中により多くの溶質が溶解している場合）、ADHが分泌されて尿中に失われる水分が減少する結果、血漿は等張状態に回復する。しかしここで体液量が増加したとする。するとADH機構が働いて溶質（基本的にはNaCl）がつけ加わったり（あるいは失われたり）するときにはいつでも、体内に適当量の水分を貯留したり（あるいは失ったり）するようにする。つまり体液量はそれに含まれる全溶質の変化に忠実にしたがって変動する。

2 SLOW VOLUME RESPONSE: (↓) ALDOSTERONE
2 ゆっくりした容量変動反応：(↓) アルドステロン

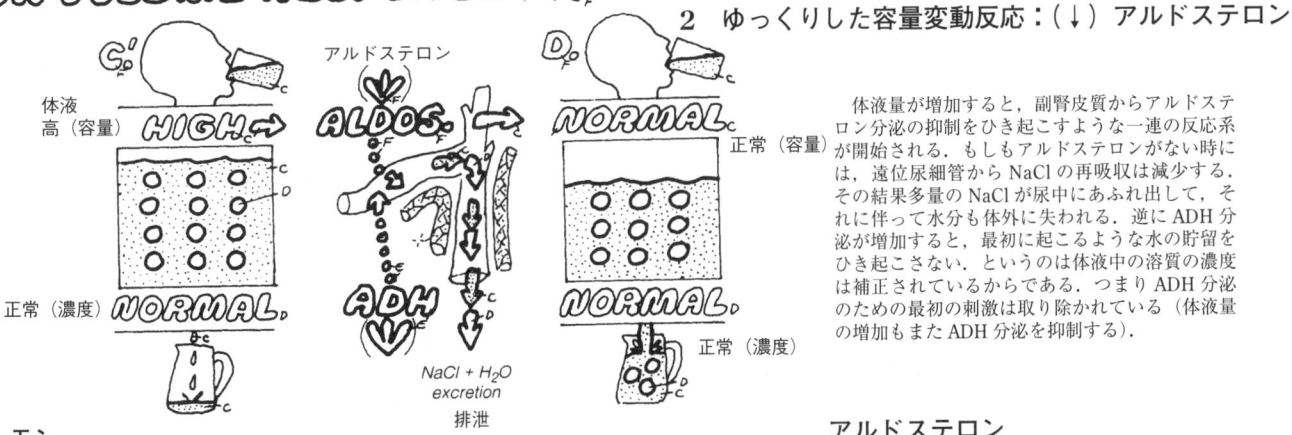

HIGH 高（容量）/ NORMAL 正常（濃度） → ALDOS. アルドステロン → ADH → NORMAL 正常（容量）/ NORMAL 正常（濃度）, NaCl + H_2O excretion 排泄

体液量が増加すると、副腎皮質からアルドステロン分泌の抑制をひき起こすような一連の反応系が開始される。もしもアルドステロンがない時には、遠位尿細管からNaClの再吸収は減少する。その結果多量のNaClが尿中にあふれ出して、それに伴って水分も体外に失われる。逆にADH分泌が増加すると、最初に起こるような水の貯留をひき起こさない。というのは体液中の溶質の濃度は補正されているからである。つまりADH分泌のための最初の刺激は取り除かれている（体液量の増加もまたADH分泌を抑制する）。

抗利尿ホルモン
ANTIDIURETIC HORMONE "WATER REABSORPTION" "水の再吸収"

- ADH RECEPTOR ADHレセプター
- ATP → CYCLIC AMP ATP→サイクリックAMP

ADHは集合管と遠位尿細管にある水のチャンネルを開くように働いている。このホルモンは基底膜上のレセプターと反応して、アデニル酸シクラーゼを活性化して、ATPをサイクリックAMPに変換する。サイクリックAMPは第二次メッセンジャーとして働く結果、一連の段階の反応を開始させて結局細胞膜に水のチャンネルを挿入させるようにする。

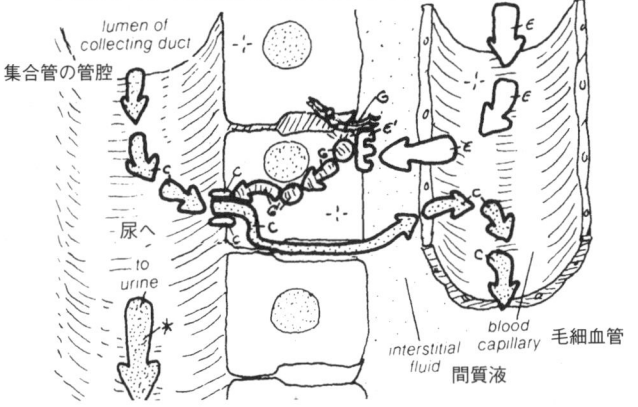

lumen of collecting duct 集合管の管腔 / to urine 尿へ / interstitial fluid 間質液 / blood capillary 毛細血管

アルドステロン
ALDOSTERONE "NaCl REABSORPTION" "NaCl再吸収"

- RECEPTOR PROTEIN レセプター・タンパク
- NUCLEUS 核
- SYNTHESIZED PROTEIN 合成されたタンパク

アルドステロンは尿細管からNa^+の再吸収を促進する。このホルモンは細胞膜を通り抜けて細胞質内にあるレセプター・タンパクと反応し、更に核に作用して、新しいタンパク合成を誘導する。こうしてできた新しいタンパクは、(1)新たなNa^+/K^+ポンプを基底膜上に供給したり、(2)もっと沢山のATPを供給したり、また(3)尿細管腔膜上に新たにNa^+チャンネルを作るように作用していると思われる。

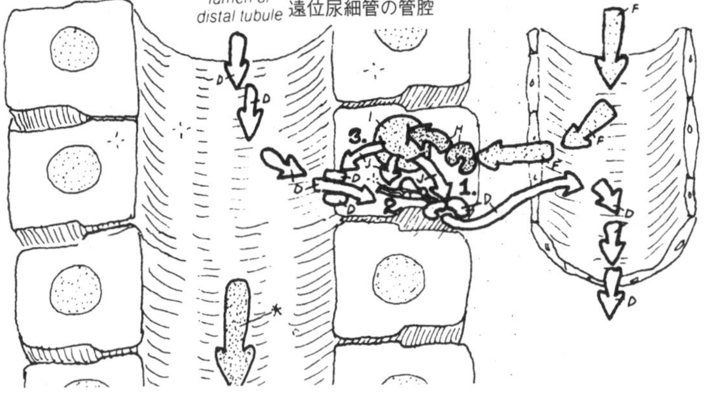

lumen of distal tubule 遠位尿細管の管腔

細胞外液量の調節：アンギオテンシン－レニン系

　図69はNaClの総量がどのようにして細胞外液量を決定しているかを示している．特に第一に注目すべき点はNa⁺であるが，それは体液の調節機構がまずNa⁺に作用するからであるし，Cl⁻の変化もまた大きく関与している．第2にはNa⁺の移動に注目すべきである．その例としてNa⁺（あるいはNaCl）の量が増加するときにはいつでも，どのようにして体液量が膨化するのか，そしてどのようにして補償機構がその容量を正常に戻すのに役立っているかを示してある．この図は，どのようなしくみで細胞外液量がNa⁺を排泄するホルモン性調節機構を通して腎によって制御されているかという主題の続きである．今度は逆の立場に立って，体液の欠乏状態の例について考えてみよう．

　細胞外液量の欠乏は通常臨床的に起こる事象である．つまりこの欠乏は激しい嘔吐，下痢，及び強い発熱に反応して起こる発汗（熱性衰弱）によってひき起こされる．このようなときにはそれぞれの場合に身体内からかなりの量のNa⁺が失われるので，Na⁺と水分を補うような過程が発動される．ここの図ではこれらの補償過程の最も重要なものの1つであるレニン・アンギオテンシン・アルドステロン反応系を強調して示してある．この系はいくつかの刺激によって活性化されるが，それらはすべて直接的または間接的に細胞外液量の変化から生ずる（下記参照）．

アンギオテンシンⅡ，Ⅲ：アルドステロン，口渇および血管収縮

　レニンはアンギオテンシノーゲンをアンギオテンシンⅠに変換するのを触媒することによって一連の反応を開始させる——細胞外液量が欠乏すると，レニンが輸入細動脈の壁にある特殊な分泌細胞から放出されるが，その部位は細動脈が遠位尿細管に対してぶつかっていて旁糸球体装置と呼ばれる特殊な構造（図62を参照）を形成している．放出されるレニンは酵素で，血漿タンパク・アンギオテンシノーゲン（肝臓でつくられる）に作用して小分子の10個のアミノ酸断片を含むアンギオテンシンⅠに分解する．

　アンギオテンシンⅡとⅢはアルドステロン分泌を刺激して口渇を生じさせる——アンギオテンシンⅠは小さなペプチド（8個のアミノ酸断片を持つ）アンギオテンシンⅡに"アンギオテンシン変換酵素"（ACE）の作用によって変換されるが，この酵素は特に肺に沢山含まれるが身体のどこの組織にも見出されている．最終的にアンギオテンシンⅡは更にアンギオテンシンⅢにまで分解されるが，アンギオテンシンⅡとⅢとが活性をもつ産生物である．これらの物質は両方とも血管収縮作用を持っている上に，アルドステロンの分泌を促進して口渇を刺激する（ACE抑制剤は，アンギオテンシンⅡおよびⅢの血管収縮作用のために，高血圧症の治療に一般的に用いられてきている）．

　アルドステロンはNa⁺再吸収を刺激する——アルドステロンは循環血に入って腎に到達して，遠位尿細管からNa⁺の再吸収を促進させる．体液の電気的中性を保つためにCl⁻もNa⁺にしたがって移動するが，水もまたNaClと一緒に動くのでその浸透圧的平衡状態が保たれる．最終的結果として腎からNaCl及び水の再吸収が起こる．更にアンギオテンシンⅡとⅢとは口渇を刺激するが，体液の水分とNaCl量は上昇して正常になるので口渇はなくなる．このNaClと水の増加の比較的割合（比率）はADHのフィード・バック機構によって"精密に調節"されているので，この機構は体液内の溶質濃度を一定に保つために水を再吸収するように動いている．

レニン分泌は減少した容量／圧力とJG（旁糸球体）装置によって発動される

　低い圧力容量受容器は細胞外液量を監視している——我々はまだ細胞外液量の変化とレニン分泌との間の連関について説明していない．レニン分泌を上昇させるいくつかの刺激が何であるか同定されているけれども，この刺激から最終的反応に至るまでの各段階のこまかい詳細はとらえどころがなくて思索的である．第一の論点はどのように細胞外液量が監視されているかということである．これはまず大静脈と肺静脈の接合部の近くにある伸張受容器によって行われる．これらの受容器は動脈の圧受容器に見られるものと同じであるけれども，動脈のとは異なり容量受容器と考えられていて，動脈壁は圧力をつくり出さないで急速に拡張して圧力よりも容積の変化により敏感に反応するようにつくられている．

　交感神経インパルスはレニン分泌を刺激する——我々の例では体液量が欠乏すると心房の容量受容器からの出力が抑制されて，もしも容量変化が大きいと動脈圧もまた抑制される．心房の容量受容器と動脈の圧受容器が共に正常に脳幹に神経インパルスを送るならば，そこで交感神経は抑制される．圧力が低下したときは，圧受容器は活動性が減り，腎臓に行く交感神経はその"制動"から解放される．こうして，腎臓に交感性インパルスが夕立のように降り注いで，それがレニン放出を刺激する．

　輸入細動脈の圧力減少はレニン分泌を刺激する——レニン分泌をひき起こす第2の重要な調節機構は，腎自体の輸入細動脈の血圧の変動による直接作用によって行われている．この細動脈の血圧が上昇すると，レニン分泌は抑制される．（たとえばここでの例のように）血圧が低下したときには，レニン分泌が増加する．この細動脈の血圧変動によるレニン分泌の調節機構は，神経の活動とは無関係である．つまり腎に分布している神経を切断したときにも，この調節反応は引続いて起こる．

　JG装置への液体流入の減少はレニン分泌を刺激する——第3の調節機構は旁糸球体装置自体の中に見出される．ここの混成細胞構造は輸入細動脈壁の分泌細胞と，その分泌細胞と密着している緻密斑と呼ばれる遠位尿細管の特殊細胞から成り立っている．ネフロンから緻密斑へ入る液体が減少すると，分泌細胞が刺激されてより多量のレニンが循環血中に放出される．この流入する液体量の減少は糸球体ろ過量が減少したときに起こる．そして動脈血圧が低下したときには特に交感神経インパルスが輸入細動脈を収縮させるのに反応してひき起こされる（糸球体ろ過量の減少はそれ自体液体（尿）の排泄を低下させるので，体液の欠乏状態を補うのに役立っていることに注意せよ）．この機構によってレニンが全身循環血中に分泌されてアンギオテンシンⅡ及びⅢの形成を触媒するが，これらの物質はアルドステロン分泌を刺激する．この調節系と図62に描かれた機構との関係は，各ネフロンの糸球体ろ過量（率）をその尿細管の再吸収能力と釣合うようにしている同じ旁糸球体装置を利用しているけれども，明らかにされていない．

CN：水（A），NaCl溶質（B），ADH（H），及びアルドステロン（G）に対しては前頁と同じ色を塗る．血管（C）には赤い色を塗る．

1. 細胞外液の欠乏状態を示す上左方の図から色を塗り始める．（頁の中央にある拡大図で血管を受けている）旁糸球体装置の細胞からレニン（D）の放出をひき起こす一連の事象を増加させたり減少させたりする記号には，灰色を塗るように注意する．
2. （拡大図にある）ホルモン分泌調節に及ぼすレニンの役割について，左方の肝臓から右方の副腎へ行っている部分に色を塗る．
3. 下方右のアルドステロン（G）の効果については，左方のADHの作用をひき起こす一連の反応に番号順に色を塗る．

細胞外液量の欠乏と調節
DEPLETION AND CONTROL OF EXTRACELLULAR VOLUME

WATER 水
NaCl SOLUTE NaCl 溶質
BLOOD VESSEL 血管
INCREASE ⇧ 増加
DECREASE ⇩ 減少

（激しい嘔吐あるいは下痢によってひき起こされる）細胞外液量の欠乏は，数多くの過程を発動させて輸入細動脈にある旁糸球体装置からレニンの放出を促進させる．またこの体液量の減少は静脈血圧，心房圧及び動脈血圧を低下させる．するとこれら圧受容体から脳幹に発射される神経インパルスは減少する．そしてこれが交感神経系の働きを活性化する．こうして腎に到達した交感神経インパルスはレニンの放出を刺激する．レニンの放出はまた血圧が低下して腎動脈の血流が減少することによっても刺激される．

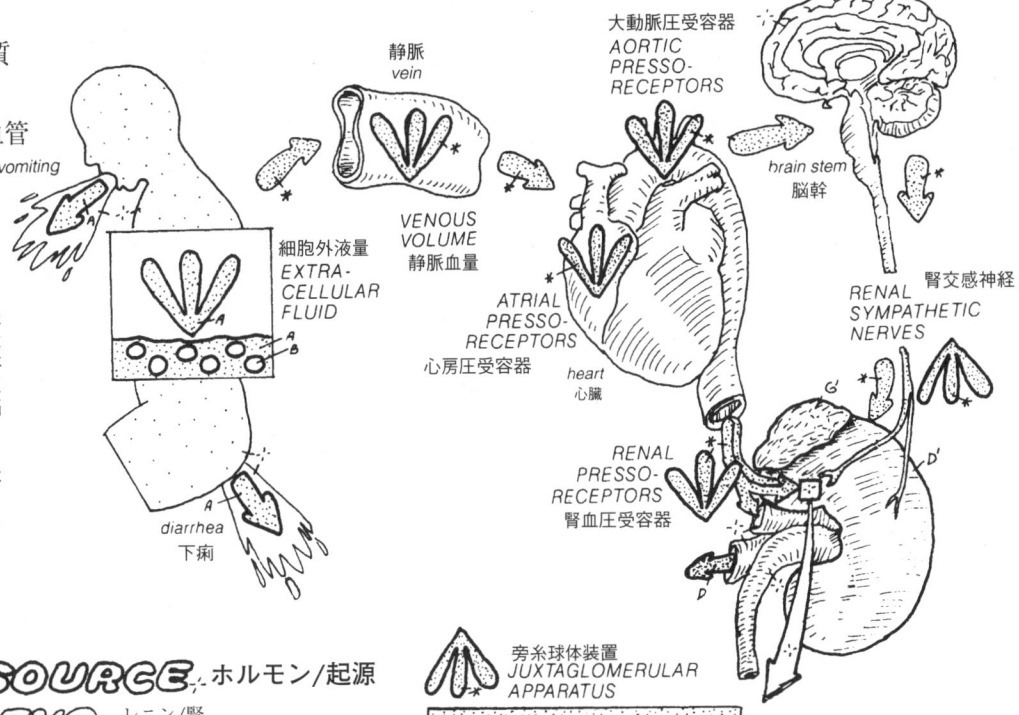

嘔吐 vomiting
下痢 diarrhea
細胞外液量 EXTRACELLULAR FLUID
静脈 vein
静脈血量 VENOUS VOLUME
大動脈圧受容器 AORTIC PRESSO-RECEPTORS
心房圧受容器 ATRIAL PRESSO-RECEPTORS
心臓 heart
腎血圧受容器 RENAL PRESSO-RECEPTORS
脳幹 brain stem
腎交感神経 RENAL SYMPATHETIC NERVES

HORMONES / SOURCE ホルモン/起源
RENIN / KIDNEYS レニン/腎
ANGIOTENSINOGEN / LIVER アンギオテンシノーゲン/肝
ANGIOTENSIN I・II・III アンギオテンシンI, II, III
ALDOSTERONE / ADRENALS アルドステロン/副腎
ADH / HYPOTHALAMUS ADH/視床下部

放出されたレニンは血漿中のタンパクのアンギオテンシノーゲン（肝臓でつくられる）に作用して，アンギオテンシンIと呼ばれる10個のアミノ酸からなる小分子のペプチド断片に分解する．このアンギオテンシンIは更に小分子のペプチドのアンギオテンシンIIに分解されて，更にそれはもっと小さいアンギオテンシンIIIがつくられる．アンギオテンシンIIとIIIとは共に活性産物で，血管収縮作用のほかに両者ともアルドステロン分泌を刺激して口渇を刺激する．

旁糸球体装置 JUXTAGLOMERULAR APPARATUS
遠位尿細管 distal tubule
輸入細動脈 afferent arteriole
副腎皮質 adrenal cortex

アルドステロンとADHの作用
ACTIONS OF ALDOSTERONE AND ADH

アルドステロンは循環血を介して腎に達し，(1) 遠位尿細管及び上部集合管からNa⁺の再吸収を促進する．また (2) 体液の電気的中性を保つためにNa⁺と共にCl⁻の移動が起こる結果，水も一緒に流れて浸透圧平衡を維持している．これらの現象の合計の結果としてNaClと水の再吸収が起こる (3)．更にアンギオテンシンIIとIIIとは口渇を刺激する (4)．こうして身体内の水分量とNaCl量は上昇して正常状態になる (5)．増加したNaClと水の比率はADH・フィードバック機構 (6) によって"精密に調節"されているが，体液中の溶質濃度を恒常に保つために水の再吸収機構が働いている．

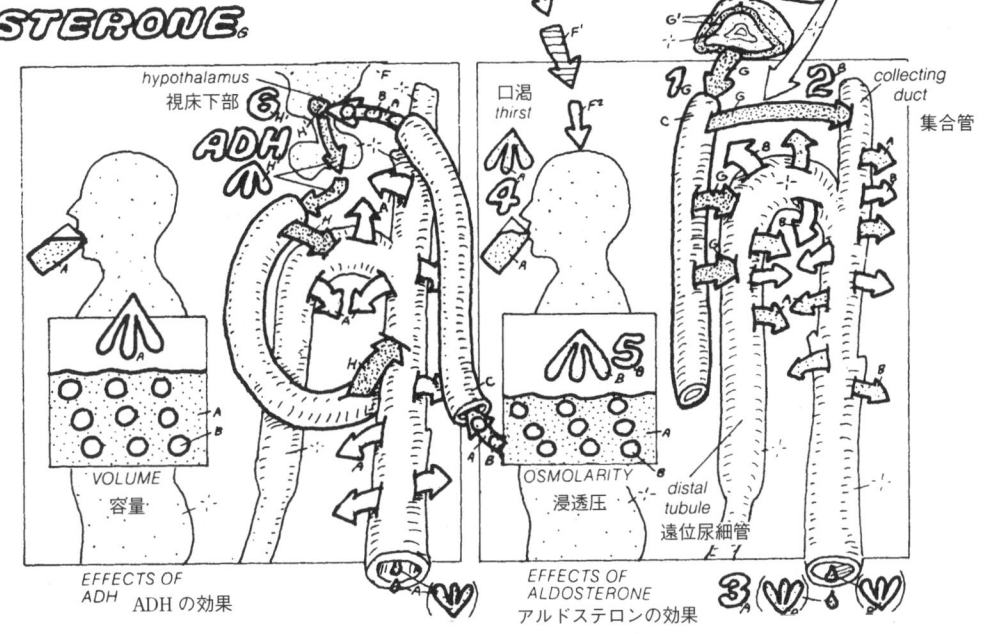

視床下部 hypothalamus
口渇 thirst
集合管 collecting duct
容量 VOLUME
浸透圧 OSMOLARITY
遠位尿細管 distal tubule
ADHの効果 EFFECTS OF ADH
アルドステロンの効果 EFFECTS OF ALDOSTERONE

消化系の構成と機能

　消化系（胃腸系，消化道，あるいは消化管とも呼ばれる）は基本的には両端が開いている長い管で，内腔は外部環境の延長を形成している．食物は口腔端（口）から入り，機械的ならびに化学的種々の消化構造の助けを借りて破壊される．次に消化管の上皮膜は利用できる栄養物を吸収し，残された物質は老廃物として肛門端より排出される．

食物は機械的および化学的消化を受ける

　人は体細胞によって取り込んで利用するのに適当でないような形のものを普通は食べる．消化系は摂取した食物を体細胞が取り込めるような単純な栄養物に変える．これは口腔内（口），胃および腸管部位で食物加工工場と似た順序を追った機械的および化学的消化過程によって行われる．機械的消化の間に，固形の食物塊は歯によってちぎられ，磨り潰されて，食物粒子を溶かして栄養豊富なスープとするために，消化腺（唾液腺，胃腺および腸腺）から出る消化液と混合される．この混合物は腸の筋肉壁により引き起こされる種々の胃腸管の運動の間に激しく揺り動かされる．化学的消化によって溶かされた食物粒子は，主として膵と胃腺や腸腺から分泌される種々の消化酵素の作用によって，単純で吸収可能な栄養物に変化させられる．これらの酵素は，大きい複雑な食物分子を，腸管上皮によって吸収可能な簡単な形に加水分解する．

消化は口と胃の中で始まる

　唾液腺は唾液を分泌して口腔内での食物の機械的消化を助け，また食物を溶解させる．咽頭と食道は嚥下を助け食物を胃内に輸送するが，胃は食物を腸に送る前の一時的な貯蔵部位として働いている．胃内では食物は激しい運動を受けて胃液と混合されて糜汁を作る．胃液は粘液，酸および酵素を含んでいて，胃腺から分泌される．胃内では，タンパク質のいくらかの化学的消化が起こるが，（アルコール以外は）意味あるほどの吸収は起こらない．

肝と膵は腸の吸収を助ける

　小腸内では，胃の糜汁に溶かされた食物粒子はさらに揺り動かして混合する運動によって，アルカリ性の腸液と混ぜられる．腸液もまた大きい付属の消化腺（膵と肝）からの分泌物を含んでいる．膵液は高濃度の重炭酸塩を含んでいるのでアルカリ性で，すべての食物の化学的消化に必須である種々の加水分解酵素を豊富に含んでいる．肝は胆汁を分泌して脂肪の消化を促進する．

小腸は栄養物を血液中に吸収する

　小腸は栄養を吸収する主要な部位である．吸収は小腸の内面上皮を通過して起こる．吸収に際してすべての水溶性物質は腸－肝門脈静脈系（肝門脈静脈）に入り，肝に取り込まれて処理される．肝から栄養物は血液によって輸送されて体細胞に取り込まれ，そこでエネルギーとなり，細胞代謝として消費される．脂肪性栄養物はリンパ管に入り，肝を通らないでリンパ循環を介して血液中に入る．

大腸は使用されない糜汁を脱水する

　消化系の最後の機能は大腸（結腸）で行われるが，残って用いられなかった糜汁から水分を吸収して除去し，吸収されない残渣（例えば線維）を処理する．脱水の結果生じた細菌屑が含まれる糞便塊（糞）が作られ，蠕動と集団運動によって直腸に移動し，肛門から糞便が排出される（排便）．有用な細菌は結腸の機能と糞便形成に主要な役割を演じている．（ナトリウム）塩と細菌由来のある種のビタミン（例えば，ビタミンK）もまた結腸から吸収される．

酵素類が食物を吸収可能な栄養物に変化させる

　人は種々の動物由来および植物由来の物質から食物を摂取する．新鮮な形ではこれらの食物はすべて主要な栄養物；タンパク質，炭水化物および脂肪を異なった量含んでいる．たとえば，肉は多量のタンパク質といくらかの量の脂肪と非常にわずかな量の炭水化物を含んでいるが，一方パン，パスタ，ジャガイモなどは多量の炭水化物といくらかの量のタンパク質と非常に少ない量の脂肪を含んでいる．リンゴは繊維といくらかの炭水化物とごくわずかな量の脂肪を含んでいる．

　化学的消化の間，種々のプロテアーゼ（タンパク分解酵素）の助けで食物タンパク質は最初にオリゴペプチドに分解され，さらにより小さいペプチドに，最終的にはすべてのペプチドとタンパク質の建材であるアミノ酸にまで消化される．遊離アミノ酸はそれから吸収に適した形となって，腸粘膜から吸収されて肝と他の体細胞へと送られる．

　炭水化物の食物源は植物でんぷん（多糖類）と蔗糖（食卓砂糖）やラクトース（乳糖）のような二糖類である．多糖類はアミラーゼ酵素の助けでオリゴ糖と二糖類に分解される；より特殊な酵素（例えばシュクラーゼやラクターゼ）が二炭糖に働くと，ブドウ糖，果糖，ガラクトースのような形の単糖類（単純糖）の形にまで分解される．

　食物脂肪は主としてトリグリセリド（トリアシルグリセリド）として得られるが，これは腸内でリパーゼの作用でそれらの構成物――グリセロールと脂肪酸にまで分解される．時々モノグリセリドあるいはジグリセリドも産生される．胆汁は肝臓の重要な消化分泌液で，脂肪の化学的消化に重要な役割を果たしている．より単純な脂肪は粘膜を通って吸収される．トリグリセリドは血液に入る前に再合成されカイロミクロンと呼ばれるリポタンパク粒子に組み込まれて，リンパ系を通って血液中へ輸送される．膵ヌクレアーゼ（RNAaseとDNAase）および関連酵素は食物中の核酸を分解してヌクレオチドに，さらにヌクレオシドに，最終的には糖，リン酸およびピリミジンとプリン塩基にまで分解して後吸収される．食物繊維は吸収されない；バクテリアは線維を大腸内で消化する．

CN：Lには青色を，H～Kの構造には淡い灰色（あるいは単一色の明るい色）をぬる．中央の図の胃の部分には重複して色をぬって，1つの臓器が他の臓器の前方にあることを示すように注意する．

1. 解剖学的図と機械的図の両方に同じ色をぬってから次の構造にすすむ．右端にそってならんでいる課題に色をぬる．
2. 口から肛門までの消化管は，基本的には身体の外側にあることを示すドーナッツ型の内側の縁に色をぬる．

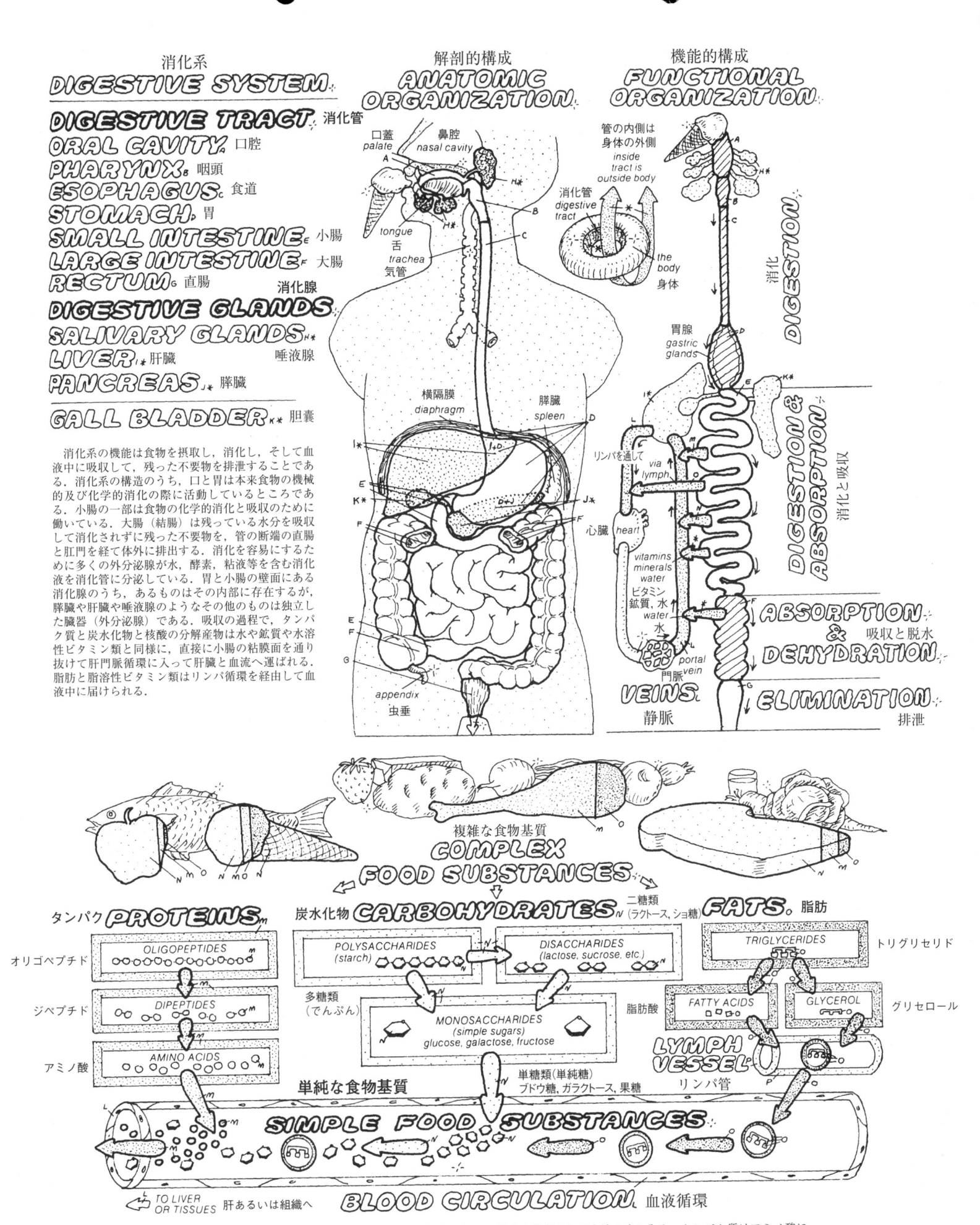

DIGESTIVE SYSTEM 消化系

ANATOMIC ORGANIZATION 解剖的構成
FUNCTIONAL ORGANIZATION 機能的構成

- **DIGESTIVE TRACT** 消化管
- **ORAL CAVITY** 口腔
- **PHARYNX** 咽頭
- **ESOPHAGUS** 食道
- **STOMACH** 胃
- **SMALL INTESTINE** 小腸
- **LARGE INTESTINE** 大腸
- **RECTUM** 直腸
- **DIGESTIVE GLANDS** 消化腺
- **SALIVARY GLANDS** 唾液腺
- **LIVER** 肝臓
- **PANCREAS** 膵臓
- **GALL BLADDER** 胆嚢

消化系の機能は食物を摂取し，消化し，そして血液中に吸収して，残った不要物を排泄することである．消化系の構造のうち，口と胃は本来食物の機械的及び化学的消化の際に活動しているところである．小腸の一部は食物の化学的消化と吸収のために働いている．大腸（結腸）は残っている水分を吸収して消化されずに残った不要物を，管の断端の直腸と肛門を経て体外に排出する．消化を容易にするために多くの外分泌腺が水，酵素，粘液等を含む消化液を消化管に分泌している．胃と小腸の壁面にある消化腺のうち，あるものはその内部に存在するが，膵臓や肝臓や唾液腺のようなその他のものは独立した臓器（外分泌腺）である．吸収の過程で，タンパク質と炭水化物と核酸の分解産物は水や鉱質や水溶性ビタミン類と同様に，直接に小腸の粘膜面を通り抜けて肝門脈循環に入って肝臓と血流へ運ばれる．脂肪と脂溶性ビタミン類はリンパ循環を経由して血液中に届けられる．

Anatomic labels: 口蓋 palate, 鼻腔 nasal cavity, 舌 tongue, 気管 trachea, 消化管 digestive tract, inside tract is outside body 管の内側は身体の外側, the body 身体, 胃腺 gastric glands, 横隔膜 diaphragm, 膵臓 spleen, 心臓 heart, リンパを通し via lymph, vitamins minerals water ビタミン 鉱質 水, 門脈 portal vein, appendix 虫垂

DIGESTION 消化
DIGESTION & ABSORPTION 消化と吸収
ABSORPTION & DEHYDRATION 吸収と脱水
VEINS 静脈
ELIMINATION 排泄

COMPLEX FOOD SUBSTANCES 複雑な食物基質

PROTEINS タンパク
- OLIGOPEPTIDES — オリゴペプチド
- DIPEPTIDES — ジペプチド
- AMINO ACIDS — アミノ酸

CARBOHYDRATES 炭水化物
- POLYSACCHARIDES (starch) — 多糖類（でんぷん）
- DISACCHARIDES (lactose, sucrose, etc.) — 二糖類（ラクトース，ショ糖）
- MONOSACCHARIDES (simple sugars) glucose, galactose, fructose — 単糖類（単純糖）ブドウ糖，ガラクトース，果糖

FATS 脂肪
- TRIGLYCERIDES — トリグリセリド
- FATTY ACIDS — 脂肪酸
- GLYCEROL — グリセロール
- LYMPH VESSEL — リンパ管

SIMPLE FOOD SUBSTANCES 単純な食物基質

TO LIVER OR TISSUES 肝あるいは組織へ
BLOOD CIRCULATION 血液循環

肉，果物，乳製品，パン及び野菜のような食物は，すぐに吸収されるような形になっているものは稀である．食事として摂取される複雑な食物はタンパク質（肉，卵，豆），炭水化物（パン，米，ジャガイモ），及び脂肪（牛乳，卵，バター，油）である．異なった消化腺から分泌される酵素は，これらの食物を簡単な（小さな）分子にまで分解して，容易に小腸粘膜の細胞から吸収されて血流の中に入る．タンパク質はアミノ酸に，複雑な炭水化物（多糖類）はブドウ糖のような簡単な糖類（単糖類例えばブドウ糖）に，そして脂肪のトリグリセリドは脂肪酸とグリセロールにまで消化され，核酸（示されていない）はプリンやピリミジン塩基とリボース糖にまで消化される．食物繊維は消化を促進するが吸収されない．

口腔内の消化：咀嚼，唾液および嚥下

　口の中は消化が行われる最初の場所で，そこで固形の食物は噛んだり唾液と混合するような数多くの機械的ならびに化学的両方の消化過程を経て，その結果，固形の食物片は容易に嚥下できるような食塊にまで変化して嚥下される．

歯と咀嚼が機械的消化を開始する

　口の中にあるいくつかの構造，口唇，歯，舌，及び頬の筋肉は，食物の摂取と機械的消化を助けている．成人では上顎骨と下顎骨に付着して二組に配列している32本の歯をもっている．人間の歯は雑食に適している．すなわち8本の門歯は切断に適している．4本の犬歯はひき裂くのに適しているし，8本の前臼歯は押しつぶすのに適しており，そして12本の臼歯はすりつぶすのに適している．噛むこと（咀嚼）は顎の運動と歯の働きばかりでなく，舌と口腔内の他の筋肉群の調和した動きをも含んでいる．咀嚼筋と舌のはたらきは随意及び不随意両方の神経性調節機構によって制御されている．単に食物が口の中におかれるだけで，ある不随意性反射機構が活性化されるが，その中枢は脳幹にある．

唾液は味覚，咀嚼および食塊を作るのを助ける

　咀嚼の働きは，3対の唾液腺から分泌される粘調で，粘着性があり，すべりやすい汁の唾液の助けなしには極めて困難である．唾液腺は3対あり，耳下腺は水っぽい（漿液性の）汁を頬に分泌する．（下顎の下部にある）顎下腺と（舌の下部にある）舌下腺は，共に漿液性及び粘液性の汁を分泌する．唾液腺は腺房を持った外分泌腺である．漿液性の腺房は水分の多い唾液を分泌するが，粘液性の腺房は糖タンパク質のムチンを含む粘稠性の液体を分泌して，それによって唾液は独特の粘着性のねばねばしたすべりやすい特徴をもっている．

唾液は水，イオン，粘膜および酵素を含んでいる．

　これら3対の唾液腺は，毎日約1.5Lの唾液を分泌している．そのうち20％は耳下腺より，70％は顎下腺より，そして5％は舌下腺より分泌される．漿液性唾液は99％以上水分を含んでおり，食物を溶かし，食物に湿った性質をつけ加えて食塊をつくるのを助けている．唾液はまた口腔内を湿らせて喋るのを助ける．食物粒子を溶解することはまた舌の味蕾を活性化するために必要で，味覚受容器は溶解された物質にだけ反応する．漿液性唾液は唾液消化酵素のプチアリンを含んでおり，これはでんぷんを二炭糖のマルトースに分解するアミラーゼである．これは甘味感覚を増加させ，炭水化物の摂取を促進させる．もう1つの唾液酵素はリゾチームで，これは抗菌性剤で細菌の細胞膜を破壊して口や歯を細菌から保護している．

　粘液性唾液はムチンを含んでおり，食塊が口腔内でつくられて，咽頭から食道へと運ばれる際に潤滑液や糊として基本的には作用している．唾液がなければ，噛むことものみ込むことも非常に困難である．唾液はナトリウム，カリウム，カルシウムと共に重炭酸塩と塩化物を含んでいる．唾液中の高いカルシウム濃度は，歯からカルシウムが失われるのを防いでいる．重炭酸塩は緩衝液として作用し，正常状態では唾液のpHを約7.0に，能動的分泌時には8.0のアルカリ性pHに保つように働いている．最近ある種のホルモン（例えばステロイド），抗体（IgA）や薬物などが唾液から非常に微量に見出されたことから，唾液が臨床的診断に使用される道が開けてきた．

自律神経が唾液分泌を調節している

　唾液の生成と分泌は自律神経（図29参照）の調節下におかれている．副交感神経は脳幹部のある唾液核から始まって，漿液性及び粘液性両方の唾液分泌を促進する．交感神経は主として血管の収縮によって漿液性唾液分泌を抑制する．このことは恐怖や興奮時（交感性状態）には口腔内が乾燥するが，ゆったりした時や食物や喜びが期待される時には，唾液が多量に分泌されることを説明している．特に口の中に乾燥した食物や酸味の強い食物を入れると，それらが強い刺激となって知覚神経を通って脳幹部の唾液分泌中枢に連絡する．その結果，唾液腺へいく副交感神経が刺激されて唾液の産生が高まる．同様に食物を見たり，その匂いは嗅（においの）神経を通って作用するので，食物のことを考えただけでも唾液の流出が起こる．唾液の流出は人や動物では，Pavlovが犬で示したように学習によって容易に条件づけられる．

　口腔内で食塊が適当な大きさに形成されたあとで，舌の運動によって徐々に後方に押されていく．食塊が舌の後方（根部）に達すると飲み込み（嚥下）反射が起こるが，その中枢は延髄にある．舌が後方に移動して食塊を後方ののど（咽頭）に押し込むと，軟口蓋は鼻腔を閉じ，喉頭蓋が喉頭の上方に移動して喉頭と気管を閉じる．このような防御反射は，食塊が上部及び下部呼吸通路に入るのを防いでいる．

蠕動が食物塊を食道内へ推進させる

　食塊が咽頭に達したときには，他の反射もまた食塊を咽頭と胃の間を結びつけている管状の器官の食道の中に送り込むように働く．食道の筋肉性の壁は輪状及び縦走平滑筋の層を含んでおり，これらの筋肉が協調して働いて蠕動と呼ばれる上部食道から始まって胃の方向に移動する波状の収縮運動を生ずるように活動する．その結果，食物はのど（咽頭）から胃の方向に押しやられる．人の食道では重力が食塊の輸送に役立っているが，このことは必要条件ではない．あお向きの姿勢でも我々は同様に食物と水をのみ込むことができるが，このような活動は人の乳児や遊び盛りの子供や，逆立ちした俳優や，草を食べる反芻動物でもみられる．

CN：Cには赤色を，Qには暗い色を用いる．
1. 3つの唾液腺を含む口の構造には色を塗るが，唾液産生量を示す矢印とその間にある細胞の図には色を塗らないでおく．
2. 頁の右端にそって残りの唾液分泌の図に加えて，以前に除外した唾液の鉱物質に色を塗る．
3. 嚥下の枠内の図に色を塗る．

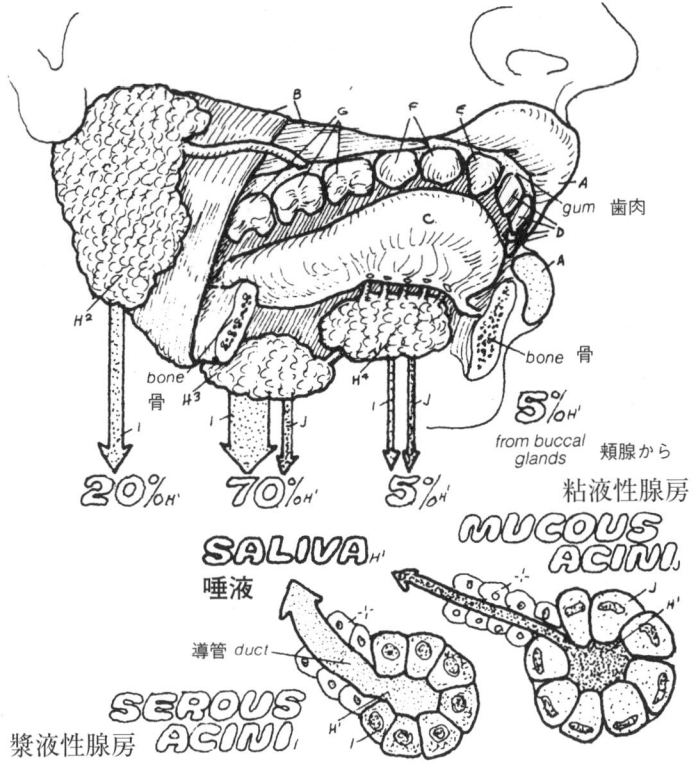

MECHANICAL EVENTS
機械的（に行われる）出来事

LIPS. 口唇
MUSCLES/CHEEKS. 筋肉/頬
TONGUE. 舌
TEETH. 歯
INCISORS 8. 門歯 8
CANINES 4. 犬歯 4
PREMOLARS 8. 小(前)臼歯 8
MOLARS 12. 大臼歯 12

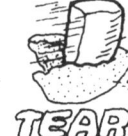

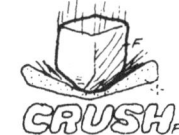

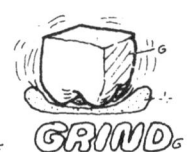

口の中にある構造（口唇，舌，頬，歯，顎）のかむ作用（咀嚼）によって，食物物質はより小さな断片に砕かれて嚥下のための食塊が形成される．

CUT. 切断する
TEAR. ひきちぎる
CRUSH. 破壊する
GRIND. すりつぶす

成人では 32 本の永久歯が食物を噛み切り，ひきさき，破壊し，そしてすりつぶす働きをしている．新生児には歯がない．幼児が固形の食物を食べ始める 6～24 か月の間に，脱落（一時的なもの）歯（20本）（乳歯）が生えてくる．永久歯は 6～21 歳で生えてくる．

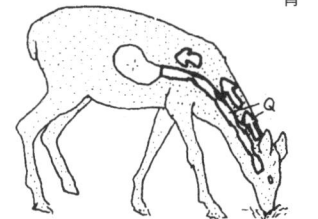

20% 70% 5% from buccal glands 頬腺から
SALIVA 唾液
MUCOUS ACINI 粘液性腺房
SEROUS ACINI 漿液性腺房
導管 duct
gum 歯肉
bone 骨

CHEMICAL EVENTS 化学的（に行われる）出来事
SALIVARY GLANDS → SALIVA 唾液腺→唾液

耳下腺 PAROTID
漿液性唾液 SEROUS SALIVA
DAILY 1.5 LITERS
1 日に 1.5 L

顎下腺 SUBMANDIBULAR:
SEROUS S., MUCOUS S. 漿液性唾液，粘液性唾液

舌下腺 SUBLINGUAL:
MUCOUS S., SEROUS S. 粘液性唾液，漿液性唾液

一対の耳下腺，舌下腺及び顎下腺の 3 つの唾液腺から，毎日約 1.5 L の唾液が分泌される．99％以上の水分を含む漿液性唾液は食物粒子を溶解して湿った性質の物を形成し，それから食塊が作られる．この唾液は口腔内を湿らせて，発語をするのを助けている．食物の溶解はまた，舌の味蕾内にある味覚受容器によって味覚を感ずるためにも必要である；味覚受容器は溶解された物質のみに反応する．漿液性唾液は唾液の消化酵素のプチアリンを含み，これは澱粉を二糖類のマルトースにまで分解する．これは甘味を増大させて炭水化物の食物摂取を促進する．その他の唾液酵素はリゾチームで，これは細菌から口腔と歯を保護する抗菌性物質である．リゾチームは細菌の細胞壁を溶解して菌を破壊する．

SWALLOWING & PERISTALSIS 嚥下と蠕動

鼻腔 nasal cavity
咽頭 pharynx
空気 air
気管 trachea
FOOD BOLUS 食物塊
PALATE 口蓋
EPIGLOTTIS 喉頭蓋
GLOTTIS 声門
ESOPHAGUS 食道括約筋
SPHINCTER 上部食道括約筋
SMOOTH MUSCLE 平滑筋
upper esophageal sphincter
lower esophageal sphincter 下部食道括約筋
stomach 胃

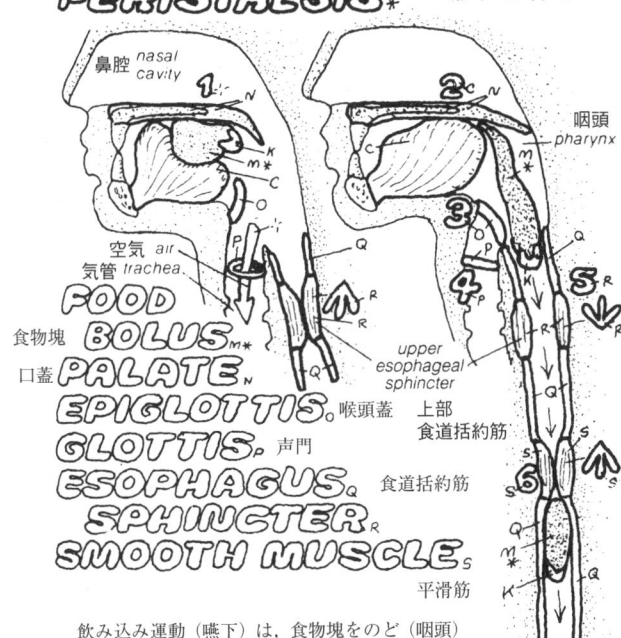

飲み込み運動（嚥下）は，食物塊をのど（咽頭）から食道と胃の中へ輸送するのを助けている．食物が口の中にあるときは，軟口蓋，喉頭蓋，及び声門は開いており，食道括約筋は閉じたままになっている (1)．空気は鼻腔の通路を通って気管と肺の中に入っていく．嚥下 (2) の時には舌が食塊を後方に押しやり一連の嚥下運動を開始させて，軟口蓋，喉頭蓋 (3)，及び声門 (4) を閉じて食塊が鼻腔と咽頭気道に入り込まないように防いでいる．同様な反射で上部食道括約筋 (5) は弛緩する．すると食塊は食道内へ入っていく．蠕動（食道壁の平滑筋の統合された方向性をもった収縮）は，食塊を下方（あるいは動物では上方）に食道 (6) 内を移動させて，下部食道括約筋を通って胃 (7) の中へと運ぶ．

CONTENT & FUNCTION OF SALIVA 唾液の量と機能

99 1/2 % 水：食塊を味わうために溶解する
99½% WATER: DISSOLVES BOLUS FOR TASTE

唾液中の水分は食物粒子の溶解を助けて，味の感覚を促進する．乾燥した食物とすっぱい（酸味の）汁は，多量の唾液分泌を促進する．

MUCUS: 粘液：食塊の潤滑化
LUBRICATION FOR BOLUS.

粘液性腺窩より分泌される糖タンパクのムチンは，粘りと滑らかさを唾液につけ加える．唾液なしでは食塊の形成は困難で，呑み込む時のどが痛い（くるしい）．

酵素：アミラーゼはでんぷんの分解を開始する
ENZYME: AMYLASE BEGINS STARCH DIGESTION.

唾液アミラーゼはでんぷんを化学的に分解してオリゴ糖，二糖類のマルトースを形成する．アミラーゼの作用は甘い味覚にとって重要である．

LYSOZYME: リゾチーム：抗菌性作用
ANTI-BACTERIAL ACTION.

唾液中の抗菌性酵素リゾチームと免疫グロブリン IgA は口の中の微生物感染に対抗するのを助ける．

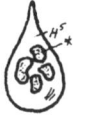

胃の生理学

　胃は大きな筋肉の袋で，その入口は食道と結合しており，その出口は小腸の十二指腸と結合している．噴門と幽門の2つの括約筋は，食物が胃に入ってまた胃から出ていく時に，一方向性に移動するように働いている．摂取した食物を受け取る胃は貯蔵所として機能し，胃液と混合する．胃液は食物を溶解し，また消毒しプロテアーゼ酵素（ペプシン）により，タンパク質は一部分分解される．最終的には，胃はよく混合されたスープ状の糜汁をさらに酵素分解し吸収させるために，一定期間毎に小腸へと送り出す．

胃腺は胃液を産生する

　胃壁にある無数の外分泌性の胃腺（小窩）は，酸，ペプシンおよび粘液を胃内腔に分泌する．それぞれの胃腺は3つの型の細胞を含んでおり，それらが一緒になって胃液としてまとめて分泌している．腺の頸部にある細胞（粘液細胞）は胃粘液を分泌する（粘液は胃の内表面にならんでいる細胞からも分泌される）．胃腺の深い奥の方の部分には，2つの型の細胞がある．主細胞は酵素前駆体のペプシノーゲンを分泌して，後に胃内腔内で胃の消化酵素のペプシンに変換される．壁細胞（または旁細胞とも呼ばれる）は塩酸（$H^+ Cl^-$）の濃縮溶液を分泌する．そのほか胃腺には稀な型の細胞（内分泌性あるいはパラクリン細胞）があって，血液毛細管中あるいは組織間隙中にホルモン（たとえばプロスタグランジン，ヒスタミンなど）を分泌する．

　胃の酸はいくつかの作用を持っている．酸性の胃液は水には溶けない食物を溶解するので，すぐれた溶媒である．酸はまた強い消毒剤で，摂取した食物中の細菌や他の微生物を殺す作用がある．酸は胃の酵素のペプシンを活性化するのに必要である（下記を参照）．最終的に酸は，十二指腸を刺激して胆汁と膵液を十二指腸内に分泌させる（消化管）ホルモンの分泌を促進する働きをする（図74）．

壁細胞は能動的に H^+ と Cl^- を分泌する

　胃腺の壁細胞は等張で，基本的には濃縮された塩酸（pH 1）を胃内腔内に分泌できる．酸の分泌は食事のあと，1〜2時間以内に最高に達する．壁細胞はその頂部膜にある H^+-K^+ ポンプにある能動輸送系を用いて細胞内の水を分解して得られる水素イオン（H^+）を腺腔内に排出する（$H_2O \rightarrow H^+ + OH^-$）．$H^+$-$K^+$ ポンプは Na^+-K^+ ポンプと密接に関連している ATPase で，（内側の）K^+ を（外側の）H^+ と交換する．細胞内 pH は中性（pH 7）に近いので，細胞外液中で 1 の pH にするためには壁細胞は H^+ を $1:10^7$ の濃度勾配に逆らって輸送しなければならない．この仕事を成し遂げるために壁細胞には，酸を外側に排出するために用いられる大量の ATP の供給を行うミトコンドリアが一杯に詰まっている．ホルモンや神経刺激が加えられると，H^+-K^+ ポンプを含んでいる細胞内小胞体膜が壁細胞の頂部膜の深い陥入（小管）と融合して酸の分泌が始まるが，酸は小管から吸引されて腺管を通って胃内腔へ出される．

　壁細胞の細胞質内に残された過剰の塩基は2段階の過程で除去される．壁細胞内の炭酸脱水酵素は二酸化炭素の水飽和反応を促進する：（$CO_2 + H_2O \rightarrow [H_2CO_3] \rightarrow H^+ + HCO_3^-$）．$CO_2$ は体全体で行われている酸化的代謝から容易に利用できる．この反応で生ずる H^+ は，酸排出によって残された OH^- を中和する．この反応から残された弱い塩基（HCO_3^-）は，細胞質の中性の pH を保つために壁細胞の漿膜側（血液側）境界部にある塩化物・重炭酸塩交換体を通して排出される．ここで，内側の Cl^- が HCO_3^- と交換する反応は，第二次能動輸送と呼ばれる．なぜならば，これは第一次能動輸送の結果，間接的に作動するものであるからである．この方法で入ってくる Cl^- イオンは細胞を通り抜けて小管内に入り，最終的には胃腔内に入って排出された H^+ の電荷を平衡させる．これらイオン（H^+ と Cl^-）は水を浸透圧作用により内腔内に引き込み，液体の塩酸が産生される．

ペプシンはタンパク質を小さいペプチドに消化する

　ペプシンは胃内で産生される重要な唯一の消化酵素である．この酵素は食物タンパク分子を切断して小さいタンパクを生成する．ペプシンのこの作用は多分タンパク質の消化にとって決定的に重要なものではない．というのは膵液中のタンパク分解酵素の1つ（キモトリプシン）が，同様な作用を小腸内でおこなうからである．ペプシンはまたある調節作用をも発揮する．こうして生じた小さなペプチド分子は胃粘膜にある感覚器を刺激して，胃の運動性と分泌能を増加させる目的で，ホルモン性あるいは神経性の信号を開始させる（図74, 75を参照）．主（チモーゲン細胞）細胞から分泌されるときには，ペプシンはペプシノーゲンと呼ばれる不活性型の大きなタンパク質である．しかし胃内腔内の酸がペプシノーゲンをペプシンに変換させる．ペプシンもまたひとたび生成されるとペプシノーゲンに作用して，もっと沢山のペプシン分子を産生する（自動触媒）．

　アルカリ性の胃の粘液は胃の内側面を覆う厚い防御的被膜を形成して，機械的傷害及び多分胃液の中にある酸による腐蝕作用から胃壁を保護する役割を果している．この被膜の破壊が潰瘍の原因の1つである．

胃の運動は食物を撹きまわして糜汁を作る

　食物が胃に入った少しあとで胃液が充分に産生されている時には，特殊な胃の弱い収縮（混合波）が胃底部から始まり幽門部へ向って拡がる．（20秒毎に起こる）これらの波は，食物と胃液とを混合するのを助けている．そのあとになって，もっと頻度は少ないがより強い蠕動波が起こって，糜汁を閉じている幽門括約筋に向って送るが，糜汁は逆流を起こして胃内をまわる．この運動は食物を胃液と強く混合してスープ状の液体（糜汁）を作り，小腸内酵素によって処理され易いようにしている．その後徐々に幽門括約筋が一部弛緩して，蠕動波が起こるたびにいくらかの糜汁が十二指腸内に送られる．

　この胃を空にする過程が進行する速度は，食物の（化学的）内容に依存している．すなわち，炭水化物は胃から速やかに排出されるが，脂肪はゆっくりで，タンパク質の多い食事は両者の中間位の速度である．したがって純粋に炭水化物食を摂取した30分後には，食事全体の75％近くが十二指腸に送られて胃が空になるが，一方胃からの排出量はタンパク食では50％，脂肪食では30％である．この異なった排出率はホルモンと神経によって制御されている（図74, 75）．

CN：A, E, L, S, U には暗い色を塗る．

1. 上右端の胃に色を塗るが，体部と洞部の位置を確かめ，それに近接している分泌細胞に注意する．また上方の胃壁の拡大図に色を塗る．
2. 頁の中央に描かれた胃腺に色を塗る前に，腺を取り囲んでいる細胞の4つの型の上にある物質に色を塗る．それから胃腺小窩（L¹）の長さにそってならんでいる細胞の部位に色を塗る．
3. 胃の運動性を示す枠内の図に色を塗る際に，それぞれの図を完成してから次の図にうつるようにする．
4. 胃がその内容を十二指腸に排出するかどうかを決定する4つの状態の図に色を塗る．

胃 STOMACH

- **L. ESOPHAGEAL SPHINCTER** A　噴門括約筋
- **FUNDUS** B　胃底部
- **BODY** C　胃体部
- **ANTRUM** D　胃洞部
- **PYLORIC SPHINCTER** E　幽門括約筋
- **LONGITUDINAL MUS.** F　縦走筋
- **CIRCULAR MUS.** G　輪状筋
- **OBLIQUE MUS.** H　斜状筋
- **RUGAE (FOLDS)** I　襞（皺壁）

ペースメーカー細胞 / pacemaker cell

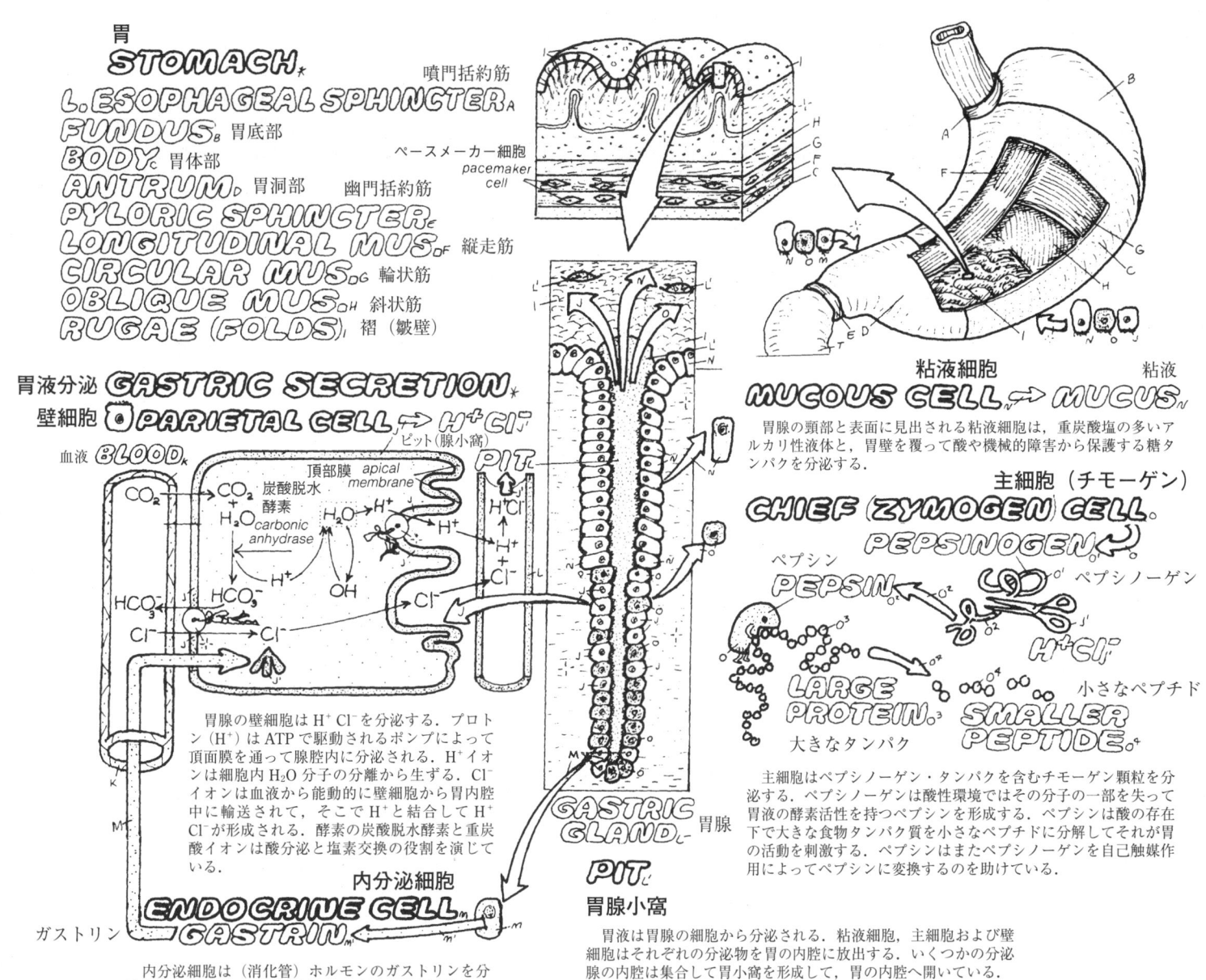

胃液分泌 GASTRIC SECRETION

壁細胞 **PARIETAL CELL** → H^+Cl^-

血液 **BLOOD**

CO_2　炭酸脱水酵素 / carbonic anhydrase
頂部膜 apical membrane
$CO_2 + H_2O$ → H^+ + OH^-
HCO_3^-　Cl^-
ピット（腺小窩）　PIT
H^+Cl^-

胃腺の壁細胞は H^+Cl^- を分泌する。プロトン（H^+）はATPで駆動されるポンプによって頂面膜を通って腺腔内に分泌される。H^+ イオンは細胞内 H_2O 分子の分離から生ずる。Cl^- イオンは血液から能動的に壁細胞から胃内腔中に輸送されて，そこで H^+ と結合して H^+Cl^- が形成される。酵素の炭酸脱水酵素と重炭酸イオンは酸分泌と塩素交換の役割を演じている。

内分泌細胞 **ENDOCRINE CELL** — **GASTRIN** ガストリン

内分泌細胞は（消化管）ホルモンのガストリンを分泌する。ガストリンは胃内腔にではなく循環血液中に分泌されて，胃腺の外分泌腺の分泌活動を刺激する。

GASTRIC GLAND 胃腺
PIT 胃腺小窩

粘液細胞 MUCOUS CELL → MUCUS 粘液

胃腺の頸部と表面に見出される粘液細胞は，重炭酸塩の多いアルカリ性液体と，胃壁を覆って酸や機械的な障害から保護する糖タンパクを分泌する。

主細胞（チモーゲン） CHIEF (ZYMOGEN) CELL

PEPSINOGEN ペプシノーゲン
PEPSIN ペプシン
H^+Cl^-
LARGE PROTEIN 大きなタンパク → **SMALLER PEPTIDE** 小さなペプチド

主細胞はペプシノーゲン・タンパクを含むチモーゲン顆粒を分泌する。ペプシノーゲンは酸性環境ではその分子の一部を失って胃液の酵素活性を持つペプシンを形成する。ペプシンは酸の存在下で大きな食物タンパク質を小さなペプチドに分解してそれが胃の活動を刺激する。ペプシンはまたペプシノーゲンを自己触媒作用によってペプシンに変換するのを助けている。

胃液は胃腺の細胞から分泌される。粘液細胞，主細胞および壁細胞はそれぞれの分泌物を胃の内腔に放出する。いくつかの分泌腺の内腔は集合して胃小窩を形成して，胃の内腔へ開いている。

GASTRIC MOTILITY: PERISTALSIS　胃の運動性：蠕動

- **FOOD** 食物
- **CHYME** 糜汁
- **GASTRIC JUICES** 胃液
- **3 L/DAY** 3 L/日

50 ml　1,000 mL

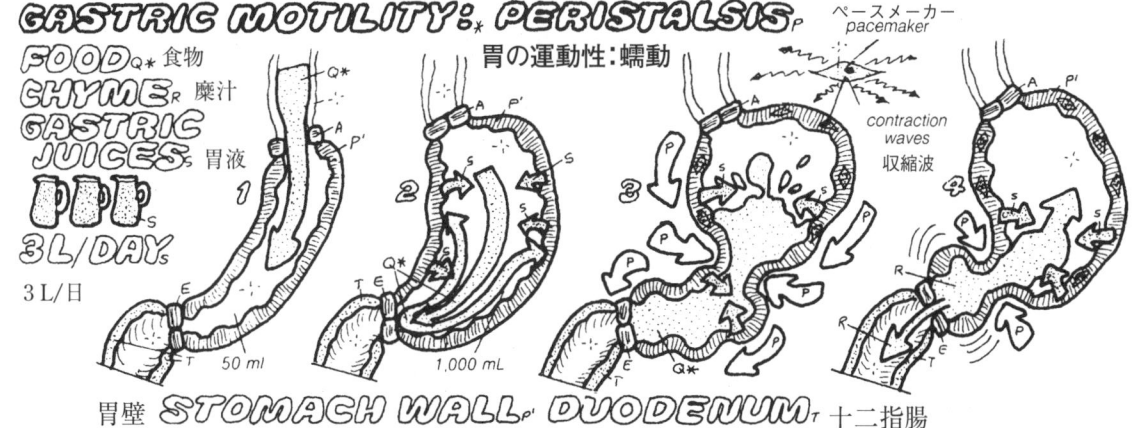

ペースメーカー pacemaker
contraction waves 収縮波

STOMACH WALL 胃壁　**DUODENUM** 十二指腸

食物が胃に到達すると間もなく胃液が多量に分泌されて，食物とよく混合されて食物を消化する。この混合作用を増加させるために，胃の筋肉壁は一連の規則的な運動を開始する。これらの蠕動性収縮は筋肉壁にあるペースメーカー細胞（調律器）によって始まり，胃底部から胃洞部へと移動して，胃洞部で収縮は最大となる。ホルモンのガストリンと副交感（迷走）神経はこれらの収縮を調節している。

GASTRIC EMPTYING RATE　胃内容の排出率 ↑↓

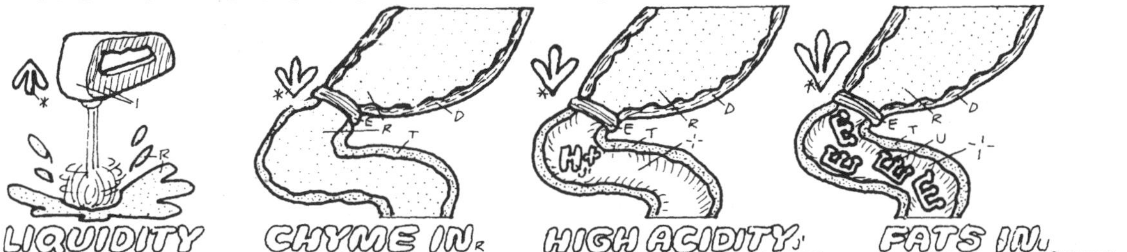

- **LIQUIDITY OF CHYME** 糜汁の液状化
- **CHYME IN DUODENUM** 十二指腸内の糜汁
- **HIGH ACIDITY IN DUODENUM** 十二指腸内の高い酸度
- **FATS IN DUODENUM** 十二指腸内の脂肪

胃の蠕動は，混合されて一部消化された糜汁を規則的な間隔で小腸の十二指腸内へ送り込むことである（胃内容の排出）。高度に液状の（炭水化物性食物）糜汁は，胃からの排出運動を増加させる。非常に酸性の（タンパク性食物）糜汁と脂肪性糜汁は，この排出率を減少させる。このような排出率の減少のために胃と小腸内のタンパク質と脂肪の消化にはよけい時間がかかる。

消化

消化のホルモン性調節

　ホルモンは消化調節の主要な役割を演じている．消化系の運動性と分泌活動は，自律神経系とその腸管要素の両方に加えて，いくつかの胃腸性ホルモンの影響下にある．ここでは胃腸性ホルモンによる消化活動の調節を取り扱う．

ガストリンは胃の分泌と運動を刺激する

　ガストリンは単鎖のペプチド・ホルモンで，胃洞部の胃腺の側壁のある孤立したフラスコ形をした内分泌細胞のG細胞から分泌される．ガストリンは摂取された食事の塊あるいはその成分（小さいペプチド）による刺激に反応して血中に分泌される．これらのペプチドは胃内腔内に長い頸部で突出しているG細胞を直接刺激する．食物ペプチドもまた，食物ペプチドやその塊のタンパク質に感受性のある特殊化された感覚細胞（化学的あるいは伸張受容器細胞）を介して作用する．内在性神経連絡あるいは胃粘膜内の局所ホルモンを介して作用するこれら受容器細胞は，G細胞に信号を送ってガストリンを血中に放出させる．血液が循環してガストリンが胃底部（主体部）にある標的細胞に戻ってくると，そこで胃腺と胃平滑筋を刺激して胃液の分泌と胃の運動をそれぞれ亢進させる．胃に対するガストリンの作用によって，胃に分布する外来性の神経を全てなくしても（胃の除神経），胃の分泌と運動は続くのである．

　壁細胞による酸分泌に対するガストリンの作用は主として間接的で，壁細胞上にあるヒスタミンH_2受容器と，結合してそこからさらに酸を分泌させるヒスタミンの放出を介して行われる．ヒスタミンは，ガストリンによって活性化される胃粘膜にある腸性クロム親和細胞（ECL）から放出される．酸分泌の調節にヒスタミンが含まれることは，臨床的に非常に重要である．これは過剰な酸分泌を減少させるために投与される薬物として，"H_2ブロッカー（遮断剤）"が広範囲に使用されていることによって示されている（例えば，cimetidine [Tagamet]，ranitidine [Zantac]，famotidine [Pepcid]）．ガストリンはその過剰量が潰瘍形成と関連しているので，臨床的にも重要である．ヒト胎児の膵臓はG細胞を含んでいるが，これらの細胞は健常成人では活動していない．しばしばこれらの細胞からガストリンを大量に分泌する腫瘍が発生して胃内に過剰に酸を分泌する結果，潰瘍や出血を生じる．

十二指腸粘膜は，いくつかのペプチド・ホルモンを分泌する

　小腸，特に十二指腸と空腸の粘膜壁もまた，胃腸ホルモンとして知られている，あるいは疑われている物質を産生する．生理学的に重要なものはペプチド・ホルモンのセクレチンとコレシストキニン（CCK）である．これらは十二指腸と空腸にある孤立した内分泌細胞から分泌される．その他のホルモンはGIP（ブドウ糖依存性インスリン嗜好性ポリペプチド）とモチリンである．セクレチンは内分泌研究の歴史上最初に発見されたホルモンである．1902年英国の生理学者のBaylissとStarlingは，十二指腸の抽出液を（その犬の膵臓に分布している神経を全部切断した）空腹の犬の血液中に注射すると，膵液の分泌が増加するのを認めた．このことの意味は，正常な状態では十二指腸は血液中にある物質を分泌して，それが膵臓に達すると膵液の分泌を刺激する（だから"セクレチン"という名前がつけられた）ということである．"ホルモン"という言葉は，したがって血液が運ぶ液性の使者（メッセンジャー）を意味している．この発見が行われた頃には，消化活動を含むすべての生理学的調節作用は，神経と神経系の活動によって起こると考えられていた．

セクレチンは膵の重炭酸塩の放出を刺激する

　膵臓内のセクレチンの標的は膵腺房（外分泌細胞の集合が導管の出口にある腔を取り囲んでいる）の導管に並んでいる細胞であると思われる．なぜならば，セクレチンは膵の導管細胞から産生されることが知られている重炭酸塩を豊富に含む膵液の流れを主に刺激するからである．セクレチン・ホルモンを分泌させる信号は，酸が十二指腸内腔にあることである．この酸性糜汁は十二指腸の感覚性化学受容器を刺激して，今度はそれがセクレチン細胞からセクレチンを分泌させる．こうして分泌された非常にアルカリ性の強い重炭酸塩を沢山含んでいる膵液は，十二指腸内の酸を中和するのを助けている．小腸の粘膜は胃の粘膜に比べて酸の危険から保護されていないし，また腸と膵臓の酵素は中性または弱アルカリ性の環境で一番よく働くので，このことは重要である（図76）．

　ガストリンは胃の運動と分泌を増加させるが，十二指腸ホルモンのセクレチンは胃の活動を抑制する反対の作用を示す．この効果は過量の酸に対して十二指腸を保護すると同時に胃からの糜汁の排出量をも調節している．したがって糜汁中に含まれる高濃度の脂肪や酸は，セクレチンの血中への分泌を刺激する．血液循環によりセクレチンはその胃内の標的に戻って働き，その抑制作用を発揮する．もしも食物中に脂肪が多いと胃の運動は低下して十二指腸への糜汁輸送をゆっくりにして，すでにそこにある物の消化に要する時間を増やすようにする．もしも糜汁が非常に酸性の場合には，セクレチンが酸分泌を低下させて十二指腸が酸によって障害されるのを減少させる．セクレチンの胃に対する抑制作用は，もう1つの十二指腸ホルモンのGIP（胃抑制ペプチド）が関与していると考えられていたが，現在はGIPが非常に高濃度（薬理学的容量）の場合にのみそのような効果を現し，正常では胃の抑制作用はセクレチンによって成し遂げられると信じられている．混乱を避けるためにGIPホルモンの名前は（同じ頭文字ではあるが）ブドウ糖依存性インスリン嗜好性ペプチドに変わっている．というのは，GIPは生理学的用量では小腸内にあるブドウ糖に反応してインスリン放出を著明に刺激するからである．

CCKは胆汁分泌と胆嚢を空にするのを刺激する

　第三の消化管ホルモンはコレシストキニン（CCK）で，これは十二指腸にある内分泌細胞内で作られるペプチドホルモンである．CCKが血中へ放出される刺激は，脂肪や酸を含む糜汁が十二指腸に到達することである．CCKは2つの標的，すなわち胆嚢と膵臓の細胞を持っている．CCKの刺激によって胆嚢は収縮して，その中に蓄えられている胆汁を十二指腸内に放出する．この効果は特に脂肪の多い食事を取ったとき著明である．アルカリ性の胆汁は胃から来た酸を中和し，糜汁の中の脂肪を乳化して，膵液酵素のリパーゼによる化学的消化を促進させる（図76, 77）．

　CCKはまた膵臓の内分泌細胞にも作用して，膵液酵素の産生と放出を刺激する．これらの酵素は小腸内の種々の食物の化学的消化にとって極めて重要である（図76）．モチリンはもう1つの十二指腸粘膜から分泌される胃腸ホルモンで，消化に影響を与える．モチリンは小腸壁の平滑筋に作用して，腸の収縮と運動を増加させて胃を空にして後，胃の糜汁の到着を行う．

CN：Eには赤色を，そしてC，D，I，K，M，及びQには暗い色を塗る．

1. ガストリン分泌の枠内の図から始めて，番号順に色を塗っていく．上右方の枠内の図から，次に下左方及び下右方の図へと進んで色を塗る．

FOOD, CHYME 食物，糜汁
STOMACH WALL 胃壁
伸張及び STRETCH RECEPTOR
化学受容器 CHEMORECEPTOR
平滑筋 SMOOTH MUSCLE

HEART 心臓
BLOOD CIRCULATION 血液循環
PROTEIN (PEPTIDE) タンパク（ペプチド）
GALLBLADDER, BILE 胆嚢　胆汁
PANCREAS 膵臓

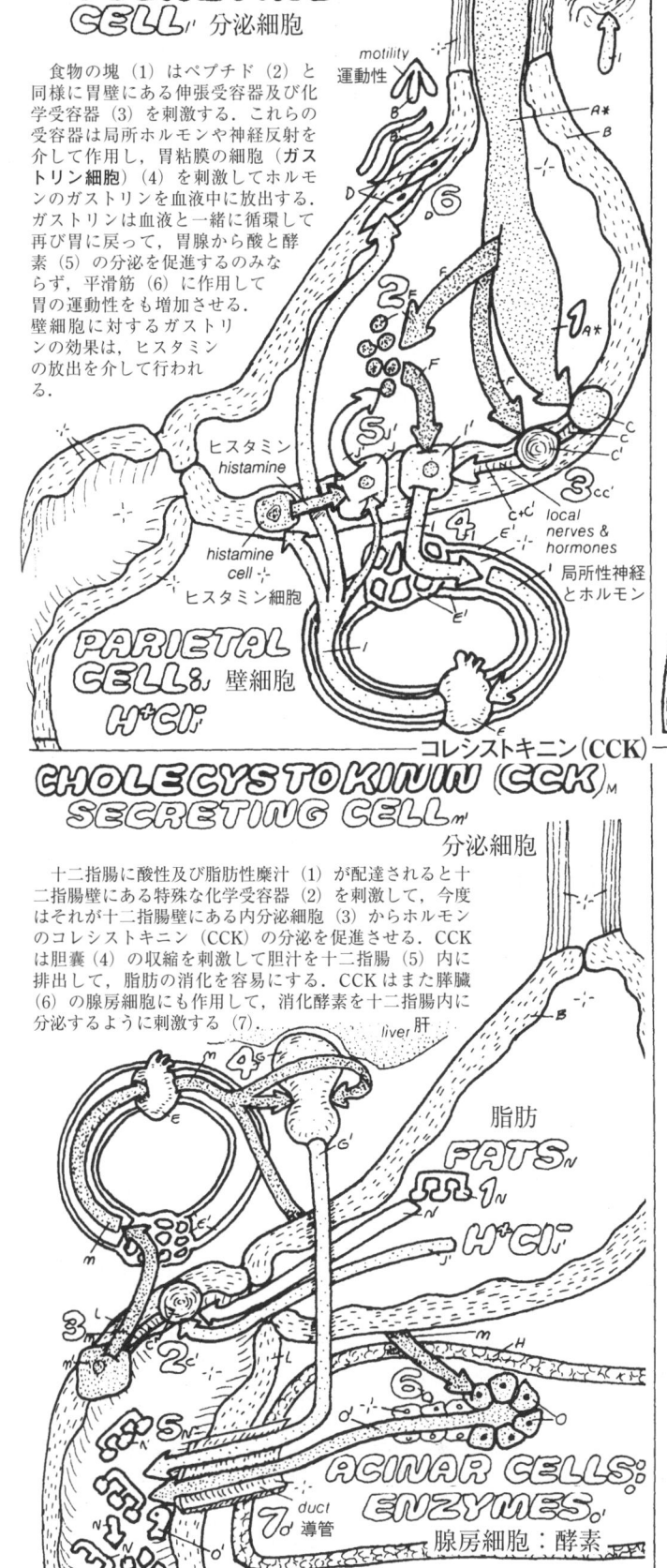

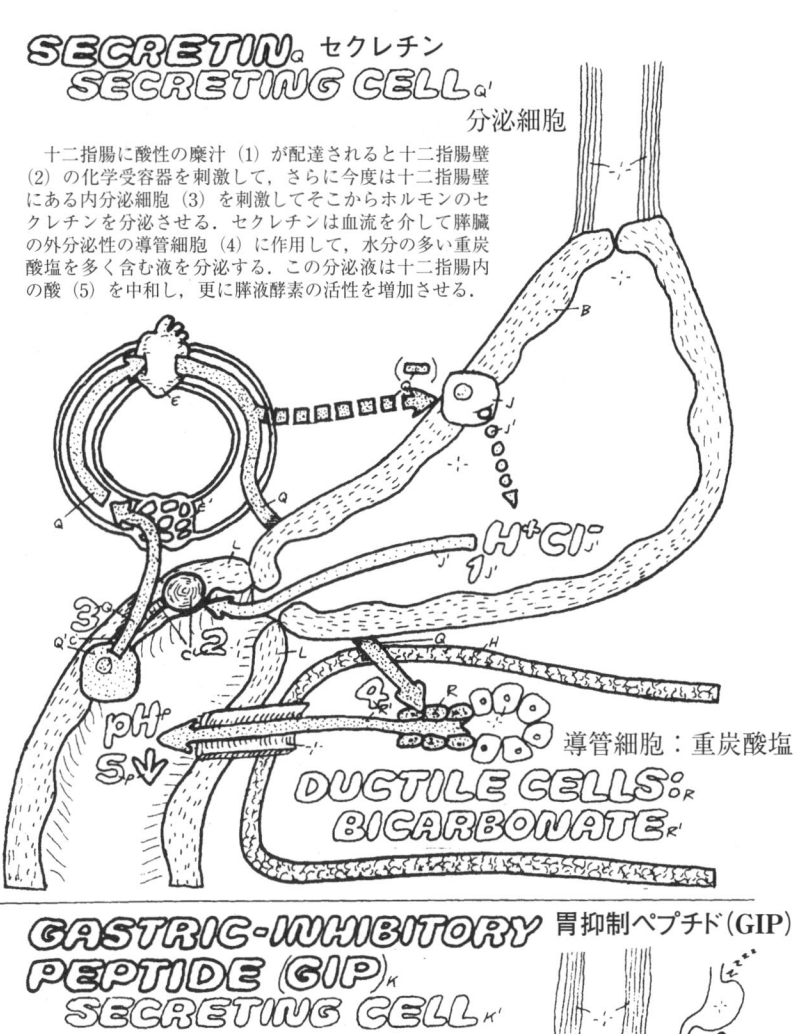

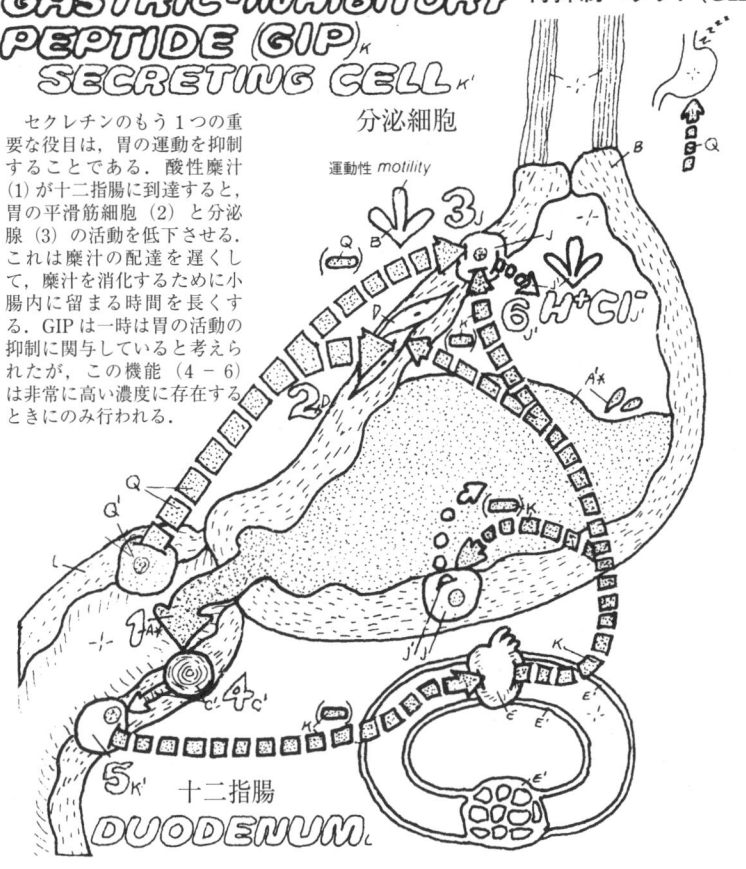

GASTRIN ガストリン SECRETING CELL 分泌細胞

食物の塊（1）はペプチド（2）と同様に胃壁にある伸張受容器及び化学受容器（3）を刺激する．これらの受容器は局所ホルモンや神経反射を介して作用し，胃粘膜の細胞（ガストリン細胞）（4）を刺激してホルモンのガストリンを血液中に放出する．ガストリンは血液と一緒に循環して再び胃に戻って，胃腺から酸と酵素（5）の分泌を促進するのみならず，平滑筋（6）に作用して胃の運動性をも増加させる．壁細胞に対するガストリンの効果は，ヒスタミンの放出を介して行われる．

motility 運動性
histamine ヒスタミン
histamine cell ヒスタミン細胞
local nerves & hormones 局所性神経とホルモン
PARIETAL CELL: H⁺Cl⁻ 壁細胞

SECRETIN セクレチン SECRETING CELL 分泌細胞

十二指腸に酸性の糜汁（1）が配達されると十二指腸壁（2）の化学受容器を刺激して，さらに今度は十二指腸壁にある内分泌細胞（3）を刺激してそこからホルモンのセクレチンを分泌させる．セクレチンは血流を介して膵臓の外分泌性の導管細胞（4）に作用して，水分の多い重炭酸塩を多く含む液を分泌する．この分泌液は十二指腸内の酸（5）を中和し，更に膵液酵素の活性を増加させる．

導管細胞：重炭酸塩
DUCTILE CELLS: BICARBONATE

CHOLECYSTOKININ (CCK) コレシストキニン(CCK) SECRETING CELL 分泌細胞

十二指腸に酸性及び脂肪性糜汁（1）が配達されると十二指腸壁にある特殊な化学受容器（2）を刺激して，今度はそれが十二指腸壁にある内分泌細胞（3）からホルモンのコレシストキニン（CCK）の分泌を促進させる．CCKは胆嚢（4）の収縮を刺激して胆汁を十二指腸（5）内に排出して，脂肪の消化を容易にする．CCKはまた膵臓（6）の腺房細胞にも作用して，消化酵素を十二指腸内に分泌するように刺激する（7）．

liver 肝
FATS 脂肪
H⁺Cl⁻
ACINAR CELLS: ENZYMES 腺房細胞：酵素
duct 導管

GASTRIC-INHIBITORY PEPTIDE (GIP) 胃抑制ペプチド(GIP) SECRETING CELL 分泌細胞

セクレチンのもう1つの重要な役目は，胃の運動を抑制することである．酸性糜汁（1）が十二指腸に到達すると，胃の平滑筋細胞（2）と分泌腺（3）の活動を低下させる．これは糜汁の配達を遅くして，糜汁を消化するために小腸内に留まる時間を長くする．GIPは一時は胃の活動の抑制に関与していると考えられたが，この機能（4-6）は非常に高い濃度に存在するときにのみ行われる．

motility 運動性
H⁺Cl⁻
十二指腸
DUODENUM

消化の神経性調節

　消化系は交感及び副交感神経の両方の神経線維によって豊富に支配されているが，基本的には迷走神経内を通る副交感神経による調節の役割の方がより勝っている．一般に副交感神経系は胃腸の活動（分泌と運動）を増加させるが，交感神経系は差引き合計では抑制効果を持っている．消化活動の自律神経性調節についての知識は，ホルモン性調節の知識よりも先行して得られた．ロシアの生理学者でノーベル賞受賞者のPavlovは，この分野で数多くの発見をしている．

　副交感性の迷走神経の中には，運動性と感覚性の両方の線維を含んでいる．その運動性神経は腸管壁に局在している内在神経系の局所ニューロンを刺激して消化活動を高めるように働く．これらのニューロンは次に腸管壁の平滑筋と腺細胞を刺激する．アセチルコリンは迷走神経の運動ニューロンのみならず，多くの迷走神経の標的ニューロンから放出される神経伝達物質である．迷走神経内の無数の求心性（感覚性）線維は，腸管壁と腸管内容について脳の中枢へ伝える．交感神経はある場合には直接に平滑筋と分泌細胞に影響を及ぼすけれども，消化に及ぼす交感神経系の一般的抑制効果は間接的で，消化管内の血管を収縮することによって抑制が生ずる．この血流の減少は，消化管の分泌及び運動活動の両方を低下させる．

腸管壁は内在性神経系を持っている

　腸管壁の数多くの短い軸索と介在ニューロンは，内在性あるいは腸管神経系（ENS）を構成している．内在性神経系は2組の神経節あるいは神経叢から成立っている．表在性の粘膜下神経叢（マイスナー（Meissner）神経叢）は主として消化腺の分泌を調節している．そして筋層深くに局在している腸管神経叢（アウエルバッハ（Auerbach）神経叢）は，基本的には腸の運動能に関係している．神経叢は部分的には腸管内にある副交感神経系の末梢神経節として機能している（図29を参照）．

　神経叢には局所性の感覚及び運動ニューロンばかりでなく，介在ニューロンも含まれている．感覚ニューロンは感覚性化学受容器と結合しており，腸管内腔にある種々の物質を区別して認識するのみならず，食物や糜汁の塊によってひき起こされる腸壁の緊張に対して反応している伸張受容器とも結合している．短い効果器の運動ニューロンは消化腺の活動を増加させたり，あるいは平滑筋の収縮をひき起こしたりする．同じ部位にある腸筋性及び粘膜下神経叢はお互いに連絡しているばかりでなく，介在ニューロンを介してもまた更に腸管内の神経叢とも連絡している．

　神経叢内にある非常に数多くのニューロンとニューロン結合とは腸神経系を構成しており，多くの消化反射を独立に行っているばかりでなく，更に消化機能に及ぼす脳からの影響をも仲介している．例えば食道，胃，および腸で見られる蠕動の複雑な運動は，ENSによって開始され，制御されている．アセチルコリンとノルエピネフリンに加えて，GABA（ガンマアミノ酪酸），セロトニン，およびNO（一酸化窒素）を含む他の神経伝達物質のみならず，P物質及びVIP（血管作動性腸ペプチド）などのペプチド性神経伝達物質もENSより放出されて，腸管壁の腺分泌と筋収縮を制御している．

消化の神経性調節は3つの相で起こる

　消化活動の神経性調節は伝統的に3つの連続的位相，すなわち脳（精神）相，胃相，および腸相に分類されている．

　1：脳相—脳相は食物が摂取されてそれがまだ口に中にあるときに起こる消化反応である．空腹時には通常，嗅いをかいだり食物のことを考えるだけでも唾液分泌（口が水でしめってくる）が促進される．この予想反応はまた少量の胃液の分泌をもひき起こすことが実験的に示されている．口の中に食物を入れると，唾液分泌が起こるのと同時に胃液の産生もまた実際に増加する．また（少量ではあるが）膵液の分泌増加も認められる．このような脳相における胃液と膵液の分泌は，腸管が食物を受取る準備をしているということである．この段階における1つの機能は調節的なもので，胃の中にいくらかの酸とペプシンが存在するとそれがペプチドの生成を助けて，食物が胃に到達した時には一層胃液の分泌を促進するようになる．

　このような消化における予想的及び反射的活動，特に唾液腺，胃および腸の活動は，脳の高次中枢ならびに消化中枢が重要な役割を果たすので，"脳"相と名付けられている．消化機能を調節する主な脳の中枢は延髄にあって，そこには味覚線維の一次感覚中枢も存在しているばかりでなく，迷走神経ならびに唾液神経の中枢もまた局在している．高次大脳皮質中枢および味覚中枢は，消化を調節するためにこれらの延髄にある諸中枢にも影響を及ぼしている．脳相の消化反応はすべて，副交感神経性インパルスによって伝導されている．

　2：胃相—食物が胃の中に入った時には胃壁の機械的伸張受容器の感度がまとまって上昇し，また化学受容器は食物中のペプチドの存在を検出する．これらの検出器はその情報を2つの標的，すなわち（1）局在性腸性神経叢内の効果器ニューロン，及び（2）消化のための延髄にある中枢に送っている．これらの中枢から来る副交感神経運動性出力は，胃の分泌と運動を前述の脳相が働いている間に生じた作用以上に増加させる（胃液の分泌が前者（脳相）の場合は10％増加させるのに比べて，今回（胃相）では80％も増加させる）．なぜならばこの過程による胃液分泌は，胃の消化活動の大半をとり扱っているからである．この胃相の期間，胃ホルモンのガストリンが分泌されて，胃の分泌と運動をさらに促進する．

　3：腸相—糜汁が十二指腸に到達すると神経性調節による腸相が始まるが，その間最初は胃液の分泌と胃の運動は増加して，更に消化活動と胃から十二指腸への排出が促進される．小腸が酸性で脂肪の多い糜汁で一杯に満たされると，抑制性の信号が胃の活動を低下させて胃からの排出時間が長びくので，腸内での消化にも時間がかかるようになる．

CN：F及びJには暗い色をぬる．
1．消化過程の神経性効果について充分理解を深めるために，上方右角にある交感神経系及び副交感神経系の図に色をぬる．副交感神経の経節は臓器自体の中に存在することに注意せよ．他の図では単純化されているためにこれが省略されている．
2．（頁の中の囲まれた区分の中）消化の過程の3つの相に色をぬる．
3．下方左端にある内在性神経系の図に色をぬる．

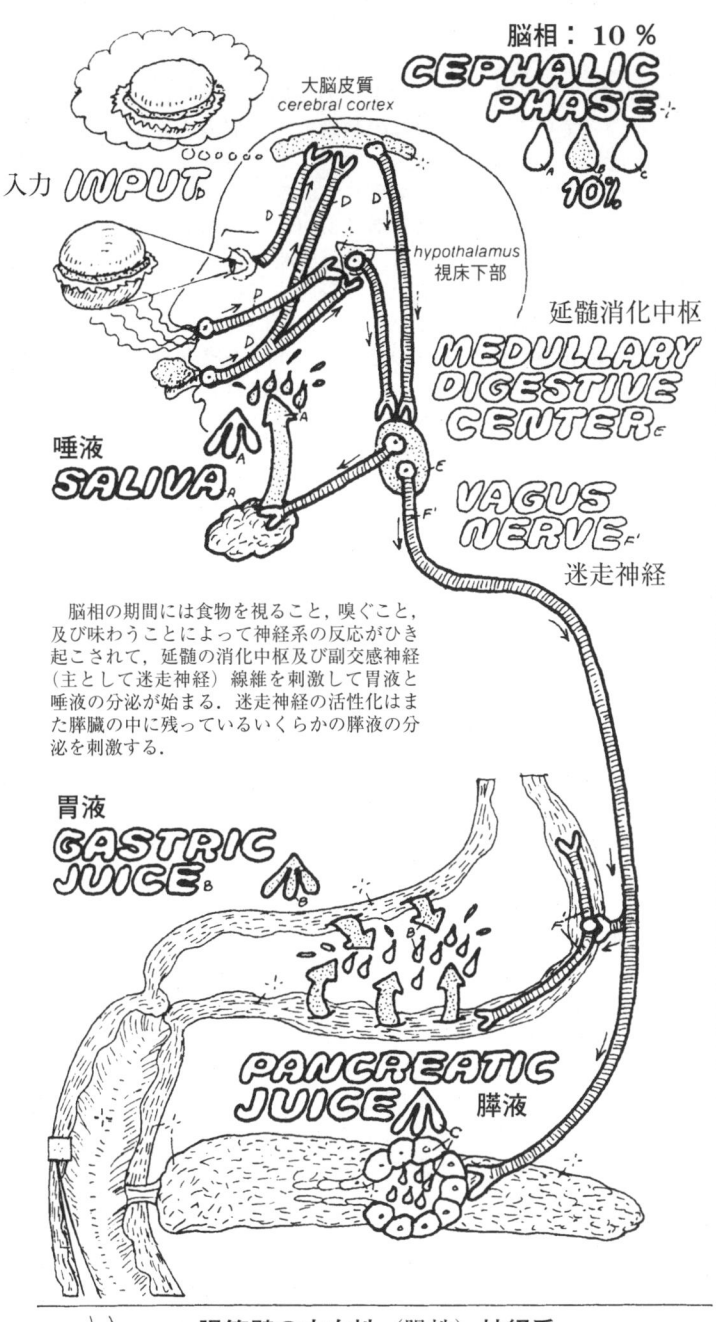

CEPHALIC PHASE 脳相：10%

INPUT 入力
cerebral cortex 大脳皮質
hypothalamus 視床下部
MEDULLARY DIGESTIVE CENTER 延髄消化中枢
SALIVA 唾液
VAGUS NERVE 迷走神経
GASTRIC JUICE 胃液
PANCREATIC JUICE 膵液

脳相の期間には食物を視ること，嗅ぐこと，及び味わうことによって神経系の反応がひき起こされて，延髄の消化中枢及び副交感神経（主として迷走神経）線維を刺激して胃液と唾液の分泌が始まる．迷走神経の活性化はまた膵臓の中に残っているいくらかの膵液の分泌を刺激する．

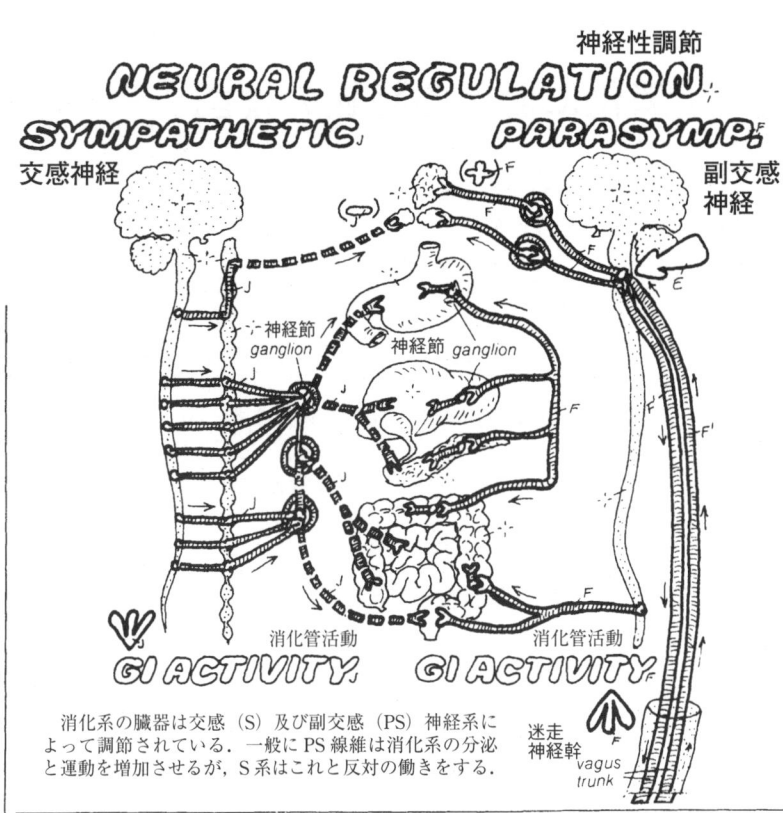

INTRINSIC (ENTERIC) NERVOUS SYSTEM OF THE GUT WALL 腸管壁の内在性（腸性）神経系

S（交感神経）　PS（副交感神経）
chemoreceptor 化学受容器
stretch receptor 伸張受容器
VAGUS 迷走神経
SUBMUCOSAL 粘膜下層
circular muscle 輪状筋
MYENTERIC 筋層
longitudinal muscle 縦走筋

NEURAL REGULATION 神経性調節

SYMPATHETIC 交感神経
PARASYMP. 副交感神経
ganglion 神経節
GI ACTIVITY 消化管活動
vagus trunk 迷走神経幹

消化系の臓器は交感（S）及び副交感（PS）神経系によって調節されている．一般にPS線維は消化系の分泌と運動を増加させるが，S系はこれと反対の働きをする．

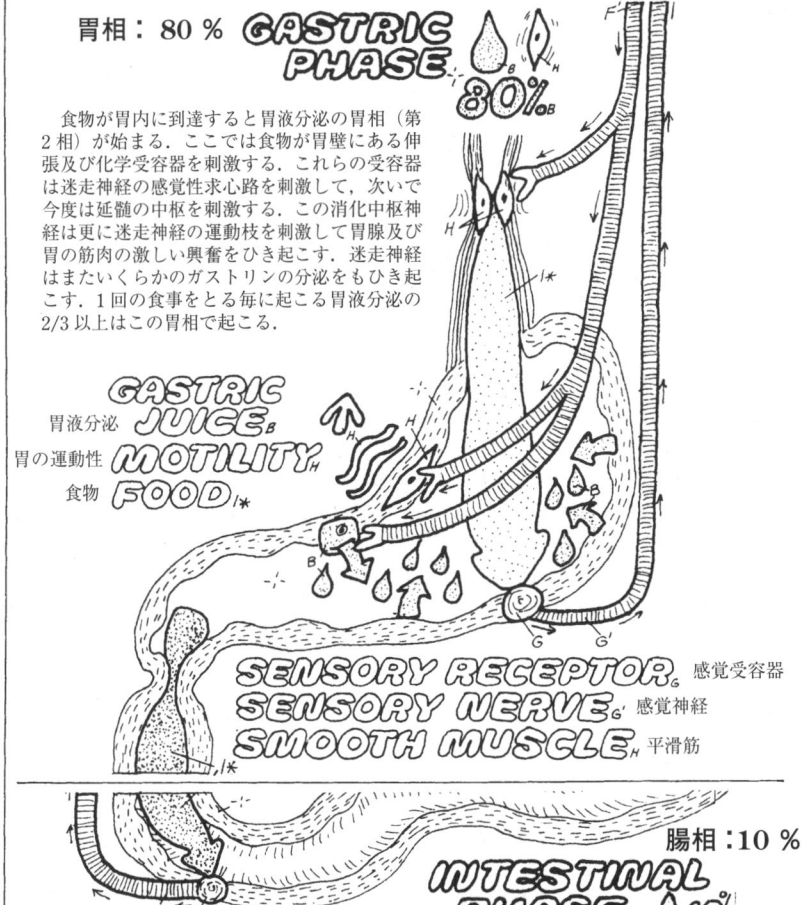

GASTRIC PHASE 胃相：80%

食物が胃内に到達すると胃液分泌の胃相（第2相）が始まる．ここでは食物が胃壁にある伸張及び化学受容器を刺激する．これらの受容器は迷走神経の感覚性求心路を刺激して，次いで今度は延髄の中枢を刺激する．この消化中枢神経は更に迷走神経の運動枝を刺激して胃腺及び胃の筋肉の激しい興奮をひき起こす．迷走神経はまたいくらかのガストリンの分泌をもひき起こす．1回の食事をとる毎に起こる胃液分泌の2/3以上はこの胃相で起こる．

GASTRIC JUICE 胃液分泌
MOTILITY 胃の運動性
FOOD 食物
SENSORY RECEPTOR 感覚受容器
SENSORY NERVE 感覚神経
SMOOTH MUSCLE 平滑筋

INTESTINAL PHASE 腸相：10%

1ST 第1次　2ND 第2次

食物が十二指腸に到達すると胃液分泌の腸相が始まる．まず最初に迷走神経が刺激されていくらかのガストリンが分泌されるので胃の活動が高まる．しかしGIPの分泌が起こってその後胃液分泌は減少する．

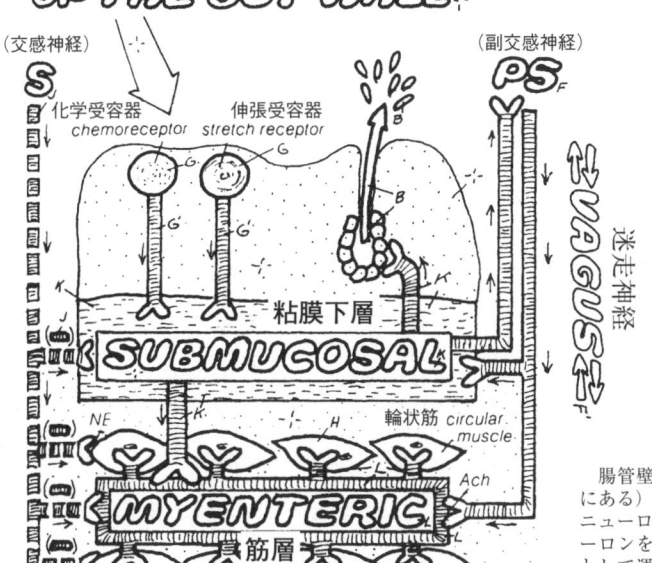

腸管壁の中には2種類の神経叢（内在神経叢）が見出される．（粘膜下にある）粘膜下神経叢は消化管壁の伸張及び化学受容器と結びついた感覚ニューロンを持っており，また同様に腺の分泌を刺激する短かい運動ニューロンを含んでいる．（輪状筋と縦走筋との間にある）腸筋性神経叢は主として運動ニューロンで，腸管平滑筋の収縮を刺激している．両方の神経叢はSとPS神経線維をうけているPS神経はアセチルコリンを放出する（括約筋を除く）．S神経はノルエピネフリンを放出する．

消化における膵臓の役割

　膵臓は胃のうしろ側にある大きな分泌腺で，内分泌と外分泌と両方の機能を持っている．膵小島のホルモンであるインスリンとグルカゴン，ならびにそれらが炭水化物代謝と血糖を調節する役割については，図122で議論している．ここでは膵の消化機能，特に膵の大部分である98％以上の構成成分となっている腺塊の外分泌部分を主にとりあげる．

外分泌性膵臓は重炭酸塩と酵素を産生する

　膵の外分泌腺は通常糜汁が十二指腸に到達するのに反応して，2種類の生理学的に重要な分泌物を産生する．第1は重炭酸ナトリウムを豊富に含む水分の多い分泌物である．この効果は十二指腸ホルモンのセクレチンによって刺激される．このアルカリ性の重炭酸塩溶液は十二指腸内に到達する胃酸を中和するのを助けて，膵液の酵素が作用するために適したアルカリ性の環境を提供している．第2は膵の腺房中で産生されて食物中にある大きな分子の化学的分解を行う加水分解酵素のほとんどすべての組合せより成立っている分泌物である．

　膵の外分泌腺は多数の腺房から成り立っていて，それぞれのものは一層の上皮細胞層が腺腔をとり囲んでおり，その腺腔内に周囲にある分泌細胞から分泌物が流入する構造をしている．腺房細胞は消化酵素を分泌する．腺腔は導管に開いており，そこを通って腺房細胞の分泌物が流出する．膵の腺細胞の導管は小導管細胞という特殊化した分泌細胞と結びついていて，そこから重炭酸塩を豊富に含む溶液を分泌する．小さな導管はすべて合体して集中して，遂には主要な膵(導)管に結合して，十二指腸内腔へ連絡して開いている．

重炭酸塩は胃の酸を中和する

　重炭酸ナトリウム($Na^+HCO_3^-$)が膵液中にあるということは，この液は約pH 8のアルカリ性で，胃から送られてくる酸性の糜汁を中和することができることになる．すなわち十二指腸に入ると，この重炭酸ナトリウムは胃液から由来する塩酸(H^+Cl^-)と反応して，塩化ナトリウム(Na^+Cl^-)と炭酸(H_2CO_3)を生ずる．後者の炭酸は不安定でさらに二酸化炭素と水とに分解されて，その結果，水素イオンはゆっくりではあるが効率的に糜汁から除かれる．この十二指腸の酸度の減少には次の2つの効果がある．(1) これによって十二指腸粘膜に及ぼす酸の有害性が減少して，それ以上の保護が必要でなくなる．(2) この作用によって膵液及び腸液の消化酵素の活動にとって適当な弱アルカリ性の十二指腸内の環境が保たれる．

　重炭酸塩は導管細胞から腺腔中に能動輸送の機構で排出される．導管細胞は多量の炭酸脱水酵素を含んでおり，この酵素が重炭酸塩の能動的分泌過程に関与している．重炭酸塩を分泌するために導管細胞は，多分胃の内腔に酸を，そして血液中には重炭酸塩を分泌している胃の壁細胞(図73)の裏返しの正反対の機構で働いていると考えられる．すなわち膵の導管細胞は胃の壁細胞とは反対方向に重炭酸イオン(それに伴って多量のナトリウムイオンも)を導管腔内に，そして酸を血液中に分泌する．

腺房細胞の酵素は食物を加水分解する

　膵の腺胞細胞は粘稠なタンパク(酵素)の多い分泌物を産生して，酵素原(チモーゲン)顆粒として細胞から分泌される．腺房細胞から膵液の酵素を分泌させるための生理的刺激としては，十二指腸内に脂肪とタンパク質が存在することである．これらの刺激物質は十二指腸ホルモンのコレシストキニン(CCK)の分泌をひき起こす引き金となっている．迷走神経の刺激もまた酵素の産生を増加させる．膵酵素はプロテアーゼ，アミラーゼ，リパーゼ，およびヌクレアーゼを含んでいる．

　タンパク分解酵素は最初は不活性型(すなわち大きな酵素前駆体)として分泌される．膵液酵素の作用は非常に強力なので，酵素が腺房腔から腸管腔まで輸送される間は抑制された状態になっていないと，短時間のうちに膵臓自体が消化されてしまうので，このような機構は有利なことである．急性膵炎という病気の時にはこれらの酵素が小腸に達する前に活性化されてしまう結果，膵臓が消化されて患者は数日のうちに死亡してしまう．

　膵の主要な前酵素(酵素前駆体)はトリプシノーゲンで，十二指腸内腔に到達すると十二指腸粘膜から分泌される酵素のエンテロキナーゼの加水分解作用によって活性化される．この活性化された産物はトリプシンで，これは多くの種類のタンパク質に作用して加水分解を行う全目的性のプロテアーゼ(タンパク分解酵素)としてよく知られている．トリプシンが作用する標的タンパク質のなかには，膵から分泌される不活性型の前酵素，特にタンパク分解酵素と脂肪分解酵素がある．アミラーゼのような膵の酵素のあるものは，腺房細胞から既に活性化型として分泌されている．ある人では腸粘膜にエンテロキナーゼが欠損している．その結果，腸管内でトリプシンが形成されないで，また他のタンパク分解酵素も活性化されない状態で，その結果，食物タンパクも全く消化されない変化を受けないままで留まっているので，その人はタンパク欠乏症状を現わす病気となる．

プロテアーゼ，リパーゼ，アミラーゼおよびヌクレアーゼの作用

　膵プロテアーゼ(トリプシン，キモトリプシン，カルボキシペプチダーゼ)はそれぞれ異なってはいるが，特殊なアミノ酸分子の間にあるペプチド結合に作用する．その結果，膵プロテアーゼはすべての食事タンパク質をジペプチドに変換する．このジペプチドを最終的に加水分解して遊離アミノ酸にするのは，小腸粘膜から分泌される他のプロテアーゼ(ペプチダーゼ)の働きによるのである．膵アミラーゼは澱粉中に含まれるような食物中の大きな多糖類分子に作用して，より小さなオリゴ糖やデキストロース(ブドウ糖-ブドウ糖)のような二糖類を形成する．二糖類を更にグルコース(ブドウ糖)，フルクトース(果糖)，及びガラクトースのような単糖類にまで消化するには，腸粘膜から分泌される酵素(例えばマルターゼとラクターゼ)がこれを行っている．膵リパーゼはトリグリセリド(トリアシルグリセリド)に作用してそれをグリセロールと脂肪酸に，あるいはモノグリセリドと脂肪酸に分解する．この変換様式はリパーゼの型(種類)によって異なる．ヌクレアーゼは核酸(DNA，RNA)をプリンとピリミジン塩基ならびにリボース(五炭糖)に加水分解する．

CN：Aの構造には赤色を用いる．IとNには暗い色を塗る．
1. 上方右角の膵臓の細胞の内分泌細胞から色を塗り始める．
2. 膵の外分泌物質に色を塗るのは，頁の上方から始める．H^+Cl^-が重炭酸塩によって中和される(左端の式に示されている)結果は，中央の図の第4段階のpH値の記号でまとめられていることに注意せよ．
3. 下方右端に沿って描かれている図に色を塗るときに，腺房細胞(J)の下の標題と矢印にも色を塗る．
4. 下方に沿った，消化酵素の作用の図に色を塗って完成させる．

血糖 BLOOD SUGAR

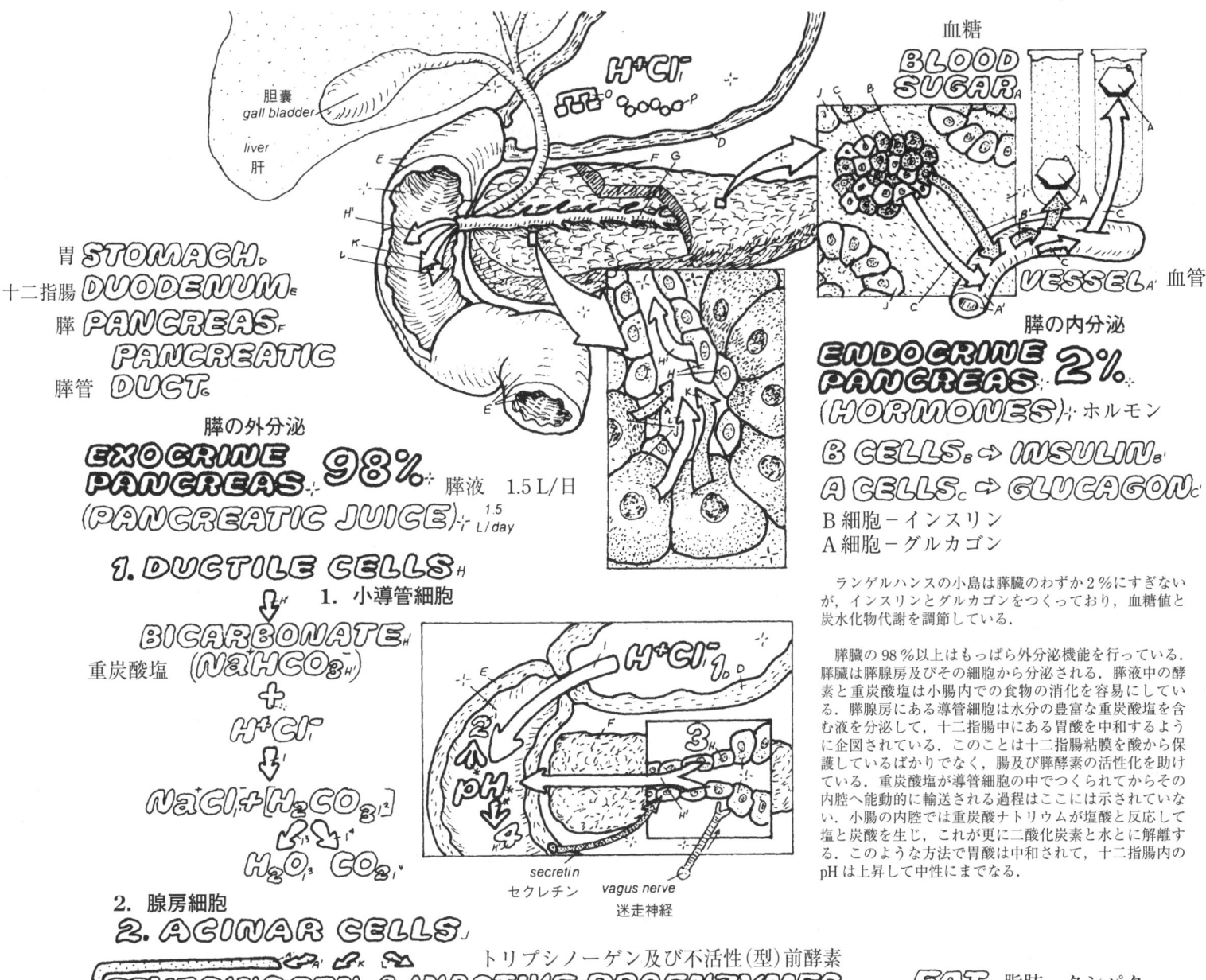

胆嚢 gall bladder
liver 肝

H⁺Cl⁻

胃 STOMACH
十二指腸 DUODENUM
膵 PANCREAS
膵管 PANCREATIC DUCT

VESSEL 血管

膵の外分泌
EXOCRINE PANCREAS 98%
(PANCREATIC JUICE) 膵液 1.5 L/日

膵の内分泌
ENDOCRINE PANCREAS 2%
(HORMONES) ホルモン

B CELLS ⇒ INSULIN
A CELLS ⇒ GLUCAGON

B細胞－インスリン
A細胞－グルカゴン

1. DUCTILE CELLS
1. 小導管細胞

BICARBONATE ($NaHCO_3^-$)
重炭酸塩
+
H^+Cl^-
↓
$NaCl + H_2CO_3$
↓
H_2O CO_2

ランゲルハンスの小島は膵臓のわずか2％にすぎないが，インスリンとグルカゴンをつくっており，血糖値と炭水化物代謝を調節している．

膵臓の98％以上はもっぱら外分泌機能を行っている．膵臓は膵腺房及びその細胞から分泌される．膵液中の酵素と重炭酸塩は小腸内での食物の消化を容易にしている．膵腺房にある導管細胞は水分の豊富な重炭酸塩を含む液を分泌して，十二指腸中にある胃酸を中和するように企図されている．このことは十二指腸粘膜を酸から保護しているばかりでなく，腸及び膵酵素の活性化を助けている．重炭酸塩が導管細胞の中でつくられてからその内腔へ能動的に輸送される過程はここには示されていない．小腸の内腔では重炭酸ナトリウムが塩酸と反応して塩と炭酸を生じ，これが更に二酸化炭素と水とに解離する．このような方法で胃酸は中和されて，十二指腸内のpHは上昇して中性にまでなる．

secretin セクレチン
vagus nerve 迷走神経

2. ACINAR CELLS
2. 腺房細胞

トリプシノーゲン及び不活性(型)前酵素
TRYPSINOGEN & INACTIVE PROENZYMES
← ENTEROKINASE
トリプシン TRYPSIN エンテロキナーゼ

ACTIVE DIGESTIVE ENZYMES
活性(型)消化酵素

FAT 脂肪, タンパク
PROTEIN

膵の腺房細胞はいろいろな消化酵素を分泌して，小腸内の食物を吸収し易い小分子にまで分解する．アミラーゼのような酵素は活性化型として分泌される．しかしプロテアーゼとリパーゼ類は不活性化型の前酵素（酵素前駆体）として分泌されたのち，小腸腔内に達すると活性化される．強力なタンパク分解酵素であるトリプシンはこの過程で主要部分の役割を演じている．トリプシンはその不活性型（トリプシノーゲン）として分泌されてから，腸のタンパク質分解酵素エンテロキナーゼによって活性化されてトリプシンになる．それからトリプシンは他の不活性化型タンパク分解酵素に作用して活性化型に変換させる．トリプシンは膵リパーゼをも活性化する．膵酵素の分泌は迷走神経とホルモンのCCKによって刺激される．

PANCREATIC AMYLASE 膵アミラーゼ

PANCREATIC LIPASE 膵リパーゼ

PANCREATIC PROTEASE 膵プロテアーゼ

OLIGO & DI-SACCHARIDES オリゴ及び二糖類

TRIGLYCERIDES トリグリセリド
F.A. GLYC. MONOGLYC.
脂肪酸 グリセロール モノグリセリド

PEPTIDES & AMINO ACIDS ペプチドとアミノ酸

膵アミラーゼ多糖類（澱粉）に作用して，より小分子のオリゴ糖と二糖類に変化させる．

膵リパーゼはトリグリセリドに作用して，いくらかのグリセロールと大部分の脂肪酸とモノグリセリドを形成する．

膵プロテアーゼ類（トリプシン，キモトリプシン，エステラーゼ，カルボキシペプチダーゼ）は種々のタンパクに作用する．それぞれの酵素は異なったアミノ酸分子間のペプチドとアミノ酸を形成する．

消化における肝臓と胆汁の働き

　肝臓は生体臓器で身体の中にある最も大きな腺で，内分泌効果，代謝の調節，ホルモンの不活性化，薬物や毒素の無毒化などを含む多くの働きを持っている．外分泌機能——つまり胆汁の生成——によって肝臓はまた消化，特に食物脂肪の消化に重要な役割を演じている．

肝小葉は胆汁を分泌するために特別に配列している

　胆汁の生成（毎日 0.5 L 近くを産生する）は肝の主要な外分泌機能である．肝にはそれぞれ無数の小葉からなる数個の葉がある．肝小葉は肝の基本的な解剖学的-機能的単位である．それぞれの肝小葉の形は六角形の一部であり，その中で小葉は周辺では入ってくる血管と中央では血液が吸い出されている静脈とが結びついている．

　肝は肝動脈及び門脈の2つの源から血液を受取っており，血液はそれぞれ心臓及び小腸から送られてきている．したがって肝臓は血液が全身循環系に達する以前の血液の供給をうけているので，腸管で吸収された食物物質を肝細胞内に取り込むという特殊な能力を持っている．そして血液は肝から流出して肝静脈を経て心臓に戻る．

肝細胞は胆汁を胆管の中へ分泌する

　肝細胞はそれぞれの細胞の壁で（平板状に）包み込まれていて，細胞と細胞の間は洞状構造（毛細血管の非常に多孔性になっている型）によって相互に分離されている．肝に入ってくる動脈と門脈とは肝内で一緒に混合されて，その洞状構造の中に入ってくる．肝細胞はこの血液貯蔵部からそれが必要とする酵素と栄養物を抽出した後に，血液は肝小葉の中部に位置する枝の方向に向って流れ込む．肝細胞は胆汁を産生してそれを細胞内小管内へ分泌するが，これらの細管は合流して最初は細い胆管を，次いで次第に太い胆管を形成する．胆汁はこれらの胆管を通って血液とは混合しないように反対方向に流れる．

　種々の胆管は合流して最終的には肝胆管を形成して肝から出てくる．この肝胆管は分岐して胆嚢胆管をつくり，胆嚢に通じている．そして総胆管は膵管と一緒になって十二指腸に開いている．十二指腸壁にある Oddi 括約筋は胆汁が総胆管から十二指腸へ流れ出るのを調節している．この括約筋が閉じているときには胆汁は総胆管内に蓄積されて，更に胆嚢管を逆流して胆嚢中にたまって，そこで一時的に蓄えられる．食事のあとでは十二指腸ホルモンのCCK放出に反応して胆嚢が収縮して，胆汁を十二指腸に排出する（下記参照）．

胆汁は主に胆汁酸塩と胆汁色素からなる

　胆汁は水分（97％）のほかに胆汁酸塩と胆汁色素の2つの主要な有機成分，ならびに塩化ナトリウムや重炭酸ナトリウムなどの無機塩類をも含んでいて，胆汁にアルカリ性を与えている．肝細胞によってつくられるコール酸及びデオキシコール酸のような胆汁塩（胆汁酸塩とも呼ばれる）は，肝細胞の中でコレステロールから形成される．胆汁色素のビリルビンがつくられるためには，ヘモグロビンの異化作用（赤血球の破壊）で生じたヘムの代謝産物が肝細胞内へ取り込まれて，グルクロン酸と抱合して黄金色（胆汁色）のビリルビン・グルクロン酸塩が形成されるが，この化合物はビリルビンよりも一層水溶性になって胆汁中に見出される．胆汁の中には毎日約 4 g の胆汁酸塩と約 1.5 g の胆汁色素が分泌される．胆汁塩の大部分（90％）は小腸で再吸収されて再び肝臓に戻される．また胆汁色素は大部分糞便と共に排出される；残りは再吸収されて腎臓内に排出される．胆汁色素は糞便と尿にそれぞれの特徴的な色を与えている．

胆汁は脂肪を乳化することによって脂肪を消化する

　胆汁酸塩は脂肪の消化を促進することを通して，消化に生理的に重要な機能を演じている．胆汁色素は基本的には排出産物である．典型的な胆汁塩であるコール酸とデオキシコール酸は脂肪溶解剤である．これらは脂溶性の炭化水素環といくつかの荷電群の両方を分子内に持っているので，脂肪と水との両方にそれぞれ溶解性を増加させている．したがって胆汁が存在すると糜汁中の大きな脂肪滴は分散されて小さい脂肪粒子が形成されるが，この過程は乳化と呼ばれる．乳化状態では脂肪は膵から分泌される水溶性酵素のリパーゼによって，より容易にかつ効率よく消化され分解される（図76）．リパーゼによる消化産物（グリセリドと脂肪酸）はミセル（図7）と呼ばれる特殊な脂肪凝集体を形成して，このミセルは小腸粘膜を通って容易に吸収される．もしも胆汁がないとたとえ酵素のリパーゼが存在したとしても，脂肪の消化は著しく（半分近くに）減退する．

胆嚢は食後に放出される胆汁を貯蔵する

　胆嚢は胆汁の貯蔵袋であるが，胆汁は肝で連続的に産生されて食事，特に脂肪を含む食事のあとでのみ十二指腸へ放出される．食事の前には総胆管が十二指腸に開口する部位にある Oddi 括約筋は閉じているので，胆汁は逆流して胆嚢を充たすようになる．胆汁は胆嚢に貯蔵されている間に，水分がいくらか胆嚢壁から吸収されるので，胆汁は濃縮される．脂肪性の食物が十二指腸に到達すると，それが十二指腸ホルモン（図74）（CCK）の放出を刺激して，そのホルモンが胆嚢に作用して胆嚢を収縮させる．そして胆汁は十二指腸内に放出されて脂肪に働いて乳化を助ける．CCKはまた肝の胆汁生成を刺激する．

　2つの主要な問題と疾患が胆嚢機能の異常と関連している．その1つは胆石症で，コレステロール（大部分）とビリルビン・カルシウム塩の2つの型がある．ある人達では，胆嚢の中で胆汁中の水分が過剰に取り除かれる結果，過剰量のコレステロール（通常の胆汁成分である）が沈殿して胆石が形成される．胆管内の胆石は外科手術を必要とするような激しい腹痛をひき起こす．大きくなった胆石が総胆管を閉塞してしまうと，胆汁は逆流して血液中に漏れ出してビリルビン及び関連した胆汁色素が毛細血管や組織間隙に沈着するので，皮膚や眼が黄色に染まるという特徴をもった黄疸をひき起こす．黄疸はまた赤血球細胞の過剰の溶解（溶血）によっても起こるが，この状態はある種の病気でも起こるし，またビリルビン過剰状態によってもひき起こされる．ある種のウイルス感染（肝炎）の後に起こる肝障害または黄疸をひき起こすもう1つの黄疸の型は，いくらかの新生児が肝機能の未発達のために見られるが，しばしば容易に回復する．

CN：M には赤色，L には青色，F には黄色，B には明るい色を塗る．

1. いろいろな臓器が含まれる上の図から始めて色を塗る．
2. 消化系から門脈（L）に入ってくる血液から始めて，肝の切断図の拡大した図に色を塗る．次に肝細胞に色を塗るが，胆汁塩を形成しているいくらかのコレステロールは肝細胞の中央部にあることに注意する．
3. 胆嚢の機能を描いてある図に色を塗る．番号順に色を塗ることを進める．8番は下の物質の中にある．

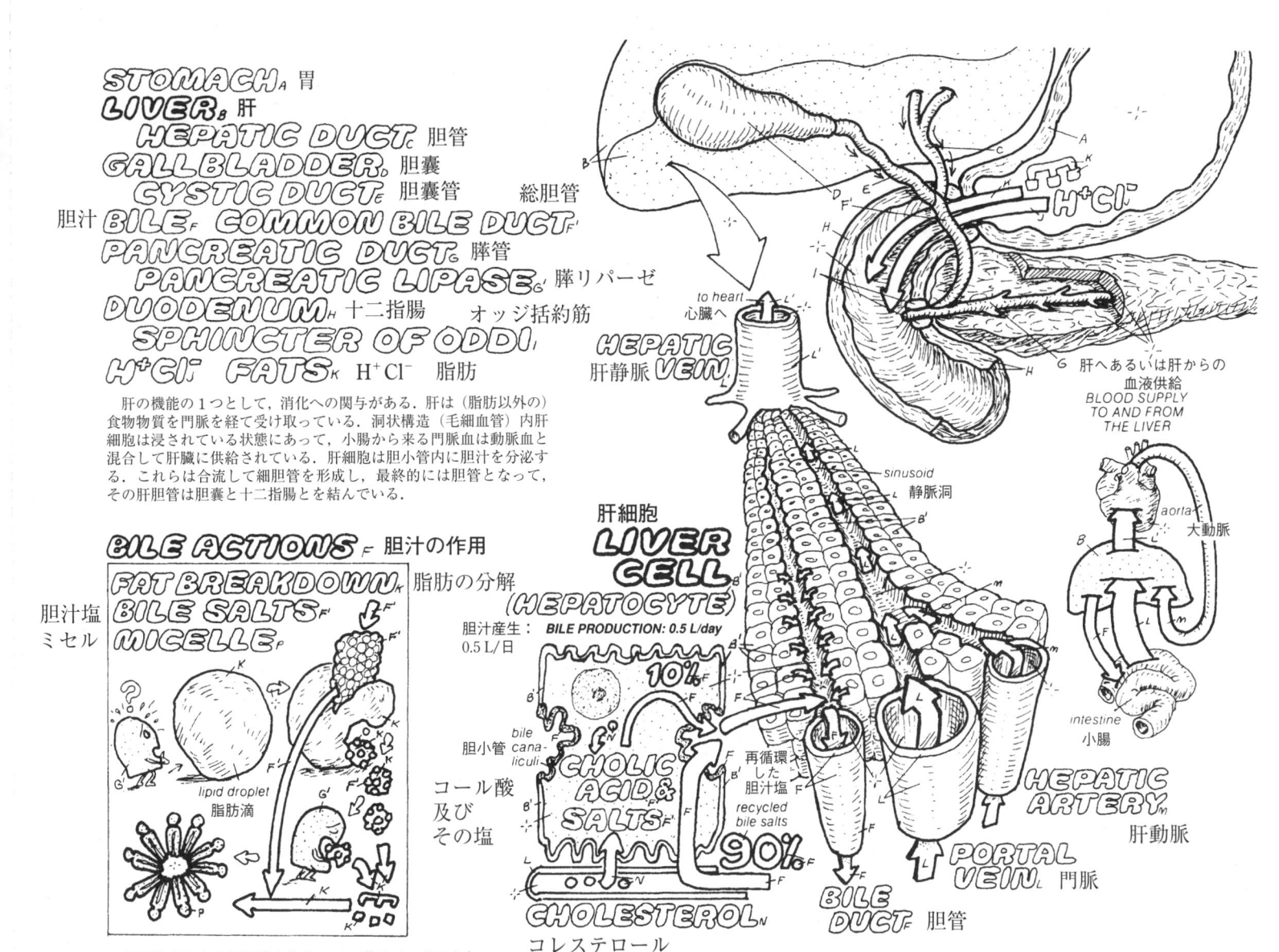

STOMACH A 胃
LIVER B 肝
　HEPATIC DUCT C 胆管
　GALLBLADDER D 胆嚢
　CYSTIC DUCT E 胆嚢管　　　総胆管
胆汁 BILE F　COMMON BILE DUCT F'
PANCREATIC DUCT G 膵管
　PANCREATIC LIPASE G' 膵リパーゼ
DUODENUM H 十二指腸　　オッジ括約筋
　SPHINCTER OF ODDI I
H⁺Cl⁻ J　FATS K　H⁺Cl⁻　脂肪

肝の機能の1つとして、消化への関与がある。肝は（脂肪以外の）食物物質を門脈を経て受け取っている。洞状構造（毛細血管）内肝細胞は浸されている状態にあって、小腸から来る門脈血は動脈血と混合して肝臓に供給されている。肝細胞は胆小管内に胆汁を分泌する。これらは合流して細胆管を形成し、最終的には胆管となって、その肝胆管は胆嚢と十二指腸とを結んでいる。

to heart 心臓へ
HEPATIC VEIN 肝静脈
BLOOD SUPPLY TO AND FROM THE LIVER 肝へあるいは肝からの血液供給
sinusoid 静脈洞
aorta 大動脈
intestine 小腸
肝細胞 LIVER CELL (HEPATOCYTE)
胆汁産生 BILE PRODUCTION: 0.5 L/day　0.5 L/日
bile canaliculi 胆小管
CHOLIC ACID & SALTS コール酸及びその塩
recycled bile salts 再循環した胆汁塩
CHOLESTEROL コレステロール
BILE DUCT 胆管
HEPATIC ARTERY 肝動脈
PORTAL VEIN 門脈

BILE ACTIONS 胆汁の作用
FAT BREAKDOWN 脂肪の分解
胆汁塩 BILE SALTS
ミセル MICELLE
lipid droplet 脂肪滴

胆汁塩は大きな脂肪滴を乳化して、膵リパーゼがより有効に作用できるように小さい脂肪粒子に分解する。胆汁塩はまたリパーゼの消化産物（モノグリセリドと脂肪酸）と結びついて脂質ミセルを形成するが、ミセルは小腸粘膜から容易に吸収される。

胆汁は胆汁塩及び胆汁色素を含んでいる。胆汁塩（コール酸の塩）は肝でコレステロールから作られて、胆汁の中に分泌されて脂肪の消化に役立っている。胆汁塩の90％は血液中に再吸収されて、腸・肝循環を経て再利用される。

GALL BLADDER FUNCTION 胆嚢の機能

胆汁は肝臓から連続的に分泌される（1）。食事の前にはOddi括約筋が収縮して（2）、貯蔵のために胆汁の流れを胆嚢の方に向ける（3）。胆嚢の粘膜細胞は胆汁に含まれているNa⁺イオン、Cl⁻イオン、および水を能動的に再吸収する（4）。食事をとった後では糜汁中の脂肪はOddi括約筋を開いて、CCKホルモンの放出をも刺激する（5）。CCKは胆嚢の収縮をひき起こして（6）、胆汁を十二指腸中に放出する（7）。胆汁中のコレステロールが増加して水分含量が減少すると、胆石ができやすくなる。胆石は胆汁の流れを堰き止めて、黄疸が生ずる（8）。

CCK　vagus 迷走神経

胆汁色素（ビリルビン）
BILE PIGMENTS (BILIRUBIN) F²
赤血球 RED BLOOD CELL M

肝細胞はまた排泄の目的で、ヘモグロビンの代謝産物の1の黄色色素のビリルビンの誘導体を分泌する。胆汁色素のあるものは糞便中に排泄される。その他のものは血液中に再吸収させて、腎より排泄される。血液、組織、および皮膚のビリルビン値が上昇してひき起こされる病気の黄疸は、胆石によって胆管内の胆汁の流れが堰き止められたときに生ずる。肝障害や赤血球の過剰な溶血もまた黄疸をひき起こす。

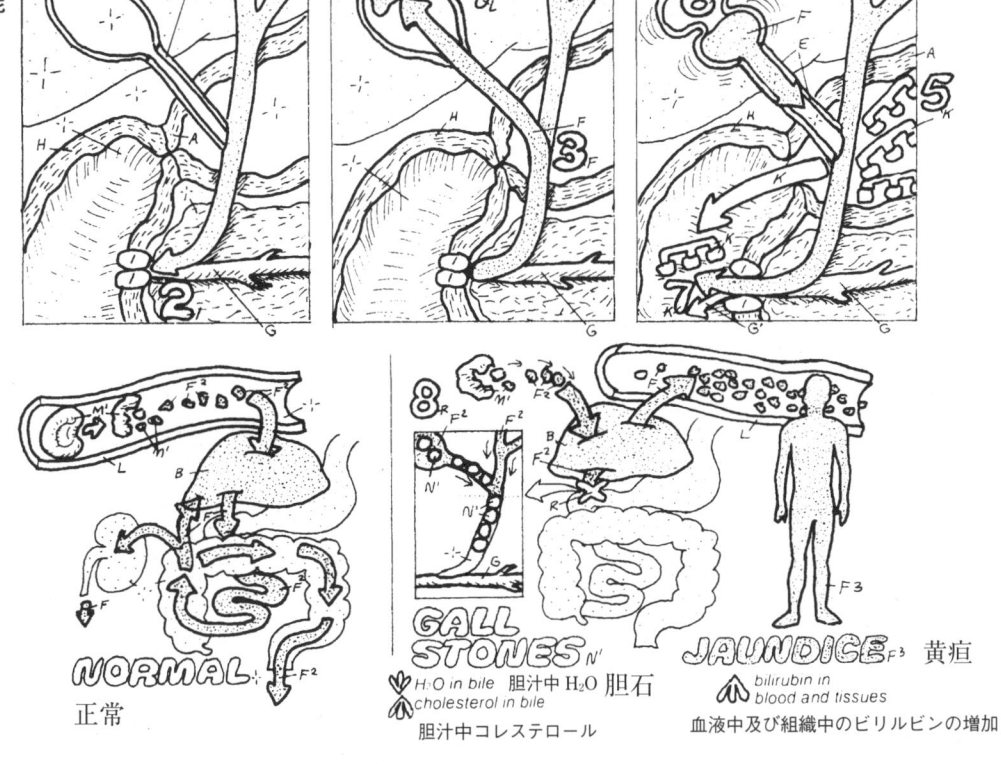

NORMAL 正常
GALL STONES N' 胆石
H₂O in bile 胆汁中 H₂O
cholesterol in bile 胆汁中コレステロール
JAUNDICE F³ 黄疸
bilirubin in blood and tissues 血液中及び組織中のビリルビンの増加

小腸の構造と運動

　小腸は胃と大腸の間に位置して，管腔内で食物を化学的（酵素的）に消化するのと，栄養物を血液中に吸収するという，2つの主要な消化過程を行うために特殊化した長い曲がりくねった管である．動物の小腸の長さはその食生活の習慣によって異なっている．小腸は肉を食べる動物（肉食獣）では短く，草を食べる動物（草食獣）では長い．何でも食べる（えり好みしない）人間では，その腸の長さは，筋の緊張が失われている死んだ状態では生きている時よりも 2～3 倍長いけれども，草食獣と肉食獣の中間程度の長さ（約 3 m）である．

小腸は 3 つの部分に分節される

　小腸の起始部は胃の幽門部と結びついているが，そこでは幽門括約筋が小腸の最初の分節である十二指腸に糜汁が流れ込む量を調節している．空腸と回腸はそれぞれ第 2 及び第 3 の分節である．回腸は回盲弁で大腸の盲腸部と結合しているが，この弁は小腸から流れ込む糜汁の量を調節している．これら小腸の異なった分節はそれぞれ機能が異なっている．十二指腸は非常に高度な（粘液，酵素，及びホルモンの）分泌機能をもっている．空腸と回腸は栄養物の吸収のために特殊化されている．吸収機能は空腸の全表面を通して起こるけれども，いろいろな物質はそれぞれ異なった部位で選択的に吸収される（図79）．

腸壁は吸収のために特殊に適合している

　腸壁の構造は消化管の他の部分の構造と広い意味ではよく類似しているが，組織学的には特殊な吸収される物質に適応して変化している．（内腔に面している）最も表層にあるのは粘膜で，吸収細胞を含んでいる粘膜下組織がある．粘膜下組織の深部には輪状及び縦走の 2 層の平滑筋層がある．これらは腸の運動を受持っている．粘膜下神経叢及び腸筋性神経叢の神経群は，これらの筋層の間に位置している（図75）．結合組織の支持層をなしている漿膜は，腸の外側を覆っている．

腸の絨毛は吸収単位に特殊化している

　小腸の内層は非常に折りたたまれている（輪状皺襞）ので，その表層面積を 3 倍にも広げている．それぞれの皺襞は絨毛（指）と呼ばれる無数の顕微鏡的構造を含んでいる．総計 3 千万個にものほる（30/mm^2）の絨毛は，小腸の吸収面積を更に 10 倍に拡大している．それぞれの絨毛は微小な血管，リンパ管，自律神経線維，及び平滑筋細胞よりなる内部の芯部を覆っている単層の表層上皮細胞から成立っている．大部分の絨毛の表層上皮細胞は吸収（腸細胞）細胞であるが，そのいくつかは分泌細胞である．吸収細胞は相互にデスモソームと緻密結合によってしっかりと糊付けされている（図2）ので，その結果，栄養物は細胞と細胞の間ではなくて細胞膜を通過して吸収される．緻密結合はまた病原体が血管内に侵入するのを防いでいる．絨毛の上部にある吸収細胞は大抵，内腔表面上の微小絨毛（刷子縁）を含んでいる．これらの構造はそれぞれの細胞の吸収表面を更に 20 倍に効率よく増加させている．これらの輪状皺襞，絨毛，及び微小絨毛を一緒にすると，吸収面積は実に 600 倍にも増加しており，栄養物の吸収は全領域が 200 m^2 のテニスコートの大きさの面積に相当する．絨毛内平滑筋細胞と微小絨毛は収縮タンパクのアクチンを含んでいて収縮運動をすることができるので，吸収効率を増加させている．自律神経線維がこれらの活動を調節している．

　絨毛の上皮細胞のもう 1 つの型である分泌細胞は絨毛間の入り込んだ谷間（組織間小窩）の深部にあって腺を形成しており，粘液やその他の物質を腺窩内に分泌している．表層上皮細胞の全部は連続的にめくれてはがれて数日毎に新しいものと置換される．つまり新しい細胞が小窩の深部に形成されて，それが絨毛の先の方に移動して，そこで腸内腔にふり落とされる．これらの細胞がふり落とされて破壊されたもの（人では毎日 2 千万個の細胞）は，小腸の酵素（例えばエンテロキナーゼ）の源になっている．

脂肪性と水溶性栄養物は異なった通路を通る

　腸管吸収が行われている間に，栄養物は刷子縁を通過して吸収細胞内に入り，更にそこから絨毛の芯部に輸送される．ここで水溶性の栄養物は毛細血管中に入ってゆく．これらの毛細血管は合流して小静脈となり，絨毛を出て静脈となって，最終的には肝の門脈に入って栄養物を肝へ運んでいる．脂肪（性）栄養物は小さい盲端のリンパ管（乳糜管）中に取り込まれて，リンパ管に合流する．これらは大きなリンパ管と一緒になって身体を上行して大きな静脈と結合して，脂肪栄養物は血液循環に入ってゆく．絨毛にある神経線維と平滑筋は，絨毛の血流と収縮を全体として調節している．その収縮運動は絨毛における血流と栄養物の吸収を助けている．

小腸の運動は糜汁の消化と輸送を促進する

　小腸の運動は分節及び蠕動の 2 種類の重要な運動をする．分節運動は輪状筋の持続的収縮によって行われる．これらの持続的収縮が重なり合うと糜汁を腸の区画に閉じ込めて，糜汁を振盪して腸液とよく混合し腸からの吸収を促進する混合運動となる．輪状筋と縦走筋の協調収縮によって起こる蠕動運動は大腸の方向に向かって起こるので，腸の糜汁を下方に押しやっている．糜汁が十二指腸から回腸の終りまで移動するのには数時間かかる．腸の運動は腸壁にある内在神経叢（図75を参照）によって生じるので，運動の発生には自律神経の働きを必要としない．しかし，これらの神経は収縮の強さを調節している．十二指腸の内分泌細胞から分泌されるペプチド・ホルモンのモチリンは腸の運動を増加させる．

CN：I には赤色，J には紫色，K には青色，G には非常に淡い色をそれぞれ塗る．

1．上方左角の図から始めて，次いで頁の下方の拡大図に色を塗る．簡明にするために，3 つの絨毛はそれぞれ（左は乳糜管，中央は血管，右方は神経と筋肉）区別されていることに注意せよ．
2．小腸の全吸収面積を示している下左角にあるテニスコートの小さい図に色を塗る．
3．運動性を示す枠内の図に色を塗る．収縮している小腸壁の一部だけに色を塗る．

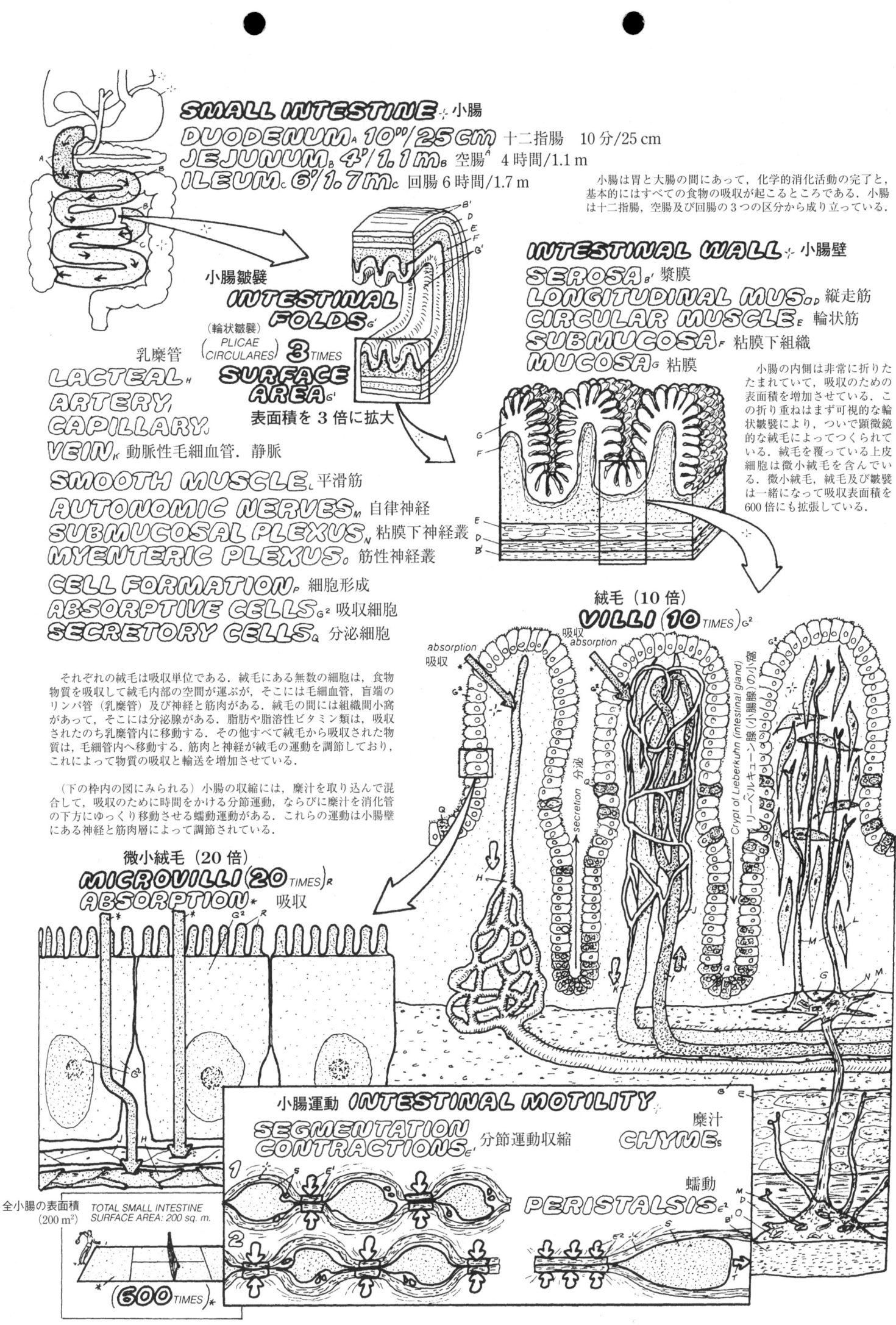

SMALL INTESTINE 小腸

DUODENUM 10"/25 cm 十二指腸 10分/25 cm
JEJUNUM 4'/1.1 m 空腸 4時間/1.1 m
ILEUM 6'/1.7 m 回腸 6時間/1.7 m

小腸は胃と大腸の間にあって，化学的消化活動の完了と，基本的にはすべての食物の吸収が起こるところである．小腸は十二指腸，空腸及び回腸の3つの区分から成り立っている．

小腸皺襞
INTESTINAL FOLDS
（輪状皺襞）(PLICAE CIRCULARES) 3 TIMES
SURFACE AREA
表面積を3倍に拡大

INTESTINAL WALL 小腸壁
SEROSA 漿膜
LONGITUDINAL MUS. 縦走筋
CIRCULAR MUSCLE 輪状筋
SUBMUCOSA 粘膜下組織
MUCOSA 粘膜

小腸の内側は非常に折りたたまれていて，吸収のための表面積を増加させている．この折り重ねはまず可視的な輪状皺襞により，ついで顕微鏡的な絨毛によってつくられている．絨毛を覆っている上皮細胞は微小絨毛を含んでいる．微小絨毛，絨毛及び皺襞は一緒になって吸収表面積を600倍にも拡張している．

乳糜管
LACTEAL
ARTERY
CAPILLARY
VEIN 動脈性毛細血管．静脈
SMOOTH MUSCLE 平滑筋
AUTONOMIC NERVES 自律神経
SUBMUCOSAL PLEXUS 粘膜下神経叢
MYENTERIC PLEXUS 筋性神経叢
CELL FORMATION 細胞形成
ABSORPTIVE CELLS 吸収細胞
SECRETORY CELLS 分泌細胞

それぞれの絨毛は吸収単位である．絨毛にある無数の細胞は，食物物質を吸収して絨毛内部の空間が運ぶが，そこには毛細血管，盲端のリンパ管（乳糜管）及び神経と筋肉がある．絨毛の間には組織間小窩があって，そこには分泌腺がある．脂肪や脂溶性ビタミン類は，吸収されたのち乳糜管内に移動する．その他すべて絨毛から吸収された物質は，毛細管内へ移動する．筋肉と神経が絨毛の運動を調節しており，これによって物質の吸収と輸送を増加させている．

（下の枠内の図にみられる）小腸の収縮には，糜汁を取り込んで混合して，吸収のために時間をかける分節運動，ならびに糜汁を消化管の下方にゆっくり移動させる蠕動運動がある．これらの運動は小腸壁にある神経と筋肉層によって調節されている．

絨毛（10倍）
VILLI (10 TIMES)
absorption 吸収
secretion 分泌
Crypt of Lieberkuhn (intestinal gland) リーベルキューン腺（小腸腺）の小窩

微小絨毛（20倍）
MICROVILLI (20 TIMES)
ABSORPTION 吸収

全小腸の表面積 (200 m²)
TOTAL SMALL INTESTINE SURFACE AREA: 200 sq. m.
(600 TIMES) (600倍)

小腸運動 **INTESTINAL MOTILITY**
SEGMENTATION CONTRACTIONS 分節運動収縮
CHYME 糜汁
PERISTALSIS 蠕動

小腸における吸収機構

酵素学的消化が腸内腔で完了した後で，栄養物は種々の輸送機構を介して小腸上皮の吸収細胞（腸細胞）より吸収され，それを血中に送り込んで体細胞に運ばれる．腸管吸収は他の体細胞内でみられる通常の膜を通してのあるいは細胞を通過する機構の他に，腸の吸収細胞独特の機構など多くを利用して行われる．これらの機構は物理的（例えば拡散）及び生理的（例えば能動輸送）の両方の機構（図8と9）をも含む，他の体細胞で起こっているのと同じ物質輸送機構が用いられている．水溶性栄養物は粘膜上皮を通過したのち絨毛の毛細血管と絨毛の静脈血中に入り，肝の門脈静脈を通って肝臓と一般循環系に届けられる．しかしながら，脂肪及び脂溶性栄養物は血流中に入る前に乳糜管とリンパ管に入る．

吸収は受動的ならびに能動的機構を含む

ある種の栄養物は，単純な物理的拡散および浸透のような細胞エネルギーを消費しない機構によって粘膜を通過する．たとえば，水は塩やブドウ糖やアミノ酸のような浸透的活性栄養物質の輸送に伴う浸透によって吸収される．カリウムは基本的には拡散によって膜を通過するが，一方，ナトリウムは能動的に輸送される．鉄やカルシウムのような主要な無機物は，輸送担体や結合タンパクを含む促進機構の助けを借りて輸送される．

鉄とカルシウムの吸収には結合タンパクが関与している

鉄は腸管内腔から粘膜を通過して血漿中へトランスフェリンあるいはモビフェリンと呼ばれる鉄結合性輸送担体タンパクによって輸送される．食物中に鉄が豊富にあるときには，フェリチン（アポフェリチン＋鉄）という体内いたるところにある鉄結合貯蔵タンパクと結合して，粘膜細胞中に貯えられる．食物中の鉄が欠乏したときには，鉄はフェリチンから遊離されて血液中に運ばれる．カルシウムは微小絨毛刷子縁中にあるカルシウム輸送担体により能動的に取り込まれて，カルシウム結合タンパクによって細胞を通過して移動し，血液側に放出される．粘膜細胞中にあるこの輸送担体タンパクの合成は，ビタミンDの誘導体であるカルシトリオール・ホルモンによって刺激される（図120）．これがビタミンDがカルシウムの吸収を増加させる機構である．

ナトリウムは二段階過程によって能動的に輸送される

ナトリウムは身体の主な細胞外電解質で，第一は輸送担体タンパクにより，第二番目は能動的，エネルギー（ATP）依存性機構を含む二段階機構によって輸送される．吸収細胞の管腔側で，ナトリウムはナトリウム輸送担体タンパクにより取り込まれて，刷子縁膜を超えて移動し，細胞内液中に放出される．これは細胞内ナトリウム濃度を増加させ，これが次に吸収細胞の基底側方の縁に位置しているNa^+-K^+-ATPaseポンプを活性化する．これらのポンプは濃度勾配に逆らってナトリウムを能動的に外方の細胞間液中に動かし，そこから血液中に拡散する．このようにして吸収細胞の内側のナトリウム濃度は低く保たれ，腸管腔から内方向に移動が続く．

ブドウ糖とアミノ酸の吸収は，能動的でNa-依存性である

腸管内での炭水化物とタンパク質の酵素学的消化は，ブドウ糖（といくらかの果糖とガラクトース）およびアミノ酸をそれぞれ産生する（図76）．ブドウ糖およびある種のアミノ酸のような必須な栄養物の吸収は能動的に起こるが，主としてナトリウムの能動輸送と接合して起こる（共同輸送，第二次能動輸送）．最初に，ブドウ糖とアミノ酸はナトリウム依存性輸送担体と結合して，刷子縁の膜を通って促進・拡散機構によって輸送される．これはこれらの栄養物の細胞内濃度を増加させるが，これらの物質が促進拡散（輸送担体）によって基底膜を通り抜けて移動するのを許し，血液中に流れ込む．ブドウ糖とアミノ酸の輸送は食物中のナトリウム塩がないと減少するが，これはナトリウム依存性ブドウ糖/アミノ酸輸送担体の活性化がなくなったためと考えられる．同様に，ブドウ糖/アミノ酸輸送はもしもナトリウム・ポンプが抑制された時には，低下する．この条件では細胞内のナトリウムが上昇し管腔から促進拡散が妨げられる．このことはブドウ糖とアミノ酸の輸送を妨害する．

脂肪の吸収は高度に複雑な事象を含んでいる

食物脂肪は大部分はトリグリセリド（トリアシルグリセリド）で，小腸内でモノグリセリド，グリセロールおよび脂肪酸に分解される．脂肪酸は短鎖あるいは長鎖のものかのいずれかである．短鎖脂肪酸は腸粘膜を浸透によって通過し，非常に高い水溶性のために直接毛細血管に入る．しかしながら，長鎖脂肪酸およびコレステロールを含む他の脂肪栄養物は，吸収される間に特別な処理を受ける．これらの脂肪酸産物はミセルに内部に入って刷子縁を通過して拡散する．

粘膜細胞の中でトリグリセリド（トリアシルグリセロール）は滑面小胞体の上で再構成（再エステル化）されて，コレステロールおよび脂肪物質（例えば脂溶性ビタミン）と共にカイロミクロンと呼ばれるリポタンパク粒子中に詰め込まれる．この詰め込み機構はゴルジ装置（図1）内で起こる．カイロミクロンはリポタンパク粒子と同様にタンパク質被覆と脂肪の芯を持っていて（図135），大量の脂肪が血流中に合体しないで浮いている状態をつくっている．カイロミクロンが形成されたあとで，それは粘膜細胞から開口分泌によって乳糜管中へ放出されて，更に大きなリンパ管の中を移動して最終的には頸部の近くの体幹上部にある静脈血中に入る．

ビタミン類の吸収は異なった経路を通る

ビタミン類は水溶性と脂溶性の2つの種類に分けられる．ビタミンB族及びCのような水溶性ビタミン類は，拡散及び膜にある特殊な担体と結合して粘膜を通過する．ビタミンA，D，及びKのような脂溶性ビタミン類は脂肪栄養物と一緒にカイロミクロンとして吸収される．ビタミンB_{12}（シアノコバラミン）はビタミン類の中で一番大きな分子で，その輸送は内因子と呼ばれる特別な輸送担体が用いられている．この因子は胃壁の幽門腺の壁細胞から分泌される特殊な糖タンパク（特殊な多糖類を含むタンパク質）である．糜汁中で内因子はビタミンB_{12}と結合する．吸収細胞がこのタンパク質を取り込むのには，開口吸収過程を用いる．すなわちこのタンパク質を含む小胞は基底面から開口分泌によって放出される．胃の病気（例えば胃炎）では内因子が欠乏してビタミンB_{12}の吸収が減少するので，悪性貧血（図143）をひき起こす．エンドサイトーシスも，またある種の病気に対する受動免疫を母乳の吸啜を通して新生児に母体の抗体を吸収させる機構である．

CN：前頁と同様に乳糜管（A），毛細血管（B），吸収細胞（C），及び微小絨毛（D）には同じ色を用いる．

1. 図に色を塗り始めるまえに，まず乳糜管（A）とその関連ある構造から始めて，4つの太い標題に色を塗る．それから鉄（Fe^{++}）から始める腸の内腔から吸収される物質に色を塗る．次いで個々の物質が細胞内に入ってからそれを通り抜けて，再び毛細血管や乳糜管に入るものに色を塗る．

TRANSPORT MECHANISMS 輸送機構

能動輸送 active transport ATP
共同輸送 co-transport
促進拡散 facilitated diffusion
拡散 diffusion

栄養物，ビタミン，鉱物質及び水は，腸管内腔から血液及びリンパ液の中にこの本の最初に議論したようないろいろな細胞あるいは膜の輸送機構を用いて，腸粘膜の吸収細胞を通って輸送される．

乳糜管 **LACTEAL** / 毛細血管 **CAPILLARY** / 吸収細胞 **ABSORPTIVE CELL** / 微小絨毛 **MICROVILLI**

小腸内腔 LUMEN OF THE INTESTINE

食物中の鉄は担体タンパク質トランスフェリン（＝モビフェリン）と結合して粘膜細胞内に輸送され，そこでフェリチンと結合して貯蔵される．鉄のフェリチンとの結合（貯蔵）と，鉄のフェリチンからの遊離と血液中への放出は，身体の鉄の必要性によって異なる．カルシウムは特殊な担体タンパクによって刷子縁を通り抜け粘膜細胞を通過して能動的に輸送される．ホルモンのカルシフェロール（ビタミンD_3）はカルシウム担体タンパクの合成を刺激する．ナトリウムはナトリウム輸送担体によって刷子縁を通過し，活発に基底側方膜を通過し，吸収細胞から吸い出される．ブドウ糖とガラクトースといくつかのアミノ酸はナトリウム輸送と同じ担体によって刷子縁を通過して一緒に輸送される．フルクトース（果糖）は促進拡散によって独立して輸送される．種々のアミノ酸は一般にナトリウムと一緒に粘膜の刷子縁を通して一緒に輸送される．しかしながら異なったアミノ酸はそれぞれ異なった輸送担体を利用している．脂溶性ビタミン（A，K，及びD）は脂肪と共に輸送される．水溶性ビタミン類は粘膜を拡散して通過する．ビタミンB_{12}の輸送には胃からビタミンB_{12}と結合するタンパク（内因子）が胃内腔に分泌されて，このビタミン・内因複合体は開口吸収機構を刺激して粘膜を通過して輸送される．グリセロール，モノグリセリド，及び長鎖脂肪酸は粘膜に入って，そこで再びトリグリセリド（トリアシルグリセロール）にエステル化されたのち，コレステロールと脂溶性ビタミン類に詰込まれて大きなリタンパク粒子（カイロミクロイン）となる．これらは更に細胞から乳糜管内へ輸送される．短鎖脂肪酸は直接に細胞を通り抜けて拡散により血液中に入る．

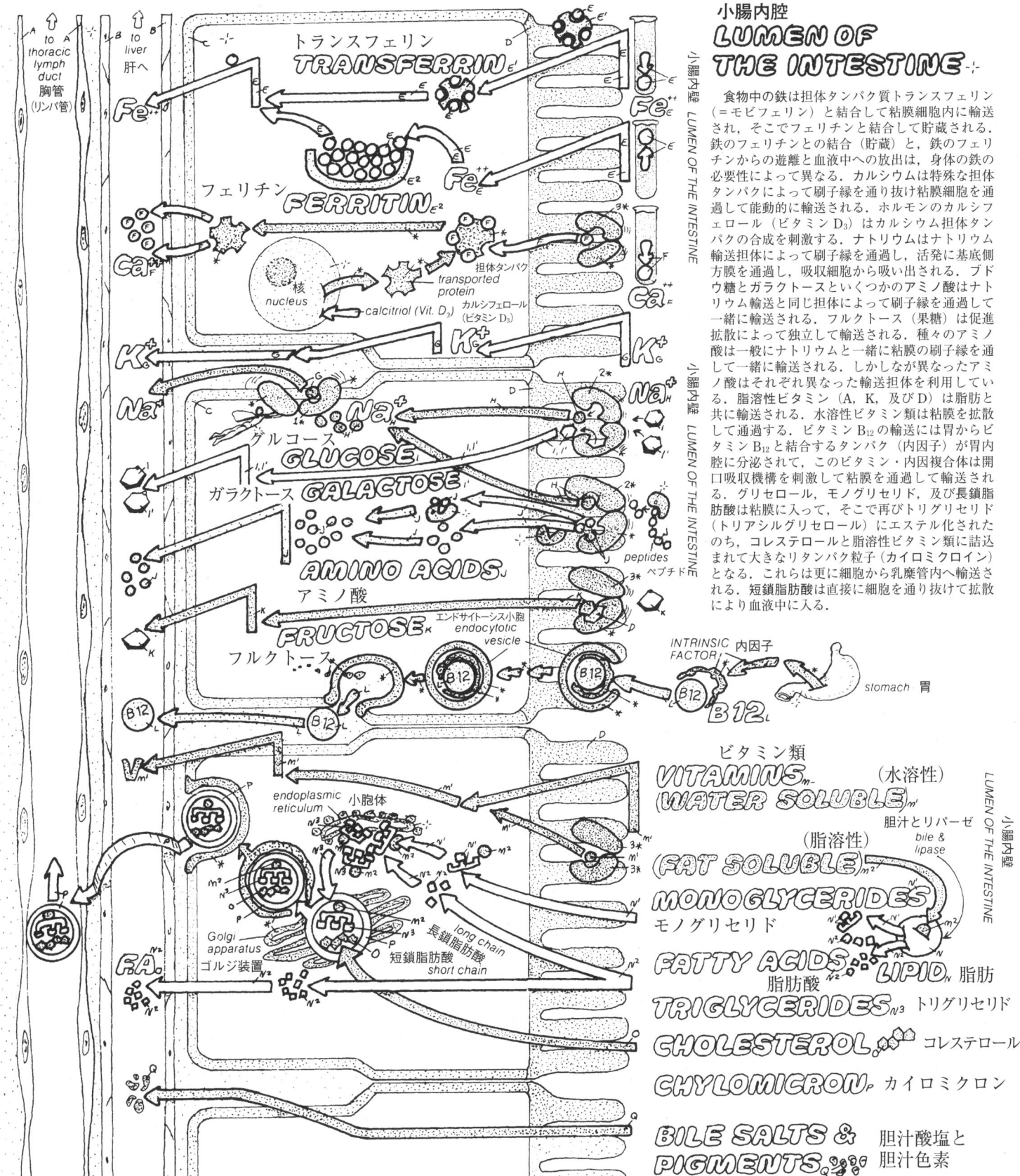

TRANSFERRIN トランスフェリン
FERRITIN フェリチン
核 nucleus
担体タンパク transported protein
calcitriol (Vit. D_3) カルシフェロール（ビタミンD_3）
GLUCOSE グルコース
GALACTOSE ガラクトース
AMINO ACIDS アミノ酸
peptides ペプチド
FRUCTOSE フルクトース
エンドサイトーシス小胞 endocytotic vesicle
INTRINSIC FACTOR 内因子
stomach 胃
VITAMINS ビタミン類 （水溶性）(WATER SOLUBLE)
胆汁とリパーゼ bile & lipase
(脂溶性) (FAT SOLUBLE)
MONOGLYCERIDES モノグリセリド
endoplasmic reticulum 小胞体
Golgi apparatus ゴルジ装置
long chain 長鎖脂肪酸
short chain 短鎖脂肪酸
FATTY ACIDS 脂肪酸 **LIPID** 脂肪
TRIGLYCERIDES トリグリセリド
CHOLESTEROL コレステロール
CHYLOMICRON カイロミクロン
BILE SALTS & PIGMENTS 胆汁酸塩と胆汁色素

to thoracic lymph duct 胸管（リンパ管）
to liver 肝へ

大腸の機能

大腸（結腸）は小腸と直腸との間にある幅広い（6 cm），短い（1.5 m）の管で，残存している未消化糜汁を処理して，比較的かさばった物質の糞便に変えて，間歇的に体外に排出する．これを行うにあたっては，結腸は水分を吸収して糞便の排出を適当な間隔をおいて行うような特殊な運動をする．結腸壁の外分泌腺は粘液を分泌して糞便を形造るとともに，固形内容が流れによって生ずる機械的な傷害から結腸壁を保護している．

大腸は盲腸に始まるが，これは回腸が結腸の終わりに突出して形成された短い行き止りの袋である．小腸と大腸の盲腸部を結びつけている一方向性の回盲弁は，大腸内へ小腸内糜汁を不連続的に送りこんで，結腸がその消化作用の働きを果す時間をかけるようにしている．弁は通常は清潔である小腸へバクテリアが移動するのを防いでいる．胃・回腸反射がこの回盲弁の動きを調節している．食事のあとで腸管運動が増加すると，弁が弛緩するが，結腸が拡張すると弁の働きを抑制する．時々起こる蠕動波は弁の周期的開放に関与している．盲腸とその痕跡的伸長部の虫垂には，高濃度のバクテリアが含まれている．

結腸は，上行，横行，下行，及びS状の4つの分節から成り立っている．上行及び横行結腸は，吸収と分泌活動が行われる場所である．つまりここでは水の吸収によって結腸内容を脱水し，固形の糞便塊の形成を促進している．下行及びS状結腸は，糞便塊の貯蔵部位である．S状結腸は短時間の糞便の貯蔵に役立っている筋肉性の空洞であって，刺激によって排便（糞便の排出，糞便の移動）を行う直腸に連続している．肛門は消化管の終末臓器である．内部の平滑筋性括約筋と外部の横紋筋性括約筋よりなる括約筋系は，排便の不随意的ならびに随意的調節を行うように設計されている．

大腸はナトリウムと水を吸収する

固形の糞便を形成するためには，結腸内に入った残りの糜汁は脱水されなければならない．この作業は結腸表層上皮を通して水の吸収によって成し遂げられる．この水の吸収は毎日約1Lの水が結腸から吸収される．水の吸収はナトリウムの能動的吸収に伴う水の浸透によって，必然的な方式で行われる．しかしながら，カリウムは大腸から排出されて，激しい下痢が続く時にはカリウム欠乏という大きな問題をひき起こす（図81）．小腸は有機的食物栄養物を全て吸収するので，結腸に入ってくる糜汁にはブドウ糖，アミノ酸，脂肪酸などを含んでいない．実際，大腸はこれらの栄養物を吸収する機構を持っていない．しかしながら大腸は，ある種の細菌が作り出すビタミン類やある種の薬物などを吸収できる（したがって直腸座薬による薬物投与が行われる）．

食物線維と細菌は結腸の機能を助ける

ペクチンとセルロース線維の多い食物（例えば果物や葉野菜）は容積が大きく，したがって糞便の量が多くなる．糜汁中の線維は糞便中に水分を保つように働く；これによって腸粘膜を傷つけるような乾燥して硬い糞便が形成されて便秘を起こすのを防いでいる．結腸内の糞便の移動速度が遅いと，大腸に住みついているバクテリアが糜汁の粘液や繊維物質を消化・分解して発育し増殖するようになる．したがって，結腸内容が直腸方向に近づくにつれて，消化できる食物線維と粘液の割合は次第に減少するけれども，バクテリアの残屑は徐々に増加する．その結果，糞便の固形の塊の約1/3はバクテリア由来のものとなる．代謝と結腸バクテリアの代謝回転は，ビタミンB群やビタミンKのようないくつかの種類のビタミンの有用な資源となっている．この資源は食餌性ビタミン欠乏症にとって，非常に重要な意味を持っている．

蠕動と集団運動は糜汁と糞便を動かす

大腸の運動はゆっくりで，小腸が数時間で糜汁を通過させるのに比べて，1～3日という長い時間をかけて行う間歇的な運動である．3つの型の運動：すなわち分節運動，蠕動運動，及び集団運動が大腸の運動の特徴である．分節運動は結腸の内容物を小さな分節に包みこむようにする．筋肉層の収縮，次いで腸管内容物をかきまぜて，ナトリウムと水の吸収のために上皮細胞層に内容物が十分接するようになる．蠕動運動は規則正しい時間間隔で起こり，収縮の波が結腸にそって通過してゆく．こうして徐々に脱水された糞便が下行結腸の方向に移動して蓄えられる．下行結腸は集団運動と呼ばれる異なった種類の運動性を示す．この下行結腸とS状結腸では強い蠕動波が大きな糞の"集団塊"を直腸の方向に一時に送る．このような収縮は毎日数回，通常の食事のあとで起こる．

腸管神経系（ENS）と副交感神経系は結腸の運動性を調節している

内在性神経叢及び外来性副交感神経（上部結腸の迷走神経と下部結腸，直腸及び肛門の仙骨神経）が結腸の運動と排便反射とを調節している．分節運動とゆるい蠕動運動の神経性調節は小腸の場合（つまり腸神経叢による調節だが，副交感神経によって強く影響をうけている）と基本的には同じである．集団運動は神経叢によって内因性にひき起こされるけれども，脳と外来神経がこの運動の調節には主要な役割を演じている．したがって心配や口の中にコーヒーや食事を入れたときには，結腸が刺激されて糞（便）塊の運動を促すようになる．

直腸が充満すると，排便反射が誘発される

集団運動は糞塊を直腸に押し込んで，直腸を拡張する．この直腸の拡張は排便反射の引き金となって，S状結腸と直腸が収縮して糞便を外方に押しやるので，正常では閉じている肛門括約筋を弛緩させて糞便を体外に排出する．排便の随意的調節がまだ発達していない幼児では，このようにして排便が起こる．成人では直腸の拡張はまた脳にも信号として送られて，腸の運動の衝動が起こる．横紋筋の外肛門括約筋が随意的に弛緩して，糞便を排出する．幼児期の終りには随意的調節が発達する．腹部の筋肉及び呼吸筋（横隔膜）から腹部を圧迫するような他の随意機構もまた排便の助けになる．成人では排便反射を意識的に抑制させて，腸管運動を延期させることができる．

CN：毛細血管（T）には赤色を，Qには淡い青い色を塗る．K, L, 及びOには暗い色を塗る．
1．上方左の図から色を塗り始めるが，他の部位にある関連したいくつかの標題にも注意して色を塗る．
2．（上図の下方の）盲腸の拡大図に色を塗る．次に色を塗るべき3つの運動能に関係している輪状筋（O）に注意せよ．
3．吸収の標題は2色に分けて，下方左にある吸収と分泌の図に色を塗る．
4．排便反射に含まれる諸段階に番号順に色を塗る．

LARGE INTESTINE 大腸

吸収と分泌
absorption and secretion
haustra 膨起
小腸の回腸部 ileum of small intestine
storage 貯蔵

CECUM 盲腸
ILEOCECAL VALVE 回盲弁
APPENDIX 虫垂
ASCENDING COLON 上行結腸
TRANSVERSE COLON 横行結腸
DESCENDING COLON 下行結腸
SIGMOID COLON S状結腸
RECTUM 直腸
ANAL CANAL, ANUS 肛門管, 肛門
INTERNAL SPHINCTER 内部括約筋
(SMOOTH MUSCLE - INVOL.) (平滑筋 – 不随意性)
EXTERNAL SPHINCTER 外部括約筋
(SKELETAL MUSCLE - VOL.) (骨格筋 – 随意性)

大腸（結腸）は小腸と直腸との間にある消化管である．大腸は上行結腸，横行結腸，下行結腸及びS状結腸から成り立っている．大腸の機能は，消化されない糜汁を小腸からとり除いて，残っている水分とナトリウムを吸収して固形の老廃物として一時貯蔵しておいて，長い時間間隔で体外排出する．大部分の吸収は近位半分の結腸で行われるが，貯蔵は遠位半分の結腸で行われている．

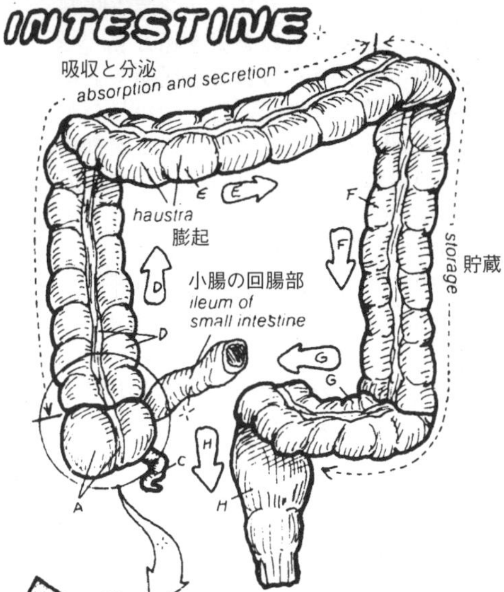

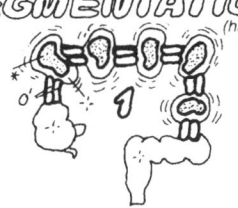

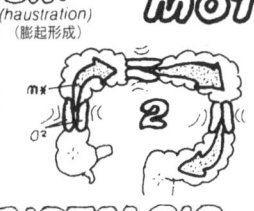

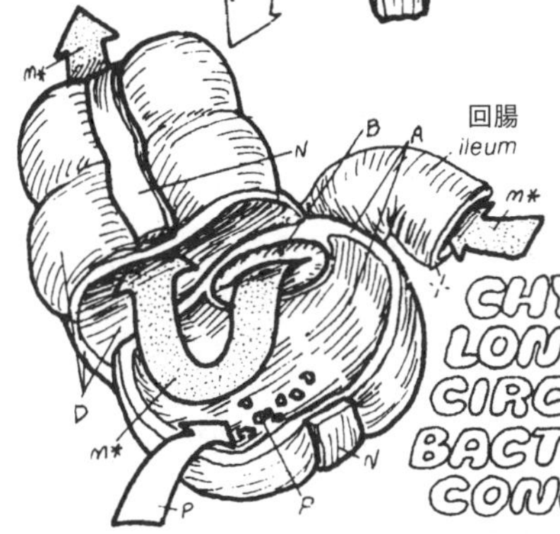

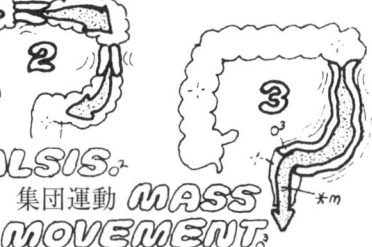

回腸 ileum

CHYME 糜汁
LONGITUDINAL M. 縦走筋
CIRCULAR M. 輪状筋
BACTERIA CONCENTRATION バクテリア濃度

回盲弁は回腸から盲腸への糜汁の流れを調節している．この弁はまた糞便物質が小腸内に逆流するのを防いでいる．回腸の蠕動波が到達すると回盲弁が弛緩して，糜汁が規則的に大腸内へ送られる．

分節運動 SEGMENTATION (haustration) (膨起形成)
蠕動運動 PERISTALSIS
集団運動 MASS MOVEMENT

MOTILITY 運動性

大腸の分節運動は糞便物質をよく混合して水分と電解質の吸収を促進している．蠕動運動は糞便を直腸方向に徐々に輸送する．分節運動と蠕動運動は，局所の内在神経系によって指令されている．集団運動は一部は副交感神経によって調節されているが，小腸から直腸への糞便の集団塊を速やかに駆出するように作用している．

吸収と分泌 ABSORPTION & SECRETION

H_2O, Na^+, K^+
CAPILLARY 毛細血管

ナトリウムは大腸で能動的に吸収されるが，カリウムは分泌される．水はナトリウムに従い強制的に浸透によって移動し，糞便を脱水して固形老廃物に固める．

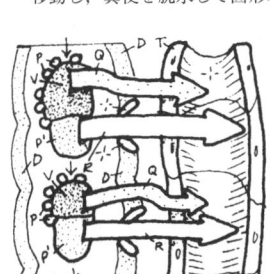

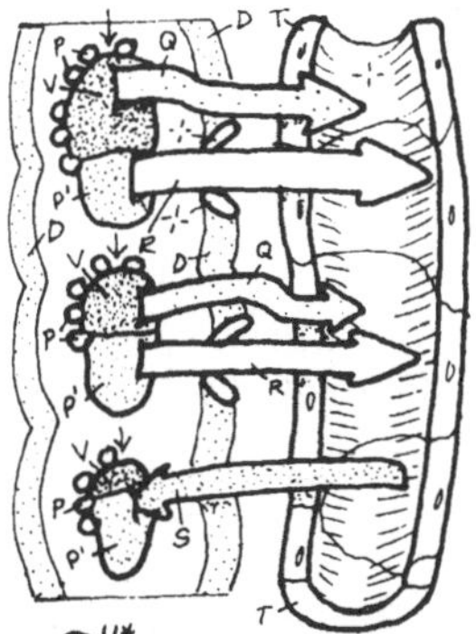

FECES 糞便
DIETARY ORIGIN 食物性由来
NON DIETARY (bacteria debris) 非食物性（バクテリア残屑）

大腸内のバクテリアはその末端部で，糜汁や繊維質を消化して増殖する．こうして，食物や糜汁に由来する糞便塊は次第に減少するが，他方，バクテリア部分（残屑）が増加する．

DEFECATION REFLEX 排便反射

腹筋 ABDOMINAL MUSCLES
結腸の運動性 COLON MOTILITY

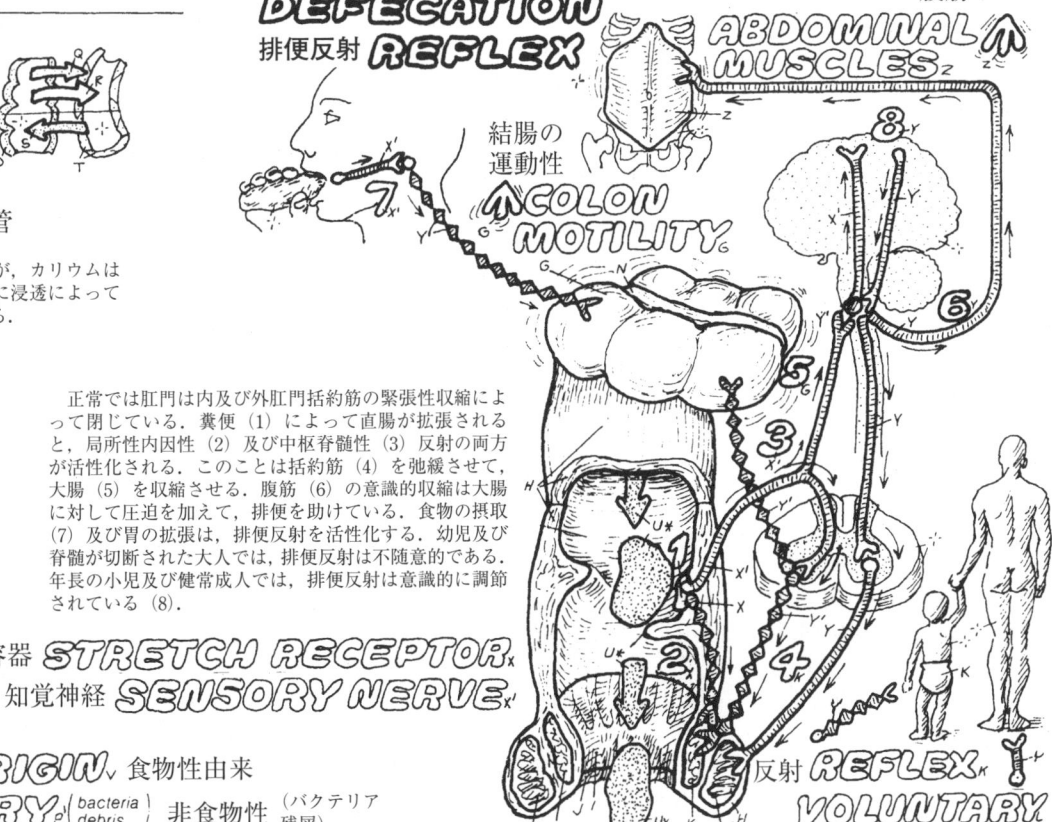

正常では肛門は内及び外肛門括約筋の緊張性収縮によって閉じている．糞便（1）によって直腸が拡張されると，局所性内因性（2）及び中枢脊髄性（3）反射の両方が活性化される．このことは括約筋（4）を弛緩させて，大腸（5）を収縮させる．腹筋（6）の意識的収縮は大腸に対して圧迫を加えて，排便を助けている．食物の摂取（7）及び胃の拡張は，排便反射を活性化する．幼児及び脊髄が切断された大人では，排便反射は不随意的である．年長の小児及び健常成人では，排便反射は意識的に調節されている（8）．

伸張受容器 STRETCH RECEPTOR
知覚神経 SENSORY NERVE
反射 REFLEX
VOLUNTARY 随意的
MOTOR NERVE 運動神経
REFLEX ACTION 反射作用

消化障害と疾患

　消化障害と消化管疾患は，身体に起こる最もありふれた問題である．これらの障害のうち，嘔吐は毒物を摂取したりあるいは過量に食物を摂取した時に起こる正常な生体反応であるが，潰瘍などは細菌感染を含む複雑な原因からも生ずる．

毒素と過剰の食物塊は嘔吐を引き起こす

　嘔吐は有用な生体防御反応である．嘔吐反射は好ましくない食物を胃から食道と口を通って排出する．嘔吐反射は胃壁にある化学受容器と伸張受容器が刺激されることによって開始される．過剰の食物塊は胃壁を拡張して伸張受容器を過度に刺激して嘔吐を開始させる．毒素や微生物毒は胃の化学受容器に作用して嘔吐を引き起こす．こうして生じた感覚信号は胃粘膜から迷走神経内の感覚線維を通って脳の延髄の嘔吐中枢に連絡している．この中枢はまた血液中の毒性物質にも反応する．

　嘔吐中枢が活動すると複雑な反射反応を引き起こす．すなわち声門を閉じて吐物が呼吸気道に入らないようにする．そして下部食道括約筋（噴門）が開く．更に腹筋と呼吸筋の強い収縮が起こって，胃に外側から圧迫を加える．そして迷走神経が胃を激しく刺激して，最終的には逆蠕動の強い波が胃の幽門から噴門に向って移動する．その結果胃の内容物は口を通って押し出されて，毒物や不快の源が除去される．

細菌は潰瘍の主要な原因である

　潰瘍は胃および小腸，特に十二指腸の内壁に生ずる傷である．実際，潰瘍はわずか10％しか胃には生じない（消化潰瘍）で，大部分の潰瘍は十二指腸に起こる．というのは腸のこの部分は胃から出される高濃度の酸に曝されるが，酸に対してほとんど抵抗性がないからである．しかしながら，胃潰瘍は出血を起こすのでより危険である．潰瘍は腸管壁に腐食性で有害な効果を引き起こす．まず第一に，これらの潰瘍は表在性である．もしも酸にさらされ続けているのを気づかないでいると，傷は深くなり壁の深いところにある血管層にまで達して出血が起こる．出血は酸の分泌と胃の運動を増加させる食物の消化によって悪化する．潰瘍の痛みを感じて危険な状態にするこの出血は，糞便中に新鮮な凝血塊が存在することで発見される．

　いくつかの因子や状態が潰瘍の発生に関与している．最近，胃粘膜に細菌の *Helicobacter pylori* の感染が起こると，これが消化性潰瘍の主な原因となることが認められている．この感染は簡単な血液や呼気の検査で診断されるが，米国の潰瘍症例の約2/3に見出されるという．この細菌は酸に対する胃の保護障壁を破壊する．このような症例に対する治療は，抗生剤で細菌感染を根絶すると共にヒスタミン受容器（H₂）遮断剤あるいはプロトン・ポンプ抑制剤のような酸分泌抑制剤の投与が推奨される．残りの潰瘍の多くは，非ステロイド性抗炎症薬（NSAID，例えばアスピリンやイブプロフェン）やアルコール摂取の過剰が関与している．これらの物質は胃壁を貫通して酸に対する粘膜障壁を侵食する．ストレスは今やわずかな重要性を持つに過ぎないと考えられている．

　潰瘍のほかの原因には，長期にわたる酸の産生が続くことによるものがある．大部分の十二指腸潰瘍は，迷走神経刺激の増加や過剰のガストリン分泌の結果生ずる．過去には，胃に分布する迷走神経を外科的に切断する迷走神経切断術が行われた．この方法は現在，過剰の酸分泌を減少させる抗ヒスタミン剤による治療が成功しているために，通常は行われない．膵のガストリン産生腫瘍（Zollinger-Ellison症候群）もまた潰瘍を引き起こす．一時は消化性潰瘍を引き起こすと信じられた心理的ストレスは今や重要でない因子と考えられている．しかしながら，激しいストレスやCushing病のときに起こる皮質コルチコイド・ホルモンの過剰放出は，胃腸管に対する抵抗性を弱めるかもしれない．

下痢は腸管運動の増加によって引き起こされる

　下痢の特徴は，過剰の水分と水様の糞便が頻回排出されることである．この状態は時々腸の運動性が増加することによって引き起こされて，非常に大量の水様の糜汁が大腸に流れ込む．このとき大腸はあまり過剰の水分を吸収することができないので，水様糞便が頻回排出される．腸の運動の増加は，種々異なった因子によって引き起こされる．プルン（乾し桃）のような果物は，自然に腸の運動を高めるような物質を含んでいる．下痢はまたある種の毒素が腸腺の上皮細胞に作用して生ずる．例えば，コレラ毒素は腸腺から大量の電解質（ナトリウム，塩素，重炭酸塩）を内腔に分泌させる．水は浸透によってこれら電解質と共に移動する．コレラの犠牲者（患者）は1日当たり約10Lの水分を失うので，このまま治療しなければ患者は致死的な状態となる．

　ある種の下痢は小腸の酵素欠損によって引き起こされる．例えば，大部分の成人のアジア人，アフリカ人，土着のアメリカ人などは，腸の酵素のラクターゼを欠損していて牛乳や乳製品に含まれる糖を消化できないので，牛乳や乳製品中のラクトースを消化できない．消化されないラクトースは腸の内腔の浸透圧を上昇させるので小腸から水の吸収が低下し，大腸に送られる糜汁が増加して下痢が起こる．下痢はまた神経性（精神作用）起源によっても生ずる．例えば心配は下部腸管の副交感神経の活動を増加させて腸の運動を増加させるが，それが吸収時間を少なくするので下痢が起こる．

便秘はしばしば食物線維の欠乏によって起こる

　腸，特に大腸の運動が低下すると，通常の消化障害である便秘が起こる．この状態では，大腸内の貯蔵時間が増加して，糞便から吸収される水分量が増加する．このような乾燥した糞便はかさばらないので，腸の運動をわずかしか起こさない．しかし便秘が起こる原因はよくわかっていない．食事の習慣もその他の原因となる．食物の中の線維の含量（生野菜，果物）を増加させると，糞便の量がかさばって，それが結腸の運動を刺激して排便が起こる．子供の時に排便反射を抑制するのを学習することも1つの原因である．成人の排便回数は1日に1～2回であるけれども，多くの健康人はそれよりも稀にしか腸の運動，すなわち排便をしない．実際時々起こる便秘はなんら生理的には問題とはならないが，長期間便秘が続くと腹部が不快，頭痛，食欲不振，それから鬱病までも引き起こすようになる．直腸の組織や静脈が肛門から突出する痔は，持続性便秘と乾燥した糞便が肛門から突出することによって生ずる．

CN：Eには赤色を，AとFには暗い色を塗る．
1. 上の枠内の図から始めて，下痢の部分の図を最初に完成させる．
2. 曖気の図に色を塗るが，発酵（J）の記号は消化されない炭水化物であることに注意する．
3. ラクトース不耐性の図と，嘔吐の図に色を塗る．
4. 消化性潰瘍の図に色を塗る．

DIARRHEA 下痢

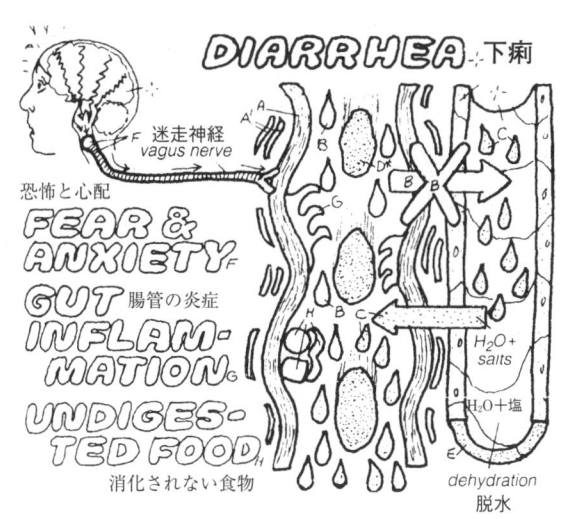

FEAR & ANXIETY
GUT INFLAMMATION
UNDIGESTED FOOD

vagus nerve 迷走神経
恐怖と心配
腸管の炎症
消化されない食物
H₂O + salts / H₂O+塩
dehydration 脱水

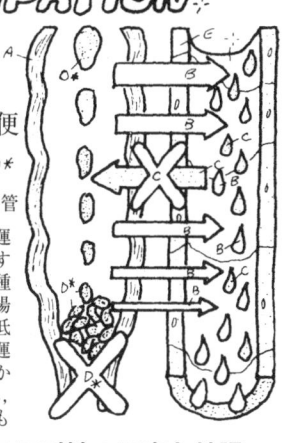

下痢はしばしば腸管運動が増加すると起こる。便秘は逆に運動の減少によって起こる。下痢では糜汁が大腸に急速に移動するので、水分の吸収時間が少ないために起こる。心配、ある種の食物（例えばプルン）の摂取は、微生物の腸管への感染の場合と同様に、下痢を引き起こす。便秘では、結腸の運動性が低下して糞便から水分が過剰に除去されるばかりでなく、蠕動運動と集団運動が遅くなる。このような時には、排便は稀にしか起こらず、排便痛が起こる。食物繊維は、糞便のかさを増やし、水分を保持して排便を促す。これを欠くことが便秘の一番のもととなる。

便秘 CONSTIPATION

LARGE INTESTINE 大腸
MOTILITY 運動性
ABSORPTION 吸収
SECRETION 分泌
FECES 糞便
BLOOD CAPILLARY 血液毛細管

BELCHING & FLATULENCE

噯気（おくび）と（鼓腸）放屁

SOURCES OF EXPELLED GAS: 排気ガスの源
SWALLOWED AIR 嚥下したもの
FERMENTATION 発酵
PUTREFACTION 腐敗
CERTAIN FOODS ある種の食物
BACTERIA バクテリア

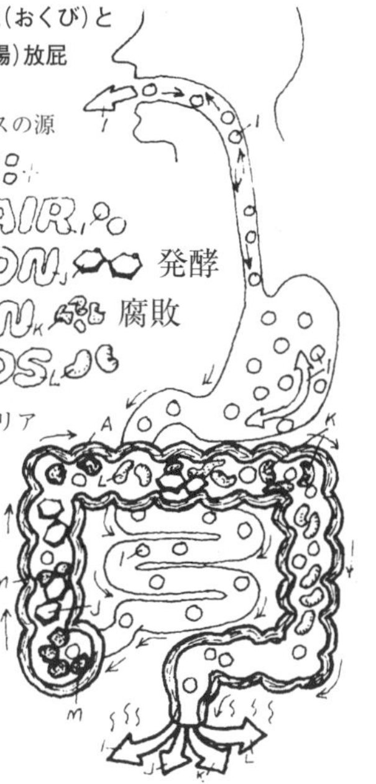

胃腸管の中のガスは、嚥下した食物内に閉じ込められている空気、ある種の食物などが腸（主として盲腸と結腸）で発酵を起こしたもの、及び食物の腐敗によるものから生ずる。ガスは口からおくびとして、あるいは肛門から放屁として排出される。腸内に過剰にガスが存在すると、通常痛みと不快の原因となる。

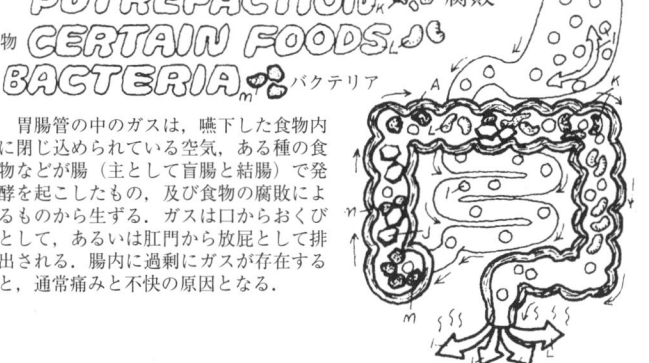

LACTOSE INTOLERANCE: DIARRHEA & FLATULENCE

ラクトース不耐性：下痢と鼓腸

MILK 牛乳
UNDIGESTED LACTOSE 消化されないラクトース
BACTERIA バクテリア
GAS ガス

ミルク（牛乳）、消化されないラクトース

ある人達では、牛乳と乳製品中に含まれる二糖類のラクトースを消化する酵素のラクターゼを欠損しているので、ラクトースの吸収が著しく妨げられている。ラクトースが小腸内腔に蓄積されると、浸透圧だけが上昇して水分の吸収が減少して、下痢が引き起こされる。消化されないラクトースは盲腸と結腸内のバクテリアによって利用され、ガスが形成されて、不快感と鼓腸を引き起こす。これらの人達は乳製品の摂取を避けなければならない（しかし、ヨーグルトは自前でこのラクターゼ酵素を持っている）。

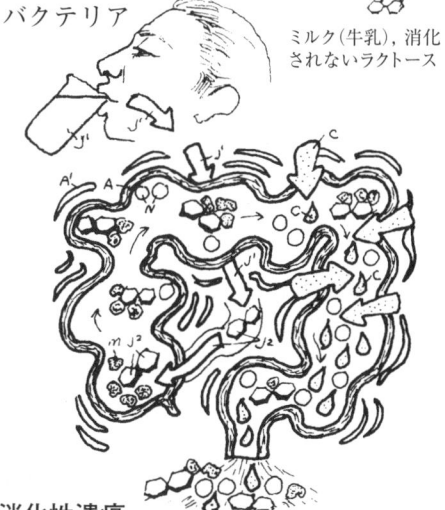

VOMITING 嘔吐

INPUT FROM SENSORS: 感覚器よりの入力

胃あるいは腸の毒素。過度の胃の伸張。感情的悲嘆。激しい疼痛。嘔吐を引き起こすような嗅覚、味覚、視覚及び運動

VOMITING CENTER (in medulla) 嘔吐中枢（延髄内）

VOMITING REFLEX: 嘔吐反射
GLOTTIS CLOSES 声門閉鎖
LOWER ESOPHAGEAL SPHINCTER OPENS 下部食道括約筋の開放
DIAPHRAGM, ABDOMINAL MUS. CONTRACT 横隔膜、腹筋の収縮
REVERSE STOMACH PERISTALSIS & PRESSURE INCREASE 胃の逆蠕動と腹圧の上昇
FOOD EXPELLED 食物の吐出

vagus nerve 迷走神経
Spinal nerves 脊髄神経

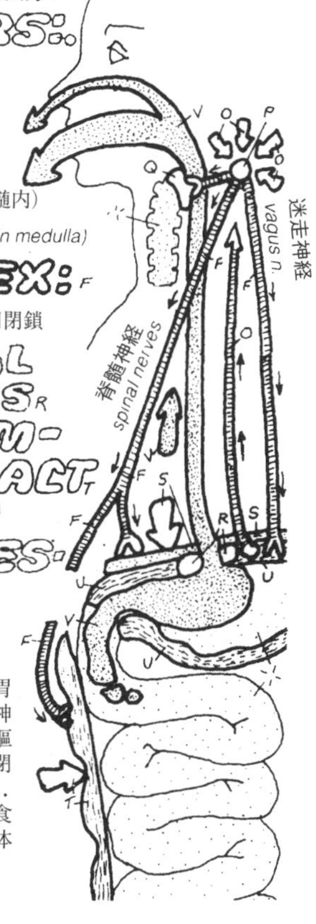

過剰の食物あるいは毒のある食物を摂取した時に、胃粘膜が刺激されて延髄にある嘔吐中枢へ連絡する感覚神経が刺激される。この中枢から発する運動性の信号が嘔吐反射を引き起こす。こうして唾液が流出し、声門が閉じて、腹部の筋肉が収縮して胃に対する圧力が増加する。腹部内圧の上昇にも助けられて胃の逆蠕動によって、食物は弛緩した噴門括約筋と食道、咽頭から口を通って体外に吐出される。

消化性潰瘍 PEPTIC ULCERS

BACTERIUM バクテリア
MUCOSAL COAT 粘膜性被膜
STOMACH WALL 胃壁
ACID 酸
DUODENAL WALL 十二指腸壁

HELICOBACTER PYLORI ヘリコバクター・ピロリ

flagella bores through mucus coat
粘膜外皮を通して生えている鞭毛

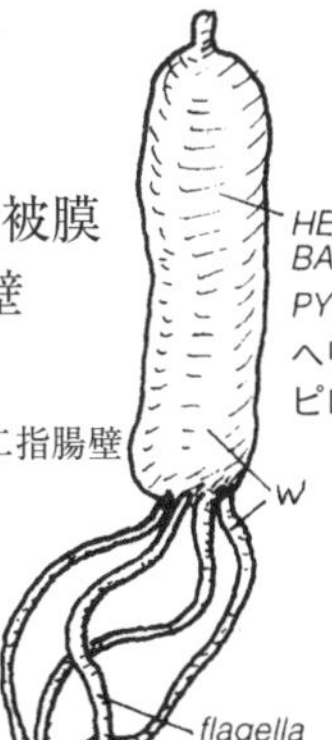

正常では胃と腸の粘膜は、胃酸による侵蝕作用から保護されている。つまり特殊な粘膜の被覆がこの保護の役割を果たしている。胃壁にある種の異常あるいは過度の酸分泌があると、胃壁が侵食されやすくなり傷口（潰瘍）を作るようになるが、それが胃壁深部の血管層にまで達すると出血を引き起こす。この潰瘍はわずか10%が胃に（消化性潰瘍）、その残りは十二指腸に発生する。酸に対する粘膜障壁を破壊するH. pylori菌の胃壁への感染が、ほとんどの潰瘍の原因と見なされている。その他には、迷走神経の過活動、腫瘍からのガストリン過剰分泌が考えられるが、ストレスや心配の果たす役割は小さい。

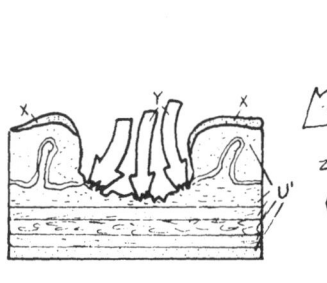

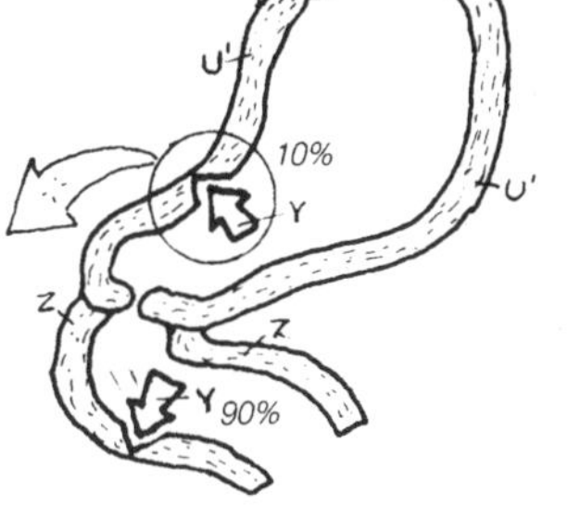

10%
90%

神経系の機能的構成

　神経系統は知覚ならびに運動活動，行動（本能と学習）及び内臓の調節機構をつかさどっている．その機能で重要なことは，視力障害（盲目）や聴力障害（聾），あるいは脳血管障害や脊髄損傷の被害に直面したばかりの人の場合を考えてみればわかる．

ニューロン，グリア，およびシナプス：神経系の部品

　神経系（NS）の種々の部品は数多くの特殊化され，かつ興奮性を持つ神経細胞（ニューロン）と，神経細胞相互を結合し中枢と末梢のニューロンを結び付けているシナプスである（図19, 20）．神経細胞と神経中枢は，両者を結合しているニューロンとシナプスの型によって決定される興奮と抑制という基本的原理に基づいて活動している（図87）．神経細胞の形態（形）は異なった部位で変化し重要であるが，それらの機能を決定しているのは神経細胞同士の結合である．神経組織内に見られる"グリア"細胞（アストロサイト，オリゴデンドロサイト，ミクログリア）はニューロンのように興奮性はないが，ミエリン形成，細胞外液中のイオン調節，障害に対する反応など重要な支持機能を行っている．神経系は全体として中枢神経系（CNS）および末梢神経系（PNS）の2つに分類される．

末梢神経系（PNS）は神経（線維），感覚受容器，および運動効果器から成り立っている

　末梢神経系は感覚受容器あるいは感覚器よりなり，外部環境や身体内部変化を感受し，これらの信号を求心性知覚神経を経てCNSに伝える．PNSのもう1つの機能は運動効果器である．これらは随意骨格筋で体幹や四肢の運動をつかさどっており，平滑筋や分泌腺は内臓の運動や分泌を行っている．CNSからこれら臓器へ広がる遠心性運動神経はまた末梢神経の一部でもある．これら標的臓器の相違に基づいて，末梢運動系は随意筋を支配する体性部分と内臓効果器（腺と平滑筋）を支配する自律性部分とに区別される．しかし，自律神経と体性神経機構は運動作用神経や効果臓器とは異なり，末梢知覚と一部の中枢神経系を含んでいる（図29, 85）．

中枢神経系（CNS）は脳と脊髄内にある低次および高次中枢から構成される

　脳と脊髄よりなるCNSは，知覚情報を処理し，また反応の生れつきの様式と過去の経験に照合してそれらを適切に統合する．中枢神経（CNS）の働きは脳と脊髄における，知覚・運動及び連合（統合）中枢により行われている．中枢神経系のそれぞれの異なった領域は，全体として，また部分的に以上の機能に専ら働きかけている．さらに神経中枢は階級制度に構成されている；したがって，知覚，運動および連合中枢は，下位あるいは高次中枢と考えられている．そして下位中枢は末梢神経構造と直接に接触している．そして上位中枢が末梢と連絡するためには，上位中枢は下位中枢を通過しなければならない．そしてその逆も同じようである．

音に対する反応はCNSの統合機能を図示している

　知覚，運動・連合過程の機構の違いを理解するために，人にある大きな，奇妙な音を聴かせた時の反応を考えてみよう．音波は耳で感知され，音の波形が神経内の信号となって伝えられて，求心性聴覚神経を経て，脳幹部にある下位聴覚中枢に送られる．ここで信号は最初に処理され，それから脳幹部と脊髄の下位運動中枢に送られ，ぎょっとしたり，また頭を音の方向に回す反射運動をひき起こす．同時に，自律神経中枢の興奮を起こして，走り去ろうとする（逃げる）準備として，心拍数や呼吸数の増加をひき起こす．

　同時に，下位聴覚中枢は，皮質にある上位聴覚中枢と神経連絡をしている．そして，そこで音の性質が鑑定されて，その結果皮質連合中枢との連絡網と連結する．ここでは音は送られてくる他の感覚刺激（例えば視覚）と関係して検証される．更に，その場所から走りつつ逃げようとする自発的な運動機能が必要になった時には，適当な命令が上位運動中枢に発せられて，今度はその信号が上位運動中枢からその所属筋肉群に働きかける．脳幹部からの信号もまた，皮質を興奮させている脳の網様体を活性化させて，警戒と覚醒の程度を増している．上位中枢はまた，これらの運動機能を行うために必要な自動反応を強めている．

CNSの構成はその進化を反映している

　中枢神経系を上位と下位の中枢系に分けることは，神経系の進化学的発育を反映している．初期神経中枢は未発達の脊髄の働き（即ち下位の知覚成分と運動成分との間の直接の接触）に類似しており，上位中枢の影響なしに起こる手足を引っ込めるような非常に早い脊髄反射を可能にしている．これらの防御反射は，生き残るのに最大限に適している．このようにして，脊髄の構造は，この点では発生過程を通して均一に保たれている．

　脳の発達と共に，大脳皮質のような新しい上位知覚および運動中枢が古い下位中枢の上に出現して，下位中枢のみならず新しい神経能力を調節できるようになってきた．事実，大脳皮質は知覚性ならびに運動性統合・学習や巧妙な仕事を分析する最高位の洗練された部位で，人類ではよく発達しているが，下等な脊椎動物では存在せず，あるいは痕跡的である．人の大脳皮質では，連合領野が著明に肥大して，これが大脳皮質の大部分を占めている．これが，人の学習や自己反省，計画，話すことのような適応能力の基本である．魚や両生類のような下等脊椎動物では，神経機能や反応は反射的で本能的に留まっている．

CN：Aの構造は暗い色を，Eの機構は非常に明るい色を塗る．
1．頁の上部にある解剖学的絵図から始める．というのは，末梢神経系（B）は，この図では非常に数多く，小さいので，神経系を示した数多くの線に色付けする．
2．頁の中央をこえてある組織化した図に色を塗る．

CENTRAL NERVOUS SYSTEM
BRAIN SPINAL CORD
中枢神経系
脳　　　　　　　　　　脊髄

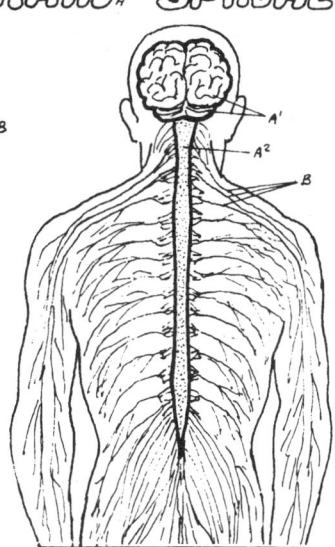

PERIPHERAL N.S.
末梢神経系

SENSORY AFFERENT NERVES
感覚求心性神経

MOTOR EFFERENT NERVES
運動遠心性神経

SOMATIC (VOLUNTARY)
体性（随意）

AUTONOMIC (INVOLUNTARY)
自律性（不随意）

感覚刺激は，末梢感覚受容器（1）を興奮させ，感覚細胞（2）に神経インパルスを誘発する．これらのインパルスは，感覚神経（求心性）（3）を通って中枢神経系（脳と脊髄）に運ばれる．ここで感覚信号はまず分析されて下位感覚中枢（4）へ統合される．必要に応じて反射反応は下位連合（5）や運動系の活性化によって起こされる．複雑な刺激を処理する場合には，感覚信号は中枢感覚（上行性）経路（6）を経由して，上位感覚機構（7）へと投射される．上位感覚および連合中枢（8）で分析および統合されたあとで，適当な信号だけが上位運動中枢（9）へ伝達され，それから中枢運動中枢（下行性）経路（10）を経て，下位運動中枢（11）へ伝達される．最終的な運動命令は，下位運動ニューロンと末梢運動（遠心性）神経（12）を経て，末梢効果器へ送られる．体性神経系では，これら効果器が骨格筋（13）である．これらの活動は身体の運動をひき起こす．内臓効果器（平滑筋と腺）への中枢の命令は，脳の特殊な構造（辺縁系，視床下部，延髄）（9A）内で起こり，自律神経（交感と副交感神経）線維（遠心性）（12A）を経由して送られて，血管壁，心臓，消化器系等（13A）を調節する．

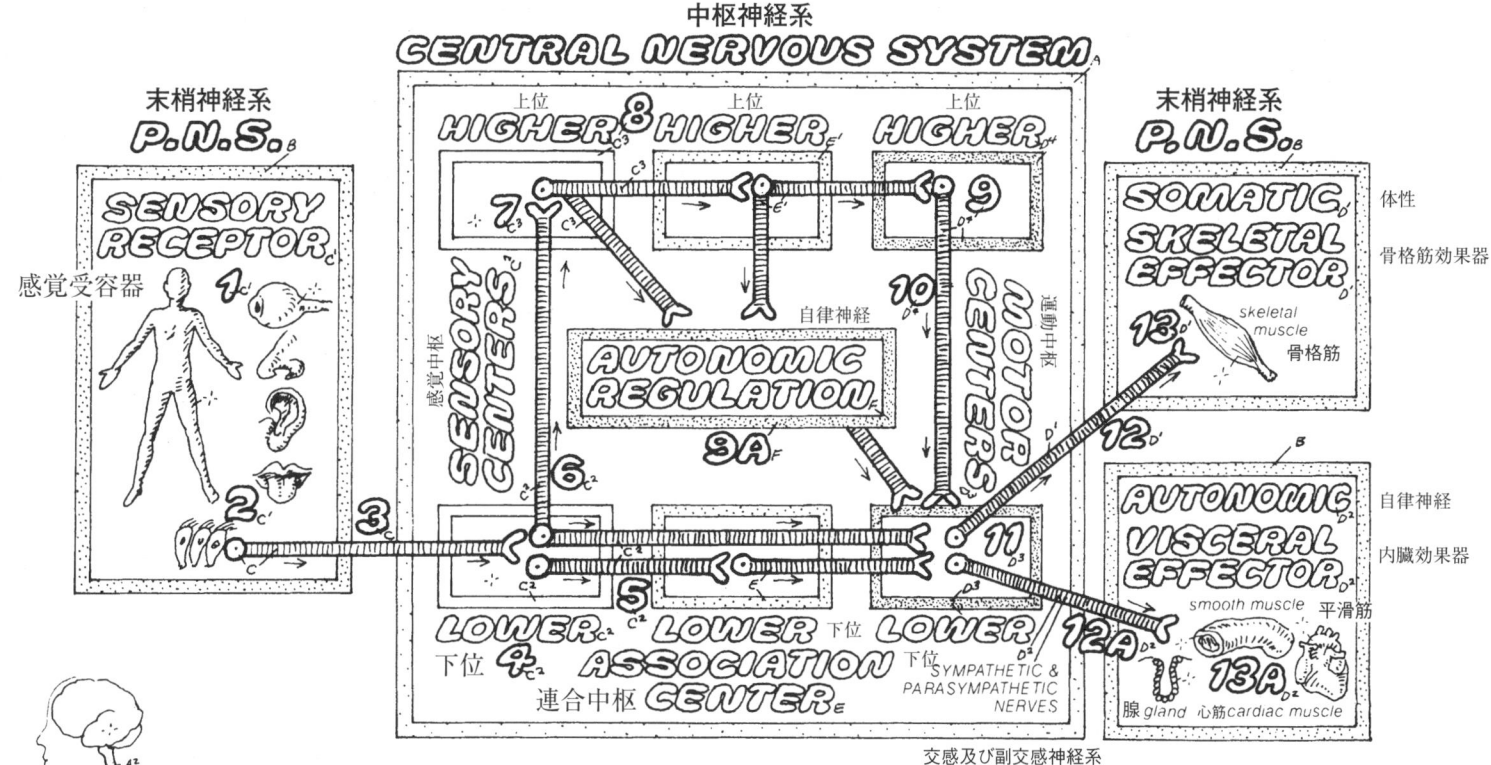

CENTRAL NERVOUS SYSTEM
中枢神経系

P.N.S. 末梢神経系

HIGHER 上位　HIGHER 上位　HIGHER 上位　(7, 8, 9)

SENSORY CENTERS 感覚中枢　　MOTOR CENTERS 運動中枢

AUTONOMIC REGULATION 自律神経 (9A)

LOWER ASSOCIATION CENTER 下位連合中枢 (4, 5)

SYMPATHETIC & PARASYMPATHETIC NERVES 交感及び副交感神経系

SENSORY RECEPTOR 感覚受容器 (1, 2)

SOMATIC SKELETAL EFFECTOR 体性 骨格筋効果器
skeletal muscle 骨格筋 (13)

AUTONOMIC VISCERAL EFFECTOR 自律神経 内臓効果器
smooth muscle 平滑筋
gland 腺　cardiac muscle 心筋 (13A)

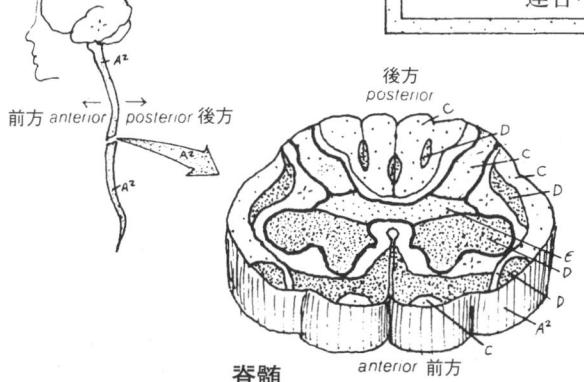

前方 anterior　posterior 後方

SPINAL CORD (LOWER CENTERS)
脊髄（下位中枢）

CEREBRAL CORTEX (HIGHER CENTERS)
大脳皮質（上位中枢）

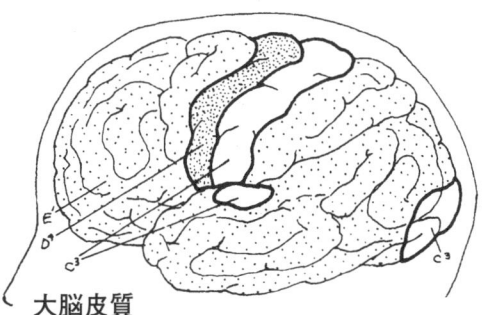

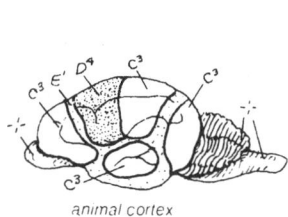

animal cortex 動物性皮質

感覚・運動・連合機能は，中枢神経系のそれぞれ異なった部位で行っている．脊髄（最も古い中枢神経系）では，前半分（腹側）の構造が運動機能をつかさどる．後半分（背側）は感覚機能をつかさどる．脊髄の中央部分は，連合機能をつかさどり，左半分と右半分ならびに，運動と感覚の連合を結合する機能をつかさどっている．大脳皮質では（系統発生学的には中枢神経の最も新しい部分）は，感覚機能は主に後半分に位置する所で行われる．

運動機能は，前半分（前頭部）領野で取り扱われる．脊髄では，連合野の領域は感覚，運動領に比べて比較的小さい．大脳皮質では，連合野の大きさは感覚および運動領野よりもはるかに大きい．進化と共に連合領野の大きさが著明に増加してくることは，これらの領野神経系の高次機能（学習，認知，言語）にとって重要であることを示している．

脳の構造と一般機能

　脳は頭蓋骨の中にあって，脊髄上部にある中枢神経系（CNS）のすべての部分から成り立っている．脳は2つの大きい部分に分けられ，それは下位の脳幹部と高位の大脳（前脳）である．

脳幹は内臓機能と脳反射を調節している

　脳幹部は脊髄のすぐ上部にあり，脊髄と広範な連絡をしている．脳幹部はより原始的な脳の部分であり，延髄，橋，小脳，中脳，視床下部及び視床からなる．脳幹部の構造と機能は，特に哺乳動物の中で下等脊椎動物でも高等脊椎動物でもほとんど同じである．脳幹部構造は生存のために必要な多くの身体的，自律的，反射的機能をつかさどっている．呼吸と循環と消化機能を調節する中枢は，最下位の脳領域である延髄にある．橋は呼吸の抑制的調節中枢と小脳と相互作用をしている．

　橋と延髄の網状核心部内のびまん性構造領域は網様体構造を構成していて，睡眠と覚醒と注意ならびに上位前脳構造の興奮を広範に調節する働きがある（図106）．中脳の体運動中枢（核）は，歩行や姿勢の調節と頭部や眼の動きに対する反射作用を行っている（図97）．小脳は脳幹部の背部に位置しており，運動協調作用をする主な運動構造を持っている（図97）．

　無脳児—人では脳幹の運動能力は高次前脳部よりも成熟している．脳幹部が行動や神経調節を行っている能力は，生まれながらに前脳のない新生児（無脳児）の運動能力と行動能力を観察することで解明することができる．これらの新生児は通常は長期間生きのびることはできないが，その短い期間中に多くの行動をすることができる．彼らは乳首を捜しあて，乳を吸うことができ，また笑ったり，まゆをしかめたり，泣いたり，声を発したりできる．そして正常の新生児がやるのと同じように，頭や手足も動かすことができる．

前脳部は高次脳機能を調節する

　人の前脳部は2つの階層的に構成される低次の間脳と高次の終脳とより成り立っている．

　視床下部と視床—間脳は視床下部と視床から構成されている．視床下部には内部環境（ホメオスタシス）を調節する多くの中枢（核と領野）を含んでおり，体温，血糖，空腹・満腹や性行動を制御している．視床下部は，その生体時計で日内周期を統御し，また内分泌系やホルモンの活性を調節している．視床は，感覚信号を統合してこれを上位の前脳構造，特に大脳皮質に投射する複雑な構造を含んでいる．視床はまた運動調節や皮質の興奮にも関与している．

　大脳半球と皮質—視床下部と視床上に位置している構造は前脳の終脳である．人の前脳は2つの対称的な大脳（脳）半球からなる．それに，大脳皮質，大脳基底核及び辺縁系がある．2つの大脳半球は脳梁と呼ばれる大きな神経線維の束で連結されている．大脳皮質は高度に組織化された神経細胞の網目（灰白質）が約5mmの厚さで半球（皮質）表面を覆っている構造をしている．皮質のニューロンは水平面に6層に，垂直には機能的に異なった"柱"の構造に配列されている（図93，100）．

　皮質の大部分を頭蓋骨内にうまく入るようにするためには，折り重なりと回転（溝＝しわ，回＝回転）を形作っている．皮質を連合している神経線維（白質）の大部分は，大脳半球の大部分を形作っている．人では大脳皮質は，特に大きさや神経細胞構成の両面でよく発達しており，知覚および運動情報の最も高度で複雑な解析を可能にする部位である（図111）．

　皮質葉—それぞれの半球，殊にその皮質は外側から見える4つの葉と隠れた部位"島"に分けられる．前頭葉は半球の前方先端から，後ろは中心溝（Rolando裂）まで広がっている．前頭葉の後方領域は，言語機能も含む運動機能のために特殊化されている（図96）．そして前方領域は，学習，計画，言語や他の精神機能に関与している（図111）．後頭葉は，半球の後部にあって，主に視覚の機能に関与している（図100）．前頭葉と後頭葉の間の背側（上方）および外側領野は，頭頂葉と呼ばれる．ここは体性感覚（たとえば皮膚感覚）とその関連機能のために特殊化されている（図93）．頭頂葉のある領域は，認知と知識過程に関与する重要な部分である．側頭葉は聴覚中枢とその関連想起領域で，言語中枢を含む．側頭葉のその他の領域は記憶に重要である（図109）．側頭葉の前部と基底部では，嗅覚と辺縁系に関与した機能を持っている．第五の主要な皮質野の"島葉"は外からは見えないで，側頭裂内に深く埋め込まれている．

　基底核と辺縁系—前脳の中には，基底核もあり，これは主として運動構造の複合体からなり立っている．下等動物では，基底核は唯一の高次運動構造である．人では，基底核の構造は皮質と小脳の運動領域と一緒になって，大ざっぱな随意運動の計画や協調性に関与している（図97）．もう一つの前脳系には辺縁系がある．辺縁系構造——海馬，扁桃核，楔状核および中隔——は視床下部と一緒に働いて本能的の行動，情動，衝動などの発現を密接に調節している．また視床下部と扁桃核は主要な認知機能，特に記憶の処理を行うことが明らかになっている．そして，この辺縁系全体の大きさと形は，哺乳動物の進化過程で著明な変化は認めないが，このことは，この系があらゆる哺乳動物に共通した基本的行動であることを示している（図97，108参照）．

　運動，感覚，認知，および行動機能などははっきりした脳の領域に局在しているけれども，これらの領域は神経線維によってよく結合が出来ていて，脳はしばしば全体として働いている．このことは学習，記憶，意識のような脳の働きが"全体的機能"であることが真実であることを示している．

CN：B，C，E，F，Gには暗い色で塗る．
1．右上端の2つの大脳半球（A'）標題を，構造に関する標題は除いて，色を塗る．それから，上左端の図から始めて辺縁系に，更に基底核へと進んでゆく．
2．下図の両方向からの図に同時の色を塗る．中央部矢状断面図の縦の破線は，横断面の場所を示す．

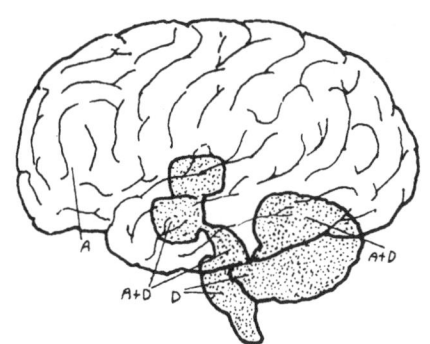

前脳と脳幹部
FOREBRAIN & BRAIN STEM

解剖学的に，脳は高次の神経機能（感覚，随意運動調節，情緒，認知，言語）をつかさどる前脳（大脳）と，内臓機能や，不随意反射や，また前脳から来たり，また前脳へ行く信号の中継点として働いている脳幹部とに分けられる．

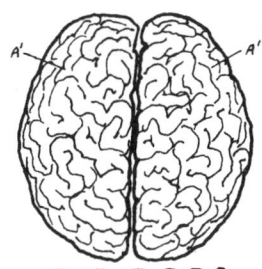

BRAIN 脳
FOREBRAIN 前脳
CEREBRAL CORTEX 大脳皮質
LIMBIC SYSTEM 辺縁系
BASAL GANGLIA 基底核
BRAIN STEM 脳幹
THALAMUS 視床
HYPOTHALAMUS 視床下部
MIDBRAIN 中脳
PONS 橋
MEDULLA 延髄
CEREBELLUM 小脳

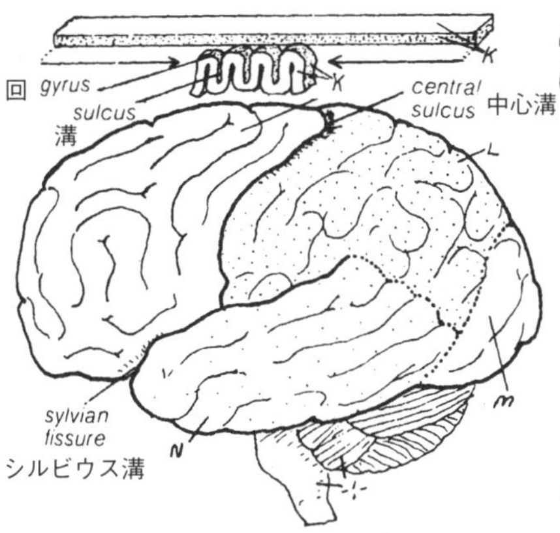

大脳皮質の分葉
LOBES OF THE CEREBRAL CORTEX

FRONTAL 前頭葉
PARIETAL 頭頂葉
OCCIPITAL 後頭葉
TEMPORAL 側頭葉

gyrus 回　sulcus 溝　central sulcus 中心溝　sylvian fissure シルビウス溝

前脳は2つの半球からなり，それぞれは前頭，頭頂，後頭，側頭部の4つの葉部分に分けらる．それぞれの葉部分頭蓋骨にちょうど適合するように折りたたんだように広がっている（したがって溝と回）厚さ3〜5mmの灰白質で覆われている．後頭葉は高次視覚機能をつかさどり，側頭葉には聴覚と言語連合と認知領野があり，頭頂葉は体性感覚とその連合領野があり，前頭葉は高次運動とその連合領野を含んでいる．各葉の深部には白質（線維）と他の前脳構造（辺縁系，基底核）がある．

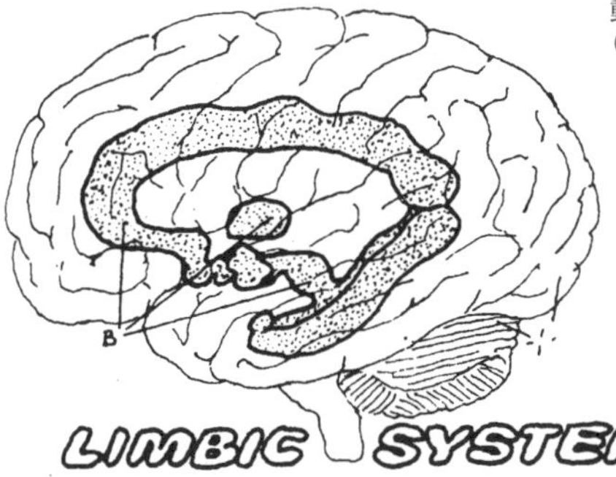

LIMBIC SYSTEM 辺縁系

前脳の辺縁系は，情緒，感情と衝動の表現を制御し統合している．下等動物では辺縁系は，嗅覚と密接に連絡している．高等動物では辺縁系は，前頭葉の皮質及び基底核との連絡がある．辺縁系のある構造（海馬と扁桃核）は記憶の処理にも関与している．

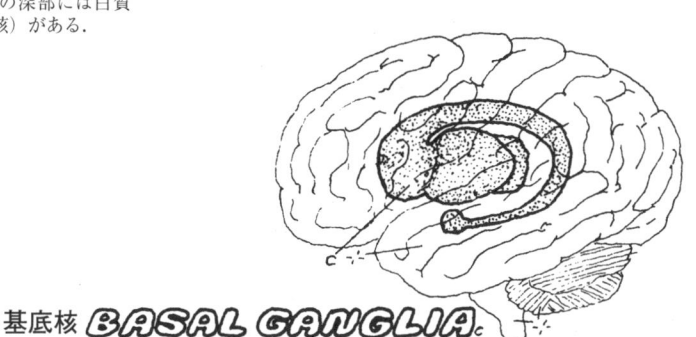

基底核 BASAL GANGLIA

基底核の構造は，高次随意運動で，運動皮質と調和して機能している．基底核の傷害ははっきりした運動障害（例えばパーキンソン病）をひき起こす．鳥類や下等動物では，真の皮質（新皮質）はなく，基底核の構造が運動調節の最高中枢である．

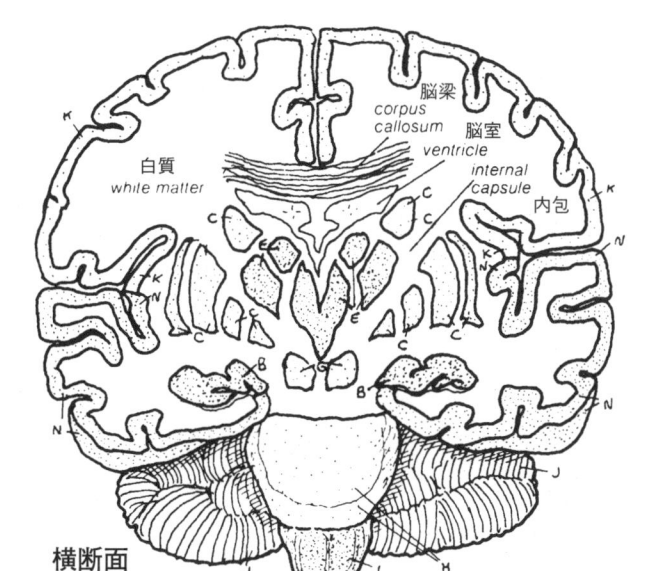

横断面 CORONAL SECTION

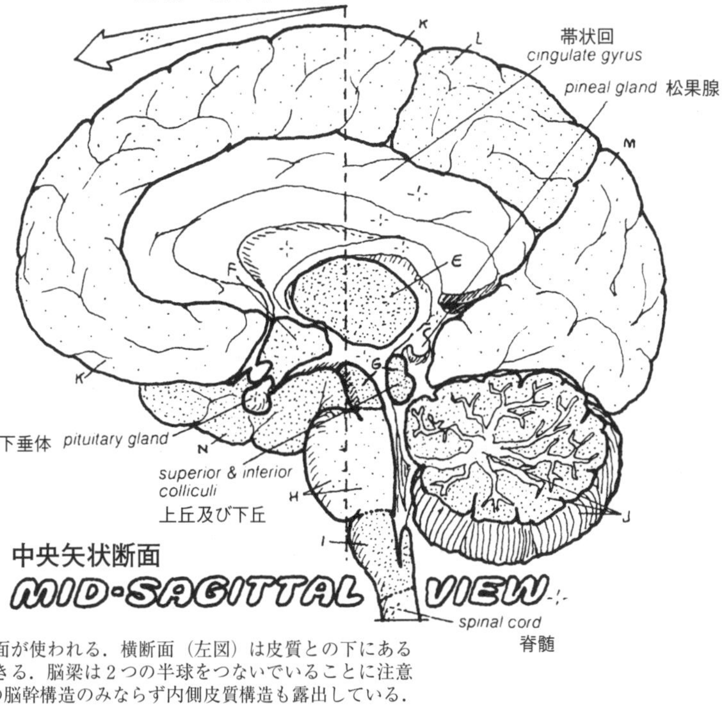

corpus callosum 脳梁　ventricle 脳室　internal capsule 内包　white matter 白質

中央矢状断面 MID-SAGITTAL VIEW

cingulate gyrus 帯状回　pineal gland 松果腺　pituitary gland 脳下垂体　superior & inferior colliculi 上丘及び下丘　spinal cord 脊髄

脳の内部構造を視るために，冠状（横断）面及び矢状断面が使われる．横断面（左図）は皮質との下にある白質と神経中枢（基底核，視床）間の関連を見ることができる．脳梁は2つの半球をつないでいることに注意する．矢状面は中央平面で切断していて，隠れていた多くの脳幹構造のみならず内側皮質構造も露出している．

脊髄の構成

脊髄（SC）は中枢神経系（CNS）の2つの主たる部分の1つである．脊髄はおよそ40〜45cmの長さがあり，頸から腰部までの脊椎骨の内腔中に伸長してある．事実，すべての頸，躯幹，四肢の随意筋は脊髄から運動神経の支配を受けている．皮膚や内臓のすべての交感神経系と腰・仙部の部分の副交感神経系性運動枝は脊髄から出てくる．皮膚，筋肉，躯幹や四肢の関節の末梢受容体からの，すべての知覚信号は，脊髄に送られている．

脊髄（SC）は反射を仲介し，主要な線維経路を持っている

脊髄は2つの基本的な機能を行っている．第一は，1つの神経中枢として働いていることであって，入ってくる知覚信号を統合し，大脳の関与なしに運動信号を直接伝達する．この機能は，有害な刺激から防御したり，身体を支えるのにとりわけ重要な脊髄反射の働きであることがわかっている．第二は，脊髄は末梢と脳との間にある介在神経中枢である．このようにして脳から全身の筋肉に行く，すべての随意性および不随意運動の命令は筋肉に到達するまえに脊髄に伝えられて，そこで筋肉に伝えられる前に処理される．同様に，末梢の受容体から脳の中枢へ行く感覚信号は，まず脊髄の感覚中枢に連絡されて，そこで部分的に処理し統合されてから脳の感覚中枢に伝えられる．脊髄内の線維経路はこのように脳と脊髄間の両方向の連絡に役立っている．脊髄に加えられた障害は，たとえ脳が完全であっても麻痺を生じ，随意筋が使えなくなったり，身体下部末梢からくる感覚が失われたりする．

脊髄白質は内側の灰白質を取り囲んでいる

脊髄の構成構造は脊髄の横断面を観察することでもよく理解することができる．全長を通じて，白質である外層が，灰白質の内層を取り囲んでいて，その左と右の半分は対照的である．しかしながら，白質と灰白質の大きさは脊髄分節の間で異なっている；四肢に関連している分節で厚くなっている．白質は大部分有髄神経線維（軸索）の束からなっている．これらの線維の細胞体は脳内（下行線維）あるいは，脊髄内（上行線維）のいずれかにある．灰白質は神経細胞（ニューロン），それらの突起および細胞間にある多数のシナプスから構成されている．

脊髄の灰白質はHという文字のような（または蝶の羽根に相当する部分は"角"と呼ばれる）形をしている．灰白質は3つの機能部分に分けられる．背（後）角は感覚性，腹（前）角は運動性，そして中央領域は一部，感覚と運動の間の連合機能を行っている．灰白質のこれらの領域は，連想的および統合的脊髄領域を構成している．

運動性，自律性および介在ニューロンは脊髄灰白質にある

脊髄の灰白質には大小のニューロンがある．そして大型のニューロンは運動性か感覚性である．運動ニューロンは，前角に局在しており，そのニューロンから前（運動）根を経て随意骨格筋へ運動線維を送っている．運動ニューロンは群れを形作っており，それぞれの群は違った筋肉を支配している．そして，脊髄の胸髄，腰髄，および仙髄には，別々の神経細胞の塊があり—自律性運動ニューロン—があり，それらは自律神経節と内臓臓器に神経を送っている（図85）．

後根と後角の感覚性役割—脊髄に入る感覚入力は，第一次感覚ニューロンを経て後根を通って後角に達する．これら細胞の細胞体は脊髄灰白質外側に位置している感覚神経節（後根神経節）内にある．これらの第一次感覚神経細胞は二股に分かれた軸索を持っている．その末梢枝は，皮膚や関節などの部位から感覚情報をもたらす；その中枢枝は後角に入る感覚根から感覚性連絡細胞と介在ニューロンにシナプスをつくる．後角に局在する大型の感覚性連絡細胞は，反対側へ交叉する線維を出し，また脊髄の白質を上行して入ってくる末梢感覚信号が，高次の脳中枢と連絡している．

前角の機能は運動性である—後根感覚性線維のあるものは，同側の前根には入らないで，そこで運動ニューロンと直接シナプスを形成している．介在ニューロン（連合ニューロン）は小型で，同側または対側の前角にある第一次感覚ニューロンと運動ニューロン間を，興奮性及び抑制性結合をしている．こういった局所性結合は，脊髄反射（図95）を行っている．運動ニューロンは感覚ニューロンや介在ニューロンのみならず，高次脳中枢のニューロンからの入力も受けている（図96）．あらゆる脳ニューロンと随意骨格筋との間の連絡は，脊髄運動ニューロンを経由してのみ可能であるので，脊髄運動ニューロンは"最終共通経路"と呼ばれる．

脊髄は下行する（運動性）および上行する（感覚性）経路を持っている

脊髄の白質は更に束（柱索）に分けられるが，それぞれは脊髄と脳へ行っている幾万もの神経線維（軸索）を含んでいる．これらの神経束は脊髄（伝導）経路を形成しており，上行束と下行束からなる．一般的に，上行束経路は感覚性で，末梢から生ずる信号を脊髄から脳へ伝える．下行束経路は運動性で，脳から脊髄へさらに筋肉に伝達される指令をもたらす．運動と感覚経路の線維は機能的にははっきり区別される束に分離されている．例えば線細な触覚，圧覚および自己受容に関与する信号は，後方経路を上行し，痛覚や温度覚の信号は外側脊髄視床経路を上行する．随意運動の信号は背外側経路を下行し，不随意性運動の信号は前側経路を下行する．

CN：Fには暗い色を用いる．
1．上方左角から始める．
2．脊髄の構造に色を塗る．灰白質（D）に色を塗り，白質（E）には色を塗らないでおく．
3．灰白質の構造に色を塗るが，これは下方に脊髄断面の左半分に示されている．灰白質の3つの帯状部の縁のみを灰白色に色を塗る．この半分の全灰白質部分には，灰白色に色を塗る．

FUNCTIONS OF SPINAL CORD 脊髄の機能
SENSORY SIGNALS 感覚信号
PATHWAYS TO & FROM BRAIN
MOTOR SIGNALS
脳への感覚信号と脳からの運動信号

脊髄（SC）は，頸から下位背部にかけて脊髄腔内腔に拡がっており，非常に重要な中枢神経系の構造を持っている．脊髄はあらゆる全身の部分（頭部の大部分を除き）感覚信号を受け，また内臓の不随意筋や腺と同様，四肢，躯幹，頭部の随意筋に運動の指令を送っている．脳の感覚性および運動性結合の多様性を通して，脊髄は身体と脳との間の交通を仲介している．脊髄はまた，独立した，不随意性運動反射の統合中枢でもある．

ORGANIZATION OF SPINAL CORD 脊髄の構成
GRAY MATTER 灰白質
WHITE MATTER 白質
SENSORY NEURON ニューロン感覚
INTERNEURON (ASSOCIATION) 介在ニューロン（統合）
MOTOR NEURON 運動ニューロン
ASCENDING TRACT (SENSORY RELAY N.) 上行経路（感覚放射ニューロン）
DESCENDING TRACT (UPPER MOTOR N.) 下行経路（上位運動ニューロン）

DORSAL ROOT (posterior) 背（後）根
VENTRAL ROOT (anterior) 腹（前）根

ORGANIZATION OF GRAY MATTER 灰白質の構成

脊髄の灰白質は，およそ背側角（DH）および腹側角（VH）にあり，背側角は感覚機能を，腹側角は運動機能をつかさどる．中央帯は同側および反対側の背側角および腹側角の間の連合機能をつかさどる．背側角は背側根（後根）を通ってくる感覚信号を受ける．感覚求心路は種々の感覚様式（痛み，触覚等）を伝え，それらは後角のそれぞれ違った薄束に終わっている．後角はこれらの信号を分析し，統合して脊髄の連合ニューロンおよび運動ニューロンへ伝えたり，あるいは脳へ中継しているニューロンへと伝える．前角は脊髄運動ニューロンの細胞体を含んでおり，脊髄から出る線維は前（運動）根を通って随意筋を支配している．それぞれの前角の中では運動ニューロンは，分離した（神経）核内にグループに分けられており，それぞれ違った筋肉を支配している．中央の連合領域には，抑制性および興奮性介在ニューロンが存在する．それら介在ニューロンの短い軸索は，同一かまたは他の脊髄の前角および後角にある感覚性および運動性ニューロンとの間で特殊な結合をしている．これらの結合によって脊髄の統合と脊髄反射が行われている．

脊髄は基本的にはその全長にわたって均一な構造を持っている．脊髄には白質（WM）の外帯にとり囲まれた灰白質（GM）の内部塊があるように配列している．横断面では，脊髄の灰白質はHの形あるいは蝶の形をしている．灰白質はニューロンの細胞体，樹状突起，短い軸索，それにシナプスよりなりたっており，ここが神経性（シナプス）分析，統合，伝達をつかさどる場所となっている．灰白質はそこから脊髄が末梢と連絡している前根および後根と連絡している．白質は脊髄と脳を結んでいる上行（感覚）性線維を含んでいる．線維の周りにある脂肪性のミエリン鞘は，白質のゆえんである．

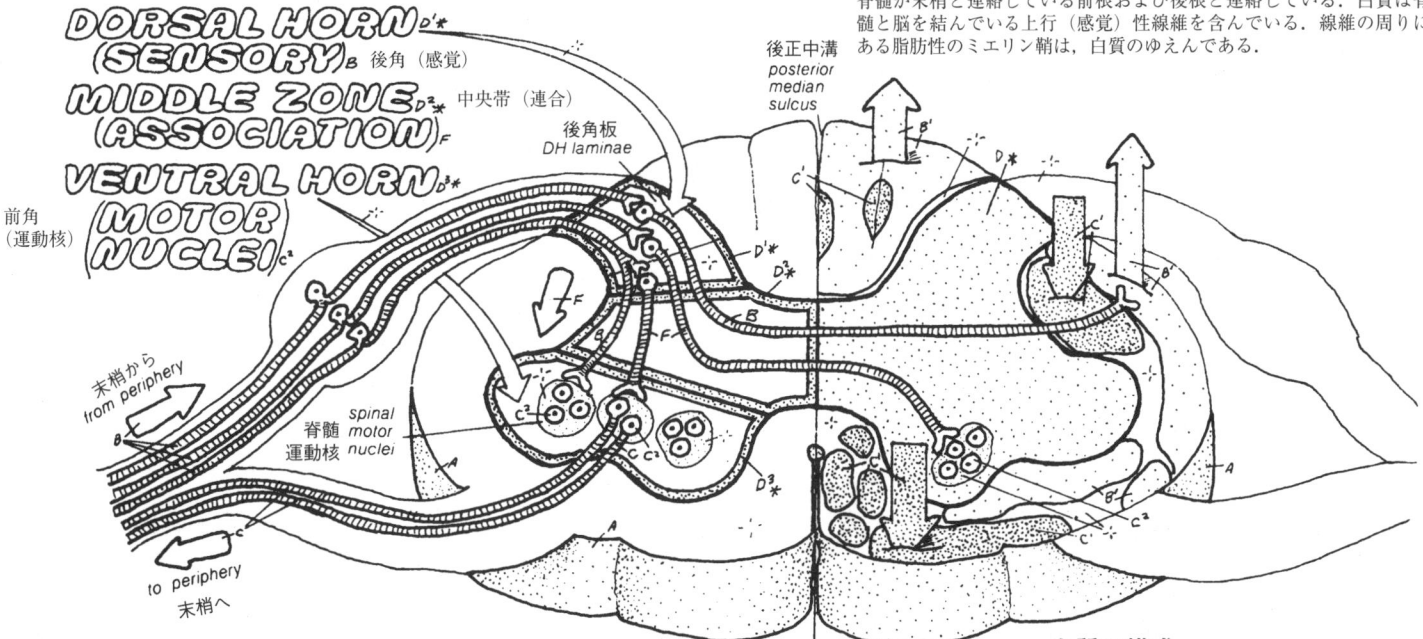

DORSAL HORN (SENSORY) 後角（感覚）
MIDDLE ZONE (ASSOCIATION) 中央帯（連合）
VENTRAL HORN (MOTOR NUCLEI) 前角（運動核）

後正中溝 posterior median sulcus
後角板 DH laminae
末梢から from periphery
脊髄運動核 spinal motor nuclei
to periphery 末梢へ

脊髄の白質は下行線維束（柱，経路）と上行線維束（大型ニューロンの軸索）に分けられる．上行線維は一般的に感覚性で，下行線維は運動性であり，一部の下行線維は感覚入力を調節している．主要な上行感覚経路は，脊髄と延髄，脳幹網様体および視床と連絡している．主要な下行経路は，脊髄を中脳不随意運動中枢のみならず，前脳の随意運動領域と連絡している．

白質の構成
ORGANIZATION OF WHITE MATTER

末梢神経系

末梢神経系は図82に紹介されている．ここでは焦点を中枢神経系（CNS）と末梢との間の信号連絡を行い，脳（脳神経）あるいは脊髄（脊髄神経）と結びついている末梢神経に当てる．末梢神経は感覚性，運動性あるいは混合性で，その多くは自律神経線維を含んでいる．

脳神経と脊髄神経：

脳神経は脳と結びついていて，異なった機能を行う—12対の脳神経にはそれぞれ名前あるいはローマ数字が付けられていて，脳の異なった部位から出ている．それらの機能のまとめは次に示されている．

番号	名前	型	特殊機能
I	嗅神経	感覚性	嗅球からの求心路
II	視神経	感覚性	目から脳への視覚求心路
III	動眼神経	体性・運動性	眼球運動（上，下，内側）
		副交感性	水晶体調節，瞳孔収縮
IV	滑車神経	運動性	眼球運動（下，外側方向）
		感覚性	筋受容器からの求心路
V	三叉神経	感覚性	顔面，歯，鼻粘膜と口
		運動性	咀嚼（噛む）
VI	外旋神経	運動性	眼球運動（外側方向）
VII	顔面神経	感覚性	圧，顔からの自己受容；舌の前2/3よりの味覚信号
		運動性	顔の表情
		副交感性	唾液腺と涙腺の刺激
VIII	平衡-蝸牛神経	感覚性	聴覚と平衡感覚
IX	舌咽神経	運動性	咽頭の嚥下筋
		感覚性	舌の後ろ1/3からの味覚，血圧受容器
		副交感性	唾液腺の刺激
X	迷走神経	副交感性・運動性	軟口蓋，咽頭，心臓と消化器
		内臓感覚	耳管，横隔膜，腹部と胸部内臓器からの感覚
XI	副神経	運動性	口蓋，咽頭，喉頭，頸部と肩の筋肉
XII	舌下神経	運動性	舌の運動

脊髄神経は混合性で，それぞれは1つの脊椎と結びついている—31対の脊髄神経は，脊髄の後根（感覚線維）および前根（運動ならびに自律神経線維）と一緒に脊髄から出ている．それらに対応する脊椎のように，脊髄神経は8対の頸髄（首），12対の胸髄（胸）及び5対の腰髄（腰，下背部）に分けられている．また1対の尾骨神経もある．頸部神経は首，肩，腕の標的を支配する．胸部神経は体幹部を神経支配する．腰部神経は足に影響を与える．仙-尾骨神経は生殖器，骨盤及び股の付け根領域に神経を送っている．最大の脊髄神経は坐骨神経で，実際は足に分布する運動と感覚神経の2つが1つになったものである．脊髄神経のいくらかは，その標的に達する途中で，神経叢をつくる：頸部神経叢（C1-C5），腕部神経叢（C5-T1），および腰仙部神経叢（T12-L4 & L4-S4）．

皮膚分節と筋分節は対応する脊髄神経より供給される—神経を注意深く切断したり，神経学的に欠損のある患者を調べると，皮膚表面の各小区画はいくらかの重複はあるけれども特別な感覚神経の支配を受けていることが明らかにされている．このことは体幹部で最もよく示されていて，上部体幹部は胸部神経のT2-T6の支配を受けているが，下部体幹部はT7-T12神経が受け持っているというように，全て順序よく行われている．これらの皮膚分節地図は腕と足では体の発育の間の身体の形態と回転の変化に従って順序よく並んでいるわけではない．胎児の期間，身体は数多くの体節に分画されていて，それぞれに隣接している脊髄分節から神経を受けている．皮膚分節は体節が皮膚になっている部位である．同様に筋肉には筋分節がある．人の皮膚分節が脊髄神経と順序よく対応していることは，四肢の部位で最もよく示されている．頭部の皮膚分節は脳神経によって同様な方法で神経支配を受けている．

自律神経と神経節

自律神経（ANS）および自律神経の標的と機能的効果は，図29に紹介されていて，そこではANSによって調節されている特殊な臓器が示されている．自律性調節は交感神経と副交感神経の2つの型の神経により行われている．自律性運動神経は平滑筋と外分泌腺を刺激して，皮膚，血管及び内臓器官の運動と分泌を制御している．この図は自律神経の解剖学的構成，その経路及び中枢性調節をとり扱っている．

交感性運動性出力は胸部と腰部の脊髄神経を通って出る—交感神経は多くの内臓（心臓，消化器官）と末梢（皮膚腺，血管及び細動脈の筋肉）の標的を神経支配している．頭部の標的（例えば眼の虹彩）は，脊髄神経によって交感性支配を受けている．脊髄神経幹に見出される交感神経は通常無髄の節後神経で，その細胞体は脊柱の両側に沿って位置している交感神経索の中に見出される．交感性節後ニューロンは，脊髄側核内に位置している短い有髄の節前交感性ニューロンによって活動するが，その軸索は神経節鎖に終わっている．

交感神経のニューロンは介在ニューロンによって結びつけられている．この特殊な構成は交感神経系の一般的発火の特徴の基礎となっている．その他の付随的交感神経節は内臓内に見出されているが，それらは自律性内臓神経と結びついていて，胃や副腎髄質のような標的臓器を支配している．交感神経系の非選択性で広範な機能と一致して，交感神経線維は身体内のすべての内臓及び末梢臓器を実際に支配している．多くの例で，交感神経はこれらの臓器特に血管を支配しているので，臓器の血流を調節している．

副交感神経は脳幹と仙髄から出る—副交感神経は4つの脳神経の第III，VII，IX，X神経ならびに，仙髄部から出る脊髄神経と一緒になって走る．最も目立っている副交感神経は迷走神経"迷走者"（第X脳神経）で，肺，心及び消化管を含む多くの内臓器官を支配している．副交感神経の中に含まれる線維は基本的には節前線維で，それらの細胞体は脳幹の運動核あるいは仙髄の中にある．節後ニューロンは短くて標的器官の近くにある末梢神経節から軸索を出している．内臓器官の交感性神経支配は限局性で選択性である．心や消化器系のような標的臓器は豊富で神経支配を受けているが，腎のような他の臓器はまばらな神経支配をもっている．

視床下部と延髄は中枢性ANS調節に役立っている—末梢自律神経（ANS）線維は脳幹，特に延髄と視床下部の神経中枢によって調節されている．延髄性中枢は心血管系，呼吸系及び消化器系のような内臓系の常例的な自律性調節を取り扱っている．交感性視床下部中枢は，体温・恐怖と興奮，闘争と逃亡に対する身体の反応を調節している．このような調節を行うためには，視床下部と延髄の中枢から下降するニューロンは中脳と脊髄内の節前性自律性ニューロンに信号を送って興奮させ，そしてこれらは更に末梢効果器へ行っている節後ニューロンを刺激する．

CN：CとEには暗い色を塗る．

1. 上部左角の文章を読んでから，上方右角の末梢神経系の図に色を塗る．12対の脳神経は種々の感覚性，運動性及び副交感（自律性）神経を含んでいることに注意する．そしてこれに従って色分けする．脊髄神経は拡大された切断神経でみられるように3種類すべてを含んでいる．すべての脊髄神経に色を塗る．

2. 脊髄神経の構成を記述してある大きい図に色を塗る．左方の解剖学的部分から始めて，矢印をも含めて色を塗る．左から右側の細長い図に色を塗る．自律性遠心性運動神経の標題は，交感神経と副交感神経の両方を指すが，灰色を塗る．この大きい図では，交感神経系（下）のみ描かれているが，副交感神経系（G）は下方の図に含まれている．

末梢神経系（PNS）は末梢神経構造と体性及び自律性区分として働いている神経から成り立っている。体性区分では、感覚神経は特殊な（たとえば耳）及び一般的な（たとえば皮膚）感覚受容器と脊髄（SC）及び脳とを結びつけており、運動神経は中枢神経系（CNS）と骨格筋を結んでいる。自律性区分では、内臓性感覚線維（入力）及び交感性（S）及び副交感性（PS）線維（運動性出力）は、内臓器官と脊髄・脳と同様、交感性（S）及び副交感性（PS）神経部と結びつけている。神経幹の中の線維は太さや伝導速度が異なる。

末梢神経 PERIPHERAL NERVES

全部で43対の末梢神経のうち、12対は脳と結びついており（脳神経）、31対は脊髄と結びついている（脊髄神経）。脳神経は直接に脳から出るが、脊髄神経は脊髄の後根と前根が合併してつくられる。脳神経には名前あるいはローマ数字がつけられているが、脊髄神経では対応する脊柱の名前と数から区別される。ある脳神経は純粋に感覚性であるが、他のものは運動性線維が混在している。あるものは一部副交感性（自律神経）線維を含んでいるが、他のものは大部分副交感性である。脊髄神経は一般には混合性で、感覚性、運動性及び自律性線維含んでいる。

脊髄神経（31対）
SPINAL NERVES (31 PAIR)
後根と神経節 DORSAL ROOT & GANGLION
SOMATIC & VISCERAL AFFERENT SENSORY N. 体性及び内臓性求心感覚神経
VENTRAL ROOT 前根
SOMATIC, EFFERENT MOTOR NERVE 体性，遠心性運動神経
AUTONOMIC EFFERENT MOTOR: 自律性遠心性運動線維
交感神経：SYMPATHETIC: PREGANGLIONIC
節前線維
節後線維 POSTGANGLIONIC　交感神経鎖（幹），神経節
SYMPATHETIC CHAIN, GANGLION
PARASYMPATHETIC: PREGANG. 副交感神経：節前線維
POSTGANGLIONIC　GANGLION
節後線維　　　　　　　　　神経節

12対の脳神経 12 PR. CRANIAL; 31 PR. SPINAL NERVES
副交感神経 PARASYMPATHETIC
感覚性 SENSORY
運動性 MOTOR

brain stem 脳幹
8 cervical 8対の頸神経
12 thoracic 12対の胸神経
5 lumbar 5対の腰神経
5 sacral 5対の仙神経
1 coccygeal 1対の尾神経
spinal cord 脊髄

skin and joints (somatic sensory) 皮膚と関節（体性感覚性）

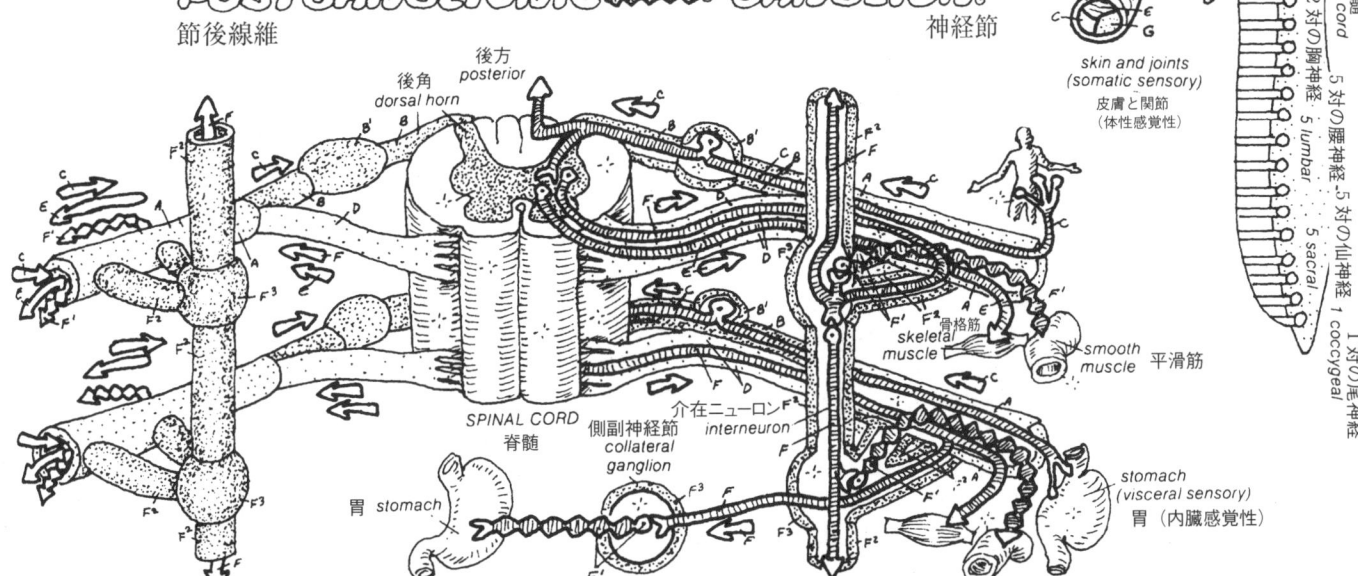

後方 posterior
後角 dorsal horn
skeletal muscle 骨格筋
smooth muscle 平滑筋
SPINAL CORD 脊髄
collateral ganglion 側副神経節
interneuron 介在ニューロン
stomach 胃
stomach (visceral sensory) 胃（内臓感覚性）

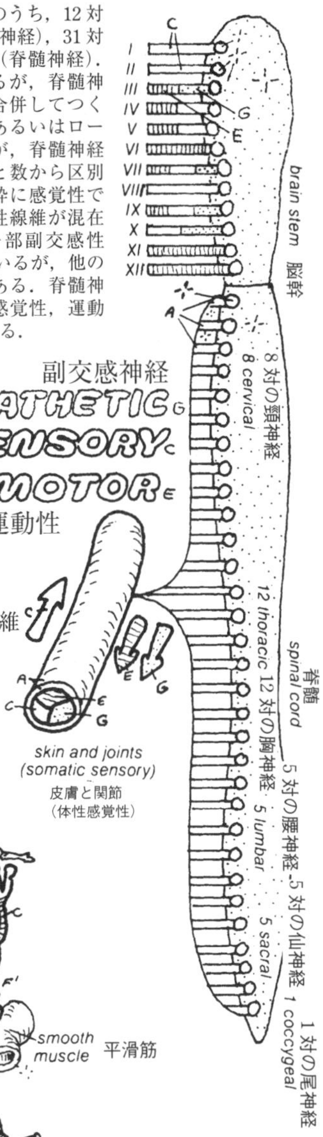

内臓器官からの感覚性求心神経は脳神経及び脊髄神経系に入る。内臓の効果器に行く運動性遠心路は、交感性及び副交感性運動線維の中を通っている。副交感神経線維は脳神経と仙髄神経を通って出てくる。交感神経遠心路は胸部及び腰部脊髄神経を通って出てくる。中枢神経系と内臓の標的器官との間には、交感神経及び副交感神経の遠心路が2つのニューロンと1つの神経節（G）とで連絡路を形成している。脳あるいは脊髄に始まる第一のニューロン（節前）は、神経節内にある第二のニューロン（節後）にシナプスをつくる。交感神経系の神経節は鎖状になって脊髄に平行して存在する。副交感神経系の神経節は標的臓器の近くに位置している。ある標的臓器（たとえば胃）は、節後線維によって支配されている複雑な神経回路網（神経叢）をその臓器の中に含んでいる。感覚性節前線維は脊髄の中間運動角に始まり、交感神経節に終わる。節後ニューロン軸索は神経節から出て脊髄神経に沿って走り、脊髄神経が支配している体性部分の血管や汗腺に行って作用している。交感神経系のその他の節後線維は、神経節を出てある独立した内臓神経を通ってその標的器官に達する。交感神経節の神経節は介在ニューロンによって連結されており、脳あるいは末梢からたった1つの神経節だけが活性化されたときでさえも、いくつかの交感性神経節から同期し一般化したインパルスが生ずる。これとは反対に、その標的器官を持ってはいるが神経節間の結合がない近接した副交感神経節は、副交感神経系による特殊な標的の限局性活性化をひき起こす。脳と脊髄内にある交感性及び副交感性節前線維は、共に視床下部と延髄の高次中枢から下行する線維によって調節されており、視床下部と延髄の中枢が身体の内部臓器の機能（消化，血流など）に対してその調節能を発揮できるように働いている。視床下部はまた大脳辺縁系との結合を通して、覚醒時及び情緒の状態にある間中、身体の内部反応を調節している。

体性及び自律性運動反応 SOMATIC & AUTONOMIC MOTOR RESPONSE

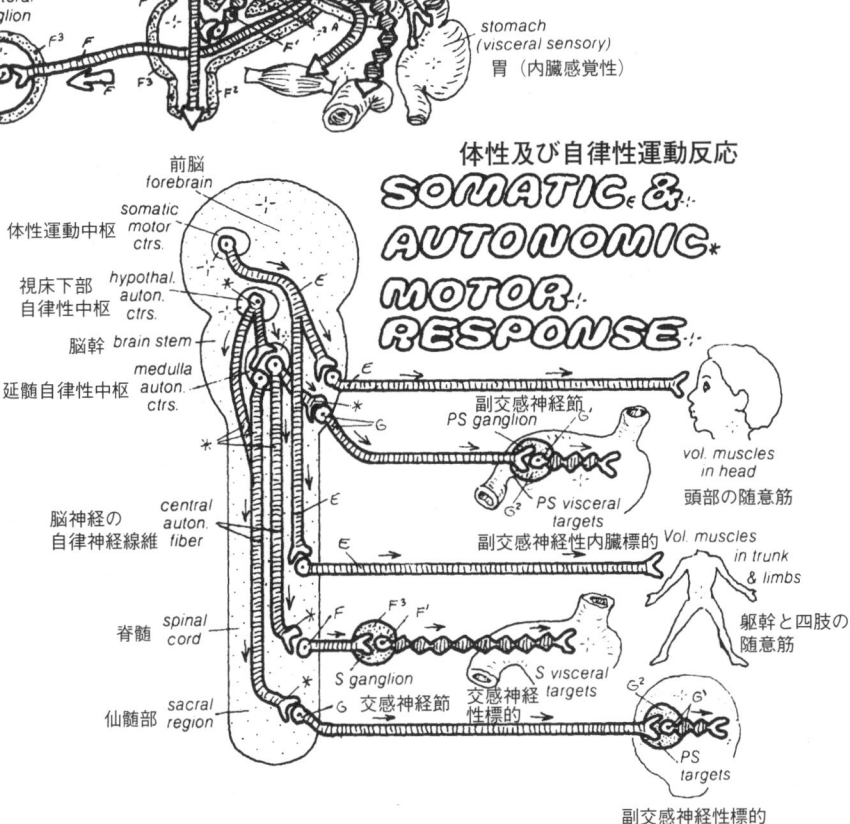

前脳 forebrain
体性運動中枢 somatic motor ctrs.
視床下部 自律性中枢 hypothal. auton. ctrs.
脳幹 brain stem
延髄自律性中枢 medulla auton. ctrs.
脳神経の自律神経線維 central auton. fiber
脊髄 spinal cord
仙髄部 sacral region

副交感神経節 PS ganglion
vol. muscles in head 頭部の随意筋
副交感神経性内臓標的 PS visceral targets
Vol. muscles in trunk & limbs 躯幹と四肢の随意筋
交感神経節 S ganglion
交感神経性標的 S visceral targets
PS targets 副交感神経性標的

末梢神経系の構造と機能

感覚受容器系と中枢神経系（CNS）および，CNSと筋肉や分泌腺のような運動効果器を連結する末梢神経（PNs）は，末梢神経系の活動の決定的な部分である（図82）．ここで我々はPNsの構造と機能ならびに，それらを構成する神経線維について記述する．脊髄および脳神経の標的と機能は，自律神経系の中枢ならびに末梢構成についてのいくつかの様相と同様に，次の図（86）で示される．自律神経系の生理学ならびにその神経の末梢分布についての議論は，図29に見られる．末梢神経とそれらの身体内の正確な分布と標的の詳しい勉強は末梢神経学および人体解剖学の主題である．

末梢神経は多彩な解剖学的ならびに機能的性質を示す

PNsはCNSと末梢感覚器および効果器の間に走っている紐のような神経組織の多様な集団を形成していて，種々の運動性，感覚性および自律性の信号を伝えている．PNsはしばしば足に運動および感覚線維を送る坐骨神経や，光刺激を脳に取り込む視神経，あるいは内臓器官に神経を送っている迷走神経などのように，はっきりした神経幹を形成している．神経幹の太さは非常に多様である；最大のものは坐骨神経で，直径が1cm近くある（実際は2つの神経が1本になっている）．他の大部分の神経は中間の太さである；自律神経のようなその他のものは糸の太さに近い．しばしば幾つかのPN神経幹が合わさって肩のあたりで上腕神経叢を形成し，あるいは骨盤部内で仙骨神経叢のような神経叢を形成する；これらの神経叢内では神経線維の混合が神経幹同士の間で起こって，新しい一組の神経が神経叢から生ずる．

PNsは感覚性，運動性，あるいは混合神経である——典型的なPN神経幹は神経線維が数百～数千本集まって，それぞれ結合織被覆で覆われている神経線維束と呼ばれるはっきりした束にまとめられている．それぞれのPNの束は，機能的には感覚性か運動性か，あるいは腕，手またはその神経が支配する特殊な皮膚領域などの標的によって，はっきりと区別されている．それぞれのPNは沢山の神経束から成り立っているので，神経束全体は感覚系，運動系あるいは混合系である．純粋な感覚性あるいは運動性神経は稀である．たとえば，聴神経は主として感覚性で，聴覚信号を脳幹部に伝えている；滑車神経は主として運動神経で，ある種の眼球運動を受け持っている．大部分のPNsは三叉神経あるいは坐骨神経のように混合性で，感覚性，運動性および自律性線維を含んでいる．細い直径のPNsは純粋に自律性で，あるものは自律性運動性の遠心性線維を含むが，他のものは遠心性と内臓性感覚性の求心性線維を含んでいる——その一例は迷走神経で，沢山の内臓求心性線維を含んでいる．

PNの内部区分と神経上膜，神経周膜，および神経内膜——PNの構造的構成は，その切断面を顕微鏡で見ると明らかである．その観察で，各PN神経幹は神経上膜によって覆われていて，種々の外部からの力や圧力から保護されている．この外側の被覆の内側に幾つかの神経束があり，それぞれは薄い半ば強靭な神経周膜と呼ばれる被覆で覆われていて，無数の細い神経線維が一緒に束ねられている．各線維束の中にある無数の神経線維は，太さは異なっているが，それぞれ神経内膜と呼ばれるゆるい柔らかい結合織の膜で覆われている．神経内膜は，シュワン細胞によってつくられる非常に特殊化された脂肪性の膜であり，軸索を取り巻いているミエリン鞘と混同してはいけない．1本の神経束の中の各神経線維は，感覚性，運動性，あるいは自律性のニューロンの軸索である．3つの神経保護被覆——神経上膜，神経周膜，および神経内膜——は，異なった厚さと弾力性を持っているが，その内側には神経線維が存在して相互に連結している保護的構造を形成している．多くのPNsはまた血管を含んでいる．

末梢神経線維は太さと伝導速度に基づいて3つの型に分けられる

各神経束内の神経線維は，異なった直径を持っている．一般に，太い神経線維はミエリン鞘を持っている（有髄線維）；細い線維のあるものはミエリンを持っているが，最も細い線維はミエリンを欠いている（無髄線維）．種々の太さの神経線維は，通常興奮の閾値と活動電位の伝導速度で表される異なった機能的（電気生理学的）性質を示すのが知られている．これに関連して，神経線維は3つの一般的型，すなわちA型，B型，およびC型と，A型線維の4つのサブタイプ（α，β，γ，およびδ）に分類される．

A型線維は有髄で伝導速度が速い——A型線維は大きい直径（20 μmに達する）の有髄線維で，速い伝導速度（120 m/s，約250マイル/時間）を持っている．A型線維は低い刺激閾値を示し，より小さい直径とそれに対応する伝導速度を持つα，β，γ，およびδサブユニットに分けられている．Aδ線維は，A群の一番細い線維で，直径が約5 μmで20 m/sの伝導速度を持っている．これらの線維は痛みと温度感覚を伝える．最も太いA線維（Aα）は，手や目の速い筋肉へ行く運動神経である．B型線維——例えば自律神経節前線維——は中間の太さ（1～3 μm）で，約10 m/sの速度で興奮伝導を行う．C型線維は最も細い線維（直径1 μm以下）で，非常に高い閾値と遅い伝導速度（1 m/s）を示す．それらは無髄神経で，痛みと大ざっぱな触感覚神経のみならず交感神経節後神経を形成している．匂いの信号を求心的に鼻から脳へ伝える嗅神経線維は，神経系の中で最も細くて（0.2 μm），一番遅い（0.5 m/s）神経線維である．

PNの複合活動電位は色々な種類の線維型を反映している——単一神経線維から記録される単一スパイクの活動電位のよく知られた性質は，以前（図15）に議論した．坐骨神経のような混合神経から活動電位を記録すると，複合活動電位と呼ばれる複雑な様式の波が記録され，これらはその中に含まれている色々な型の線維の興奮を表している．弱い刺激では単一の山（ピーク）だけが記録されるが（A波），これは低閾値，大直径の有髄線維（A型）の興奮に相当する．刺激強度を増加させると，より小さいピーク（B波とC波）が徐々に現れ，これらはより小さい直径でより高い閾値を持っている線維（B型とC型）の活動と関係している．最適の記録条件では，A型線維のサブタイプのα，β，γ，およびδに関連した波形が得られる（α，β，γ，およびδ波）．

CN：Jには赤，Iには青い色を塗る．
1．ページの上方にあるPN神経幹の被覆に色を塗る．色を塗るために，被覆の厚さが誇張されて，正常に存在しているよりもはるかに少ない小胞と神経線維が示されている．
2．神経線維の型（タイプ）に色を塗る．下方の図では，3種の太さの部類に相当する線維には異なった色を塗るが，上方に図では簡単にするためにすべての神経に同じ色を塗るようにする（D）．

STRUCTURE OF A PERIPHERAL NERVE (PN)
末梢神経（PN）の構造

末梢神経（PN）は肉眼で見える神経組織の紐で，その中に無数の神経線維（NF）が神経束をつくっている．PN は中枢神経系と末梢の感覚器および効果器との間を結んで，信号を伝える連絡線として働いている．PN は脊髄神経，脳神経あるいは自律神経グループの一部である．太い混合 PN 幹は，感覚性（求心性），運動性（遠心性）および自律性（通常は遠心性）神経線維を含んでいる．個々の神経幹は，機能的にははっきりした感覚性あるいは運動性の神経線維を含んでいる．

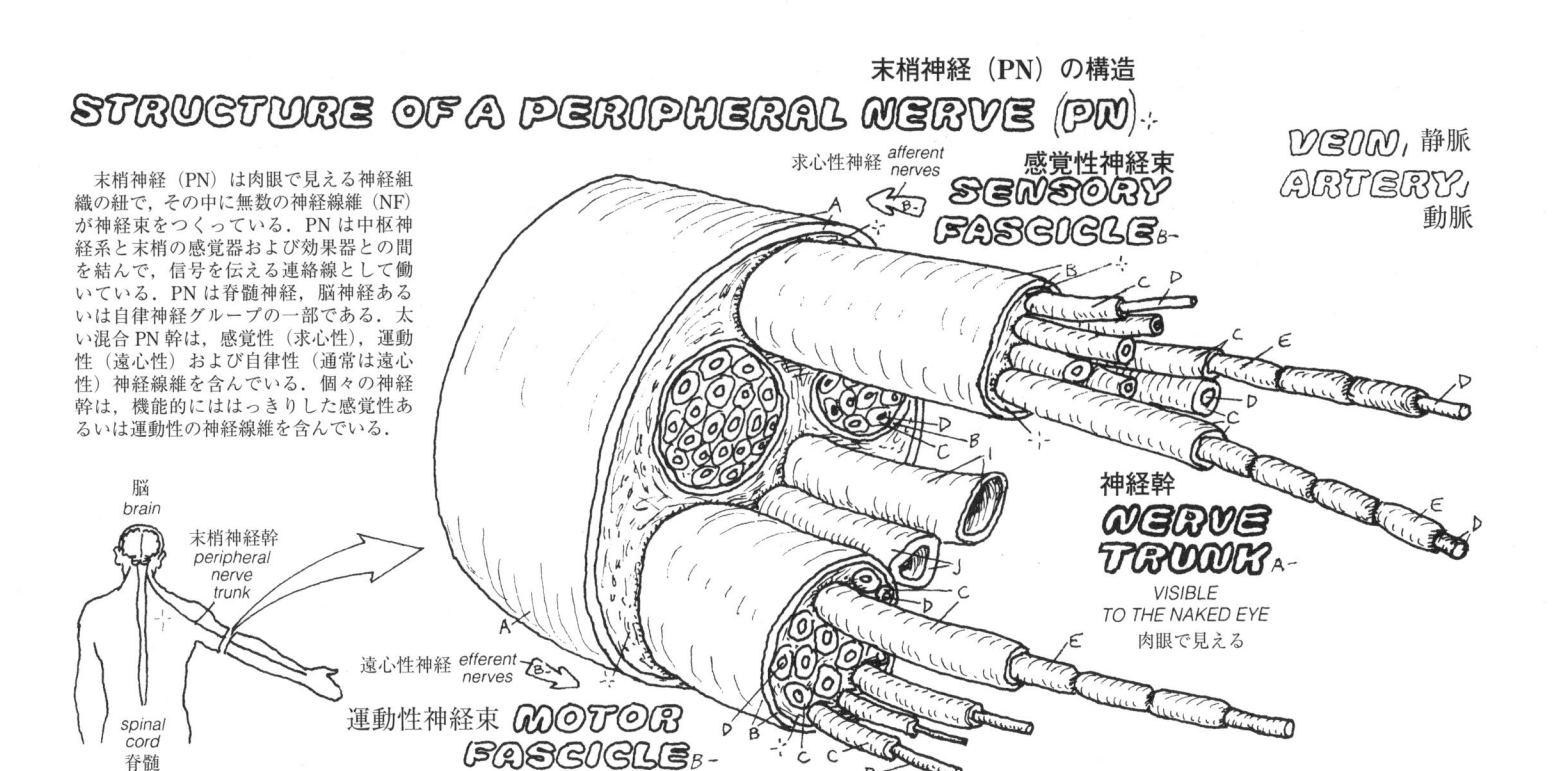

求心性神経 afferent nerves
感覚性神経束 **SENSORY FASCICLE**
VEIN 静脈
ARTERY 動脈
神経幹 **NERVE TRUNK** — VISIBLE TO THE NAKED EYE 肉眼で見える
脳 brain
末梢神経幹 peripheral nerve trunk
脊髄 spinal cord
遠心性神経 efferent nerves
運動性神経束 **MOTOR FASCICLE**

COATS OF A PERIPHERAL NERVE
末梢神経の被覆

- **EPINEURIUM** 神経上膜
- **PN TRUNK** PN 神経幹
- **PERINEURIUM** 神経周膜
- **FASCICLE** 神経束
- **ENDONEURIUM** 神経内膜
- **NERVE FIBER** 神経線維
- **MYELIN SHEATH** ミエリン鞘

末梢神経（PN）は数枚の結合織被膜で覆われていて，圧力や摺り合う機械的な力から保護されている．神経外膜は主要な神経幹の厚い外側被膜である．神経上膜は，内側に神経幹を含む個々の神経束を包む中間の厚さの被膜である．神経内膜は薄くてゆるい覆いで，個々の神経線維間の間隙を埋めている．これら 3 つの被覆は，ゆるく相互に結びついている．太い神経線維はまた脂肪性被覆に包まれて電気的絶縁性をもち，伝導速度を増加させるように働いている．

CONDUCTION VELOCITY OF FIBER TYPES
神経線維の型（タイプ）の伝導速度

TYPES OF NERVE FIBERS 神経線維の型（タイプ）

LARGEST (FASTEST) 最も太い（最も速い）
- **Aα TYPE** Aα 型：（平均直径：20 μm；速度：120 m/s）
- **Aβ TYPE** Aβ 型：（平均直径：10 μm；速度：70 m/s まで）
- **Aγ TYPE** Aγ 型：（平均直径：5 μm；速度：30 m/s まで）
- **Aδ TYPE** Aδ 型：（直径：2〜4 μm；速度：20 m/s まで）

MEDIUM SIZE 中間型
- **TYPE B** B 型：（直径：1〜3 μm；速度：10 m/s）

SMALLEST (SLOWEST) 最も細い（最も遅い）
- **TYPE C** C 型：（直径：1 μm 以下；速度：0.5〜2 m/s）

混合性大型神経幹の神経線維（NF）の直径は，大型（A 型：Aα ＞ Aβ ＞ Aγ ＞ Aδ），中間型（B）型および小型（C 型）がある．太い NF（速筋へ行く運動神経線維，視神経）は一般に有髄で，最も速い伝導速度を持っている．C 型線維（痛覚，自律性）は，最も細く最も遅い神経である．もしも太い混合 PN が一か所で強い刺激（高頻度）によって刺激されると，複合活動電位（CAP）が離れた記録部位から得られる．この CAP の最も高い山（ピーク）（図のピーク A の波）は，一番太い NF の活動電位（AP）に対応して非常に急速に起こる．Aα 〜 Aδ のピーク，B 波および C 波は引き続いてその後に起こるが，これらは高い閾値で遅い速度を持つ細い線維に対応している．もしも刺激強度が弱いときには，低い閾値を持つ太い線維の Aα ピーク（下左の図）のみが見られる．

神経線維は肉眼では見えない
NERVE FIBERS ARE NOT VISIBLE TO THE NAKED EYE

COMPOUND ACTION POTENTIAL OF A PN
PN の複合活動電位

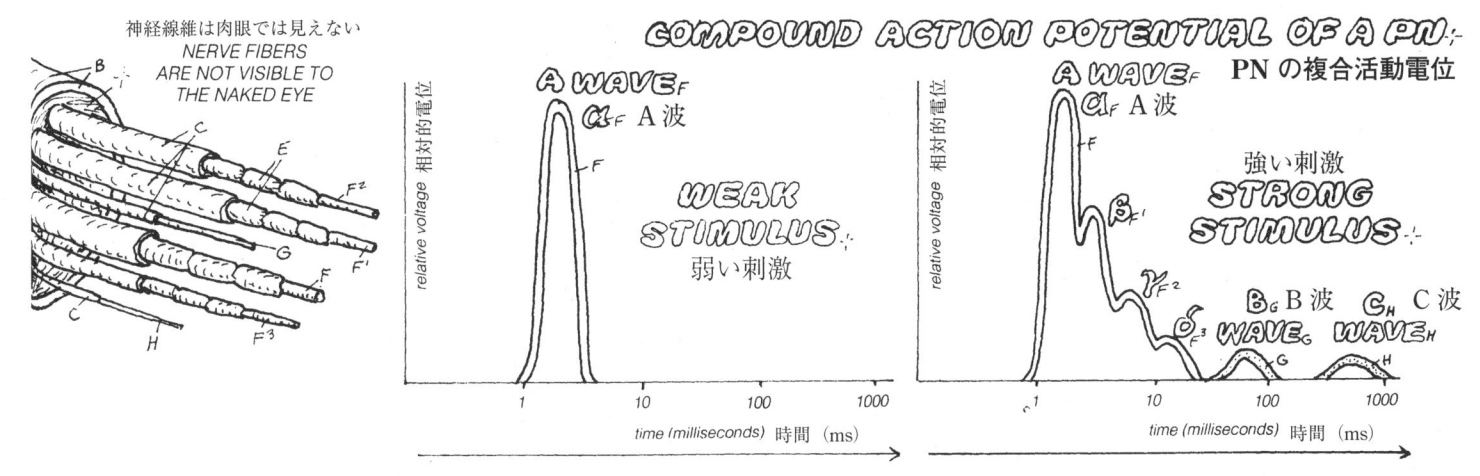

A WAVE α A 波
WEAK STIMULUS 弱い刺激
relative voltage 相対的電位
time (milliseconds) 時間 (ms)

A WAVE α A 波
強い刺激 **STRONG STIMULUS**
B WAVE B 波 **C WAVE** C 波

興奮と抑制の機構

ニューロンは神経組織の興奮性細胞であるが，神経系機能の真の単位ではない．単一ニューロンは活動電位を発生して伝導し神経伝達物質を遊離するが，それ自身によって簡単な反射や複雑な思考過程のような典型的な神経系機能を行うことはできない．

神経回路とシナプスはCNS内の統合を可能にする

CNSの機能は，神経系の真の機能単位である神経回路と神経網によって行われる．ニューロン回路には興奮性および抑制性シナプスを通じて相互に作用している2つあるいは数千のニューロンがある．これらのニューロンは，ニューロン間の調節可能な機能的結合を供給することによって，CNSの統合的機能に役立っている．数兆もあるシナプスが人の脳内にあると信じられている．これらのシナプスなしでは，反射は行われず，末梢とCNSの間のみならず，CNS内部での連絡は止まり，脳の統合的活動は行われない．

CNSシナプスは興奮性か抑制性かのいずれかである

神経回路内のシナプス間相互作用を見るにあたって，1つの脊髄運動ニューロンを考えてみよう．1つの筋肉を収縮させるために，この運動ニューロンはその閾値レベルにまで興奮させられる必要がある．そのとき神経インパルスをその軸索線維に沿って発射して標的の筋肉線維を収縮させる．筋肉が収縮するのを防いで弛緩させるために，運動ニューロンは抑えられ（抑制）なければならない．

この運動ニューロンの細胞体と樹状突起には，感覚ニューロン，介在ニューロン，あるいは脳から出てくる下行性の運動ニューロンの末端で作られる入力シナプスが付いている場所がある．これらシナプスのあるものは，興奮性（E）であり，他のものは抑制性（I）である．E型シナプスとI型シナプスはシナプス後ニューロン上に隣り合ってある．1つのニューロンはEとIの両方の入力シナプスを異なったシナプス前ニューロンから受けとるが，その出力末端は全てEあるいはIであるので，EかIいずれか1つの型の出力シナプスのみをつくることができる．

ニューロンは興奮性あるいは抑制性である

E型出力シナプスを作るニューロンは興奮性（E型ニューロン）と呼ばれる．E型ニューロンはそのシナプス後ニューロンあるいは標的細胞を興奮させて，機能的にする（例えば，活動電位を発火させる）ように誘導する．E型ニューロンの内，全ての運動ニューロンのみならず，末梢とCNSを結びつけている体性感覚ニューロンと，脳から来る下行性運動神経を含むCNS内の主要な部分の間を連絡する大型ニューロン（マクロニューロン）の大部分は全て運動ニューロンである．I型シナプスは中枢性のシナプス性統合にとって重要であるが，小型の抑制性ニューロン（短い軸索を持つニューロン，介在ニューロン，ミクロニューロン）で作られている．

したがって，もしも末梢から来る1本の感覚線維あるいは脳から来る下行性運動線維の1本が脊髄運動ニューロンを抑制する必要があるときには，まずI型介在ニューロンを興奮させてそれがI型出力シナプスを介して，運動ニューロンを抑制する．成人のCNSでは，運動ニューロンに行く全てのEとI末端が恒久的に存在している．神経活動の型——すなわち感覚性あるいは下行性運動入力——のみが，いずれの末端（EあるいはI）が使われるかを決定している．もちろん，使用か不使用か，および学習は，その効率を変化させることによってニューロンとCNSシナプスの性質を変えることができるが，ニューロンあるいはシナプスを1つの型から他の型に変えることはできない．

シナプス電位はニューロンの機能を決定している

それぞれのシナプス終端の活性化は，ゆっくりした弱い段階的なシナプス電位を生じる．これらは2つの型に分けられる——E型シナプスで起こる興奮性シナプス後電位（EPSP）とI型シナプスで起こる抑制性シナプス後電位（IPSP）である（EPSPとIPSPの電気的およびイオン的視点については，ここの表題および図19と20を参照せよ）．もしも多くのシナプス終末が単一ニューロンでぶつかると，EPSPおよび/あるいはIPSPには算術的加算現象が起こって，それらは足し算される．この点は下記で議論される．

シナプス電位の加算

沢山のシナプス顆粒を持つ大型シナプス——たとえば，神経筋接合部——では，単一の活動電位はしばしば1つの筋攣縮を生ずる大きい端板電位（EPSPの強い型）を引き起こすのに十分な神経伝達物質（アセチルコリン）の放出を生ずる（図20）．しかしながら，中枢シナプスでは単一のEPSPあるいはIPSPのエネルギーでは通常シナプス後ニューロンを活性化するのに不十分である．この電位を生ずるようにするには，シナプス後膜表面での興奮あるいは抑制のレベルが増強されなければならない．シナプス後ニューロンの受容表面でのシナプス電位の算術的蓄積はシナプス加算と呼ばれる．E型シナプスがI型シナプスよりも活動的であるときには，興奮が広がる．反対の場合は，抑制がシナプス後ニューロンを支配するようになる．もしもこれらシナプスの2つの型が同じ程度に活動的である場合は，その効果は相殺される．シナプス相互作用の加算はニューロンの統合作用の主要な決定因子である．こうして，シナプス後ニューロンへの興奮性入力と抑制性入力のバランスが，その軸索がインパルスを発火するかどうかを決めている．

空間的および時間的加算

2つの型のシナプス加算——空間的および時間的加算——がある．空間的加算はシナプス前入力が異なったシナプス部位を越えて，同一のシナプス後ニューロン上で衝突して加算されたときに生ずる．空間的加算はE型およびI型シナプスの両方で生じ，そのシナプス前終末は1つあるいはより多くのニューロンに属している．時間的加算——個々のシナプス電位の同時的蓄積——は，単一のシナプスを含んでいる．ここでは放電頻度（インパルス/単位時間）の増加は，シナプス効率を増加させる．E型シナプスでは，加算はシナプス後の放電の確率を増加させる．I型シナプスでは，放電の確率を減少させる．

収束，分散および補充

ニューロン回路内の空間的加算の機会は，単一のシナプスニューロンが同じシナプス後ニューロンを送っているシナプス終末の数を増やすことによって作り出される．これは収束と呼ばれ，その1つの例は感覚性求心線維に分枝している中枢性神経末端にみられる．もう1つは刺激を受けとるニューロン上で，発火する活性化されたシナプス前ニューロンの数を増加させることである．これは補充と呼ばれる．単一のシナプス後ニューロンに同じ型のいくつかのニューロンが収束することは，空間的および時間的加算の機会を作り出すもう1つの仕掛けである．分散はニューロンがその多くの分枝を用いていくつかのシナプス後ニューロンを興奮させる方法である．これにはいつもシナプス的加算が含まれるとは限らない．

CN：AとBには非常に明るい色を塗る．

1. 上方左の絵で，興奮性ニューロン（A）から始めて，脳から脊髄まで下がる神経線維に色を塗る．それから，その拡大図を抑制性ニューロン（B）に沿って色を塗る．求心性（知覚性）及び遠心性（運動）神経線維（A）には，両者共興奮性があるもので色を塗る．大きな図のそれぞれのニューロン及び抑制性シナプス末端に色を塗る．（図の両側にある）シナプス電位の図表も含めて色を塗る．
2. まず収束に，次に発散に色を塗る．
3. それぞれのシナプス電位の図表の続いている空間的および時間的加算に色を塗る．両方の場合で，加算は興奮性電位としに示されていることに注意する．同じことは抑制系でもまた起こる．

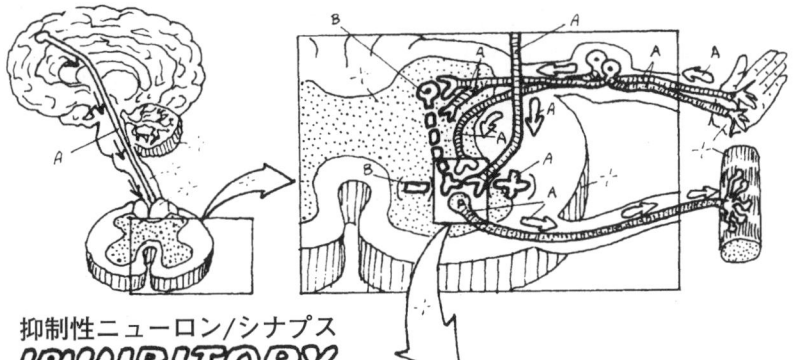

ニューロンは，他のニューロンと興奮性（E）及び抑制性（I）結合（シナプス）によって影響しあっている．興奮性（E）シナプスは，シナプス後ニューロンを活性化し，抑制性（I）シナプスは，これを不活性化する．それぞれのニューロン活動は（そこから出るシナプスによって生ずるが），興奮性か抑制性かどちらかである．しかしながら，それぞれのニューロンから，他のニューロンから，興奮性及び抑制性シナプス（入力）の両者を受けている．1つの中枢神経系領域から他の領野へ投射している大型ニューロンは，一般には興奮性型である．抑制性ニューロンは小型（ミクロニューロン）で，かつ短い軸索を持っている．これら抑制性ニューロンの間にあって局所的抑制結合を備えているために，"介在ニューロン"として機能している．

抑制性ニューロン/シナプス
INHIBITORY NEURON SYNAPSE
(IPSP) （抑制性シナプス後電位）
(Inhibitory Postsynaptic Potential)

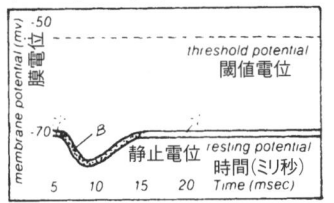

抑制性シナプスでの抑制神経伝達物質の放出は，Cl^-の流入とK^+の放出によって起こり，シナプス後膜で局所的"過分極"（すなわちIPSP）を起こす．増大する負の荷電（抑制性シナプス後電位の強さにより決定される）は，脱分極電流が軸索へ流入するのを，"妨げる"．この結果，軸索の脱分極と放電の確率を低下させる．

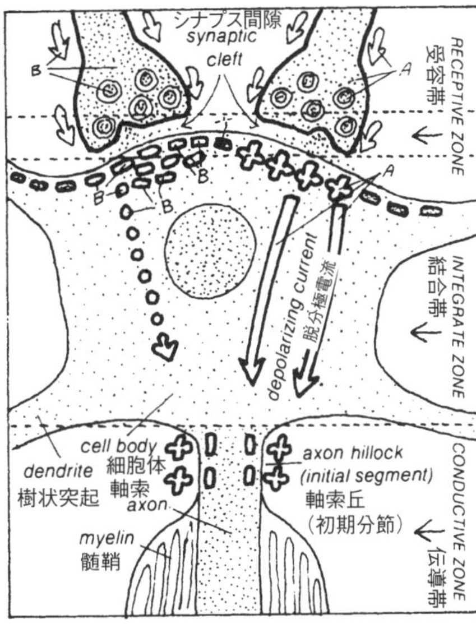

興奮性ニューロン/シナプス
EXCITATORY NEURON SYNAPSE
(EPSP) （興奮性シナプス後電位）
(Excitatory Postsynaptic Potential)

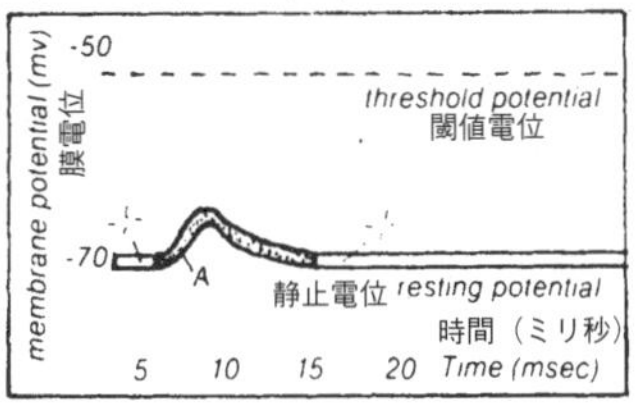

興奮性シナプスでの興奮性神経伝達物質の放出は，正に荷電したイオン（Na^+）の流入をひき起こしてシナプス後膜の局所"脱分極"を起こす（すなわちEPSP）電流は，この領域から静止状態の（分布している）軸索の最初の分節内側へと流れる．この電流の強さは，EPSPの強さに依存している．もしも脱分極電流が軸索の発火閾値のレベルか，またはそれ以上にある時，軸索は神経インパルスを放電する．

収束 CONVERGENCE
DIVERGENCE 発散

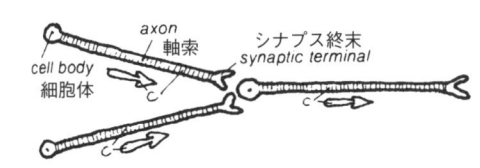

収束（C）は，1つのニューロンが他のいくつかのニューロンからシナプス入力を受ける時に起こる．発散（D）は，シナプス出力が，1つのニューロンから他の1つ以上のニューロン（軸索が分枝している）に分布している時に起こる．収束と発散は，興奮性と抑制性ニューロンの両方に起こりうる．収束と発散は，神経回路網の生理学では基本的なものである．というのは，空間的加算（下記参照），促進や閉塞の如きこのような重要なシナプス現象の構造上の基礎であるからである．

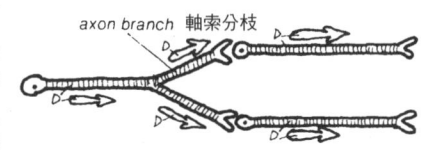

シナプス電位の加算
SUMMATION OF SYNAPTIC POTENTIALS
SPATIAL 空間的
TEMPORAL 時間的

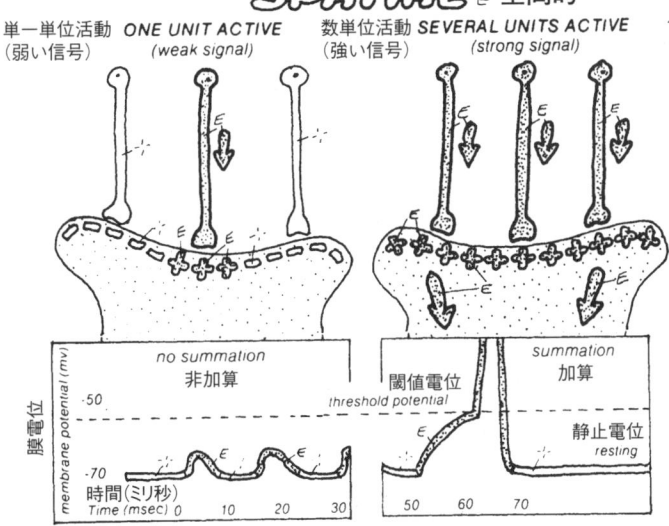

単一興奮性シナプス後電位は，通常はあまりにも弱くて，1つのニューロンを活性化することができない．これに対する1つの解決は，入力部位の数を増す（すなわちシナプス前単位のより多くの活性化）ことである．あらゆるシナプス後ニューロンのより多くの活性作用部位から加わったEPSP（空間的加算）は，軸索発火のための閾値電流をつくり出す．空間的加算は抑制シナプスにも起こり，逆の効果を伴う．

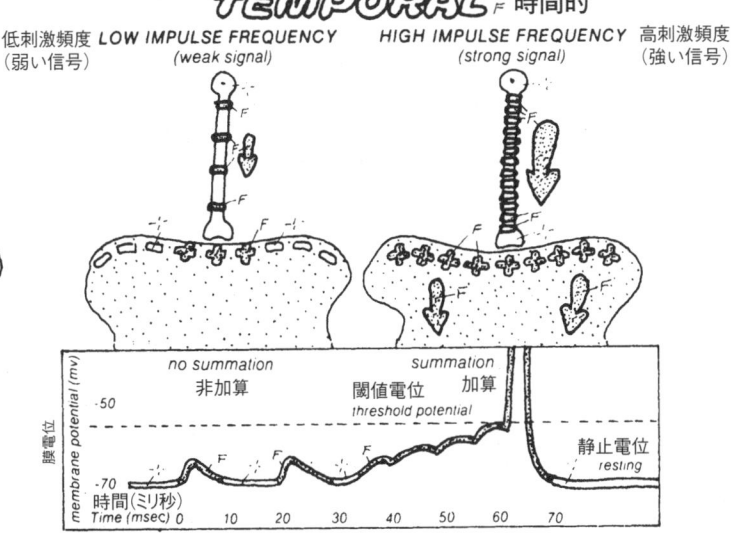

シナプス部位で信号の強さを増加させるもう1つの方法は，シナプス電位の加算を"時間"の加算を通しておこなうことである－すなわち，時間的加算で，同一のシナプスでインパルス頻度を増加させることによっておこる－．興奮性シナプスでは，連続的にインパルスの入力を与えると，陽性荷電の"速やかな"形成を生じさせて，シナプス後ニューロンを興奮させる．抑制性ニューロンでは反対の効果が観察される．時間的および空間的加算は同時におこすことが出来る．

中枢神経系のシナプス

シナプスは中枢ニューロンがそれらの末梢標的と相互に連絡を行う機構である．脳機能におけるシナプスの重要性は非常に決定的で，控えめにいうことはできない．我々はすでに典型的なシナプスの基本的構造，化学，および機能ならびに抑制性シナプスと興奮性シナプスの活動について，前の図19, 87で勉強した．しかしながら，中枢神経系（CNS）シナプスは典型的どころではなく，構造，化学ならびに機能の幅の広い多様性を示している．

CNSシナプスの数と構造

ヒトの脳内には100億個のニューロンと10兆個のシナプスがある—脳内のシナプス数は莫大である．脳内には100億個のニューロンがあり，それぞれのニューロンは他のニューロン上に平均1000個のシナプスをつくると仮定すると，脳の中には10兆個近いシナプスが存在することになる．ニューロン数に対するシナプス数の割合は，脳の部位により大幅に異なる——ヒトの前脳部では，その割合は5万個に対して1個である．

大部分の中枢シナプスは軸索・樹状突起型である—大部分の中枢シナプスは，1つのニューロンの軸索終末（シナプス・ノブ）と他のニューロンの樹状突起との間につくられる（軸索・樹状突起型シナプス）．多くの軸索・樹状突起型シナプスは，樹状突起の刺（スパイン）上に生ずる．シナプスはまたニューロンの軸索末端と細胞体（ソーマ）との間にも見られる（軸索・細胞体型）．脊髄運動ニューロンには1万個に近いシナプス・ノブの標的があるが，その80％は樹状突起上に，20％は細胞体上にある．この割合は脳内の錐体細胞では高く，95％以上のシナプスは樹状突起上に見られる．

軸索・軸索型および樹状突起・樹状突起型シナプスは生ずるけれども比較的稀である—稀に見られるシナプスの型は，1つのニューロンの軸索終末と他のニューロンの軸索との間に生ずる（軸索・軸索型シナプス）；これらはシナプス前抑制に役立っている．同様に，樹状突起・樹状突起型シナプスもある；あるものは相互通行性で，軸索を欠く抑制ニューロンと結びついている；これらは網膜と嗅球に見られ，局所的抑制回路として働いている．

中枢シナプスには異なった化学的型が含まれる

ニューロン間の化学的伝達およびアセチルコリンとノルエピネフリンがそれぞれ神経筋接合部と自律神経シナプスでそれぞれ働いているという概念は，以前に紹介した（図19, 29）．中枢神経系（CNS）では，化学シナプスは特に神経伝達物質の型とシナプス後レセプター機構の点から見ると広範な多様性がある．

アセチルコリンおよび生体アミン・シナプスは，情動，睡眠，覚醒ならびに高次脳機能を制御している—アセチルコリン・シナプスは，幾つかの脊髄および脳にあるシナプスに見られ，睡眠，覚醒，記憶，学習，運動協調などを調節する数多くの中枢回路の活動に関与している．生体アミン（ドーパミン，ノルエピネフリン，エピネフリン，セロトニン，およびヒスタミン）は，脊髄や脳内の神経回路の活動に役立っている．脳内では，セロトニン・シナプスは気分，食欲，痛みおよび喜びなどの調節にあずかっている．ドーパミン・シナプスは，運動協調（基底核），中枢性抑制，（嗅球），認知ならびに人格（前頭葉）などの多様な神経経路に関与している．

アミノ酸シナプスは抑制性型と興奮性型を示す—CNSシナプスで，グルタミン酸とアスパラギン酸は興奮性神経伝達物質で，多くの脳内部位でしばしば主要な投射ニューロンに見出される．グルタミン酸シナプスのシナプス後機構は複雑で，カルシウムや他の第二次メッセンジャーが含まれていて，ある種の可塑性や学習に関係している神経機能の細胞的あるいは分子的基盤を提供している．GABA（γ−アミノ酪酸）とグリシンは抑制性シナプスで働いている．大多数の脳の抑制性シナプスはGABAを伝達物質として用いている．

多数の神経ペプチドはシナプス共同伝達物質および神経変調物質として機能する—80種以上のペプチド性神経伝達物質が知られている；そのうち少数のものは主要な伝達物質として作用する（例：P物質）；大部分のものは主要な神経伝達物質の共同伝達物質および変調物質として作用する．神経変調物質はシナプスの有効性（効率）を，それらの興奮性レベルや機能的反応の速さを変化させることによって調節するのを助ける．P物質およびβ−エンドルフィンは，遅い痛みと中枢性の痛みの経路の神経伝達物質である；多くの脳ペプチド性神経伝達物質は，体のどこかでホルモンとして働いている——例：オキシトシン，TRH，ガストリン，セクレチン，アンギオテンシン．

一酸化窒素および一酸化炭素はガス体であるが，神経伝達物質機能を持っている—最近，一酸化窒素（NO）と一酸化炭素（CO）の2種類のガス体化合物が，神経伝達物質として一部脳の機能に関与していることがわかってきた．NOはまた血管，小腸，および陰茎の平滑筋の弛緩因子として作用する（図151）．NOはアミノ酸のアルギニンから酵素の一酸化窒素合成酵素により合成される．脳のNOとCOはニューロンとシナプスとの間を自由に浸透して，グアニル酸シクラーゼを活性化する．

速いシナプスは興奮を中継し，遅いシナプスは統合するのに最適である

シナプス後レセプターがイオン・チャンネルであるコリン作動性神経筋シナプス（ニコチン性コリン作動性レセプター）は，典型的な速いシナプスである．速いシナプスは興奮を中継するのに適しているが，CNSで必然的に要求される反応の統合には適さない．多くのCNSシナプスは遅いタイプで，シナプス前インパルスがシナプス後にまで到達するのに長い時間の遅れがある．遅いシナプスは神経変調物質と神経ペプチドを含んでいて，細胞内第二次メッセンジャーを仲介して作用する；ここではシナプス後レセプターはイオン・チャンネルではない．レセプター結合はシナプス後膜内のGタンパクと酵素（たとえばアデニル酸シクラーゼ）を活性化して，第二次メッセンジャー（たとえばサイクリックAMP）を放出し，それが次にイオン・チャンネル（たとえばcAMPで開くチャンネル）を活性化する結果，イオンが流入して電気的反応が生ずる．これらの出来事は長い時間がかかり，遅い反応となる．しかし，これらの反応の統合は他のシナプス前およびシナプス後因子による変調を受けている．覚醒，注意，神経可塑性（学習と記憶）などに働く多くのシナプスは，遅いシナプスが中継する．

多くの脳機能異常は中枢シナプスの消失あるいは機能不全と結びついている—記憶の消失と認知の障害を伴うアルツハイマー病は，認知と記憶にとって重要な領域である海馬と前脳基底部にあるコリン作動性シナプスの消失を結びついている．著明な運動異常を引き起こすパーキンソン病は，基底神経節のドーパミン・シナプスの消失を起こしている．精神的および認知機能の異常を引き起こす統合失調症（精神分裂病）は，前頭葉のドーパミン・シナプスの過剰な活動と結びついている．てんかんは緩やかで激しい脳痙攣を起こす脳の機能異常で，一部はGABAシナプスの機能低下と関連している．脳の病気を改善することを目的とする多くの薬物は，中枢シナプス，特にレセプター機構に働く．

CN：B, D, EとFには明るい色を塗る．
1. シナプス部位に色を塗る．すべての細胞体，軸索および樹状突起には完全に色を塗る．
2. 化学的神経伝達物質の名前に色を塗る．
3. 番号順に従って速いシナプスと遅いシナプスの例に色を塗る．

TYPES OF CNS SYNAPSES
中枢神経系（CNS）シナプスの型（タイプ）

LOCATION 部位
1. **AXO-DENDRITIC** 1. 軸索・樹状突起型
2. **AXO-SOMATIC** 2. 軸索・細胞体型
3. **AXO-AXONIC** 3. 軸索・軸索型
4. **DENDRO-DENDRITIC** 4. 樹状突起・樹状突起型

CNSニューロンは，構造，局在，神経伝達物質の化学および機能の異なる無数のシナプスによって，相互に連絡している．CNSニューロンは，他のニューロンから数千のシナプスを受け取り，数百のシナプスを他のニューロンにつくっている．

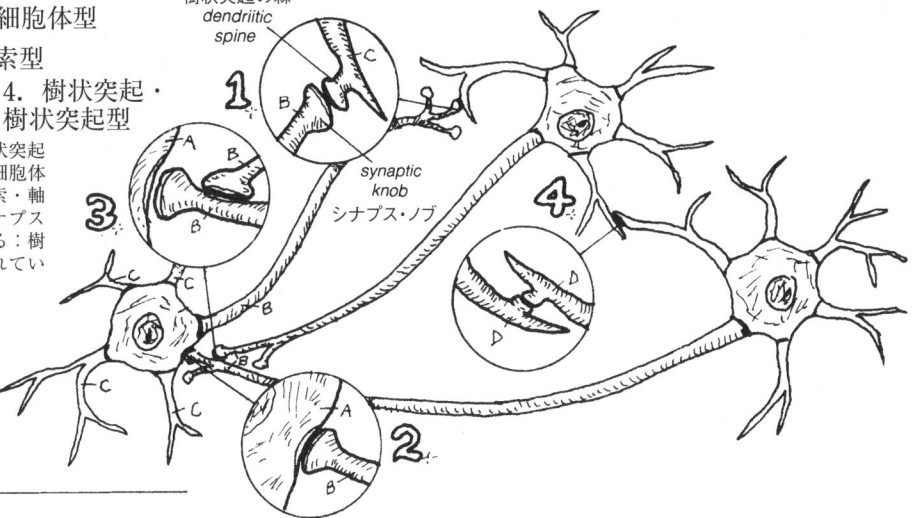

樹状突起の棘 dendriitic spine
synaptic knob シナプス・ノブ

1つのニューロン軸索と他のニューロンの樹状突起（軸索・樹状突起型）(1)は，最も普通に見られる；細胞体上に終末がつく軸索・細胞体型シナプス(2)はこれに次いで多く見られる．稀な型には，軸索・軸索シナプス（1つのニューロンの軸索終末と他のニューロンのシナプス前終末との間の連絡）(3)があり，シナプス前抑制に役立っている：樹状突起・樹状突起型シナプス(4)は，局所的抑制回路に用いられている．この型のシナプスは，相互性（すなわち両方向性）である．

細胞体 **CELL BODY**
軸索 **AXON**
樹状突起 **DENDRITE**

CHEMICAL NEUROTRANSMITTER 化学的神経伝達物質

NF：正常機能を表す．AF：異常機能を表す（異常機能の治療に用いられる薬剤はカッコ内に示す）．

SEROTONIN セロトニン

NF：気分，性欲，食欲．AF：うつ病，摂食障害（抗うつ薬：プロザック；幻覚剤；LSD）．

ACETYLCHOLINE アセチルコリン

$H_3C-C-O-CH_2-CH_2-N^+-(CH_3)_3$

NF：運動，睡眠，記憶．AF：アルツハイマー病（コリン作動性薬）．

DOPAMINE ドーパミン

NF：運動機能；人格，思考．AF：パーキンソン病（ドーパミンの減少）[L-dopa]．統合失調症（精神分裂病）（ドーパミンの増加）[ドーパミン阻害剤]

GABA (ガンマ・アミノ酪酸)
gamma-aminobutyric acid

$H_2N-CH_2-CH_2-CH_2-COOH$

NF：中枢性抑制．AF：てんかん，不安（バルビタール剤；バリウム）．

GLUTAMATE グルタミン酸塩

$H_2N-CH-CH_2-CH_2-COOH$
       $|$
       $COOH$

NF：興奮性伝達物質；運動と感覚の中継．AF：関連欠乏症

PEPTIDES ペプチド類

50以上のペプチド神経伝達物質が知られている：たとえば，βエンドルフィン：NF：痛みの抑制；報酬や喜びの反応．P物質：NF：遅い痛覚の抑制．ニューロペプチドY：NF：性欲，食欲．アンギオテンシン：NF：口渇，飲水行動．

種々の中枢神経系シナプスには，多くの異なった神経伝達物質が見出されている．あるものは小さい有機分子（たとえばアミノとアミノ酸）だが，他のものは巨大分子のペプチドである．あるものは各ニューロン間の短い軸索で働くが，他のものは長い軸索を投射しているニューロンで働く．アセチルコリン・シナプスは睡眠，記憶，運動の整合に関する神経経路にある；ACh機能異常にはアルツハイマー病が含まれる．生体アミン（セロトニン，ノルエピネフリン，ドーパミン）の代謝経路は覚醒，情動，睡眠，気分などに働いている；セロトニンとドーパミン障害には，うつ病，統合失調症，およびパーキンソン病が含まれる．グルタミン酸とアスパラギン酸シナプスは，興奮性神経伝達と学習・記憶に働いているが，GABAは抑制性シナプスに働く（鎮静）．種々のペプチド神経伝達物質を放出するシナプスは，痛みと喜び（エンドルフィン，P物質），性機能（GnRH），感情（ニューロペプチドY），および飲水（アンギオテンシン）行動に働く．ペプチドと生体アミンは，複雑で遅い適応性シナプスで神経伝達物質として作用する．

FUNCTION 機能

PRESYNAPTIC MEMBRANE シナプス前膜
NEUROTRANSMITTER 神経伝達物質
POST SYNAPTIC MEMBRANE シナプス後膜
MEMBRANE RECEPTOR 膜レセプター
ION CHANNEL イオン・チャンネル
G PROTEIN Gタンパク
EFFECTOR PROTEIN エフェクター・タンパク

速い中継　**FAST RELAY**　遅い中継　**SLOW, ADAPTIVE**

シナプス小胞 synaptic vesicle
presynaptic axon シナプス前軸索
synaptic cleft シナプス間隙
depolarizes 脱分極
第二次メッセンジャー **2ND MESS**
ATP
Induces protein synthesis タンパク合成を引き起こす
Regulates internal enzymes 細胞内部の酵素を制御

速いシナプスはシナプス前ニューロンからシナプス後ニューロンへ信号を迅速に中継する機能がある．神経伝達物質（たとえばニコチン性コリン作動性シナプスでのアセチルコリン）は，シナプス前小胞から放出されて(1)，シナプス間隙を浸潤して，イオン・チャンネルの孔を持っているレセプター・タンパクと結合する(2)．伝達物質とレセプターが結合すると，イオン・チャンネルの孔を開放する；興奮性シナプスでは陽イオンが侵入して膜の脱分極を引き起こして，シナプス後ニューロンを活性化する(3)．速いシナプスはまた抑制的にもなりうる．遅い適応性シナプスは，シナプス特性（たとえば注意，覚醒，学習，記憶など）の変化に必要な機能に役立っている．神経変調物質として働く神経伝達物質は，イオン・チャンネルのないシナプス後膜レセプターと結合する(4)．この結合は隣接する調節性Gタンパクと結合して(5)，エフェクター・タンパクを活性化する．──たとえば，アデニル酸シクラーゼ(6)はシナプス後膜内で第二次メッセンジャー（SMs）──cAMP，カルシウム──を増加させる(7)．第二次メッセンジャーは幾つもの機能を行う：これらはイオン・チャンネルを開く（あるいは閉じる）(8)．その結果，シナプス後ニューロンを脱分極あるいは過分極させる．第二次メッセンジャーはまた一時的あるいは永久的に他のシナプス後膜タンパクまたはシナプス前膜の性質を変化させる(9)．これらの効果は，直接に，あるいはシナプス後細胞の新しいタンパク質の合成に変化を通して増幅されて効果を発揮する．

感覚受容器の種類

神経系の機能は3つの部門——感覚，運動および統合——に分けられる．感覚受容器は神経系（NS）の感覚機構の重要な部分である．

感覚受容器は外部的ならびに内部的刺激を変換する

感覚受容器は，網膜の桿体と錐体または修飾された樹状突起，あるいは皮膚の受容器などに見られるように高度に特殊化された神経細胞で，それらの働きによって神経系は外部及び内部環境の色々な形態のエネルギーの形態の存在と変化を感知する．感覚受容器は種々のエネルギー形態を神経系の通常の単一言語——すなわち，神経信号（活動電位）——に変換し，それによって中枢神経系（CNS）へ連絡する．それぞれの感覚受容器は刺激を感知し，物理的エネルギーを神経信号に変換（翻訳）する能力を持つ部品を備えている．

たとえば，パチニ小体は皮膚の中にある凸凹に敏感な装置で，その情報は小体の線維状の鞘によって感知される硬い触角や圧力感覚を生じて，機械的変形の波として小体中心部内の神経終末部分に伝達される．神経終末は圧力刺激を電気的脱分極——すなわち，段階的受容器電位——に変換して発生電位として作用し，隣接する軸索分節や感覚神経線維のランビエ（Ranvier）絞輪を活性化して，活動電位を作り出してCNSに伝達する．

それぞれの感覚受容器の型は特殊刺激を感知する

我々をとりまく自然界には，無数のエネルギー形態が含まれているが，そのすべてを我々は感知することはできない．感知可能なものは機械的，化学的，温熱的，及び光エネルギーなどに区別される．身体はこれらのエネルギー形態のいずれか1種類を取り扱う，1つまたはそれ以上の型の感覚受容器を持っている．ある受容器は皮膚にあるもののように樹状突起に変形している．眼の光受容器では，そこにある多くの細胞は光線の感知と変換のために変形されている．（皮膚や嗅覚受容器のような）ある種の受容器は，独立した単一単位として活動している．他の場合には，（眼の網膜のように）1つの感覚器官内に組織された細胞集団として存在する．網膜の構造上の完全性は全体として，感覚その他の空間的機能の形成に必要なものである．ここでは異なった機能部門についての一般的記述が述べられている．

感覚受容器の型——感覚受容器はそれらが反応するエネルギー形態に基づいて，機械的受容器，化学受容器，温熱受容器，痛覚受容器，及び光受容器に分類される．これらの大部分は，後でそれらが役立っている感覚に従って適切な図表で記載される．

機械的受容器は変位，伸張および音を感知する

機械的受容器は感覚受容の最も多様な群をなしている．これらは皮膚，筋肉，及び内臓器官に見出されており，組織や細胞膜の機械的変形に対して敏感に反応する．この変形には種々な方法があるが，ぎざぎざの凹凸，伸張及び毛髪の運動が含まれる．皮膚の受容器には最も多くの種類の機械的受容器が含まれている．線維状（結合組織の）被覆で包まれた感覚神経末端は，機械的受容器と考えられている．特殊な伸張受容器タンパクは機械的受容器の要素の形質膜内に見出される．

皮膚の機械的受容器の型——皮膚に軽い（微細な）接触をすると皮膚表面近くに局在するマイスナー（Meissner）小体，メルケル（Merkel）円盤のような受容器と，皮膚の毛根周囲の神経叢（毛根神経叢）で感知される．粗雑な接触や圧力は，クラウゼ（Krause）終球，ルフィニ（Ruffini）（神経）末端（小体），及びパチニ（Pacini）小体のような深部受容器で感知される．

筋と腱の受容器——筋肉の長さと緊張は筋紡錘内にある伸張受容器によって感知される．腱の長さと緊張は筋肉の腱の中にあるゴルジ腱装置によって感知される．関節受容器あるいは運動受容器と呼ばれる特殊化されている機械的受容器は，関節内で関節や四肢の空間的変位や位置を信号として感知している．

有毛細胞——有毛細胞（線毛が変形した細胞）を含むもっと特殊化された機械的受容器は，内耳に見られる．線毛の運動は細胞膜を変形させて有毛細胞を活性化する．このような有毛細胞は蝸牛（聴器官）内に見出されており，そこで有毛細胞は音によって作られた機械的波形に反応するが，平衡器官ではこれら有毛細胞は頭の運動によって生ずる液体（内リンパ）の機械的波動に反応する．

圧受容器と伸張受容器——多くの内臓器の壁には，拡張の信号を感ずる伸展受容器が含まれている．ある種の動脈（頸動脈及び大動脈）の壁にある圧受容器はよく知られた例である．これらは血圧の変化によって生じる動脈壁の拡張の変化に敏感である．同様に腸壁の伸張受容器は胃や腸の膨張に反応する．

遊離神経末端は温，寒あるいは痛みの刺激を感知する

温熱と寒冷の感覚は皮膚にある遊離神経終末の型である温熱受容器によって伝えられる．さらに体温の神経性調節を分担している脳の視床下部内のあるニューロンは，血液の温度の変化を感知する．遊離神経終末の他の特殊な型（侵害受容器）は痛みを起こす有害な刺激に反応する．

化学受容器は特殊な化学物質に敏感に反応する

化学的性質を持った多くの感覚刺激は，種々の化学受容器によって感知される．したがって，鼻の嗅覚受容器細胞は，環境の臭いを感知する．舌の味蕾の中にある味覚受容器細胞は，食物中の身体のために好ましい（甘い，塩からい）味や，有害な（苦い物質）味を持つ物質を感知する．他の種類の身体内部にある化学受容器は，生理的に重要な血液物質の変化を感知する．たとえば，頸動脈体及び大動脈体の中の感覚細胞は酸素を感知しており，脳の延髄にある化学感受性ニューロンは二酸化炭素を感知する．視床下部にある浸透圧受容器は，血中のナトリウム値を感知して血液の浸透圧を調節している．また他の視床下部受容器（糖受容器）は血中のブドウ糖値（血糖値）を感知している．

光受容器は光のエネルギーを感知するように特殊化している

網膜は眼の神経性部分であり，光エネルギーを感知できる光受容器細胞（桿体と錐体）を含んでいる．可視光線は電磁波エネルギーのスペクトルの特殊な帯を形成している．桿体は網膜内に沢山あって光に敏感なので，周辺および夜間の視覚に役立っている．錐体は昼間光のみに反応し，赤，青及び緑の色——可視光線の光の特殊な波長を感知する．

CN：ここの図にはたくさんの種類の色が必要なので，不足の場合には同じ色を異なった文字に塗るようにする．
1．上方の3つの枠内の図に，左から右へと色を塗る．
2．いろいろな機械的受容器に色を塗るが，その大部分は右方の皮膚の図の中にみられる．（左方の）刺激の種類を示す絵と標題には，色を塗らない．活動電位（C）を伝える神経が存在するところには色を塗る．
3．受容器の区分に色を塗る．ある状況では，受容器が非常に小さいので，それを指示する矢印にかわりに色を塗る．

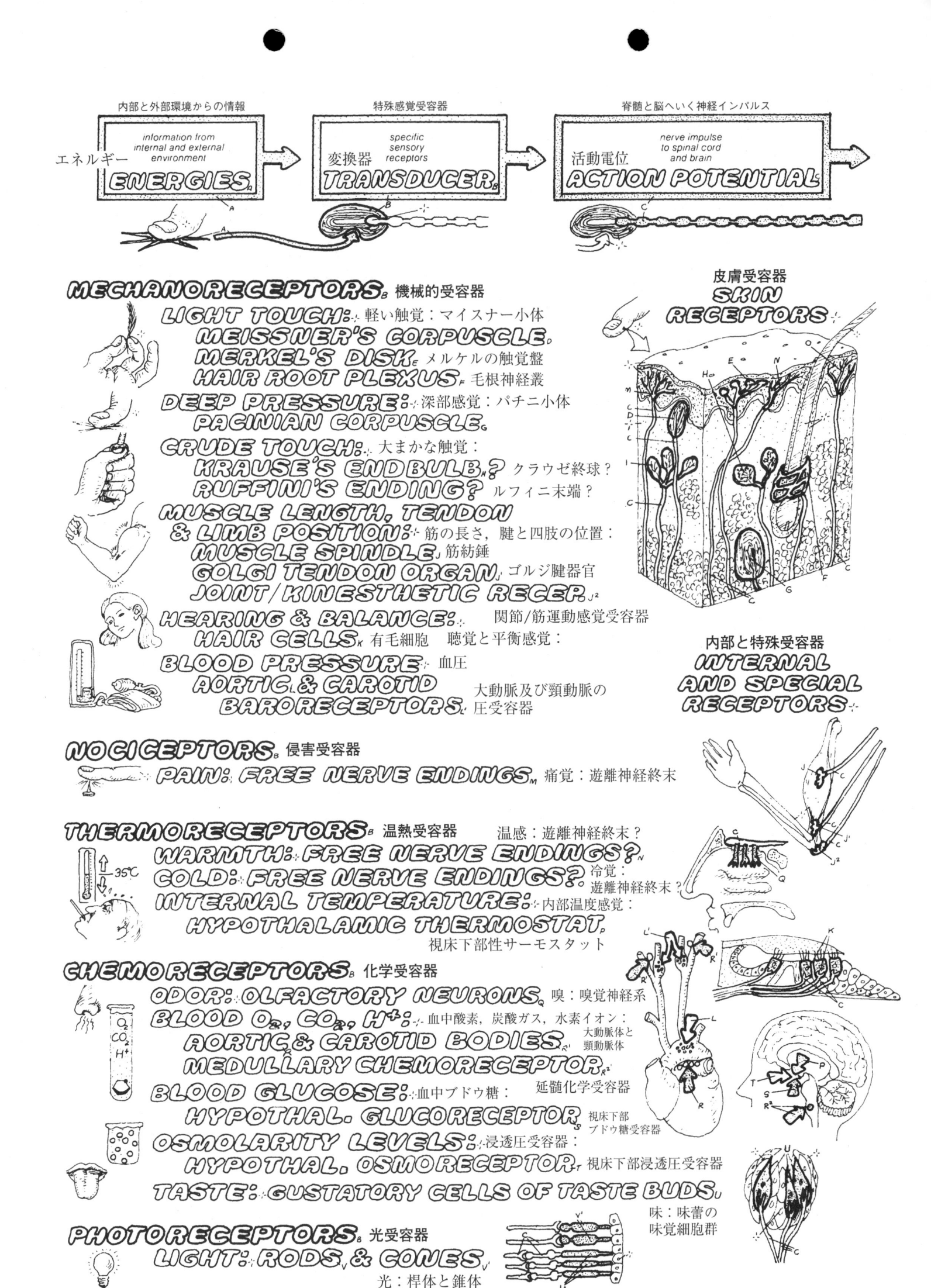

内部と外部環境からの情報 | 特殊感覚受容器 | 脊髄と脳へいく神経インパルス

ENERGIES / エネルギー → TRANSDUCER / 変換器 → ACTION POTENTIAL / 活動電位

information from internal and external environment → specific sensory receptors → nerve impulse to spinal cord and brain

MECHANORECEPTORS 機械的受容器
LIGHT TOUCH: 軽い触覚：マイスナー小体
- MEISSNER'S CORPUSCLE
- MERKEL'S DISK メルケルの触覚盤
- HAIR ROOT PLEXUS 毛根神経叢

DEEP PRESSURE: 深部感覚：パチニ小体
- PACINIAN CORPUSCLE

CRUDE TOUCH: 大まかな触覚：
- KRAUSE'S ENDBULB? クラウゼ終球？
- RUFFINI'S ENDING? ルフィニ末端？

MUSCLE LENGTH, TENDON & LIMB POSITION: 筋の長さ、腱と四肢の位置：
- MUSCLE SPINDLE 筋紡錘
- GOLGI TENDON ORGAN ゴルジ腱器官
- JOINT/KINESTHETIC RECEP. 関節/筋運動感覚受容器

HEARING & BALANCE: 聴覚と平衡感覚：
- HAIR CELLS 有毛細胞

BLOOD PRESSURE 血圧
- AORTIC & CAROTID BARORECEPTORS 大動脈及び頸動脈の圧受容器

皮膚受容器 SKIN RECEPTORS

内部と特殊受容器 INTERNAL AND SPECIAL RECEPTORS

NOCICEPTORS 侵害受容器
PAIN: FREE NERVE ENDINGS 痛覚：遊離神経終末

THERMORECEPTORS 温熱受容器
- WARMTH: FREE NERVE ENDINGS? 温感：遊離神経終末？
- COLD: FREE NERVE ENDINGS? 冷覚：遊離神経終末？
- INTERNAL TEMPERATURE: 内部温度感覚：
- HYPOTHALAMIC THERMOSTAT 視床下部性サーモスタット

CHEMORECEPTORS 化学受容器
- ODOR: OLFACTORY NEURONS 嗅：嗅覚神経系
- BLOOD O_2, CO_2, H^+: 血中酸素、炭酸ガス、水素イオン：
- AORTIC & CAROTID BODIES 大動脈体と頸動脈体
- MEDULLARY CHEMORECEPTOR 延髄化学受容器
- BLOOD GLUCOSE: 血中ブドウ糖：
- HYPOTHAL. GLUCORECEPTOR 視床下部ブドウ糖受容器
- OSMOLARITY LEVELS: 浸透圧受容器：
- HYPOTHAL. OSMORECEPTOR 視床下部浸透圧受容器
- TASTE: GUSTATORY CELLS OF TASTE BUDS 味：味蕾の味覚細胞群

PHOTORECEPTORS 光受容器
LIGHT: RODS & CONES 光：桿体と錐体

受容器と感覚伝導

　感覚生理学における重要な問題の1つは，感覚受容器が（触れるといった物理的，あるいは臭いのような化学的）刺激のエネルギーを，神経系の共通の言語―すなわち神経インパルス―に変換する機構である．この機構は感覚変換と呼ばれる．この図で皮膚の感覚受容器の性質とそれらがどのように感覚変換を処理するかを勉強する．

感覚神経末端は機械的刺激を変換する

　パチニ小体は，皮膚の深層のみならず内臓組織に見出される感覚"器官"あるいは小体である．これらは圧力と振動のような刺激に敏感な機械的受容器と信じられている．それぞれのパチニ小体は線維性の結合組織鞘に包まれた有髄感覚線維の神経終末で構成されている．神経終末は変形した樹状突起で，機械的エネルギーの基本的変換機である．それが鞘から出るときに，有髄感覚線維（軸索）とランビエ絞輪と連続している（図18）．

　皮膚表面に加えられた機械的圧刺激は，皮膚をへこませてその下にあるパチニ小体の刺激をひき起こす．これらの小体は皮膚の深部にあるので，圧刺激によって十分に深い凹みが作り出されるような強い刺激のみ受容器を活性化することができる．したがって，パチニ小体は圧力感知装置（センサー）である．小体を作り上げている結合組織の多くの層は緩衝物（クッション）として働く．これらは弱い触刺激に対して神経終末を保護し，機械的変形波が神経終末のすべての部分にまで行き渡るのを助けている．これらの波は最終的には神経終末膜に達して，ナトリウム・チャンネルと相互作用を起こす伸張感受性機械的受容器タンパクを活性化する．結果として，ナトリウム・イオンが流れ込んで神経終末膜を脱分極して，局所的受容器電位を発生する．

受容器電位は刺激の変換を仲介する

　受容器電位はそこに接触している軸索に神経インパルスをひき起こすので起動電位とも呼ばれているが，段階電位と呼ばれる膜電位の一族に属している．軸索にのみ生じ，全か無かの法則（図17）に従う活動電位とは異なって，受容器電位はそのすべての段階電位のように棘波を示さず，その振幅は刺激の強さに直接に従って，また神経終末内に流入するナトリウム・イオンの量に従って変化する．このようにして受容器電位の振幅（強さ）は，勿論上限まで刺激の強さに応じて増加する．

　電流は，受容器電位が続く限り，神経終末と隣接する最初のランビエ絞輪との間を流れる．これは，刺激されている神経終末の内側は正の極として働くが，一方最初の絞輪の内側は静止状態にあって，負の極として働くからである．この電流の強さは，また受容器電位の振幅に比例している．ひとたびこの電流が絞輪の興奮閾値に達すると，その絞輪は活動電位（神経インパルス）を生じて，それが感覚(神経)線維を通って伝導される．

感覚線維のインパルス頻度は刺激の強度と比例している

　最初の絞輪は受容器電位が続く限り，活動電位の発火を続ける．受容器電位の振幅は，刺激強度に比例しており，また，神経インパルスの頻度（数/分）を決定している．この関係は，感覚情報の頻度の符号化の基本を形成している（すなわち刺激が強ければ強いほど感覚神経のインパルス頻度が高まる）．このことは，どのようにして中枢神経系（CNS）が刺激強度の変化を感知するかを示している．

　受容器補充―もし刺激頻度が増え続ける場合には，もっと広範な皮膚の凹凸がひき起こされるが，神経線維の最大発火頻度に達すれば，隣接する小体は活性化されて，まず，同一の感覚ニューロンに所属する受容器が，それから近接する感覚ニューロン（単位）に所属する受容器が活性化されることになる．これを受容器補充という．

いくつかの受容器は順(適)応を示すが，他のものは示さない

　多くの受容器は，刺激が同一の強さで与えられ続けると，発火の割合は低下する．これらの受容器を早い順(適)応(受容器)と呼ぶ．これに対して，ゆっくりした順(適)応受容器は，刺激の加えられている間中，同一かむしろ低い割合で発火し続ける．微妙な感覚や圧覚のための受容器（すなわち毛根神経叢とパチニ小体）は早い型であり，運動や自己受容感覚をつかさどる関節や筋肉の機械的受容器は，ゆっくりした順(適)応型である．

　痛覚受容器は，明らかに生き残りに関連した理由で，ほとんど順応を示さない．受容器順応は触覚の区別が増すのを助けている．こういった受容器の順(適)応のお陰で，我々は通常皮膚の上に着衣が存在していることを，最初に着衣した時と動く時にそれをわずかに感じる以外はほとんど通常は感じない．受容器順応は，パチニ小体鞘内にある神経終末を包み込んでいる結合組織の弾力性によるものであろう．

CN：標題のAには，前頁の変換器（B）と同じ色を塗る．両方の図の活動電位（C）には同じ色を塗る．DとEには暗い色を塗る．
1．上の図から始めて，知覚変換入の3つの段階に色を塗る．第1段階では，背景の色の上に正と負の電荷の標識に色を塗る．しかし，第2及び第3段階では色を塗っても塗らなくてもよい．正の電荷はNa$^+$透過性の色（D）を塗る．
2．下の図に色を塗る．活動電位の頻度を示す左端の図に色を塗る．異なったレセプターを示す5つの長い矢印で引かれた線は活動電位の頻度を示唆している（矢印を塗りつぶすときに，これらの線の上にも色を塗らなければならない）．

変換と受容器電位
TRANSDUCTION & RECEPTOR POTENTIAL
PACINIAN CORPUSCLE パチニ小体
NAKED (FREE) NERVE ENDING (DENDRITE)
裸の（遊離）神経終末（樹状突起）
MYELINATED SENSORY NERVE FIBER (AXON)
有髄感覚神経線維（軸索）

パチニ小体は皮膚の深層に見られ，（機械的）圧刺激を電気的神経信号に変換する．それぞれの小体は有髄（神経）軸索に接着した感覚性神経終末と，それをとり囲む結合組織被膜により構成されている．感覚ニューロンの樹状突起として活動する神経終末だけが真の変換器で，機械的エネルギーを神経信号に変える．

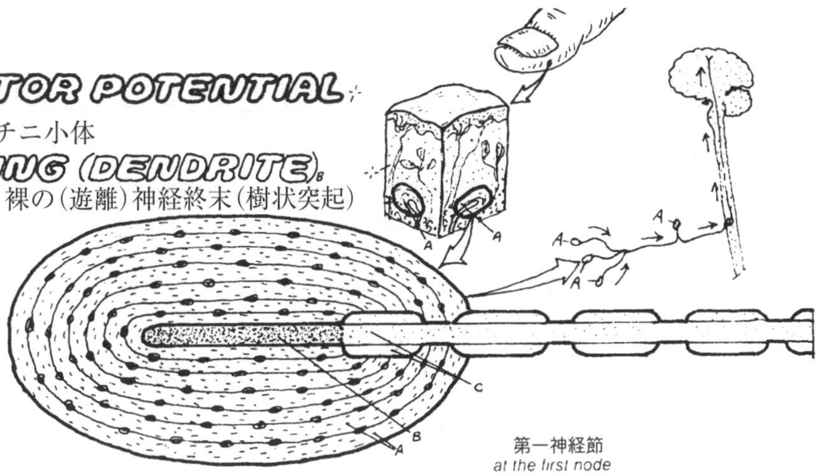

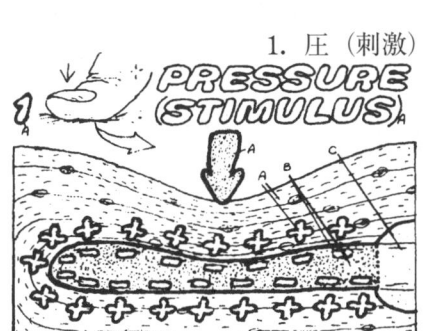

1. 圧（刺激） PRESSURE (STIMULUS)
2. Na⁺透過性↑ Na⁺ PERMEABILITY↑
3. 活動電位 ACTION POTENTIAL （最初の絞輪部） at the first node 第一神経節

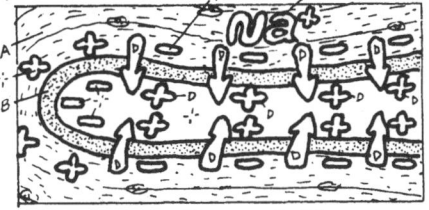

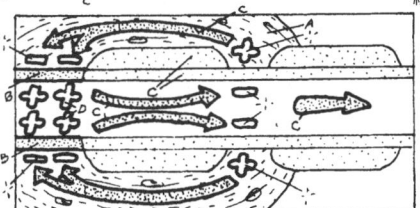

RECEPTOR POTENTIAL 受容器電位↑ (神経末端部) at the nerve ending

NERVE IMPULSE 神経インパルス conducted to CNS （中枢神経系へ伝えられる）

皮膚に加えられた圧力は被膜の線維層を引き伸ばして，神経終末の膜を変形させる（1）．この変化は膜のNa⁺透過性を増加させて，Na⁺が細胞内に流入して膜を脱分極して（2），神経末端の膜をへだてて段階電位（受容器電位あるいは起動電位）が発生する．この電位は神経終末部と軸索の最初のランビエ絞輪部との間に電流を生じる（3）．その電流が十分に強い（すなわち閾値に達する）時には，電流はその絞輪部活動電位を引き起こして，それが感覚（神経）線維によって中枢神経系へと伝えられる．

刺激強度及び神経インパルスの頻度
STIMULUS STRENGTH AND FREQUENCY OF NERVE IMPULSE

AMPLITUDE OF RECEPTOR POTENTIAL 受容器電位の振幅（高さ）
閾値電位 THRESHOLD POTENTIAL
膜電位 membrane potential (mv)
+30, -60, -90

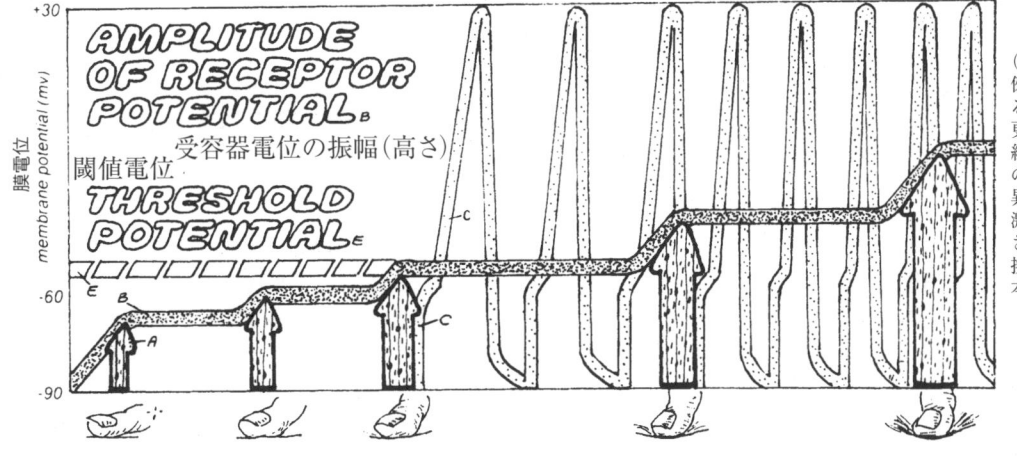

受容器電位（ミリボルト）の振幅（大きさ，強さ）は刺激の強さに比例して増加する．閾値の強さに達すると，軸索は活動電位を発火する．更にその振幅を増加させると，感覚線維による発火頻度が増加する．このようにしてパチニ小体の機能は，異なったエネルギーを持つ機械的刺激の連続を，頻度コード様式に変化させる．頻度コードによる信号の変換は，感覚及び運動系神経線維の基本性質である．

感覚受容器順（適）応 SENSORY RECEPTOR ADAPTATION

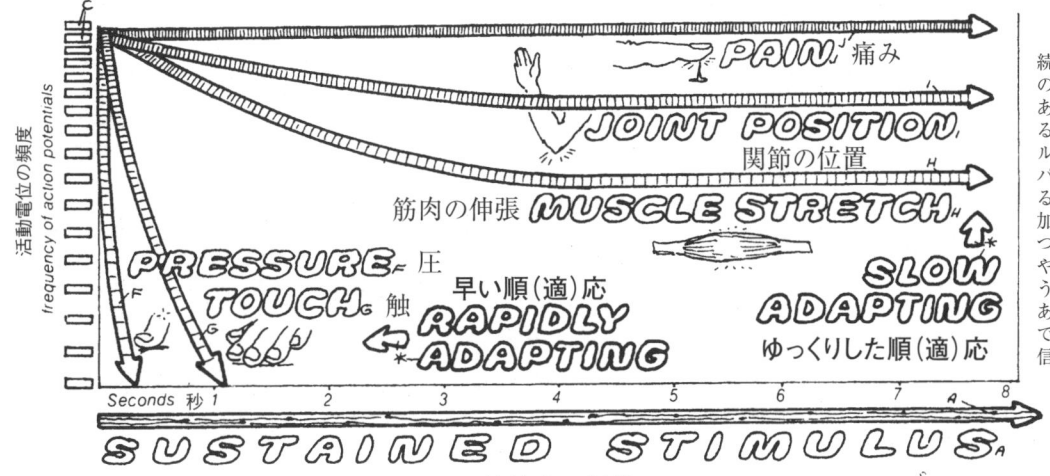

PAIN 痛み
JOINT POSITION 関節の位置
筋肉の伸張 MUSCLE STRETCH
PRESSURE 圧
TOUCH 触
RAPIDLY ADAPTING 早い順（適）応
SLOW ADAPTING ゆっくりした順（適）応
活動電位の頻度 frequency of action potentials
Seconds 秒 1 2 3 4 5 6 7 8

SUSTAINED STIMULUS
持続する刺激

受容器の順（適）応は，刺激が持続している時でさえも感覚性受容器のインパルス発生を低下させたり，あるいは停止させたりする現象である．微細な接触を感じる受容器（メルケル円盤（小体），毛根神経叢，パチニ小体）は，早い順（適）応をする．この性質は触覚による弁別を増加させるのに役立っている．もう1つは皮膚にある痛覚（侵害）受容器や筋肉や関節にある自己受容器のように，ゆっくり順（適）応するものである．痛みは通常不快と危険の信号で，たえず注意するように持続的に信号を送り続ける必要がある．

感覚単位，受容器領野と触覚の識別

感覚刺激はひとたび神経信号に変換されると，求心性感覚神経—すなわち，第一次感覚ニューロンに沿って中枢神経系（CNS）に連絡される．これらのニューロンの細胞体は後根神経節内にある．脊髄内ではこれらの神経節は後根と連合している．

感覚ニューロンは機能的感覚単位として働く

感覚ニューロンは偽単極ニューロンである；すなわち，単一の突起が細胞体から出て，末梢性分節と中枢性分節とに2つに別れている．末梢分節は感覚信号を細胞体に運ぶので，一時は樹状突起と考えられていたが，軸索の中枢に向かう分節である．実際，感覚ニューロンの真の樹状突起は末梢分節の短い神経終末に過ぎず，受容器変換装置として働く；感覚ニューロンが残りの線維分節はすべて，ミエリンと活動電位のような構造的および機能的な軸索の性質を示す．第一次感覚ニューロン，その線維および全ての末梢性と中枢性末端分枝および中枢性シナプス末端は1つの感覚単位を構成している．こうして，体の末梢は無数の独立した感覚単位として働き，種々の体性感覚情報を中枢神経系にもたらしている．

皮膚の感覚単位の受容野は円形である

感覚単位によって扱われている皮膚の特殊領域（あるいは他の身体部分）は，その単位の受容野（RF）と呼ばれている．感覚線維の末梢分枝は放射状になっているので，感覚単位の受容領域は円形をしている．2つの隣接する感覚単位の末梢終末分枝がはるかに離れている時には，1つの単位の受容領域に加えられた刺激は隣接している単位を活性化することはできない．もしも，2つの隣接する単位の枝が，ある標的器官のある領域を共通に支配しているならば，受容領域は重なりあうだけだろう．重なりあった受容領域は，入力の感覚単位の複雑な分析と統合の基盤受容を示している．なぜならば，1つの単位の受容領域に与えられた刺激は，また隣接している単位に異なったインパルスを生じさせる．中枢神経系ニューロンは，この違った活動を感知して，指先の感覚などのような触覚の識別の基盤を形成している．

触覚能力は異なった皮膚領域で変化する

人の皮膚は卓越した触覚能力（触覚感受性と識別能）を持っている．異なった皮膚の領域は異なった触覚能力を示す．しかし，すべての部位が同じような容量を示すのではない．指先，口唇，外陰部，それに舌先は最も敏感な領域であるが，一方背部は最も鈍感である．触覚能は，2つの範囲に分けられる．すなわち強度識別と空間識別である．強度識別（すなわち感度）は，刺激の強さを判断する能力に帰するし，空間識別には，刺激点間の位置の間を区別する能力が含まれる．

触覚感受性と閾値—強度識別を調べるためには，尖った探り針で皮膚表面を次第に強く押えて，その感じがわかるまで行う．これが触覚の閾値である．この点で，探り針によって作られた皮膚の凹みをその探り針の物指で測定して調べる．この深さが触覚感度の定量的読みとなる．舌尖は，この点で身体の中でも最も感受性が高く，指先がこれに次いでいるが，ここではわずか6 μmの凹みをも識別できる．手掌では，この閾値は4倍高く，手背，躯幹，脚では10〜20倍高い閾値をもっている．高閾値というのは低い識別を意味することに注意する必要がある．それゆえ，最も高い触覚感受性は指先に結びついていて，周囲の環境を確かめるのに使われるし，舌尖は食物の種類や特質を試食するのに用いられる．

接触による空間的識別—指先もまた最も高い触覚の空間識別能を示す．このことはカリパー（側径両脚器）の腕を皮膚の上において，両脚の距離を縮めて被験者がそれを単一点と感ずる距離で測定する2点空間識別試験によって確かめられる．この最小分離距離，または"リーメン"は空間識別指標である：この距離が小さいほど，識別能が高い．リーメン値は指先で最も狭く（1〜2 mm），背中で一番広い（70 mmまで）．

単位数，受容野，および受容野の重複は触覚能力を決定している

異なった触覚感度と識別は一部は皮膚の単位面積当りの感覚単位の数とその分枝の違いにある．指先には背中よりもより多くの単位を持っている．したがって，（皮膚の同じような凹みを起こすような）同様な強さは，背部よりも指先上でより多くの感覚単位を刺激する．指先にある感覚単位から脊髄の感覚性中継細胞に達する第一次求心線維の収束（図87, 93）もまた，敏感な部位で感度が高い．その結果，中枢神経細胞は指先に加えられた非常に弱い刺激によって活性化されるが，背中では起こらない．

受容野（RF）の大きさと重複の重要性—空間認識の神経性基盤は，（感覚）受容野の重なりの大きさと程度にある．指先ではこの受容野は小さく，重なり合いの程度は高い：背中や脚でその反対である．それゆえに指先では，2つの接近した刺激を与えると，2つの異なった感覚単位を刺激し易い．なぜならばその1つの点は1つの神経単位の受領野を刺激するが，一方ではもう1つの点は別の受領野を刺激するので，2つの異なった感覚単位を活性化しうることになる．中枢ニューロンが2つの別々の感覚単位から情報を受け取っている限り，その2つの点はお互いに識別可能である．もしも両方の点刺激が1つの感覚単位の感覚受領野の中に入ってしまうと，ただ1点だけが判読される．

異なった単位活動と側方抑制—指先で重なりあっている高感覚度の受容野はまた，別の識別能を示す．例えば，もしも1つの触覚刺激が1つの感覚単位の受容野中心部にぶつかると，その単位が極大に活性化される．受容野は重なり合っているので，同じ刺激は隣接する単位の受容野の末梢部をも活性化する．しかしこの第二の感覚単位の活性化は，末梢線維だけが刺激されるのでより弱い．この2つの隣接する単位の間の活動の差別比は，中枢神経系ニューロンにより感知されて，側方抑制の基盤を形成しており，対比（コントラスト）を明瞭にして識別能を高めるのに役立っている．

CN：A, G, Iには暗い色を塗る．
1. 図の上の感覚単位から始める．
2. 受容野の図の色を塗る．軸索に沿った沢山の垂直の線（C'）に注意する．これらは軸索に沿って伝わる沢山のインパルスを意味している．細胞体は図を簡略化するために除いてある．
3. 触覚識別の2つの型，すなわち空間と強度を示す例に色を塗る．この実例でみられる測定を行うための測径器の指示点に色を塗る．
4. 側方抑制の説明に色を塗る．脊髄の抑制ニューロン（1）の破線と，点線は，抑制性上行感覚伝導神経路を表していることに注意する．

SOMATIC (AFFERENT) SENSORY UNIT (SU)
体性（求心性）感覚単位（SU）

- **SENSORY RECEPTOR** 感覚受容器
- **END BRANCHING** 終末分枝
- **SENSORY FIBER (AXON)** （軸索）
- **CELL BODY** 細胞体
- **CENTRAL TERMINAL** 中枢終末

第一次体性求心性（感覚）ニューロンは，1本の長い末梢性突起を出しており，それは末梢神経の中を走り，標的臓器（皮膚，関節，筋紡錘，腱，歯，舌など）の近くか臓器内で分枝している．その中枢性突起は脊髄あるいは脳幹部に入って，中枢ニューロンとシナプスを形成する．すべての末梢末端分枝と中枢性終末を持った1本の感覚ニューロンは，感覚単位（SU）と呼ばれる．この感覚単位（SU）によって支配されている特殊末梢領域は，受容野（RF）と呼ばれる．皮膚の隣接した感覚単位（SU）の受容野（RF）は，分離していたりあるいは重なりあっている．それぞれ分離した受容野（RF）内の刺激は，対応する感覚単位（SU）でのみインパルス活動をひき起こす．重なりあった受容野（RF）内を刺激したときには，それに関与しているすべての単位活動をひき起こす．しかしながら，右図に示すように，ある1つの触覚刺激が他のものではなく1つの単位の沢山の末梢分枝を活性化するときには，その単位のインパルス活動は隣接する単位の活動よりもこれに対応して高くなる．

上行性感覚経路 ascending sensory pathway
脊髄 spinal cord
PATHWAY 神経路

RECEPTIVE FIELDS (RF)
受容野（RF）

- **STIMULUS** 刺激
- **NERVE IMPULSE** 神経インパルス

SEPARATE RF 分離受容野
firing 発火
quiet 静止

OVERLAPPING RF 重複受容野
low activity 低活動
high activity 高活動
low activity 低活動

TACTILE DISCRIMINATION
触覚識別

皮膚の特定部分の触覚感受性は，感覚単位の受容野内に重なり合いの程度だけでなく，その領域を支配している感覚単位の数に直接的に比例している．感受性は，通常感覚野の大きさとは逆の関係にある．このように指先は多数の感覚単位（SU）と少数の重なり合った受容野（RF）を受けているので，背中の皮膚よりもはるかにずっと感受性が高い．

空間識別：2点間識別試験では，皮膚の空間識別能は2つの触覚刺激点の間を識別できる最小距離を測定して決定される．舌，唇，指先ではこの能力は高い（1〜3 mm リーメン）．手背，背中，脚ではこの能力は低い（50〜100 mm）．

強度識別：感受性の高い部分はまた触覚刺激の強さの違いを識別できる．したがって，指先上に6ミクロン（μm）の凹みを作れば，感覚を生ずるのに十分である．この閾値は手掌面では4倍高い．

SPATIAL (2-POINT) DISCRIMIN. 空間（2点間）識別
1-2mm
30-70mm
FINGER (MANY UNITS) 指（多くの単位）
BACK (FEW UNITS) 背中（少ない単位）

1点識別 **ONE-POINT DISCRIMINATION** 重複単位 units overlap 2点間識別 **TWO-POINT DISCRIMINATION**
less than 1mm 1 mm 以下
more than 1mm 1 mm 以上

1点識別 重複のない no overlapping 2点間識別
less than 30mm 30 mm 以下
more than 70mm 70 mm 以上

INTENSITY DISCRIMIN. 強度識別
6μ
24μ

LATERAL INHIBITION
側方抑制

INHIBITORY NEURON 抑制ニューロン

重なり合った受容野（RF）を持つ感覚単位（SU）では，1つの感覚単位（SU）の活動が隣接する単位よりも高いときに（例えば，主要な感覚単位（SU）の末梢分枝がより多く補充（参加）されて），より活性が低い隣接単位から中枢神経系ニューロンへの信号の伝達は，そのシナプス活動を抑制することによって抑えられる．この現象は側方抑制と呼ばれており，対比（コントラスト）の識別を明確にするのに役立っている．

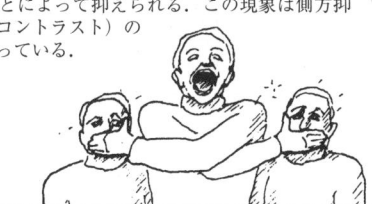

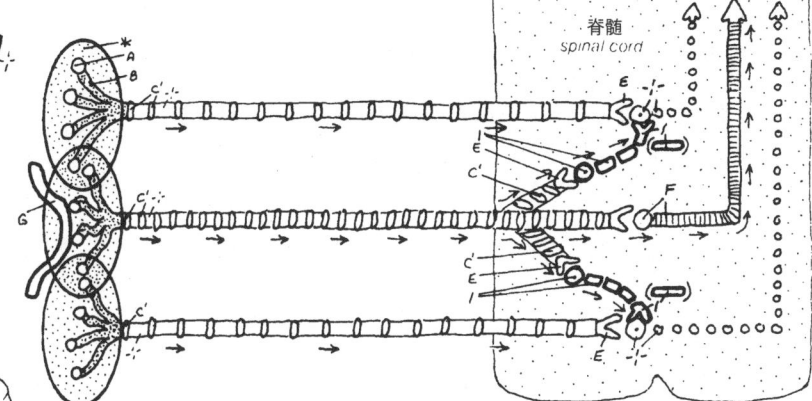

脊髄 spinal cord

体性感覚経路

それぞれの感覚受容器の型は主として刺激の1種類に反応して、受容器変換装置によって活動電位に変換して、受容器についている神経線維により（神経インパルスの連発として）中枢神経系（CNS）へ伝える。色々な受容器からくるすべての感覚線維は通信のために同じ暗号（活動電位）を用いているので、どのようにしてCNSがこれらの異なった感覚様式を区別するのだろうか？　たとえば、いかにして冷たい感覚と暑い感覚が異なり、触れる感覚と痛みの感覚が異なり、また触れる感覚と圧力とが違うと感ぜられるのだろうか？　ここの図で、我々は体性感覚様式の機能的差別及び脳と脊髄にある色々な神経経路と、シナプス部位に沿った感覚信号の通路について考えてみよう。そのような分離と神経経路は、CNSが様式を区別することができる1つの方法である。

様式は感覚神経の機能的差別である

もしも感覚神経中に見出される数千もの神経から単一神経線維を取り出して、特殊な型の刺激が与えられたときにその活性が最大に増加することが見られる。適切な刺激とは、触刺激、痛みの刺激、温度刺激などである。もしも我々が、その神経線維を電気的に刺激したときは、その人は多分その特殊な型の刺激と関連した感覚が起こったことを認識するであろう。感覚神経のそれぞれの線維がただ1種類の感覚様式のみを伝導するという現象（多分これはその神経線維がただ1種類の受容器と結合しているためであろう）の一般化は、"特殊神経エネルギーの学説"と名づけられて、CNS内の感覚経路でも同じく真実である。この原理および感覚受容器の特殊性と同様に、感覚皮質の機能的性質についても次の図（93）で討論するが、いかにして感覚様式が神経系の中で機能的に分化しているかについて考える重要な基盤になる。

感覚神経幹（あるいは束）の中では、異なった線維型が異なる様式と関連した信号を運ぶ。一般に粗雑な触刺激、痛み（傷害的）刺激及び温度刺激の信号は、ミエリンの巻いていない（無髄の）、直径の小さい（細い）神経線維（C型線維）によって伝えられる。これらの線維の細胞体は小さくて後根神経節内に位置し、脊髄内にある中枢性終末は、ペプチド性伝達物質（例えば痛覚線維ではP物質）を放出する（図94）。微妙な触刺激や圧刺激を伝える信号は（関節や筋肉からの）自己受容性の信号様式と同様に、大型の細胞体を持つ伝導速度の速い、太いミエリンを巻いた（脊髄の）線維（A型線維）によって伝えられる。

種々の様式が特殊な脊髄神経路内を上行する

種々の感覚神経線維は脊髄に入る時に2つの部類に分別される。痛覚、温度覚及び粗雑な触覚を伝える線維は非識別性様式とまとめて関連していて脊髄の後角に終末を持っており、そこで第二次の中継細胞とシナプスを作る。

痛み、温度及び大ざっぱな接触感覚は脊髄視床路を通る—その線維は反対側に交叉して白質内に入って脊髄視床路を脳まで上行する。この経路は2つの明瞭な区分を持っている：すなわち、痛覚と温度覚線維の感覚様式は側方区分を、粗雑な触覚を伝える線維は前（腹）方区分を束になって走る。これらの特殊（感覚）経路内の神経線維にさらに隔離があって、その結果痛みと温度の線維はさらに分離している。この脊髄視床路線維は、脳の最も重要な皮質下の感覚中継/統合中枢である視床に終末を送っている。この脊髄視床路及びそれに関連した感覚様式は、すべての脊椎動物にみられる基本的で原始的な感覚系を現している。

触、圧及び自己受容は後索を通る—微細な触、圧、自己受容（識別性触覚）を運ぶ太い有髄感覚線維は脊髄に入るが、後角には終わらない。その代わりに、交叉せずに後（後ろ）索の感覚経路を上行して延髄に終わり、そこで最初のシナプスを作る。第二次感覚細胞の軸索は正中線で交叉して、内側毛帯経路を上行して視床の同じ領域に終わり、そこで脊髄視床路線維は終わる。後索毛帯系は弁別触覚路と呼ばれるが、これは精密な局在（刺激源）、2点間識別、微細な触覚、振動、立体認知（手で触ってその物体を確かめる）及び空間的四肢/身体の位置感覚のような重要な感覚能力はこの系によって伝えられるからである。選択的にこの経路を傷害すると、これらの感覚能力を損なうことになる。生理学的には、後索系はより新しい感覚系で、霊長類と人でよく発達しているが、下等動物ではあまり発達していないか欠落している。

視床放射は信号を感覚皮質に送る

視床からは第三次ニューロンが始まるが、それらは体制（感覚）放射となって後中心回に局在する感覚皮質（第一次体性感覚皮質）に投射する。後角、延髄及び視床のすべての中継点で、感覚刺激は篩にかけられ統合されて、その結果感覚皮質に到達する情報は、すでにある種の微細な調和したものとして受けとられるようになる。この微細な調和活動は一部感覚皮質で調節されるが、そこからある下行性感覚調節線維が皮質下の中継点に送られて、皮質に到達する情報の質と量とを抑制している（フィードバック調節回路）。感覚皮質ニューロンによる感覚情報の最終的な分析は、次の図93の主題である。

脊髄運動中枢への感覚入力は反射反応の必須である

皮膚、関節及び筋肉からくる体性感覚求心路の主要な機能は、脊髄反射（図95）を活性化することである。これは脊髄に入る第一次求心神経の側副路あるいは主な分枝によって完成する回路である。これらの分枝は脊髄の介在ニューロンとシナプスを作るが、更に脊髄運動ニューロンとシナプスを作って運動反射回路を完成する。痛覚信号を運ぶ傷害性（痛覚）線維は、勿論ここではその防御機能のために最も重要なものであるが、その他の感覚様式からくる情報もまた、この反射を適当に適合させるのに必要である。

脳幹部運動中枢と網様体の活性化

上行性（感覚）線維は脳に行く途中で中脳側副路を送って不随意運動活動に影響を与えたり、網様体の中枢に分枝を送って睡眠と覚醒（図106）、目ざめと注意及び痛みの中枢性抑制（図94）に影響を与えている。

CN：F₁, G, H, およびJには暗い色を塗る。
1. 神経とその経路に色を塗る前に、人の形の上にある場所にAからEまでの構造に色を塗る。それから、下方左角の皮膚の塊りから始めて、種々の受容器とその感覚ニューロン（F-H）に、それにひき続いて脊髄から始まる種々の上行路（F¹～H¹）に色を塗る。後角の拡大した長方形に色を塗る。
2. 神経経路を完成してから、中央にある交叉標識（J）と、交叉部位を示す2つの矢印に色を塗る。
3. 頁の上方にある下行性調節路のものに色を塗る。

SENSORY CORTEX 感覚皮質
THALAMUS 視床
MIDBRAIN 中脳
MEDULLA 延髄
SPINAL CORD 脊髄

痛覚, 温度覚及び冷覚:
PAIN, WARMTH AND COLD: LATERAL SPINOTHALAMIC PATHWAY 脊髄視床側索路

CRUDE TACTILE: TOUCH & PRESSURE 粗雑な触覚：触覚及び圧覚
ANTERIOR SPINOTHALAMIC PATHWAY 脊髄視床前索路

痛覚, 温度覚及び粗雑な触覚は, 細い無髄 (C型) 線維によって伝えられる. これらの線維は (脊髄) 後角に終り, 中継細胞とシナプスを作って正中線を越えて脊髄視床路を通って脳へ上行する (痛覚と温度覚は側索路を, 触覚は前索路を通る). 中脳の網様体でこれらはシナプスを作って覚醒及び中脳運動反射を支配している. 視床内にあるシナプスは, 信号を体性感覚領野に中継して更に高度の認知機能をつかさどる. この放射系によって生じた感覚は, 粗雑でしかも拡散性のものである.

識別性触覚：(微細触覚と圧覚, 2点識別, 振動)
DISCRIMINATIVE TACTILE: FINE TOUCH & PRESSURE 2-POINT DISCRIMINATION VIBRATION
あるいは **OR PROPRIOCEPTION:**
自己受容： **POSTERIOR COLUMN PATHWAY** 脊髄後索路

識別性触覚 (微細触覚, 圧覚, 振動, 2点識別) ならびに運動性及び自己受容性感覚からの信号は, 太い有髄 (A型) 線維によって伝えられる. 反射のためにその側副枝を脊髄後角に送ってから, 主要な中枢性突起は後索内を上行して脳の延髄にシナプスを作る. 中継細胞は正中線を越えて内側毛帯を形成し, 視床にまで上行する. 視床からの線維 (体性放射) は体性感覚皮質 (後中心回) に放射する. この系は触覚識別, 身体と皮膚の上の正確な刺激局所の認知及び身体の形と位置の感覚を支配している.

皮質 **CORTEX** 下行性調節 **DESCENDING CONTROLS**
下行線維 descending fibers
THALAMUS 視床
MEDULLA 延髄

微細な調和を行ったり体性感覚の受容の質を改善するために, 感覚皮質からくる下行性神経線維は, 興奮性あるいは抑制性シナプスを通じて下位の中継点 (延髄, 視床) からくる上行性入力を調節している.

皮膚 **SKIN**
receptor 受容器
sensory fiber 感覚線維

内側毛帯 medial lemniscus
reticular formation 網様体

交叉 **DECUSSATION**

上行線維は正中線で交叉しているため, 身体のそれぞれの側はその反対側の感覚皮質上に表現されており, その結果, 左側からの感覚は右側脳半球に受け取られ, その逆もまた同様である.

感覚神経幹 **SENSORY NERVE TRUNK**
sensory fiber 感覚線維
proprioceptor 自己受容体

背側(後側) DORSAL (posterior)
後角 dorsal horn

側副反射線維 **COLLATERAL REFLEX FIBERS**
後角 dorsal horn

感覚皮質の構成と機能

　第一次感覚皮質は種々の感覚刺激の正確な源（部位）を見分けて，その特殊な性質を受容する．感覚皮質の損傷は触覚および空間弁別を傷害し，物体を触るだけで同定する能力（立体認知）の喪失を引き起こす．

感覚皮質は体性部位の構成を示す

　もしも動物の皮膚の上にある1本の毛が曲げられると，電位変化が誘発される皮質の感覚点が誘発されて，感覚点の地図が描かれて，それらの点をつなぎ合わせると体表面地図（体表面部位表現）が得られる．この地図によって脳は刺激の源を局在することができる．

　人体の体性部位構成地図（感覚性小人）——同様な人体の感覚地図は，約50年以上前にカナダの脳外科医のPenfieldによって記録された．脳に外科手術を実施中に意識のある患者を使って，彼は脳の中心後回にある感覚皮質を弱い電流で刺激した．この操作は患者に痛みを与えなかった，というのは脳には痛覚受容器が存在しないからである．その患者は皮質上の刺激をした点に従って異なった部分（例えば足先，指あるいは背中）に触れたことを報告した．これらの点を結び付けて，Penfieldは感覚皮質上に感覚性の"小人"（小さい人）が表現されていることに気が付いた．足は中心後回の隠れた部分に，体幹部は頂上部に，腕と手と頭は大きな側方表面に表現されている．上行性神経経路は交叉しているために，身体の左側は右の大脳半球に，身体の右側は左半球に表現されている．

　手と顔の領野は拡大された表現部位を持っている——人の感覚性小人は，2つの点で重要なゆがみを示している．第一に手の表現領域は頭と体幹部の領域に入り込んでいる．第二に表現の皮質領域は身体の大きさに比例していないで，手と顔は大きな表現領域を占めていることである．手の領域の中で，指と親指は独立した表現領域を持ち，人差し指は最も大きい．口唇と舌（口の周囲）領域は特に大きい表現部位を持っている．身体の部分に当てられている感覚皮質の大きさは，その部分の神経支配，受容器密度，触覚感度及び弁別能力に比例していて，身体の物理的大きさとは関連していない．

　補充的感覚領域——SIと呼ばれる主要な感覚皮質に加えて，より小さい補充的体性感覚地図（SII）が頭頂葉と側頭葉との間の大脳裂の表層壁に見出されるが，そこは機能的にはあまりよく構成されていない．SIIニューロンはその入力を主としてSIニューロンから受けている．SII領域を傷害すると，触覚の学習に障害を生じるが，触感覚は傷害されない．

　感覚地図の可塑性——感覚地図（SI）は正常では固定されているが，障害に反応して変化を示し，また傷害や学習と使用に反応して変化しうる．霊長類の実験で，もしも手に分布している神経を切除すると，この除神経された指に対応している感覚皮質領野は，隣接する指からの刺激に対しても反応するようになる．このような観察は，成人の感覚皮質は可塑性で変更可能なものであることを示している．

感覚皮質ニューロンは層と柱を形成している

　感覚皮質は皮質表層に平行な6つの層より構成されていて，表面から底部に従って番号が付けられている．大型及び小型の錐体ニューロンのみならず星状及び紡錘状ニューロンは，種々の層内に見出される．第Ⅳ層のニューロンは求心性感覚入力を受ける．第Ⅴ及び第Ⅵ層のニューロンは出力ニューロンで，他のCNS部位に放散して中継して，フィードバック調節信号を送っている．第Ⅱ及び第Ⅲ層の小型ニューロンは，隣接している皮質領域を結びつける局所統合に役立っている．

　単一皮質ニューロンの電位（反応）を記録するために微小電極を皮質表面に刺入したときには，その電極の通路にある全てのニューロンは同一の受容野を共有していて，同じ触覚反応様式を示した．電極を斜め方向に刺入するとニューロンの異なったグループにぶつかり，同一の受容野から異なった様式の刺激に反応することがわかった．もしも電極を更に遠くに動かすと，受容野もまた変化する．したがって，感覚性皮質ニューロンは機能的に円柱あるいは柱状にそれぞれ約3〜5 mmの長さで，1 mm以下の幅でおよそ100,000個のニューロンを含んでいることが知られている．

　感覚性柱は様式特殊性である——柱のそれぞれのグループは特別の体の部分（すなわち同様な受容野を共有している）を受け持っていて，それぞれの単一の感覚様式にのみ反応する．したがって，1本の指のある部分に対応する皮質の柱の中で，1つの柱は自己受容感覚を，次は触感覚を，他は圧力刺激に対して反応する．温度感覚と痛覚に対しては，このような分離した柱は存在しないが，これらの感覚様式はある種の触覚柱の中の数個の細胞が受け持っている．多分これらは低位の皮質下中枢によって受け取られていると思われる．

　柱の細胞は特徴を識別する——それぞれの柱の中で，ある細胞は感覚受容器の行動を開始させる（例えば，刺激の強さを増すにつれてその発火頻度を増加させるような方法）．これらの細胞は単純細胞と呼ばれる．他の細胞は刺激が皮膚を横切って特殊な方向の移動するときにのみ，その活動を増加させる．これらの細胞は複合細胞と呼ばれる．皮質の柱にあるニューロンの反応様式は特徴探知（細胞）と呼ばれる．第一次及び第二次（連合）感覚皮質の特徴探知細胞の働きによって，感覚刺激の複雑な世界は認知の様式に形作られる．柱状の構成はまた視覚及び聴覚皮質にも見出される（図100, 102）．

連合感覚皮質は体の像を作り出す

　第一次感覚皮質からくる神経インパルスは，頭頂葉の後部にある高次"連合"感覚皮質領野に中継されて，さらに分析され，統合されて合成される．体性感覚資料の処理の結果は他の感覚（特に視覚的）様式からのものと一緒になって，体の形，空間での体の位置，感覚，運動の統合及び行動などの形成に関連した高次の体制の認知に重要である．例えば，脳の片方にある連合感覚皮質は，反対側の手と眼の運動を協調させるのに役立っている．連合感覚領の損傷のある人は，1つの腕などのような自分自身の体のある部分を認知するのを気が付かなかったり，あるいはできなかったりする．反対側を無視して，その人の片側の髪だけをくしけずったりするようになる（片側無視症候群）．

CN：W（皮質内ニューロン）に対しては暗い色を用いる．
1．視床（C）は薄い大脳皮質層（A）の下方深くに埋もれていることを表す2つの構造に注意しながら，上方の物から色を塗り始める．
2．感覚皮質上の身体部分の表現に色を塗る．身体の特殊な部位を受け持つ皮質の量に基づいて対応する絵の小人にも色をつける．皮質の最後の2つの部分には，ここに示されていない咽頭と腹腔内構造を現しているので，灰色を塗る．
3．感覚皮質の構成に色を塗る．左の3つの柱はそれぞれ3つの特殊感覚様式を受け持っていることに注意する．右の柱は感覚様式内部でのニューロン結合を示している．
4．多くの受容野（1）の収束から始めて皮質の方へ上行し，下方右角にある収束と拡散の例に色を塗る．拡散についても同様に色を塗る．

中心溝 central sulcus (fissure)

体性感覚皮質
SOMATIC SENSORY CORTEX.
ASSOCIATION SENSORY CORTEX. 連合感覚皮質
THALAMUS. 視床

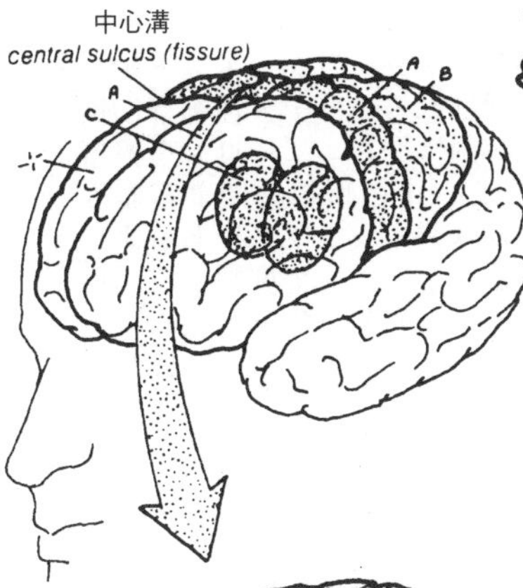

　第一次体性感覚皮質（体性感覚皮質，S）は，中心溝のすぐ後方にある領域の中心後回にある．視床から特殊な体性放射線維をうけているこの領野は，皮膚，関節などからくる知覚入力の分析と統合，体性感覚認知，及び身体の位置と運動に関連した感覚などをつかさどっている．この領域を傷害すると触覚はなくならないけれども，識別性の触覚（微細な刺激位置や刺激の強さ）は減退する．感覚皮質の連合野は第一次感覚皮質の後方に位置しており，そこから入力を受けている．この領域が失われたり，あるいは除去したりすると，身体の形や複雑な体性・視覚感覚の異常が生じる．

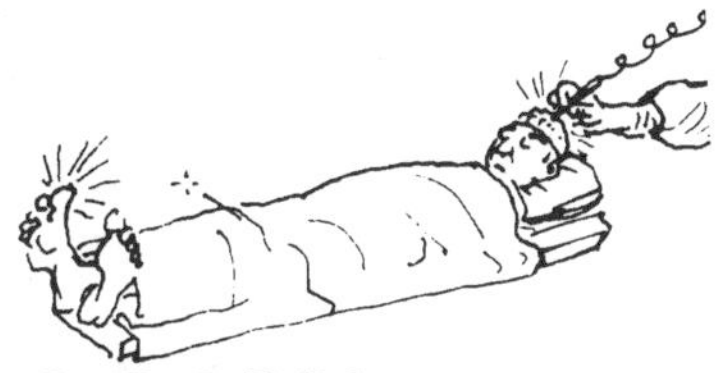

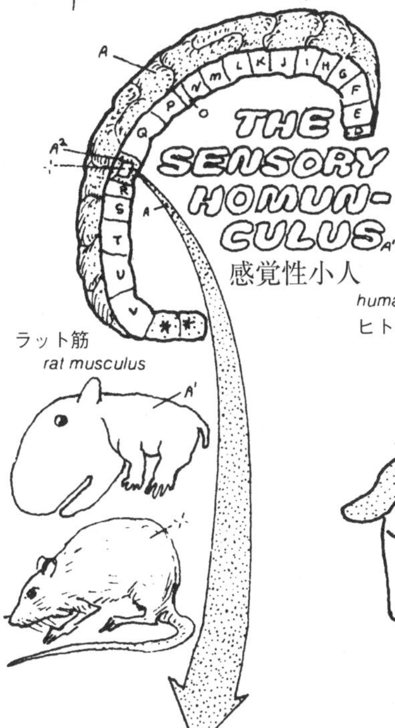

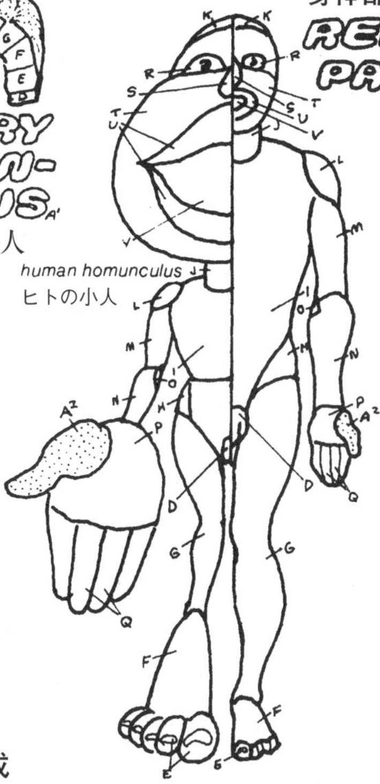

身体部分（感覚）の皮質上への表現
REPRESENTATION OF BODY PARTS ON THE CORTEX

THE SENSORY HOMUNCULUS
感覚性小人

ラット筋 rat musculus

human homunculus
ヒトの小人

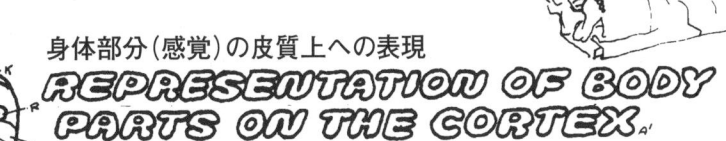

　脳手術をうけている意識のある患者の体性感覚皮質（S）の限定された領域を刺激すると，限局した身体の部分の刺されるような感覚が生じる．このような関連（投影）感覚を注意深く地図に描くと，身体の形は感覚皮質上に一定の様式（体表面地図，感覚性小人）で表現される．すなわち，体幹部は中心後回の上部に，手は中間部に，そして顔は下部に表現される．人の感覚性小人はゆがんでおり，したがって，最も敏感で微細な触覚を識別できる身体領域（手，指，舌，口唇）は，大きな表現領域を持っているが，躯幹と脚は比較的小さい表現領域である．下等動物（ラット）では，補充的感覚領域（SⅡ）はシルビウス回のSI領域に隣接して存在するが，詳細には表現されていない．それは触覚学習と関連しているのかもしれない．

皮質のニューロンへの刺激の伝達
TRANSMISSION OF STIMULI TO NEURONS IN CORTEX

収束 CONVERGENCE

視床 THALAMUS — 3° thalamic relay neuron 第三次視床中継ニューロン

第二次感覚中継ニューロン 2° sensory relay neuron

脊髄 SPINAL CORD

第一次感覚ニューロン 1° sensory neuron

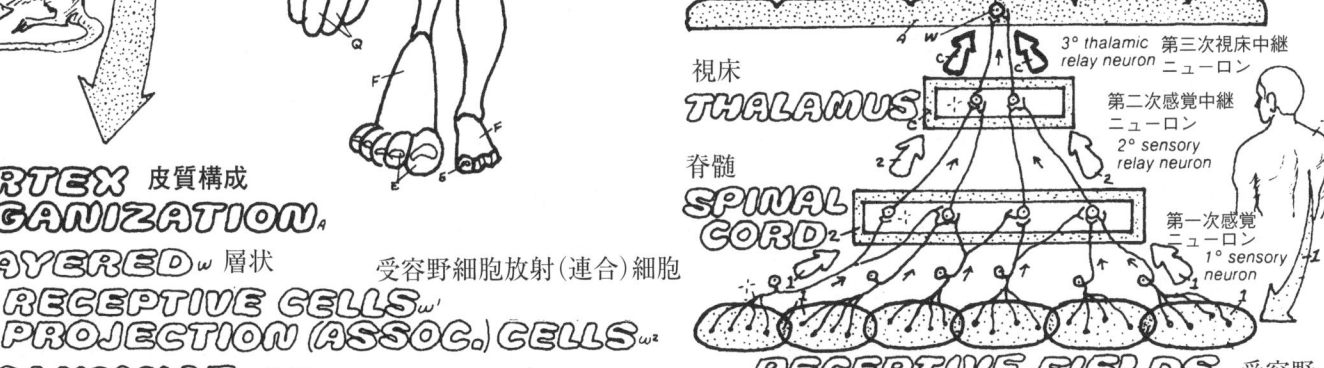

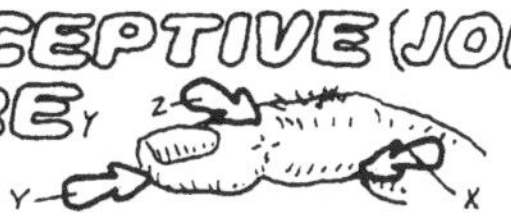

RECEPTIVE FIELDS 受容野

CORTEX ORGANIZATION 皮質構成
1 LAYERED 層状
受容野細胞 放射（連合）細胞
RECEPTIVE CELLS
PROJECTION (ASSOC.) CELLS
2 COLUMNAR 柱状
PROPRIOCEPTIVE (JOINT)
圧力 PRESSURE
触 TACTILE
自己受容（関節）

to other cortex areas
from thalamus 視床から
to subcortex 皮質下へ
他の皮質領域へ

　末梢受容器から脳の感覚皮質（S）にあるニューロンへ線維が収束していることは，単一の皮質細胞が身体の大きな領域からくる感覚信号（すべての第一次感覚求心路の受容野の集積）に反応することができることを示す．この配列は一般に粗雑な触覚を感じる脊髄視床投射系にみられる．これに対して，単一の末梢求心線維が多くの皮質細胞に信号を送っている発散様式は，触覚感覚のより細かい識別に役立っている．この配列は後索毛帯の放射系にみられ，識別性触感覚に役立っている．この放散様式はある皮膚の部分の点刺激で構成されているので，皮質細胞のあるものは他のものよりも活性化されて，一定不変の識別を提供している．

DIVERGENCE 発散

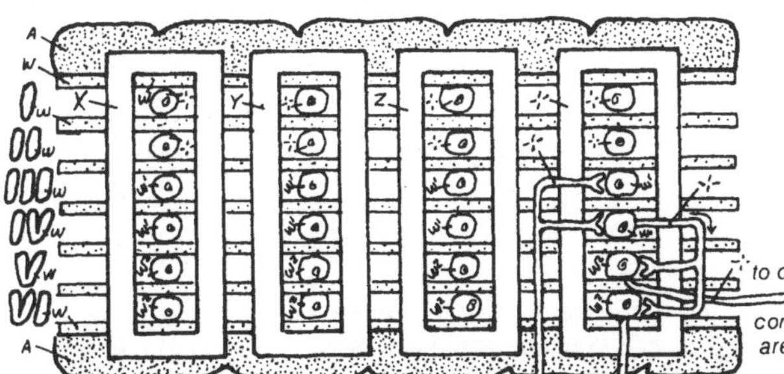

　感覚皮質（S）は，新皮質の他の領野と同様に共に水平性及び垂直性に組織化されている．すなわち水平的にはニューロンの6つの層に組織化されており，それぞれの層のニューロンはそれぞれ異なった伝達機能を持っている．第Ⅳ層の細胞は視床から特殊な体性放射線維を受けている．垂直性には感覚（S）皮質は柱状に組み立てられている．各柱の大きさは幅約1 mm，長さ数mmである．感覚（S）皮質には数千の柱がある．ある特定の柱のすべての細胞は明確な体の部分からくる単一の感覚様式に関連した信号に反応する．したがって，1本の指からの触刺激に敏感な柱は，その指にある関節からくる自己受容感覚に反応する他の柱の隣りに位置している．

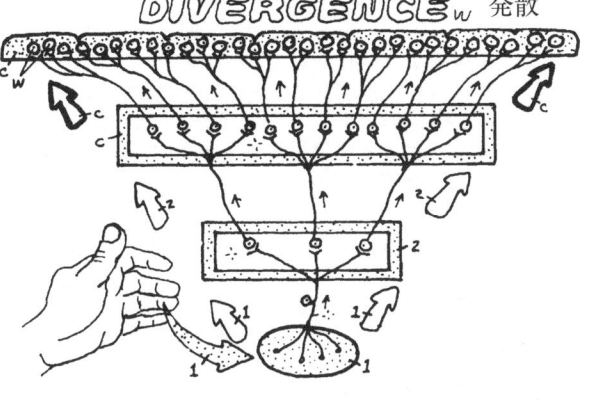

痛みと侵害受容の生理学

痛みあるいは侵害受容の感覚は，単に感覚だけでなく感情や情緒をも含んでいるために複雑である．痛みと侵害受容の神経化学ならびに痛みの抑制における脳の役割は，最近の痛みの生理学の展望をさらに一層広げている．

化学物質は遊離神経終末を刺激して痛みの感覚を開始させる

痛みは，皮膚および内臓組織にある遊離神経終末によって伝えられている．痛みは色々な刺激によって始まる．強い機械的刺激（激しい圧力），非常に暑いとか，非常に寒いとかいった温度刺激，あるいは（酸性物質のような）ある種の化学的刺激物質はすべて，通常痛みを引き起こす．痛覚受容器は高い閾値を示すので，しばしば侵害性の―したがって侵害受容および傷害受容器の名前がある―激しい刺激によって引き起こされる．侵害性刺激は色々な程度の（つねる程度から火傷に至る）組織の傷害を引き起こす．この結果，傷害された組織内にヒスタミンのようなある種の内因性傷害受容性物質が遊離される．そして，これらが傷害受容性遊離神経末端に働いて，痛みの信号を引き起こす．他の傷害受容性化合物にはセロトニン，P物質，キニン・ペプチド（ブラジキニンなど）がある．K$^+$イオンの遊離は，疲労した筋肉の主な痛みの原因である．

痛みは速い求心系と遅い求心系神経によって伝えられる

痛みの伝達には2つの異なった神経経路が含まれていて，それぞれ違った痛みの経験が生ずる．画鋲の上に足を乗せると，最初は鋭い痛みの感覚（初期疼痛）が感じられ，少し時間がたってから鈍い痛み（遅延通）が続く．鋭いチクチクする痛みは正確に痛みの部位に限局していて，短時間持続する．鈍い感覚あるいは動悸を打つような痛みは長く持続して，広い範囲に感じられ，しばしば体の広い部分に及ぶ．

Aδ型線維は速い痛みを，C型線維は遅い痛みを伝える―鋭い痛みは，細いが有髄の比較的速い伝導速度を持つ神経線維（Aδ型）によって伝えられるが，鈍い傷害性のうずくような痛みは，無髄の伝導速度の遅い，C型線維によって伝えられる．Aδ型線維の伝導速度はC型線維のそれよりも10倍ほど速い．両方の型の線維は多少分離しているが，脊髄の後角に終末して脊髄視床路を上行する．速い痛みの線維は直接視床に放散して，感覚皮質にまで達する．皮質入力は少数ではあるが，鋭い/速い痛覚系の細かい局在を示す．感覚皮質に傷害を持つ患者は傷みの源を局在させることができないが，依然として痛みを感じ，それによって傷つけられる．遅い痛みを伝える線維は主要な入力を脳幹網様体に送り，そこでこの痛みの中枢性抑制と覚醒効果が中継される．これらの線維は大部分視床に終末し，さらに辺縁系，特に楔状核に入力し，そこで痛みの情緒的で傷害的成分が処理される．

脳の中枢は上行性痛覚信号を抑制できる

脳幹網様体の水道周囲灰白質領域を電気刺激すると，意識のある動物の痛みの感覚は抑制される．この領域から下行線維が脊髄後角に突出して，そこで脳に行く求心性の痛覚信号を抑制する．中枢性の痛みの抑制は，動物やヒトが肉体的ストレスや闘争をしている間，組織の傷害や傷から起こる傷害性疼痛を減弱させるようにする結末をうまく処理するのを助けている．中枢性痛みの抑制もまた運動選手や兵士やインドのヨガをする人たちが激しい肉体的外傷や痛みに耐えることができる理由と思われる．

エンドルフィンは中枢性疼痛の抑制を仲介する―脳の水道周囲領域から下行する線維は神経伝達物質のセロトニンを遊離して，それがエンケファリン（エンドルフィン・ペプチドの一種）と呼ばれるペプチド性神経伝達物質を放出する後角にある抑制性介在ニューロンを興奮させる．エンケファリンは求心性C型線維による痛みの信号を，これらの線維の神経終末シナプスにあるオピエイト受容体分子と結合することによって抑制する．モルフィンとその他のオピエイト鎮痛剤（痛みの殺し屋）もまた同じ受容体と結合する．ノシセプチンと呼ばれるペプチドはダイノルフィンと類似していて，それと反対の効果―すなわち脳内に注射したとき痛みの感覚を増加させる（過疼痛）．

太い触覚求心性線維は痛みを抑制する

後角にある介在ニューロンもまた求心性痛覚抑制に含まれる．皮膚の領域を擦ると，その同じ部位またはその近くの領域からの痛みを和らげる．擦ることは太い伝導速度の速い触覚線維（Aα型）を活動させるが，一方，痛みはC線維によって伝えられる．後角内では触覚線維の中枢枝が抑制性介在ニューロンを活性化して，それが痛みの信号が中継細胞へシナプス伝達されるのを抑制する．これが求心性痛覚抑制のゲート（扉）説の基盤である．多分，より強力な触覚信号が後角にある伝達"ゲート"を支配すれば，弱い痛みの信号に接するのを抑制したり除外したりするように働くと考えられる．エンドルフィンによる求心性および中枢性疼痛の抑制は，一部は針灸による鎮痛現象の基礎になっているのかもしれない．

関連痛はシナプス中継の共有に含まれるのかもしれない

もしも内臓臓器から来る痛みが表層部で感じられたときには，"関連痛"と呼ばれる．例えば，心臓から起こる痛みは左腕の内側から来たように感じる．尿管の痛みは睾丸に感じる．関連痛の地図は，広く医学的診断（例えば，心臓の状態を示す）に用いられる．関連痛を説明する機構はシナプス性収束および/または入力の促進かもしれない．同じ部位から起こる求心性痛覚線維は，後角の中継細胞へ収束するのが示されている．ある場合には，収束は通常は似たような胎生起源の異なった体の部位から来る線維が，異なった体の部分から来る痛み刺激によって脊髄の中継細胞の活性化を引き起こすことが含まれるかもしれない．通常，一部はある内臓臓器から起因する．

幻影痛は中枢性起源であろう

幻影痛は切断された四肢から起こる持続性痛みを指していう．この痛みは，かつては切断された神経の断端が刺激されて，それが投影している体性感覚領野から起こると考えられていた．しかしながら，もしも幻影痛を持っている患者が依然として失われた四肢を持っていると"想像"するように条件づけると，この幻影痛は徐々に消失する．切断された左腕を持つ患者が，その人の右腕を動かす鏡像を眺めて常に訓練を続けると，その左腕も存在している幻影を作り出すことができる．幻影痛が次第になくなるということは，多分，感覚地図の再編成によって痛みが中枢性に抑制されることを示している．

CN：EとHには暗い色を塗る．

1. 上方の枠内図の左側から始めて，右側の角にある大脳皮質に至るまで，あなたの好きなように色を塗る．ただし脊髄の後角の部分のみは灰色を塗る．
2. 痛覚抑制の枠内図は番号順に色を塗る．ここに描かれた過程は，上の図にある．下行性経路（J）を詳細に記載してある抑制性中継線維（5）では，神経インパルスの頻度が抑制されている（これはHの色をつけた垂直線で表示してある）ことに注意する．入力神経終末は，それ自身抑制されている傷みを生ずるP物質（M）の色を塗る（3）．
3. ゲート説の図に色を塗る．
4. 関連痛の図に色を塗り，それから幻想肢痛の物質に色を塗る．

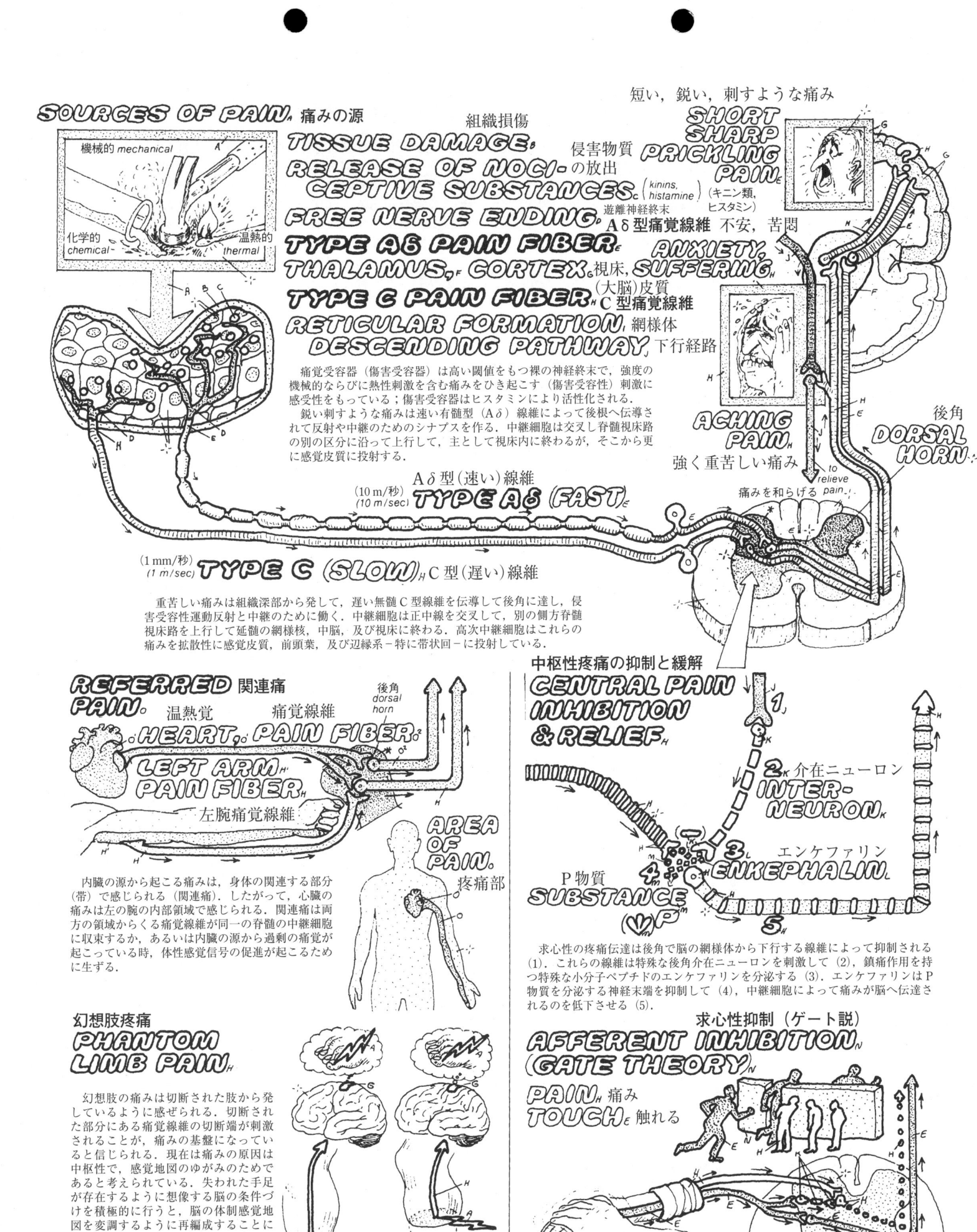

SOURCES OF PAIN 痛みの源

機械的 mechanical
化学的 chemical
温熱的 thermal

TISSUE DAMAGE 組織損傷
RELEASE OF NOCI-CEPTIVE SUBSTANCES 侵害物質の放出 (kinins, histamine)(キニン類, ヒスタミン)
FREE NERVE ENDING 遊離神経終末
TYPE Aδ PAIN FIBER Aδ型痛覚線維
THALAMUS, CORTEX 視床, (大脳)皮質
TYPE C PAIN FIBER C型痛覚線維
RETICULAR FORMATION 網様体
DESCENDING PATHWAY 下行経路

SHORT SHARP PRICKLING PAIN 短い, 鋭い, 刺すような痛み
ANXIETY, SUFFERING 不安, 苦悶
ACHING PAIN 強く重苦しい痛み
DORSAL HORN 後角
to relieve pain 痛みを和らげる

痛覚受容器（傷害受容器）は高い閾値をもつ裸の神経終末で，強度の機械的ならびに熱性刺激を含む痛みをひき起こす（傷害受容性）刺激に感受性をもっている；傷害受容器はヒスタミンにより活性化される．
鋭い刺すような痛みは速い有髄型（Aδ）線維によって後根へ伝達されて反射や中継のためのシナプスを作る．中継細胞は交叉し脊髄視床路の別の区分に沿って上行して，主として視床内に終わるが，そこから更に感覚皮質に投射する．

TYPE Aδ (FAST) (10 m/秒)(10 m/sec) Aδ型(速い)線維
TYPE C (SLOW) (1 mm/秒)(1 m/sec) C型(遅い)線維

重苦しい痛みは組織深部から発して，遅い無髄Ｃ型線維を伝導して後角に達し，侵害受容性運動反射と中継のために働く．中継細胞は正中線を交叉して，別の側方脊髄視床路を上行して延髄の網様核，中脳，及び視床に終わる．高次中継細胞はこれらの痛みを拡散性に感覚皮質，前頭葉，及び辺縁系—特に帯状回—に投射している．

REFERRED PAIN 関連痛

温熱覚　痛覚線維　後角 dorsal horn
HEART, PAIN FIBER
LEFT ARM PAIN FIBER 左腕痛覚線維
AREA OF PAIN 疼痛部

内臓の源から起こる痛みは，身体の関連する部分（帯）で感じられる（関連痛）．したがって，心臓の痛みは左の腕の内側領域で感じられる．関連痛は両方の領域からくる痛覚線維が同一の脊髄の中継細胞に収束するか，あるいは内臓の源から過剰の痛覚が起こっている時，体性感覚信号の促通が起こるために生ずる．

CENTRAL PAIN INHIBITION & RELIEF 中枢性疼痛の抑制と緩解

2. **INTERNEURON** 介在ニューロン
3. **ENKEPHALIN** エンケファリン
4. **SUBSTANCE P** P物質

求心性の疼痛伝達は後角で脳の網様体から下行する線維によって抑制される(1)．これらの線維は特殊な後角介在ニューロンを刺激して(2)，鎮痛作用を持つ特殊な小分子ペプチドのエンケファリンを分泌する(3)．エンケファリンはP物質を分泌する神経末端を抑制して(4)，中継細胞によって痛みが脳へ伝達されるのを低下させる(5)．

PHANTOM LIMB PAIN 幻想肢疼痛

幻想肢の痛みは切断された肢から発しているように感ぜられる．切断された部分にある痛覚線維の切断端が刺激されることが，痛みの基盤になっていると信じられる．現在は痛みの原因は中枢性で，感覚地図のゆがみのためであると考えられている．失われた手足が存在するように想像する脳の条件づけを積極的に行うと，脳の体制感覚地図を変調するように再編成することによって，幻想肢疼痛は消失する．

AFFERENT INHIBITION (GATE THEORY) 求心性抑制（ゲート説）

PAIN 痛み
TOUCH 触れる

皮膚の強い触覚性刺激（擦ること）は，その部分から発する痛みを軽くする．これは求心性抑制の効果によるものである．太いAα型線維によって伝達される触覚信号は，正常時には細い線維によって使用されている脊髄内のシナプス"門"（ゲート）を閉鎖して，C型線維によって伝達される痛みの感覚を抑制する．

反 射

反射はある特殊な感覚刺激に対して計画され，型にはまった，予想される運動反応である．反射は神経活動の最も基本的な型で，反射運動は単純な動物や人の新生児の運動の大部分を支配している．ある種の反射は——たとえば傷害刺激に反応して，手や足を引っ込める運動のような——生き残りを増やすような防御的なものである．他の反射は身体の平衡と位置を保つのを助けるが，別の反射はホメオタシスと安定した内部環境を保持するように働いている．

脊髄反射——すなわち，脊髄が体躯幹と四肢筋を調節している——は，最もよく知られた反射である．脳反射（脳幹部に反射中枢がある）もまた存在する．たとえば，これらには眼球運動などが含まれる．体性反射は，身体の骨格筋と，運動行動が含まれるが，自律反射は外分泌腺，心臓，内臓平滑筋などに影響を与えて，内部環境を調節している．

反射弓は反射の実施を支配している

どのような反射の発現にも，いくつかの要素の積極的な関与が必要である．すなわち，(1) 刺激を感知する感覚受容器，(2) 感覚信号を脊髄と脳に伝える求心性神経，(3) 感覚入力を分析し統合して，運動入力命令をつくり出す統合シナプス中枢，(4) 運動出力を末梢へ伝える遠心性神経，および (5) 反応を実行する運動効果器（たとえば，骨格筋，平滑筋，分泌腺）．これらの要素は一緒になって反射弓をつくり上げている．反射反応の複雑性は反射中枢の複雑性に対応している；このことは次にそこに含まれる介在ニューロンとシナプスの数に依存している．

単シナプス伸張反射は最も簡単な反射である

伸張反射はたった1つのシナプスだけがその反射経路に含まれているので，今まで知られている最も単純な反射である（単シナプス反射弓）．体の支持と四肢の運動に含まれる大きい骨格筋は，紡錘型をした器官（筋紡錘）を含んでおり，筋の長さや張力の変化を感知して働いている．

筋紡錘伸張受容器の役割——筋紡錘は伸張反射の感覚受容器を含んでいる．それぞれの紡錘は筋内（紡錘内）線維と呼ばれる変形した筋肉線維を含んでいる．各紡錘線維の中央分節は，脊髄に行く感覚性求心性線維と結合していて，機械的伸張受容器として働く．筋肉を伸張させると紡錘伸張受容器を活性化させて，伸張の量に比例して神経信号の発火を脊髄へ送る；紡錘感覚線維の末端は同じ筋肉に行っているアルファ（α）運動ニューロンと直接に興奮性シナプス接合をつくっている．α運動ニューロンは通常の筋肉線維（紡錘外）を興奮させる大型のニューロンである．紡錘感覚線維によるα運動ニューロンの活性化とその結果生ずる筋収縮は，筋線維を短縮させ，そして本来の長さにまで戻すように働く．

伸張反射は筋肉の長さと張力を監視している

伸張反射は絶えず筋線維の長さと緊張度を監視して，静止時には筋肉を一定の状態に維持している．筋肉の張力は筋肉の長さと関連しているので，伸張反射はその活動の範囲を保ちながら，筋肉の調子（緊張度）を増加させるように働いている．紡錘線維も伸張受容器の側方に位置する収縮性分節を持っていて，伸張反射を活性化している．紡錘の運動分節はガンマ（γ）運動ニューロン（γ遠心路）と呼ばれる細い脊髄性運動ニューロンによって支配されている．γ運動ニューロンは末梢から来る感覚線維と，高次脳内の運動中枢から来るニューロンによって刺激される．この高次脳の入力は筋肉に作用して，体の位置の調整と行動的に調節された運動を行う．

膝蓋腱反射：単および多シナプス部分の両方を持っている

単純な単シナプス伸張反射に対して，大部分の脊髄反射は多シナプス反射である——すなわち，反射弓と中枢は1つあるいはそれ以上の介在ニューロンと数多くのシナプス結合がある．臨床診断に用いられる膝蓋腱反射は単および多シナプス反射反応の活動の両方の例を示している．検査を受ける人は，足を宙ぶらりんにして高い椅子にかける．大腿伸展筋が脛骨につながっている膝蓋腱を膝のすぐ下で軽くたたく．すると下腿は大腿の伸展筋の収縮によって，速い反射性伸張を示す（膝蓋腱反射）．これは伸張反射である．腱の上を軽くたたくと腱の線維が引っ張られて，筋肉と紡錘線維を引き伸ばして，伸張反射を活性化する．

しかしながら，固有の膝蓋腱反射が行われるためには大腿部の伸展筋の活性化のみならず反対側の屈筋の抑制が必要になる．すべての運動ニューロンは興奮性であるので，屈筋の弛緩を得る唯一の方法はその運動ニューロンを抑制することである．これは紡錘感覚線維の分枝を同時に活性化する抑制性介在ニューロンによって行われる．

介在ニューロンは複雑な脊髄反射で非常に重要である

脊髄の統合性介在ニューロン，特に抑制性のものは，すべての複雑な脊髄反射の発現の基盤となっている．

引っ込め反射——四肢の引っ込め反射（四肢屈曲反射）で，傷害性（身を切るようなあるいは熱い）刺激は痛み受容器とその感覚性求心線維を活性化する；これらの線維の中枢性終末は興奮性脊髄介在ニューロンを刺激する；これらは次いで，同側の屈曲筋に行く運動ニューロンを興奮させ，同じ側の四肢の引っ込めをひき起こす（たとえば非常に熱い物体に触れたとき）．単純な引っ込め反射でさえも，同側の伸展筋は同時に弛緩させられなければならない．

交叉性伸展弓反射——連合性介在ニューロンによる脊髄反射の仲介のもう1つの例は，交叉性伸展筋反射である．ここでは，立っている姿勢で一方の足を引っ込める反応は，他方の足のほうに体重を投げ出すようになり，反対側の足の伸展筋を興奮させ屈曲筋を抑制するようになる．大部分の脊髄反射の活性化に対する興奮性および抑制性回路は，すでに生まれた時から存在する．どの特別な反射回路が活性化されるかは，主として刺激の型と位置に依存している．

脊髄反射の独立性と脊髄ショック

脊髄反射は脳の調節なしに独立して起こるが，これは脊髄を横断切した動物や脊髄切断あるいは傷害を持つ四肢麻痺の人にも見られる．脊髄横断後色々な期間は，脊髄反射は起こらない．脊髄ショックの期間は下等動物では短く（蛙では数分），高等動物では長い（猫では数時間，人では数週間から数か月）．これは高等動物の大きい脳は，脊髄がかなり独立して機能している下等動物に比べて，脊髄に対してより強い調節を行っているためであろう．進化の過程で脳による運動調節が次第に増加してくることは，大脳化と呼ばれる．

CN：B，DとOには暗い色を塗る．

1. 上の枠内図より始める．Oの文字（介在ニューロン）は，膝蓋腱反射の中に見られることに注意する．
2. 左の小さい長方形の中にある概観図から始めて，伸展反射の枠内図に色を塗る．それから数字の順に従って色を塗る．
3. 膝蓋腱反射図に色を塗るが，筋紡錘（KとL）は実例のために特に拡大していることに注目する．遠心性運動ニューロン（D）により不活性された屈曲筋は，色を塗らないで残しておく．引っ込め反射の枠内図では，伸展筋は色を塗らないで残しておく．

REFLEX ARC 反射弓
- RECEPTOR_A 受容器
- AFFERENT (SENSORY) NERVE_B 求心性(感覚)神経
- SPINAL CORD OR BRAIN_C (INTEGRATING SYNAPTIC CENTER) 脊髄または脳 (統合性シナプス中枢)
- EFFERENT (MOTOR) NERVE_D 遠心性(運動)神経
- EFFECTOR_E 効果器

- SPINAL NERVE_F 脊髄神経
- GANGLION_G 神経節
- DORSAL ROOT_H 後根
- VENTRAL ROOT_I 前根

反射は特殊な感覚刺激に反応してひき起こされる，単純で，不随意性の，型にはまった運動機能である．反射は反射弓を通して作動する．

反射は (1) 刺激を変換する感覚受容器，(2) 後根を通して脊髄内に入り，信号を中枢神経系へ運ぶ求心性感覚神経線維，(3) 感覚入力を分析して，信号を運動ニューロンに受け渡す統合中枢（シナプスと介在ニューロン）より成り立っている．(4) 運動ニューロンの線維は反射弓の遠心性経路を形成しており，(5) 脊髄の前根を通って出て骨格筋を神経支配している（効果器）．

STRETCH REFLEX (MONOSYNAPTIC) 伸張反射（単シナプス性）
- SKELETAL MUSCLE_I 骨格筋
- SPINDLE FIBER_K 紡錘線維
- MIDDLE ZONE_L 中間帯
- ALPHA EFF. FIB._M α遠心性線維
- GAMMA EFF. FIB._N β遠心性線維

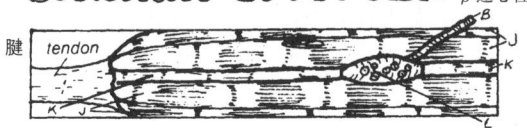

stretch 伸展 / contract 収縮 / tendon 腱 / from brain 脳から

最も単純な反射は，筋肉の長さと緊張（張力）を一定に維持する伸張反射 (SR) の場合のように，介在ニューロンを含まず，たった1つのシナプスを介して作動する（単シナプス反射）．伸張反射 (SR) の受容器 (1) は，筋紡錘 (MS) に見られるある種の小さい特殊化された筋線維（紡錘内線維）の中間部 (2) にある．筋肉の伸張 (3) によって，紡錘内線維が伸張されて (4)，筋紡錘 (MS) 受容器とそれに付属している感覚神経線維を活性化する (5)．このような単シナプス性刺激は通常の（筋紡錘外の）筋肉線維を支配している大型（アルファ）運動ニューロン (6) を興奮させる (7)．これらの線維の収縮は筋肉を短縮させて (8)，それが紡錘線維を弛緩させて (9)，この伸張反射と筋収縮を終了させる．

KNEE JERK REFLEX (EXTENSOR) 膝蓋腱反射（伸張反射）
(POLYSYNAPTIC INHIBITORY SYNAPSE) （多シナプス性抑制シナプス）
INTERNEURON 介在ニューロン

extensor 伸筋 / flexor 屈筋

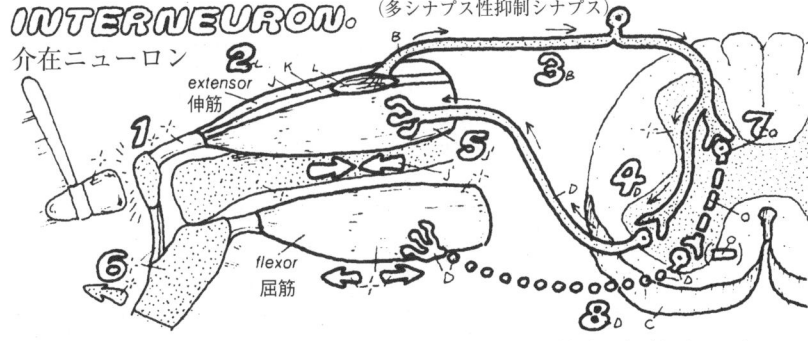

伸張反射には膝蓋腱反射が含まれる．膝蓋腱 (1) を軽く叩くと伸展筋 (EM) (2) とその中にある筋紡錘が興奮して発火すると，それに付属している感覚神経線維を興奮させ (3)，それが更に伸展筋へ行っている運動ニューロン (4) を興奮させる．伸展筋が収縮 (5) すると，下腿筋の伸展をひき起こす (6)（膝蓋腱反射）．膝蓋腱反射が適切に行われるためには，屈曲筋は弛緩しなければならない．これを行うために，筋紡錘 (MS) からくる感覚神経の分枝は抑制性介在ニューロンを活性化して (7)，それが今度は屈曲筋へ行っている運動ニューロンを抑制する (8)．

CROSS EXTENSOR REFLEX 交叉伸張反射
- FLEXOR_A 屈曲筋
- EXTENSOR_C 伸張筋
- EXTENSOR_B 伸張筋
- FLEXOR_D 屈曲筋

ipsilateral 同側 / contralateral 反対側

立っている姿勢で，一方の足に痛覚刺激が与えられると，同じ側の脚の弛緩がひき起こされる（引っ込め反射）ばかりでなく，姿勢を維持するために反対側の脚の伸展をひき起こす（交叉性伸張反射）．種々の抑制性及び興奮性介在ニューロンを利用して，同側の脚の屈曲筋は活性化され伸展筋は抑制されるが，反対側の脚ではこれと反対のことが起こる．

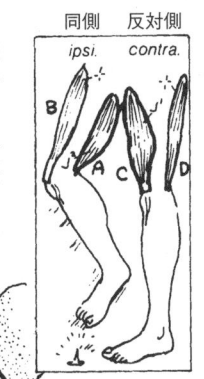

WITHDRAWAL REFLEX (FLEXOR) 引っ込め反射（屈曲反射）

引っ込め反射は，足に傷害性（痛み）刺激が加えられた時にこれに反応してひき起こされる防御性屈曲反射である．感覚性痛覚信号 (1) は運動ニューロン (2) を興奮させて，屈曲をひき起こすので脚は引っ込められる (3)．同様に，抑制性介在ニューロンを介して (4)，伸展筋へ行っている運動ニューロンは抑制されて，同側の脚の伸展筋は弛緩する (5)．

随意性運動調節

脳卒中の患者や銃創あるいは事故によって脳に傷害を受けた人で見られるように，随意運動調節の中枢は脳にある．このような症例では，なんら脊髄の障害なしに著明な運動の欠落が起こる．

運動皮質は繊細な随意運動を開始させ，かつ実行させる

動物の前頭葉領域を電気刺激すると，筋肉と四肢の運動を生ずる．脳外科手術中に人の前頭葉を電気刺激すると，はっきりした体の筋肉の運動を引き起こす．前中心回に位置するこの領域は，第一次運動皮質（PMC）あるいはMIと呼ばれる．

体の筋肉は体部位的に第一次運動皮質（PMC）上に地図で示されている—後中心回上にある感覚性対応部分のように，PMCは体部位構成（体の筋肉の地図，あるいは運動性小人）を示している：足と体幹部は前中心回の上のほうに，手，指の領域は側方に，頭，舌および他の会話筋は回の下の部分に示される．表示された地図では体幹部と四肢筋は反対側にあるが，頭と会話筋は両側にある．

感覚性小人（図93）と同様に，運動性小人の表現型は身体部分の運動支配と巧妙さの程度に比例していて，肉体の部分の大きさとは比例していない．手と指にある小型で速い筋肉は大きな運動の多芸性と細かい運動の調節を行うことが可能で，これは舌や会話筋が行うのと同様で，大きい下脚の筋肉に対する小さい皮質上の表現と対照的である．

動物では，第一次運動皮質（PMC）も生体学的に構成されている．PMCの深い層を弱い電流で刺激すると，単一または限局された筋肉の収縮が生ずる．強い電流で脳の表面を刺激すると，複雑な筋群の収縮を引き起こすが，これは多分皮質の広い領域に電流滑走が起こるためであろう．

第一次運動皮質（PMC）ニューロン，円柱および層—第一次運動皮質（PMC）は6層あるが感覚皮質よりも厚く，主として錐体ニューロンが垂直の円柱に構成されている．深い層にあるニューロンは出力ニューロンである．Betz細胞はかつては随意運動の皮質性基盤と考えられていた非常に大型の錐体ニューロンで，これらニューロンのなかではわずかな割合である．それぞれに円柱は各筋肉内の筋細胞の一組に関係している．これらニューロンの発火形式（活動電位の頻度と連続衝撃）は，それらの標的筋の収縮の持続と強さを決定している．

皮質脊髄路は第一次運動皮質の出力を規定している

随意筋を興奮させるために第一次運動皮質（PMC）の出力ニューロンは，まず脊髄ニューロンを興奮させなければならない．これは皮質脊髄（CS）路（＝錐体路）を通して行われる．これらの出力ニューロンはしばしば，末梢性運動遠心路に対する下位運動ニューロンと対比して上位運動ニューロンといわれる．PMCとCS路は以前は錐体路系と呼ばれていたが，随意運動調節，特に巧妙な運動を行わせる主要な命令執行者である．この系は哺乳動物にのみ存在し，手で扱う能力が進歩していて，しゃべる運動の技巧が発達した人と猿でよく発達している．人と猿でCS路が傷害されると，遠位筋の随意運動と精密な運動調節の開始と実行が障害される．

皮質球路と皮質脊髄路— PMCからの出力線維は最初は2つに分かれている：すなわち皮質球路と皮質脊髄路を形成している．皮質球路の線維は同側を下行し，脳幹の運動ニューロンに終末して，しゃべりならびに頭の運動を調節している．CS路は脊髄内を下行して脊髄運動ニューロンに終わる；これは体幹部と四肢の運動を制御する．

皮質脊髄（CS）路の分離の機能的重要性—全てのCS線維は脊髄運動ニューロンの標的上に終わる前に交叉して，脳による反対側の運動制御を生ずる：左脳半球のPMCは右側の筋肉を制御するし，その逆も真である．人ではおよそ80％のCS線維は延髄の高さで交叉する（錐体交叉）；これらの線維は外側皮質脊髄路を形成して脊髄運動ニューロンに終末し，手や指のような遠位四肢筋の運動を制御する．したがって，この経路は繊細で巧妙な手の運動を調節するのに非常に大切である．CS線維の残りの20％は同側の腹側（前部）分節を下降し，脊髄運動ニューロンに終末する前に正中線で交叉して，反対側の体幹部と四肢の大まかな調節をする体軸上と近位の筋肉を制御する．

高次運動領野は複雑な運動様式を発現させる

PMCの前方の前頭葉皮質領域の詳細な刺激実験によって，2つの付加的で主要な皮質運動領野：すなわち補足的運動領野と前運動領野が明らかになってきた．これらの領野は，PMCと他の脳の運動構造とのプログラムを行う高次元の統合的"連合"領野である．

補足的運動領野—この領野はPMCの直前に位置していて，前頭葉の上方向にある．その出力はおもにPMCにあり，そこの電気刺激によって複雑な，全体的な，目的を持った運動を生ずる．それはPMCに詳細なプログラムをあたえる；これらのプログラムはPMC内の特殊な部位と連絡していて，それらの特殊な標的筋群を活性化することによって，運動を開始し実行するように指令する．

運動前野—この領野はまたPMCの前方に位置しているが，補足的運動野の下方にある；ここは基底核と小脳の構造と連絡していて（図97），運動の企画と随意運動の開始と実行のための，これらと他の脳の運動領野の運動と参加に役立っている．運動が企画されて開始される直前には，運動前野と補足運動領野のニューロンは，PMCニューロンの前に運動を予期して神経インパルスの発火を増加させる．連合運動皮質は他の皮質領域から，特に体性感覚連合野から連合線維を受け取る．この図の下方右角にある挿絵は，皮質運動領野と感覚領野との関係を実際の生活状況の漫画で略図的に表してある．

障害の効果—猿と人では，PMCあるいはCS伝導路の障害または削除（除去）は麻痺を生じないが，著明な不全麻痺（随意運動の減弱あるいは開始）を生ずる；運動前野および側方（CS）伝導路の障害は，精巧な運動調節の欠如と手と発音の筋肉の精巧な運動調節の喪失を生ずる．障害が手の運動皮質領野の前の部分に限定されたときには，精巧な手の運動は著明に障害される；発音筋肉領野の前の部分が傷ついた時には，音節に分けた発音の障害が起こる（図111）．

CN：前頁で用いたのと同じ色を脊髄（C）に塗る．
1．上方左の図から始める．
2．運動皮質上の身体の筋肉の表現（運動性"小人"）に色を塗る．
3．右上方の部分の運動皮質および運動前皮質の図に色を塗る．
4．下方右の方に色を塗る．

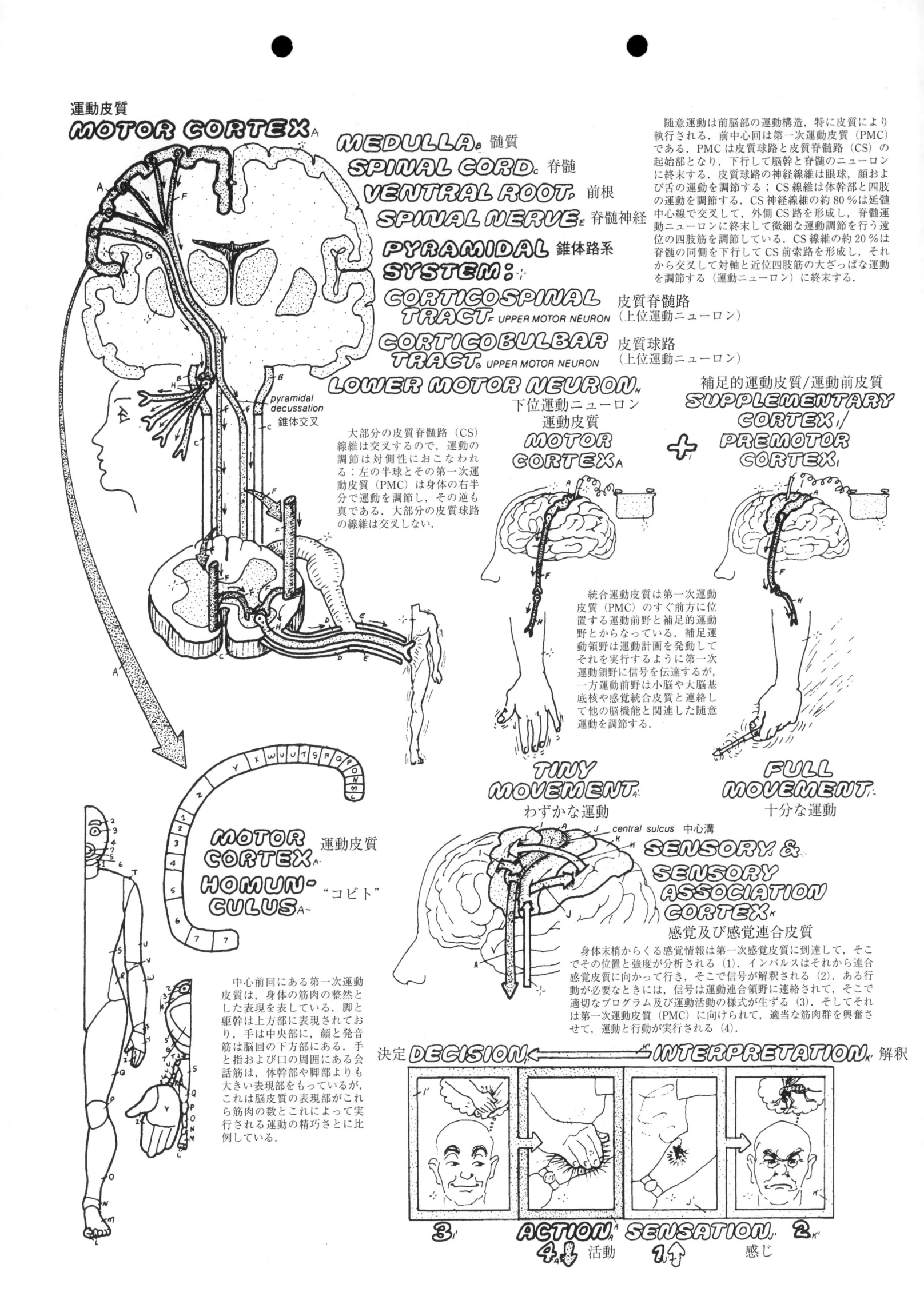

運動皮質
MOTOR CORTEX

MEDULLA 髄質
SPINAL CORD 脊髄
VENTRAL ROOT 前根
SPINAL NERVE 脊髄神経
PYRAMIDAL SYSTEM: 錐体路系
CORTICOSPINAL TRACT UPPER MOTOR NEURON — 皮質脊髄路（上位運動ニューロン）
CORTICOBULBAR TRACT UPPER MOTOR NEURON — 皮質球路（上位運動ニューロン）
LOWER MOTOR NEURON 下位運動ニューロン

pyramidal decussation 錐体交叉

随意運動は前脳部の運動構造，特に皮質により執行される．前中心回は第一次運動皮質（PMC）である．PMCは皮質球路と皮質脊髄路（CS）の起始部となり，下行して脳幹と脊髄のニューロンに終末する．皮質球路の神経線維は眼球，顔および舌の運動を調節する；CS線維は体幹部と四肢の運動を調節する．CS神経線維の約80％は延髄中心線で交叉して，外側CS路を形成し，脊髄運動ニューロンに終末して微細な運動調節を行う遠位の四肢筋を調節している．CS線維の約20％は脊髄の同側を下行してCS前索路を形成し，それから交叉して対軸と近位四肢筋の大ざっぱな運動を調節する（運動ニューロン）に終末する．

大部分の皮質脊髄路（CS）線維は交叉するので，運動の調節は対側性におこなわれる：左の半球とその第一次運動皮質（PMC）は身体の右半分で運動を調節し，その逆も真である．大部分の皮質球路の線維は交叉しない．

運動皮質 **MOTOR CORTEX** + **SUPPLEMENTARY CORTEX / PREMOTOR CORTEX** 補足的運動皮質／運動前皮質

統合運動皮質は第一次運動皮質（PMC）のすぐ前方に位置する運動前野と補足的運動野とからなっている．補足運動領野は運動計画を発動してそれを実行するように第一次運動領野に信号を伝達するが，一方運動前野は小脳や大脳基底核や感覚統合皮質と連絡して他の脳機能と関連した随意運動を調節する．

TINY MOVEMENT わずかな運動
FULL MOVEMENT 十分な運動

MOTOR CORTEX HOMUNCULUS 運動皮質 "コビト"

中心前回にある第一次運動皮質は，身体の筋肉の整然とした表現を表している．脚と躯幹は上方部に表現されており，手は中央部に，顔と発音筋は脳回の下方部にある．手と指および口の周囲にある会話筋は，体幹部や脚部よりも大きい表現部をもっているが，これは脳皮質の表現部がこれら筋肉の数とこれによって実行される運動の精巧さとに比例している．

central sulcus 中心溝

SENSORY & SENSORY ASSOCIATION CORTEX 感覚及び感覚連合皮質

身体末梢からくる感覚情報は第一次感覚皮質に到達して，そこでその位置と強度が分析される（1）．インパルスはそれから連合感覚皮質に向かって行き，そこで信号が解釈される（2）．ある行動が必要なときには，信号は運動連合領野に連絡されて，そこで適切なプログラム及び運動活動の様式が生ずる（3）．そしてそれは第一次運動皮質（PMC）に向けられて，適当な筋肉群を興奮させて，運動と行動が実行される（4）．

決定 **DECISION** 3 ← **INTERPRETATION** 解釈 **ACTION** 活動 4 **SENSATION** 感じ 2

運動調節における大脳基底核と小脳の役割

小脳（CB）と大脳基底核（BG）は，主要な皮質下運動系であり，運動の種々の形の調和を行い統合するのを助けている．これらの機能は大脳皮質の運動領野と統合して遂行される．

運動の協調と学習における小脳

人の小脳は，小脳脚によって脳幹の背部に付いている突出した構造である．その突出部は小脳半球の不釣合いな生育と関連していて，喋ることや手と目の速い運動や運動の仕事の学習の協調にとって重要である．

構成と入力/出力系—小脳は折り重なり高度に折りたたまれた小脳皮質と，深部の小脳核とより構成されている．小脳皮質は大脳皮質の運動領野および自己受容器ならびに脳幹部中枢神経を介して，筋肉からの興奮性入力を受け取り，この入力は小脳皮質回路により分析されて，その結果は抑制性ニューロンであるプルキンエ（Purkinje）細胞が抑制性の神経伝達物質分子のGABA（γアミノ酪酸）を放出することによって，深部小脳核へと中継される．しかしながら，小脳核のニューロン—すなわち真の出力—は興奮性で，次の2つの標的に終末する：(1) 中脳内の赤核は脊髄運動系へ下行する小脳出力を仲介する，(2) 視床は運動前野へ上行する小脳出力を仲介する．

小脳の機能は3つの異なった区域で行われる

小脳の機能の基本的知識は，動物での切除実験と人での小脳が傷害された効果から得られる．これらの研究から，小脳は平衡感覚，体位および随意運動の固有で円滑な協調を行うために非常に重要であるが，これらの運動の開始のためには働かないことが示されている．小脳障害によって引き起こされた運動欠落は，同側性に起こる．最近の研究では，小脳が運動性の仕事の学習にも関与していることが知られている．小脳は3つの機能的区分，すなわち前庭性小脳，脊髄性小脳，および大脳性小脳に分けられる．

平衡感覚と眼球運動—前庭性小脳は，平衡感覚，眼球運動および頭部/眼球運動の協調と関係している；この機能は片葉小節葉によって実行される．この葉への入力は脊髄と内耳の前庭系からくるが，出力は脊髄運動系と脳幹の動眼神経核へ達する．

姿勢と運動—脊髄性小脳は，歩行，姿勢ならびに小脳の中央部に位置している虫部（蛇）によって実行される機能の協調に関与している．虫部は関節と筋肉の自己受容器からくる広範な投射を受けるが，その出力は中脳と脊髄の運動系へ行き，体軸と姿勢筋の緊張を調節する．

精巧な運動—大脳性小脳は小脳皮質を構成しているが，末梢部の四肢や頭部の筋肉に精巧な運動の協調と円滑化に関係している．小脳半球への入力は運動前野からくるが，出力は視床のみならず中脳と脊髄の運動系を経由して，大脳皮質の運動野へ行く．小脳皮質の運動経路は，小脳の学習機能と密接に関係している．

小脳（CB）は比較コンピュータとして機能する

運動の全体的協調機能に小脳がどのように関与しているかという機構はよく理解されていない．1つの示唆される機構は，小脳が比較神経性装置として働いていることである．

小脳半球は大脳皮質と筋肉との間に両方向の連絡を持ち，運動の実行を調整している．（例えば，杯を持ち上げるような）随意運動を企図するとき，補足皮質が運動のプログラム（予定）を作り出して，これが運動前野と第一次運動皮質から筋肉へ向かって皮質脊髄路を経由して中継される（図96）．同じ指令信号は運動前野から小脳へ橋にある小脳中継核を通って送られる．小脳皮質はこれらの指令を関節や筋肉からの入力と照合させて，適切な誤差を修正するフィードバック信号を発生させて，視床を中継して運動皮質に送る．これが調整のために必要な運動皮質に警告を発する．同時に，小脳は赤核とそのγ運動ニューロンと結合している下行性の結合を活性化させて，筋の緊張と伸張反射を変調させて，筋肉を運動皮質の指令上にもたらすようにする．

運動統合中枢としての大脳基底核

基底核（BG）は5つの相互に連絡している皮質下運動構造—3つの前脳構造（尾状核，被殻，淡蒼球）と，2つの中脳構造（黒質，視床下核）よりなる；赤核はしばしば大脳基底核の機能的一部分と考えられている．基底核はかつては大ざっぱで精巧でない（しかし随意性）の運動—たとえば姿勢と移動運動のような—を制御している錐体外路系から生ずると考えられていた．基底核と運動皮質領域との間の広範な両方向性結合が存在しているという最近の発見から，2つの運動系の間に見られる相互作用が強調されている．

基底核の損傷は劇的な運動異常を示す

例えば，パーキンソン（Parkinson）病やハンチントン（Huntington）病（舞踏病）のような基底核の傷害や変性疾患によって，著明な運動異常が生ずる．基底核は，例えば姿勢の調節あるいは弧を描くような四肢運動に似た大ざっぱな（雑な）随意運動を含む複雑な統合性の運動を行うのに関与している．基底核はまた，運動皮質の入力を広範なフィードバック結合を経由して調節している．基底核の出力経路は，これら2つの機能と一致している．

基底核の出力は大部分運動皮質へ行く

基底核の主要な入力は，運動前皮質から尾状核と被殻へ達する．この出力は統合されて，出力中枢としての淡蒼球へ中継されて，視床を通って運動前野と第一次運動皮質へ行く．この経路により基底核は随意性運動活動に対する調節能を表す．視床下核と黒質は基底核の中脳成分であり，尾状核と被殻とも相互連絡を持っていて，眼球運動と四肢や姿勢の調節を制御する脳幹運動核の出力中心として働いている．下行性の赤核脊髄路と網様体脊髄路は，脊髄のγ運動ニューロンの活動を調節することによって，体軸効果を中継し（図82），そして筋の緊張，伸張反射および自己受容性ならびに運動性活動を調節している．

CN：運動前皮質（C）と運動皮質（D）には前の頁と同じ色を塗る．

1. 基底核（A）を構成している種々の構造の標題の色づけを上方左角から始める．ここには標題のみあって，Aの標識をつけた単一の構造によってすべての構造が表わされていることに注意する．
2. 頁の左側にある小脳の構造に色を塗る．その機能の図にも色を塗る．
3. 頁の下方にある種々の異常の標題に色を塗る．異常機能を示す大文字のXに対しても同じ色を塗る．

(大脳)基底(神経)核
BASAL GANGLIA:
尾状核 **CAUDATE NUCLEUS**
被殻 **PUTAMEN**
淡蒼球 **GLOBUS PALLIDUS**
視床下核 **SUBTHALAMUS**
黒質 **SUBSTANTIA NIGRA**

THALAMUS 視床
PREMOTOR CORTEX 運動前皮質
MOTOR CORTEX 運動皮質
RED NUCLEUS 赤核
EXTRAPYRAMIDAL TRACTS 錐体外路
MUSC. SENS. SIGNAL 筋肉, 感覚, 信号
PYRAMIDAL TRACT 錐体路

(大脳)基底(神経)核(BG)は前脳(尾状核,被殻及び淡蒼球)と中脳(視床下核,黒質及び赤核)内にある運動構造で,随意的及び複雑な不随意的運動の両方の高次の制御を行っている.基底核の傷害は劇的な運動障害(下記参照)と結びついている.錐体外路系の一部として働いている基底核は,皮質運動領野と小脳(CB)との間に広範な両方向性結合を持っているのみならず,これらの構造と一緒になって運動の制御を行っている.

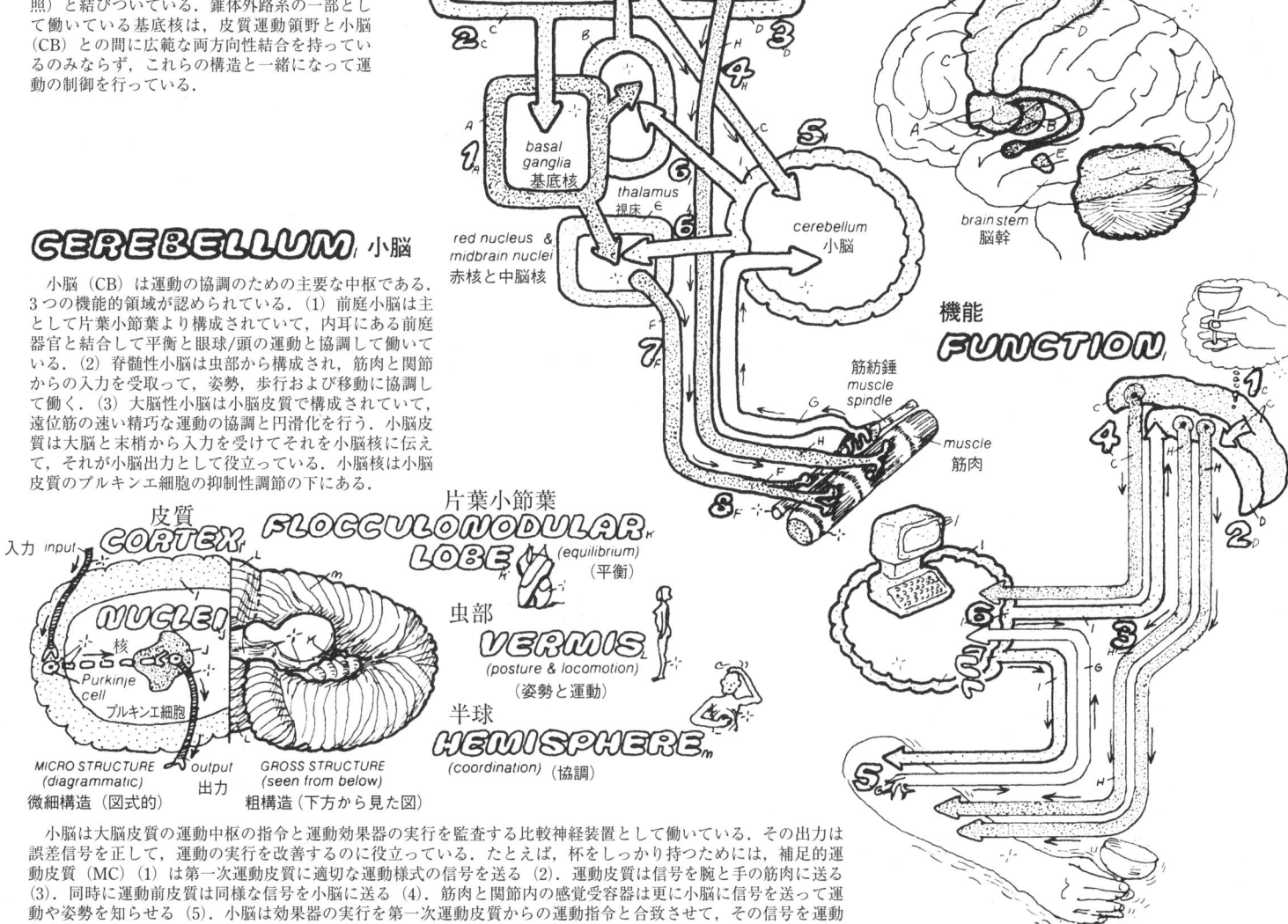

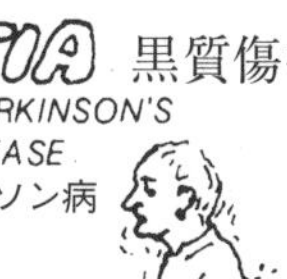

BG(基底核)は皮質運動野,特に補足的運動野から主要な入力を受けている(1).BGはこれらの信号を統合して運動前皮質に視床を経由してフィードバックする(2).次いで運動前皮質は第一次運動皮質(PMC)を活性化して(3),運動を遂行させ(4),小脳を活性化して(5),協調運動を行わせる(6).もう1つの下行性経路(7)は——以前は錐体外路系と呼ばれていた——は,γ遠心路と紡錘性伸張機能の変化を通してBGの体軸性および近位性四肢の筋肉の運動を調節している(8).

CEREBELLUM 小脳

小脳(CB)は運動の協調のための主要な中枢である.3つの機能的領域が認められている.(1) 前庭小脳は主として片葉小節葉より構成されていて,内耳にある前庭器官と結合して平衡と眼球/頭の運動と協調して働いている.(2) 脊髄性小脳は虫部から構成され,筋肉と関節からの入力を受取って,姿勢,歩行および移動に協調して働く.(3) 大脳性小脳は小脳皮質で構成されていて,遠位筋の速い精巧な運動の協調と円滑化を行う.小脳皮質は大脳と末梢から入力を受けて小脳核に伝えて,それが小脳出力として役立っている.小脳核は小脳皮質のプルキンエ細胞の抑制性調節の下にある.

片葉小節葉 **FLOCCULONODULAR LOBE** (equilibrium) (平衡)
皮質 **CORTEX**
核 **NUCLEI**
虫部 **VERMIS** (posture & locomotion) (姿勢と運動)
半球 **HEMISPHERE** (coordination) (協調)

MICRO STRUCTURE (diagrammatic) 微細構造(図式的)
GROSS STRUCTURE (seen from below) 粗構造(下方から見た図)

機能 FUNCTION

小脳は大脳皮質の運動中枢の指令と運動効果器の実行を監査する比較神経装置として働いている.その出力は誤差信号を正して,運動の実行を改善するのに役立っている.たとえば,杯をしっかり持つためには,補足的運動皮質(MC)(1)は第一次運動皮質に適切な運動様式の信号を送る(2).運動皮質は信号を腕と手の筋肉に送る(3).同時に運動前皮質は同様な信号を小脳に送る(4).筋肉と関節内の感覚受容器は更に小脳に信号を送って運動や姿勢を知らせる(5).小脳は効果器の実行を第一次運動皮質からの運動指令と合致させて,その信号を運動前皮質に送り返して(6),その指令を修正して誤差を正す.小脳はまたγ遠心神経に信号を送って筋肉の緊張と運動に備えた調子を変化させる.

大脳基底核と小脳の異常
DISORDERS OF BASAL GANGLIA & CEREBELLUM

SUBSTANTIA NIGRA: 黒質傷害
PARKINSON'S DISEASE パーキンソン病

黒質内のドーパミン放出ニューロンの変性は,パーキンソン病をひき起こす.この疾患は主として老人に起こり,運動遅滞(運動の減少)筋硬直,振戦(ふるえ),および仮面様顔貌が特徴である.

CAUDATE & PUTAMEN: 尾状核と被殻の傷害
CHOREA 舞踏病

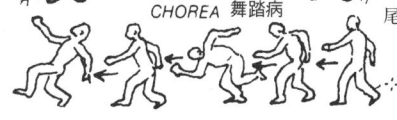

線状体(尾状核-被殻)にあるニューロンの変性は"舞踏病"をひき起こすが,この疾患では歩行のような随意運動が通常に進行しないで,速い不随意性の舞踏様運動(St. Vitusダンス)がとって代わる.ハンチントン病は線状体にあるGABA-放出ニューロンが失われ,ひきおこされる症例の1つである.

淡蒼球の傷害
GLOBUS PALLIDUS:
ATHETOSIS アテトーゼ

淡蒼球の変性は"アテトーゼ"をひき起こすが,これは四肢の不随意性のもだえる(ねじれと回転)ような運動をひき起こす.

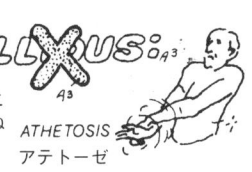

小脳の傷害
CEREBELLUM:

小脳の損傷は姿勢や平衡が十分保たれず,運動失調(運動の協調障害)をひき起こす.歩行は幅広くなり酔っぱらいのようである.姿勢(伸展)筋の力は弱い(緊張低下).発語は不明確である.随意運動は"企図振戦"と推尺異常(指示点をゆきすぎる)を伴う.

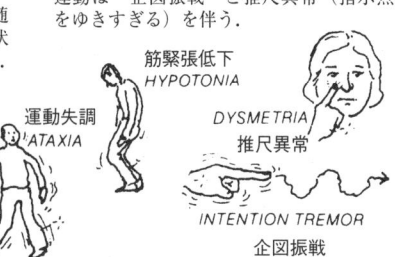

筋緊張低下 HYPOTONIA
運動失調 ATAXIA
推尺異常 DYSMETRIA
企図振戦 INTENTION TREMOR

central sulcus 中心溝
brain stem 脳幹

眼の光学的機能

　眼の前部光学装置は，眼の内部表面後方に位置している神経組織の1層の膜・網膜の上に鮮明な像を形成する．網膜表面の上に投射された像は，光受容器のモザイク上に神経信号をつくりだす．これらは投射された光量子を神経信号に変換する．こうして網膜は二次元の神経性の像を形成して，視覚経路によって皮質下ならびに皮質の統合的視覚中枢に送る．これらは我々が受け取るような三次元の視覚像に再構成される．ここの図では，我々は眼の光学的構造と機能を勉強する．

目の光学的部品は光を屈折し，収束して焦点に集める

　眼の光学的機能は物体から発する光線を屈折し（曲げ）て，網膜の上に鮮明な焦点を結ぶことにある．物体には，点状の光源（遠くにある小さいローソク）のように簡単なものから，円あるいは線のようなもの，または建物や飛んでいる鳥のような，より一層複雑な静止している物あるいは動いている物体などがある．網膜上の像はいつも像をつくる物体よりも小さい．人の中心窩（眼球の極にある網膜の小さい斑点で，その中心光学軸上にある）は，そこで空間視覚が高度に発達していて，そこに1本の木あるいは1枚の葉からつくられる像の大きさは常に1mm以下である！

　角膜と眼房水は最初の屈折媒体である——光線は網膜の視覚受容器に当たる前に，いくつかの眼の透明な媒体のなかを通過する．これらの媒体は光を屈曲させ，収束させて，網膜上に当たる（結ぶ）像は逆さまで，物体よりも小さい．これら媒体の最初のものは角膜で，（空気と比較して）高密度であり，湾曲した表面を持っているので，凸レンズのように光線を内方向に屈曲させる．角膜の屈曲が欠損していると，非点収差（球面収差欠損）を生ずる．次に光線は眼の（水晶体（レンズ）と角膜の間にある）前眼房にある粘稠性の液体・眼房水を通過する．この液体は毛様体で産生されて，静脈管のSchlemm管を通って静脈へ排出される．前眼房の過剰な圧力は（正常では約20 mmHg），眼の重い障害で盲目を引き起こす緑内障の基となる．

　虹彩と瞳孔は目に入る光の量を調節する——円形の瞳孔は虹彩と呼ばれる色素を持った平滑筋の輪によってつくられた穴である．瞳孔括約筋の収縮は瞳孔を縮小する．瞳孔拡張筋の収縮は瞳孔を広げる．瞳孔のよく知られた機能は対光反射である．明るい光に曝されると，瞳孔は収縮して眼に入る光を少なくする．暗いときには瞳孔は拡張してより多く光が眼に入るようにする．もう1つの瞳孔の機能は，近い物体に焦点を合わせることである（下記を参照）．交感神経は瞳孔を散大し，副交感神経は瞳孔を収縮させる．

　レンズ（水晶体）は像に焦点を合わせるようにその湾曲を変化させる——光線は前眼房と瞳孔を通り抜けてから，両面凸のガラス・レンズのように働く眼の結晶性レンズに当たる．末梢からレンズに入ってくる平行光線（6m以上）はレンズの周辺部に入ってきて，内方向に屈曲してレンズ後方の焦点に収束し，レンズの中央を通る直線の光軸に沿って進む．ガラスのレンズでは，焦点距離（すなわち，レンズとその焦点の間の距離）は固定している．人の眼はその湾曲を変化させて，能動的にこの距離（約16 mm）を変えることができる（下記を参照）．レンズの両面は凸になっている性質のため，網膜上の像は上下逆である．脳はこの像を逆転するので，像の心的画像は正しい方向になる．レンズの後方には透明な媒体であるゲル状の硝子体液があって，眼球を球状に保っている．

　眼の調節反射はレンズの焦点形成機構を調節する——網膜に鮮明な像を形成するレンズの能力は，近くにある物体に焦点を合わせるときに一番よく示される．この機能を調節する反射は，遠近調節反射と呼ばれる．レンズはそれに付いているレンズ靭帯と毛様筋によって，正しい位置に保持されている．これらの筋肉が収縮すると靭帯が緩んで，レンズの張力が緩められる．その結果，弾力性のあるレンズは弛緩して球形を帯びるようになる．このことがレンズの焦点距離を減少させる．毛様筋の弛緩は靭帯を引っ張ってレンズから遠ざけるため，レンズにかかる張力が増して，レンズが扁平になる．これがレンズの焦点距離を増加させる．遠方の物体の鮮明な像をつくるためには，毛様体筋を弛緩させてレンズを扁平にする．近い物体に対しては，毛様体筋は収縮してレンズの湾曲を増加させる．鮮明な焦点を得るためにレンズの湾曲を変化させる能力は，遠近調節と呼ばれる．交感神経は遠方視のために毛様筋を弛緩させ，副交感神経は近くを見るためにこの筋肉を収縮させる．

　調節にはまた瞳孔の大きさの変化も含まれる．眼を遠い物体から近い物体に動かすとき，瞳孔は収縮する．この瞳孔縮小反応は，ピンホールのように視野の深さを増して焦点を鮮明にして，近い物体をはっきり見るようにする．近くを見る反応の間，両方の眼が一点に集中して起こる瞳孔の収縮を，輻輳反応と呼ぶ．

眼の視力欠損から生ずる視覚問題

　視覚の問題は，末梢的で，種々の眼の光学的異常から生じるか，あるいは網膜または中枢神経の機能不全から生ずる．

　老眼と白内障は老化したレンズの異常である——レンズの弾力性は成人期に急速に減少する結果，人は50歳台の初期までに調節能力を全く失って，老眼と呼ばれる状態になる．この状態を補正するために，読書のような近くを見る仕事をするためには，両面凸の修正レンズをつけることが必要になる．もう1つの老化に関連したレンズの異常は白内障で，レンズ内に色素が蓄積してレンズが不透明になり光を乱反射して乳白色になる．白内障は，現在はレンズ（水晶体）をプラスチックのものに交換する治療が行われる．

　近視と遠視は異常な眼の形による——いくつかの眼の異常は眼球の形の欠陥によって引き起こされる．長い楕円形の眼は近視となり，焦点が網膜の前に来るので，その結果視覚像がぼんやりするようになる（近眼）．よりよく見えるようにするためには，物体を眼の近くに置く必要がある．この欠陥は目の前に両面凹のレンズを置くことにより矯正される．こうすると光線が眼に入る前に分散されて，物体を近くに持ってくる効果が示される．短い眼球は遠視を引き起こす．ここでは，焦点が網膜の後にできる．遠視の人は，遠くの物体がよりよく見える（遠目）．両面凸の修正レンズは光線が眼に入る前に集中させて，物体をさらに遠くに置く効果を示す．

CN：A，B，C及びGには，最も明るい色を塗る．
1．眼の構造とカメラの比較から始める．
2．光の屈折作用の枠に色を塗る．
3．画像の欠損と修正に色を塗る．
4．近視の補正の3つの例に色を塗る．右方の老眼の遠近調節に関連した問題（例1）があることに注意する．
5．近い視覚反射の調節を番号に従った順番に色を塗る．

眼の構造 / STRUCTURE OF THE EYE

- CORNEA 角膜
- AQUEOUS HUMOR 眼房水
- LENS レンズ（水晶体）
- CILIARY MUSCLE 毛様筋
- LIGAMENTS 靭帯
- IRIS 虹彩
- VITREOUS HUMOR 硝子体液
- RETINA 網膜
- CHOROID 脈絡膜
- SCLERA 鞏(強)膜
- OPTIC NERVE 視神経

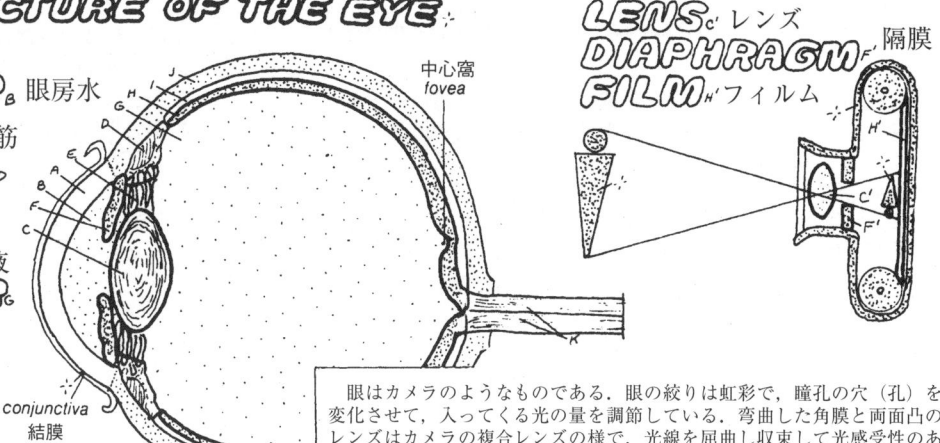

中心窩 fovea
conjunctiva 結膜

LENS レンズ
DIAPHRAGM 隔膜
FILM フィルム

眼はカメラのようなものである．眼の絞りは虹彩で，瞳孔の穴（孔）を変化させて，入ってくる光の量を調節している．弯曲した角膜と両面凸のレンズはカメラの複合レンズの様で，光線を屈曲し収束して光感受性のある網膜（フィルム）上に倒立した像を形成する．毛様筋は鮮明な焦点を結ぶようにレンズの弯曲を変化させる；カメラではこのためにレンズを前後に移動させる．

画像形成欠損 / DEFECTS OF IMAGE FORMATION

HYPEROPIA (farsighted) 遠視 (遠目)

短すぎる too short
欠損 DEFECT

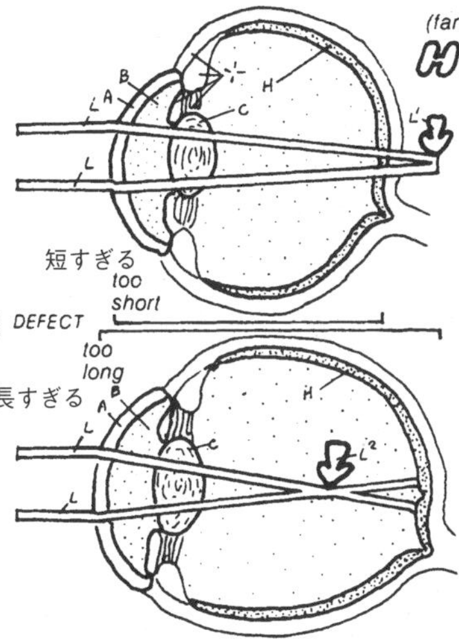

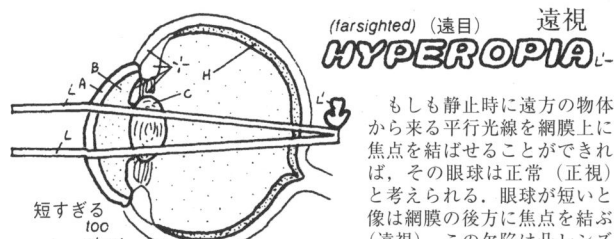

もしも静止時に遠方の物体から来る平行光線を網膜上に焦点を結ばせることができれば，その眼球は正常（正視）と考えられる．眼球が短いと像は網膜の後方に焦点を結ぶ（遠視）．この欠陥は凸レンズ（眼鏡）を用いて修正される．長い眼球は像を網膜の前方に焦点を結ぶ（近視）．この欠陥は凹レンズ（眼鏡）を用いて修正される．

too long 長すぎる

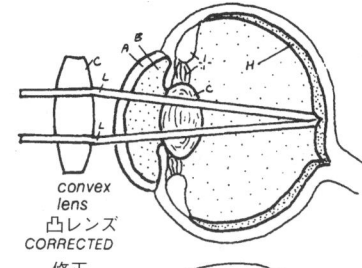

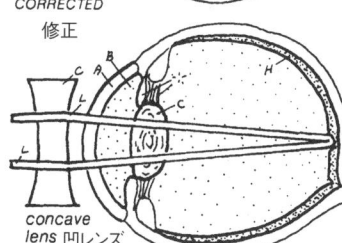

convex lens 凸レンズ CORRECTED 修正

MYOPIA (nearsighted) 近視 (近目)

concave lens 凹レンズ

屈折 / REFRACTION

光線 LIGHT RAY

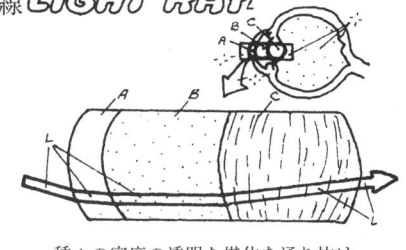

種々の密度の透明な媒体を通り抜けた光線は曲げられる（屈折）．その媒体の密度と曲率が屈折の程度を決定している．屈折は網膜上に小さな像を形成するために必要である．眼の屈折媒体（角膜，眼房水，水晶体）は一緒になって単一の凸レンズ系として働き（縮小眼），小さい逆さの像を水晶体の後方の網膜上に形成させる．

近い視覚の調整 / NEAR VISION ADJUSTMENTS

1. ACCOMMODATION 遠近調節

遠くを見る distant viewing / near 近く

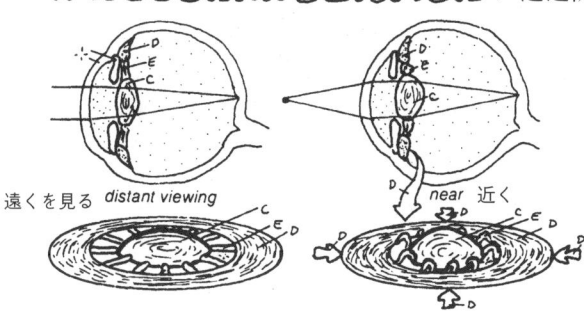

遠方の物体が近くに移動するにつれて，像は網膜の後方に移動する．この像を網膜上に鮮明に保つためには，水晶体はこれを調節しなければならない：すなわち，毛様筋は収縮し，水晶体の靭帯は弛緩して，水晶体はより丸くなる．このことは焦点を水晶体の方へ近づけて，像を網膜上に鮮明に保つようにする．年齢と共に水晶体は硬化して，遠近調節ができにくくなる．55歳以後では遠近調節は不可能になり（老眼），字を読むためなどに修正レンズ（眼鏡）が必要となる．

PRESBYOPIA 老眼

degree of accommodation 遠近調節の程度
YRS 10 20 30 40 50 60 70

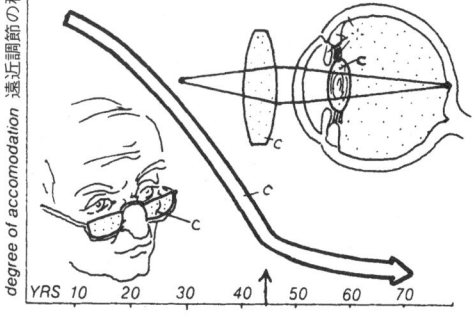

2. PUPIL CONSTRICTION 瞳孔狭窄

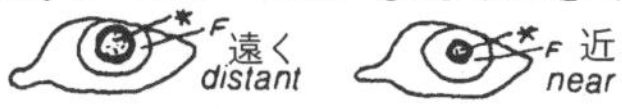

distant 遠く / near 近く

遠近調節にあたって，虹彩は括約して瞳孔も狭小になり，焦点を深くする．非常に近い物体に対して眼の筋肉は眼球を内方に動かして，鮮明な焦点を得るように働く．

3. CONVERGENCE 輻輳（収束）

MUSCLE 筋肉

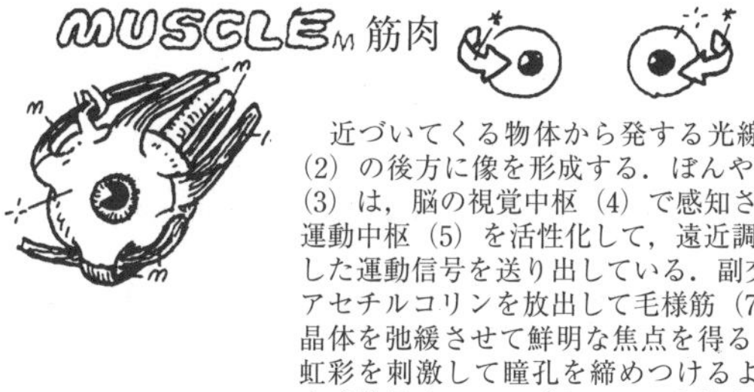

近づいてくる物体から発する光線 (1) は，網膜 (2) の後方に像を形成する．ぼんやりした像の信号 (3) は，脳の視覚中枢 (4) で感知されて，更に中脳運動中枢 (5) を活性化して，遠近調節のために修正した運動信号を送り出している．副交感神経 (6) はアセチルコリンを放出して毛様筋 (7) を括約し，水晶体を弛緩させて鮮明な焦点を得るようにし，また虹彩を刺激して瞳孔を締めつけるようにする (8)．交感神経はノルエピネフリンを放出して虹彩を刺激し，瞳孔を散大させる (9)．

CONTROL OF NEAR VISION REFLEXES 近い視力反射の調節

CONSTRICTS 狭窄 ← PARASYMPATHETIC N. 副交感神経 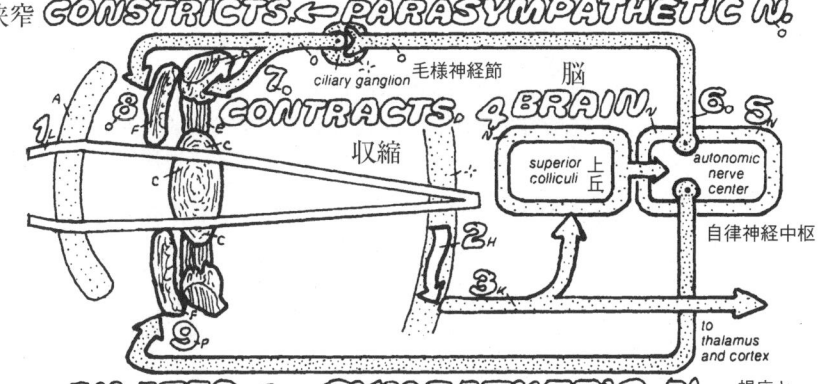
CONTRACTS 収縮 / BRAIN 脳
ciliary ganglion 毛様神経節
superior colliculi 上丘
autonomic nerve center 自律神経中枢
to thalamus and cortex 視床と脳皮質へ
DILATES 散大 ← SYMPATHETIC N. 交感神経

光変換と視覚処理における網膜

網膜は眼球の後部内面を覆っている神経組織の一層の薄板である．盲点と中心窩を除いて，網膜の構造は均一である．網膜の光受容器は光を神経信号に変換して，他の網膜ニューロンはこれらの神経信号を二次元の地図に変形して，脳へ送る．

網膜細胞は機能的（神経）回路を形成している

網膜は5種類の細胞型と3つの細胞層を持っている．網膜のニューロンには光受容器細胞（PR細胞），双極細胞（BP細胞），神経節細胞（G細胞），水平細胞，およびアマクリン細胞がある．最も外側はPR（光受容器）細胞層，中間部はBP（双極）細胞層，および最も内側はG（神経節）細胞で，これらが主要な3つの層を形成している．水平細胞とアマクリン細胞はそれぞれPR（光受容器）細胞とG（神経節）細胞の次に位置している．

PR（光受容器）細胞は網膜の最外層を形成しているので，光線はそこに到達する前にすべての網膜の層を通過しなければならない．この様式の適応的利点は，PR細胞の外方に並んで見られるメラニンを含有している色素細胞層と関連している．メラニンは眼球の内側を暗くして，光の反射と散乱を防いでいる．明と暗の刺激はPR細胞の興奮性を変化させる．この刺激はBP細胞にシナプス伝達されて，次いで網膜の出力細胞であるG細胞の活動に影響を与える．G細胞の軸索は視神経乳頭に集合して，そこで視神経が形成される．視神経乳頭上に当たった光刺激は，そこにはPR細胞がないので，受け取られない（盲点）．

水平細胞は隣接するPR細胞の活動を変調し，アマクリン細胞は隣り合っているG細胞の活動を調整する．網膜ニューロンは（G細胞を除いて）軸索を持たないので，ゆっくりした段階的な電位を生ずる．

桿体と錐体は異なった機能的性質を持っている

網膜には2つの光受容（PR）細胞，すなわち桿体と錐体がある．桿体は錐体よりも非常に数が多く，光に敏感（低い閾値）で，薄暗い光があるときに機能する（夜間視覚）．夜行性動物の目には主として桿体が含まれている．錐体を活性化するには桿体よりもより多くの光が必要で，色に対して感受性があり，昼間視覚に最もよく働く．桿体は主として網膜周辺部に見出される．錐体は中心窩に非常に集中して存在する．中心窩の単位面積当たりにより多くのG（神経節）細胞があり，錐体と脳との間に直接のチャンネル（1つの錐体に対して1つのG細胞が対応する）を作っている．網膜の周辺部で受容体細胞対ニューロンの比率は非常に高い（100個の桿体に対して1個のG細胞の割合）．これがG（神経節細胞）の光感受性を高めている．中心窩は，小さい文字を読むような大きな視覚的正確性が要求される昼間視覚および色視覚のために用いられる．物体を注意深く観察するときには，中心窩が直接に眼の光学軸に沿って置かれるように目が移動する．網膜周辺部は夜間視覚に理想的で，ロウソクの火が10マイル（約16 km）離れていても見えるほど敏感である．

桿体の分子的連鎖反応と電気的反応

桿体の光受容器分子は光を感知して，第二次メッセンジャーに仲介される化学的現象を誘起させて，桿体の電気的性質を変化させる．光は桿体を過分極させる．

cGMPは桿体の光受容器細胞の電気反応を仲介する——どのようにして光が桿体細胞膜の過分極を引き起こすのだろうか？ 暗闇ではナトリウム・イオンはNa$^+$チャンネルを通って桿体内へ絶えず入ってくる．これは細胞を絶えず脱分極状態に保っている．光による桿体細胞の刺激は，細胞内の第二次メッセンジャーのサイクリックGMP（cGMP）のレベルを低下させる．桿体のNa$^+$チャンネルはcGMPの扉に依存している——すなわち，このチャンネルの扉はcGMPがチャンネル・タンパクと結合したときに開く．こうして，cGMP量の低下はNa$^+$チャンネルを閉じて，桿体膜の過分極を引き起こす．では，どのようにして光はcGMPレベルを変化させるのだろうか？

ロドプシン，光反応とcGMP——桿体はその外節部に無数の膜状の円盤を持っていて，それぞれは数百万もの光受容器タンパクのロドプシン分子（視紅）を含んでいる．ロドプシンは膜結合性のタンパクで，オプシン・タンパクと光感受性色素のレチニン（レチナルデヒド，レチナール）より構成されている．その"11－シス"の位置にレチニンの炭化水素鎖がオプシンと結合している．光はその鎖を"オール－トランス"に切り替えて（光反応），オプシンからレチニンを分離する．この分離は隣接しているトランスダクチンと呼ばれるGタンパクを活性化して，それが次に隣のホスホジエステラーゼ酵素を活性化する．この酵素はcGMPを5'-GMPに変換して，それによってcGMPレベルの減少が起こる．cGMPが存在するとNa$^+$チャンネルを開放状態に保つので，cGMPが欠乏することでこれらのNa$^+$チャンネルが閉じて，桿体膜の過分極が生じる．この分子的反応連鎖は光信号を増幅する．結果として，それぞれのロドプシンが活性化されると，数千のNa$^+$チャンネルが閉じる．ロドプシン様光受容器タンパクはまた，青，緑，および赤に敏感な錐体細胞内にも見出され，色視覚を生じる．

ロドプシンの量は暗順応の間に回復する——強い光があたっている白い布を一定時間見つめると，視力は低下する．眼を閉じると視力は回復する．強い光の照射は，ロドプシンの供給を減少させる．暗いところではロドプシンはオプシンがレチニンの酸化型のビタミンAと再結合して，ゆっくりと回復する（暗順応）．ビタミンA欠乏症は夜盲症（薄暗い光では，物を見ることができない）になる．暗順応の間にレチナール感受性は徐々にではあるが著明に（20分間で100,000倍に）増加する．暗順応した眼は，光の1個の光量子をも感知できる．

レチナール・ニューロンは桿体と錐体の出力を統合する

視野にある物体は網膜の上に点の像を持つ明るい点と暗い点の集合である．網膜の統合ニューロンは抑制性と興奮性機構を用いて像の二次元地図を構成して，それを脳に送る．

シナプスの興奮と抑制は網膜回路で重要な役割を演じる——暗所では脱分極した桿体が抑制性の双極細胞を刺激して，それが次に神経節細胞を抑制する．抑制された神経節細胞は信号を脳に伝えないで，脳はこれを暗い点として解釈する．光の刺激は桿体を過分極して，これが神経節細胞に対する興奮効果を取り除く．活性化された神経節細胞は信号を脳に送って，光の存在を知らせる．

網膜は二次元の地図を形成し，脳へ送る——大部分の物体は光源よりも一層複雑である．これらの物体は，網膜の光受容器細胞を像の形と大きさに対応する多くの異なった点で刺激する．網膜の光受容器細胞からの信号は，網膜の抑制性ならびに興奮性介在ニューロンによって統合されて二次元の地図を作り上げて，神経節細胞の軸索により脳へと送られる．

CN：光線（A），網膜（C）それに視神経（D）には前頁に使用したのと同じ色を塗る．
1. 左上部の小さい眼の図から始める．それから色素上皮（E）から上方へ色を塗っていく．
2. 下の枠内図で左端にある拡大した杆状細胞（G）から色を塗っていく．外側帯の円盤（M'）に沿った細胞膜（G'）にのみ色を塗る．

THE RETINA 網膜

PERIPHERY 末梢周辺部
FOVEA 中心窩

- choroid 脈絡膜
- optical axis 光軸
- to G-cells 神経節細胞へ
- choroid 脈絡膜

LIGHT RAY 光線
NERVE SIGNAL 神経刺激
OPTIC NERVE 視神経

GANGLION CELLS 神経節細胞
神経節細胞（G細胞）は，大型ニューロンで，インパルスを網膜から脳の視覚中枢へ伝導している．神経節細胞の軸索は視神経を形造っている．

BIPOLAR CELLS 双極細胞
HORIZONTAL CELLS 水平細胞
AMACRINE CELLS アマクリン細胞

双極細胞（BP細胞）は光受容器細胞（PR細胞）の信号をG細胞に伝える．水平細胞とアマクリン細胞は抑制性で，軸索を持っていない．水平細胞は光受容器細胞間の相互作用を行っている．アマクリン細胞はG細胞間の相互作用を行っている．

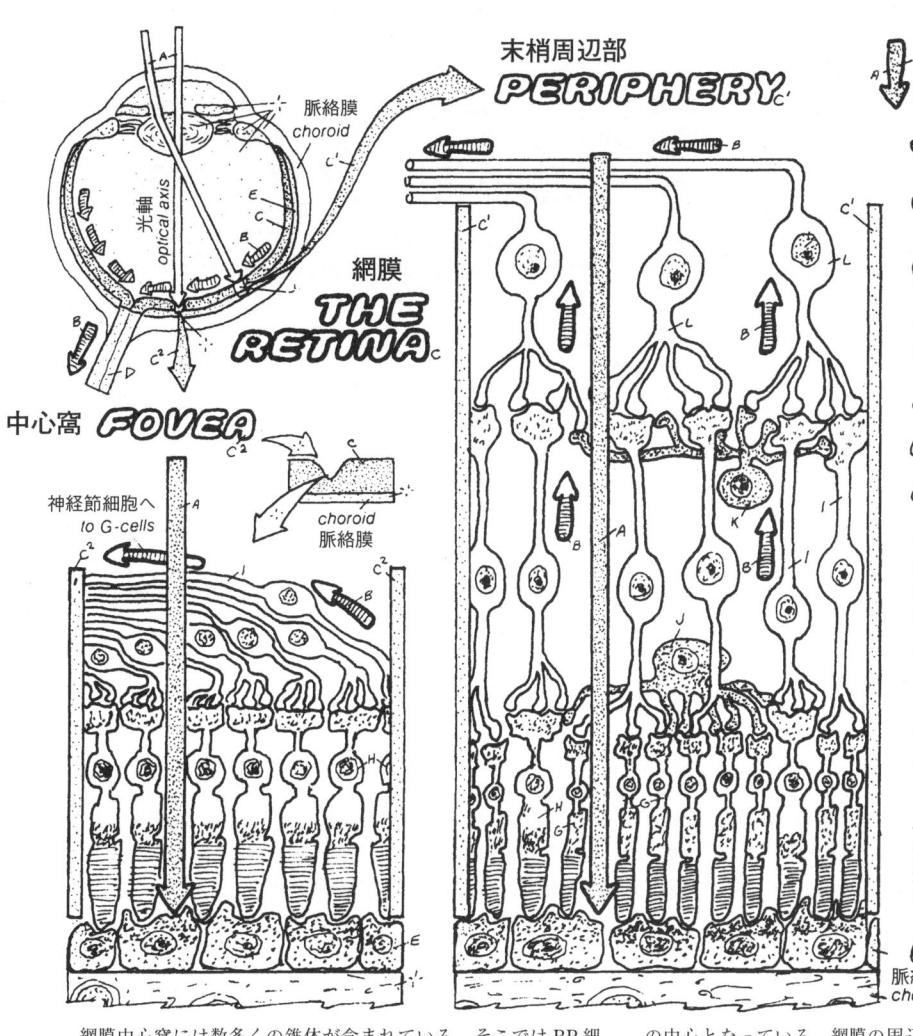

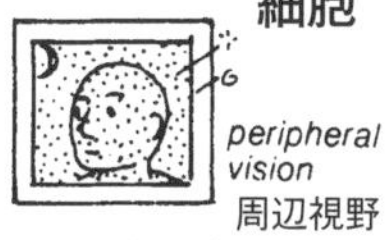

PHOTORECEPTOR CELLS 光受容器細胞
RODS 杆体
CONES 錐体

peripheral vision 周辺視野

杆体と錐体は網膜の光受容器細胞である．杆体は光に対し低い閾値（高い感受性）を持っており，薄暗いときと夜間視覚として機能している．錐体は光に対して高い閾値（低い感受性）を持っているが，色彩の感知と非常に正確な視力を用いるときには，昼間視覚として機能している．

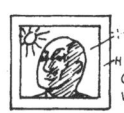

PIGMENT CELLS 色素細胞
choroid 脈絡膜

central vision 中心視野

網膜中心窩には数多くの錐体が含まれている．そこではBP細胞とG細胞はわきに押しやられており，光が邪魔されずに椎体に当たるようになっている．錐体とG細胞の割合がほぼ1：1の比になっている中心窩は，高度の視覚活動と空間識別（昼間視覚）の中心となっている．網膜の周辺部には数多くの杆体があり，杆体はG細胞に対して高度の収束（100：1）を持っている．このような特徴によって，網膜周辺部は弱い光に対して高い感度を持っている（夜間視覚）．

PHOTORECEPTOR CELL EXCITATION 光受容器細胞の興奮

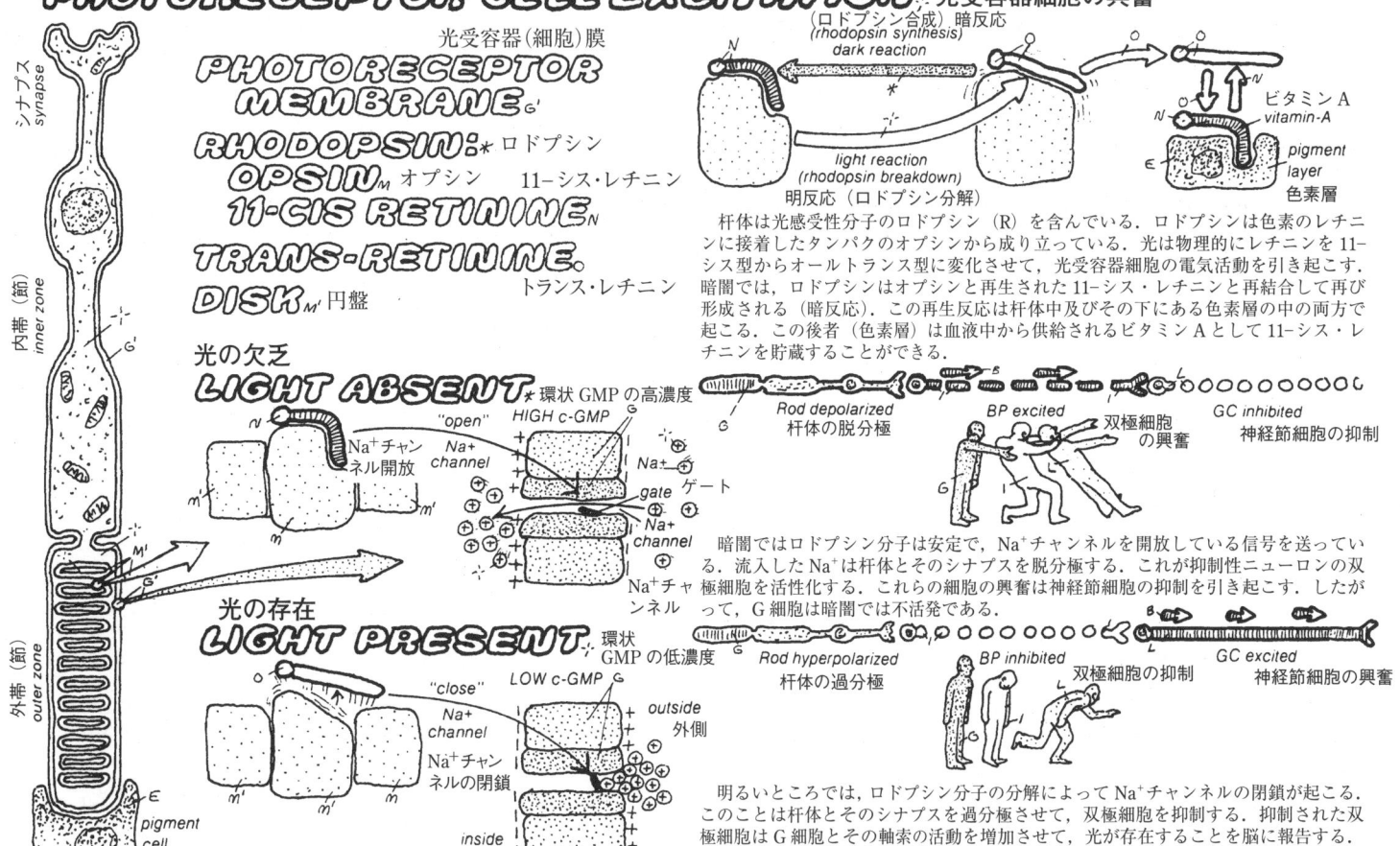

- synapse シナプス
- inner zone 内帯（節）
- outer zone 外帯（節）
- pigment cell 色素細胞

光受容器（細胞）膜
PHOTORECEPTOR MEMBRANE
RHODOPSIN ロドプシン
OPSIN オプシン
11-CIS RETININE 11-シス・レチニン
TRANS-RETININE トランス・レチニン
DISK 円盤

(rhodopsin synthesis) dark reaction （ロドプシン合成）暗反応
light reaction (rhodopsin breakdown) 明反応（ロドプシン分解）
vitamin-A ビタミンA
pigment layer 色素層

杆体は光感受性分子のロドプシン（R）を含んでいる．ロドプシンは色素のレチニンに接着したタンパクのオプシンから成り立っている．光は物理的にレチニンを11-シス型からオールトランス型に変化させて，光受容器細胞の電気活動を引き起こす．暗闇では，ロドプシンはオプシンと再生された11-シス・レチニンと再結合して再び形成される（暗反応）．この再生反応は杆体中及びその下にある色素層の中の両方で起こる．この後者（色素層）は血液中から供給されるビタミンAとして11-シス・レチニンを貯蔵することができる．

LIGHT ABSENT 光の欠乏
環状GMPの高濃度　HIGH c-GMP
Na⁺チャネル開放　"open" Na⁺ channel
ゲート gate
Na⁺ channel

Rod depolarized 杆体の脱分極
BP excited 双極細胞の興奮
GC inhibited 神経節細胞の抑制

暗闇ではロドプシン分子は安定で，Na⁺チャネルを開放している信号を送っている．流入したNa⁺は杆体とそのシナプスを脱分極する．これが抑制性ニューロンの双極細胞を活性化する．これらの細胞の興奮は神経節細胞の抑制を引き起こす．したがって，G細胞は暗闇では不活発である．

LIGHT PRESENT 光の存在
環状GMPの低濃度　LOW c-GMP
"close" Na⁺ channel
Na⁺チャネルの閉鎖
outside 外側
inside 内側

Rod hyperpolarized 杆体の過分極
BP inhibited 双極細胞の抑制
GC excited 神経節細胞の興奮

明るいところでは，ロドプシン分子の分解によってNa⁺チャンネルの閉鎖が起こる．このことは杆体とそのシナプスを過分極させて，双極細胞を抑制する．抑制された双極細胞はG細胞とその軸索の活動を増加させて，光が存在することを脳に報告する．

脳と視覚

網膜はその光受容器にぶつかる明るい点と暗い点とから整然とした視野の空間的地図を生じて，それを神経節細胞を介して脳の視床と視覚皮質へ送る（図99）．これらの機能的に特殊化された細胞は，形と色の情報を符号化しているP型と，運動と動的性質を符号化しているM型に分類される．これらの細胞から来る信号は視床に送られてから，次いで第一次視覚皮質（PVC）と，形，明るさ，対比（コントラスト），色および運動を含む視覚野の三次元像を合成して，高次元の視覚領野に送られる．

視覚経路は隔離されている——神経節細胞の軸索はそれぞれの眼から出るときに視神経を形成する．2つの眼の視神経は，視交叉に集中する．ここでそれぞれの網膜の鼻側から来る線維は交叉して反対側へ行くが，側頭側より来る線維は同じ側に留まる．交叉した後の視神経は視索と呼ばれる．この交叉の故に，右と左の視索は左と右の視野に関連した信号をそれぞれ脳に運ぶ．視野の欠損を調べる試験は，視覚経路の欠損のおよその部位を決めるのに役に立つ．

視床と中脳は皮質下の視中枢として働く

視索内の神経節細胞の軸索の大部分は視覚感知に関与していて，視床の視覚中枢——外側膝状体——に終わる．P型およびM型神経節細胞の軸索は，外側膝状体の小型細胞（P）層と大型細胞（M）層に最初のシナプスを作る．ここで異なった網膜信号は，さらに視皮質に伝えられる前に統合される．少数の視索線維は中脳に入って，上丘と網様体に終末する．上丘は眼のレンズと瞳孔のみならず，眼球と頭の運動反射を含む調節と対光反射を調整する．視覚処理の役割もまた示唆されている．網様体は，皮質性覚醒，興奮性および睡眠に際して働いている．

第一次視覚皮質は視覚情報の統合のための最初の皮質部位である

視床の外側膝状体のニューロンは視放射の線維を生じ，大脳皮質の後頭葉の特殊な領域で第一次視覚皮質（PVC，線状皮質，第17野）と呼ばれる部位に投射する．

網膜は第一次視覚皮質上に網膜局所部位的に地図を描いているが，中心窩では拡大した表現となっている——網膜全体は点と点ごとに詳細で組織化された方法で表現されているので，網膜の各半分と各象限は明確に境界線が引かれている（網膜位置的地図）．第一次視覚皮質の限局された領域に（たとえば銃創から生ずる）損傷を持つ人は，視野の特別な領野に盲目になる．視覚皮質の網膜の表現は非常に精密であるけれども，中心窩と周辺部では等しくない．幅1 mm以下の巾の中心窩は非常に大きな表現部を持っているが，より大きな網膜の周辺部位は比較的小さい表現部しか持っていない．このような不均一のある理由は，中心窩から出る神経節細胞の密度が高いことと，また視覚の正確度，空間認知，色覚のようなより多くのニューロン単位が分析と統合のための脳領域を必要とする機能を行う中心窩の役割のためである．

第一次視覚皮質ニューロンは層状に配列されていて機能的円柱を構成している——第一次視覚皮質（PVC）ニューロンは他の皮質領野と同様に，6層に配列している．各層の細胞は異なった入力と出力を持ち，異なった視覚機能を行っている．第Ⅳ層にある星状細胞は視床から視覚入力を受けている．PVC細胞はまたその層に垂直に走っている機能的"円柱"に沿って構成されている．円柱構成の2つの一般的型が見出されている．眼球優位性円柱は交互になっていて，右の眼と左の眼からの入力に反応する．方向性円柱は特殊な位置にある刺激に反応するすべての細胞を含んでいる．それぞれの円柱内にあるニューロンは，同じ受容野を持っている．

第一次視覚皮質の単純細胞と複雑細胞は形を感知して，同じ円柱内にある——円形の受容野を持ち点光源に反応する網膜神経節細胞とは異なり，第Ⅳ層の細胞は視床の視覚入力は主要な受容者であり，形——たとえば線と縁を持つ刺激に敏感である．さらに，線の刺激は皮質細胞を活性化する特殊な方位を持たなければならない．これらの方位特殊性ニューロンは単純細胞と呼ばれ，もし好きな方位を持つ1本の線が受容野内で移動した時にだけ反応する．いくつかの視覚皮質ニューロンは同じ刺激が受容野の中で同じ位置に保たれている限りどんな位置にあっても反応する．これら複雑細胞は運動検知装置と解釈されるが，それらは刺激が移動しているときに反応し続けるからである．複雑細胞は（Ⅱ，Ⅲ，およびⅤ層内にある）単純細胞の上方または下方にある同じ方位円柱の中にあり，単純細胞からの入力を受けている．超複雑細胞は複雑細胞からの入力を統合している．円柱に加えて，第2および第3層にある他の組織化された細胞群は，チトクローム酸化酵素で染まって見える形から"塊"と呼ばれ，色の感知を扱っている．

高次元視覚領野は形と運動の感知を処理する

第一次視覚皮質を取り囲んでいるV1とも呼ばれる部位は，高次元の視覚領野である（V2からV6まで番号が付けられている）．これらの領野はかつては視覚連合野と呼ばれていたが，網膜位置的地図をも持ち，第一次視覚皮質から最初にその入力を受けている．これらは情報の流れによって，連続的（V1→V2→V3→V4→V5→V6）ならびに平行的（V1→V2→V4あるいはV1→V5）の両方で構成されている．より高次の視覚領野は第一次視覚皮質の入力（線，方位，単純色）をさらに分析し統合して，より複雑で詳細な視覚パターン（詳細な形，色の付いた像，動きの感知）に符号化する．サルとヒトの高次元視覚領野は極端に広範で，よく発達している．高次元視覚を感知するために，2つの平行した皮質経路（流れ）が存在する．側頭流は後頭側頭葉の高次元連合領野を含み，形と色の感知についてより複雑な観点をより多く取り扱っている．この流れについての情報は，P型網膜神経節細胞から起こる．第二の頭頂流はM型神経節細胞から来るインパルスを統合して，空間ならびに運動の感知を受け持っている．一層高次元の側頭視覚領野は，顔の認知と名前付けのために特殊化している．これらの領野のどこを傷害しても，それらの特殊視覚機能に影響を与える．

CN：D～Ⅰには暗い色を塗る．

1. 左上部の大きい絵から始める．視野（A，B）の2種の色は，視覚経路を通って，脳の後部にある第一次視覚皮質に伝達される（ここの例では，2色の色が逆転して表現されている）．この残りの頁全体で第一次視覚皮質は，A′の色を受け入れている．この例では，視覚経路を形成する種々の構造は，その位置と経路を指示する太い矢印で区別されていることに注意する．

2. 水差しの位置を示す左側の細胞から始めて，細胞の構成に色を塗る．それから，皮質の切断部分には，神経性結合が示されているのに色を塗る．次に，右の絵の細胞柱の機構の2つのものに色を塗る．その1つは（単純及び複雑細胞を含む）方向性と，もう1つは眼球優位（右と左の目の交互性）である．単純化のために，第Ⅱ，Ⅲ及びⅤ層の細胞のみ示してある．

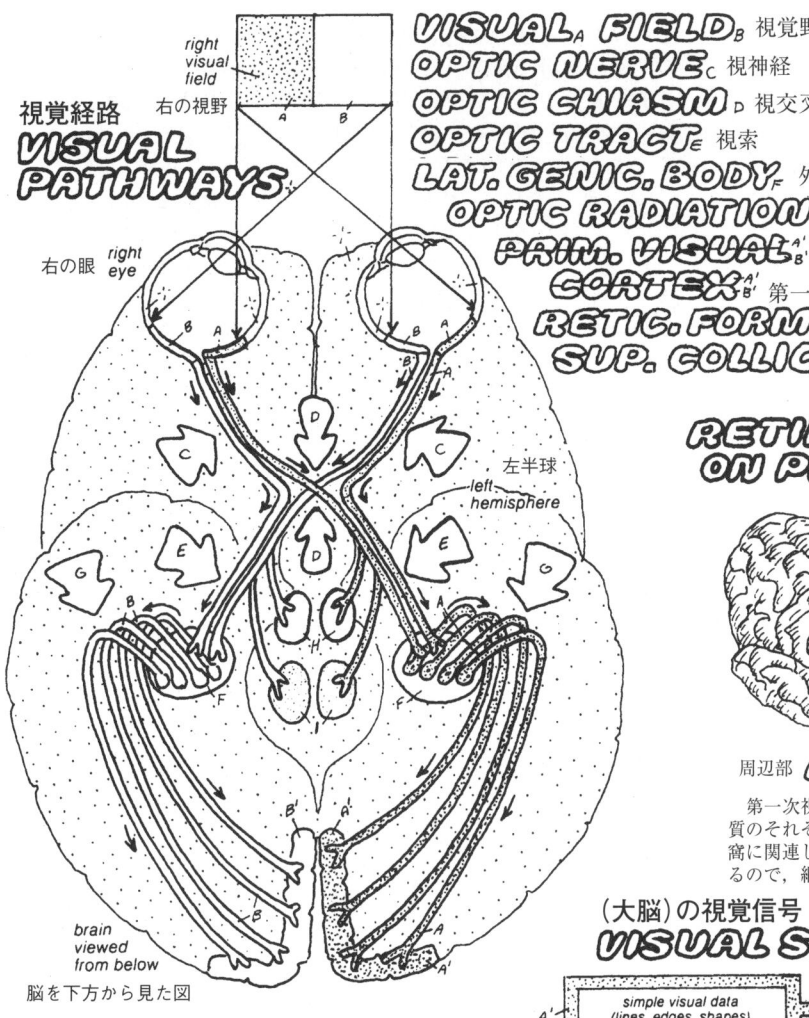

視覚経路
VISUAL PATHWAYS

- VISUAL FIELD — 視覚野
- OPTIC NERVE — 視神経
- OPTIC CHIASM — 視交叉
- OPTIC TRACT — 視索
- LAT. GENIC. BODY — 外側膝状体
- OPTIC RADIATION — 視放線
- PRIM. VISUAL CORTEX — 第一次視覚皮質
- RETIC. FORM — 網様体
- SUP. COLLIC. — 上丘

神経節細胞（GC）の軸索はそれぞれの眼球から出て視神経を形成し，視交叉に集中するが，そこでそれぞれの網膜の鼻側半分は交叉して反対側へいく視索（OT）をつくる．それぞれの視索はまた同側の網膜の外側（側頭側）半分からくる神経節細胞の線維をも含んでいる．視索のこれらの線維は視覚認知と関連しており，視床の外側膝状体に終わっており，そこから軸索を視放線を通って送り出している．これらの線維は第一次視覚皮質（PVC）に終わっている．したがって，左の視野にある物体は右の第一次視覚皮質へ送られ，右の場合も同様である．視覚反射を支配する視索の線維は，中脳構造（網様体と上丘）に終わっている．

右の眼 right eye / 左半球 left hemisphere / 脳を下方から見た図 brain viewed from below

第一次視覚皮質の網膜上の表現（描写）
RETINAL REPRESENTATION ON PRIMARY VISUAL CORTEX

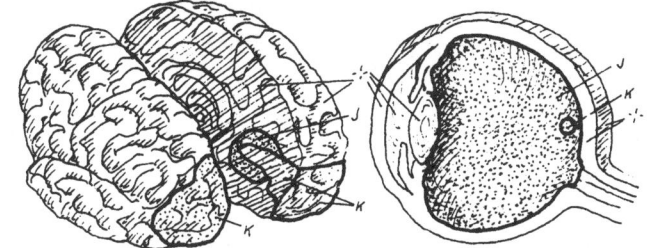

周辺部 PERIPHERY / FOVEA 中心窩

第一次視覚皮質（PVC）は詳細な網膜嗜好性をもっている．第一次視覚皮質のそれぞれの点は，網膜上のある点に対応している．しかしながら，中心窩に関連した領域は，中心窩が視覚の正確さ，色覚及び空間識別に重要であるので，網膜周辺部が扱うよりも大きな領域を支配している．

（大脳）の視覚信号
VISUAL SIGNALS IN CORTEX

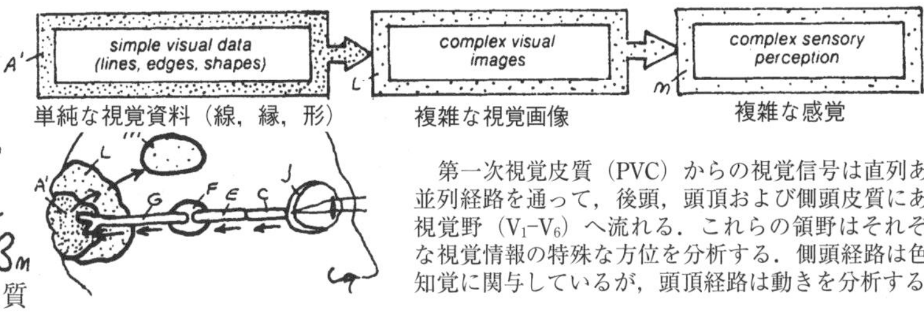

simple visual data (lines, edges, shapes) → complex visual images → complex sensory perception

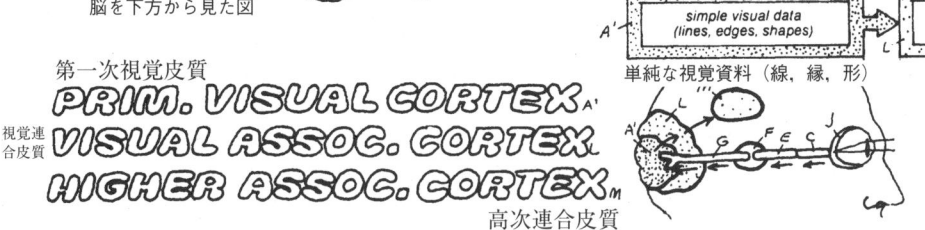

単純な視覚資料（線，縁，形） / 複雑な視覚画像 / 複雑な感覚

第一次視覚皮質（PVC）からの視覚信号は直列あるいは並列経路を通って，後頭，頭頂および側頭皮質にある高次視覚野（V_1-V_6）へ流れる．これらの領域はそれぞれ複雑な視覚情報の特殊な方位を分析する．側頭経路は色と形の知覚に関与しているが，頭頂経路は動きを分析する．

第一次視覚皮質
- PRIM. VISUAL CORTEX
- VISUAL ASSOC. CORTEX — 視覚連合皮質
- HIGHER ASSOC. CORTEX — 高次連合皮質

第一次視覚皮質の細胞の構築
ORGANIZATION OF CELLS OF PRIMARY VISUAL CORTEX

第一次視覚皮質のニューロンは照射された点には反応しないで線，縁及び棒のような形の刺激に反応する．動かない刺激に反応する細胞は"単純細胞"と呼ばれる．運動のような刺激のもっと複雑なものに反応する細胞は"複雑細胞"と呼ばれる．それぞれの単純及び複雑細胞は，刺激がある特別な"方向"（角度）に示されたときにのみ反応する．複雑細胞は単純細胞が他の皮質や皮質下の中枢に出力を送っている間，単純細胞からの入力を受けている．

- SIMPLE CELLS — 単純細胞
- COMPLEX CELLS — 複雑細胞

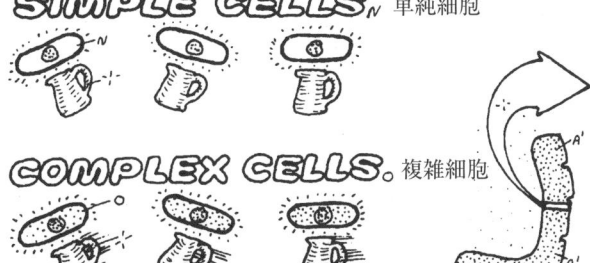

単純細胞は主として皮質の第Ⅲ及び第Ⅳ層に見出される．複雑細胞は第Ⅱ，Ⅲ及びⅤ層にある．特殊な方向に対応する単純及び複雑細胞は，皮質表面から垂直に走る"方向性円柱"に配列されている．この方向柱は，一方の眼から入力を受け取るニューロンがもう一方の眼と結びついている細胞と交互に隣り合って配列している（眼球優位性円）．

皮質表面 SURFACE OF CORTEX

NEURAL CONNECTIVITY

SUB-CORTEX 皮質下 / output 出力 / input 入力

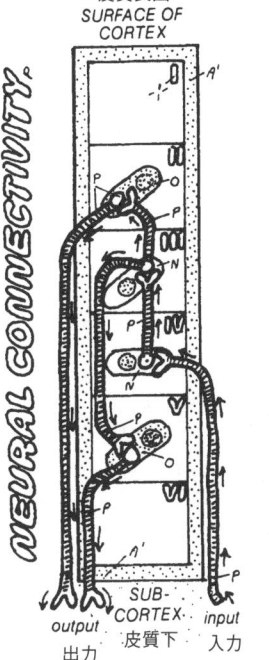

ORIENTATION COLUMNS — 方向性円柱

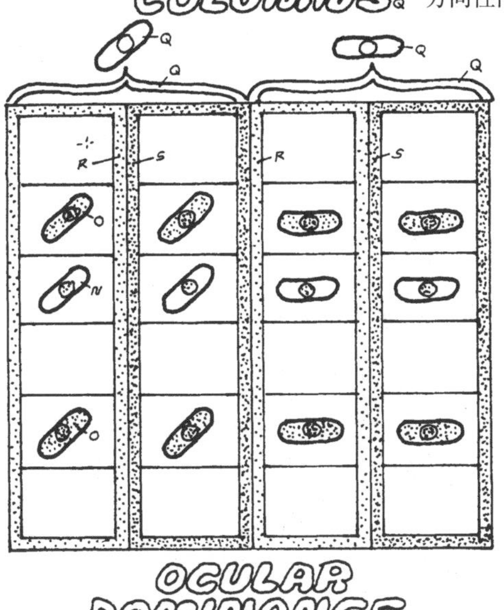

OCULAR DOMINANCE COLUMNS — 眼球優位性円柱

右眼 RIGHT EYE / LEFT EYE 左眼

音と耳

　音は機械的エネルギーの1つの型である．耳の色々な部分は音波を増幅して，これを神経インパルスに変換する．これらは中枢聴覚系に中継されて，そこで意味ある音として受け取られる．音は物理的媒体（空気，水，あるいは固体）中で振動する粒子によって作り出される．音は振幅と周波数という物理的変数によって特徴づけられている．

　振幅と大きさ—音のエネルギー（強さ）は，その振幅の山の高さ——すなわち，正弦波振動の最大の高さ——によって測定される．大きさは音の感知できる相当量で，対数単位のデシベル（＝0.1ベル）という言葉で表される．0デシベルの音の大きさは，0.0002ダイン/cm^{2}の標準の音圧で，人が聞くことができる最も低い音圧である．普通の音の大きさの範囲はささやく音の20デシベル，正常の会話音の60デシベル，激しい交通の音の80デシベル，ジェット飛行機の160デシベルの間で変化する．音の大きさが20デシベル増加するごとに，音の強さはそれぞれ10倍増加することに相当する．不快感と痛みは，それぞれ120および140デシベルの音で感じられる．

　周波数，高さ（ピッチ），および音色—周波数は1秒間あたりの振動数，あるいはヘルツ（1ヘルツ（Hz）＝1サイクル/秒）のことをいう．音波の周波数は1〜100,000 Hzまでの範囲にある．音の周波数とよく似た感受性表現にピッチがある．新生児の泣き声の主要な周波数は高く，高いピッチの音を生ずる．青春期以後，男では声帯が厚くなって喉頭部（声函）が大きく発達して，その音の周波数は低くなる．したがって，成人男性の周波数（Hz）は成人女性の声よりも低く，ピッチが異なってくる．平均的会話音の高さは男性では120 Hzで，女性では250 Hzである．第3の音の感受性成分は音の質あるいは音色であり，この性質は音波の物理的特性によっては容易に説明できない．2つの異なった楽器から発する同じ大きさの同一の音楽音は，したがって全く異なったものとして感知される．

　人の聴覚能力—人間の耳が（小児期と10歳代前半の期間）最もよく働く時には，20〜20,000 Hzの周波数の範囲を感知することができる．しかしながら，その感度（すなわち聴覚閾値）は種々の周波数によって異なる．最も感度が良いのは1〜4 kHzの範囲の音で，正常人の会話音に相当する．異なった動物達の聴覚能力は一様ではない．犬は40 kHzまでの音を聞くことができる（犬の調教者の呼子の音は人の耳には聞こえない）．反響によって位置を知るコウモリは，約60 kHz（超音波）の音を発射して，100 kHzに達する超音波を聞くことができる．

中耳は音を増幅し，内耳は音を変換する：

　耳は3つの部分，すなわち外耳，中耳及び内耳から成る．外耳は耳介と（外）耳道とからなり，これらは共にじょうごのように働いて周囲の環境から耳道の中に音波を集めて導き入れている．イヌやウサギでは，耳介が動いてレーダーのアンテナの様に音源をさぐり，そこに焦点をあてるように働いている．（外）耳道は共鳴箱のように働いて，特殊な周波数の（音）波を増幅するのを助けている．

　鼓膜と耳小骨は音を増幅する—（外）耳道は鼓膜の所で終わっているが，鼓膜は弾性結合織の薄いが強靭な円形の膜で，音波の圧力に反応して振動する．鼓膜は中耳の最初の部分であり，中耳には3つの耳小骨（3つのマッチの頭位の小さい骨）がある．これらの小骨の一端は鼓膜に接着しており，他端は内耳の卵円窓に接着して梃子（テコ）の役割をしている．鼓膜は第一耳小骨（槌（ツチ）骨（金槌））および槌骨とほとんど垂直に接着して梃子の役割をしている第二耳小骨，砧（キヌタ）骨（かなとこ）と協調して振動する．砧骨は第三耳小骨の鐙（アブミ）骨（あぶみ）を動かし，鐙骨は今度は内耳の卵円窓を振動させる．これらの内耳の機械的機構と性質は，卵円窓に加えられる有効圧力を20倍にも増加させる．

　蝸牛，内耳の聴覚器官の構造—卵円窓の振動は，内耳の聴覚器官である蝸牛にある種々の機械的成分の運動をひき起こす．蝸牛の機能は音波を電気信号に変換して脳へ伝達することである．蝸牛（"カタツムリ"）は基底部で広く，先端部で狭くなっている螺旋状の盲管である．その成分のあるものは純粋に機械的な機能を持っているが，他のものは音の変換装置の一部としての役割を果たしている．螺旋状になっていることで，その全体の大きさを最小にしているにもかかわらず，その管の長さを最大にするようにしている．

　蝸牛の全長にわたって走っている基底膜は，蝸牛管を上室（前庭階）と下室（鼓室階）とに分離している．この2つの室は蝸牛の頂点の蝸牛孔で交通している．基底膜に沿って前庭階を通して走っている薄い膜（ライスナー Reissner 膜）は中央階を形成しており，その中には内リンパが充たされている．他の階（室）には異なったイオン組成をもつ外リンパが入っている．このようなイオン組成の変化は蝸牛の機能で重要である．

　有毛細胞は真の聴覚受容器で変換装置である—卵円窓の運動は前庭階の外リンパ液の伝達される波を生ずる．これらの波は内リンパに伝達され，次いでその下にある基底膜に伝えられて，基底膜を振動させる．基底膜は真の聴覚受容器で聴覚系の機械的・電気的変換装置であるコルチ（Corti）器官の有毛細胞を支えている．頂点部表面にある有毛細胞は，特殊な繊毛構造（立体繊毛）を持っていて，細胞性変換単位となっている．

　立体繊毛の先端は蓋膜（屋根膜）と接触していて，有毛細胞の細胞体は聴神経線維の末端と化学的シナプスを介して連絡している．基底膜の振動は立体毛を変位させて受容器電位が発生して，シナプスを介して聴覚神経線維の末端へ伝えられる．ここで神経インパルス（活動電位）が発生して，第一次聴覚求心線維を介して聴覚中枢へ伝えられ，さらに分析され統合される．基底膜のその上の有毛細胞の異なった位置が，音の周波数と大きさの弁別に関連してどのような役割を果たしているかについては，図102で討論する．

CN：A，J，K，P，及びRには暗い色を用いる．

1. 上方の枠内図から始めて，すべての番号と標題に色を塗る．図にある3種の周波数（C）は，低い振幅範囲（ささやき）を示すことに注意する．高い振幅（B）（大きい音）の1つの例は右方端にある．
2. 耳の構造と機能に色を塗る．
3. まず蝸牛（L）の構造に色を塗り，次に左方端の全体像に，それから近くの蝸牛の基盤，更に螺旋を真直に引伸ばした蝸牛全体をあらわす平図に色を塗る．前庭階（N）と鼓室階（N^2）は央に交通しており同じ溶液（外リンパ）（P^1）を含んでいるので，同じ色を塗る．この水平面図では，簡略のために蓋膜（R）は書かれていない．音波の伝達を示す一連の事象を示す下方の漫画に色を塗る．

CHARACTERISTICS OF SOUND WAVES
音波の特徴

音波は周波数（単位はサイクル/秒，ヘルツ：Hz）と振幅によって特徴づけられている．音の周波数の感覚的相等値はピッチで，振幅の値として音の大きさがある．したがって，小児の声は高いピッチで，女性の声は男性の声よりもピッチが高い．音の強さ（大きさ）はデシベル単位で測定される．音の最大聴力は若い人が持っており，子供は 20 Hz から 20,000 Hz の範囲の周波数の音を聴くことができる．聴力感度とピッチの弁別は 1～4 kHz の範囲で最良である．

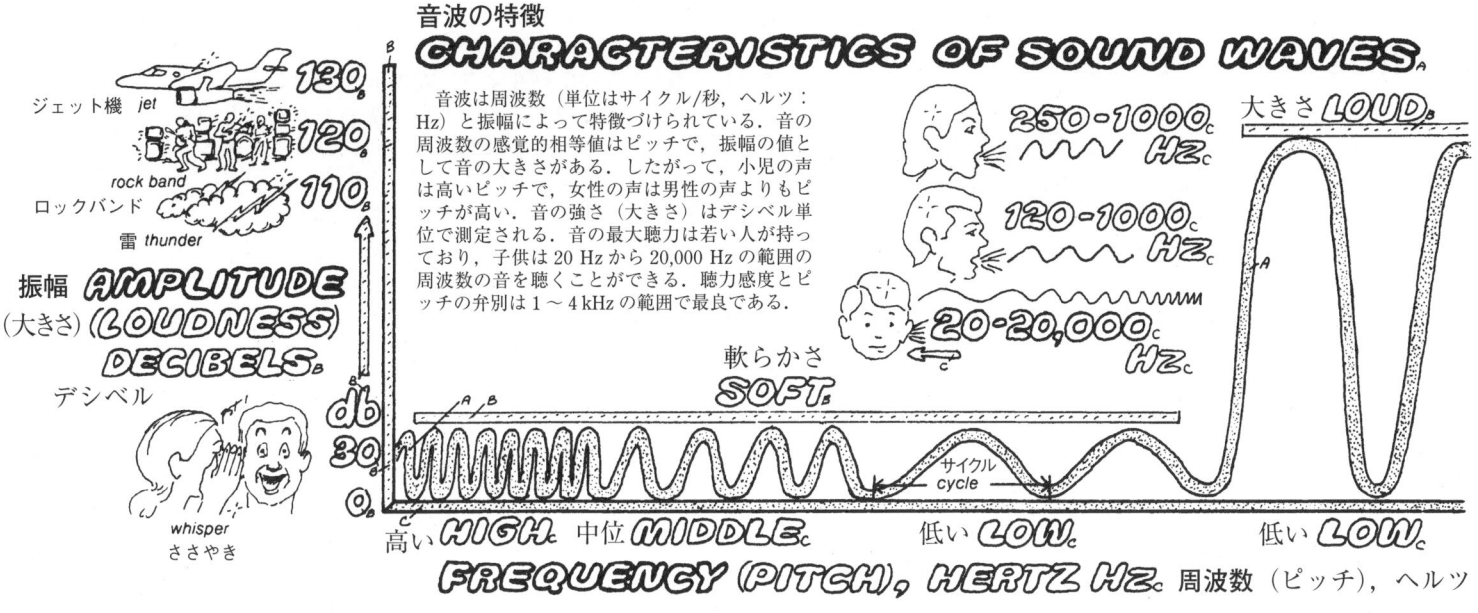

- ジェット機 jet 130
- rock band ロックバンド 120
- 雷 thunder 110
- 振幅 AMPLITUDE（大きさ）(LOUDNESS) DECIBELS デシベル
- whisper ささやき 30, 0 db
- 250-1000 Hz
- 120-1000 Hz
- 20-20,000 Hz
- 大きさ LOUD
- 軟らかさ SOFT
- サイクル cycle
- 高い HIGH　中位 MIDDLE　低い LOW　低い LOW
- FREQUENCY (PITCH), HERTZ Hz 周波数（ピッチ），ヘルツ

OUTER EAR 外耳 (funneling) (じょうご)
- PINNA 耳介
- AUDITORY CANAL (外)耳道
- TYMPANIC MEMBRANE 鼓膜

MIDDLE EAR 中耳 (amplification) (増幅)
- MALLEUS 槌骨
- INCUS 砧骨
- STAPES 鐙骨

INNER EAR 内耳 (transduction) (変換)
- OVAL WINDOW 卵円窓
- ROUND WIN. 正円窓
- COCHLEA 蝸牛
- AUDITORY N. 聴神経

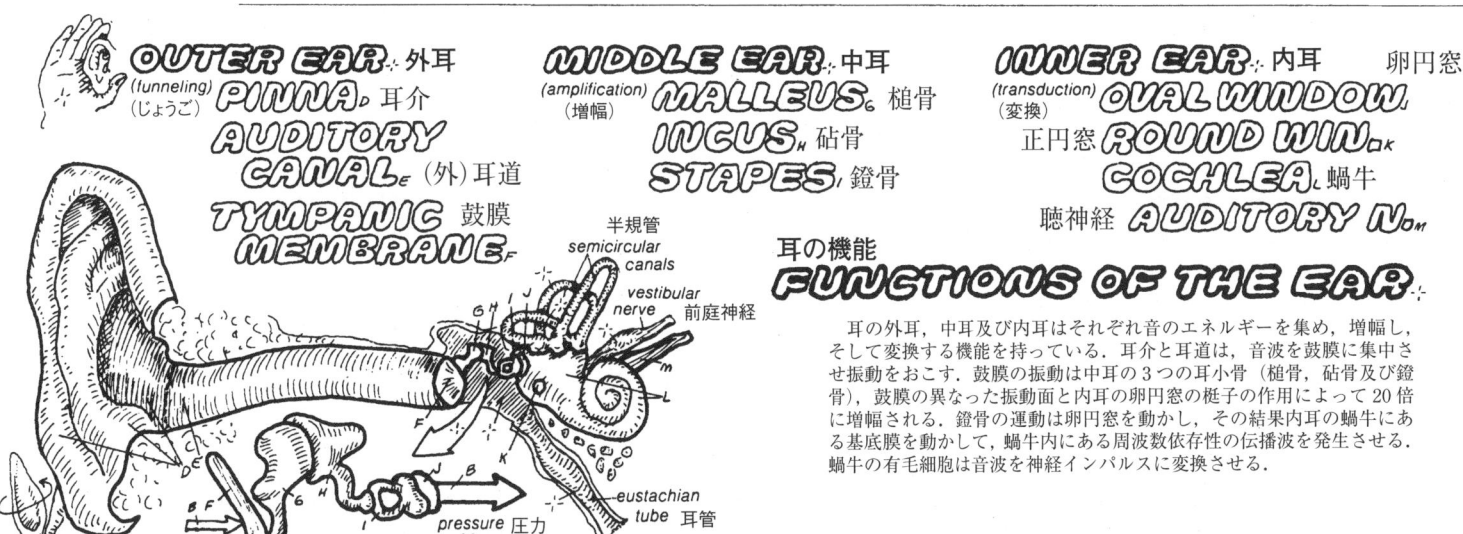

半規管 semicircular canals
vestibular nerve 前庭神経
eustachian tube 耳管
to throat 咽頭へ
圧力 pressure 7x　pressure 圧力 20x

FUNCTIONS OF THE EAR
耳の機能

耳の外耳，中耳及び内耳はそれぞれ音のエネルギーを集め，増幅し，そして変換する機能を持っている．耳介と耳道は，音波を鼓膜に集中させ振動をおこす．鼓膜の振動は中耳の3つの耳小骨（槌骨，砧骨及び鐙骨），鼓膜の異なった振動面と内耳の卵円窓の梃子の作用によって 20 倍に増幅される．鐙骨の運動は卵円窓を動かし，その結果内耳の蝸牛にある基底膜を動かして，蝸牛内にある周波数依存性の伝播波を発生させる．蝸牛の有毛細胞は音波を神経インパルスに変換させる．

SOUND TRANSMISSION IN THE COCHLEA
蝸牛内での音の伝達

- SCALA VESTIBULI / PERILYMPH 前庭階/外リンパ液
- SCALA TYMPANI / PERILYMPH 鼓室階/外リンパ液
- SCALA MEDIA / ENDOLYMPH 蝸牛管/内リンパ液
- BASILAR MEMBRANE 基底膜
- ORGAN OF CORTI, HAIR CELL コルチ器官，有毛細胞
- TECTORIAL MEMBRANE 蓋膜
- AUDITORY N., GANGLION 聴神経，神経管

蝸牛は螺旋状の盲端管で，基底部で幅広く先端部では狭くなっている．コルチ器官を支えている基底膜（BM）は蝸牛全長にわたって走っており，蝸牛を上方の前庭階と下方の鼓室階とに分離している．コルチ器官の上を走っている薄い膜（ライスナー膜）は中央部の蝸牛管を形成している．前庭階と鼓室階中には外リンパ液が満たされており，両者は先端部で交通（連絡）している．中部階の蝸牛管内には内リンパ液が満たされており，コルチ器官とその有毛細胞を浸している．外リンパ液の両端にある卵円窓と正円窓は音波をそれぞれ吸収および放出して，外リンパ液をある圧縮状態に保っている．

COCHLEA 蝸牛
基底部 base　apex 先端
base 基底部　apex 先端部

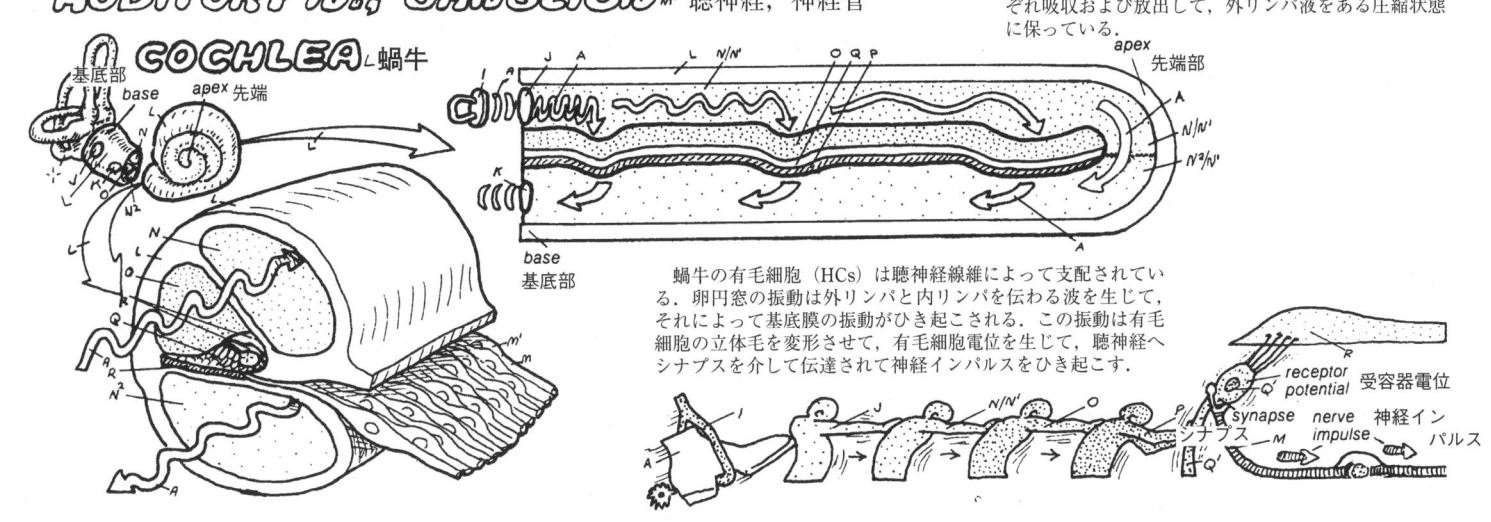

蝸牛の有毛細胞（HCs）は聴神経線維によって支配されている．卵円窓の振動は外リンパと内リンパを伝わる波を生じて，それによって基底膜の振動がひき起こされる．この振動は有毛細胞の立体毛を変形させて，有毛細胞電位を生じて，聴神経へシナプスを介して伝達されて神経インパルスをひき起こす．

receptor potential 受容器電位
synapse シナプス　nerve impulse 神経インパルス

聴覚識別；聴覚脳

音を聞くためには，耳と中枢神経系が音波の性質，主として周波数，振幅および方向の特徴を解読しなければならない（図101）．音の周波数と大きさの識別は最初は内耳で行われ，さらに聴覚神経中枢によって細かく区別される．音の方向は，左と右の耳の相互作用とそれらの別々の神経中枢によって，その場所が定められる．

音の周波数と大きさの鑑別における内耳の役割

内耳の蝸牛内では，線維性の基底膜（BM）とその有毛細胞（HCs）が周波数の弁別に重要な役割を演じている．

基底膜（BM）の種々の部分は，異なった共鳴を示す——基底膜は有毛細胞を支えている線維性結合織の薄板で，周波数弁別に重要な役割を果たしている．基底膜の構造は蝸牛の長さに沿って変化している；つまり，卵円窓の近くの基部では狭く，頂点近くでは広い．その結果，膜の硬さは蝸牛に沿って変化する．卵円窓の振動は外リンパ液の移動する波を生ずる．音の周波数によってそれぞれの波は，蝸牛に沿った特定の位置で周波数の山を生ずる．高周波の音の振幅の山は卵円窓の近くで起こる；低周波の音の振幅の山は頂点近くで起こる．高周波の音は低い波長を持ち，逆に低周波の音は高い波長を持つ．音波はその山の振幅点で最高のエネルギーを持っているので，基底膜は高周波の音に対しては蝸牛の基部で，低周波の音は頂点部で最も大きい振動を示す．中央部の蝸牛は中等度の周波数の音に反応する．蝸牛の位置による周波数の弁別依存性は，位置の原理と呼ばれる．それぞれの基底膜の部分は有毛細胞とそれについている神経線維の別々の組を支えているので，蝸牛基部から出る聴神経線維は高周波の音についての情報を，基部からさらに遠い神経は次第に低い音を伝える．

基底膜上には有毛細胞が二列に並んでいる——有毛細胞は基底膜とその支持細胞によって支えられている．各有毛細胞はその基部で1つの聴神経終末とシナプス連絡している．約24,000ほどの有毛細胞は，蝸牛の長さに沿って二列に並んでいる；4000の内側有毛細胞の一列と，外側有毛細胞（20,000）の三列がある．内側有毛細胞は感覚を受け持つ真の音受容器である；これらから聴覚神経線維の90％が出る．外側有毛細胞は移動性で，基底膜の振動を緩衝し，聴覚中枢とフィードバック相互作用によって調節される機能を助ける．基底膜部位の異なった共鳴の性質と，蝸牛の長さに沿って並んでいる内側有毛細胞の分布は，蝸牛による音の基本的識別機構である．下位の聴覚中枢は，聴神経のいずれの組が隣り合ったものと比べて活動的であるかを比較することによって，音の周波数を識別する．

基底膜と聴覚神経線維は音の大きさをも識別する——強い音波は対応する蝸牛領域上の基底膜の大きい移動を生ずる．これがその位置にある有毛細胞に大きな受容器電位を発生させて，結果的にそれに繋がっている聴覚神経線維に神経インパルスの高頻度の発火を生じさせる．聴覚中枢は安静値と比べた特殊な聴覚神経線維に生じたインパルスの発火頻度と比較して，音の大きさを決定する．

音の位置は左と右に耳から来る入力を比較して決定される——聴覚中枢は2つの耳から来る音の入力の時間差（20μ秒ほどの短さ）を比較して音源を決定する．たとえば，もしも左の聴覚中枢がより速く活性化されたならば，音は左方向に局在する．左方向から来る音は左耳に大きく聞こえるので，音の方角を決めるもうひとつの尺度になる．この時間差は低周波の音に一番よく働き，音の大きさの差は高周波の音によく作用する．

聴覚神経路と聴覚中枢：複雑で無数にある

細胞体が蝸牛のらせん神経節にある聴覚ニューロンの中枢性軸索は，前庭神経線維（図103）と一緒になって前庭・聴神経（第Ⅷ脳神経）を形成して，延髄に入る．聴覚神経線維は蝸牛神経核に終末する．このシナプス部位から無数の結合が他の脳の中枢との間につくられる．（1）延髄聴覚中枢は音の発生源，中耳の筋肉反射のような聴覚反射，驚かせ反射などに働いている．（2）中脳の下丘と網様体中枢は，音の位置決定のための頭と眼球の運動に関連した聴覚反射の調節に重要である．網様体への聴覚入力は覚醒，注意，目覚めなどを仲介する．下丘から高度の投射が視床の内側膝状体核へ中継され，それが聴覚感知に役立っている．中枢性聴覚結合は交叉したり，あるいは交叉しなかったりして，共により広範な反対側の投射を持っている．

聴覚皮質野は複雑な音の特徴を処理する

視床から聴覚放射線維は側頭葉の上側頭回の第一次聴覚皮質（PAC）に投射する．周波数分布の蝸牛地図は第一次聴覚皮質の音位置地図によって表現されていて，第一次聴覚皮質のある部分のニューロンは高い音を感知するが，別の第一次聴覚皮質ニューロンは低い音に反応する．第一次聴覚皮質のニューロンは音の高さを鑑別するが，音が純音かどうかは区別しない．第一次聴覚皮質ニューロンはまた円柱を形成していて，音の特徴を感知する装置でもある．あるものは音の高さが時間とともに変化したときに反応するが，他のものは特殊な音の周波数の大きさが時間とともに変化したときに反応する．自然環境の音（鳥のさえずり，会話）は，連続的に音の調子，大きさ，時間的順序などが変化している．これらの複雑な音の様式の意味ある聴覚像をつくり上げるのを助けているのは，第一次聴覚皮質とその高次統合領野である．

第一次聴覚皮質の障害効果——片方の第一次聴覚皮質が障害を受けても機能に減退は起こらないが，両側のこの皮質の損傷は複雑な音の時間的順序と音の質の評価の識別のひどい欠損を引き起こす．純音の識別機能は下位聴覚中枢で行われるので，比較的傷害されない．音源の細かい点の識別もまた傷害される．

高次聴覚皮質野——第一次聴覚皮質の出力は一部聴覚連合野に行き，そこで特に高次視覚皮質領野からの入力とともに，聴覚信号はさらに分析され，統合される．ある高次元の聴覚統合野は音の短期間記憶を含むが，さらに高次の中枢は言葉や言語に関連した音を処理する機能を持っている．側頭葉と頭頂葉との境界にあるウェルニッケ（Wernicke）領野は言語と会話の音を理解する役目を持った部位としてよく知られている（図111）．

CN：音波（A），蝸牛（B），蓋膜（C），有毛細胞（D），聴神経（E），及び基底膜（H）に対しては，前の図に塗ったのと同じ色を用いる．MとNには明るい色を用いる．

1. まず上方のコルチ器官の構造から始めて，基底膜の周波数分析の図の方に下って色を塗る．次いで右方に移って，そこにある聴覚経路（I）及び第一次聴覚皮質（M）に色を塗る．
2. 小さい脳の図に色を塗る．
3. 音の局在の図に色を塗るが，そのとき時間と音の大きさの違いを確かめて，分岐点から発する音波と関連させるようにする．

SOUND WAVE TRANSDUCTION & DISCRIMINATION

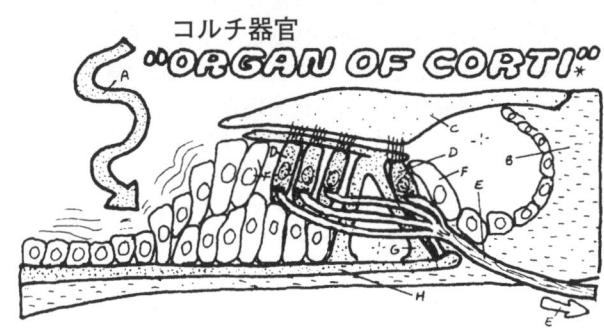

音波の変換と識別

"ORGAN OF CORTI" コルチ器官

- **COCHLEA** 蝸牛
- **TECTORIAL MEMBRANE** 蓋膜
- **HAIR CELL** 有毛細胞
- **AUDITORY NERVE** 聴神経
- **SUPPORTING CELL** 支持細胞
- **PILLAR OF CORTI** コルチ支柱
- **BASILAR MEMBRANE** 基底膜

コルチ器官はコルチの支柱と有毛細胞（HCs）よりなり，基底膜の有毛細胞（HCs）の支持細胞の上に位置している．中耳の耳小骨は蝸牛の卵円窓を振動させる．この配置は蝸牛の外リンパ液内を移動する波となって基底膜（BM）を振動させる．高い周波数（Hz）山の振巾（最も高い圧力）で狭い波長の音波は，蝸牛基底部の狭い張りつめたBMを振動させる．低いHzで巾広い波長の音は，蝸牛尖端部に向って振巾の山が移動して，巾広いゆるんだ膜を振動させる．BMの振動は対応する蝸牛のHCsに受容器電位を発生させる．2列に並んでいるHCsのうち，内側列の細胞は真の聴覚受容器である．HCsは聴神経末端とシナプス結合をする．こうして蝸牛の基底部から出る聴神経線維は高いHzの音を，尖端部から出るものは低いHzの音を伝える．音の強さ（大きさ）の増加は移動する波の振巾を上昇させ，より高い受容器電位が生じて，最終的には聴神経の中を伝わる神経インパルスの数が増加する．

異なった蝸牛の部位から来る第一次聴神経線維は集合して聴神経を形成し，前庭神経（ここには示されていない）と一緒になって第VIII脳神経となって延髄に入る．聴神経線維は蝸牛核の中のニューロンとシナプスをつくる．ここから聴感覚受容に関連している線維は上行して中脳の下丘に行き，さらに視床の内側膝状体に終わる．この経路の中で，いくらかの線維は交叉するが，他のものは交叉しない．視床から高度の放射（聴放線）は，側頭葉上方部に位置する第一次聴覚皮質（PAC）に達する．

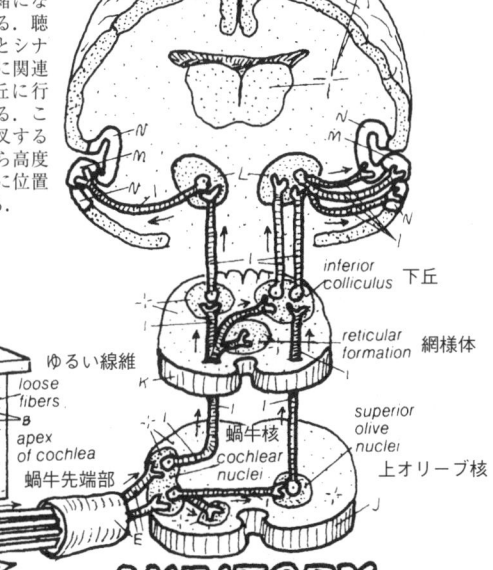

HIGH Hz 高い ・ MIDDLE 中間の ・ LOW 低い
- rigid fibers 硬い線維
- base of cochlea 蝸牛基底部
- loose fibers ゆるい線維
- apex of cochlea 蝸牛先端部
- SOFT 軟かい
- LOUD 大きい → NERVE IMPULSES 神経インパルス

AUDITORY PATHWAYS 聴覚経路
- inferior colliculus 下丘
- reticular formation 網様体
- superior olive nuclei 上オリーブ核
- cochlear nuclei 蝸牛核

- **MEDULLA** 延髄
- **MIDBRAIN** 中脳
- **MEDIAL GENICULATE BODY** 内側膝状体
- **PRIMARY AUDITORY CORTEX** 第一次聴覚皮質
- **ASSOCIATION CORTEX** 連合皮質

COCHLEAR REPRESENTATION ON PRIMARY AUDITORY CORTEX
第一次聴覚皮質における蝸牛の表現

中枢性聴覚中枢のニューロンは異なった周波数の音に差別して反応する．蝸牛の地勢学的地図は第一次聴覚皮質（PAC）に順序よく表現されている．ある第一次聴覚皮質ニューロンは高い周波数（Hz）の音に一番よく反応するが，他のものは低い周波数（Hz）に反応する．第一次聴覚皮質のニューロンは他の皮質領野のものと同様に"柱"状に配列していて，それぞれの柱は音の周波数の非常に狭い範囲に対して特殊化されて働いている．第一次聴覚皮質の柱は，そこに隣接している音の聴覚連合領野の主要な入力となっている．人では，これらの連合野は言語や会話を扱っている高次皮質領野とも連絡交通している．

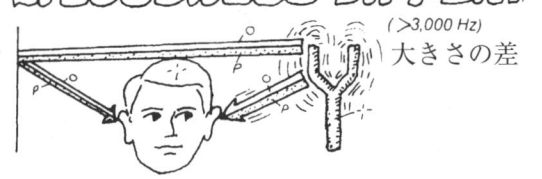

LOCALIZATION OF SOUND 音の方向
1. **TIME DIFFERENCE** 時間差 (< 3,000 Hz)
2. **LOUDNESS DIFFER.** 大きさの差 (> 3,000 Hz)

音の方向（どちらの方向か？）を知るには，両方の耳の相互作用が行われる．音が左方にある源から来るならば，その音は右の耳よりも左の耳に少し大きく，より早く到達する．2つの耳に到達する信号を比較することによって，脳は音の源を決定する．3 kHz以下の音の方向に対してはこの時間差の比較が有効であり，3 kHz以上の音に対しては大きさの差の比較が有効である．

AGE AND HEARING LOSS 年齢と聴覚喪失

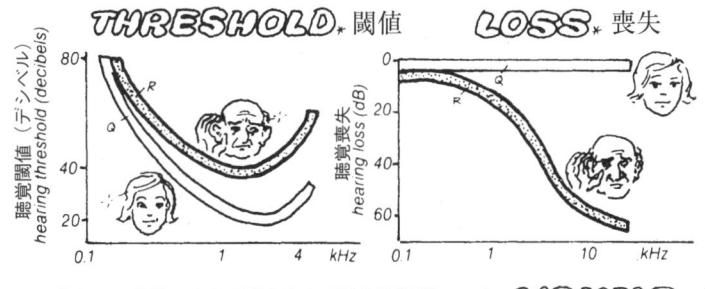

THRESHOLD 閾値 — 聴覚閾値（デシベル）hearing threshold (decibels)

LOSS 喪失 — 聴覚喪失 hearing loss (dB)

老人では聴覚の感度は低くなる（老人性難聴）ので，聞こえるようにするには大きな音が必要である．この聴覚喪失（減退）は，多分蝸牛基底部の老年性損傷によって特に高い音に対してひどく障害されて起こる．この選択性損傷は子音の聴力の妨害を生ずる．年老いるに従って聴力喪失は，低い周波数および最終的には正常人の会話で用いられる0.1～4 kHzの範囲にまでひろがる．

- **YOUNG** 若い人
- **OLD** 老人

平衡感覚

前庭系は体の釣り合いと平衡機能を保つのに役立っている—起立していること，姿勢の調節，及び多くの正常な身体運動は，しばしば地球の重力に逆らって行われる．この重力に対抗し，かつ適応するために，重力に関連した体に姿勢の変化を感知して釣り合いと平衡を保つため，関節内の一般的自己受容器官や頭の中の前庭系のような，いくつかの感覚的及び運動的機構が発達した．

前庭器官は空間における頭に位置の変化を感知する—前庭系の感覚器官は内耳の前庭器官（VA）で，空間における頭の位置を感知する．これと頭と脊髄との結合を通して，前庭器官は信号を送って平衡を維持する目的のために，適応性運動反応を活性化させる．これらの反応は，四肢や体幹部の姿勢を保つための軸性運動と頭と眼球を動かす筋肉を支えている．

前庭器官の構造と機能

傷害実験は釣り合いにおける前庭機能を明らかにする—前庭装置の機能についての知識は，動物でそれを損傷したときの症状から得られている．両側の前庭装置を摘除した動物は，特に目隠しされた場合には正しく立つことができない．もしも前方あるいは後方に動いたり回転しようとすると，その動物は倒れてしまう．もしも一側だけの前庭装置を除去すると，その動物は反対側の姿勢や平衡の欠損症状を示す．

前庭器官の半規管（SCC）と卵形嚢/球形嚢器官は異なった機能を行う—卵形嚢/球形嚢だけを選択的に損傷すると，正しく起立するときの平衡あるいは平行（直線性）加速（すなわち身体を前方，後方，上方あるいは下方に動かすとき）をするときの平衡が障害される．半規管の損傷によって回転運動時の平衡が障害される．広い意味では，卵形嚢/球形嚢器官（斑）は静的平衡の変化に反応してしばしば活性化されるが，半規管は多くの場合，動的平衡に反応して興奮する．

斑器官は直線性加速を感知する—円形嚢（"大きい袋"）と卵形嚢（"小さい袋"）は，内耳壁にある2つの小さい膨大部で，それぞれ1個の斑（斑器官）を持ち，内リンパ液に浸されている．それぞれの斑は機械的・電気的変換を行う受容器器官で有毛細胞（HCs）を持っている．それぞれの有毛細胞は多数の先端不動毛と1本の動毛を持っている．前庭神経の枝は有毛細胞の基底部に入り込んでいる．線毛は耳石（耳の石）と呼ばれる小さい（長さ3～19ミクロン）炭酸カルシウムの結晶を含んでいる耳石膜の中に埋め込まれている．

斑器官の有毛細胞は直線的加速を変換する—頭をある方向に直線的に移動（加速）させるとき，斑部もその方向に動く．しかし耳石は周囲の液体よりも密度が濃いので動かないで後に残される．このことは不動毛の位置をゆがめて，その結果，有毛細胞に受容器電位が生ずる．この電位がシナプスを経て前庭神経線維に活動電位をひき起こし，それが脳へと送られる．円形嚢と卵形嚢の位置によって斑器官は，頭部とそれに伴って身体の直線的運動についての情報を脳に送っている．しかしながら，斑部の活動は主として運動の開始（加速）と終結（減速）の間に起こる．したがって，動いている車やエレベーターの中で，我々はその運動の最初と最後の期間だけ運動を感知する．

三半規管は回転性加速を感知する—前庭装置の半規管は回転運動と結びついた加速を感知する．3つの液体が満たされた管は，互いに垂直に位置している．それゆえに，いかなる方向でも頭の回転運動は，少なくとも半規管の1つを刺激する．それぞれの管は，その端に膨大部と呼ばれるある機械的・電気的変換感覚器官を持っている．斑部と同様に，それぞれの膨大部は同じような線毛構造を持つ有毛細胞を含んでいる．しかしながら，これらの線毛は小杯と呼ばれるゼラチン層に埋め込まれており，それは管の内腔を越えて広がって，管の別の壁に接着している．

半規管の膨大部の繊毛細胞は回転性加速を変換する—頭の回転加速は半規管を動かして，運動と同じ方向にならべて接着している膨大部/小杯を移動させる．しかし，管の内にある内リンパは，慣性のために後にとり残される．小杯に関連した液体の異なった運動は不動毛にねじれを生じさせて，有毛細胞に受容器電位を生ずる．この受容器電位は前庭神経線維に活動電位を生じさせる．この活動電位（神経インパルス）は，それから，特殊な回転運動についての情報を脳の前庭中枢に伝える．

中枢性前庭系

前庭神経線維は前庭装置から出て，聴神経と一緒になって前庭聴神経（第Ⅷ脳神経）を形成して延髄内に入り，そこの前庭核に主として終末する．

前庭核は前庭系の統合中枢である—前庭核は前庭性情報を処理する統合中枢として働く．前庭核の運動性出力は主として2つの標的に向けられている．まず第1は脊髄の下位運動中枢である．ここでインパルスは特に伸展筋を支配する大部分のガンマ運動ニューロンを興奮させて，身体の筋肉の緊張と張力を増加させる（図95）．これらの反応は姿勢の調節や平衡にとって必要である．第2の標的は特に眼と頭の運動を抑制している上位の中枢運動核である．更に，前庭核は運動指令を適切に実行するのを調節する小脳（片葉小節葉）の前庭部と相互に結合している（図97）．前庭核はまた頭/身体部（身体の位置像）を感知する作用をつかさどる脳の高次体性感覚系にも神経線維を送っている．

前庭反射は姿勢の変化に反応して適切な身体及び眼球反応を確実に保つ—前庭系の運動反応は数多くの前庭反射を通して遂行される．これらは一般に生れつきの，早い高度の目的にかなったものである．したがって，もしも我々が左方に倒れるときには，我々の左足の伸展筋が興奮して平衡を保つ．傾きが過度になると，反対側の脚と腕をあげるようになる．我々が，右方にある静止している物を見たまま頭を左方に回転させると，前庭-眼球反射が働いて眼を右方に移動させて，その物体を見つめ続けるようにする．視覚的手がかりがない場合には（盲目の人では），前庭感覚と前庭反応は，空間での位置だけが手がかりとなる．

CN：DとKには暗い色を塗る．

1．半規管と回転加速の感知から始める．半規管の左にある図に色を塗る．これは管の位置する三次元空間面を示している．管の拡大図に色を塗り，種々の吹き出し図に色を塗り続ける．漫画の方向矢印に色を塗る．

2．斑部（上方右）の横断面，次いでその吹き出し部及び頭の上方への図から始めて，円形嚢と卵形嚢による直線性加速の感知の図に色を塗る．

3．まず下方左角の前庭反射から色を塗り始めて，次いで順番に従って色を塗る．右方の図に対しても同様に色を塗ってもよい．

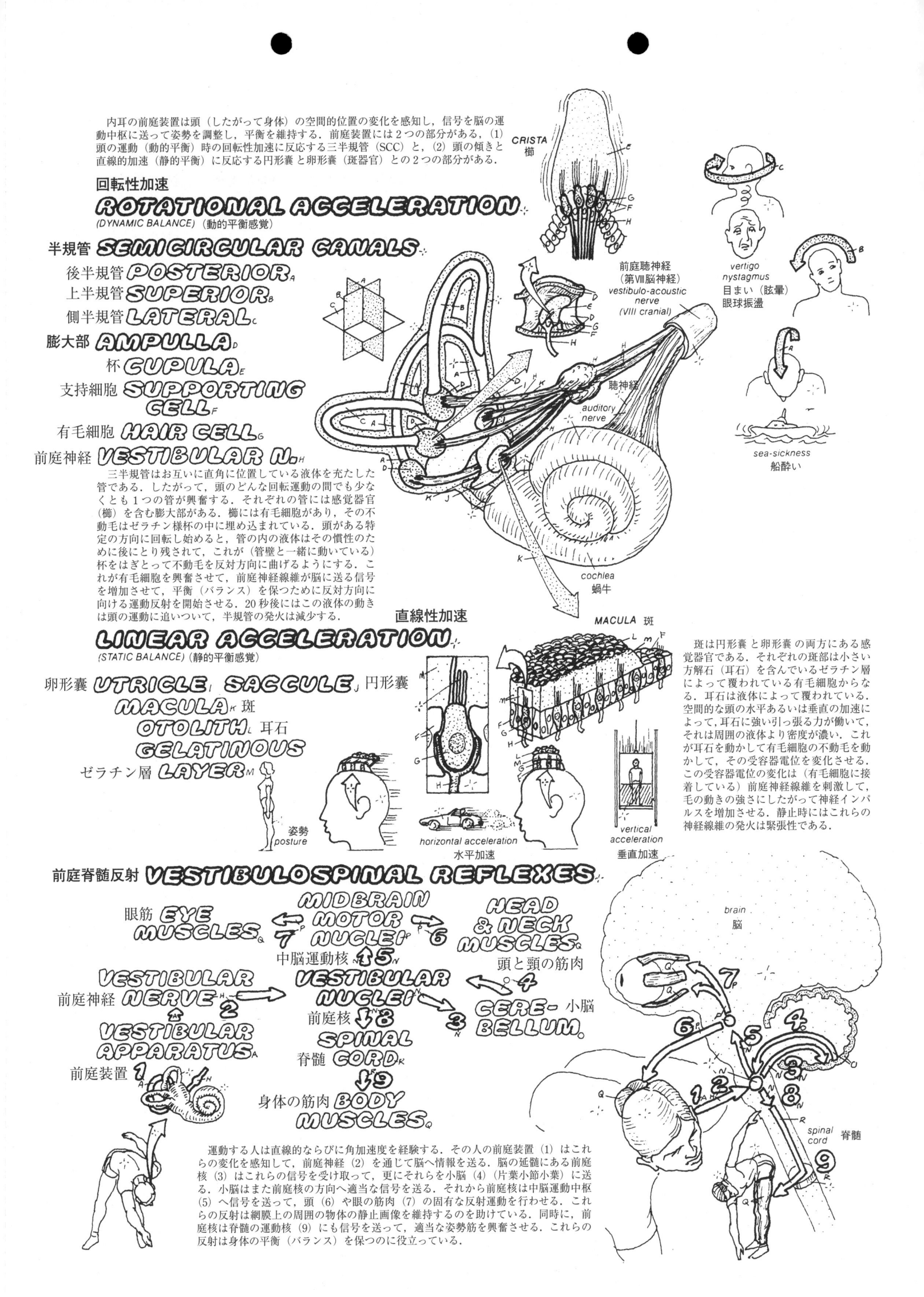

内耳の前庭装置は頭（したがって身体）の空間的位置の変化を感知し，信号を脳の運動中枢に送って姿勢を調整し，平衡を維持する．前庭装置には2つの部分がある，(1) 頭の運動（動的平衡）時の回転性加速に反応する三半規管（SCC）と，(2) 頭の傾きと直線的加速（静的平衡）に反応する円形嚢と卵形嚢（斑器官）との2つの部分がある．

回転性加速
ROTATIONAL ACCELERATION
(DYNAMIC BALANCE) (動的平衡感覚)

CRISTA 櫛

半規管 SEMICIRCULAR CANALS
- 後半規管 POSTERIOR A
- 上半規管 SUPERIOR B
- 側半規管 LATERAL C

膨大部 AMPULLA D
杯 CUPULA E
支持細胞 SUPPORTING CELL F
有毛細胞 HAIR CELL G
前庭神経 VESTIBULAR N. H

前庭聴神経（第VIII脳神経）
vestibulo-acoustic nerve (VIII cranial)

vertigo nystagmus
目まい（眩暈）眼球振盪

聴神経 auditory nerve

sea-sickness 船酔い

三半規管はお互いに直角に位置している液体を充たした管である．したがって，頭のどんな回転運動の間でも少なくとも1つの管が興奮する．それぞれの管には感覚器官（櫛）を含む膨大部がある．櫛には有毛細胞があり，その不動毛はゼラチン様杯の中に埋め込まれている．頭がある特定の方向に回転し始めると，管の内の液体はその慣性のために後にとり残されて，これが（管壁と一緒に動いている）杯をはぎとって不動毛を反対方向に曲げるようにする．これが有毛細胞を興奮させて，前庭神経線維が脳に送る信号を増加させて，平衡（バランス）を保つために反対方向に向ける運動反射を開始させる．20秒後にはこの液体の動きは頭の運動に追いついて，半規管の発火は減少する．

cochlea 蝸牛

直線性加速
LINEAR ACCELERATION
(STATIC BALANCE) (静的平衡感覚)

MACULA 斑

卵形嚢 UTRICLE I SACCULE J 円形嚢
MACULA K 斑
OTOLITH L 耳石
GELATINOUS LAYER M ゼラチン層

姿勢 posture
horizontal acceleration 水平加速
vertical acceleration 垂直加速

斑は円形嚢と卵形嚢の両方にある感覚器官である．それぞれの斑部は小さい方解石（耳石）を含んでいるゼラチン層によって覆われている有毛細胞からなる．耳石は液体によって覆われている．空間的な頭の水平あるいは垂直の加速によって，耳石に強い引っ張る力が働いて，それは周囲の液体より密度が濃い．これが耳石を動かして有毛細胞の不動毛を動かして，その受容器電位を変化させる．この受容器電位の変化は（有毛細胞に接着している）前庭神経線維を刺激して，毛の動きの強さにしたがって神経インパルスを増加させる．静止時にはこれらの神経線維の発火は緊張性である．

前庭脊髄反射 VESTIBULOSPINAL REFLEXES

眼筋 EYE MUSCLES Q ← 7 MIDBRAIN MOTOR NUCLEI P → 6 HEAD & NECK MUSCLES Q
中脳運動核 ↑5 N
前庭神経 VESTIBULAR NERVE H → 2 VESTIBULAR NUCLEI ← 4 頭と頸の筋肉
VESTIBULAR APPARATUS 前庭核 ↓8 → 3 CEREBELLUM 小脳
前庭装置 1
SPINAL CORD K
脊髄 ↓9
身体の筋肉 BODY MUSCLES Q

brain 脳
spinal cord 脊髄

運動する人は直線的ならびに角加速度を経験する．その人の前庭装置（1）はこれらの変化を感知して，前庭神経（2）を通じて脳へ情報を送る．脳の延髄にある前庭核（3）はこれらの信号を受け取って，更にそれらを小脳（4）（片葉小節小葉）に送る．小脳はまた前庭核の方向へ適当な信号を送る．それから前庭核は中脳運動中枢（5）へ信号を送って，頭（6）や眼の筋肉（7）の固有な反射運動を行わせる．これらの反射は網膜上の周囲の物体の静止画像を維持するのを助けている．同時に，前庭核は脊髄の運動核（9）にも信号を送って，適当な姿勢筋を興奮させる．これらの反射は身体の平衡（バランス）を保つのに役立っている．

味覚

味覚の重要性と利用——味の感覚（味覚）は食物の選択と摂取，栄養，エネルギー代謝及び電解質の動的平衡に役立っている．したがって，砂糖の甘味と（少量の）塩化ナトリウムと塩化カルシウムの気持のよい塩味は，これらの必須栄養素の摂取を促している．実際，塩分が欠乏した動物や人では，塩気のある食物を好む．4つの基本的味覚分子（甘味，酸味，塩味，苦味）が認められている．味の感覚は，苦味のある植物アルカロイドのような有害な食物を見分けて拒絶するために非常に重要である．

味覚の受容器機構

味覚は舌の乳頭の味蕾に局在する特別の細胞によって行われる——舌には数多くの色々な形をした味を感ずる乳頭がある．すなわち，舌の前方には茸状（茸のような）乳頭，後方には有郭（谷間のような）乳頭，側方には葉状（葉っぱのような）乳頭がある．それぞれの乳頭には味覚の最小単位である味蕾の塊が含まれている．味蕾は約50個の味覚細胞とそれより少ない数の支持細胞と基底細胞とが集合した丸い塊である．乳頭の根元や間にある分泌腺は，液体を分泌して味蕾を洗っている．

味覚細胞は味覚の化学受容器である——味覚細胞の先端微小絨毛は味孔（乳頭管）の中に突出していて，ここが味を受容する場所である．ここで味覚物質（味を生ずる物質）は，微小絨毛内にある味覚受容器分子と結合する．基本的には味覚細胞は味覚神経線維の末端と結合している．いくつかの味覚細胞は単一の味覚神経線維の色々な分枝と接合している．その接合部はシナプス様の性質を持っている．

微小絨毛の膜受容器と味覚物質との結合は受容器電位を発生する——砂糖に対する受容器は味蕾から分離されている．砂糖が甘味受容器と結合すると，特殊な型のGタンパクが活性化されて，その結果味覚細胞内でアデニル酸シクラーゼが活性化されて，cAMPが形成される．cAMPはカリウム・イオン・チャンネルを閉じて膜を脱分極させて，受容器電位を生ずる．苦い味の物質は味覚細胞内のカルシウム・イオンの放出を通じて作用する．味覚細胞の受容器電位はその基底部まで拡がり，シナプスを通じて神経末端を興奮させて活動電位を発生させ，これが味覚神経を通って脳の味覚中枢へと送られる．受容器電位の振幅と活動電位の頻度とは，味覚物質の濃度と比例している．

味覚細胞は10日ごとに連続的に更新されている——味覚細胞の機能的寿命は約10日間である．その後味覚細胞は死滅する．新しい味覚細胞は味蕾の底部にある基底細胞から再生される．味覚神経線維は味覚細胞の維持と再生のために重要である．神経線維を切断すると，味覚細胞は変性するが，神経が再生すると味覚細胞もまた再生する．

味覚の弁別と感知

4つの基本的味覚が認められている——別個の味を持った異なった物質の混合液を用いて，味と風味は甘味，酸味，塩味及び苦味の4つの味と基礎的な味覚の1つあるいは4つの味の混合に相当することが示されている．甘味の感覚は糖物質（砂糖）でつくられるが，アスパラギン酸のアミドや鉛の塩もまた甘味を生ずるし，アフリカ苺のタンパクも甘味（砂糖の100,000倍も甘い）を感ずる．植物アルカロイド，チオウレア（プロピル・チオウラシル），および多くの毒素は苦味を感ずる．酸味は酸（クエン酸，酢酸）により，塩味は食塩（Na^+Cl^-）により感じられる．

舌の領域は種々の基本的味覚に異なった感受性を示す——舌の異なった領域はこれに関して比較的特殊化されているように見える．甘味の感覚は主として舌の先端で起こる．舌先の後方と側方から先端にかけては特に塩からい物質に敏感である．舌の更に後方と側方の領域は，酸味を受持っている．苦味の感覚は舌の後方で一番良く感知される．しかしながら，特に舌の先端ではこれらの味のかなりの重複がある．

舌の先端部の乳頭と味覚細胞はいくつかの基本的味覚に反応する——舌の後方にある味蕾は，特徴的に苦味にだけ反応するけれども，前方にある味蕾は種々の味の感覚に反応する．実際，いくつかの味蕾からくる単一の感覚線維でさえも，それぞれの線維は1つの特殊な味によく反応する（最大刺激，最大興奮）けれども，すべての基礎的な味に対しても反応する．高次味覚中枢は，興奮した味覚線維のすべてによって同時に中継される情報を抽出し比較して，個々の味を識別する．

味覚神経と味覚中枢

鼓索神経と舌神経は味覚信号を延髄の味覚核に送る——舌の前2/3で味わう味覚は顔面神経（第Ⅶ脳神経）の枝である鼓索神経によって伝えられる．後1/3の味覚は舌咽神経（第Ⅸ脳神経）の枝である舌神経によって受持たれている．種々の味覚求心神経は延髄の味覚神経核に終末するが，そこは味覚信号を統合しその経路となっている最初の主要な中枢である．この中枢から3つのグループの結合が他の脳領域へ作られている．

隣接する延髄の中枢への出力は味覚を消化と結び付けている——短い局所線維が味覚核と延髄の消化中枢とを結んでいて，唾液腺と胃の活動を調節し，唾液の流出と酸の分泌を増加させる（図72）．唾液は食物の溶解を助けて味覚を増加させる．溶解された物質のみ味蕾を興奮させることができる．

辺縁系の結合は味の情動的ならびに快楽的観点にも役立っている——第2の結合群は視床下部と辺縁系にある高次中枢との間にある．辺縁系投射は味の（快楽—喜び/不快）の嗜好反応を受け持っている．そして視床下部成分は空腹と満腹に貢献している（図107）．

皮質部位への結合は味の弁別と感知に役立っている——神経結合の第3群は一部は舌の触覚線維と共に，視床と皮質に投射しているが，味覚入力は主として交叉しない．これらの結合とその連合中枢は高次の味覚感知——すなわち，味覚様式と風味の認識と弁別は，高次の味覚受容に役立っている．2つの，別々ではあるが近くにある皮質の味覚領野については前述した．その1つは体性感覚領野の舌領野の近くにあり，もう1つは側頭葉皮質に隣接した島部にある（図83，93）．これらの領野が損傷されると，味覚の識別が非常に遅くなる．

CN：DとNには，暗い色を塗る．
1. 舌の味覚域から始める．
2. 乳頭（E），味蕾（G）と味覚細胞（H）の拡大図に色を塗る．
3. 味覚伝導路を番号順に色を塗る．脳幹部の延髄の部分の矢状面の図は，上の枠内に示されていることに注意する．大脳半球は，冠状面が示されている．
4. 下の2図に色を塗る．

舌の味覚領域
TASTE AREAS OF THE TONGUE
SWEET 甘味
SALT 塩味
SOUR 酸味
BITTER 苦味

味の感覚は舌の表面にある味蕾（TB）が受け持っている．舌の異なった領域は異なった味覚様式に敏感である：すなわち，先端は甘味を，後方は苦味を，側方は酸味を，そして前側方領域は塩味を感知する．

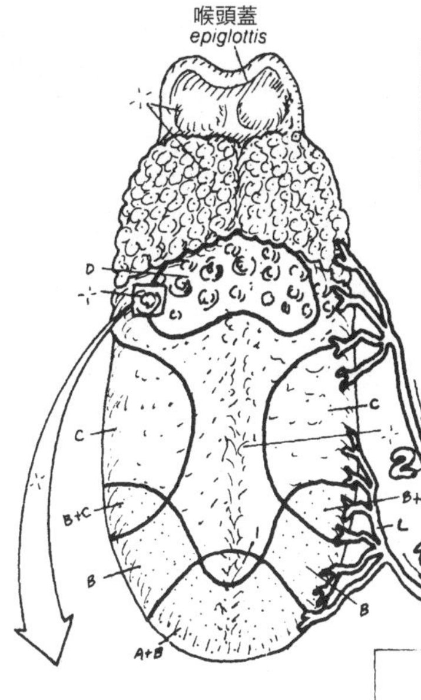

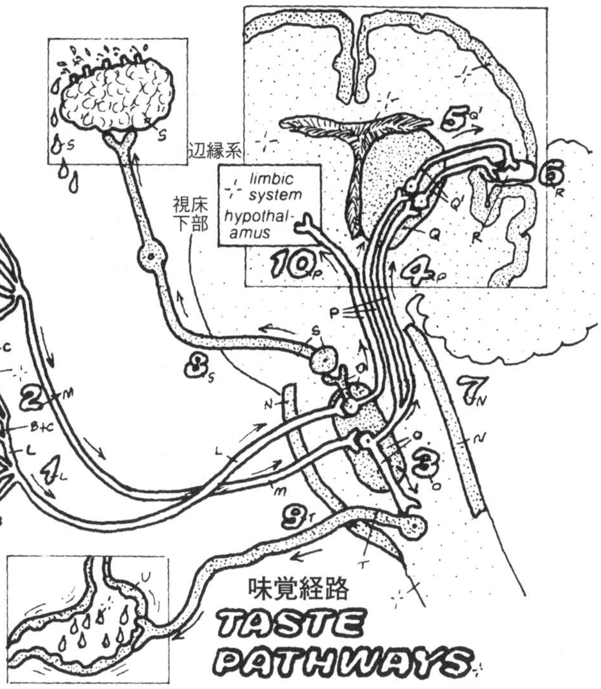

PAPILLAE 乳頭
EPITHELIUM 上皮
TASTE BUD 味蕾
TASTE CELL 味（覚）細胞
MICROVILLI 微小絨毛
SUPPORTING CELL 支持細胞
神経線維
NERVE FIBER

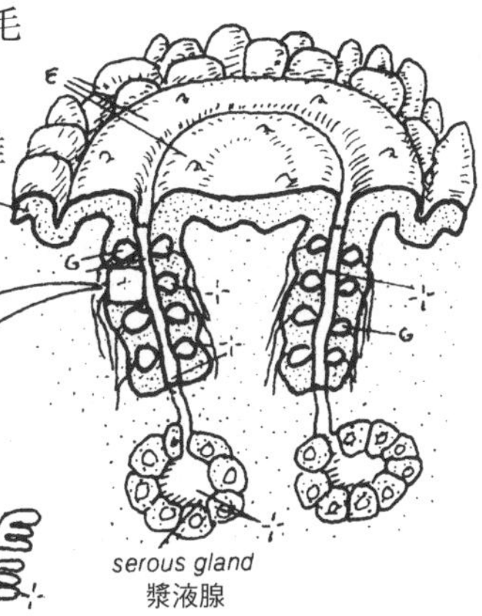

味蕾 TASTE BUD
TASTE PORE 味孔
serous gland 漿液腺

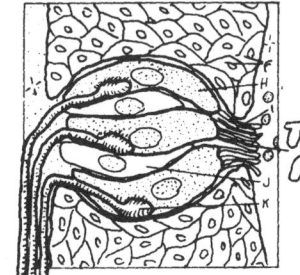

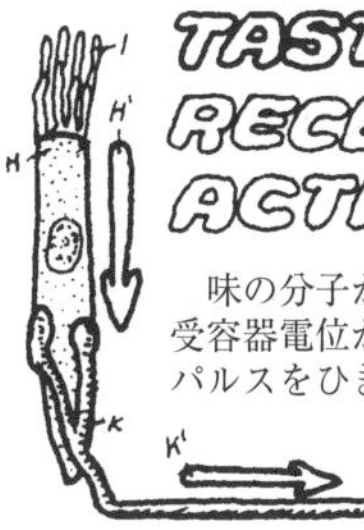

大部分の味蕾（TB）は乳頭の内側にある．それぞれの味蕾には味（覚）細胞（TC）と支持細胞とがある．味覚細胞は味物質と結合する受容器分子（タンパク）を含む微小絨毛を持っている．それぞれの味覚細胞は味覚神経線維の感覚末端と結合している．

TASTE CELL 味覚細胞
RECEPTOR POTENTIAL 受容器電位
ACTION POTENTIAL 活動電位

味の分子が味覚細胞の微小絨毛に結合すると，味覚細胞の基底部に受容器電位が生じ，それが十分強い場合には味覚神経線維に神経インパルスをひき起こす．

温度差に対する味の嗜好反応
AFFECTIVE RESPONSE TO CONCENTRATION DIFFERENCES

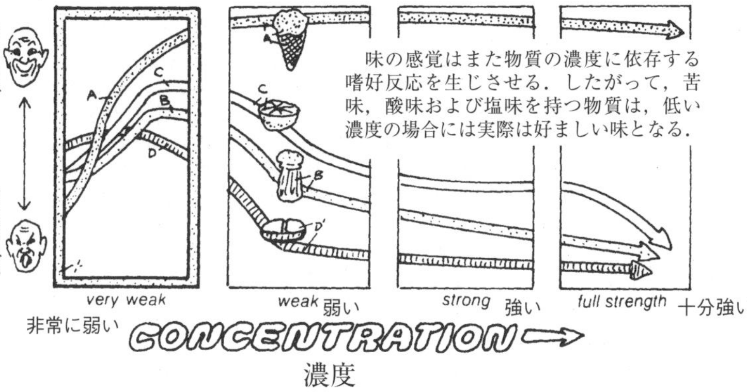

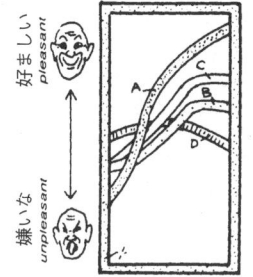

好ましい pleasant
嫌いな unpleasant

味の感覚はまた物質の濃度に依存する嗜好反応を生じさせる．したがって，苦味，酸味および塩味を持つ物質は，低い濃度の場合には実際は好ましい味となる．

very weak 非常に弱い
weak 弱い
strong 強い
full strength 十分強い

CONCENTRATION 濃度

喉頭蓋 epiglottis
辺縁系 limbic system / 視床下部 hypothalamus

味覚経路
TASTE PATHWAYS

FACIAL NERVE (VII) 顔面神経（VII）
GLOSSOPHARYNGEAL N. 舌咽神経
MEDULLA 延髄
GUSTATORY NUCLEUS 味覚神経核
MEDIAL LEMNISCUS 内側毛帯
THALAMUS 視床
THALAMIC RADIATION 視床放線
GUSTATORY CORTEX 味覚皮質
SALIVARY REFLEXES 唾液反射
VAGUS N. 迷走神経
STOMACH 胃

舌の前2/3から発する第一次味覚線維は，顔面神経（1）を通るが，後1/3からの線維は舌咽神経（2）を通る．味覚細胞とその連合感覚神経線維の信号はすべて，味覚神経の延髄中枢核（味覚神経核）（3）に到達する．味覚の感知を扱う第二次神経線維は，上行して（内側毛帯を通って）（4）視床に達し，視床放線（5）を通って皮質の味覚領野（6）（感覚皮質の舌領野の近くの島部）に達する．味覚信号は唾液及び胃液分泌を高める．実際，唾液は物質を溶かしてから味覚細胞を刺激する．これらの内臓反射をひき起こす味覚信号は，延髄の味覚中枢（7）の高さで統合される．副交感性運動司令は顔面神経（8）を通って唾液腺に，また迷走神経（9）を通って胃に達する．味覚信号はまた辺縁系と視床下部（10）にも達して，嗜好の反応をひき起こす．

味覚閾値 TASTE THRESHOLDS
サッカリン **SACCHARIN**
ショ糖 **SUCROSE**
キニン **QUININE**
塩酸 **HCl**
食塩 **NaCl**

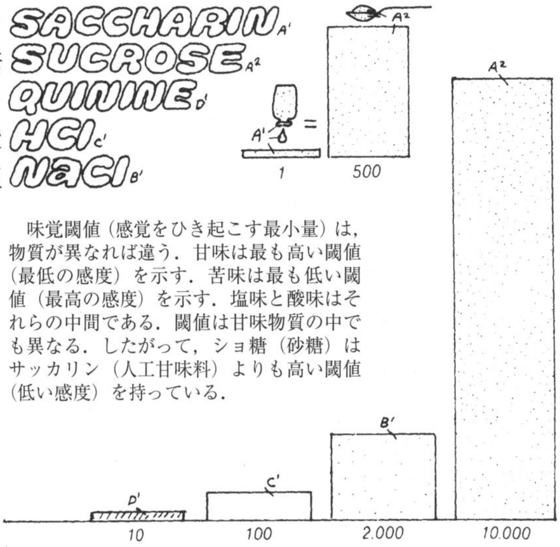

味覚閾値（感覚をひき起こす最小量）は，物質が異なれば違う．甘味は最も高い閾値（最低の感度）を示す．苦味は最も低い閾値（最高の感度）を示す．塩味と酸味はそれらの中間である．閾値は甘味物質の中でも異なる．したがって，ショ糖（砂糖）はサッカリン（人工甘味料）よりも高い閾値（低い感度）を持っている．

10 100 2,000 10,000

嗅覚

においの感覚（嗅覚）はヒトや動物が食物，果物，花，個体，敵，自己の領分，異性などのにおいを嗅ぎ分けるのに使われる．嗅覚は強烈な情動反応を引き起こし，強い接近/逃避行動をもたらす．バラの香りは強い喜びをもたらすが，腐った卵のにおいはむかむかして嘔吐を起こす．においの記憶は深い情動豊な連想をもたらす．においは食物の"風味"を感知して，食欲と食物摂取を調節するのに重要で，これは風邪をひいたときに鼻が詰まると食欲がなくなるからわかる．

嗅覚受容器ニューロンと変換

嗅覚繊毛はにおいの変換を行う部位である—嗅覚受容器ニューロン（ORNs）は双極性の化学受容器ニューロンで，その細胞体は上鼻洞の嗅粘膜（感覚性神経上皮）にある．それぞれの嗅覚受容器ニューロンは，（ボウマン（Bowman）腺とその支持細胞から分泌される）液性粘膜層に浸された幾本かの不動繊毛に終末している1本の樹状突起を持っている．この繊毛は，におい物質と受容器との間の相互作用と，においの信号変換が行われる部位である．におい物質はにおいの感覚をつくり出す化学物質である．

嗅覚神経は嗅覚ニューロンの軸索から成り，頭蓋腔と嗅球に入る前に小さな束をつくった篩板を通り抜ける．嗅球の中で，これらの軸索は糸球体と呼ばれる場所で，第二次中継細胞（僧帽細胞）の樹状突起とシナプス結合する．

僧帽細胞への嗅覚受容器ニューロンの高度の集中は高い嗅覚感度の基盤になっている—嗅覚ニューロンの数は大変多い（数百万）が，僧帽細胞の数は少ない（数千）ので，嗅覚細胞の僧帽細胞への収束率は高い（1,000：1）．この配置が，低い濃度のにおいを感知する嗅覚系の高い感度を示す基礎となっていると思われている．

におい物質は粘膜層に溶けて，嗅覚受容器ニューロンの繊毛と相互作用を行う—においは，揮発性物質の気体か蒸気で，鼻孔を通って鼻腔に達する．においをかぐこと（随意吸気運動と同様に反射作用）によって，上鼻洞の方へ空気の流れが増大する．嗅粘膜内で，においは，まず粘液層中に溶かされてから受容器細胞を興奮させる．

におい物質は受容器タンパクと結合する；この結合はGタンパク/cAMP媒介性である—不動繊毛の膜はにおい物質が結合する嗅覚受容器タンパクを含んでいる．におい物質と受容器タンパクとが結合すると，特殊なGタンパク（G$_{olf}$）が活性化され，それが次に膜酵素のアデニリル・シクラーゼを活性化して，嗅覚受容器ニューロン内のサイクリックAMP（第二次メッセンジャー）量を増加させる．すると増幅連鎖が働いて，cAMPはカチオン（ナトリウム，カルシウム）チャンネルの扉を開き，カチオンが流入して嗅覚受容器ニューロン膜は脱分極する．その結果生じた受容器電位は嗅覚受容器の軸索に活動電位を発生させて，嗅球にまで伝導される．沢山の嗅覚受容器ニューロンの受容器電位は嗅電図を生じて，嗅覚粘膜の表面から記録される．

嗅球と高次嗅覚中枢

嗅球は層状構造で，においの地図をつくっている—嗅球の糸球体は嗅覚インパルスに対する最初のシナプス部位である．においは嗅球の上に地図状に現れる．特殊なにおい物質の受容器タンパクを現す全てのニューロンは，1つまたは少数の糸球体の塊に集中する．におい（たとえばペパーミント）の刺激は，嗅球の特別の領域の代謝活性を増加させる．

嗅球は嗅覚皮質に投射し，脳からの入力を受けている—嗅覚の情報は，嗅球内の糸球体と僧帽細胞の段階で処理されて，それから，嗅索（僧帽細胞の軸索）を経て，脳の高次嗅覚領域（嗅皮質）へ送られる．嗅覚球は，脳から多くの遠心線維を受けるが，その主なものは，嗅球の顆粒細胞を興奮させる．これらの細胞は，僧帽細胞を抑制する抑制性介在ニューロンで，僧帽細胞の出力を調節するフィードバック回路の一部として働いている．

嗅覚の皮質内結合はにおいの識別と感知を仲介している—嗅球から脳への嗅覚出力は，主として第一次嗅覚皮質と高次嗅覚連合領に標的があり，そこで嗅覚識別，感知および記憶が処理される．ヒトでは嗅覚信号は，前頭葉に中継されて，視覚ならびに聴覚データとの相互作用を受ける．

辺縁系との結合は，においとフェロモンに対して反応する—辺縁系と嗅覚系との結合（図108）は主として扁桃核で，においと関連した情動と本能的行動を活性化させる．本能的で型にはまった反応を引き起こすにおいは，"フェロモン"と呼ばれている．下等動物における嗅覚と辺縁系との密接な結びつきは，辺縁系が嗅覚脳（鼻の脳）という言葉の元になっている．

視床下部結合は摂食とホルモン性反応を取り次いでいる—視床下部と他の嗅覚系との結合（図107）は，摂食，自律神経反応，およびホルモン（特に生殖ホルモン）性調節を活性化させる．嗅覚信号はまた網様体を活性化させて，覚醒と注意を増加させる．ヒトと高等霊長類では，辺縁系，視床下部および網様体への嗅覚入力は，嗅皮質を通って中継される．ある種の哺乳類と脊椎動物では，付属嗅覚球の鋤鼻器官と扁桃核を通って働く別の嗅覚系が，嗅覚のフェロモン性様相として働いている．

嗅覚識別の高次神経性機構

においは有限の基本的型（花，ペパーミント，麝香，樟脳，腐敗，からし，エーテルなどのにおい）に類別されるけれども，ヒトは10,000種類ほどのにおいを識別できる．末梢性と中枢性の両方の機構が，嗅覚識別能を共有している．およそ1000個と同じ数の嗅覚受容器タンパクの型に暗号化している遺伝子が哺乳動物では見つかっている．それぞれの受容器の型は，におい（におい物質）の異なった化学的型と相互に作用する．各嗅覚受容器ニューロンはたった1つ（ただし数百万分子の内の1つ）だけを表すと考えられている．同じ受容器型を持つ嗅覚ニューロンは全て同じ糸球体塊の中に集中する．

これらの受容器タンパクはにおい物質の機能的・化学的グループと相互作用を起こす．というのは単一の嗅覚受容器ニューロンは，それらの反応は均一ではないけれども，1つ以上のにおい物質によって活性化され得るからである．異なったにおいを識別するために，脳の嗅覚中枢は多くの同様に活性化されている求心線維に発射様式を読んで，必要な情報を抽出する．特殊な無嗅覚症（特別なにおいを嗅ぐことができない）の人たちは，そのにおいの受容器に対する遺伝子を欠損している．

CN：EとFには暗い色を塗る．Aには非常に明るい色を塗る．

1. 鼻腔の内側を通ってにおいの分子（E）が流れる様子を示している上方左の図に色を塗る．それから，においの分子（E）と嗅覚ニューロンの繊毛（F）との間の相互作用を示す下方の図から始めて，嗅球（B）と嗅覚ニューロン（C）の吹き出しの図に色を塗る．それから上方へ進んで，嗅球内の神経細胞の回路網を完成させる．
2. 枠内の嗅覚経路に色を塗るが，その際"辺縁系"（Q）の下に列記された3つの特殊構造は実際にはこの系の部分（灰色）ではあるが，強調するために違った色を塗るようにすることに注意する．

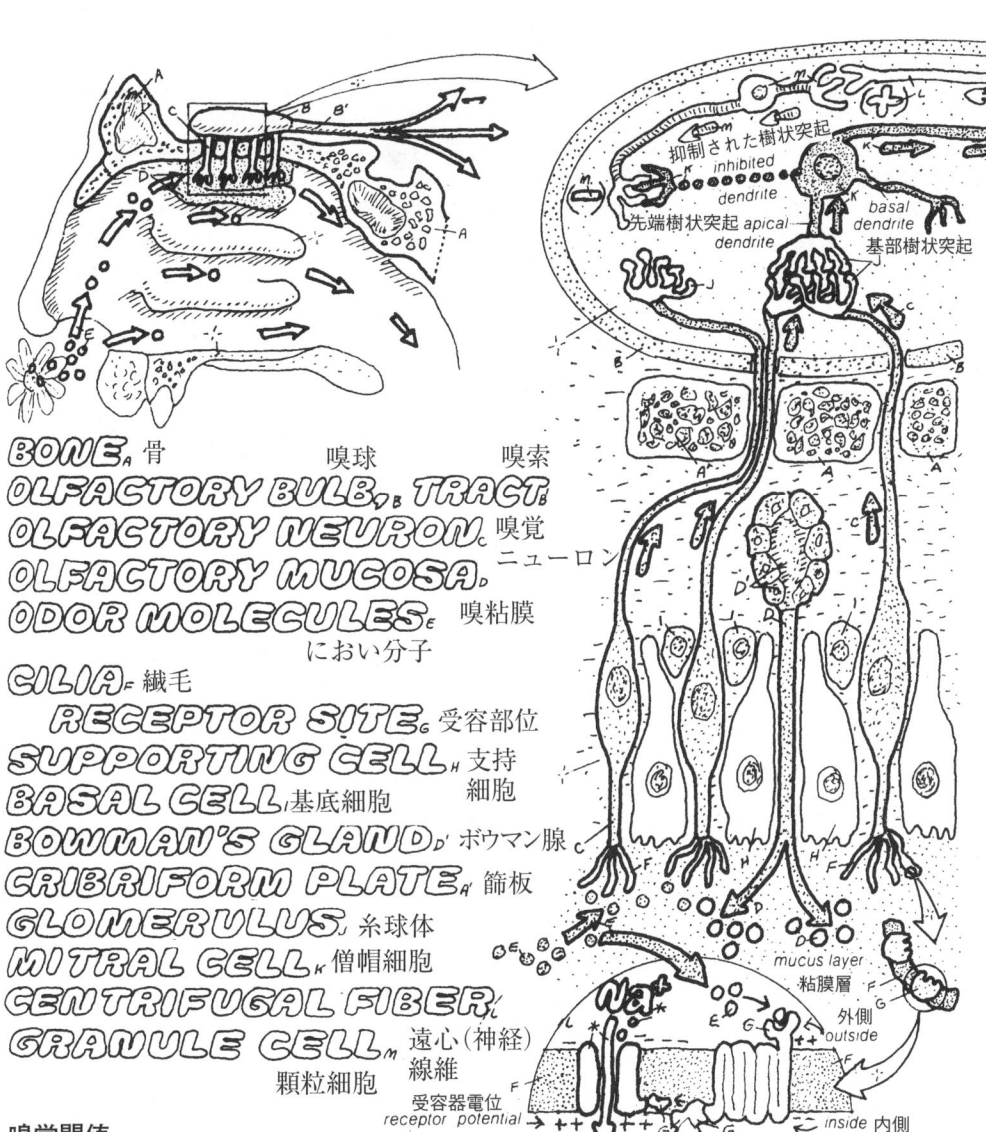

BONE. 骨
OLFACTORY BULB, TRACT. 嗅球 嗅索
OLFACTORY NEURON. 嗅覚ニューロン
OLFACTORY MUCOSA. 嗅粘膜
ODOR MOLECULES. におい分子
CILIA. 繊毛
RECEPTOR SITE. 受容部位
SUPPORTING CELL. 支持細胞
BASAL CELL. 基底細胞
BOWMAN'S GLAND. ボウマン腺
CRIBRIFORM PLATE. 篩板
GLOMERULUS. 糸球体
MITRAL CELL. 僧帽細胞
CENTRIFUGAL FIBER. 遠心(神経)線維
GRANULE CELL. 顆粒細胞

抑制された樹状突起 inhibited dendrite
先端樹状突起 apical dendrite
基部樹状突起 basal dendrite
脳へ to brain

嗅覚受容ニューロン（ORN）の軸索は篩板の孔を通って嗅球（OB）内に入り、そこで糸球体の内にある僧帽細胞（MC）の先端樹状突起を興奮させる．ここで嗅覚情報は分離され，純化され，かつ増幅される．僧帽細胞（MC）の軸索は，興奮を嗅索を通って高次脳中枢にまで伝える．嗅球の顆粒細胞は，僧帽細胞の基底部樹状突起に作用して僧帽細胞の活動を抑制する．脳から出る遠心神経線維は，顆粒細胞を興奮させることによって僧帽細胞の活動を抑制する．この方法で脳は嗅球の出力を制御することができる．

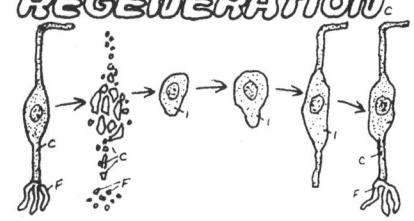

mucus layer 粘膜層
外側 outside
受容器電位 receptor potential
内側 inside

NEURON REGENERATION ニューロンの再生

においの感覚は嗅粘膜（OM）に存在する数百万の嗅覚受容ニューロン（ORN）によって行われている．頭のそれぞれの側にある嗅粘膜は，上鼻洞の尾根と壁面にある小さい領域である．嗅粘膜（OM）はまた支持細胞とボウマン腺を含んでいて，そこから嗅粘膜の粘液の被膜を分泌する．においはまず粘液に溶解してから嗅覚受容ニューロンを興奮させるので，この粘液はなくてはならないものである．嗅覚受容ニューロンの樹状突起は，嗅覚情報の変換を行う場所である．におい分子は線毛の受容器タンパクを結合して，嗅覚受容ニューロンの脱分極をひき起こす．嗅覚受容ニューロンは短い寿命しか持っていない（1〜2か月）：変性後は，残っている基底細胞が分裂し，分化して再生される．

嗅覚閾値
ODOR THRESHOLDS (感度) (sensitivity)

においに対する感度の程度は閾値（感知するのに必要な最小量）によって測定されるが，においによって異なる．メルカプタン（家庭用天然ガスに添加する硫黄化合物）に対する閾値は，薄荷（ハッカ）油のにおい閾値よりも50,000倍も低い．ペパーミント油に対する閾値は，エーテルの場合よりも250倍低い．

MERCAPTAN. 0.000 000 4 メルカプタン
OIL OF PEPPERMINT. 0.02 薄荷(ハッカ)油
ETHER. 5 mg/L of air エーテル mg/L (空気中)

SNIFFING REFLEX 嗅ぎ込み反射

normal breathing 正常呼吸
sniffing 嗅ぎ込み

嗅ぎ込みは上部鼻腔内を流れる空気の速度と量を増大させて，空気とにおいが嗅粘膜に接近するのを促進させる．嗅ぎ込みをしない場合は，多くのにおいを感知するには非常に濃度が低すぎる．

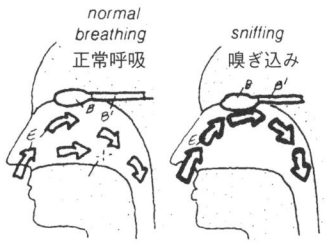

隠蔽と順応
MASKING & ADAPTATION

ヒトは多くの異なったにおいを嗅ぐことができるが，より強いにおいは弱いにおいを覆いかくす（隠蔽）傾向があるので，1つのにおいだけを一時に感じる．1つのにおいに長い間さらされたときにも，その感度は減退する（順応）．においの順応に打ち勝つためには，においの濃度を非常に濃くする必要がある．

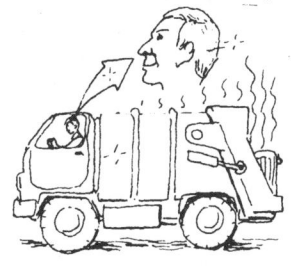

嗅覚（伝導）経路
OLFACTORY PATHWAYS

BULB. TRACT. → OLFACTORY CORTEX. → ASSOC. CORTEX.
嗅索   嗅皮質   連合皮質

LIMBIC SYSTEM: 辺縁系
AMYGDALA 扁桃核
SEPTUM 中隔
HYPOTHALAMUS 視床下部

嗅覚信号は，嗅球から2つの経路を通って高次脳構造へと伝導される：すなわち，(1)第一次嗅覚皮質と高次嗅覚連合領野は，においの受容と認識を行い，嗅覚連合野は他の感覚データと照合する．(2)辺縁系（扁桃核と中隔）構造は本能的行動と感情を活発にし，視床下部は衝動と内臓活動（たとえば消化）を盛んにする．嗅覚信号はまた網様体に作用して，動物を覚醒状態にする（ここには示されていない）．

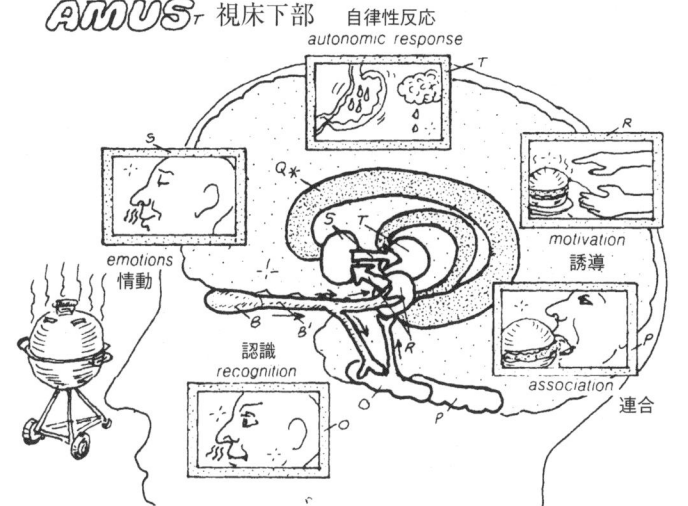

autonomic response 自律性反応
emotions 情動
recognition 認識
motivation 誘導
association 連合

脳波，睡眠/覚醒および網様体

脳波（脳電図）

脳は頭蓋から記録できる自発性電気活動を示す—脳波は脳電図（EEG）としてみられるが，脳皮質から生ずるゆっくりした，弱い波で，安静時や睡眠時でも起こる．脳波は自発性だが，その振幅と周波数は精神的（脳の）活動状態や記録部位によって異なる．

アルファ波は安静時に起こるが，ベータ波は精神活動状態にあるときに起こる—人が目を閉じてくつろいだ状態にあるときには，EEGは約8〜14 Hz（c/s）のアルファ・リズムと呼ばれる中等度の活動を示すが，頭の後方の後頭（視覚）領野で一番よく記録される．人が目を開けるか，閉じた目の上から閃光を与えたときには，規則的で同期したアルファ波は消失する（アルファ・ブロック）．これらの波は速い，同期しないベータ波（>14 c/s）と呼ばれる様式の波に置き換えられる．ベータ波はしばしば脳の前頭領野でみられるが，覚醒，はっきりした目覚めおよび精神活動と結びついている．

覚醒と目覚めにおける網様体

網様体投射ニューロンはEEGの波を変調する—EEGの波は大脳皮質から生ずるけれども，異なった状態では延髄，橋，および視床にある皮質下ニューロン系によって変調されている．これらの領域はまとめて網様体（RF）と呼ばれていて，灰白質が広がって粗に構成されていて，上行性網様体賦活系（ARAS）を生じて，前脳の多くの領野を神経支配するように広がって投射している．ARASはまた視床の網様体核を含み，大脳皮質のすべての領野に発散して投射している．

ARASは感覚刺激に対する皮質の反応性を増加させ，覚醒と目覚めを維持する—中脳網様体の電気刺激はベータEEGと行動学的覚醒と目覚めを引き起こす．同じ網様体領域の傷害は，持続的で同期性のデルタ波（非常に遅い，高い振幅の波で，深い眠りの間みられる）を引き起こす．非特異性ARASの投射は皮質全体を脱分極（興奮）させるのに対して，視床からくる特殊感覚性投射は皮質に対して限局性で機能特異的な興奮性効果を現す．全般的なARASの興奮は，視床からくる特殊感覚に対する皮質の反応性を促進する．正常では，感覚性求心路からの感覚信号は，皮質まで達する途中で軸策の側副枝を経由してARASを刺激する．興奮したARASは更に皮質を刺激して，感覚信号の受容を促進する．求心線維系が強く刺激されたとき（大きな雑音，冷たい雨水），ARASの投射は全体に及ぶ皮質の興奮と覚醒状態を引き起こすきっかけとなる．

EEGは睡眠状態で変化する

睡眠は異なったEEG波によって特徴づけられる—睡眠が始まる以前は，EEGは安静でくつろいだ状態と関連したアルファ波様式を示す．睡眠が進行するに従って，波はより遅く，より大きくなって，時々速い紡錘形の突然の出現（バースト）によって中断される．ヒトの睡眠は（4つの段階よりなる）徐波とREM睡眠から成り立っている．最初，個々の睡眠は徐波睡眠の1, 2, 3, 4の段階を連続的に通って進行する．各段階は特殊なEEGの波形のみならず，体幹を回転させたり横向きになるばかりでなく，発汗の期間や成長ホルモン分泌の突然の出現などのような身体的あるいは自律（神経）活動によっても特徴づけられる（図118）．

第4段階の睡眠時脳波はデルタ波を示し，徐波睡眠に最も特徴的である—高い振幅（3〜4 c/s）の同期している大きく遅いデルタ波を示す睡眠の第4段階は，徐波睡眠の4つの段階で最も深い眠りである．デルタ波は非常に特徴的な脳波なので，かつて"睡眠波"と呼ばれたこともある．興味あることは，子供の寝小便や夢遊症（夢遊病）が起こるのは，この第4段階である．この段階は睡眠の早い周期には長く，朝に向かって減少または消失する．

REM睡眠は逆説的特徴を示し，夢と結びついている—第4段階のあとで，睡眠の明らかに異なった逆説睡眠あるいはREM睡眠と呼ばれる状態が始まる．EEGは覚醒しているパターンに似たベータ様（速い，同期しない）波になるけれども，その状態の人を覚醒させることは非常に難しい（したがって"逆説睡眠"という用語が用いられる）．REM睡眠の期間中は，頸部や支持筋肉の緊張は抑制される（したがって手足や頭はたれ下がる）が，眼瞼は閉じたまま眼球は速い探索するような運動を示す（したがって急速眼球運動，即ち"REM"と称される）．歯ぎしりや自発性の陰茎勃起などもREM睡眠時に起こる．REM睡眠の最も興味ある現象は，これが夢と関連していることで，それはEEGのベータ波（精神的活性化）様式から説明され得る．いつも覚醒状態にしておいてREM睡眠を欠乏状態にしたヒトや動物は，眠りが許されたときには過剰なREM睡眠が起こる．したがってREM睡眠は脳や身体の回復機能に含まれるのであろう．

睡眠の段階の持続と年齢に伴う変化—成人では，完全な睡眠周期（1, 2, 3, 4, REM）はおよそ90分間続く．REM睡眠は8時間の全夜間睡眠の約20％を占める．REM睡眠の量は夜間に増加するが，一番長いREM睡眠（および夢）のエピソードは，朝早く起こる．幼児では全睡眠時間は16時間以上（その50％はREM睡眠）である．老年になると，睡眠の量は1〜2時間減少し，第4段階は全く消失する．

脳の中枢は睡眠と覚醒を調節している

睡眠は受動的な現象ではない．感覚性入力が減少すると睡眠が促進されるが，睡眠を引き起こすわけではない．視床下部と網状体のある領域は，睡眠の発生，時間および実行と，睡眠の異なった段階への移行に積極的に関与している．

視床下部の役割—睡眠と覚醒はヒトや動物の日周（毎日の）活動周期の部分である．視床下部の視交叉上核は脳の"生物時計"で，日周周期の調節者で，睡眠と覚醒の時間調節を行っている．後部視床下部の低周波（8 c/s）の刺激は睡眠を誘導するが，前部視床下部の高周波の刺激は眠っている動物を覚醒させる．プロスタグランジンが視床下部から放出されて，睡眠を誘発する．ある種の"睡眠ペプチド"も睡眠中に視床下部と脳脊髄液内に蓄積される．これらの物質を覚醒している動物に注射すると，睡眠を引き起こす．

網様体のコリン作動性神経系は睡眠を誘発する—網様体の3つの神経系は睡眠と覚醒を制御している．コリン作動性神経系を刺激（神経伝達物質のアセチルコリンを放出）すると，積極的に睡眠を引き起こすが，セロトニン作動性神経系（セロトニンを放出）とアドレナリン作動性神経系（それぞれ橋の縫線核と延髄の青斑核から発する）は覚醒を生じさせ維持する．

CN：睡眠の4つの段階（F〜I）に対して明るい色から暗い色に段階的に色を塗り，Jには暗い色を塗る．
1. 上方の枠内の大きい頭の絵で特殊感覚からくる求心性感覚（C）入力に色を塗る．左方のアルファ波とベータ波ならびに残りの2つの図に色を塗る．
2. 睡眠の段階（脳波ではなくて）と睡眠周期の図の各段階で睡眠時間の量に色を塗る．この図に示されなかったものは，各睡眠周期のあとで睡眠者は次の周期が始まる前に4から1の段階を通って急速に元へ戻ることである．

WAKEFULNESS 覚醒
RETICULAR FORMATION 網様体
ASCENDING RETIC. ACTIVATING SYSTEM (ARAS) 上行性網様体賦活系 (ARAS)
THALAMUS RETICULAR NUCLEI 視床の網様核
DIFFUSE THALAMIC PROJECTION SYSTEM 広汎性視床投射系
SENSORY AFFERENT. CEREBRAL CORTEX 大脳皮質
感覚性求心路
ELECTROENCEPHALOGRAM (EEG) 脳波 (EEG)

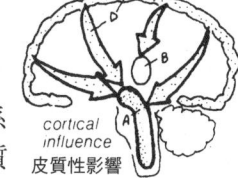

大脳皮質はすべての感覚刺激が完全に欠如している時でさえも，電気活動の前進波（自発EEG波）を示す．安静にくつろいでいる時には，EEGはゆっくりで同期している（アルファ波，8〜14サイクル/秒）．はっきり目覚めて集中している時には，EEGは低い振巾の速く同期しない波となる（ベータ波）．

目覚め： **ALERT: BETA 15-60 HZ** (サイクル/秒) (cycles/sec)
ベータ

くつろぎ： **RELAXED: ALPHA 8-14 HZ**
アルファ

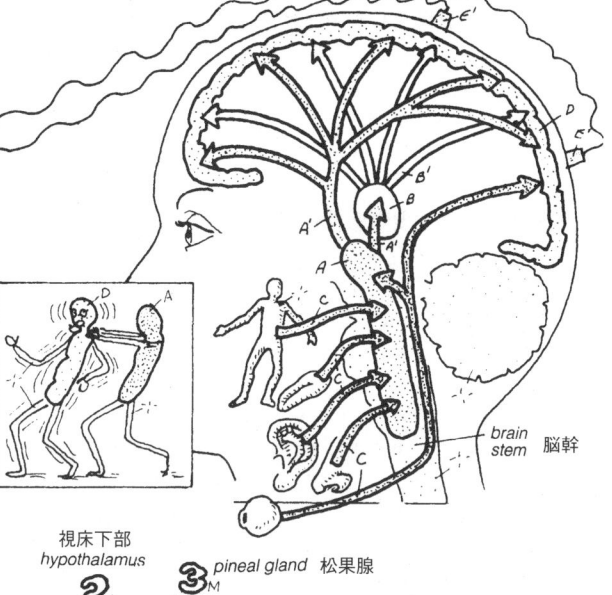

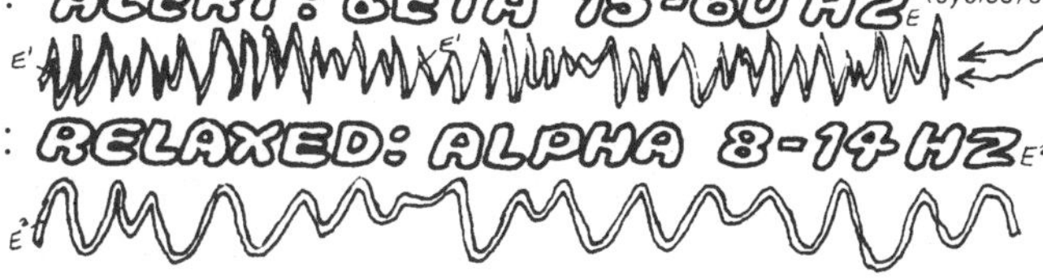

脳幹の網様体内のたくさんのニューロンは大脳皮質のすべての領野に広汎に投射線維を送っている．"特殊"感覚線維の投射とは異なって，これらの"非特異性"投射は皮質の興奮性全般を増加させる．これらの脳全体に向かう投射線維の起源は，(1) 下位脳幹と中脳の網様体核，(2) 視床と前脳基底部の網様体核である．これらの"上行性網様体賦活系"(ARAS) の電気刺激は用心と警戒反応を伴った速いEEG（ベータ波）を引き起こす．ARASを刺激すると眠っている動物を覚醒させる．すべての感覚経路は網様体に分枝を送っており，ARASを刺激して皮質の興奮性を高めるよう助けている．

cortical influence 皮質性影響
brain stem 脳幹
視床下部 hypothalamus
pineal gland 松果腺
網様体のコリン作動性神経系
RF cholinergic system

睡眠 SLEEP
8時間の夜間の睡眠の期間に人は"睡眠周期"を数回反復する．各周期は約1.5時間続き，"徐波"の4つの段階と1つの"逆説睡眠"の段階からなっている．各段階はある程度の身体的ならびにEEGの信号によって特徴づけられている．

SLOW-WAVE SLEEP 徐波睡眠
まず眠っている人はくつろいでうとうとして眼を閉じ，EEGはゆっくりした（アルファ）波になる．睡眠の第2及び第3段階に移ると，睡眠は軽い状態から中程度の深さになり，EEGは速く小さく，紡錘状になる．第4段階では睡眠は深く，脳波は非常に大きくゆっくり（デルタ波）になる．

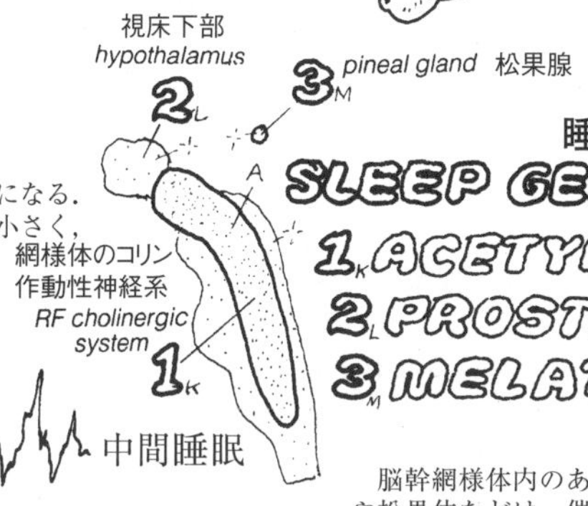

第1段階 **STAGE 1/DROWSY** うとうと
第2段階 **STAGE 2/LIGHT** 軽い眠り
第3段階 **STAGE 3/INTERMEDIATE** 中間睡眠
第4段階 **STAGE 4/DEEP** 深い眠り

PARADOXICAL SLEEP (RAPID EYE MOVEMENT REM) 逆説睡眠（急速眼球運動）REM 睡眠

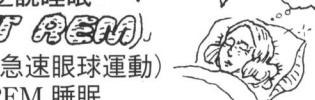

次に，眠っている人は睡眠の逆説期に移って行くが，その期間は覚醒閾値は非常に高く，身体はぐにゃぐにゃになり（筋肉の緊張がなくなり，頭がたれる），眼瞼は閉じたままで眼球は急速に運動する（急速眼球運動，"REM"），そしてEEGは速い波（覚醒時に似たベータ波）になる．

睡眠の第1から第4の段階の期間は心拍数と呼吸数はゆっくりである．第4段階の期間に夢遊歩行と寝小便が起こる．REM睡眠の間に夢を見ることと心臓と呼吸の活動の増加が起こる．夜がふけるに従ってREM睡眠の期間が増加し（明け方近くに夢を多くみる），睡眠の第4段階が減少する（夜入眠して間もなく夢遊歩行と寝小便が起こる）．成人では睡眠の20%がREM睡眠であるが，小児では50%である．老人は睡眠時間が短く，REM睡眠も少なく，そして第4段階の睡眠がない．

睡眠を引き起こす物質
SLEEP GENERATORS
1. **ACETYLCHOLINE** アセチルコリン
2. **PROSTAGLANDINS** プロスタグランジン
3. **MELATONIN** メラトニン

脳幹網様体内のある領域や視床下部や松果体などは，催眠（眠りをひき起こす）活動を持っている．網様体のみならず，後部視床下部領野にあるコリン作動性神経系は，睡眠をひき起こすが，セロトニン作動性縫線核ニューロンと（ARASの一部である）青斑核のノルアドレナリン作動性ニューロンは覚醒状態を保つのに働く．

SLEEP CYCLES 睡眠周期
Hours 時間 1 2 3 4 5 6 7 8

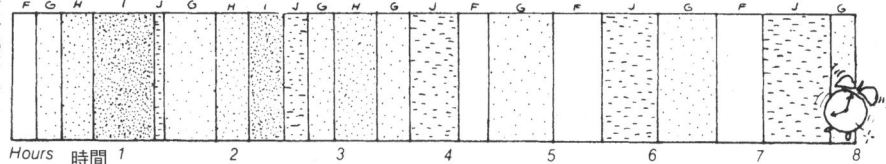

WAKEFULNESS VS. SLEEP 覚醒対睡眠

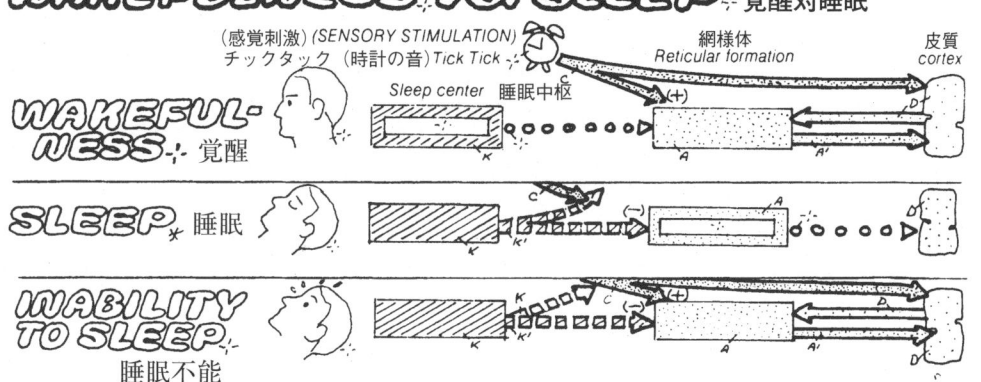

(感覚刺激) (SENSORY STIMULATION)
チックタック（時計の音）Tick Tick
網様体 Reticular formation
皮質 cortex
Sleep center 睡眠中枢

WAKEFULNESS 覚醒

SLEEP 睡眠

INABILITY TO SLEEP 睡眠不能

眠っている間，催眠中枢はARASを抑制して，大脳皮質の興奮性を低下させる．感覚入力を減少させる（暗闇，静寂，仰臥位）と，ARASの活動が減少する．大脳皮質の興奮性の低下によって，意識的行動と反応性の減少が起こる．不安，考え事，あるいは感覚刺激などは，睡眠中枢のARASに対する効果を減少させる．覚醒時，催眠中枢は抑制され不活性状態で，ARASは大脳皮質を刺激しうる．すると感覚器からの連続的な興奮性入力が持続して，不眠状態が保たれる．

視床下部と内部調節

　視床下部（H）は身体の動的平衡（ホメオスタシス）及び内部活動の統合と直接に結びついている最高次元の脳の構造である．脳幹と下垂体上に位置する視床下部は，他の脳領域からの入力を受けて下位の運動系，自律系ならびに内分泌系を調節している．

視床下部の構造とその入力/出力

　視床下部は独立した神経核とより大きい"領域"から成り立っている―しばしば特別な機能は特殊な核と関連して述べられる（例えば，日周リズムと視交叉上核）．しかしながら大抵の場合，視床下部の大きな領野は，ある1つの機能と関連している（例えば，体温調節は前及び後視床下部領野によって受け持たれている）．

　視床下部は主要な感覚系からの入力を受けている―この入力は眼からの場合（網膜－視床下部路）のように直接的か，網様体を経由する間接的かである（図106）．感覚入力は視床下部に環境についての情報（1日の長さ，光の強さ，環境の温度）を伝える．嗅覚入力は，ホルモンと生殖についての匂いの効果を仲介する．感覚情報はまた口腔内や消化器系や血管などにある内部感知器からも来る．

　情動，動因，ホルモン及び血液で運ばれる物質もまた入力となる―前脳にある辺縁系（例えば扁桃核，中隔）からくる異なった種類の入力は，個人の衝動（空腹，口渇，性）及び情動の状態について視床下部に伝える．入力の第3の部類はホルモンとナトリウム・イオンやブドウ糖のようなそのほかの血液で運ばれる物質によってもたらされるもので，塩分，水分及エネルギー状況について身体から視床下部へ情報を伝えている．

　視床下部の神経線維は辺縁系，中脳，下位の中枢神経系及び下垂体に放射する―視床下部から発する出力は辺縁系に達して，情動と衝動（図108）を調節する構造と，情動行動中の体性運動反応を調整する中脳運動中枢との間の相互作用をひき起こすばかりでなく，内臓器官を調節する延髄と脊髄にある交感性ならびに副交感性自律中枢，及び最終的には水分，塩分，代謝及びホルモン変動などを調節している下垂体とも相互に作用している．

視床下部の機能

　視床下部は交感神経系の"脳"である―視床下部の主要な機能は，自律神経系の調節である．視床下部は，交感神経系に主に調節効果を持っているので，"頭部神経節"と呼ばれてきた（図29，85）．視床下部は他の脳領域の活動や，個々の動物の情動状態や，感覚を経由して伝えられる環境の状態についての自律神経の反応を統合するのを助けている．

　外側視床下部の刺激は，交感神経性反応（心臓の活動，末梢血管の収縮，骨格筋内の血管拡張などの増加）を引き起こす．同様な交感神経性反応はまた，全身に及ぶ身体活動（体操，駆け足，闘争/逃走反応など）の間に起こる（図125）．同じような方法で，視床下部は情動的ストレスに対する自律性ならびに内臓性反応（例えば，恐怖）を統合する．

　体温の調節―視床下部は体温をある"規定点"に保つように調節する"自動温度調節装置（サーモスタット）"を含んでいる．前及び後視床下部領域は，寒冷に対する色々な交感神経反応，例えば皮膚血管の収縮，立毛，エピネフリンとサイロキシンの分泌，その結果生ずる代謝率の増加などを統合する（図141）．

　食物摂取及び塩分と水分平衡の調節―視床下部は空腹，満腹及び摂食行動に密接に関係している．外側視床下部の限局した部位を損傷した動物は，食欲が低下し，食物摂取が減少し（食欲欠乏），最後には消耗してしまう．これに反して腹内側視床下部の損傷は過剰に食べ（過食症）そして最終的には肥満になる．それゆえに，視床下部の外側領野は食欲と摂取を増加させる中枢を含み，腹内側領域は満腹中枢を含んでいる．これらの2つの中枢は一緒になって摂食行動，エネルギー平衡，多分体重の調節を助けており，一方別な面ではそれらの抑制効果をも現している（図138）．視床下部の傍室核と背外側視床下部の別の領域は水分，口渇，及び塩分の調節に関与している（図66，116，126）．

　日周期と睡眠―視床下部の視交叉上核を傷害すると，日周リズム（1日24時間のリズム），特に活動とホルモン分泌にリズムがなくなるかあるいは変化する．視交叉上核の組織切片を培養すると，電気低活動の日周期が示される．生体では，これらの内在性リズムは，眼から入ってくる光によって調整される．動物は日周的活動の周期を示す．ヒトは日中活動するが，げっ歯類は夜間活動する．同様に，ACTHとコルチゾールの分泌（図127）は，朝に高く夕方に低い．体温とBMRは朝低く，夕方に高い．視床下部はまた睡眠の積極的導入に関係している．後視床下部の低い頻度の電気刺激（8 c/s）は睡眠を誘導するが，前視床下部の高い頻度の刺激は覚醒状態を生ずる．

　性と性行動の調節―視床下部は両性で性ホルモンの分泌を異なった方法で調節している（図155）ばかりでなく，視索前野及び前視床下部は性に特異的な行動の調節と表現と密接に関連している．実際，いくつかの哺乳類では小さいが明瞭な核（視床下部の性的（雌雄）異体核）が見つかっている．これは女性よりも男性で非常に大きい．

　内分泌系とホルモンの調節―ある視床下部ニューロンは，ホルモンを分泌できる．下垂体前葉と後葉の神経性ならびに神経内分泌性調節を通して行われる内分泌系とホルモンに対する視床下部の非常に重要な機能は，他の場所で議論される（図115～117）．視床下部ニューロンは下垂体ホルモンの周期性と律動的放出様式に責任を持って働いている．

　免疫系，ストレス及び病気との結びつき―脳は免疫機能と関係しているが，その逆も真である．視床下部はこの相互関係にとって重要な部位である．白血球から出るサイトカイン（インターロイキン）は，病気や感染に罹っている間にみられる体温調節と睡眠の変化に関与している可能性がある．軽度のストレスは免疫系を刺激する．激しいストレスは免疫系を抑制して，ある種の病気を悪化させる．このような効果は一部は，副腎ステロイドとサイトカインが視床下部と相互に反応して行われる．

　視床下部機能における神経ペプチドとプロスタグランジン―数多くの神経ペプチドが視床下部の機能に与っている．神経伝達物質として作用するニューロペプチドYとGnRH（ゴナドトロピン放出ホルモン）を放出するニューロンは，それぞれ食物摂取と性調節機能に関わりあっている．アンギオテンシン・ニューロンは飲水行動を制御している．視床下部でプロスタグランジンの異なった型の放出は，体温調節と睡眠導入を含む視床下部の多くの機能に関与している．

CN：Aには暗い色を用いる．

1．脳の小さい断面における視床下部（A）から色を塗り始める．それから，視床下部構造に色を塗る．
2．視床下部に達する入力源と視床下部から出る出力を示す標題は灰色に塗る．
3．下方の枠内の各標題と，大きな拡大図に関連した構造に色を塗る．傍室核は視床下部の二重の役割を表すので2色を塗るように注意する．視床下部の外側領野はこの矢状断図では適当に表わされていないことにも注意する．

HYPOTHALAMUS 視床下部

視床下部（H）は体内機能を調節している主要な脳の中枢である．視床下部は下垂体の上方にあり，また視床の下方にあって，数多くの領野（核）を持っていて，その各々はある身体の内部機能の調節に関与している．視床下部は前脳辺縁系と相互に沢山の線維結合をしており，更に感覚器官，特に嗅覚，味覚及び視覚器官からの入力を受けている．視床下部は脳幹，脊髄及び下垂体から発する求心性結合（出力）を経由して，体性運動性，自律運動性及びホルモン性分泌機能を調節している．視床下部は外側，内側，前及び後視床下部領域に分かれる．

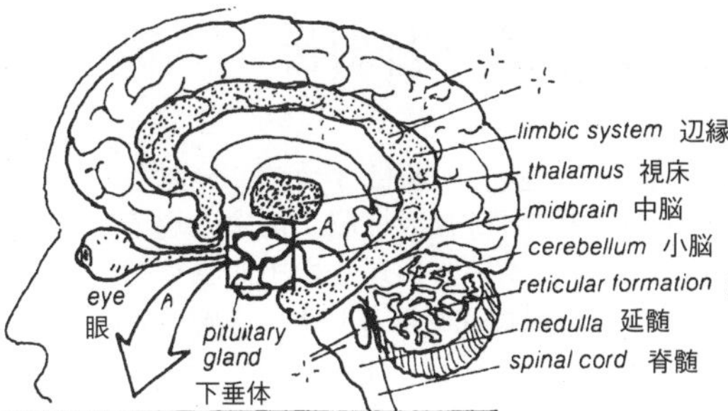

- limbic system 辺縁系
- thalamus 視床
- midbrain 中脳
- cerebellum 小脳
- reticular formation 網様体
- medulla 延髄
- spinal cord 脊髄
- eye 眼
- pituitary gland 下垂体

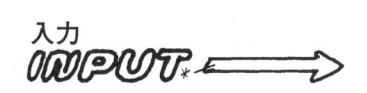

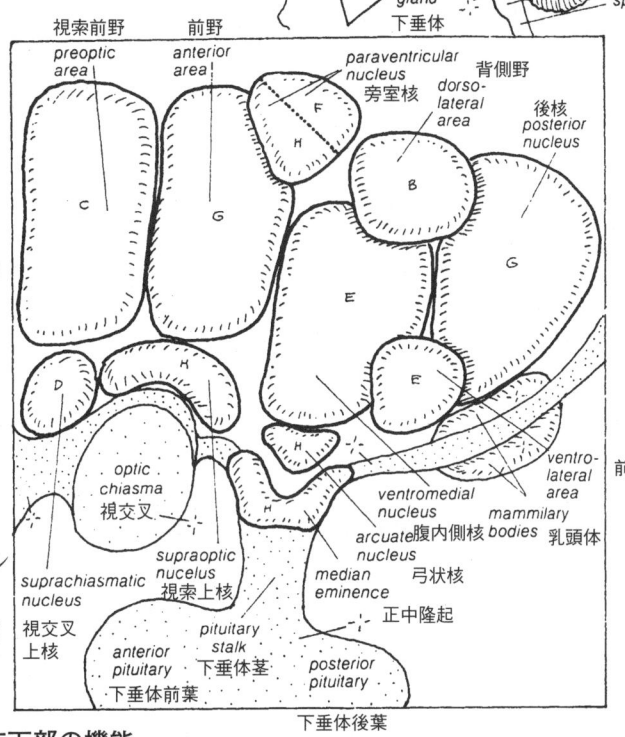

視索前野 preoptic area / 前野 anterior area / paraventricular nucleus 旁室核 / 背側野 dorso-lateral area / 後核 posterior nucleus / optic chiasma 視交叉 / ventromedial nucleus 腹内側核 / arcuate nucleus 弓状核 / suprachiasmatic nucleus 視交叉上核 / supraoptic nucleus 視索上核 / median eminence 正中隆起 / anterior pituitary 下垂体前葉 / pituitary stalk 下垂体茎 / posterior pituitary 下垂体後葉 / ventro-lateral area 前外側野 / mammillary bodies 乳頭体

INPUT 入力
- SENSES 感覚
- RETICULAR FORMATION 網様体
- LIMBIC SYSTEM 辺縁系
- VISCERAL ORGANS 内臓器
- HORMONES ホルモン
- GLUCOSE, ブドウ糖 Na+

OUTPUT 出力
- MIDBRAIN (MOTOR) 中脳（運動性）
- LIMBIC SYSTEM 辺縁系
- MEDULLA (P. SYMP.) 延髄（副交感性） (SYMP.) （交感性）
- SPINAL CORD (SYMP.) 脊髄（交感性）
- PITUITARY (HORMONES) 下垂体（ホルモン）

視床下部の機能 HYPOTHALAMIC FUNCTIONS

外側視床下部領野の刺激は全身的な交感性反応を活性化する．これらの領野は生活活性反応及び闘争/逃走反応を統合している．小さい領域の刺激は副腎髄質からエピネフリンの遊離をひき起こしたり，あるいは骨格筋の血管拡張をひき起こす．視床下部は又，延髄の副交感神経中枢を介して副交感神経系に作用する．

前視床下部及び視索前野の刺激は，性ホルモンの調節（下垂体前葉を介して）と性反応に深い影響を与える．特殊な核の性的（雌雄）異性核はこの領野に存在しており，ある種の哺乳類では非常に大きい（より一層活動性？）．

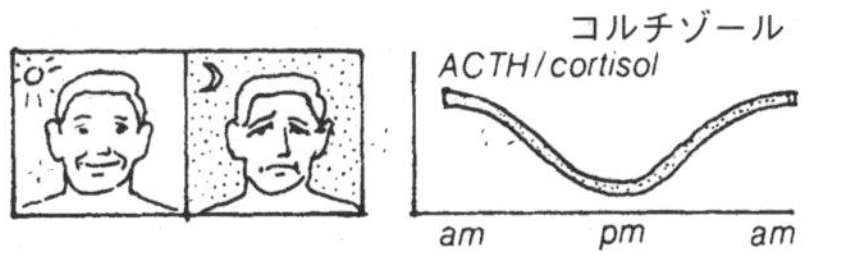

身体機能（たとえばホルモン分泌あるいは内臓活動）におけるある昼夜（毎日の）リズムは，視交叉上核によって制御されている．光と日の長さは，直接の網膜からの線維結合を通してこの核を刺激する．この核と松果体（光の効果/昼夜機能を仲介していることでよく知られている）ともまた相互に作用し合っている．

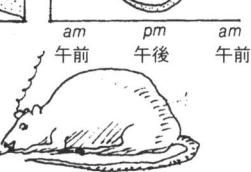

外側視床下部領域の刺激は食欲を増加させて，摂食行動（摂食中枢）を誘導する．長期間刺激を続けると過食/体重過剰をひき起こす．摂食中枢を破壊すると食欲が失われ，消耗する．腹内側視床下部の刺激は摂食を中止させる（満腹中枢）．その部の損傷は過食/肥満になる．満腹中枢と摂食中枢は交互に抑制性相互作用を持っている．満腹中枢のニューロンは血中のブドウ糖値（視床下部性"グルコスタット"）と脂肪組織ホルモンのレプチンに敏感に働く．

背側/外側視床下部領野の刺激は，飲水行動をひき起こす．アセチルコリンあるいはアンギオテンシンⅡをこの領野に注射すると，同様の効果がみられる．この部の損傷は水分調節や電解質平衡を障害する．この領野のニューロンは血液の浸透圧とナトリウム値（視床下部性"オスモスタット"）に敏感に反応する．

体温は視床下部にある領野で調節されている（37℃）．前視床下部の刺激は熱の喪失を刺激する（冷却中枢）；後視床下部の刺激は熱の保存/産生を活動させる（温熱中枢）．これらの領野は交互に抑制性相互作用を持っている．この視床下部性"サーモスタット"にあるニューロンは，血液及び皮膚の温度の変化に敏感に反応する．

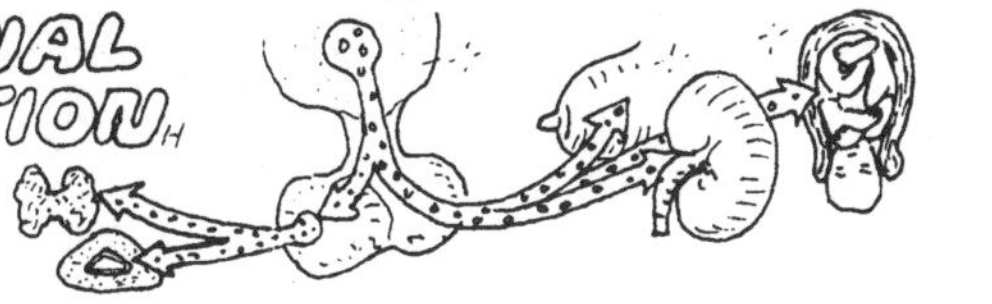

視床下部の一部（たとえば正中隆起）は内分泌腺のように働いて，ホルモンを分泌する．下垂体後葉を経由して分泌されるこれらのホルモンは，標的器官（腎，子宮，乳房）に作用する．多数の他の視床下部ホルモンは下垂体前葉の活動を制御して，更に多くの器官や腺の活動を調節している．

- 交感性反応 SYMPATHETIC RESPONSES — 闘争/逃走 fight/flight
- 性行動 SEXUAL BEHAVIOR
- 昼夜リズム DIURNAL RHYTHMS — コルチゾール ACTH/cortisol — am / pm / am 午前 午後 午前
- 摂取行動 FEEDING BEHAVIOR — hunger/satiety 空腹/満腹
- 飲水行動 DRINKING BEHAVIOR — water regulation 水分調節
- 体温 BODY TEMPERATURE 37℃
- ホルモン性調節 HORMONAL REGULATION

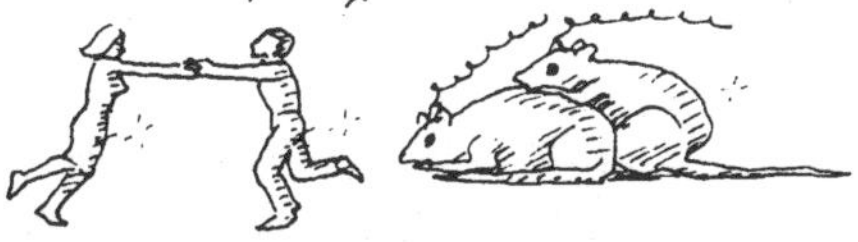

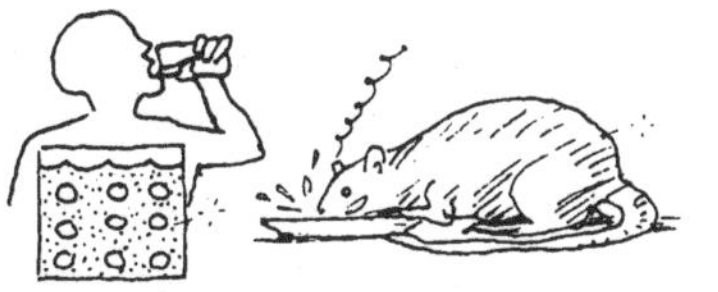

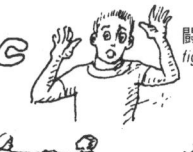

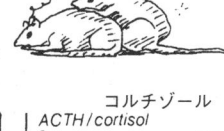

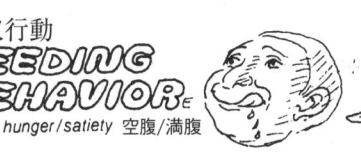

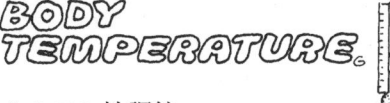

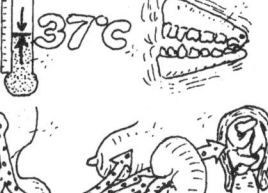

情動，本能および辺縁脳

1つの脳の中の3つの"脳"—脳は3つの"分離した"脳，すなわち下位の植物性/反射性脳，高次の適応性/巧妙性脳，および情動と本能と関連した中間脳を持つ階級制度とみなされる．植物性脳はおおよそ脳幹に相当しており，脳の統合性反射と同様，生命のための身体機能（呼吸，消化，循環）の調節と関連している．適応性および巧妙性脳は大脳皮質（新皮質）に対応している．ここは高次精神活動（たとえば，学習，思考，内省，計画）と同様に，複雑な知覚および運動機能（たとえば手の運動，会話）の実行に役立っている．

情動と本能的行動における辺縁系の役割—辺縁系(LS)構造は，情動，本能，行動，衝動，動機づけおよび感情の中枢性（神経性）調節に関与している．下等脊髄動物では，辺縁系は中枢性嗅覚構造と密接に結びついているので，嗅脳（匂いをかぐ脳）と呼ばれている．これらの動物では，多くの本能的行動は嗅感覚によって導かれる．大脳皮質と辺縁系は両方とも脳幹運動領野と交通を持っており，両者は行動に対してそれぞれ適応性および本能性（常同性）調節を働かせている．

辺縁系構造と結合性

扁桃核，中隔，海馬，帯状回，前視床核および視床下部は主な辺縁系である—辺縁系構造は複雑で，しばしば相互性神経経路，そのうちいくつかは輪（ループ）を形成している経路と結びついている．パペッツ(Papez)の回路（視床下部→前視床核→帯状回→海馬→視床下部）は，情動に役立っている可能な神経回路と考えられてきた．この回路を傷害された患者は，情動の表現に異常が現れる．最近の研究では情動における海馬の役割は強調されないで，この機能においては扁桃核の役目が強調されている．

辺縁系と大脳皮質は相互に結びついている—辺縁系は一時は情動的/本能的行動にだけ関与しており，大脳皮質と辺縁系はわずかしか神経結合がなく，ほとんど交通がないものと考えられていた．この見解は変化しつつある．（大脳半球の内側表面に位置している）帯状回は，辺縁系と大脳皮質と両方の組織の一部で，辺縁系の適応性皮質構造と本能的/情動的構造の間の重要な結びつきを提供している．辺縁系構造は扁桃核や中隔と同様に，帯状回との交互性結合を経由して高次皮質連合領野と交通している．辺縁系はまた随意性および非随意性の両方の運動領野から大量の入力を受け，それらに運動性出力を送っている．運動皮質への出力は帯状回を経由している．その出力は脳幹へは視床下部を経由している．

扁桃核と海馬はまた記憶機能に関与している—目立った辺縁系の構造である海馬は，脳の古い部分（たとえば，嗅覚系と辺縁系）ならびに新しい部分（たとえば，大脳皮質）の両方と無数の結合をしているおかげで，認識された記憶の処理と貯蔵に関連した機能の主要な脳の中枢である（図109）．最近，扁桃核は学習と記憶の重要な役割を演じていることが見出されている．多分，辺縁系は下等動物が記憶をつくり上げるのに役立っていると思われる．

辺縁系の刺激と傷害の効果

いくつかの辺縁系構造の刺激は情動行動を誘発する—動物（たとえば，猫）の視床下部およびその隣接構造のある領野の電気的刺激は，猫が戦うとき（シャーと音を出したり，唾を吐いたり，毛を逆立てたり，背を丸くしたり，ぴしゃりとたたいたりする）に観察されるのと同じような恐怖あるいは攻撃の行動様式をひき起こす．この部分を傷害すると，前脳部がこれら辺縁領野から切り離されるが，そこからの目的を取り除いたり方向を持たない行動をするが，情動の表現は正常のまま残されている．

扁桃核は脳の情動性機能で重要な役割を演ずる—更に，扁桃核のある領野の刺激は，しばしば攻撃的反応をひき起こす．こうして雄牛をこのような状況に強制的におくことができる．正常で従順なサルの扁桃核を刺激すると，そのサルはより頻繁に攻撃的な身ぶりをする．その結果そのサルは一時的にその群れの優位順位を上るようになる．怒りの激しい攻撃はしばしば扁桃核のてんかん発作の発火（過度の局所性電気活動をひき起こす）を持つ人にも認められる．外科的に扁桃核を除去すると，怒りを除くことができる．サルで扁桃核を除去すると，前頭葉切除術（ロボトミー）を受けた人で見られるのと同様に，臆病で受け身になる．前頭葉は前視床核を経由して，扁桃核と結合している．海馬は刺激がいかなる情動や本能行動をも誘発しない場所の1つである．

ある辺縁系領域は喜びと報酬の神経的基質として働いているようである—ラットの中隔あるいはその連合領野（例えば，内側前脳束）に電極を埋込んで，その動物の意志により自己刺激するように教え込むと，食餌の報酬に対してこの脳の電気刺激を長期間にわたって続ける（したがって，この脳の場所は"快楽中枢"と名づけられる）．人間もまたラットと同じような場所を刺激したときに快楽が生じると報告されている．

バラに対する反応は辺縁系の結合性と機能を説明する助けとなるだろう—辺縁系の回路が感情の体験および情動/本能の表現に際して，どのように機能しているかについてはほとんど知られていない．バラの匂い（嗅覚）と形（視覚）に対する人の反応が，このことを説明できるかも知れない．すなわち，このような刺激は，快楽，やさしい視覚連想，微笑，および自律神経反応（たとえば，心拍動の変化）をもたらす．バラの香りは嗅覚系を経由して辺縁系に至り，更に扁桃核と視床下部（図105を参照）に作用する．バラの視感覚は視床下部（辺縁系）へ達する網様体経路を通るか，あるいは前視床核へいく視床の視覚核を経て，辺縁系を興奮させる．

このとき辺縁系の興奮は，多分快楽/好い感情の主観的体験を刺激することになる．嗅覚の運動反応は，視床下部出力を経由して，脳幹核を刺激し，ある表情筋の調節に役立っている．視床下部はまた辺縁系中枢/出力として働き，心拍動の変化のような自律神経運動反応をひき起こす．バラを触ったり，つかむためには，皮質の随意性運動領野が帯状回あるいは海馬を経由して働いている．同様な神経結合は前頭葉および側頭葉にもあって，それらは感情の高次元の特徴（たとえば愛のような）および好ましい記憶をそれぞれひき起こす．

CN：Cには暗い色を用いる．
1. 脳幹（A）および大脳皮質（B）と比較して描かれている上左方の辺縁系（C）の像から始める．辺縁系の実際の構造に色を塗る前に，中央の図に示されたその神経結合と反応から色を塗り始める．左方の感覚入力（嗅球/他の感覚）から始めて，次いで辺縁系を示す暗い像で縁どりされた矢印の絵に色を塗る．この系に色を塗っていく過程で，この頁の上方にあるそれぞれの構造の解剖学的図面にも同時に色を塗る．
2. 下方の辺縁系の標題に色を塗る．

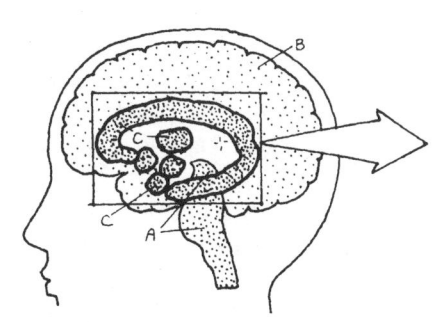

脳幹 **BRAIN STEM**
大脳皮質 **CEREBRAL CORTEX**
辺縁系 **LIMBIC SYSTEM**

辺縁系（LS）は前脳構造のある部分と視床下部とよりなる．辺縁系は下位脳（生命活動）と高位大脳皮質（適応及び精巧脳）の中間に位置しており，誘導，情動及び目標に向かう本能行動の表現などの機能を持っている．下等動物では，辺縁系は匂いの感覚と密接に結びついている．

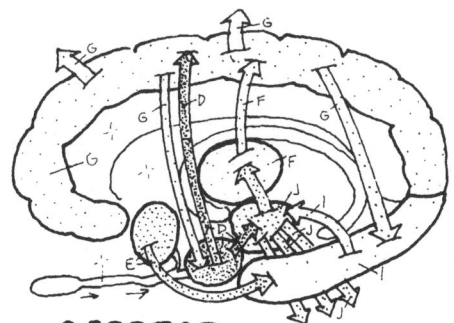

LIMBIC STRUCTURES 辺縁系の構造

扁桃核，中隔，海馬，帯状回，視床下部，前視床及びそれらの連合線維経路が辺縁系を構成している．扁桃核と中隔は原始感覚と脳皮質とを辺縁系に結びつけるのに役立っている．視覚と聴覚は視床を経て脳皮質と結びついている．視床下部から発するインパルスは前視床核へ上行し，また帯状回へもいく．それから海馬を経由して再び視床下部に戻る回路が辺縁系の中には存在する（パペッツの回路）．帯状回と前視床核には辺縁系と大脳皮質との間の結合がある．

辺縁系機能
LIMBIC SYSTEM FUNCTIONS:
EMOTIONS 情動
INSTINCTS 本能
DRIVES 衝動
LEARNING/MEMORY 学習/記憶

ある種の刺激（芳香，異常な音，幼児の微笑など）は情動や，身体反応――すなわち，"感情"（快楽），本能的運動反応（微笑）や内臓器への効果（心拍動）をひき起こす．これらの反応は，辺縁系に対して主要な出力を送っている視床下部を含む辺縁系によって統合される．こうして，体性運動反応に対する信号（微笑）は，脳幹運動中枢へと送られる．内臓器の運動効果（心拍数）は，自律神経中枢へと送られる．神経体液性効果に対しては，下垂体/内分泌系へと信号が送られる．感情は多分高次皮質レベルで統合される．海馬及び扁桃核はまた学習と記憶の働きにも関与している．

辺縁系の反応
RESPONSES OF THE LIMBIC SYSTEM

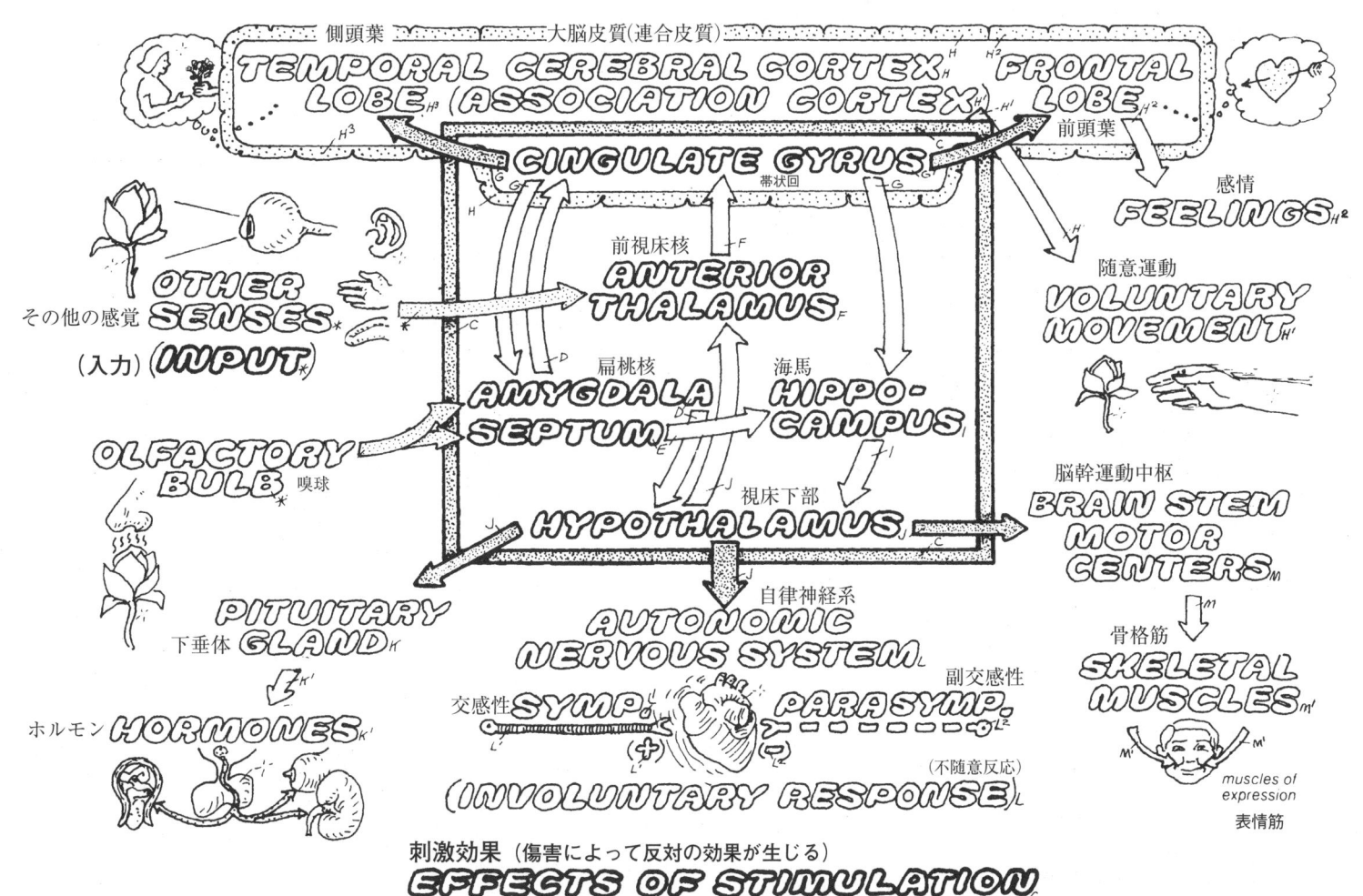

側頭葉 **TEMPORAL CEREBRAL LOBE** 大脳皮質（連合皮質）**(ASSOCIATION CORTEX)** **FRONTAL LOBE** 前頭葉

CINGULATE GYRUS 帯状回

感情 **FEELINGS**

OTHER SENSES その他の感覚 （入力）**(INPUT)**

前視床核 **ANTERIOR THALAMUS**

随意運動 **VOLUNTARY MOVEMENT**

扁桃核 **AMYGDALA SEPTUM** 海馬 **HIPPOCAMPUS**

OLFACTORY BULB 嗅球

視床下部 **HYPOTHALAMUS**

脳幹運動中枢 **BRAIN STEM MOTOR CENTERS**

PITUITARY GLAND 下垂体

自律神経系 **AUTONOMIC NERVOUS SYSTEM**

骨格筋 **SKELETAL MUSCLES**

ホルモン **HORMONES**

交感性 **SYMP.** (+) 副交感性 **PARA SYMP.** (-)
（不随意反応）**(INVOLUNTARY RESPONSE)**

muscles of expression
表情筋

刺激効果（傷害によって反対の効果が生じる）
EFFECTS OF STIMULATION
(LESIONS MAY CAUSE OPPOSITE EFFECTS)

怒り/激怒 **ANGER/RAGE**
扁桃核 **AMYGDALA**

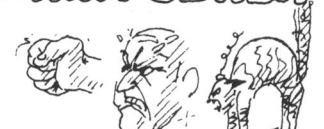

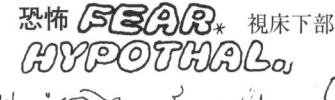

快楽 **PLEASURE**
中隔 **SEPTUM**
HYPOTHAL. 視床下部

恐怖 **FEAR**
HYPOTHAL. 視床下部

SEX 性
SEPTUM 中隔
HYPOTHAL. 視床下部

学習と記憶の生理学

学習は経験に従った刺激に対する反応の変化で，ヒトの脳の働きの主要な様相である．

慣れと感受性は学習の単純な形である—同じ刺激に反復して曝されると，反応の強さは減少する（慣れ）．もしも刺激が他の正の（例えば，喜び）あるいは負（例えば，不愉快な）の刺激を伴っているならば，感受性は反応の強さの増加と関連している．これらの非連合型学習はすべての動物に起こる．

条件学習は学習刺激と生まれつきの反応の間の新しい結合を含んでいる—ここでは学習は2つの異なった刺激を結びつけることによって生ずる．イヌは自然な状態では肉の匂い，形，あるいは味に曝されたときに，よだれを垂らす．これは生まれつきの反射性応答である．食物（肉）は無条件刺激（US）で，唾液分泌は無条件反射（UR）である．脳の中の生まれつきのシナプス結合で，このような反応を起こすことができる．もしも無条件刺激（食物）が条件刺激（例えば，ベル）と一緒に繰り返し示されると（ベルは食物が示される数秒前に鳴らされなければならない），動物はまもなく条件刺激（ベル）のみに対して同じ無条件反応（唾液分泌）を示すようになる．この新しい条件反応（CR）は連合学習の証拠であり，聴覚と唾液分泌のための通路が脳の中に新しい結合として形成されたことを示す．

器具を用いた（オペラント）条件づけは報酬と再強化を含んでいる—学習のこの型（試行/錯誤学習とも呼ばれる）は，連想学習のより複雑な型で，そこでは学習者が学習過程の能動的部分をとっていて，報酬が再強化の役目を演じている．ここで，条件反射の場合では学習した反応を示し用いる能力は，反復した提示と実行で上達して，連想学習はより永久的になる．

学習と記憶形成の段階

学習と記憶の形成は3つの段階で起こる—最初の瞬間的段階は数秒間続き，続いて短期段階（数分から数時間続く）が起こり，長期段階で終わる．例えば，新しい電話番号を読んだとき，瞬間的作業記憶が形成されるが，もしも強化されなければ急速に失われる．電話番号を繰り返し読んだり実際に使用すると，短期記憶は数分から数時間持続されやすくなる．そして最後には，永久的に保存される長期記憶に固定される．

種々の要因が長期記憶の固定を妨げる—長期記憶は，変形されたり，あるいは新しいシナプスのような脳内に永久的な生理化学的変化の形成を伴う．もしも動物やヒトで短期記憶の形成される間に，一時的に脳の代謝やタンパク合成の減少を引き起こしたり（薬物，低体温），脳の電気活動（電気ショック，打撃）を変化させたりすると，学習は失われ記憶は思い出せなくなる．しかしながら，これらの妨害要因は長期記憶を消し去ることはできない．

学習と記憶の系および脳のシステム

陳述性記憶に対する手続き上の記憶—記憶の異なった型が認められている．陳述性記憶（明白に述べられた記憶）はよりありふれた意識的な方法で，学習し認識した仕事の記憶（名前，形，記号，出来事）である．手続き上の（暗黙のうちの，陳述性でない）記憶は，新しい感覚性および運動性技巧（図形をなぞる，自転車に乗る）の発達に従って作られる．

脳の異なった領域と学習の神経経路—大脳皮質の存在が条件反射の形成と実行を上達させるけれども，皮質下構造はこれを仲介している．条件反射は皮質下構造内の新しいシナプス連絡の形成に依存している．皮質は有効な記憶の発達と処理に必要であるが，これは短期記憶の形成に先立っている．辺縁系の視床下部と扁桃核（図108）は，そこが貯蔵場所ではないけれども，長期の陳述的記憶（認識的）の形成（固定）にとって必要である．海馬を失った人は，短期記憶を作り上げることはできるが，記憶を固定することはできない．古い記憶は失われず，永久的手続き上の（例えば，運動）記憶もまた作られる．前脳基底部から海馬と扁桃核へ形成されたコリン作動性神経投射も，記憶に重要である．アルツハイマー（Alzheimer）病ではこれらのニューロンに変性が認められ，ひどい記憶喪失を伴う．覚醒と注意を仲介する青斑核からのアドレナリン作動性神経投射もまた学習を促進させる．

学習の細胞学的ならびに生理学的機構

シナプスのカルシウムは学習と記憶の細胞学的基盤に含まれる—感じやすさと慣れはシナプス前感覚性神経末端の機能の変化の結果で起こる．慣れが起こっている間シナプス前末梢部にカルシウム・イオンの流入減少が起こって，神経伝達物質の放出量が減少しシナプスの伝達効率が低下するが，感じやすさの強化にはカルシウムの流入と伝達物質の放出の増加が伴う．短期記憶の生成は，シナプス前細胞で長期増強（LTP）の現象が起こるが，このシナプス活動の増強の後で起こる状態の発現（エピソード）は，刺激が止まった後でも長い間神経興奮の発火率の増強が維持される．このような神経回路は海馬に存在していて，シナプス後ニューロン内にカルシウムの流入の増加を伴う．グルタミン酸を放出するニューロンとグルタミン酸作動性シナプス受容器（NMDA受容器）は，カルシウムが仲介する反応を含んでいる．シナプス性学習現象に関与する特殊な遺伝子やタンパクが今や知られていて，現在研究が進められている．

速い学習には反射回路が含まれる—刺激が最初に提示された時は，連合性ニューロン回路が刺激の続いている間活動状態に保たれる．反射回路は最初の刺激が止まった後でも，元の回路内での活動を長引かせることができる．そのような回路内では，感覚ニューロンからの元の興奮性入力が，平行性の興奮性介在性ニューロンを活性化する．これらは元の反復性正のフィードバック結合を作り，興奮が続くようにしている．反復回路は瞬間記憶を説明できる．

既存のシナプスの修飾と新しいシナプスの形成—細胞内シナプス区画（シナプス前およびシナプス後）のみならず，シナプス膜（受容器，酵素）の性質には変化が起こりうる．このような変化はシナプスの機能的能力を増加（シナプス性促進）させて，その結果，シナプス前ニューロンに同じ刺激を与えても，シナプス後ニューロンに異なった（多かれ少なかれ強い）反応が生じうる．新しいシナプスが新しい経験に反応して作られる（シナプスの成長）．そのような変化は能動的（巧妙な）運動学習に伴って小脳および大脳運動皮質で起こり，遺伝子の発現とタンパク合成を伴う．

CN：C，F，及びKには暗い色を用いる．

1. ある時条件反射が形成される（上方の）段階に色を塗る．第3段階で，嗅覚系（無条件刺激を示している）にあるニューロンには色を塗らないように注意する．
2. 短期記憶と長期記憶の物体に色を塗るとき，学習と記憶に含まれると信ぜられる左方の4つの神経機構から始める．この区画の残りの領域の境界に色を塗る．

連合学習：条件反射

ASSOCIATIVE LEARNING: CONDITIONED REFLEX

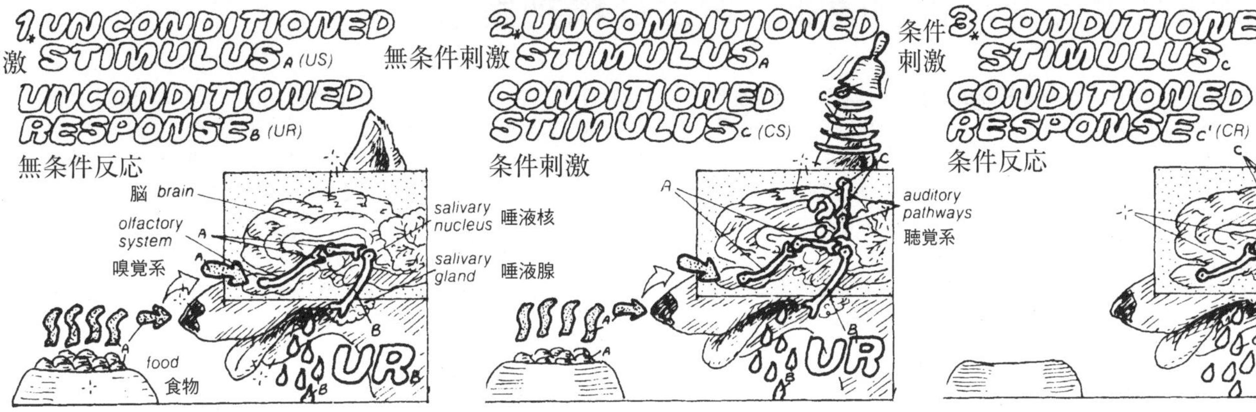

1. UNCONDITIONED STIMULUS (US) / UNCONDITIONED RESPONSE (UR)
無条件刺激 / 無条件反応

脳 brain, olfactory system 嗅覚系, salivary nucleus 唾液核, salivary gland 唾液腺, food 食物

2. UNCONDITIONED STIMULUS / CONDITIONED STIMULUS (CS)
無条件刺激 / 条件刺激

auditory pathways 聴覚系

3. CONDITIONED STIMULUS / CONDITIONED RESPONSE (CR)
条件刺激 / 条件反応

消去 EXTINCTION
もしも無条件刺激を与えないで条件刺激を頻回に与えると，条件反応は徐々に消失する（消去）．

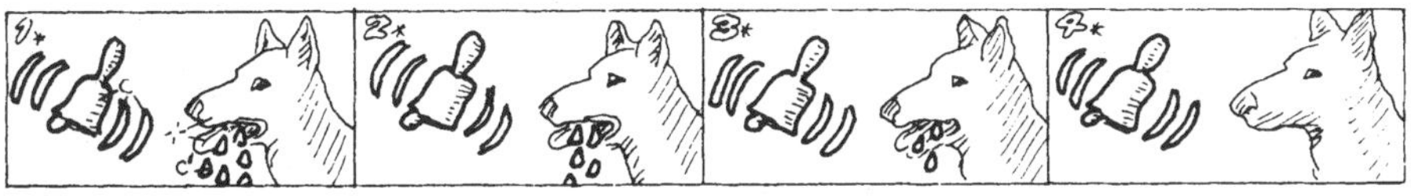

道具的条件づけ INSTRUMENTAL CONDITIONING
TRIAL & ERROR — 試行と錯誤
TRIAL & REWARD — 試行と報酬 — food 食物
LEARNED BEHAVIOR — 学習行動

2つのレバーのいずれかを選ぶように動物を訓練して正しい選択に対して報酬が与えられるならば，その動物は正しいレバーを押すことによって（試行錯誤によって）速やかに学習する．

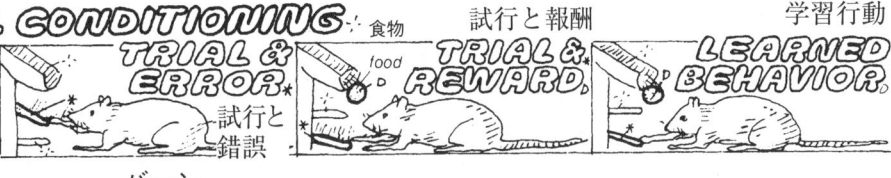

慣習作用 HABITUATION
バーン BANG

もしも無条件刺激がしばしば，かつ無目的に起こるならば，（無条件刺激を無視して）無条件反応を減弱させるように，すべての動物は，"学習"する．

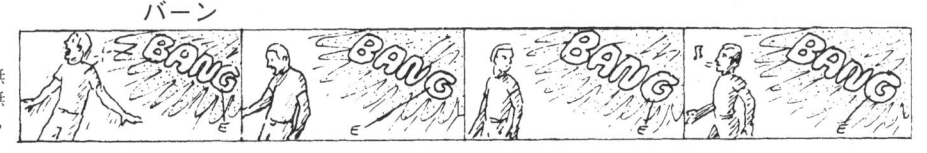

短期記憶と長期記憶 SHORT- & LONG-TERM MEMORY (NEURAL MECHANISMS) （神経機構）

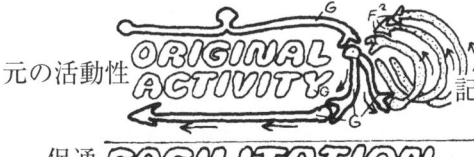

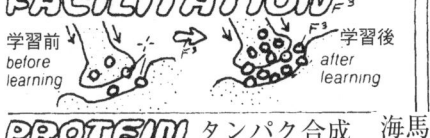

INSTANTANEOUS LEARNING 即時学習
SHORT-TERM MEMORY 短期記憶 — REVERBERATION FACILITATION

反響 REVERBERATION — 元の活動性 ORIGINAL ACTIVITY
促通 FACILITATION — 学習前 before learning / 学習後 after learning

反響 / 促通

記憶の固定 MEMORY CONSOLIDATION
limbic system 辺縁系, cortex 皮質
PROTEIN SYNTHESIS タンパク合成
HIPPOCAMPUS TEMPORAL LOBE 海馬 / 側頭葉

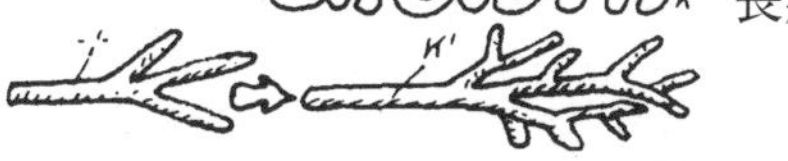

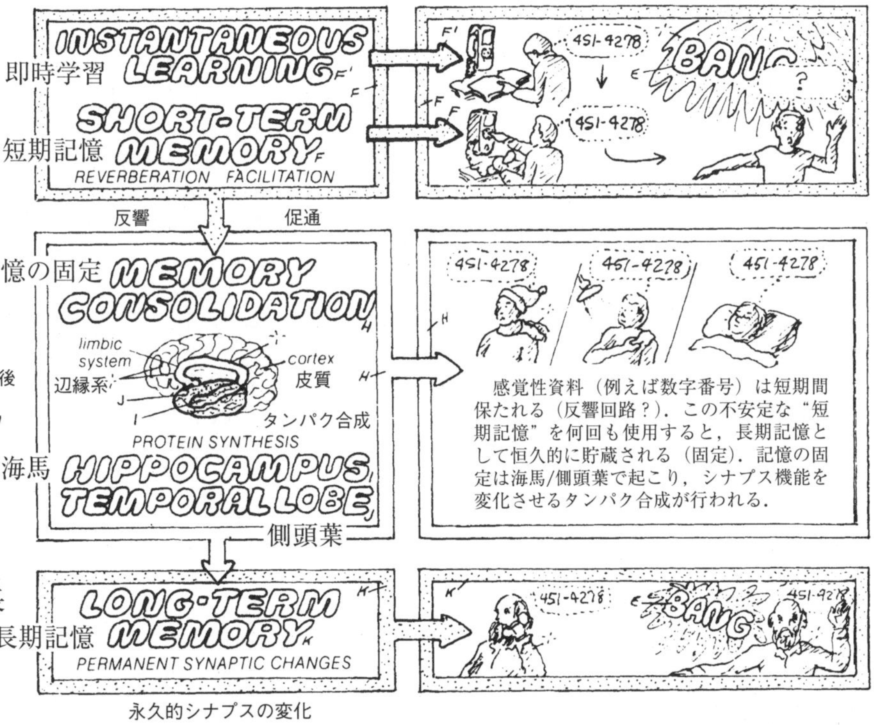

感覚性資料（例えば数字番号）は短期間保たれる（反響回路？）．この不安定な"短期記憶"を何回も使用すると，長期記憶として恒久的に貯蔵される（固定）．記憶の固定は海馬/側頭葉で起こり，シナプス機能を変化させるタンパク合成が行われる．

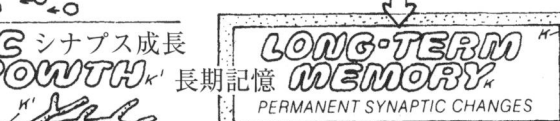

PROTEIN SYNTHESIS タンパク合成
SYNAPTIC GROWTH シナプス成長

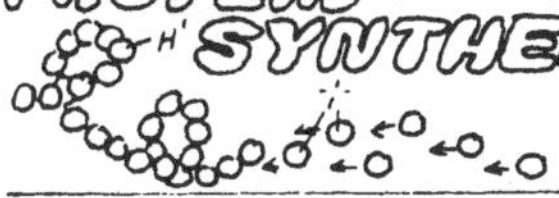

LONG-TERM MEMORY 長期記憶
PERMANENT SYNAPTIC CHANGES 永久的シナプスの変化

記憶の障害 MEMORY DISORDERS

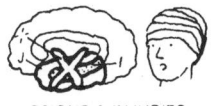

LESIONS & INJURIES 損傷と傷害
脳振盪は，おそらく，記憶の固定を仲介する海馬と側頭葉構造（扁桃体）の損傷を通して，逆行性健忘を引き起こす．

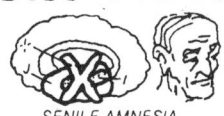

SENILE AMNESIA 老人性健忘
老人性健忘（記憶固定の減退）は脳の辺縁葉/側頭葉の老年に伴う変性と関連している．

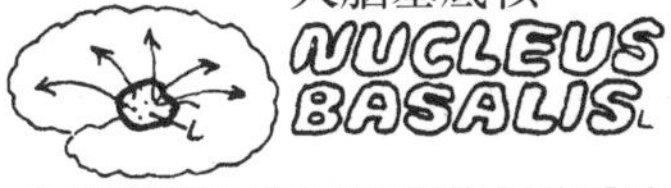

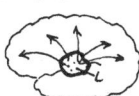

ALZHEIMER'S DISEASE / SENILE DEMENTIA アルツハイマー病/老人性痴呆
大脳基底核 NUCLEUS BASALIS
大脳基底核から皮質と辺縁系へ向かうコリン作動性入力は，記憶機能に著明な影響を与えている．アルツハイマー病にみられる老人性痴呆では，これらの投射路が一部失われている．

MEMORY RECALL 記憶想起

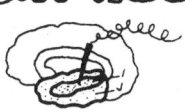

TEMPORAL LOBE STIMULATION 側頭葉刺激
意識のある患者の側頭葉を（脳手術の途中で）電気的に刺激すると，特に強い感情的因子がからんだ過去の記憶を，生き生きと思い出させることができる．

生物活性アミン，行動機能，および精神異常

中枢神経系（CNS）における神経伝達物質としての生物活性アミン—ノルエピネフリン（NE），ドーパミン（DA），およびセロトニン（ST）は，生物活性モノアミン類に属している．脳のモノアミン類は，情動状態（気分，やる気，感情）および自己認識，意識，ならびに人格などを制御する神経系の神経伝達物質として働いている．

CNSに対する薬の効果が情動異常と精神病におけるノルエピネフリン（NE），セロトニン（ST），およびドーパミン（DA）の役割を確立した—レセルピン（植物アルカロイド）は高血圧に対する有効な薬物として知られているが，この薬剤はNEがシナプス小胞に蓄積されるのを阻害することによって，末梢性NEシナプスの活動を低下させる．レセルピンはまた中枢神経系にも作用して，うつ病および食欲や興味の喪失のような"情動異常"を引き起こす．実際，レセルピンは数世紀にわたってインドでは精神病の躁病（異常に気分が高揚した状態）を治療するために使用されてきた．このような観察から，これらのアミン類（NE, ST, DA）が気分や感情（情動状態）を制御しうると考えられている．

脳内のモノアミン・ニューロンの神経経路

ノルエピネフリンとセロトニンの経路は中脳から発して前脳に投射している—蛍光染色技術を用いた脳内地図を作る研究で，これらのアミンを放出するニューロンは網状体内で神経群を作っていることが示された（図106）．その細胞体は脳幹内に位置していて，その神経線維は前脳部へ上行し色々な構造の目標に達する．NE神経投射経路は2つある．1つは延髄の青斑核から発して，内側前脳束に沿って上行する経路を通って大脳皮質と辺縁系を神経支配する．もう1つのNE経路は，側方群を形成して視床下部と前脳基底核を神経支配している．セロトニン神経線維は主に縫線核から発して，多くの前脳領域を神経支配している．最近の研究から示されたことは，青斑核NE系は大部分覚醒と注意に関与しているが，ST系は気分，やる気，喜び，幸福などを制御している．

中間皮質性神経経路は行動と関係している—ドーパミン経路も中脳に始まる．1つの神経経路は視床下部に終わり，もう1つは大脳基底核に終わり，第3—中間皮質（中間辺縁系）経路—は主として辺縁系の構造と前頭葉に終わる（図108）．中間辺縁系経路は特に前頭葉と辺縁系と関係している複雑な精神機能（すなわち，目標に向かった行動，自己認識，思考と計画，不安など）に役立っている．

モノアミン・シナプスの生化学と薬理学

NEとDAはチロシンから合成されるが，STはトリプトファンから作られる—モノアミン神経伝達物質はアミノ酸から由来して作られる（NEとDAはチロシンがチロシン水酸化酵素によって触媒されてDOPAとなり，次いでDAとなる）．DAはNEに代謝される．DAニューロンはこの最終段階の変換酵素を欠いている．STはアミノ酸のトリプトファンから由来して，トリプトファン水酸化酵素によってSTに変換される．

薬物はシナプス前あるいはシナプス後のいずれかのアミン・シナプスに作用する—シナプス前ニューロンに対する作用には，(1) 合成酵素のチロシン水酸化酵素を抑制して伝達物質合成に作用するもの，(2) 伝達物質のシナプス小胞内貯蔵に影響を与えるもの，(3) シナプス小胞から伝達物質の遊離に作用するもの，(4) 伝達物質が遊離されたあと，その再取り込みに影響を与えるものなどが含まれる．シナプス後作用には (1) 伝達物質がそのレセプター（受容器）と結合するのを刺激したり遮断したりするもの，および (2) 不活性化酵素を抑制するものが含まれる（図19, 20）．

神経伝達作用薬はシナプス機能を高めたりあるいは抑えたりする—伝達物質の再取り込みや不活性化酵素を抑制する薬物は，シナプスにおける伝達物質の利用を増加させるのでシナプス機能を高める．シナプス後受容器と伝達物質との結合を遮断したり，伝達物質の合成や放出を抑制する薬物は，インパルスの伝達および伝達物質の利用をそれぞれ減少させてシナプス機能を抑える．アンフェタミン（"上方"の薬物）は伝達物質の放出を促進し，その再取り込みを遮断する．このことはシナプスにおける伝達物質の利用を増加させて，それがシナプス機能を高める．その結果，覚醒，気分，興奮性および集中する能力を高める．もちろんアンフェタミンは他の薬と同様に，後に述べるような不快な副作用を持っている．

生物活性アミンと精神疾患

主要うつ病と精神分裂病（統合失調症）は2つの精神異常群であり，大部分遺伝的で，生物活性アミンの神経伝達の機能的ならびに化学的異常によって引き起こされる．

うつ病におけるNE/STシナプスの機能低下は抗うつ病薬によって軽減される—うつ病はSTおよび多分NEシナプスの機能が減少している状態と結びついている．NE/STシナプス機能を高める薬はまた，うつ病の行動に症状を改善する．例えば，ST/NE伝達物質の放出を促進し再取り込みを抑制するアンフェタミン，あるいはモノアミン酸化酵素を不活性化する物質（MAO抑制薬）は，シナプスでNE/STのレベルを増加させることによって神経化学的ならびに行動学的の両方の欠落症状を軽くするように働く．

情動異常におけるSTの重要性と薬物効果の重要性—STシナプスの変化は，NEと異なって，うつ病の病因の主要な要因として関与している．LSD（リゼルグ酸ジエチルアミド）やpsilocinおよびmescalineのような，ある種の茸の第二次代謝産物のような幻覚を起こす薬物は，STレセプターの作用物質（特に5-HT$_2$レセプターを刺激する）として働く．多幸感を生ずる市販薬の"エクスタシー"は脳のシナプスにSTの放出を増加させるように作用するが，主な副作用としてST欠乏を引き起こす．

精神分裂病（統合失調症）におけるDAシナプスの過剰活性は，DAレセプター遮断剤（ブロッカー）によって軽減される—精神化学療法のもう1つの大きな進歩は，精神分裂病（統合失調症）の治療法であろう．この精神病の犠牲者（患者）は，妄想，混乱した思考，自己の精神錯乱の概念などを持っている．この症状は時として不安と神経症を伴っている．精神分裂病（統合失調症）のある型は，DAのD$_2$あるいはD$_4$レセプターの過剰表現性あるいは過剰活動性によって引き起こされる中間皮質の神経経路の過剰活動性と結びついている．これらの受容体を遮断する薬物（DAレセプター遮断剤—例えば，ハロペリドール）は，この精神分裂病（統合失調症）の症状を改善するのに有効である．

DAとエンドルフィンは薬物依存と薬物耐性に関与している—薬物依存はモルヒネ，ヘロイン（アヘン），コカイン，アンフェタミン，ニコチン，エタノールなどのような物質や薬物を連続して使用することによって引き起こされる．これらの薬物はシナプスにおけるDAの利用を増加させて，DAのD$_2$レセプターに作用するように働く．この神経経路はDAの中間辺縁系経路の枝で，側坐核のような領域に投射する．脳のこの場所や似たような部位を電気刺激すると，動物の（バー押し行動のような）自己刺激の増加や，人の喜びの増加を生ずる．痛みを減少させ，喜びと幸せを増加させるオピオイド・ペプチド（βエンドルフィン，エンケファリン）の放出はまた，薬物依存と薬物耐性の現象と関係がある．

CN：G, M, Qには暗い色を，Hには赤色を用いる．
1．頁の上方で，生物活性アミン神経伝達物質の導入と化学の図に色を塗る．
2．うつ病とその治療の枠内の図に，脳の略図とその関連構造から始めて色を塗る．それから，シナプスでNE値が上昇しているのが示されているシナプス領域の拡大図における薬の作用部位に色を塗っていく．NEの化学構造に色を塗ってこの章をしめくくる．
3．ドーパミンの枠内図にも同様に色を塗る．

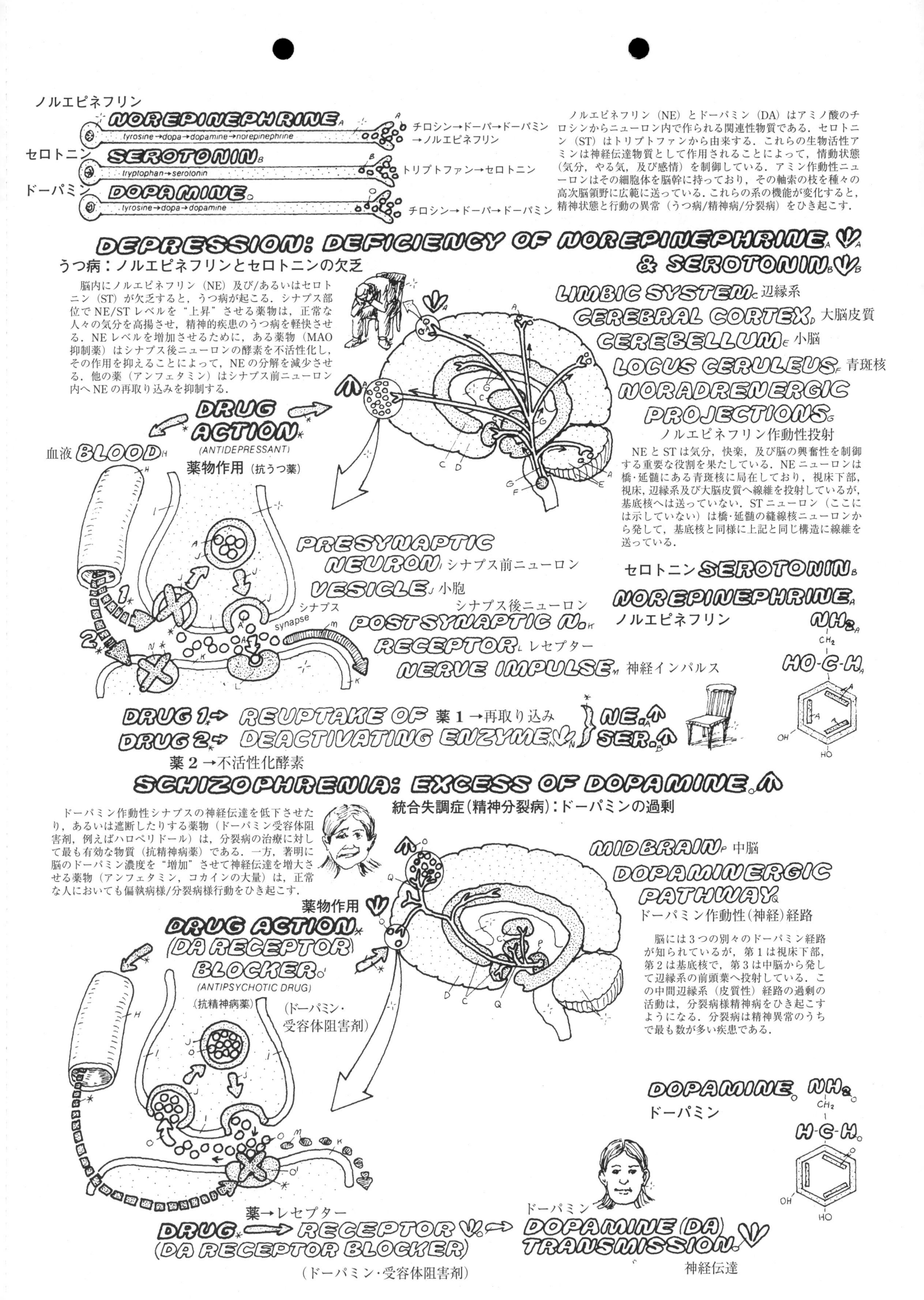

ノルエピネフリン NOREPINEPHRINE
tyrosine→dopa→dopamine→norepinephrine
チロシン→ドーパ→ドーパミン→ノルエピネフリン

セロトニン SEROTONIN
tryptophan→serotonin
トリプトファン→セロトニン

ドーパミン DOPAMINE
tyrosine→dopa→dopamine
チロシン→ドーパ→ドーパミン

ノルエピネフリン（NE）とドーパミン（DA）はアミノ酸のチロシンからニューロン内で作られる関連性物質である．セロトニン（ST）はトリプトファンから由来する．これらの生物活性アミンは神経伝達物質として作用されることによって，情動状態（気分，やる気，及び感情）を制御している．アミン作動性ニューロンはその細胞体を脳幹に持っており，その軸索の枝を種々の高次脳領野に広範に送っている．これらの系の機能が変化すると，精神状態と行動の異常（うつ病/精神病/分裂病）をひき起こす．

DEPRESSION: DEFICIENCY OF NOREPINEPHRINE & SEROTONIN
うつ病：ノルエピネフリンとセロトニンの欠乏

脳内にノルエピネフリン（NE）及び/あるいはセロトニン（ST）が欠乏すると，うつ病が起こる．シナプス部位でNE/STレベルを"上昇"させる薬物は，正常な人々の気分を高揚させ，精神的疾患のうつ病を軽快させる．NEレベルを増加させるために，ある薬物（MAO抑制薬）はシナプス後ニューロンの酵素を不活性化し，その作用を抑えることによって，NEの分解を減少させる．他の薬（アンフェタミン）はシナプス前ニューロン内へNEの再取り込みを抑制する．

DRUG ACTION (ANTIDEPRESSANT)
薬物作用（抗うつ薬）

LIMBIC SYSTEM 辺縁系
CEREBRAL CORTEX 大脳皮質
CEREBELLUM 小脳
LOCUS CERULEUS 青斑核
NORADRENERGIC PROJECTIONS ノルエピネフリン作動性投射

NEとSTは気分，快楽，及び脳の興奮性を制御する重要な役割を果たしている．NEニューロンは橋・延髄にある青斑核に局在しており，視床下部，視床，辺縁系及び大脳皮質へ線維を投射しているが，基底核へは送っていない．STニューロン（ここには示していない）は橋・延髄の縫線核ニューロンから発して，基底核と同様に上記と同じ構造に線維を送っている．

BLOOD 血液
PRESYNAPTIC NEURON シナプス前ニューロン
VESICLE 小胞
synapse シナプス
POSTSYNAPTIC N. シナプス後ニューロン
RECEPTOR レセプター
NERVE IMPULSE 神経インパルス

SEROTONIN セロトニン
NOREPINEPHRINE ノルエピネフリン

DRUG 1 → REUPTAKE OF 薬1→再取り込み
DRUG 2 → DEACTIVATING ENZYME 薬2→不活性化酵素
NE↑ SER.↑

SCHIZOPHRENIA: EXCESS OF DOPAMINE
統合失調症（精神分裂病）：ドーパミンの過剰

ドーパミン作動性シナプスの神経伝達を低下させたり，あるいは遮断したりする薬物（ドーパミン受容体阻害剤，例えばハロペリドール）は，分裂病の治療に対して最も有効な物質（抗精神病薬）である．一方，著明に脳のドーパミン濃度を"増加"させて神経伝達を増大させる薬物（アンフェタミン，コカインの大量）は，正常な人においても偏執病様/分裂病様行動をひき起こす．

DRUG ACTION (DA RECEPTOR BLOCKER) (ANTIPSYCHOTIC DRUG)
薬物作用（抗精神病薬）（ドーパミン・受容体阻害剤）

MIDBRAIN 中脳
DOPAMINERGIC PATHWAY ドーパミン作動性（神経）経路

脳には3つの別々のドーパミン経路が知られているが，第1は視床下部，第2は基底核で，第3は中脳から発して辺縁系の前頭葉へ投射している．この中間辺縁系（皮質性）経路の過剰の活動は，分裂病様精神病をひき起こすようになる．分裂病は精神異常のうちで最も数が多い疾患である．

DOPAMINE ドーパミン

DRUG → RECEPTOR (DA RECEPTOR BLOCKER) 薬→レセプター（ドーパミン・受容体阻害剤）
DOPAMINE (DA) TRANSMISSION 神経伝達

半球優位性，言語，および皮質特殊化

　　皮質連合野は高次統合機能が行われる部位である—純粋に感覚あるいは運動機能のために特殊化された領野のほかに，ヒトの大脳皮質は感覚性でも運動性でもない広範な領野を含んでいる．これらの"連合"領野（前頭領，側頭領，および頭頂－側頭－後頭領）は，ヒトの大脳皮質の大きな部分を構成しており，高次元の脳の統合機能（たとえば，会話と言語，企画）を行うのに必要である．このような領野に相当する領野は，他の哺乳類や霊長類には小さいか，あるいは存在しない．

脳の言語機能の構成

　　左脳半球の傷害のみが失語症（会話障害）を引き起こす—19世紀に，フランスの神経学者のブローカ（Broca）は，運動性会話中枢の前方の左前頭葉の特殊な領域（現在はブローカ領野として知られている）に傷害を持つ患者は，会話を理解できるけれども意味ある文章をつくり出すことが困難である（運動性あるいは非流暢性失語症＝会話障害）が，会話麻痺の兆候は存在しないことに気がついた．後に，ドイツの神経学者のウェルニッケ（Wernicke）は，左半球の頭頂葉と側頭葉の境界部位にかけて広がる限局された領野（現在は，ウェルニッケ領野として知られている）の傷害は，その患者はなんら聞く能力に問題がなくても，言葉を"理解"できないという，感覚性あるいは流暢性失語症を起こすことに気がついた．これらの，あるいはその後の研究から，言語と会話を行うための大脳の構成は，この重要な人の能力が，左脳半球のある限局した連合領野に局在して公式化されていることを示した．

　　左脳半球にある話し言葉の神経経路—このような機構に従って，話し言葉と文章は最初に第一次聴覚領野で，次いで第二次聴覚連合領野で分析されてからのち，高次の連合領野（すなわち，左側頭葉のウェルニッケ領野）へ伝えられる．ここで言語と言葉の象徴的意味が理解される．言葉を喋るには，信号の指令がウェルニッケ領野から特殊な連合線維経路（弓形束）を通って同じ左脳半球にあるブローカ領野へ送られる．ブローカ領野は話す機能の運動前領野として働いて，適切な言語筋を興奮させ，前中心回下方にある言語運動皮質が固有の順序で筋肉収縮を起こすようなプログラムを送り出している．この領域の上部の運動ニューロンの興奮は，言語筋の収縮をひき起こして言葉を発するようにする（図96）．

　　視覚言語（読む，書く，手話）の神経経路—言語を読んだり書いたりする能力の異常を持つ患者（失読症及び失書症）の観察に基づく，視覚的に言語を読んだり書いたりする過程についても，同様な模式図を描くことができる．このようにして，言語の映像は脳の視覚連合領野で処理されたのち，角回（高次元の視覚連合領野）を経て手の前運動野へ送られる．この角回と手の前運動皮質との間で，神経インパルスはウェルニッケ領野を通り抜ける．手の運動前野は隣接する手の運動皮質と交通しており，手の運動のために必要なプログラムを働かせてその結果字を書くようになる．手まね言葉（手話）も同様な様式で行われる．異なった連合領野間の信号は，半球間及び半球間連合伝導路を経由して送られる（下記を参照）．

半球優位性対半球特殊性

　　左脳半球は運動優位性である—左脳半球のブローカ及びウェルニッケ領野に相当する右脳半球の領野の傷害は，ほとんど言語欠損をひき起こさない．このことと大部分の人々は右利きである（すなわち左脳半球の運動皮質領野は右脳よりもすぐれている）という事実は，2つの脳半球は全く左右対称形をしているけれども機能的には両方等しくはなく，左脳半球が優位にあるという概念に導かれる．最近，右と左の脳半球の間には，わずかではあるがはっきりした違いが見出されていて，ある非運動性で非言語性の仕事が右脳に優位であることが認められている（下記を参照）．

　　2つの脳半球は脳梁によって結合していて，それを切断すると"分離脳"がつくられる—2つの脳半球は脳梁によって結びつけられている．この両半球間の連合伝導路は人では多く存在しており，1つの半球の連合領野を反対側にある全く鏡像部位と特別に連絡しており，それによって両方の半球間の情報を伝達している．たまたま，てんかん痙攣を持つ患者の脳梁を痙攣が1つの半球から他の半球に波及しないように切断してみた（分離脳手術）．このような患者を注意深く観察した結果，それぞれの半球は独立に機能しているばかりでなく，異なったやり方で働いており，あたかもそれぞれの半球が自身の機能的能力及び"心"を持っているようであることが明らかになった．

　　分離脳の研究から左脳半球は言語性および分析性仕事に特殊化されている（類別脳）—分離脳手術の後で，目かくしをした患者の右手の中に鍵を置いたときには，その感覚信号は感覚経路が交叉しているために左脳半球に達する（図92）．そして手の中にある物体の性質について質問すると，患者は言葉で"鍵"と答える．もしも鍵を左手の中に置いたときには，その感覚的映像は右脳半球にあるだろう．この場合，患者はその物体を認める（鍵の名前や形を指し示す）けれども，その患者は言葉で答えることはできない．

　　このような実験結果は，(1) 言葉表現の中枢は左脳半球にあり，(2) 右脳半球は脳梁を経由してのみ言語中枢と結びついており，そして，(3) 右脳半球は感覚性で，認識的で，非言語性運動能力を持っていることを意味している．左脳半球は運動的および言語的優位性であることに加えて，論理的および分析的作業に特殊化されているように見える；左脳は物事を類別し，またそれらを理解するためにそれらを部分部分に分解する．したがって，左脳半球は今や"類別"半球といわれる．

　　右脳半球は空間的ならびに全体的仕事において特殊化している（表現的脳半球）—右脳半球は表現的ならびに空間・視覚的機能に優れていて，音楽の音色や言語の抑揚，情動反応，およびユーモアやたとえ（比喩）の評価などの認識と弁別で勝っている．広い意味で，右脳の機能は全体的で，かつ空間的（したがって，"芸術的"あるいは"表現的"半球）である．これらの機能的区分にもかかわらず，正常な状態では，特に世界的，認識的および適応的機能（記憶，学習）に関して，脳機能は全体としてその異なった部分の能力を協調して利用している．

CN：上方左角の右脳半球（A）の7つの機能的特徴の表から色を塗り始める．それらは何ら特別な構造と結びついていないことに注意する．左脳半球も同様に色を塗り，2つの半球と上方の残りの物の大きな図に色を塗る．
1．下方と左右にある大きい図と小さい図の脳梁（C）に色を塗る．脳梁は両半球の間の連絡に関与している．その他の連合伝導路（D）は同じ半球の内での信号伝達をとり扱っている．
2．左脳半球の言語とその他の連絡機能における役割に関する物に色を塗る．耳の1番から始める．

RIGHT HEMISPHERE 右脳半球
DOMINANT IN 3% 3％優位
REPRESENTATIONAL 表現的
EMOTIONAL 情動的
HUMOROUS ユーモア
HOLISTIC 全体的
VISUAL 視覚的
SPATIAL 空間的
MUSICAL 音楽的

90％右利き
90% RIGHT-HANDED
97％左脳が優位
IN 97%, LEFT HEMISPHERE IS DOMINANT in speech (言語)

LEFT HEMISPHERE 左脳半球
VERBAL 言語的
MOTOR DOMIN. 運動性優位
LOGICAL 理論的
ANALYTICAL 分析的
LINEAR 直線的
TIME TEMPORAL 時間経過的

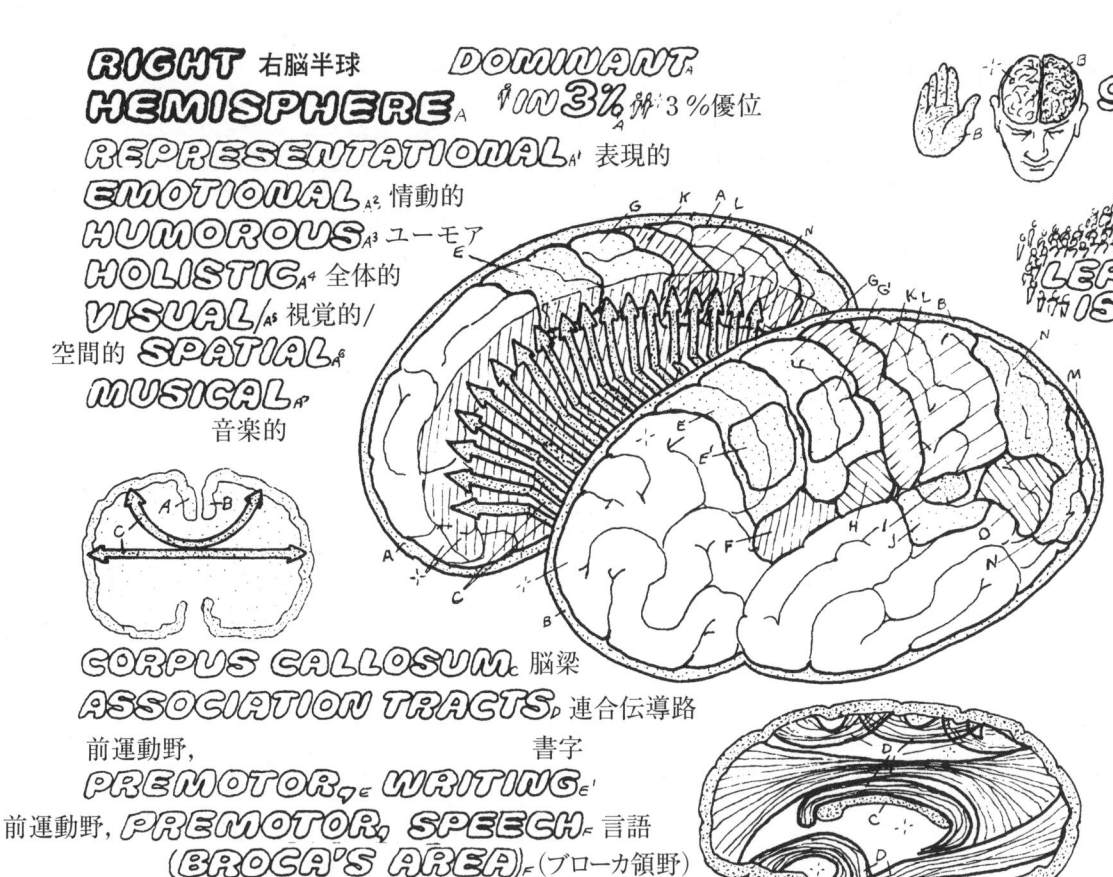

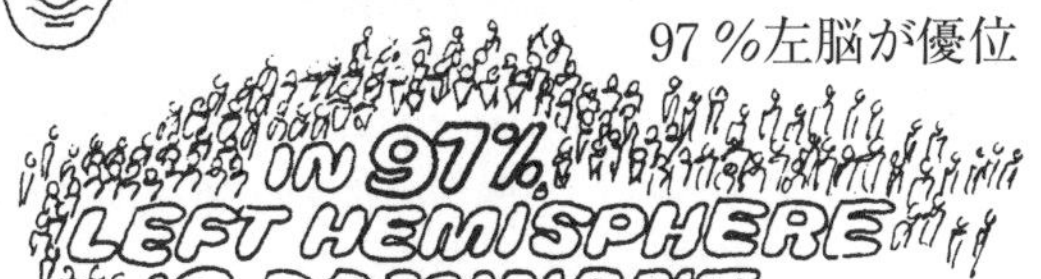

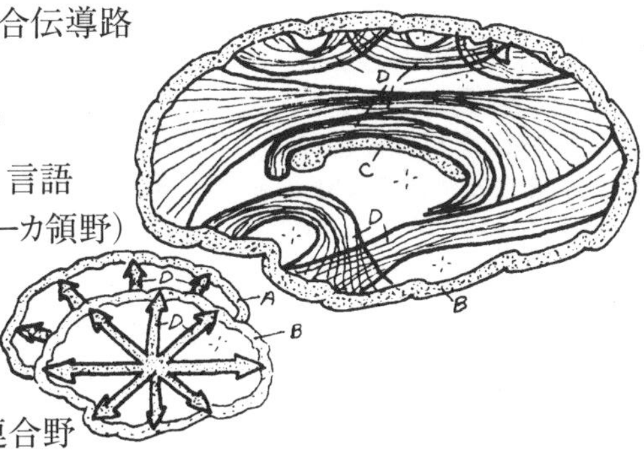

CORPUS CALLOSUM 脳梁
ASSOCIATION TRACTS 連合伝導路
前運動野, **PREMOTOR, WRITING** 書字
前運動野, **PREMOTOR, SPEECH (BROCA'S AREA)** 言語 (ブローカ領野)
運動野, **MOTOR, WRITING** 書字
運動野, **MOTOR, SPEECH** 言語
AUDITORY 聴覚野
AUDITORY ASSOC. 聴覚連合野
SENSORY 感覚野
SENSORY ASSOC. 感覚連合野
VISION 視覚野
VISUAL ASSOC. 視覚連合野
WERNICKE'S AREA ウェルニッケ領野

脳の左（L）及び右（R）半球は全く対称的に見えて、両半球とも感覚性、運動性及び連合性領野を含んでいる．しかしながら、ある種の連合機能にとっては、2つの半球は非対称性である；左脳半球は言葉づかい／話し方、手の調節（右利き）、及び理論的、分析的機能で優れている（左脳半球は "類別" 半球、右脳半球は "表現的" 半球）．

LANGUAGE FUNCTIONS (LH)
言語機能（左半球）

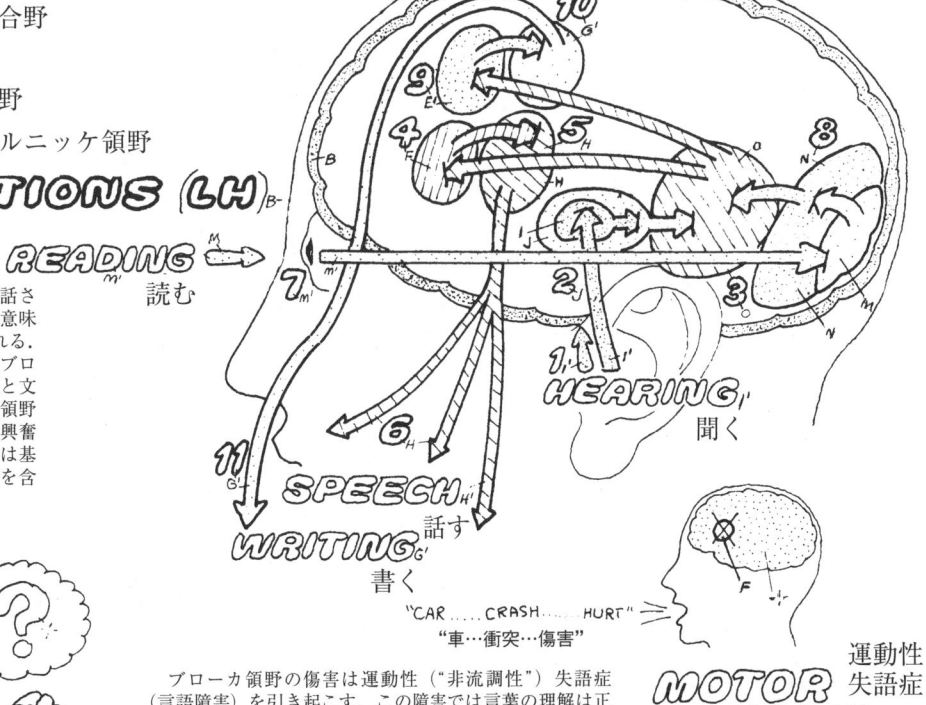

話す機能と書く機能は左脳半球の異なった領野で行われる．話された言葉（1）はまず聴覚連合領野（2）で分析される．言葉の意味を理解するにあたって、信号はウェルニッケ領野（3）に送られる．言葉を喋るには、適当な信号パターンがウェルニッケ領野からブローカ領野（4）（前運動言語領野）に送られ、そこで特別な言語と文章の発音の運動性パターンが作られて、運動皮質上の言語発音領野（5）に向かって送られる．この領野は適切な言語発音筋（6）を興奮させる．書かれた言語を（見て）理解したり、言葉を書く機構は基本的には同一であるが、異なった脳の領野と異なった神経経路を含んでいる（色番号 7, 8, 3, 9, 11）．

READING 読む
HEARING 聞く
SPEECH 話す
WRITING 書く

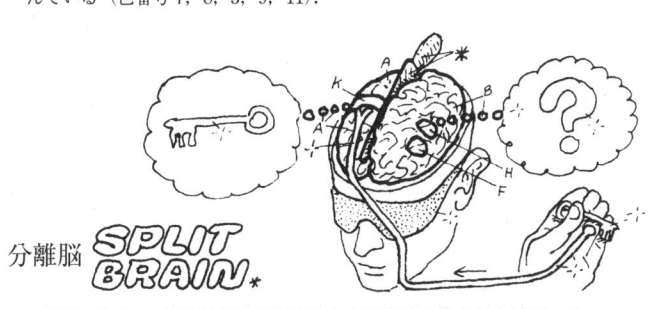

分離脳 **SPLIT BRAIN**

脳梁（CC）の神経線維は左脳半球と右脳半球の連合野を結びつけている．正常な目隠しをした人の左手の中にある鍵は、右脳半球の感覚中枢で認知される．その物体（鍵）はまた脳梁を通って左脳半球の言語中枢によって言語的に確かめられる．（脳梁を切断した）"分離脳" の人では、上述の情報は左脳へは到達しない．したがって、その人はその物体を認知してスクリーン上で指示することはできるけれども、その物体の名前を言葉でどのように言い表すか考えが及ばない．

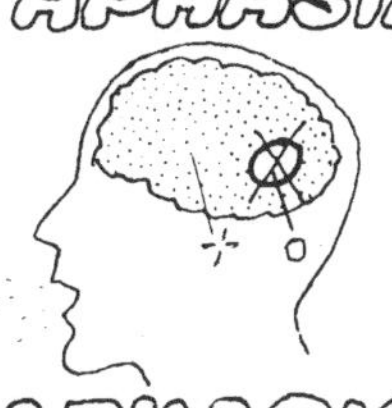

"CAR....CRASH....HURT"
"車…衝突…傷害"

運動性失語症 **MOTOR APHASIA**

ブローカ領野の傷害は運動性（"非流調性"）失語症（言語障害）を引き起こす．この障害では言葉の理解は正常であるが、言葉の発音ができないか、限られたわずかな言葉しか言えない．ウェルニッケ領野の傷害は感覚性失語症（すなわち言葉を理解するのが障害される）を引き起こす．言葉の発音は正常（"流暢性失語症"）だが、文法は勿論、言葉の順序や意味は非常に欠落している．

"なぜ車が早く壊れたかわからない"
"BEING LOSE WHY WOULD CAR BREAKFAST"

感覚性失語症 **SENSORY APHASIA**

脳機能における脳代謝と脳血流量

脳は目がさめているときは勿論，眠っているときにもいつでも活発に興奮している．したがって心臓と同じように，脳は血流によってもたらされる代謝燃料物質（エネルギー）と酸素の供給が連続的に行われていることが決定的に必要である．

脳のブドウ糖への依存性

脳組織は燃料をブドウ糖に専ら依存している―脂肪酸のような色々な燃料を利用することができる他の活動している身体器官（例えば，心臓，筋肉）とは異なり，正常状態では脳はその活動エネルギー要求を得るために，ほとんどすべてをブドウ糖のみに依存している．成人の脳はブドウ糖を 80 mg/分 の割合で利用し，1.6 mg/g（2.2 g/脳）のグリコーゲン貯蔵を持っているので，約 2 分間はブドウ糖なしでも，生き延びることができる．

脳のブドウ糖依存度は低血糖による症状の程度によって示される―大量のインスリン投与あるいは長引く飢餓の結果生ずる血糖値の著しい低下（低血糖）は，めまい，痙攣，昏睡あるいは死に至るようになる．正常の血漿中のブドウ糖濃度の範囲は，70 〜 110 mg/dL である．血糖値が 60 mg/dL 以下では，認知や意識活動が障害される．50 mg/dL 以下では喋るのが不明瞭になり，運動は協調性を欠く．30 mg/dL 以下では意識喪失状態になり，昏睡に入る．20 mg/dL で痙攣が起こりうる，そして 10 mg/dL では恒久的な脳の障害が起こり，延髄の呼吸中枢の働きが失われて死を引き起こす．脳がブドウ糖に決定的に依存していることは，高い（正常の）血糖値を保つために多くの神経性ならびにホルモン性調節機構を持つ主な理由である（図 131, 132）．

脳はケトン体を燃料として利用できるように代謝的に適応できる―興味あることは，数日間の飢餓状態が続いた後では，脳は代替エネルギー源としてケトン体（肝臓で作られる脂肪酸代謝の産物，図 133）を利用する能力（酵素）を発達させる．この能力は新生児には存在するが，小児期以降は失われる．

脳の酸素に対する依存性

脳細胞は酸素欠乏に対して非常に敏感である―成人では 10 秒間の無酸素状態（酸素欠乏症，極端な低酸素状態）は，意識と高次脳機能の喪失（めまい）が起こる．数分間の低酸素状態は昏睡と，不可逆的な脳の傷害に至る．最初は高次皮質機能と大脳基底核構造が傷害される．遂には延髄（最も低酸素に抵抗性がある）の生命を司る呼吸中枢の機能が喪失するために，死が起こる．

脳は高い酸素消費率を持っている―成人男子では，脳重量は約 1.4 kg（3 lb）（女子では 1.25 kg）であるが，脳の酸素消費率は 1 分間に約 50 mL/分 である．したがって，脳の重さは体重のたった 2 ％に過ぎないけれども，その酸素消費率（代謝率）は全体重の 20 ％にもなる．

高いエネルギー要求の細胞学的基盤―脳の働きは種々の電気化学的電位の形成と伝播，シナプス伝達，及び電気化学的能力の統合機能によって行われており，その細胞機能を行うためには固有のイオン勾配を維持することが必要である（図 10, 11, 15）．この仕事を行うために，脳細胞膜には身体内でナトリウム−カリウム・ポンプが最大に濃縮して含まれている．これらのポンプは ATP によって駆動されており，脳に最も高濃度に存在する形質膜酵素の Na-K-ATPase の働きによって行われている．このナトリウム・ポンプは脳で産生される大部分の ATP を使用している（図 10）．

脳細胞は主にシナプス（部位）にたくさんのミトコンドリアを持っている―脳細胞が必要とする大量の ATP を産生するために，クエン酸回路/酸化的リン酸化経路が利用される（図 6）．これは，脳がニューロンのシナプス内に高い濃度のミトコンドリアを含み，酸素に大きい依存性を持っていることからもわかる．ミトコンドリアの指標酵素であるチトクローム酸化酵素で脳組織を染色すると，脳のシナプスが豊富にある領域に高い活性が示されている．

ニューロンのシナプスとシナプスの多い領野は主要なエネルギー消費部位である――一般に，シナプスの多い灰白質領野は高い物質代謝率を持っているが，シナプスのない白質領野（有髄神経線維）は低い代謝率を示す．灰白質領野の中で，代謝率は脳の部位によって非常に異なる．前脳基底核および中脳下丘は非常に高い代謝率を示す．大脳および小脳の皮質は，中位に高い代謝率を示す．視床ならびに小脳と延髄の神経核は中程度の代謝率を示す．最も低い代謝率は脊髄の白質と結びついている．

脳血流量と機能に伴う変化

脳の高い血流量は部位によって異なる―脳組織の高い酸素およびブドウ糖の要求を支えるために，脳は広範にわたる血管分布と大量の効率的な血流量（750 mL/min, 全身体の血流量の 15 ％）を持っている．脳の異なった部位の血流量はそれぞれ異なっているが，大ざっぱにはそれぞれの領野の酸素消費率と相互に対応している．

脳の局所的血流量は測定可能で，脳の活動に依存している―機能的 MRI（fMRI, 核磁気共鳴画像法）や PET（ポジトロン放射断層撮影法）のような種々の近代的非侵襲性方法を用いて，健康で完全な人間が異なった条件にあるときに，脳の異なった領域の血流量を測定することができる．一般的にある特定の部位で神経活動が増加すると，その領域の血流量が増加して酸素とブドウ糖の供給が増え，二酸化炭素の除去が増加する．

局所的血流量は高い脳機能をもつ部位に限局させるのを助ける―前頭葉領野は安静時でも平均的活動を上回っている状態を示した．脳の活動は痛みや心配のみならず，黙想，問題解決，計画などを行っている間にも増大する．単なる読書は側頭葉視覚領野の活動を増加させるが，本で読んだ物事を考えるときには，頭頂葉と側頭葉の連合領野にまで脳の活動が広がる．言葉を注意深く聴くときは，側頭・頭頂葉領域の活動が増大する．言葉を喋るときは，ブローカ領野と左脳半球の言語野が活性化され，両方の半球の言語感覚領野（口唇，舌，顔）の活動が高まる．言葉について考えるときには，言語の理解と計画を含む前頭葉，頭頂葉および側頭葉（ウェルニッケ領野）の大きな部位が活性化される（図 111）．

脳の血流量の変化は脳の病気で起こる―精神分裂病（統合失調症）またはうつ病や痴呆のような老人性異常，例えば認知と記憶能力機能の低下を含むアルツハイマー病などの精神病のような脳や精神の病気では，脳血流量/代謝活動の低下と結びついている．痙攣を起こすてんかんのような脳の病気は，過剰な脳の電気活動が引き起こされて，血流量と代謝活動の増加が生ずる．

CN：I には赤色を，E には暗い色を用いる．

1．上方左角の図から始めて，頁の右側の図にすすむ．
2．示されている脳の矢状断は，脳の構造を示すためにいくつかの図を合成するように企画されたものであることに注意しながら，代謝率の図に色を塗る．右方の図で，高い活動と低い活動の一般的領野を示す線の部分のみ色を塗るように注意する．
3．下方の枠内図で，影をつけた部分にのみ色を塗る．

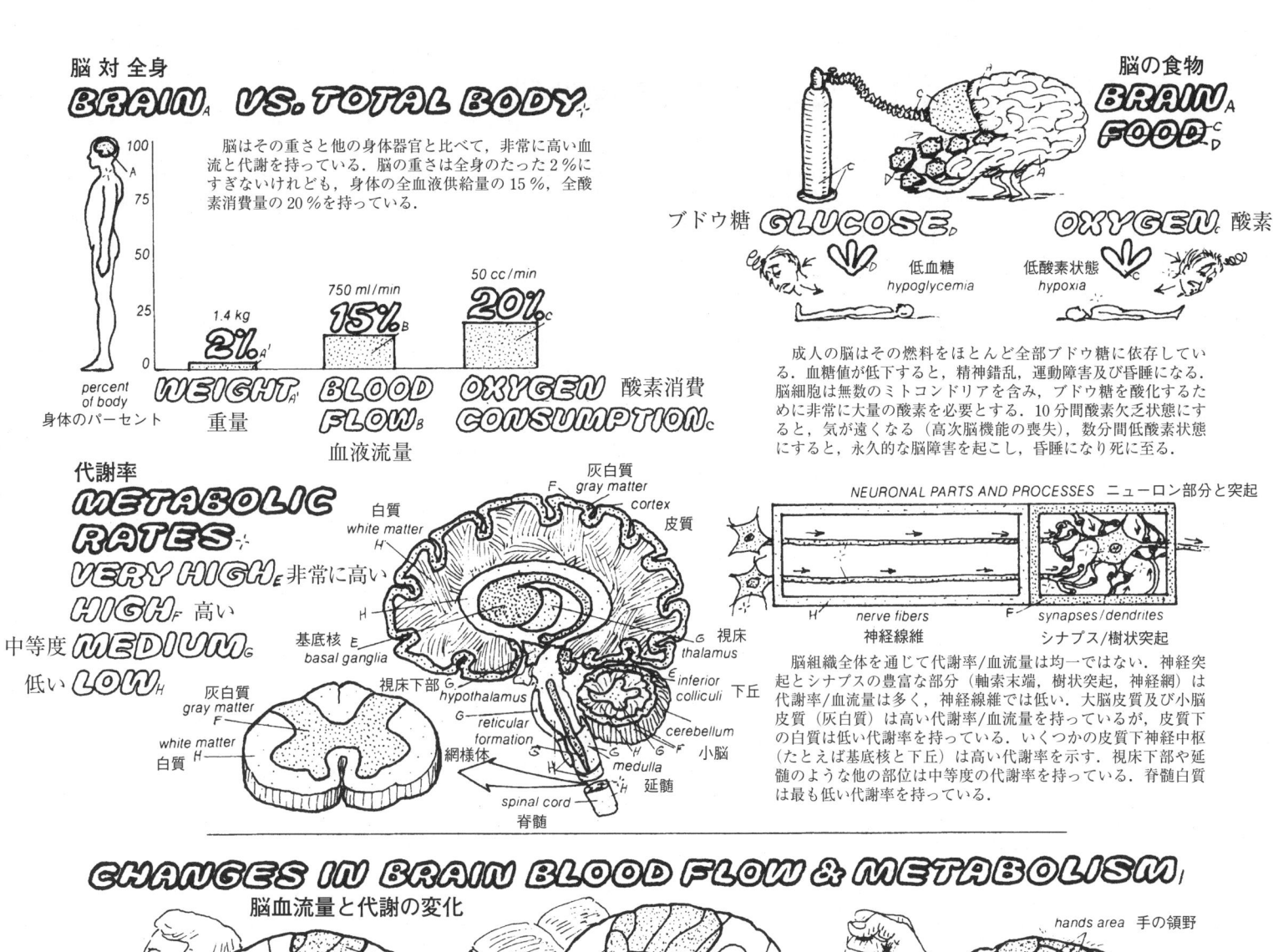

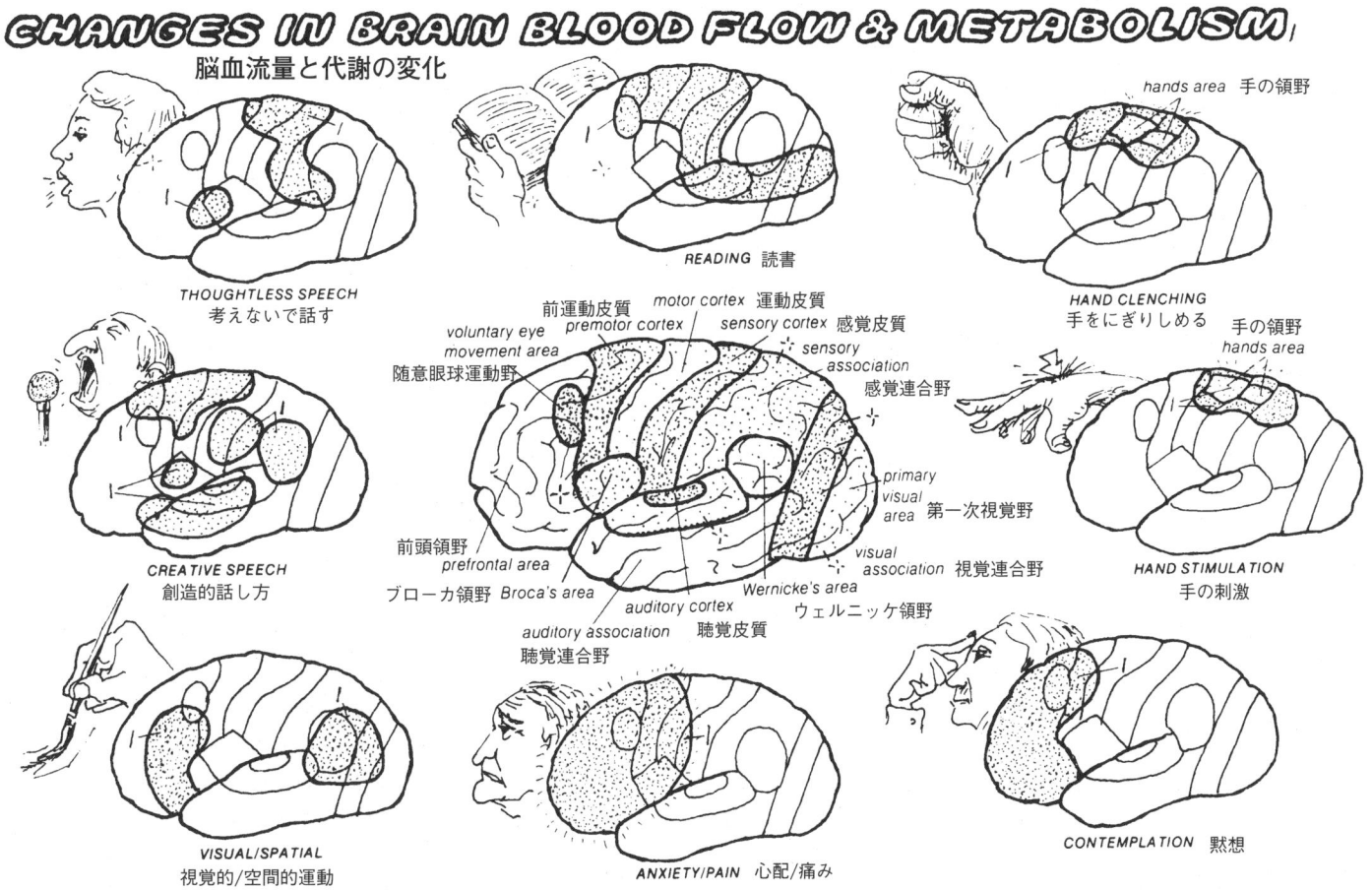

脳 対 全身
BRAIN VS. TOTAL BODY

脳はその重さと他の身体器官と比べて、非常に高い血流と代謝を持っている。脳の重さは全身のたった2%にすぎないけれども、身体の全血液供給量の15%、全酸素消費量の20%を持っている。

- 1.4 kg **2%** percent of body / 身体のパーセント — **WEIGHT** 重量
- 750 ml/min **15%** — **BLOOD FLOW** 血液流量
- 50 cc/min **20%** — **OXYGEN CONSUMPTION** 酸素消費

脳の食物 / BRAIN FOOD

GLUCOSE ブドウ糖 — 低血糖 hypoglycemia
OXYGEN 酸素 — 低酸素状態 hypoxia

成人の脳はその燃料をほとんど全部ブドウ糖に依存している。血糖値が低下すると、精神錯乱、運動障害及び昏睡になる。脳細胞は無数のミトコンドリアを含み、ブドウ糖を酸化するために非常に大量の酸素を必要とする。10分間酸素欠乏状態にすると、気が遠くなる（高次脳機能の喪失）、数分間低酸素状態にすると、永久的な脳障害を起こし、昏睡になり死に至る。

代謝率 / METABOLIC RATES

- VERY HIGH 非常に高い
- HIGH 高い
- MEDIUM 中等度
- LOW 低い

灰白質 gray matter / 白質 white matter
皮質 cortex / 基底核 basal ganglia
視床下部 hypothalamus / 視床 thalamus
下丘 inferior colliculi / 小脳 cerebellum
網様体 reticular formation / 延髄 medulla
脊髄 spinal cord

NEURONAL PARTS AND PROCESSES ニューロン部分と突起

nerve fibers 神経線維 / synapses/dendrites シナプス・樹状突起

脳組織全体を通じて代謝率/血流量は均一ではない。神経突起とシナプスの豊富な部分（軸索末端、樹状突起、神経網）は代謝率/血流量は多く、神経線維では低い。大脳皮質及び小脳皮質（灰白質）は高い代謝率/血流量を持っているが、皮質下の白質は低い代謝率を持っている。いくつかの皮質下神経中枢（たとえば基底核と下丘）は高い代謝率を示す。視床下部や延髄のような他の部位は中等度の代謝を持っている。脊髄白質は最も低い代謝率を持っている。

CHANGES IN BRAIN BLOOD FLOW & METABOLISM
脳血流量と代謝の変化

- THOUGHTLESS SPEECH 考えないで話す
- READING 読書
- HAND CLENCHING 手をにぎりしめる — hands area 手の領野
- CREATIVE SPEECH 創造的話し方
- HAND STIMULATION 手の刺激 — hands area 手の領野
- VISUAL/SPATIAL 視覚的/空間的運動
- ANXIETY/PAIN 心配/痛み
- CONTEMPLATION 黙想

motor cortex 運動皮質 / premotor cortex 前運動皮質
voluntary eye movement area 随意眼球運動野
sensory cortex 感覚皮質 / sensory association 感覚連合野
prefrontal area 前頭領野 / Broca's area ブローカ領野
primary visual area 第一次視覚野 / visual association 視覚連合野
Wernicke's area ウェルニッケ領野
auditory cortex 聴覚皮質 / auditory association 聴覚連合野

種々異なった生理的及び心理的状態では、異なった脳の領域がその血流と活動を変化させる。人が右の手を握りしめると、左脳半球の運動皮質の前運動皮質と手の領域の血流量が増加する。感覚皮質でも同様な増加がみられることである。安静にして黙想している時には、脳の活動は後方野よりも前頭野で高い。集中したり、認識したり、心配したり、痛い時には、前頭葉の活動が著明に増加するが、このことは、このような精神状態では前頭野が重要であることを示している。黙って読書している時には、視覚連合野と前運動皮質の随意眼球運動のための領野の活動が増加する。自分の考えを表現するような集中的な話し方は、ウェルニッケ領野及びブローカ領野はもちろん、聴覚性及び運動性言語皮質の活動を増加させる。

内分泌系とホルモンによる情報伝達の型

身体における構成の重要性は，身体の概念が1つの"有機体"として関わりを持っていることにある．組織化されるためには，身体の部分はお互いに同調しあって，外部環境と調和して働くように調節されなければならない．この調節は神経系と内分泌系によって行われる．神経系は神経信号を末梢神経に沿って送って，非常に早く数秒以内で内臓の働きを調整する．速いといってもこれらの効果（例えば，血圧，呼吸，および体温の変化）は，比較的短時間しか続かない．

内分泌系のホルモンはゆっくりだが，長く続く効果を現わす—神経系とは異なって，内分泌系のホルモンは血液中に分泌されてゆっくりと作用し，その効果が出るまでに数分から数時間あるいは数日かかる；しかしながら，これらの効果は神経によって生ずるものよりも長い期間続く．ホルモンは内分泌腺の細胞から血流中に微量に分泌される化学物質である．ホルモンは循環系を通って移動し，その標的臓器の細胞の適切な受容体と結合して，成長，代謝，あるいはこれらの臓器の機能にとって望ましい効果を誘発する．

神経内分泌調節—神経系と内分泌系はお互いの活動を調節することができるばかりでなく，身体機能にとって好ましい変化をもたらすように働いている．このホルモンによる情報伝達に神経内分泌系が特別に有利な点は，環境と脳の系の両方に対する内分泌系の効果を仲介できるからである．神経内分泌による情報伝達のいろいろな型については，以下に短く概要を述べる．

身体の内分泌腺—内分泌腺は異なったホルモンの分泌機能を持つ内分泌細胞の塊である．主な内分泌腺には，松果体（メラトニン），下垂体前葉（成長ホルモン，向腺ホルモン），下垂体後葉（ADH，オキシトシン），甲状腺（サイロキシン，T3），上皮小体（パラトルモン），副腎皮質（コルチコステロイド類），副腎髄質（カテコールアミン類），膵小島（インスリンとグルカゴン）および精巣（男性ステロイド，インヒビン）と卵巣（女性ステロイド，インヒビン）が含まれる．これらの内分泌腺とそのホルモンの働きについては，次の図版で詳細に述べる．

部分的内分泌機能を持つ臓器—内分泌機能を持つ細胞のもう1つの分類に属するものは個々に散在して見出されていたり，あるいは明らかに非内分泌機能を持つ他の臓器の中に小さい集合体として存在する．これらの臓器は腎臓（レニン，エリスロポイエチン，カルシトリオール），肝臓（ソマトメジン），胸腺（サイモシン），視床下部（視床下部ホルモン類），心臓（ナトリウム利尿ペプチド），胃（ガストリン），十二指腸（セクレチン，CCK，GIP）である．精巣と卵巣もこの分類に入ると考えられるが，それらはまた男性および女性配偶子をも産生しているからである．その他の臓器内の内分泌細胞の位置は，それらが存在する臓器と内分泌細胞の間のある特殊な関係によって示される．例えば，腎臓は血圧の効果を感知してレニンを分泌して，この欠陥を補っている．

ホルモン分泌による情報伝達の型

内分泌-標的腺間の相互作用はホルモン連絡の最も簡単な型である—ホルモンは本来，内分泌腺（細胞）によって血液中に分泌され標的器官にいき，そこの細胞の活動に影響を与えるものと考えられている．このように，純粋にホルモンによって行われる情報伝達の型は，今でも多くの内分泌腺やホルモンに見られる．例えば膵島（インスリンとグルカゴン）がそれである．ホルモンによる情報伝達はまた2つの内分泌腺の間でも行われる．例えば脳下垂体前葉は数種類の向腺ホルモンを分泌し，それが他の内分泌腺（標的内分泌腺）を刺激して，その腺から別のホルモン（標的分泌腺ホルモン）を分泌させる．

神経内分泌の情報伝達のいくつかの型は身体機能に及ぼす脳の影響を仲介する

直接的神経分泌の調節—最も単純な場合，脳の視床下部内のある種の神経細胞の軸索が下垂体後葉にまで伸びて，ホルモン（例えば，ADH）を直接に血流中に分泌して，それらの標的臓器（腎臓）にまで達する．より複雑な型は視床下部の神経細胞が調節ホルモンを，脳下垂体と視床下部とを結びつけている脳下垂体門脈の中に分泌する型であり，その分泌物が下垂体前葉からのホルモン分泌を調節している（例えば成長ホルモンとプロラクチン）のである．前葉ホルモンはそれぞれの標的臓器（例えば脂肪組織と乳腺）に至る．

脳-下垂体前葉-標的腺型相互作用—最も複雑な型は，次のようなものである．下垂体前葉ホルモン（例えばACTH）は前述のように視床下部のホルモン（CRH）によって分泌されるが，この型ではそれが血行を介して標的内分泌腺（副腎皮質）を刺激するのである．そこから最終的に標的内分泌腺ホルモン（コルチゾール）が分泌され，血行を介して標的器官（例えば肝臓）に行くという型である．

自律神経系は内分泌ホルモンの調節を行う—更にまた異なった型がある．これは自律神経からの信号により，内分泌腺が直接反応してホルモンを分泌するもので，例えば交感神経からの信号により副腎髄質や松果体からホルモンが分泌されるのが，この例である．

パラクリン型とオートクリン型のホルモンによる情報伝達

最近見出されたもので，局所または"組織"ホルモンによるものである．この型ではホルモンの定義を特別なパラクリン細胞によって分泌され，組織の細胞間隙に直接入り込む物質，と拡大しなければならない．このホルモンは細胞間隙の，短い距離を拡散し近くの細胞に働く（パラクリン効果）か，または同じ細胞に働く（オートクリン効果）．したがってそのパラクリン細胞が，血液中にある細胞でない限りこの局所ホルモンは血液によっては運ばれない．パラクリン型は多くの細胞で見られる．いろいろな局所的な調節機能を持っているプロスタグランジンは，このパラクリン型の良い例である．多くの成長因子はそれらの標的細胞に対してオートクリンあるいはパラクリンの方法でその効果を現す．

CN：Dを赤で，HとJは暗い色で塗りなさい．
1．左の内分泌腺から始めて，上の図を全部同じ色で塗りなさい（A）．次に右の欄にある器官を塗りなさい（B）．
2．下の図を最後に塗りなさい．次の図に進む前に，同じ情報伝達をする型を全部，塗りなさい．

ENDOCRINE GLANDS 内分泌腺

- PINEAL 松果体
- PITUITARY 下垂体
- THYROID 甲状腺
- PARATHYROID 上皮小体
- PANCREAS 膵臓（副甲状腺）
- ADRENAL 副腎
- OVARY 卵巣
- TESTIS 精巣

内分泌腺はホルモンを血液中に分泌する．主に内分泌機能を持っていると古くからいわれ内分泌腺は松果体，脳下垂体，甲状腺，上皮小体，膵島，副腎，精巣と卵巣である．精巣と卵巣はまた，配偶子を作る．

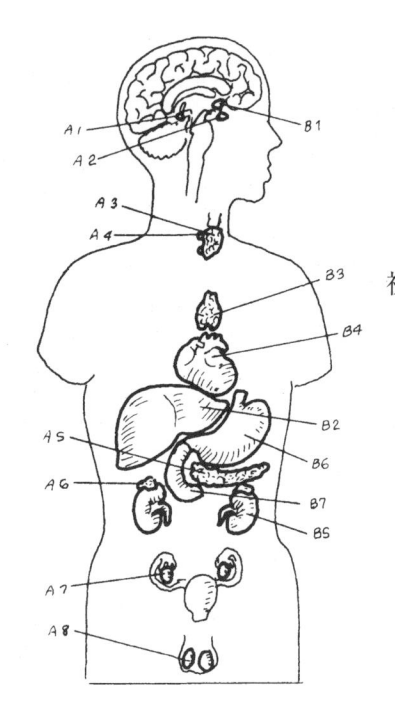

一部に内分泌機能をもつ臓器 ORGANS WITH PARTLY ENDOCRINE FUNCTION

- 視床下部 HYPOTHALAMUS
- 肝臓 LIVER
- 胸腺 THYMUS
- 心臓 HEART
- 腎臓 KIDNEY
- 胃 STOMACH
- 十二指腸 DUODENUM

ある器官はバラバラの，または集団をなした内分泌細胞を持っている．ホルモンはこれらの細胞から分泌される．その器官とは視床下部，肝臓，甲状腺，心臓，腎臓，胃，十二指腸であり，精巣と卵巣をこの中に入れる事もできる．

FORMS OF HORMONAL COMMUNICATION ホルモンによる情報伝達の型

1. 内分泌型 ENDOCRINE

血液循環 BLOOD CIRCULATION
心臓 heart
A: CELL HORMONE — TARGET CELL RECEPTOR 標的細胞 受容体
細胞ホルモン
B: TARGET GLAND CELL — HORMONE RECEPTOR 標的腺細胞

ホルモンは血液の中に分泌され，遠くにある標的細胞（器官）の機能を調節する．最も単純な型は，内分泌細胞からのホルモンが血液によって標的細胞（そのホルモンに対する受容体を持っている）に運ばれるものである．少し複雑な型では，伝達は2つの内分泌腺の間で行われる．1つの腺が他の標的となる．より複雑な型では脳と内分泌腺が相互に影響しあう．こうして神経細胞はホルモンを体循環の血中に直接分泌するか，あるいは神経細胞は下垂体にその分泌物が届くように，下垂体門脈系の血液中にホルモンを分泌する．下垂体細胞はこのホルモンによって向腺ホルモンを分泌し，標的器官または他の標的内分泌腺に作用する．更に神経細胞はまた直接内分泌腺を刺激することもできる．

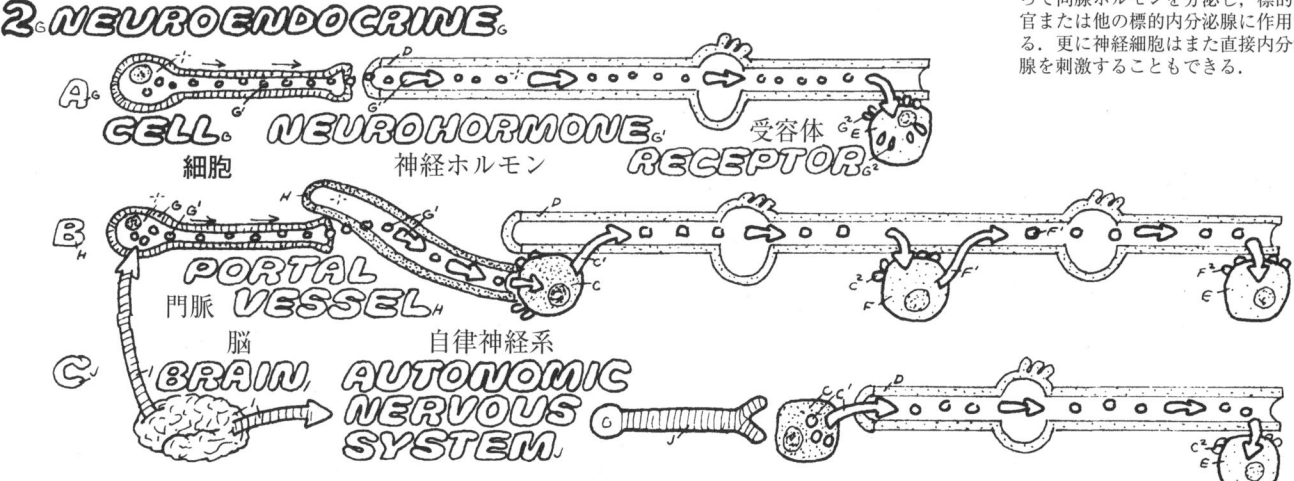

2. 神経内分泌型 NEUROENDOCRINE

A: CELL NEUROHORMONE RECEPTOR 受容体
細胞 神経ホルモン
B: PORTAL VESSEL 門脈
C: BRAIN AUTONOMIC NERVOUS SYSTEM 脳 自律神経系

3. パラクリン型 PARACRINE (LOCAL TISSUE ENVIRONMENT 局所組織環境)

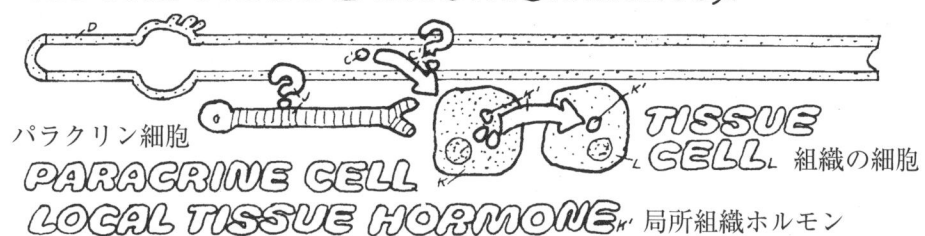

PARACRINE CELL パラクリン細胞
LOCAL TISSUE HORMONE 局所組織ホルモン
TISSUE CELL 組織の細胞

局所ホルモンによる情報伝達では，パラクリン細胞が組織ホルモンを細胞外液の中に分泌し，血液によらずに拡散により近くの標的細胞に達する．

AUTOCRINE オートクリン型

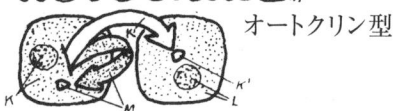

局所ホルモンはまた，それを分泌した細胞に働くこともある（オートクリン）．

ホルモン作用の細胞機構

身体は多くのホルモンを持っていて，成長，代謝過程，機能活動を含む広範な種類の働きを現す．これらのホルモン類は2つの主なグループ，すなわち速く働く型と遅く働く型に分けられるが，それぞれは細胞活動の異なった機構で働いている．これらのグループのそれぞれ個々のものは，細胞作用の一般的図式の上ではわずかな変化を示すに過ぎない．

ゆっくり作用するホルモンは，核内受容体とタンパク合成を経由して作用する

ゆっくり作用するホルモンには，ビタミンD_3（カルシトリオール）から由来するホルモンのみならず，副腎皮質および性腺（精巣と卵巣）のステロイド・ホルモンならびに甲状腺のアミン・ホルモンがある．それらの作用は核の受容体との結合と，タンパクの合成に関係している．これらのホルモンの働きは深いが，ゆっくり―数時間から数日―現れて，長い間続く．

血漿タンパクとの結合―放出されたステロイドあるいは甲状腺ホルモンの10％以下が"遊離"型として血中を循環する．残りは肝臓でつくられる特殊な血漿結合性タンパクと結合しているが，ホルモンの"遊離"型は生理的調節を行うものとして働き，腎臓でろ過により失われるのを防いでいる．

活性型ホルモンへの変換―いくつかの組織内では，ホルモンは，まずより活性化型へ変換される．サイロキシン（T4）は血漿中の主要な甲状腺ホルモンであるが，最初に標的細胞内でトリヨードサイロニン（T3）に変換されるが，これがこのホルモンの細胞活性化型である．いくつかのステロイド・ホルモンは，同じような変化をする．精巣ホルモンのテストステロンはジヒドロテストステロンへ，さらにエストロゲンにまで変換される．

核受容体との結合―標的細胞の中では，ステロイド・ホルモンあるいは甲状腺ホルモンは細胞の核の中に入り込んで，それぞれ特殊核受容体と結合する．これらの受容体タンパクはホルモンと結合する部位と，核のDNA（遺伝子）と相互作用するDNA結合領域とを持っている．

転写とタンパク合成の開始―それぞれの受容体は，DNA（特殊遺伝子）の特殊タンパクと結合して転写過程を誘導し，特殊なmRNA（伝令RNA）の合成を引き起こして，細胞質内に移動する．そこでその暗号は翻訳されて特殊タンパクの合成が起こり，それがホルモンの目的とする働きを行う．

特殊タンパクはホルモンの働きを行う―ホルモンの刺激は酵素，受容体あるいは他の機能タンパクをつくり出す．その構造と機能はホルモンの型と標的組織によって異なる．細胞内でこれらの色々で機能的に異なる遺伝子産物（タンパク質）は，それぞれの標的組織内で種々のステロイド・ホルモンと甲状腺ホルモンの結びついた生理効果をひき起こす原因になっている．

急速に働くホルモンは膜受容体，Gタンパクおよび第二次メッセンジャーを経由して働く

急速に働くホルモン群には，視床下部，下垂体，膵臓，および胃腸管のペプチド・ホルモンと副腎髄質のカテコールアミンがある．これらのホルモンは形質膜の受容体と結合して細胞内メッセンジャーを放出し，細胞酵素を活性化させて，数秒以内に特殊なホルモン作用を生ずる．しかしながら，これらの効果は長くは続かない．

膜受容体との結合―ペプチド・ホルモンとカテコールアミン・ホルモンは，標的細胞内の曲がりくねった形をした"膜受容体"と結合する．それぞれのホルモンは，それ自身特異的な受容体を持っている．これらの受容体は，ホルモンとの結合部位と他の膜成分と相互作用を起こす部位とを持っている．

ホルモンの受容体はGタンパクと相互作用する―ホルモンが膜受容体と結合すると，Gタンパクと呼ばれるもう1つの調節性膜タンパクを活性化する．これらの異なった調節タンパクは膜の受容体タンパクが他のタンパクと相互に作用して，その結果，効果器タンパクの活性化あるいは抑制化を生じさせるのに役立っている．数多くのGタンパクが見つかっている．多くのホルモンや神経伝達物質や他の第二次メッセンジャー（化学信号）などは，Gタンパクを通して働く．

Gタンパクは膜酵素と相互に作用して第二次メッセンジャーを放出する―Gタンパクの活性化は，酵素（アデニル酸シクラーゼ），イオン・チャンネル（カルシウム・チャンネル），あるいは他の膜受容体のような膜の効果器の活性化を生ずる．Gタンパクと酵素効果器との相互作用は，第二次メッセンジャーの生成と放出をもたらす．第二次メッセンジャーは細胞内の化学的信号として作用して，ホルモンの細胞での働きを開始させる．環状AMP，環状GMP，カルシウム，イノシトール3リン酸（IP_3）などを含むいくつかの第二次メッセンジャーが知られている（図12〜14）．

細胞内メッセンジャーとしての環状AMP（cAMP）の役割―Gタンパクの仲介を通して，カテコールアミンおよびグルカゴンやゴナドトロピンのようなペプチド・ホルモンの結合は，膜酵素のアデニル酸シクラーゼの活性化が起こり，ATPがcAMPに変換される．cAMPはタンパク・キナーゼと結合して，それが次にリン酸化することによって不活性の酵素を活性化する．リン酸化されたタンパクは，次にホルモンの作用と結びついた生理的効果を開始させる．たとえば，膵臓のホルモンのグルカゴンおよび副腎髄質から出るエピネフリンは，両方ともこの機構を使って肝臓からブドウ糖の放出を増加させる．このような一連の反応連鎖が有利な点の1つは，信号と効果を増幅できることである．このようにして単一のホルモン分子は，数千のcAMP分子を形成し，それが次に数百万のリン酸化された酵素を産生し，さらに数千万のブドウ糖分子を数秒以内に産生する．

細胞内メッセンジャーとしてのカルシウムの役割―いくつかの標的細胞内では，ホルモン－受容体－Gタンパク複合体の一連の反応は，カルシウム・チャンネルを活性化して細胞外のカルシウム・イオンが細胞内に流入するのを増加させる．カルシウムはまた細胞内の貯蔵部位からも遊離される．カルシウムはカルモジュリンと呼ばれる調節タンパクと結合して，それを活性化する．活性化されたカルモジュリンは次にタンパク・キナーゼを活性化して，いくつかの不活性のタンパクをリン酸化してそれを活性化型に変形させる．cAMPの場合のように，これらの効果はまた元のホルモンの信号を増幅させる．

いくつかの急速に働くホルモン（たとえば，インスリンと成長ホルモン）は膜の酵素受容体を経由して作用する―インスリンのようなペプチド・ホルモンもまた膜受容体と結合するが，その作用にはGタンパクも第二次メッセンジャーも含まれない．その代わりに，受容体は1つの酵素（チロシン・キナーゼ）として働く細胞内領域を持っている．ホルモンの結合はこの受容体酵素を活性化して，標準の第二次メッセンジャーに含まれない種々の信号系を生ずる．成長ホルモンは同様な方式で作用する．

CN：Aには赤を，C，I，Jには暗い色を塗りなさい．
1．上部を横切っている血液循環（A）から始める．
2．右上方の図でホルモン結合タンパク（A^1）と結合するステロイド・ホルモン（C）に色を塗る．次にステロイド・ホルモンに対しては灰色の数字順の1〜12に色を塗る．上左方の角では，甲状腺ホルモン（I）の1〜4段階に対しても同様にする．
3．（J）と（J^1）に対して下方の連鎖に色を塗る．

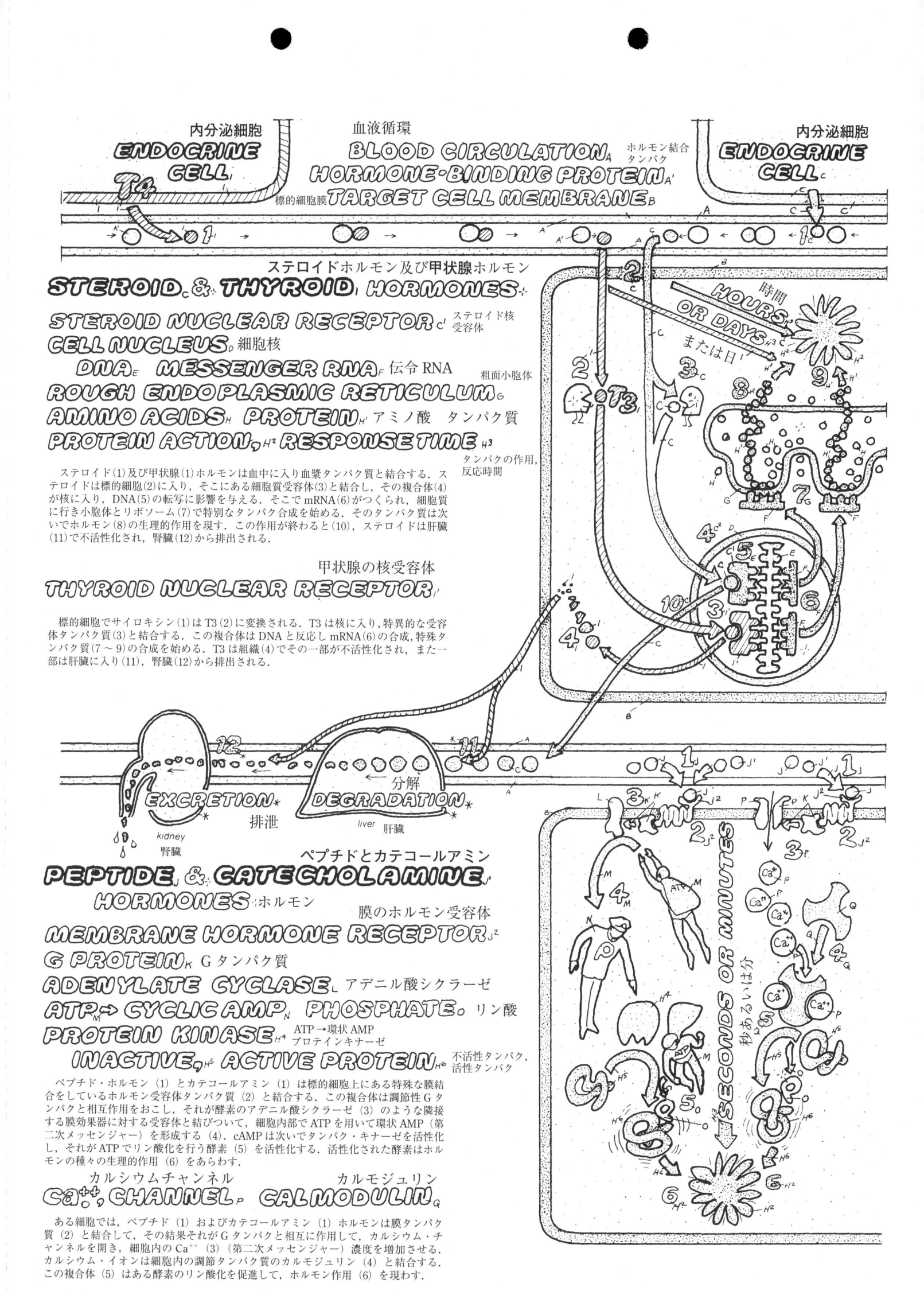

ENDOCRINE CELL
BLOOD CIRCULATION
HORMONE-BINDING PROTEIN
TARGET CELL MEMBRANE
ENDOCRINE CELL

内分泌細胞　血液循環　ホルモン結合タンパク　標的細胞膜　内分泌細胞

STEROID & THYROID HORMONES
ステロイドホルモン及び甲状腺ホルモン

STEROID NUCLEAR RECEPTOR ステロイド核受容体
CELL NUCLEUS 細胞核
DNA　MESSENGER RNA 伝令RNA
ROUGH ENDOPLASMIC RETICULUM 粗面小胞体
AMINO ACIDS　PROTEIN アミノ酸　タンパク質
PROTEIN ACTION　RESPONSE TIME タンパクの作用, 反応時間

ステロイド(1)及び甲状腺(1)ホルモンは血中に入り血漿タンパク質と結合する．ステロイドは標的細胞(2)に入り，そこにある細胞質受容体(3)と結合し，その複合体(4)が核に入り，DNA(5)の転写に影響を与える．そこでmRNA(6)がつくられ，細胞質に行き小胞体とリボソーム(7)で特別なタンパク合成を始める．そのタンパク質は次いでホルモン(8)の生理的作用を現す．この作用が終わると(10)，ステロイドは肝臓(11)で不活性化され，腎臓(12)から排出される．

THYROID NUCLEAR RECEPTOR
甲状腺の核受容体

標的細胞でサイロキシン(1)はT3(2)に変換される．T3は核に入り，特異的な受容体タンパク質(3)と結合する．この複合体はDNAと反応しmRNA(6)の合成，特殊タンパク質(7〜9)の合成を始める．T3は組織(4)でその一部が不活性化され，また一部は肝臓に入り(11)，腎臓(12)から排出される．

HOURS OR DAYS 時間または日

EXCRETION 排泄　kidney 腎臓
DEGRADATION 分解　liver 肝臓

PEPTIDE & CATECHOLAMINE HORMONES
ペプチドとカテコールアミンホルモン

MEMBRANE HORMONE RECEPTOR 膜のホルモン受容体
G PROTEIN Gタンパク質
ADENYLATE CYCLASE アデニル酸シクラーゼ
ATP → CYCLIC AMP　PHOSPHATE ATP→環状AMP　リン酸
PROTEIN KINASE プロテインキナーゼ
INACTIVE, ACTIVE PROTEIN 不活性タンパク, 活性タンパク

ペプチド・ホルモン(1)とカテコールアミン(1)は標的細胞上にある特殊な膜結合をしているホルモン受容体タンパク質(2)と結合する．この複合体は調節性Gタンパクと相互作用をおこし，それが酵素のアデニル酸シクラーゼ(3)のような隣接する膜効果器に対する受容体と結びついて，細胞内部でATPを用いて環状AMP（第二次メッセンジャー）を形成する(4)．cAMPは次いでタンパク・キナーゼを活性化し，それがATPでリン酸化を行う酵素(5)を活性化する．活性化された酵素はホルモンの種々の生理的作用(6)をあらわす．

Ca++ CHANNEL　CALMODULIN
カルシウムチャンネル　カルモジュリン

SECONDS OR MINUTES 秒あるいは分

ある細胞では，ペプチド(1)およびカテコールアミン(1)ホルモンは膜タンパク質(2)と結合して，その結果それがGタンパクと相互に作用して，カルシウム・チャンネルを開き，細胞内のCa++(3)（第二次メッセンジャー）濃度を増加させる．カルシウム・イオンは細胞内の調節タンパク質のカルモジュリン(4)と結合する．この複合体(5)はある酵素のリン酸化を促進して，ホルモン作用(6)を現わす．

ホルモン性調節の機構

ホルモンは多くの細胞に働き，その代謝機能に影響を及ぼす．その効果を適切に発現するため，ホルモンは適当量分泌されるように，こまかく調節されなければならない．身体の多くの病気は不適当なホルモン分泌によって起こる．その調節はすべての内分泌機能とホルモンの作用の基本である．

自己調節と脳を仲介する調節はホルモン性調節の2つの主要な機構である

分泌されるホルモン量を生理的な範囲内にあるように，そしてまた必要に応じて分泌されるように，内分泌系は2つの調節機構を持っている．1つの型は自己調節系である．ここでは血中ホルモン量と，ホルモンによる生理的作用が自動的に関与しあって，分泌が調節されている．すなわち，ホルモンの量とその作用は，一定の範囲内にあるように規定されている．第二の調節機構は神経系の助けによる．これは自己調節機構よりも強い影響を内分泌系に与え，新しいホルモン性の反応を起こさせ，ホルモンの分泌に新しい基準を与える．

フィードバック系はホルモン値の自己調節を確実にする——物理的系および生物的系の活動は入力と出力を含んでいる．自己調節系では，出力は入力に対する調節をもたらす（フィードバック調節）．入力と出力との関係が逆関係であれば，出力が増加すると入力は減少する．この調節を負のフィードバックという．両者の関係が正であれば出力が増えると入力は更に増加する．これを正のフィードバックという．

負のフィードバックは平衡を確実にする——一般的に，負のフィードバック機構はその系の安定性と，平衡を保ち，そしてセット・ポイントを維持させる．生理的な恒常性機構はすべて負のフィードバックによって行われている．多くの内分泌腺とそのホルモン調節も，この部類に入る．正のフィードバックは不平衡と悪循環を引き起こし，周期を乱すような傾向にあるから，ホルモン状態を異常にし病気を引き起こしかねない．正常に起こる現象は，しばしばホルモンとそれらの視床下部調節機構の間で起こる正のフィードバックに依存している．排卵と出産はこの例である（図155，158）．

単純な負のフィードバックは多くのホルモンとその血液効果を調節する——体の中のホルモン分泌の調節は，複雑さの異なったレベルで行われている．単純なホルモン調節には，1つの内分泌腺だけが含まれる．ここでは，1つの内分泌腺からの1つのホルモン分泌は，直接に負のフィードバックを通して，そのホルモンの調節がなされている生理学的変数あるいは指標の血漿中の濃度により，調節されている．内分泌細胞は通常その変数の血液中のレベルを感知する同じような機構の受容体を持っている．

例えば血漿中 Ca^{2+} 濃度が減ると上皮小体（旁甲状腺）から上皮小体ホルモンの分泌が増加する．このホルモンは骨に働いて Ca の放出を引き起こす．血中 Ca 量が増加すると，上皮小体ホルモンの分泌は抑制される（図120）．この負のフィードバック機構は，常に血漿中の Ca 量を一定に保つのに役立つ．他の例は膵島からのインスリンとグルカゴンによる血糖値の調節である（図123）．これらの例に見られる単純な分泌調節機構と自律的な負のフィードバック機構は，内部環境の生理的な変動に対して（例えば血糖と血漿中 Ca^{2+} 量）恒常性を保ち，平衡を保つのに役立つのである．

複雑なホルモン性調節は下垂体前葉とその標的内分泌腺を含んでいる——複雑なホルモン調節系の場合では，ある内分泌腺からのホルモンによって分泌が調節されている．よく知られている例は甲状腺，副腎皮質と性腺の活動が下垂体によって調節されている場合である．もし下垂体を除去すると，これら3つの腺は萎縮し，そこからのホルモン分泌は著しく減少する．しかし，下垂体の抽出物を注射すると，萎縮した器官は再び発育し，分泌機能も回復する．このような下垂体の効果は特定の向性ホルモンによって現れてくる．向性ホルモンは，標的内分泌腺を刺激して発育させ，そこからのホルモン分泌を促進させる．また，これら向性ホルモンの分泌は負のフィードバックにより抑制される．これらのことから，かつては下垂体は"支配"的な分泌腺であると考えられていた．それは下垂体が，身体の機能に多くの影響を与えるホルモンを分泌する内分泌腺の活動を，その調和を保ちながら統合しているからである．後になって下垂体自体が脳に従属することが知られてきた．

神経内分泌軸はいくつかの内分泌腺とそれらのホルモンに対する脳の調節を仲介している

複雑な神経ホルモン性調節には下垂体前葉と視床下部が含まれる——脳と内分泌性の間の相互作用は，複雑な神経内分泌性調節によって仲介されている．下垂体は脳の一部である視床下部に付着しているが，内臓，情動，および性機能と関連している．

視床下部と脳下垂体前葉とは特別な門脈系により連絡されている．この門脈系を流れる血液は，視床下部にある神経分泌細胞の神経終末から分泌されるホルモンを直接下垂体細胞に運び，これら視床下部ホルモンは下垂体前葉からのホルモンの分泌を調節している．視床下部のある部分を電気刺激すると，神経ホルモンが放出されるが，それらは主にペプチドである．

このような機構は脳下垂体および間接的には下垂体ホルモンの標的内分泌腺に対しても，脳の調節があることを示している．このようにして気分，情緒，ストレス，周期的な神経活動，神経系によって伝達される外部の環境（光，音，温度，香り）などの影響は視床下部で統合され，内分泌系に伝えられるのである．標的内分泌腺と下垂体からのホルモンはひとたび血中に入ると，長経路及び短経路のフィードバック系を通して，視床下部の神経分泌細胞に負または正のフィードバックをかけ，ホルモン分泌を修飾する．下垂体細胞と同じように，視床下部のニューロンは特定の受容体を持っているので，血中ホルモンの濃度を感知することができる．

神経内分泌性調節は，また下垂体後葉，自律神経および副腎髄質を経由して働いている——神経系及び大脳は下垂体後葉をも介して同様にホルモン分泌を制御しうる．視床下部は体液量の調節，乳汁の分泌や分娩を，下垂体後葉から直接ホルモンを血中に分泌させることによって調節している．視床下部はまた，いくつかの内分泌腺からのホルモン分泌を，その腺を支配している交感，副交感神経の働きを修飾することによっても，すみやかにそして直接的に調節している．特別な例は副腎髄質では，そのカテコール・アミンの分泌は交感神経系によって制御されている．

CN：A, E, F, G に暗い色を塗りなさい．
1. 上から下へ塗り進みなさい．出力を示す矢印の大きさが出力の量を示していることに注意．
2. ホルモン調節の3つの方法についても，上から下に色を塗りなさい．

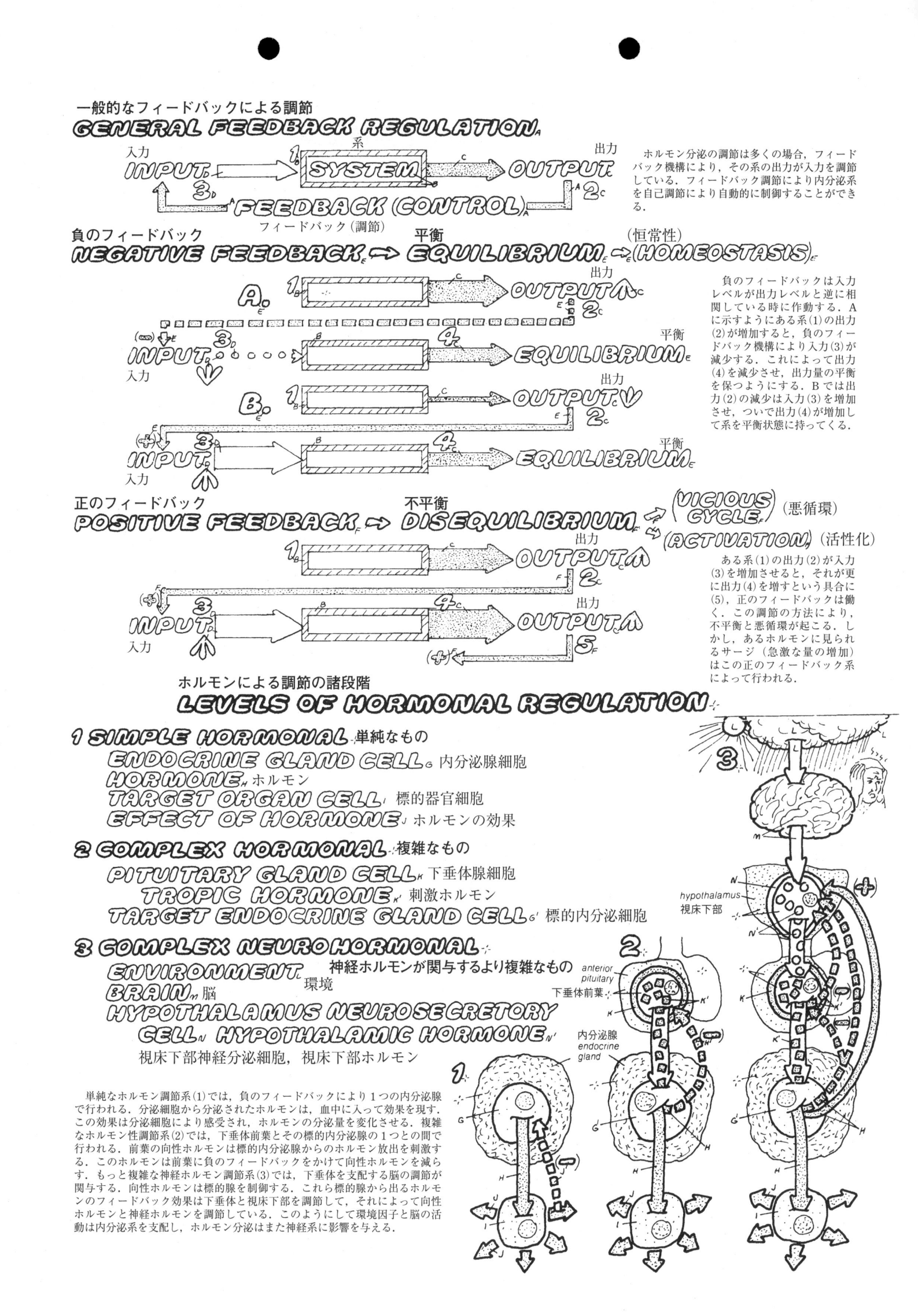

一般的なフィードバックによる調節
GENERAL FEEDBACK REGULATION

入力 → SYSTEM 系 → 出力 OUTPUT
FEEDBACK (CONTROL)
フィードバック (調節)

ホルモン分泌の調節は多くの場合，フィードバック機構により，その系の出力が入力を調節している．フィードバック調節により内分泌系を自己調節により自動的に制御することができる．

負のフィードバック　　　　　　平衡　　　　　　(恒常性)
NEGATIVE FEEDBACK → EQUILIBRIUM → (HOMEOSTASIS)

A. → OUTPUT ↑
INPUT ↓ → → EQUILIBRIUM

B. → OUTPUT ↓
INPUT ↑ → → EQUILIBRIUM

負のフィードバックは入力レベルが出力レベルと逆に相関している時に作動する．Aに示すようにある系(1)の出力(2)が増加すると，負のフィードバック機構により入力(3)が減少する．これによって出力(4)を減少させ，出力量の平衡を保つようにする．Bでは出力(2)の減少は入力(3)を増加させ，ついで出力(4)が増加して系を平衡状態に持ってくる．

正のフィードバック　　　　　　不平衡
POSITIVE FEEDBACK → DISEQUILIBRIUM → (VICIOUS CYCLE) (悪循環)
→ (ACTIVATION) (活性化)

→ OUTPUT ↑
INPUT ↑ → → OUTPUT ↑

ある系(1)の出力(2)が入力(3)を増加させると，それが更に出力(4)を増すという具合に(5)，正のフィードバックは働く．この調節の方法により，不平衡と悪循環が起こる．しかし，あるホルモンに見られるサージ（急激な量の増加）はこの正のフィードバック系によって行われる．

ホルモンによる調節の諸段階
LEVELS OF HORMONAL REGULATION

1 SIMPLE HORMONAL 単純なもの
- ENDOCRINE GLAND CELL 内分泌腺細胞
- HORMONE ホルモン
- TARGET ORGAN CELL 標的器官細胞
- EFFECT OF HORMONE ホルモンの効果

2 COMPLEX HORMONAL 複雑なもの
- PITUITARY GLAND CELL 下垂体腺細胞
- TROPIC HORMONE 刺激ホルモン
- TARGET ENDOCRINE GLAND CELL 標的内分泌細胞

3 COMPLEX NEUROHORMONAL
- ENVIRONMENT 神経ホルモンが関与するより複雑なもの
- 環境
- BRAIN 脳
- HYPOTHALAMUS NEUROSECRETORY CELL, HYPOTHALAMIC HORMONE
- 視床下部神経分泌細胞, 視床下部ホルモン

hypothalamus 視床下部
anterior pituitary 下垂体前葉
内分泌腺 endocrine gland

単純なホルモン調節系(1)では，負のフィードバックにより1つの内分泌腺で行われる．分泌細胞から分泌されたホルモンは，血中に入って効果を現す．この効果は分泌細胞により感受され，ホルモンの分泌量を変化させる．複雑なホルモン性調節系(2)では，下垂体前葉とその標的内分泌腺の1つとの間で行われる．前葉の向性ホルモンは標的内分泌腺からのホルモン放出を刺激する．このホルモンは前葉に負のフィードバックをかけて向性ホルモンを減らす．もっと複雑な神経ホルモン調節系(3)では，下垂体を支配する脳の調節が関与する．向性ホルモンは標的腺を制御する．これら標的腺から出るホルモンのフィードバック効果は下垂体と視床下部を調節して，それによって向性ホルモンと神経ホルモンを調節している．このようにして環境因子と脳の活動は内分泌系を支配し，ホルモン分泌はまた神経系に影響を与える．

下垂体，視床下部および神経分泌：下垂体後葉

　下垂体は脳の視床下部の下に位置していて，生体の生理学にとって生命維持に必要な組織である．いくつかの下垂体ホルモン—たとえば，プロラクチンと抗利尿ホルモン—は，生体臓器—それぞれ乳腺と腎臓—に直接的な作用を及ぼす．その他の下垂体ホルモンはいくつかの標的内分泌腺（甲状腺，副腎，性腺）の活動を調節する．下垂体腺は脳によって調節されていて，脳の下方に位置しているという重要な解剖学的位置からも説明可能なように，生体内のホルモン作用に対する中枢神経系の効果を仲介している．

下垂体の構造と脳の視床下部との関係

　下垂体は 2 つ（前と後）の機能的小葉ならびに痕跡的中間葉を持っている—下垂体は前葉（腺下垂体），後葉（神経下垂体）と中葉に分けられる．前葉と後葉は機能していて分泌性であるが，人間では中葉は無いか，またはあっても痕跡的なもので，作用のわからない少量の細胞を含んでいる．下垂体は下垂体茎によって脳の視床下部と連絡している．視床下部は前葉と後葉の両方の調節に重要である．この図では神経分泌の概念を説明するために，後葉の構造と機能について述べることとする．神経分泌はまた，前葉の機能を理解するためにも必要であり（図117），更に最近の神経内分泌学の基礎にもなるものである．

　下垂体後葉は視床下部の延長である—下垂体後葉は抗利尿ホルモン（ADH）とオキシトシンとの 2 種類のホルモンを分泌する．しかし，後葉には分泌細胞がないので内分泌腺とはいえない．実際，この腺は脳の視床下部が伸びてきたものであり，主に視床下部にある 2 つの神経核の神経線維と神経終末から成り立っている．これらニューロンの細胞体は視床下部にあり，その軸索は，視床下部–下垂体経路を通って下垂体茎を通り下垂体へ運ばれる．

神経分泌：いくつかの脳細胞はホルモンの分泌を修飾している

　視床下部の神経分泌細胞は下垂体後葉のホルモンを産生する—下垂体後葉と結びついている視床下部の核は，視索上核および室傍核と呼ばれる．これらの（神経）核のニューロンは，神経分泌細胞の典型的な例である．神経分泌ニューロンの細胞体は，後葉に運ばれるホルモンの合成部位である．下垂体後葉では，ペプチドであるオキシトシンと ADH は大きなプロホルモン分子として合成される．これら分子は真のホルモンと，ニューロフィジンといわれるホルモンでない部分から成り立っていて，後者はホルモンの担体として機能するものと思われる．プロホルモン複合体は小胞（ヘリング（Herring）小体）の中にあり，速い軸索流によって軸索を流れる．

　下垂体後葉ホルモンは神経終末から血液中に放出される—後葉の神経終末に達する前に，ホルモンは大分子のプロホルモンから分離され軸索終末中に蓄えられる．そして毛細血管の中に放出され，標的組織へと運び去られる．神経分泌細胞は電気的興奮性を保ち，活動電位を生ずる．このホルモンの放出の刺激は，視床下部の細胞体から軸索の膜を終末へ移動する神経インパルスである．神経インパルスの到着は，カルシウムイオンが終末部に流入する引金をひく．それがカルシウムイオンを終末部へ流入させる．このことが分泌顆粒を終末の膜に融合させ，ホルモンを毛細血管の中へと分泌させる．

ADH とオキシトシンは下垂体後葉のホルモンである

　ADH は血漿水分に加えて血液量と血圧を調節する—視索上核の細胞は，主に抗利尿ホルモン（ADH，別名バゾプレシン）を作り分泌する．ADH は主として身体の水分調節に関与していて，多量の発汗または浸透圧的利尿（糖やケトン体の増加あるいは尿中への塩類の喪失の増加）により，また出血による血液の喪失の時のように，血液の水分量が減少するときにはいつでも ADH は分泌される．

　血漿浸透圧の上昇あるいは血液量の減少は ADH 分泌を刺激する—ADH 放出の信号は，血漿中の Na イオン濃度が増加したために生じる血液浸透圧の増大であると考えられている．Na の増加は視床下部にある浸透圧受容器により感知され，視索上核を刺激して下垂体後葉からの ADH の放出を起こす．ADH は主に腎臓の集合管に働いて，その壁の水のチャンネルを増加させることによって，水に対する透過性を増加させる．水は腎臓の集合管から血漿の中に浸透現象によって移動し，血漿の浸透圧を減少させる（図66）

　ADH はまた心臓にある機械的受容器（血液容積受容器）や，血管の圧受容器が出血や血液の喪失により刺激されても分泌される．出血すると ADH は，血管を収縮させて血圧を上昇させる（血管収縮作用）（図47）．

　オキシトシンは主に女性で授乳と出産の期間に作用する—オキシトシンは主に室傍核から乳腺乳頭や，子宮頸管にある機械的受容器の刺激により分泌される．神経内分泌反射弓の一部として，感覚神経は感覚受容器からの信号を視床下部に伝え，下垂体後葉からオキシトシンの分泌を起こさせる．分娩中，オキシトシンは子宮の筋層に作用して，強い収縮を起こさせて，胎児の娩出を引き起こす（オキシトシン＝速い出産）（図158）．授乳期にはオキシトシンは乳腺の筋上皮に作用して，その収縮を起こして，乳汁の射出を引き起こす（図159）．オキシトシンの男性における機能は知られていない．

　オキシトシンと抗利尿ホルモンのアミノ酸組成—オキシトシンと ADH は共に 9 個のアミノ酸からなるポリペプチドである．これら 2 つのホルモンの構造はよく似ていて，ADH ではオキシトシンにある 2 つのチロシンのうちの 1 つとロイシンが，フェニルアラニンとアルギニンに置き換えられているだけである．

CN：J を赤，K を紫，L を青，G は暗い色で塗りなさい．
1．右上隅から塗り始め，頭のシルエット（横顔）には色を塗らないようにしなさい．次に左の大きなさし絵に進みなさい．
2．右の神経分泌細胞の模型図を塗りなさい．大きな図の細胞体と軸索との関係に注意しなさい．
3．下の 2 つのペプチド鎖を塗りなさい．

視床下部 **HYPOTHALAMUS**
下垂体茎 **HYPOPHYSEAL STALK**
脳下垂体 **PITUITARY GLAND (HYPOPHYSIS)**
ANTERIOR LOBE 前葉
INTERMEDIATE LOBE 中間部
POSTERIOR LOBE 後葉
(感覚)神経からの入力 **NEURAL (SENSORY) INPUT**
乳頭の受容器 **NIPPLE RECEPTORS**
血液量/血圧の減少 **DROP IN BLOOD VOLUME/PRESSURE**
視(神経)交叉 Optic Chiasma
子宮頸の伸展受容器 **CERVICAL STRETCH RECEPTORS**
血液浸透圧の上昇 **HIGH BLOOD OSMOLARITY**
浸透圧受容器 **OSMORECEPTOR**
視索上核 **SUPRAOPTIC NUCLEUS**
抗利尿ホルモン(ADH) **ANTIDIURETIC HORMONE (ADH)**
室旁核 **PARAVENTRICULAR NUCLEUS**
OXYTOCIN オキシトシン
視床下部-下垂体路 **HYPOTHALAMO-HYPOPHYSEAL TRACT**
動脈 血液 **ARTERY BLOOD**
毛細血管 静脈 **CAPILLARY VEIN**
射乳 **MILK EJECTION**
子宮収縮 **UTERINE CONTRACTION**
ネフロンの水分の貯留 **NEPHRON WATER RETENTION**

脳下垂体は脳底部にあり，下垂体茎により脳の視床下部に付着している．下垂体は三つの葉，すなわち前葉，中葉，後葉からなる．後葉は真の分泌腺ではなく，視床下部の延長と考えられる．人体では中葉はほとんど発達しておらず，その働きもわかっていない．

神経分泌細胞 **NEUROSECRETORY CELL**
細胞体 **CELL BODY**
軸索 **AXON**
終末 **TERMINAL**
ヘリング小体 **HERRING BODY**
ニューロフィジン **NEUROPHYSIN**
HORMONE ホルモン

神経分泌細胞は脳細胞であり，ホルモンの合成や放出を行っている．また興奮性をも有している．後葉ホルモンは大きなタンパク質分子よりなり，神経細胞体の中で，ホルモン-ニューロフィジンの複合体として作られる．この複合体は小胞（ヘリング小体）の中にある．軸索輸送によって小胞は後葉にある軸索終末まで運ばれ，そこでホルモンは一時蓄えられ必要なときに血中に分泌される．

NERVE IMPULSE 神経インパルス
Ca^{++}

オキシトシンとADHは後葉ホルモンで，視床下部で作られるが，後葉に蓄えられてから分泌される．オキシトシンは主に室傍核，ADHは主に視索上核で作られる．脱水または血液の喪失はそれぞれ視床下部の浸透圧受容器及び心血管にある容積受容器によって感知される．その信号はADH分泌ニューロンに伝えられ，ADHの分泌が起こる．ADHは腎臓の集合管に働き，水分の血漿中への再吸収を増加させる．ADHはまた血管を収縮させて血圧を上昇させる．女性の乳頭，子宮頸管からの機械的感覚情報はオキシトシンを放出させる．オキシトシンは授乳と平滑筋を収縮させて射乳と分娩を起こさせる．

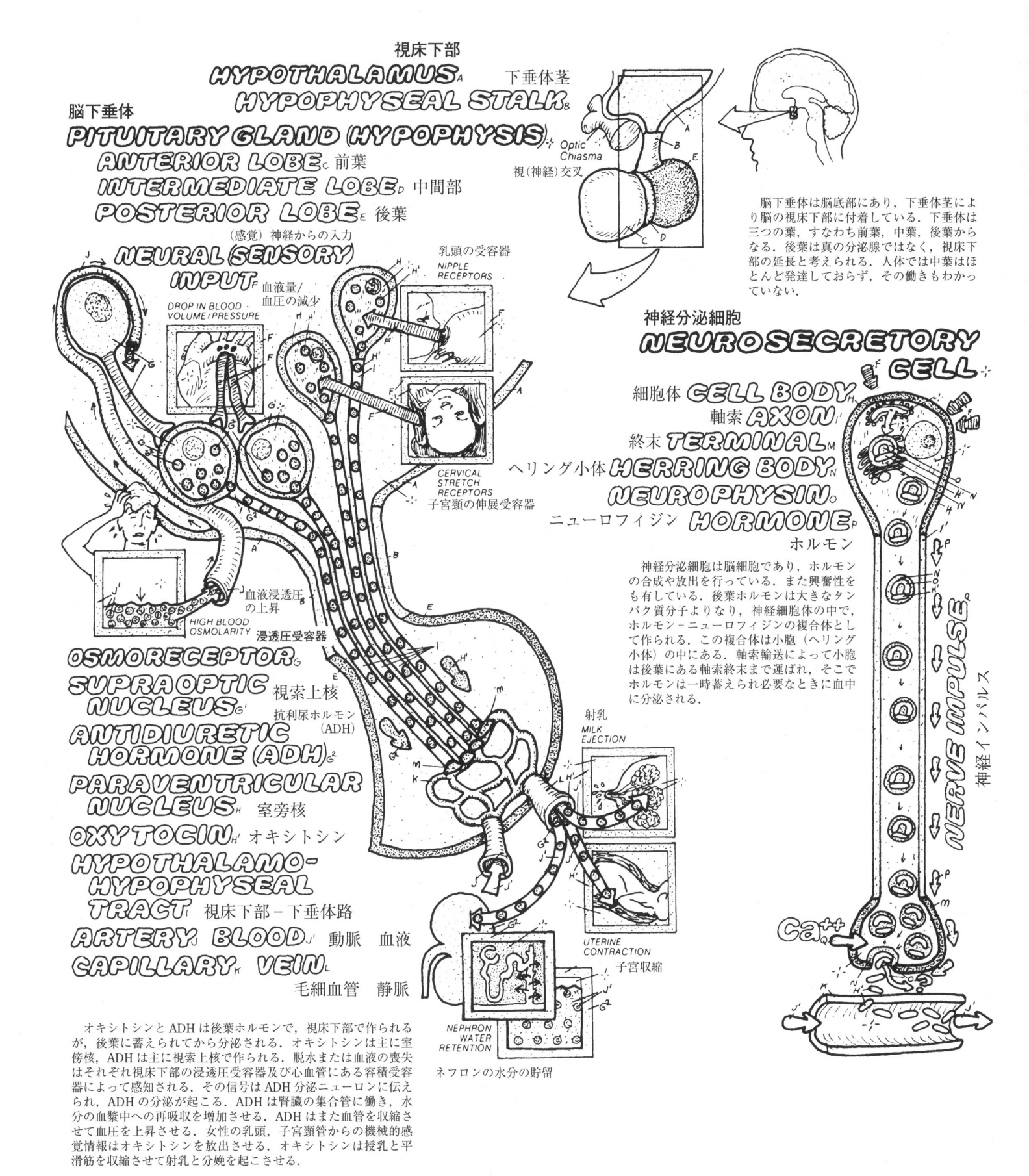

下垂体後葉ホルモンの構造
STRUCTURE OF POSTERIOR PITUITARY HORMONES

OXYTOCIN オキシトシン
CYS・TYR・TYR・GLN・ASN・CYS・PRO・LEU・GLY・NH_2

ADH 抗利尿ホルモン（ADH）
CYS・TYR・PHE・GLN・ASN・CYS・PRO・ARG・GLY・NH_2

オキシトシンとADHは9個のアミノ酸を持つ，よく似たペプチドである．ADHではオキシトシンにある2つのチロシン内の1つとロイシンがそれぞれフェニルアラニンとアルギニンに置き換えられている．

脳下垂体前葉腺とその視床下部性調節

下垂体前葉腺（APG）は，身体の中でたくさんの作用を持っている真の主要な内分泌腺である．ここからは少なくとも6種類のタンパク・ホルモンが分泌されて，他の内分泌腺のホルモン分泌を調節したり，あるいは特殊な標的臓器の活動を制御している．それ故に，下垂体前葉はかつては"支配腺"と呼ばれていたが，今はこのAPGは脳の視床下部によって調節されていることが知られている．

下垂体前葉ホルモンは異なった向性および栄養性効果を持っている

下垂体前葉腺のすべてのホルモンはその標的腺細胞の成長を促進したり，他の内分泌腺に対してそのホルモン分泌を調節する（向性）のに必要欠くべからざる作用を持っている．下垂体前葉腺ホルモンはしばしばまとめて，向性あるいは栄養性ホルモンと呼ばれる．

いくつかの下垂体前葉ホルモンは他の内分泌腺を調節する（向性効果）—下垂体前葉ホルモンのうち甲状腺刺激ホルモン（TSH）と副腎皮質刺激ホルモン（ACTH）は，それぞれ甲状腺と副腎皮質のホルモンの分泌を促進する．卵胞刺激ホルモン（FSH）と黄体化ホルモン（LH）は，性腺（精巣と卵巣）の活動を調節する．一般に他の内分泌腺を調節する向性ホルモン（トロピン）は，同様にそれらの標的内分泌腺のホルモン合成と放出を増加させる．したがって，TSHはサイロキシンの分泌を，ACTHはコルチゾールの分泌を，またFSHとLHは性ステロイド（エストロゲン，プロゲステロン，テストステロン）の分泌を促進する．下垂体前葉の除去（下垂体摘除術）は，これらの標的内分泌腺の萎縮とホルモン分泌の休止を引き起こす．

他の下垂体前葉ホルモンは非内分泌性標的臓器の成長と機能を促進する（向栄養性効果）—2つの別のホルモンであるプロラクチンと成長ホルモン（GH）（ソマトトロピン［STH］とも呼ばれる）は，非内分泌性標的臓器に直接に作用する．プロラクチンは外分泌性の乳腺に働いて，乳汁分泌を促進する．成長ホルモンは成長期の筋肉と骨に働いて成長と同化作用を促進し，成人の脂肪組織に働いて脂肪の分解と脂肪酸の動員を促進する．成長ホルモンの成長効果は，GHに反応して肝臓や他の組織から放出されるホルモンのインスリン様成長因子（IGF，以前はソマトメジンと呼ばれていた）によって仲介されている．下垂体前葉はまたβリポトロピン，βエンドルフィンおよびメラニン細胞刺激ホルモン（MSH，下等動物の中葉ホルモン）のような他の物質をも産生する．

下垂体前葉の特殊な細胞型はそのホルモンを分泌する—最新の免疫組織化学的染色法の応用に基づく研究で，下垂体前葉腺内には5種類の主要な細胞型が区別されていて，それぞれは1つまたはそれ以上のホルモンを分泌することが明らかにされた．このようにして，甲状腺向性のTSH，副腎皮質向性のACTH，身体向性のGH，乳腺向性のプロラクチン，性腺向性のFSHとLHの両方をそれぞれ分泌する．下垂体前葉細胞はそれらの酸性あるいは塩基性染色反応から好酸性あるいは好塩基性細胞として知られていた．甲状腺向性ホルモンと性腺向性ホルモン分泌細胞は好塩基性，副腎皮質向性ホルモン分泌細胞は弱い塩基性，成長ホルモンと乳腺刺激ホルモンは好酸性細胞である．これらの色素によって染まらない細胞（嫌色素性）は，未熟な細胞かあるいはストレスによって活動性になりうる休止状態の副腎皮質向性細胞である．

下垂体前葉腺の視床下部による調節

特殊な視床下部神経ホルモンは，下垂体前葉腺ホルモンを制御している—下垂体前葉腺（APG）ホルモンは，視床下部ニューロンでつくられ，その極めて微量が特殊な門脈循環系（下垂体門脈毛細管）内に放出される特殊な（主にペプチド）神経ホルモン（下垂体向性ホルモン），全身循環を通らずに直接に下垂体細胞に届けられることによって調節されている．これらのホルモンはまた，これらが下垂体前葉腺ホルモンを増加させたり減少させたりすることから，視床下部放出ホルモンあるいは視床下部抑制ホルモン（-RH，-IH）とも呼ばれている．TSHを放出させるホルモン（TRH）はトリペプチド構造を持っていることが見出されている．ACTHにはたった1つの放出ホルモンのCRHがある．GnRHはデカペプチド組成を持ち，性腺刺激ホルモンのLHとFSHの両方の放出を調節している．GHに対しては，GRH—大きいペプチド—と，14個のアミノ酸を持つ小さいペプチドのGIH（ソマトスタチン）がある．プロラクチンにはPRHとPIF（ドーパミン）とが見出されている．下垂体前葉腺細胞は，下垂体向性ホルモンと連絡する特殊な膜受容体を含んでいる．これらの受容体の効果は，Gタンパクと環状AMPによって仲介されている．

高次脳領域と標的ホルモンからのフィードバックは下垂体向性ホルモンを制御する—2つの源から来る刺激は下垂体向性ホルモンの放出を調節する．1つの源は，内在性リズムのみならず，外来性（環境的）刺激やストレスを仲介する他の脳領域である（下記を参照）．もう1つの源は，血漿中の標的ホルモンから来るフィードバック信号である．たとえば，血漿内コルチゾールの減少は，負のフィードバック回路を通してCRH–視床下部ニューロンに作用して，CRH分泌の増加をひき起こす．これが下垂体前葉からACTHの分泌を生じさせて，次いで副腎皮質からコルチゾール分泌を増加させる．いくつかの標的腺（たとえば甲状腺）ホルモンのフィードバック調節を行う主要な部位は，下垂体前葉腺のレベルにある．

下垂体前葉腺に対する脳の調節はホルモンに対する環境的ならびに情動的影響を仲介する—放出ホルモンと抑制ホルモンの主な濃度は，脳が内分泌系に対して動的調節を発揮して，身体の必要に応じてその活動を調整する．こうして，動物では光の季節的変動と日の長さは，性腺の活動と抑制を起こさせる．環境温度の長期的変化は，甲状腺分泌を変化させることによって基礎代謝率と熱発生を適切に調整するようにする．同様に，脳は色々なストレスに反応して，視床下部と下垂体前葉からそれぞれCRHとACTH分泌を増加させて，副腎皮質から抗ストレスホルモンの糖質コルチコイドの分泌を増加させることができる（図127）．

下垂体前葉ホルモンと下垂体向性ホルモンは拍動的に放出される—大部分の下垂体ホルモンの分泌はエピソード風（拍動性）—すなわち，規則正しい間隔で分泌のリズムとピークがある—に起こる．その間隔はそれぞれのホルモンに特異的で，1時間から数時間の範囲で起こる．これらのリズムは他の脳領域からの信号によって，引き金が引かれる視床下部放出ホルモンの拍動的放出により生ずると信じられている．これらの分泌拍動の頻度と振幅は種々の因子によって変化するが，脳が内分泌系に対して影響を発揮できる一方向性の影響を現している．またACTHの日周性分泌様式—朝は高く夕方は低い—は，視床下部機構により調節されている．

CN：Eには赤，Fには紫，Gには青，A，B，N，Oには暗い色を塗りなさい．

1. まず右上の概論的な所より始めなさい．一般に小さい円と四角は視床下部およびAPG（下垂体前葉腺）ホルモンをあらわす．特殊なホルモンの標題の項目に出ている．まず，背景の色を塗ってから，これらの上の四角や円に色を塗る．前葉には6種の型の細胞があることに注意し，嫌色素性細胞には色は塗らないでおくこと．

2. 下の模式図に色を塗りなさい．標的内分泌腺とそれから分泌されるホルモンは視床下部と下垂体にフィードバックをかけているが，刺激する所は下垂体前葉ホルモンと同じ色を塗り，フィードバックを示す矢印は強調するために，灰色を塗りなさい．上の方の灰色の矢印の先に注意しなさい．

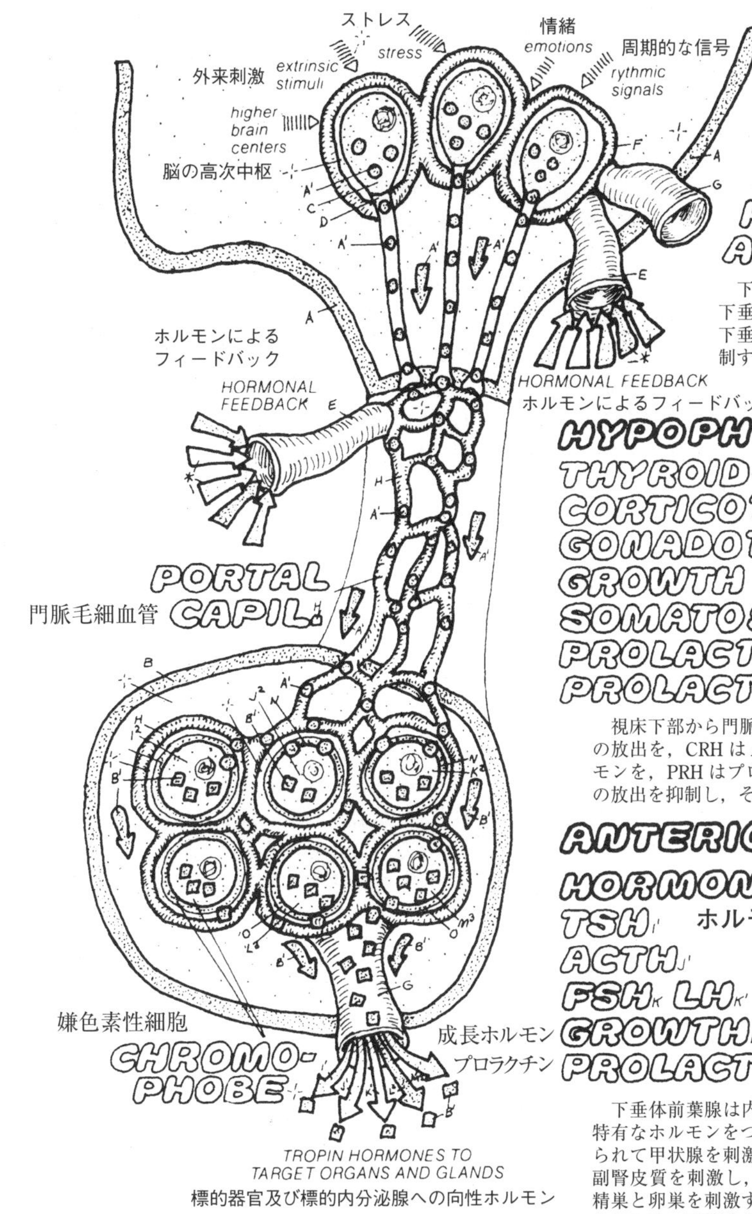

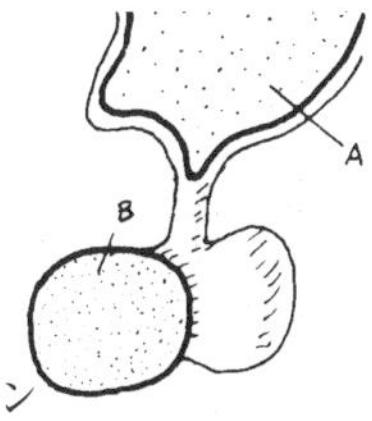

視床下部
HYPOTHALAMUS A
NEURON C ニューロン
AXON D 軸索　下垂体向性ホルモン
HYPOPHYSEOTROPIC HORMONE
ARTERY E **CAPILLARY** F **VEIN** G 動脈，毛細血管，静脈

下垂体向性ホルモンは視床下部の特殊なニューロンでつくられ，直接，下垂体前葉腺細胞を支配している下垂体門脈毛細管の中に分泌される．下垂体向性ホルモンは，下垂体ホルモンの分泌を起こさせるかまたは抑制する．

下垂体向性ホルモン
HYPOPHYSEOTROPIC HORMONES A'
THYROID-RELEASING H. (TRH) I
CORTICOTROPIN-RELEASING H. (CRH) J
GONADOTROPIN-RELEASING H. (GnRH) K
GROWTH HORMONE-RELEASING H. (GRH) L
SOMATOSTATIN (GIH) L'
PROLACTIN-RELEASING H. (PRH) M
PROLACTIN-INHIBITING H. (PIH) M'

甲状腺(刺激ホルモン)放出ホルモン(TSH)
コルチコトロピン放出ホルモン(CRH)
ゴナドトロピン放出ホルモン(GnRH)
成長ホルモン放出ホルモン(GRH)
ソマトスタチン(GIH・成長抑制ホルモン)
プロラクチン放出ホルモン(PRH)
プロラクチン抑制ホルモン(PIH)

視床下部から門脈血中に分泌される放出ホルモンのうち，TRH は TSH の放出を，CRH は ACTH を，GnRH は LH と FSH を，GRH は成長ホルモンを，PRH はプロラクチンの放出をひき起こす．PIH はプロラクチンの放出を抑制し，そして GIH は成長ホルモンの放出をひき起こす．

ANTERIOR PITUITARY B 脳下垂体

HORMONE B' ホルモン	CELL TYPE B² 腺の種類	STAIN REACTION B³ 色素に対する反応
TSH I'	THYROTROP I²	BASOPHIL N
ACTH J'	CORTICOTROP J²	PALE BASO. N'
FSH K LH K'	GONADOTROP K²	BASOPHIL N
GROWTH L²	SOMATOTROP L³	ACIDOPHIL O
PROLACTIN M²	MAMMOTROP M³	ACIDOPHIL O

サイロトロピン(分泌)細胞	好塩基性
コルチコトロピン(分泌)細胞	弱塩基性
ゴナドトロピン(分泌)細胞	好塩基性
ソマトトロピン(分泌)細胞	好酸性
マンモトロピン(分泌)細胞	好酸性

下垂体前葉腺は内分泌腺で，いろいろな型の細胞があり，それぞれが特有なホルモンをつくっている．TSH はサイロトロピン分泌細胞でつくられて甲状腺を刺激し，ACTH はコルチコトロピン分泌細胞でつくられ副腎皮質を刺激し，FSH と LH はゴナドトロピン分泌細胞で分泌され，精巣と卵巣を刺激する．ソマトトロピン分泌細胞から分泌される成長ホルモンは，直接あるいはソマトメジンを介して多くの組織に働く．乳腺刺激ホルモン産生細胞からのプロラクチンは乳腺を刺激する．

標的内分泌腺ホルモンによる
フィードバック
TARGET GLAND HORMONE FEEDBACK

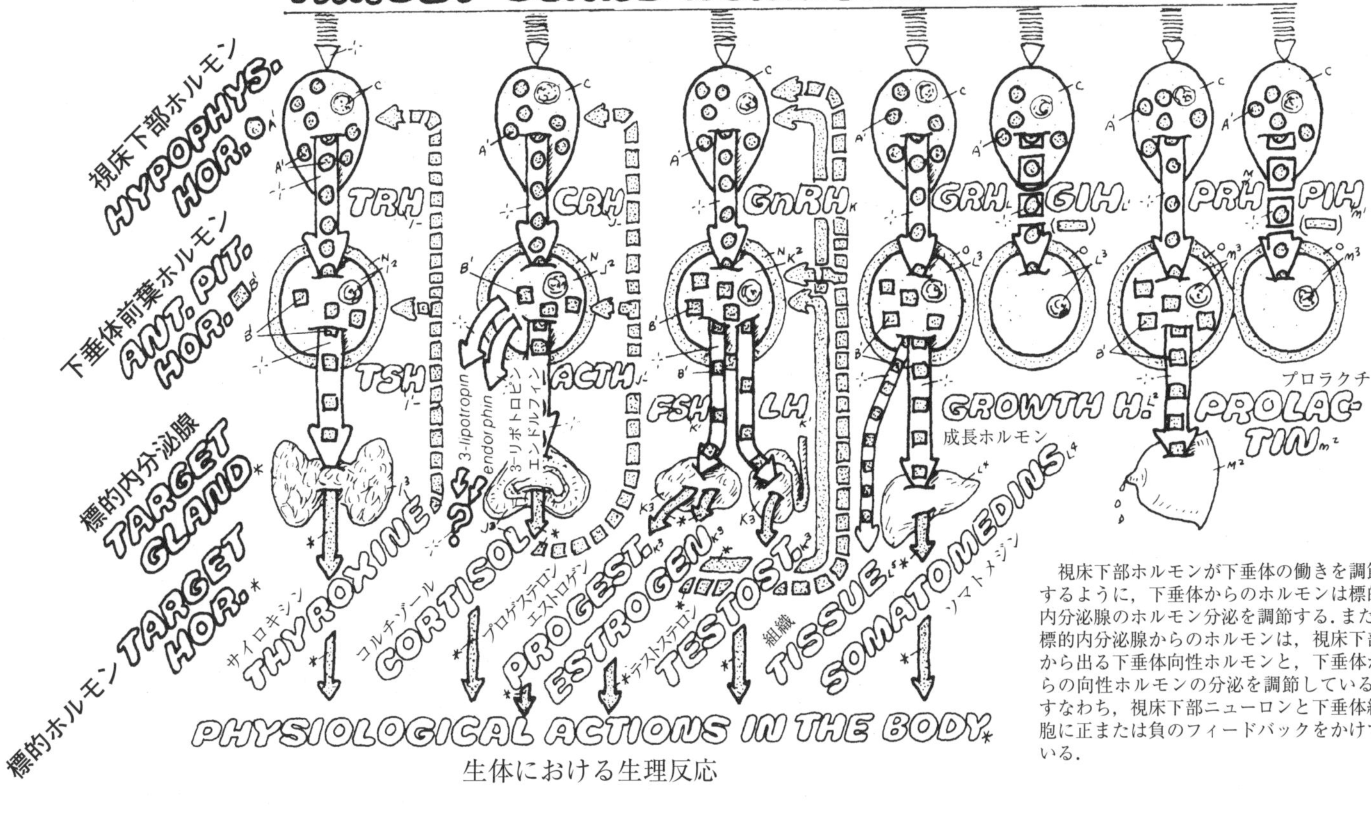

視床下部ホルモンが下垂体の働きを調節するように，下垂体からのホルモンは標的内分泌腺のホルモン分泌を調節する．また，標的内分泌腺からのホルモンは，視床下部から出る下垂体向性ホルモンと，下垂体からの向性ホルモンの分泌を調節している．すなわち，視床下部ニューロンと下垂体細胞に正または負のフィードバックをかけている．

成長ホルモン：成長と代謝的効果

ヒトの成長ホルモン（GH）はタンパク（191のアミノ酸からなる単鎖のポリペプチド）で，下垂体前葉の特殊な細胞（成長ホルモン分泌細胞：ソマトトロピン細胞）から分泌される．この細胞は下垂体にある細胞の大部分を占めている．成長ホルモンの作用は2つに区分される．1つは組織と身体の成長を促す作用で，もう1つの作用は代謝に影響を与えるものである．

骨と組織の成長に対する成長ホルモンの効果

成長ホルモン（GH）は骨，筋肉および内臓組織の成長を刺激するが，脳と性腺の成長は刺激しない—成長過程にある動物の下垂体前葉を取り除くと成長が止まるが，この動物に成長ホルモンを注射すると再び成長が始まる．GHの成長に対するはっきりした効果は，骨で見られる．骨端板は長骨の骨端（頭部）にある増殖し発育しつつある帯状部で，若い成長している動物では厚く，これは活動的な骨の成長の兆候である．GHで処理すると，骨端板の厚さは増加する（脛骨試験）が，これは骨細胞の増殖と骨の形成および骨の長さの増加が起こるからである（図121）．GHは，脳や性腺のようないくつかの組織には影響を及ぼさないけれども，特に筋肉組織，心臓，内臓のような多くの型の軟組織の増殖を促進する．

成長に及ぼすGHの効果は出生後に起こる—脳下垂体のない無脳新生児は出産予定日には正常な大きさである．このことは，GHは胚や胎児期の成長には影響を与えていないことを示している．ヒトの成長に対するGHの効果は，出生後の期間，特に2〜16歳の間に現れる．胚や胎児期の成長は，インスリン様成長因子（IGF-1とIGF-2）のようなほかのホルモンによって調節されている．

GHの分泌増加は巨人症を生ずるが，その減少は小人症を引き起こす—成長過程にあるヒトで，下垂体や視床下部に腫瘍ができると，成長ホルモンの分泌過剰が起こり巨人症となる．下垂体性巨人症は身長が8フィート（2.4 m）以上にもなる．小児のときに成長ホルモンの量が減るか，または全くなくなると小人症となる．下垂体性小人症は，身体は小さいが頭の大きさは正常で普通，知能の低下はみられない．成長ホルモンに対する遺伝子を欠いてGHだけが選択的に欠乏していて，正常な下垂体があるという特別なヒトがいるが，この場合，背は低いが性的成熟や妊娠はみられ正常な子孫をもつ．また，成長ホルモンの量は正常であるが，これに対する受容体が組織にないような人でも小人症となる．また，成長ホルモンの量が少ないために背丈の低い子供は，最近の生体工学の方法によってつくることが可能になったヒト成長ホルモンを用いて治療できる．小人症と巨人症は発育途上の動物の下垂体を除去（下垂体摘出）したり，または成長ホルモンを適当に与えたりすることによって引き起こすことができる．

成人でGHの過剰分泌が起こると先端巨大症が生ずる—成人で成長ホルモンが多量に分泌されると—骨端板は既に閉じているので長軸方向には成長しない—横幅方向への成長がみられる．その結果，先端巨大症となり，指骨，趾骨，下顎骨，脊柱の異常な発育により典型的な身体の変形をきたす．先端巨大症の人は内臓臓器も大きい．

組織の成長に及ぼすGHの効果は，インスリン様成長因子（IGFs）によって仲介される—組織の成長に及ぼすGHの効果は，一部は直接的であり，一部は以前ソマトメジンと呼ばれたが，現在はインスリン様成長因子（IGFs）として知られるある種の成長因子によって仲介されている．IGFsは肝臓と標的組織内でGHにより刺激に反応してつくられる．2つのIGFs，すなわちIGF-1とIGF-2が知られていて，それらの構造は膵臓ホルモンのインスリンと類似している．IGFsはそれら自身の受容体を持ち，それらの標的細胞の細胞増殖とタンパク合成を促進する．IGFsとGHは骨端板部位で相互に反応して，肝臓を通して骨の成長を促進する．IGFsとGHが他の組織の成長を刺激する特別の機構については，現在研究が進められている．前述の如く，IGFsは全くGHを伴わないで独立して胎児の成長を調節している．

代謝に及ぼす成長ホルモン（GH）の効果

GHは筋肉と心臓のために脂肪酸を動員し，脳のためにブドウ糖を倹約する—正常では子供や成長しつつある動物に現れる成長促進（同化）作用に加えて，GHは特に成人では脂肪と炭水化物の代謝に重要な効果を現す．GHは脂肪組織の脂肪細胞に作用して，脂肪分解（トリグリセリドの分解）を刺激して，遊離された脂肪酸を動員する．副腎皮質ホルモンのコルチゾールが成長ホルモンのこれらの作用にとって必要である．動員された脂肪酸は血中に放出された後，心臓や筋肉によってブドウ糖より先に消費される．成長ホルモンはまた，直接筋細胞に働き，アミノ酸の取込みを盛んにし，インスリンとは反対にブドウ糖の細胞内取込みを抑制する（抗インスリン作用）．この結果血糖値は増加する．成長ホルモンはまた，肝臓に働き貯蔵ブドウ糖を動員させる．これらの効果はストレスや長時間の運動，特に絶食に対しては非常に重要なものとなる．このようにして貯えられているブドウ糖は，それを特に必要とする脳によって使用されるからである．脳はエネルギーを得るには脂肪酸を使うことはできない．多分夜間のGH分泌の増加（下記参照）は，ブドウ糖を脳に供給するのに役立つだろう，なぜならば身体は夜間睡眠時には軽い飢餓状態であるからである．

成長ホルモン分泌の調節

2つの視床下部神経ホルモンは成長ホルモンの分泌を制御する—成長ホルモンの分泌は，視床下部から出る2つのホルモンによって調節されている．すなわち，成長ホルモン放出ホルモン（GRH）はホルモン放出を盛んにし，ソマトスタチン（成長ホルモン放出抑制ホルモン，GIH）はGHの放出を抑制する．ソマトスタチンは2つのS-S結合を含む14個のアミノ酸を持つペプチドで，持続性に分泌されるが，一方，成長ホルモン放出ホルモン（GRH）はもっと大きなペプチドでGH放出の拍動に先立っては拍動性に分泌される．GHの分泌は約4時間間隔で，拍動性—すなわちエピソード様（拍動性）バースト（ピーク）—を示す．夜間睡眠の早期にGH分泌の大きなバーストが起こるが，睡眠時の飢餓状態の間脳が用いるために血漿内ブドウ糖濃度を増加させるのであろう．

循環血中のIGFsはGH分泌を視床下部を通して調節する—循環血中のIGFs-1は，視床下部に対して負のフィードバックをかけてGH分泌を調節して，GRHを抑制しソマトスタチン放出を刺激する．脂肪酸とブドウ糖の血液中の濃度もまた，視床下部ニューロンに作用してGH分泌に影響を与える．

CN：前頁と同様に視床下部（A）と下垂体（D）には暗い色を塗りなさい．
1．上の大きな図から始め下方の脂肪組織（G）と肝臓（H）に対する作用に塗り進みなさい．
2．右上隅を塗りなさい．
3．成長ホルモンの細胞代謝に対する効果を塗りなさい．
4．肝臓からのソマトメジン（I）の分泌とその成長に対する効果を塗りなさい．

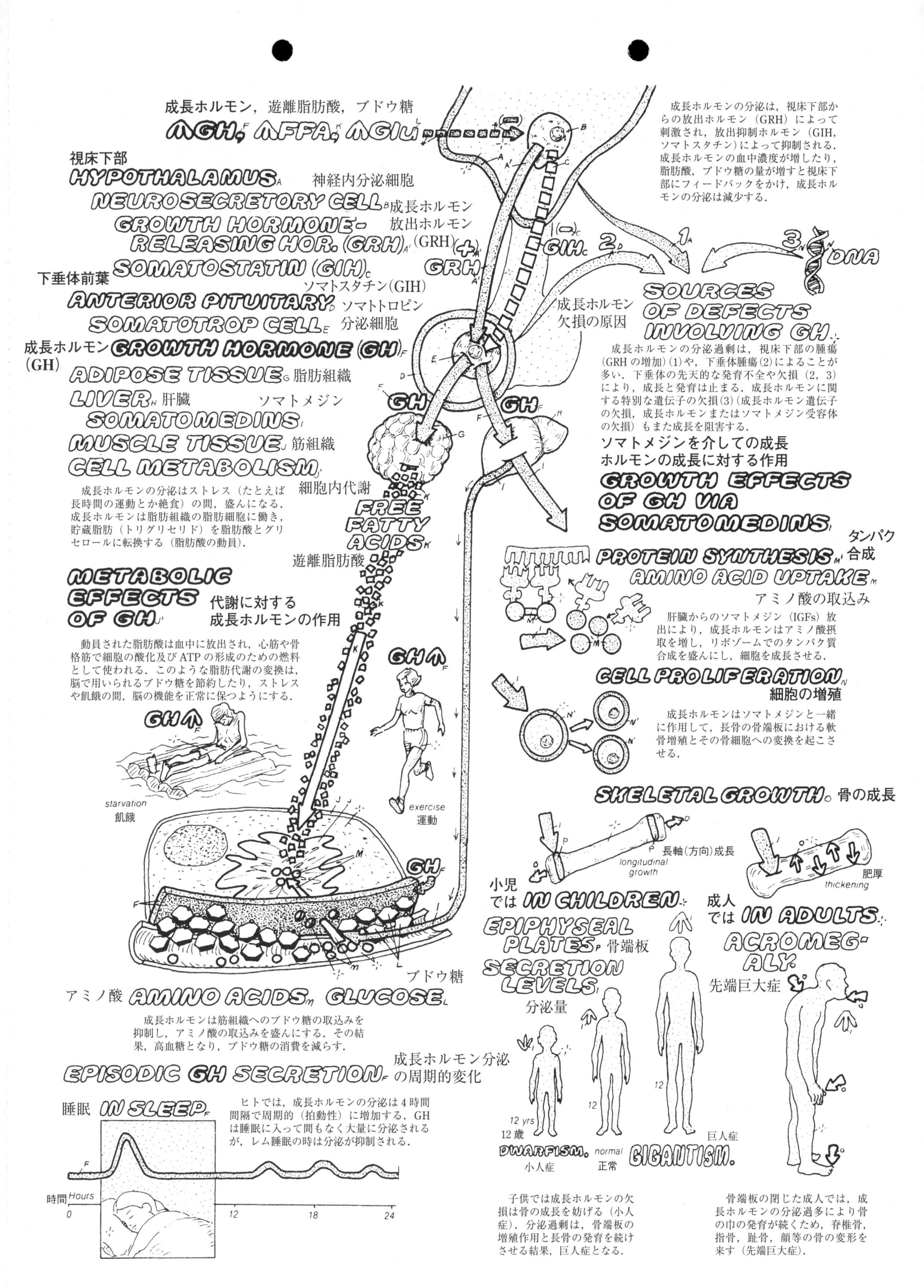

成長ホルモン, 遊離脂肪酸, ブドウ糖
↑GH, ↑FFA, ↑GLU

視床下部
HYPOTHALAMUS 神経内分泌細胞
NEUROSECRETORY CELL 成長ホルモン
GROWTH HORMONE- 放出ホルモン
RELEASING HOR. (GRH) (GRH)
SOMATOSTATIN (GIH)
ソマトスタチン(GIH)
下垂体前葉
ANTERIOR PITUITARY ソマトトロピン
SOMATOTROP CELL 分泌細胞
成長ホルモン **GROWTH HORMONE (GH)**
(GH)
ADIPOSE TISSUE 脂肪組織
LIVER 肝臓   ソマトメジン
SOMATOMEDINS
MUSCLE TISSUE 筋組織
CELL METABOLISM
細胞内代謝

成長ホルモンの分泌はストレス（たとえば長時間の運動とか絶食）の間，盛んになる．成長ホルモンは脂肪組織の脂肪細胞に働き，貯蔵脂肪（トリグリセリド）を脂肪酸とグリセロールに転換する（脂肪酸の動員）．

FREE FATTY ACIDS
遊離脂肪酸

METABOLIC EFFECTS OF GH
代謝に対する成長ホルモンの作用

動員された脂肪酸は血中に放出され，心筋や骨格筋で細胞の酸化及び ATP の形成のための燃料として用いられる．このような脂肪代謝の変換は，脳で用いられるブドウ糖を節約したり，ストレスや飢餓の間，脳の機能を正常に保つようにする．

starvation 飢餓
exercise 運動

AMINO ACIDS アミノ酸 **GLUCOSE** ブドウ糖

成長ホルモンは筋組織へのブドウ糖の取込みを抑制し，アミノ酸の取込みを盛んにする．その結果，高血糖となり，ブドウ糖の消費を減らす．

EPISODIC GH SECRETION 成長ホルモン分泌の周期的変化

IN SLEEP 睡眠

ヒトでは，成長ホルモンの分泌は4時間間隔で周期的（拍動性）に増加する．GH は睡眠に入って間もなく大量に分泌されるが，レム睡眠の時は分泌が抑制される．

時間 Hours 0 12 18 24

成長ホルモンの分泌は，視床下部からの放出ホルモン（GRH）によって刺激され，放出抑制ホルモン（GIH，ソマトスタチン）によって抑制される．成長ホルモンの血中濃度が増したり，脂肪酸，ブドウ糖の量が増すと視床下部にフィードバックをかけ，成長ホルモンの分泌は減少する．

SOURCES OF DEFECTS INVOLVING GH
成長ホルモン欠損の原因

成長ホルモンの分泌過剰は，視床下部の腫瘍（GRH の増加）(1)や，下垂体腫瘍(2)によることが多い．下垂体の先天的な発育不全や欠損 (2, 3) により，成長と発育は止まる．成長ホルモンに関する特別な遺伝子の欠損(3)（成長ホルモン遺伝子の欠損，成長ホルモンまたはソマトメジン受容体の欠損）もまた成長を阻害する．

ソマトメジンを介しての成長ホルモンの成長に対する作用
GROWTH EFFECTS OF GH VIA SOMATOMEDINS

PROTEIN SYNTHESIS タンパク合成
AMINO ACID UPTAKE アミノ酸の取込み

肝臓からのソマトメジン（IGFs）放出により，成長ホルモンはアミノ酸摂取を増し，リボゾームでのタンパク質合成を盛んにし，細胞を成長させる．

CELL PROLIFERATION 細胞の増殖

成長ホルモンはソマトメジンと一緒に作用して，長骨の骨端板における軟骨増殖とその骨細胞への変換を起こさせる．

SKELETAL GROWTH 骨の成長

longitudinal growth 長軸(方向)成長
thickening 肥厚

小児では **IN CHILDREN**
EPIPHYSEAL PLATES 骨端板
SECRETION LEVELS 分泌量

成人では **IN ADULTS**
ACROMEGALY 先端巨大症

12 yrs 12歳 12
DWARFISM 小人症 normal 正常 **GIGANTISM** 巨人症

子供では成長ホルモンの欠損は骨の成長を妨げる（小人症），分泌過剰は，骨端板の増殖作用と長骨の発育を続けさせる結果，巨人症となる．

骨端板の閉じた成人では，成長ホルモンの分泌過多により骨の巾の発育が続くため，脊椎骨，指骨，趾骨，顔等の骨の変形を来す（先端巨大症）．

甲状腺ホルモンの作用

甲状腺は頸部の喉頭の前及び側方にあって，蝶の形をした内分泌腺である．そこへ行く血流量が豊富で，2つの似かよったホルモン，サイロキシン（T4，テトラ-ヨードサイロニン）とトリ-ヨードサイロニン（T3）を分泌する．

甲状腺ホルモンの調節

代謝率の調節は成人では甲状腺ホルモン（THs）の主な作用である—甲状腺ホルモンは，酸素消費を増加させ，心臓，筋，内臓組織における熱産生を増すが，脳やリンパ，精巣に対しては，この作用はない．甲状腺ホルモンのカロリー産生作用は，動物や幼児では暑さ，寒さに順応するのに大切である．THsのカロリー産生作用は，十分に現れるまでに数時間から数日かかるが，長い間持続する．

甲状腺ホルモンは心臓や血管系の機能に影響を与える．すなわち心拍数や収縮力を増加し，カテコールアミンに対する血管の感受性を増加させ，その結果，血圧は上昇する．甲状腺ホルモンはまた，脳の機能や行動にも影響するが，これは多分，神経組織に対するカテコールアミンの作用を増強するためであろう．

THsは成長と発育を調節する—甲状腺ホルモン（THs）は軟（筋肉）および硬（骨）組織と内臓器官を含む数多くの組織の分化と発育に影響をおよぼす．精巣の成長と発育と精子の産生はTHsによって制御されている．最も決定的でよく知られている発育効果は脳についてである．THsの欠如あるいは欠乏は脳の低発育と精神発達の遅滞を来す（下記参照）．THsは成長ホルモンと相乗的に作用して，これらのホルモンの合成に必須である．

下垂体向性ホルモンのTSH（甲状腺刺激ホルモン）は甲状腺機能の主要な調節因子である—甲状腺ホルモンの合成や放出は下垂体ホルモンの1つである甲状腺刺激ホルモン（TSH）によって調節されている．TSHは甲状腺ホルモン（T3，T4）の合成や分泌を盛んにする．過剰のTSHは甲状腺の細胞数を増やしたり（過形成），細胞の形を大きくしたり（肥大）する（甲状腺腫）．甲状腺腫は，病気あるいは通常ヨード欠乏に反応して起こる．血漿中のTSH量が減少すると，甲状腺は萎縮しホルモン分泌は減少する．TSHの分泌は，循環血中のTHsが下垂体前葉の及ぼす負のフィードバック効果により調節されている．血漿中のT4量が増加すると，それが直接に下垂体に作用してTSHの放出を低下させるが，その逆も真である．

脳は視床下部のTRHを通して甲状腺を調節している—脳はTHs分泌にも影響を及ぼしている．視床下部ニューロンはサイロトロピン（甲状腺ホルモン刺激ホルモン，TSH）放出ホルモン（TRH）を産生し，それが下垂体前葉からのTSH放出を調節している．脳はその末梢の温熱受容体を通して，環境温度（暑さと寒さ）を感知して，視床下部TRH放出量を適当に調整する．強くて長引く環境温度の低下はTRH放出の引き金となり，血漿中のTSH値の上昇を引き起こす．これが次にTHsの分泌量を増加させて，熱産生を増加させる．トリペプチドのTRHはその化学構造が最初に同定された視床下部の下垂体向性ホルモンである．TSHを調節する抑制ホルモンが視床下部から出ることは知られていない．

甲状腺の組織生理学

甲状腺は数多くの沪胞と，沪胞の間にある多くの毛細血管から成り立っている．それぞれの沪胞は，一層の沪胞細胞（甲状腺上皮細胞）がコロイドと呼ばれるコロイド物質で満たされた内腔を持っている．コロイドは甲状腺細胞によって合成された大きなタンパク質のサイログロブリンの貯蔵所で，そこからTHsの合成を助けるために内腔へ分泌される．サイログロブリンは，THsの合成のための前躯体アミノ酸となる多くのチロシン残基を持っている．

甲状腺細胞とコロイドはともにTHsの合成と放出に共同して働いている—ヨードは輸送タンパクにより甲状腺細胞内に運ばれコロイドの中へ移動して，そこで酸化されてヨウ素となる．酵素がヨウ素をサイログロブリンのチロシン残基につける．ヨウ化されたチロシンは次にモノ-ヨード-チロシンに，そしてジ-ヨード-チロシンに，最後にはサイロキシンとT3に変換される．ホルモンを含むコロイドの小量は飲細胞作用により細胞内に取り込まれる．リソソーム酵素はサイログロブリンよりTHsを放出する．遊離型のホルモンは血液中に拡散する．

サイロキシン（T4）は多分プロホルモン（ホルモン前躯体）で，標的細胞内でT3に変換される—甲状腺は，T3よりもT4を十倍も多く産生する．T4は標的細胞内に入ってから粗大部分はT3に変換されるので，一種のプロホルモン（ホルモン前躯体）であろう．またTHsに対する核受容体はT4よりもT3に対して高い親和性を持っている．THsはその大部分の効果を核受容体を通して現すゆっくり作用するホルモンである（図115）．血液中ではTHsは特殊な血液タンパク質（サイロイド結合グロブリン，TBG）と結合して標的組織まで運ばれる．そこでTHsはこれらの担体タンパクから遊離されて，標的細胞に入って効果を発揮する．

甲状腺機能の異常

甲状腺機能亢進症は代謝率の増加，体重減少，過敏性，心臓血管機能の変化などに関与している—THsの過剰分泌（甲状腺機能亢進）は，しばしばグレーブス（Graves）病と結びついていて，これはTSH受容体に対する異常抗体によってひき起こされ，過剰な甲状腺刺激を生ずる．甲状腺機能亢進症の患者は高い基礎代謝率（100%以上の）を持っている．熱発生がひどくなると，エネルギーの貯蔵（肝臓のグリコーゲンや体内の脂肪）を使い果たし，衰弱や，やせを起こす．この患者はまた，過敏で神経質になり，循環系や呼吸系の活動が増加する．眼球突出は甲状腺機能亢進の1つの症状である．いくらかの患者には甲状腺腫が生じる．沪胞細胞は肥大して，コロイドは空になってみえる．甲状腺機能亢進症はまた甲状腺や下垂体や視床下部の腫瘍によっても引き起こされる．

成人の甲状腺機能低下症はBMR（基礎代謝率）の低下，粘液水腫及び活動の低下が関係している—甲状腺機能低下症は甲状腺や下垂体あるいは視床下部の機能低下による異常によって生じる．成人の甲状腺機能低下症では，BMRの低下（−40%）となり，粘液水腫症候群を生じる．粘液水腫患者では皮膚が厚く，肥満した顔面（浮腫），しゃがれ声，ざらざらした毛髪などを持っている．これらの患者は身体の動きや精神活動が鈍く，発狂することもある．

発育途上期の甲状腺機能低下症は小人症と精神遅滞と結びついている—幼児や子供では甲状腺ホルモンの欠乏はクレチン症候群を生じる．クレチン病患者では背が伸びず（小人症）異常な脳の発達のため知能の遅滞状態になる．クレチン病は母体のヨード欠乏や先天性甲状腺異常から引き起こされる．この症状は，出生時からサイロキシン補充療法を始めることにより回復する．

CN：Jには赤，視床下部（A），下垂体（C）には前頁と同じ色を塗りなさい．
1．上の図から始めなさい．2つのホルモンの化学構造（ヨードがつく点）も含めてです．
2．中の図はまず甲状腺（E）を塗りなさい．そして図の番号にそって進みなさい．5の段階でヨウ化物（K）はヨード（F^3）になることに注意しなさい．そして，それにヨウ化物がついたチロシン分子は新しい色を使いなさい．矢印はそれが含まれる分子の色を使いなさい．
3．下の説明図の矢印を塗りなさい．

HYPOTHALAMUS
THYROID-RELEASING H. (TRH)
ANTERIOR PITUITARY
THYROTROP CELL
THYROID-STIMULATING H. (TSH)
THYROID GLAND
THYROXINE T4
TRI-IODOTHYRONINE T3
TARGET TISSUE
OXYGEN CONSUMPTION (CALORIGENIC ACTION)

視床下部 / 甲状腺刺激ホルモン放出ホルモン (TRH) / 下垂体前葉 / 甲状腺刺激ホルモン分泌細胞 / 甲状腺刺激ホルモン (TSH) / 甲状腺 / サイロキシン T4 / トリヨードサイロニン T3 / 標的組織 / 酸素消費 / 産熱作用

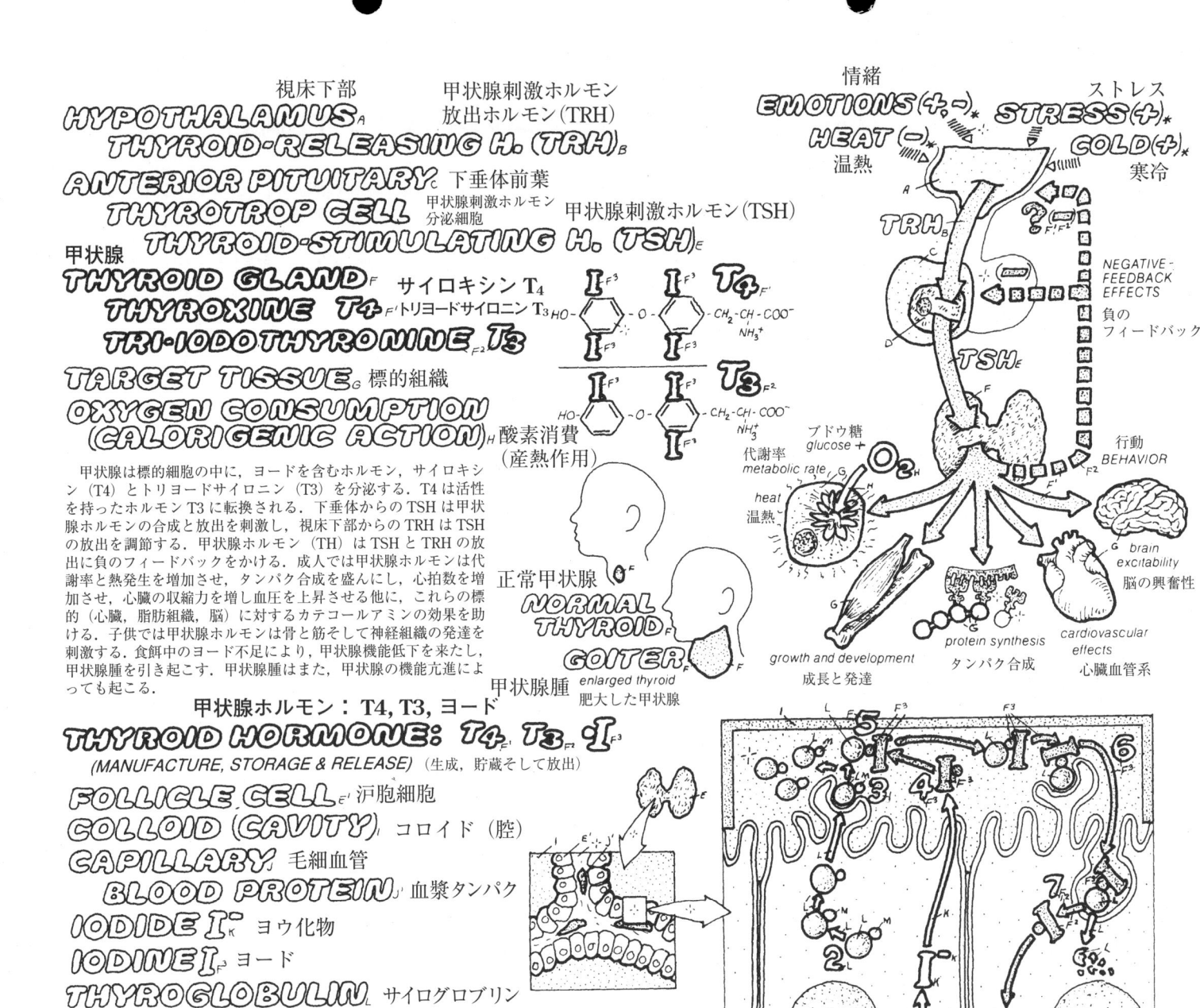

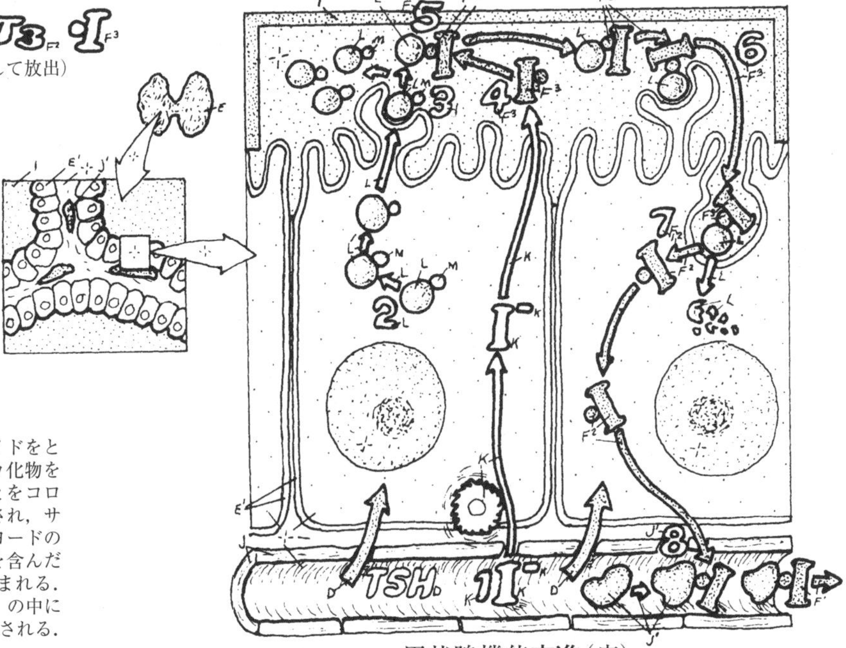

甲状腺は標的細胞の中に、ヨードを含むホルモン、サイロキシン (T4) とトリヨードサイロニン (T3) を分泌する。T4 は活性を持ったホルモン T3 に転換される。下垂体前葉からの TSH は甲状腺ホルモンの合成と放出を刺激し、視床下部からの TRH は TSH の放出を調節する。甲状腺ホルモン (TH) は TSH と TRH の放出に負のフィードバックをかける。成人では甲状腺ホルモンは代謝率と熱発生を増加させ、タンパク合成を盛んにし、心拍数を増加させ、心臓の収縮力を増し血圧を上昇させる他に、これらの標的 (心臓、脂肪組織、脳) に対するカテコールアミンの効果を助ける。子供では甲状腺ホルモンは骨と筋そして神経組織の発達を刺激する。食餌中のヨード不足により、甲状腺機能低下を来たし、甲状腺腫を引き起こす。甲状腺腫はまた、甲状腺の機能亢進によっても起こる。

EMOTIONS (+,−) 情緒 **STRESS (+)** ストレス
HEAT (−) 温熱 **COLD (+)** 寒冷

NEGATIVE-FEEDBACK EFFECTS 負のフィードバック

glucose ブドウ糖 / metabolic rate 代謝率 / heat 温熱 / BEHAVIOR 行動 / brain excitability 脳の興奮性 / cardiovascular effects 心臓血管系 / protein synthesis タンパク合成 / growth and development 成長と発達

正常甲状腺 **NORMAL THYROID** / **GOITER** enlarged thyroid 肥大した甲状腺 甲状腺腫

THYROID HORMONE: T4, T3, I
(MANUFACTURE, STORAGE & RELEASE) (生成、貯蔵そして放出)

FOLLICLE CELL 沪胞細胞
COLLOID (CAVITY) コロイド (腔)
CAPILLARY 毛細血管
BLOOD PROTEIN 血漿タンパク
IODIDE I⁻ ヨウ化物
IODINE I ヨード
THYROGLOBULIN サイログロブリン
TYROSINE チロシン

甲状腺は沪胞から成っている。沪胞はサイログロブリンを含むコロイドをとりまいている細胞の球である。甲状腺の沪胞細胞は血漿 (1) からヨウ化物を取り込み、細胞からの分泌物すなわちサイログロブリン (2) と酵素とをコロイドに輸送する。コロイド (3) の中でヨウ化物はヨード (4) に酸化され、サイログロブリンの中のチロシン残基と協同して甲状腺ホルモン (5) (ヨードのついたサイロニン) をつくる。TSH によって刺激されると T3 と T4 を含んだサイログロブリンは開口取り込み作用 (6) によって細胞内に取り込まれる。ホルモンはリソソーム (7) の中のタンパク質から遊離し、血液 (8) の中に分泌される。血中でそれらはタンパク質と結合して運ばれ、組織に輸送される。

HYPOTHYROIDISM 甲状腺機能低下 (症)
IN CHILDREN 子供では
CRETINISM クレチン病

幼児で甲状腺に欠陥があるとクレチン病になる。この患者は背が低く精神機能も衰え太鼓腹、小さな下顎、突出した舌、白い幼児的な顔貌、脂肪太り等の症状を示す。

IN ADULTS 成人では
MYEXEDEMA 粘液水腫

活動の低下した甲状腺は、沪胞が大きくなり扁平細胞は小さくなる。甲状腺機能低下の患者は動作が緩慢で、しゃがれた声や髪の毛、皮膚 (粘液水腫) を持つようになる。また基礎代謝率は下がり、寒さに対する抵抗力が弱る。

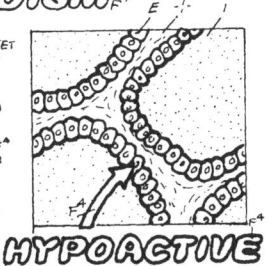

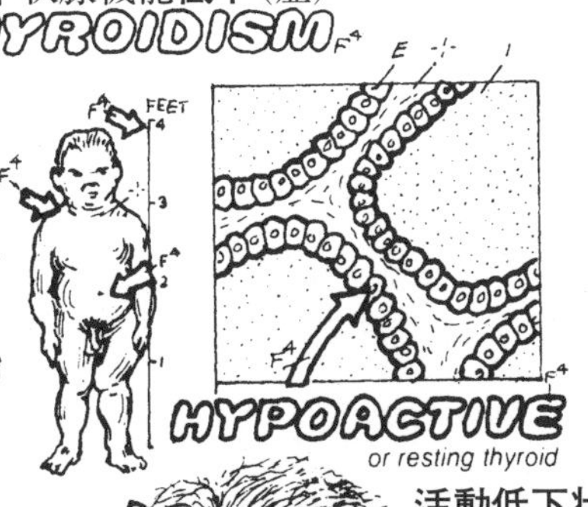

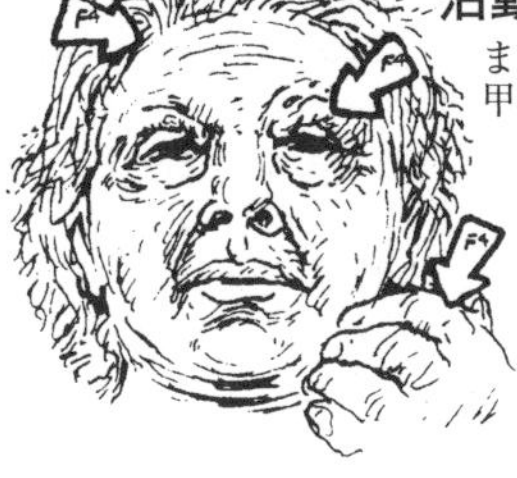

HYPOACTIVE or resting thyroid 活動低下状態 または休止期の甲状腺

HYPERTHYROIDISM 甲状腺機能亢進 (症)

基礎代謝量 **BMR**

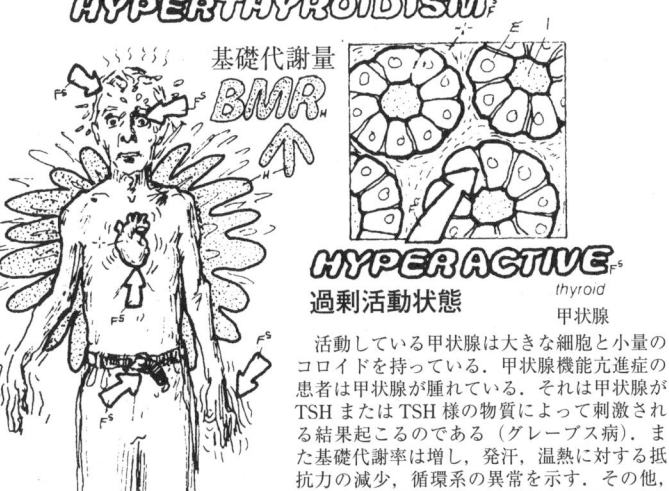

HYPERACTIVE thyroid 過剰活動状態 甲状腺

活動している甲状腺は大きな細胞と小量のコロイドを持っている。甲状腺機能亢進症の患者は甲状腺が腫れている。それは甲状腺が TSH または TSH 様の物質によって刺激される結果起こるのである (グレーブス病)。また基礎代謝率は増し、発汗、温熱に対する抵抗力の減少、循環系の異常を示す。その他、痩せて神経質で、食欲亢進や知的活動が高くなる。目は突出することが多い (眼球突出)。

上皮小体（副甲状腺）と血漿カルシウムのホルモン性調節

ヒトでは上皮小体は4個の小さなレンズ豆の大きさをしていて，甲状腺組織の上の端と下の端に埋まっている．しかし甲状腺と上皮小体との間には解剖的にも生理的にも全く連絡はない．上皮小体には2つの型の細胞がある．主細胞と好酸性細胞とである．主細胞は血漿中のカルシウムイオン量の減少に反応して上皮小体ホルモンを分泌する．このホルモンは骨と腎臓に働いて血漿カルシウム量を上昇させる．好酸性細胞についてはよく知られていない．これらは変性した主細胞であろう．

カルシウムイオンの重要性

血漿カルシウムは正常な神経と筋肉の働きにとって重要である—血漿カルシウムは興奮性組織（神経や筋肉）の電気活動，心臓の収縮および血液の凝固を調節している．したがって，血漿中のカルシウム量は複雑なホルモン機構により複雑に調節されている．正常な血漿中のカルシウム濃度は，10 mg/100 mLである．

低カルシウム血症は致死的となる—ある値以下にカルシウム量が減ると（低カルシウム血症）神経線維や筋の興奮性は増加するが，シナプスや神経筋接合部における神経伝達物質の放出はかえって減少する．この結果，低カルシウム血症では筋の攣縮（テタニー）が起こる．低カルシウム血症によるテタニー患者の典型的な臨床像はトルソー（Trousseau）徴候である（すなわち，腕や親指の屈曲と他の指の伸展である）．呼吸筋の攣縮は呼吸に影響を与えて死に至らしめることもある．このことは甲状腺摘出術の際に上皮小体を不注意にとってしまった後に起こる．実験動物で上皮小体を摘出すると，4時間以内に血中カルシウム量は著明に減少し，カルシウムを輸液によって与えない限り死亡してしまう．

3つのホルモンが血漿カルシウムを調節している

血中カルシウムの量を調節するのに3つのホルモンが関与している．上皮小体からのホルモン（パラソルモン（PTH）），甲状腺からのカルシトニンそして腎臓からのカルシトリオールである．このうち，パラソルモンは最も重要で致命的なホルモンである．

上皮小体（副甲状腺）細胞は低い血漿カルシウム濃度に反応して，パラソルモン（PTH）を放出する—血漿カルシウム量は上皮小体の主細胞に存在する特殊な膜カルシウム受容体によって監視されていて，Gタンパクを経由して細胞内のIP_3とカルシウムに共役している．カルシウム量がセットされた値以下に下がると，この検出器からの信号がパラソルモンを放出させる．パラソルモンは骨と腎臓に直接働き，また腸管の粘膜に間接的に働きかけて，血中カルシウム濃度を上げるようにする．カルシウム濃度が上昇すると上皮小体に負のフィードバックをかけてパラソルモン分泌を抑制する．

慢性的に血漿カルシウムが低下している場合（くる病や腎疾患）あるいは妊娠や授乳のようなカルシウム利用が高くなるときには，上皮小体はその大きさを増し（肥大），肥大した腺はカルシウム値の減少に敏感に反応してPTHをより効果的に分泌するようになる．その結果，カルシウム濃度が1％減少すると，血漿中のパラソルモンの濃度は100％増加する．

PTHは骨からカルシウムを動員して血漿中のカルシウム量を増加させる—パラソルモンは骨組織に働き，骨基質からのカルシウム再吸収を増加させて，血漿カルシウム濃度を上げる．骨組織に対するパラソルモンの作用機構は2つあると考えられる．その主な作用は破骨細胞を刺激することである．破骨細胞は骨基質を消化し，基質中にある細胞液（骨液）のカルシウム濃度を増加させる．するとこのカルシウムは血漿のカルシウムと交換される．また，破骨細胞の数も増加すると思われる．より早く分の桁でカルシウム濃度を上げる作用は，骨液中に蓄えられているカルシウムをポンプ作用で汲み上げることである．このカルシウム輸送は骨液を細胞外液（血漿）から隔てている広い膜系を横切って行われる．これらの膜系は骨細胞と骨芽細胞の原形質突起から作られる（図121）．

PTHはまた腎臓に働いてカルシウムを保持する—パラソルモンはまた，腎尿細管からのカルシウム再吸収を増すことによって，血漿カルシウム濃度を増加させる．しかし，これに関して最も効果的なのは，腎からリン酸イオン（HPO_4^-）の排出を増加させる（リン酸尿）働きである．普通，カルシウムの産生と血中リン酸イオン濃度とは一定である．したがって，リン酸濃度が減少するとカルシウム濃度は増加するようになる．上皮小体ホルモンはまた，腎臓で活性型のビタミンDの形成を刺激することによって，小腸からカルシウムの吸収を増加させる（下記参照）．

ビタミンDとその代謝産物はカルシウムの腸管からの吸収を増大させる—ビタミンD_3（コレカルシフェロール）は食事により摂取されるか，または日光中の紫外線により皮膚組織の中でコレステロールからつくられる．ビタミンD_3が活性を持つようになるには，まず肝臓内でカルシジオールに変換される；さらに腎臓の近位尿細管でカルシジオールは，ビタミンDの最も強力な活性型であるカルシトリオールに変換される．PTHは腎臓でカルシトリオールの産生を刺激する．カルシトリオールは腎臓ホルモンの1つと考えられている．というのは，このホルモンは腎臓内で作られ血液中に分泌されて，血漿中のカルシウムを上昇させるからである．

カルシトリオールの主な機能は小腸上皮細胞（腸細胞）を刺激してカルビンジンDタンパクの合成を増加させるが，このタンパクはカルシウムを小腸内腔から吸収するときにカルシウム輸送タンパクとして働いている（図79）．この効果はステロイド・ホルモン受容体と類似した核受容体を経由して行われる．腸管からの吸収が増加すると，血漿カルシウムが上昇する．カルシトリオールはまた骨細胞に及ぼすPTHの働きをも増加させる．ビタミンD_3とその誘導体は，セコステロイドと呼ばれる．

カルシトニンは骨へのカルシウム吸収を増加させることによって血漿中のカルシウム濃度を低下させる—カルシトニンは甲状腺の傍ろ胞C細胞から分泌される．このホルモンは血漿カルシウムの増加に反応して分泌される．カルシトニンの機能は血漿カルシウム量を低下させることで，この効果はPTHの作用の逆である．カルシトニンは骨に2つのレベルで影響を与える；カルシトニンは骨芽細胞（造骨細胞）を刺激してカルシウムの吸収を増加させて，それを骨の中に蓄積させる；カルシトニンは破骨細胞を抑制して，それによって骨のカルシウムの再吸収を減少させて，血液中に失わせる．

カルシトニンは子供の成長にとって非常に大切である．というのは骨の成長には，骨吸収の抑制と骨沈着の刺激ということが必要とされるからである．カルシトニンはまた，妊娠，授乳期に，そしてまたパラソルモンによる過剰なカルシウム損失が起こった場合に，母親の骨を守らねばならない大切な役割をしている．しかしながら，正常成人ではカルシトニンの作用はPTHよりも重要ではないが，血漿中のカルシウム濃度の1分毎の調節には十分なものである．

CN：Eに赤，Gに黄，骨（P）には非常にうすい色．Bには濃い色を使いなさい．

1. まず上の甲状腺（A）に色を塗り，上皮小体（B），血中カルシウム（E）と進み，右の方へ塗って行きなさい．
2. パラソルモンのタイトル（B^1）を塗り，骨（P）に対する影響に進み，次に左の端にある甲状腺のC細胞（O）と塗り進み，次いでカルシトニン（O^1）（とPTH）の影響に従って頁の下の方へ塗って行きなさい．
3. パラソルモンのタイトルに戻り，腸に対する作用，そして次に下の図へ塗り進みなさい．

甲状腺 **THYROID**

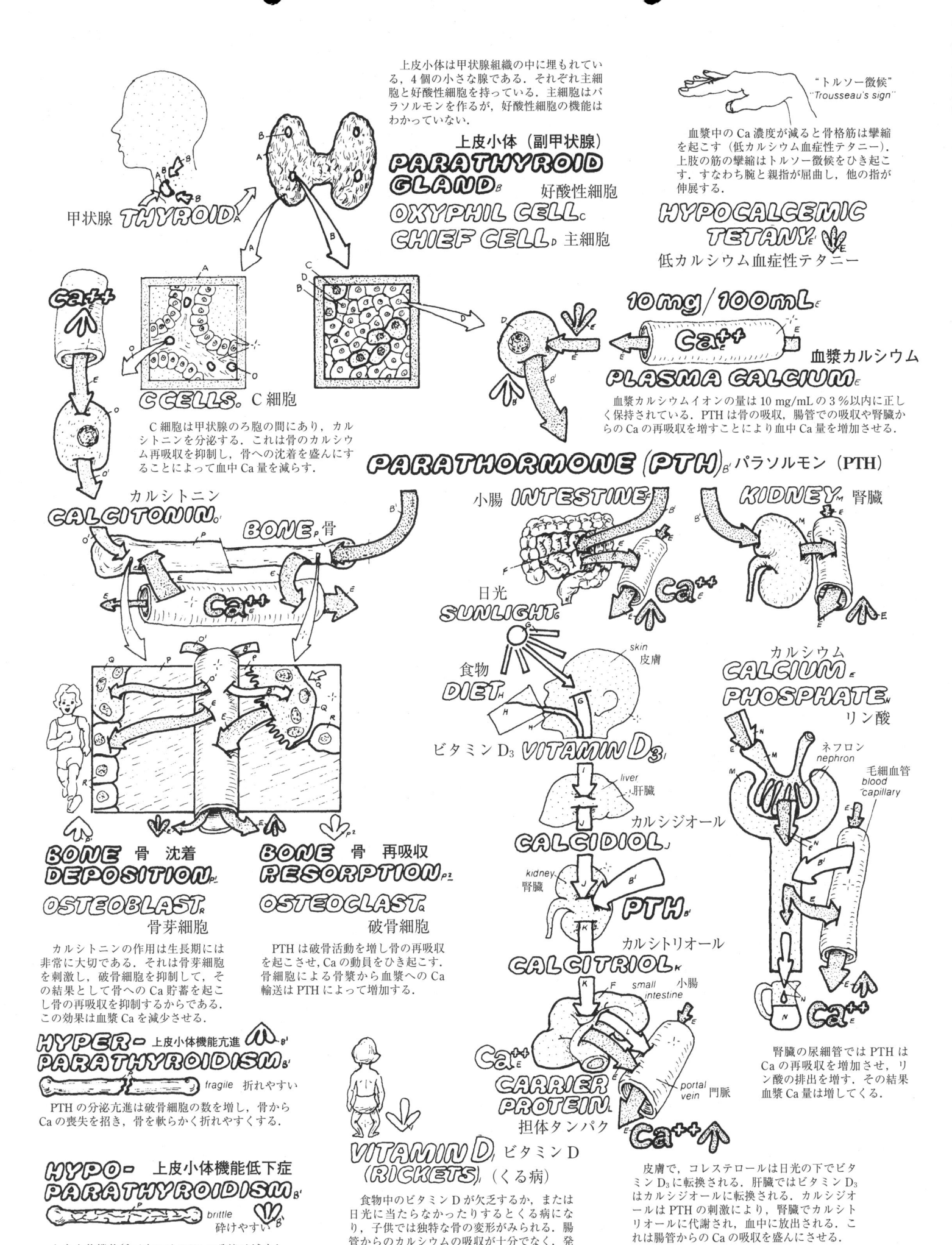

上皮小体は甲状腺組織の中に埋もれている，4個の小さな腺である．それぞれ主細胞と好酸性細胞を持っている．主細胞はパラソルモンを作るが，好酸性細胞の機能はわかっていない．

上皮小体（副甲状腺）
PARATHYROID GLAND

OXYPHIL CELL 好酸性細胞
CHIEF CELL 主細胞

血漿中のCa濃度が減ると骨格筋は攣縮を起こす（低カルシウム血症性テタニー）．上肢の筋の攣縮はトルソー徴候をひき起こす．すなわち腕と親指が屈曲し，他の指が伸展する．

"トルソー徴候" "Trousseau's sign"

HYPOCALCEMIC TETANY
低カルシウム血症性テタニー

C CELLS C細胞

C細胞は甲状腺のろ胞の間にあり，カルシトニンを分泌する．これは骨のカルシウム再吸収を抑制し，骨への沈着を盛んにすることによって血中Ca量を減らす．

10 mg/100 mL Ca^{++}
血漿カルシウム
PLASMA CALCIUM

血漿カルシウムイオンの量は10 mg/mLの3％以内に正しく保持されている．PTHは骨の吸収，腸管での吸収や腎臓からのCaの再吸収を増すことにより血中Ca量を増加させる．

PARATHORMONE (PTH) パラソルモン（PTH）

CALCITONIN カルシトニン

BONE 骨

小腸 **INTESTINE**

KIDNEY 腎臓

日光 **SUNLIGHT**
食物 **DIET**
skin 皮膚
ビタミンD_3 **VITAMIN D_3**
liver 肝臓
カルシジオール **CALCIDIOL**
kidney 腎臓
PTH
カルシトリオール **CALCITRIOL**
small intestine 小腸
Ca^{++}
CARRIER PROTEIN 担体タンパク
portal vein 門脈

カルシウム **CALCIUM PHOSPHATE** リン酸
ネフロン nephron
毛細血管 blood capillary
Ca^{++}

BONE DEPOSITION 骨沈着
OSTEOBLAST 骨芽細胞

BONE RESORPTION 骨再吸収
OSTEOCLAST 破骨細胞

カルシトニンの作用は生長期には非常に大切である．それは骨芽細胞を刺激し，破骨細胞を抑制して，その結果として骨へのCa貯蓄を起こし骨の再吸収を抑制するからである．この効果は血漿Caを減少させる．

PTHは破骨活動を増し骨の再吸収を起こさせ，Caの動員をひき起こす．骨細胞による骨漿から血漿へのCa輸送はPTHによって増加する．

腎臓の尿細管ではPTHはCaの再吸収を増加させ，リン酸の排出を増す．その結果血漿Ca量は増してくる．

HYPER-PARATHYROIDISM 上皮小体機能亢進
fragile 折れやすい

PTHの分泌亢進は破骨細胞の数を増し，骨からCaの喪失を招き，骨を軟らかく折れやすくする．

VITAMIN D (RICKETS) ビタミンD（くる病）

食物中のビタミンDが欠乏するか，または日光に当たらなかったりするとくる病になり，子供では独特な骨の変形がみられる．腸管からのカルシウムの吸収が十分でなく，発育期の骨は弱くなり，下肢の長骨は力を加えると曲がってしまう．

HYPO-PARATHYROIDISM 上皮小体機能低下症
brittle 砕けやすい

上皮小体機能低下症ではPTHの分泌は減少し，破骨細胞の活動を低くする．また骨の柔軟性を減少させ硬さを増し，骨は砕けやすくなる．

皮膚で，コレステロールは日光の下でビタミンD_3に転換される．肝臓ではビタミンD_3はカルシジオールに転換される．カルシジオールはPTHの刺激により，腎臓でカルシトリオールに代謝され，血中に放出される．これは腸管からのCaの吸収を盛んにさせる．

骨の構造と成長

骨は身体を支持し，筋肉に対してはてこ（梃子）の作用をして，運動を可能にしている．更に骨は脳，脊髄，骨髄を格納し，また骨髄はカルシウムの貯蔵所ともなる．ホルモンは骨のカルシウムを血漿中に放出するのを助けて，血液中のこの重要なイオンを正常値から低下するのを防いでいる（図120）．

骨は活動細胞と血液供給を持つ生きている組織である—骨は硬くて不活発なように見えるが，実際は活動的な組織であり，神経や血管が入りこんでいる．多くの骨細胞（下記参照）は持続的に活動的で，たとえ成人の骨であっても，伸展や歪み，骨折などに反応して，たえず新しくつくられ，補修され改造されている．

骨の構造と細胞型

長骨は2つの頭（骨端）と柄（骨幹）を持ち，緻密骨と海綿様骨の型より構成されている—長骨の横断面は，密な部分と海綿状の部分から成り立つ．密な部分はぎっしりつまった緻密質で，海綿状の部分は海綿質といわれるスポンジ状の骨から成り立っている．長骨の骨幹は主に緻密骨であり，骨端部は両方から成り立っている．

緻密骨は多数の反復する層状構造（ハバース Havers 系）より成り立っている—骨幹部の緻密な部分を顕微鏡で見ると，多くの円筒型をした単位からなる．これはHavers系（オステオン，骨元）と呼ばれている．これら円柱状単位は骨の長軸にそって走り，きつく包まれていて，特殊なセメントにより互いにくっついている．各々のHavers系は中心管を取り囲む，同心の板（層板）から成り立っていて，中心管には血管や神経が走っている．中心管はHavers系全般に渡って存在している．中心管は，無数の小さな小腔と連絡している．多くの小腔は小さな通路（小管）と連絡しているので，そこを通って血液や神経は骨細胞に達している．

骨細胞と骨基質は骨の機能的部分である—生理的に骨組織は2つの成分からなる．第1は骨細胞からなる代謝の激しい細胞群で，第2は有機質と無機質の混合からなる骨の基質で，これは代謝の不活発な細胞外の成分である．有機質からなる部分はコラーゲン線維からなり—非常に強い（曲げても折れない）線維性のタンパク質—と基質物質（糖タンパクとムコ多糖類（Ca10[PO$_4$]6[OH]2））．骨基質の無機質はカルシウムとリン酸で，ヒドロキシアパタイトの結晶と呼ばれる．骨基質をつくるため，骨細胞はヒドロキシアパタイトの結晶をコラーゲン線維の網と糖タンパクの上に沈着させる．この過程を石灰沈着という．石灰化した基質は，骨に非常な硬さと強さを与えている．

骨細胞の3つの型：骨芽（造骨）細胞，骨細胞および破骨細胞

骨芽（造骨）細胞は骨をつくり，骨細胞は骨を維持する—造骨細胞は普通，骨の表面近くにある若い骨の細胞で，基質の有機物すなわち，コラーゲン線維と基礎物質を分泌する．造骨細胞が全周囲分泌された基質で覆われると，この細胞は骨をつくる活動を著明に減少させて，成熟した骨細胞となり，骨組織のカルシウムの交換と毎日の維持を助けている．骨細胞は小窩の中またはその近くに見出される．骨細胞は広範囲にわたる突起（フィロポジア filopodia）を小管の中に出し，他の骨細胞と結びつく．このような膜様の突起は栄養物の交換，特に骨と血液との間のカルシウムの交換を促進している．

破骨細胞は骨を改造し，修復し，溶解する—第三の骨の細胞は，血液のマクロファージに似ている破骨細胞である．破骨細胞は骨折を治したり，新しい骨の形成に重要な働きをする．この働きを遂行するために，破骨細胞はリソゾーム酵素（たとえばプロテアーゼのコラゲナーゼ）を骨基質の中に分泌する．この酵素は基質のタンパク質を消化し，カルシウムとリン酸塩を放出する．このようにして，破骨細胞は骨を消化する能力を持っているので，パラソルモンのようなホルモンの標的となり，骨の再吸収とカルシウムの動員を促進する．

骨の成長とそのホルモン性調節

骨端板の硝子軟骨細胞は骨形成を開始する—骨の発育は通常，硝子軟骨の形成が先行する．大部分の胎児骨は軟骨でできている．長骨では出産直後から成長と伸長が始まり，青年期までそれが続く．伸長は骨端と骨幹の間にある2つの硝子軟骨（骨端板）の活動により行われる．これらの小板にある胚芽細胞は，絶えず新しい軟骨をつくり，それが骨幹のほうへ移動して型板をつくる．次いで若い骨の細胞（骨芽（造骨）細胞）がここに移動してこの鋳型の上に新しい骨をつくり上げる．

このようにして骨端部では骨幹の長さが増し，二つの骨頭部は徐々に離れてくる．成長が進むにつれて，骨端板の厚さは徐々に減ってくる．発育途中の小児では骨端板は幅は広く活動的で，増殖細胞を持っている．思春期になると狭くなり，成人では完全に消失してしまう（骨端閉鎖）．長軸方向への成長は，骨の種類や年齢によって差はあるが，これ以後は行われなくなる．

成長ホルモン，IGFs（インスリン様成長因子），甲状腺ホルモンおよびアンドロゲンは骨の成長を刺激する—小児期の間は，成長ホルモンが骨端板の成長を刺激する．成長ホルモンのこの効果はインスリン様成長因子（IGF-1）によって仲介される．甲状腺ホルモンは同様に成長ホルモンの働きに必要である．甲状腺ホルモンはまた骨の分化を促進する．アンドロゲンは思春期に骨の成長を刺激し，青年期の体の成長の急速な進行に重要である．男性では精巣がアンドロゲンを供給する．成長期の女性では副腎皮質がアンドロゲンの供給源である．しかしながら，青年後期ではアンドロゲンは骨端板の閉鎖を促進して，身長の成長が止まる．骨端板の成長と閉鎖に及ぼすアンドロゲンの作用は，細胞内でアンドロゲンがエストロゲンに変換されて進行する．成人ではGHは骨の幅（厚さ）の成長のみを促進し，先端巨大症患者に特徴的な骨の肥厚を引き起こす（図118）．

骨折の修復には硝子軟骨ならびに骨芽（造骨）細胞と破骨細胞が関与している—骨折の修復中には特別な型の結合組織，ヒアリン（硝子）軟骨が骨折部でつくられ，仮骨を形成する．仮骨は新しい骨の成長の原型（モデル）となり，骨折部に対して変な力が加わらないように，そこを保護する役目を果たす．新しい骨が仮骨にとって変わると，破骨細胞は余分の骨を消化して，骨を本来の正しい形になるようにする．

CN：Aには赤を，Bには黄色または黄褐色，CとDには非常にうすい色を塗りなさい．
1. 上の方にある骨の構造から塗り始める．Havers系（D^1）のただ1つの群だけを選んで色を塗りなさい．
2. 骨細胞の3つの型を塗り，それらの機能を示すための2つの説明図を塗りなさい．
3. 骨折修復の3つの段階を塗りなさい．
4. 一番下に示した，骨の成長のホルモン調節について色を塗りなさい．

骨の構造
BONE STRUCTURE

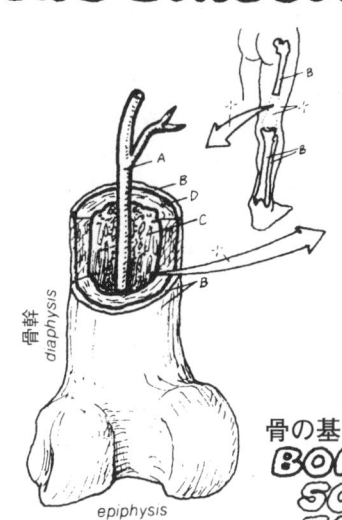

骨幹 *diaphysis*
epiphysis 骨端

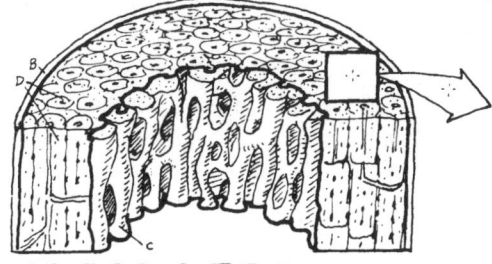

BLOOD VESSEL 血管
PERIOSTEUM 骨膜
SPONGY BONE 海綿(質の)骨
COMPACT BONE 緻密(質の)骨

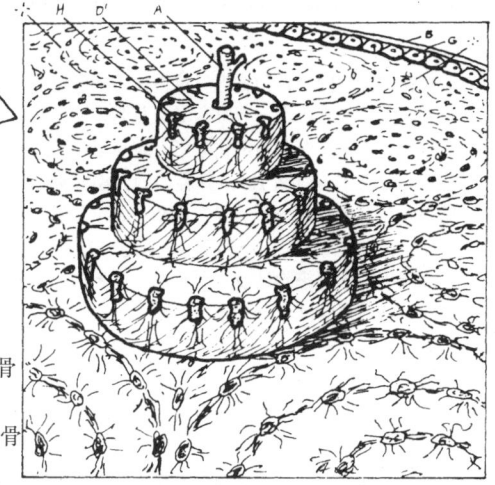

骨の基質
BONE MATRIX
50% COLLAGEN 50%コラーゲン
50% HYDROXYAPATITE 50%ヒドロキシアパタイト

HAVERSIAN SYSTEMS ハバース系

海綿状の骨には空胞が沢山あるが、緻密質はそうではない。成熟した骨は板状をしている。多くの板は円柱状の1つの単位となるハバース系（骨元）を作る。ハバース系はその中央部に血管や神経を含んでいる。長骨では多くのハバース系が、長軸方向に平行して走っている。

骨の細胞
BONE CELLS

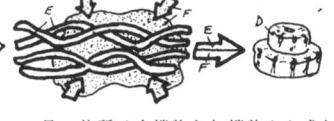

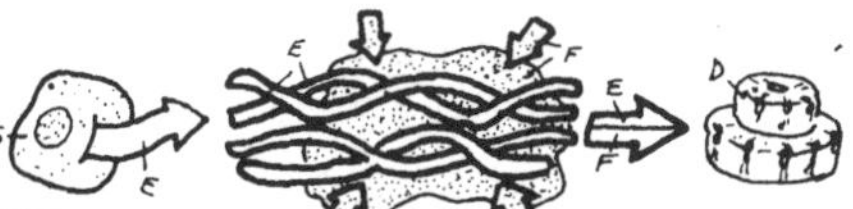

骨芽細胞 **OSTEOBLAST**
骨芽細胞は骨を作る細胞で、骨基質にコラーゲンと基礎物質を分泌する。

骨細胞 **OSTEOCYTE**
骨細胞は成熟した骨芽細胞で、その突起は血液と代謝物質の交換をおこなう。

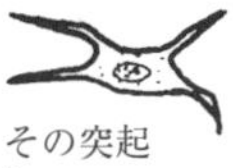

破骨細胞 **OSTEOCLAST**
破骨細胞は核が沢山あるマクロファージのような細胞で、プロテアーゼ酵素を分泌して骨の基質を消化する。

骨の基質は有機物と無機物から成り立っている。コラーゲン線維とタンパク質は有機物の網を作り、Caとリン酸塩の結晶がそれを覆っている。このようにして骨の硬い物質が作られる。

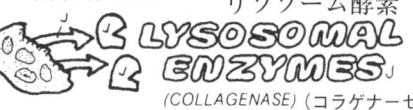

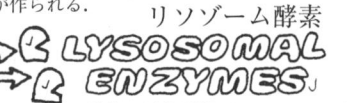

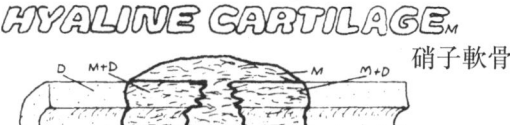

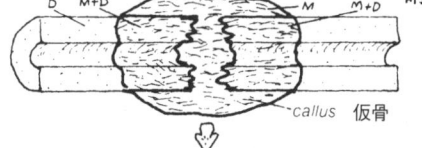

リソゾーム酵素
LYSOSOMAL ENZYMES
(COLLAGENASE) (コラゲナーゼ)

FRACTURE REPAIR 骨折の修復
HYALINE CARTILAGE 硝子軟骨

callus 仮骨

NEW BONE 新生した骨

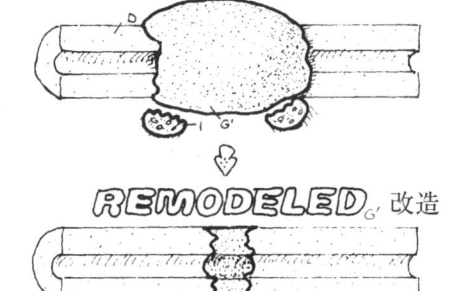

REMODELED 改造

BONE DEPOSITION 骨の沈着
BONE RESORPTION 骨の再吸収

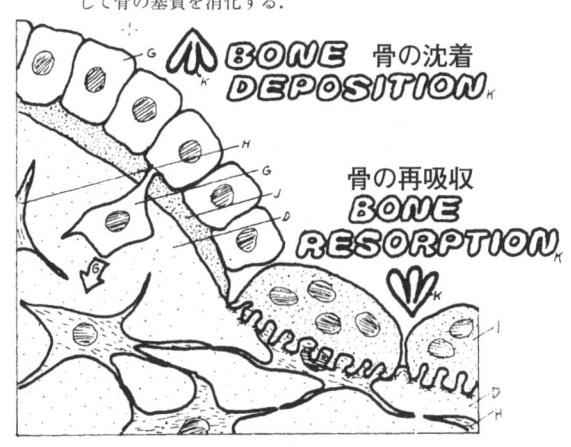

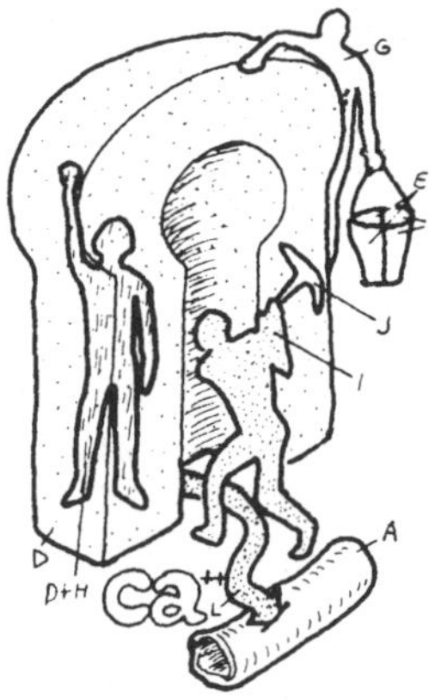

骨の形成の間、骨芽細胞は基質となるタンパク質（コラーゲンと基礎物質）を分泌し、建設業のようなことをしている。基質が仮骨化してくると骨芽細胞を遊離し、骨細胞の中に伸展する突起を作って成熟する。骨細胞は血液との間で栄養物とカルシウムとを交換する。破骨細胞は過剰な骨片を消化して、骨を正しい形になるように助ける。上皮小体ホルモンによって骨が刺激されると、破骨細胞はカルシウムを遊離して、血漿のカルシウム欠乏を補う。

骨折端では硝子軟骨が増殖して仮骨を形成する。この仮骨は骨折部を保持し、新しい骨の形成のモデルとなる。骨の細胞が進入すると、仮骨は骨に変わる。それから破骨細胞の消化作用により改造されて形が整えられる。

GROWTH 成長

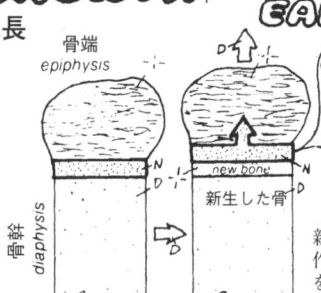

骨端 *epiphysis*

EARLY YOUTH 発育初期
GROWTH HOR..
THYROID HOR..
ANDROGENS

成長ホルモン、甲状腺ホルモン、アンドロゲン

長骨の成長の時は、骨端板（硝子軟骨）が広がり、新しい細胞が作られる。先方骨軸の端で骨の原型を作る。骨はこの原型の上に作られて、その軸の長さを増していく。成長ホルモン、サイロキシン、アンドロゲンが骨端板の成長を刺激する。

new bone 新生した骨
骨幹 *diaphysis*

EPIPHYSEAL PLATE 骨端板

成熟 "骨端閉鎖"
MATURITY "epiphyseal closure"

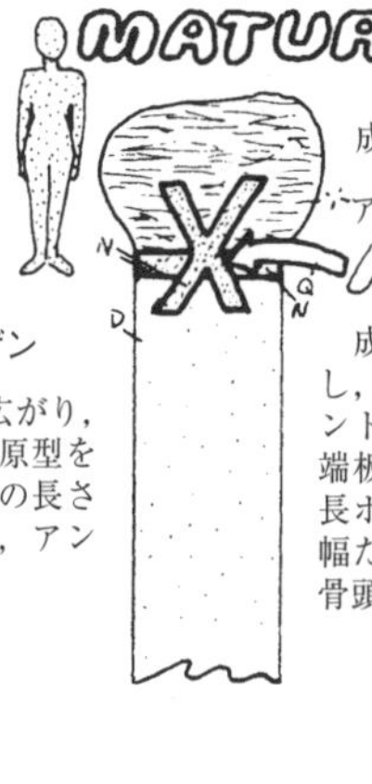

成長ホルモン **GROWTH HORMONE**
アンドロゲン **ANDROGENS**

成人になると、骨端板は骨と融合し、骨の成長は終わる。成熟時にアンドロゲンが沢山分泌されると、骨端板の閉鎖が促進される。成人で成長ホルモンが過剰に出ると、骨は横幅だけの成長が刺激されて、骨軸と骨頭はその厚さを増す（先端肥大症）。

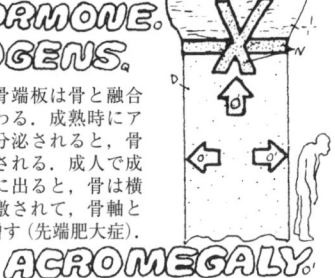

ACROMEGALY 先端肥大症

内分泌腺としての膵臓：インスリンの合成と放出

膵臓は腹腔内で胃の下方に位置する大きな混合（内分泌と外分泌の両方）腺である．その容積の大部分（98％）は外分泌機能を扱っている―すなわち消化酵素と重炭酸塩を，それぞれ腺房と導管から分泌する（図76）．膵臓の内分泌細胞は炭水化物代謝と血糖の調節に必要なペプチド・ホルモンを分泌する．膵臓は肝臓の門脈血に接していて，小腸から吸収された栄養物の量を感知する．

膵臓の内分泌細胞はランゲルハンス島内にある―膵臓の内分泌を受け持つ部分はランゲルハンス（Langerhans）島と呼ばれる部分で，100万〜200万個の円形をした細胞集団（小島）からなり，外分泌を行う腺房の間に広く散らばって存在している．小島をとり囲んで，大きな孔のある特殊な毛細血管網が沢山あり，肝臓の門脈血に接している．小島はそれぞれ，いくつかの異なった型の細胞の集団であり，それぞれの型の細胞から膵臓ホルモンの1つ1つを別々に分泌すると考えられている．特殊な免疫細胞化学的な染色法を使うことによってA, B, D（または α, β, δ細胞）の3つの細胞の型があることが分かった．A細胞は周辺部にあり，余り数は多くないがグルカゴンを分泌する．B細胞は数も多く中心部にある．ここからインスリンが分泌される．D細胞はまばらに存在し，ソマトスタチンといわれるホルモンを分泌する．最近F細胞も発見されて，膵ポリペプチドをつくっているが，そのホルモン作用は分かっていない．

インスリンとグルカゴンは膵臓の主要なホルモンである

インスリンとグルカゴンは組織の糖質代謝を調節し，血中のブドウ糖の濃度（血糖）を最適に保つ役割をしている．血糖は通常，食物，特に炭水化物の多い食事を摂取した後に上昇する．

血漿中のブドウ糖の上昇はインスリンの放出を促進し，それが細胞によるブドウ糖の取込みを増加させる―インスリンは細胞膜を通してのブドウ糖の輸送を増加させて，細胞内でブドウ糖の有効利用を促進させる．その結果，血糖は低下する．この点で，インスリンは血糖降下ホルモンとして働く―つまり，血糖を下降させる物質である．インスリンに特徴的な標的組織は，筋肉，脂肪および肝臓である．

血漿中のブドウ糖の減少はグルカゴンの放出を引き起こし，それが肝臓からのブドウ糖の放出を増加させる―グルカゴンもまた生体細胞のために炭水化物の利用を促進するが，血糖値とインスリン量が低い食事の間の時期に働く．グルカゴンの機能は，その大きな貯蔵部位である肝グリコーゲンからブドウ糖を血液中に動員する．こうすることによって，グルカゴンは高血糖ホルモン―すなわち血糖を上昇させる物質―として働く．血糖値が低く飢餓の時にはグルカゴンの作用が必要となる．

ソマトスタチンはインスリンとグルカゴンの分泌を局所的に調節する―ソマトスタチンは局所的組織ホルモンで，膵臓から分泌される第三のペプチドである．これはインスリンとグルカゴンの両方の分泌量の上昇を鈍らせて，これらのホルモンの突然の上昇を防いでいる．ソマトスタチンはまた循環血中に放出されて，下垂体前葉から出る成長ホルモンの分泌を抑制する，というのは成長ホルモンは抗インスリン作用を持っているからである．インスリンとグルカゴンはまた互いの分泌を調節する；グルカゴンはインスリンの分泌を刺激するが，インスリンはグルカゴンの分泌を抑制する．

インスリンの合成の機構

インスリンは2つのポリペプチドを持ち，プロインスリンからつくられる―インスリンは2つのペプチド鎖（A鎖とB鎖）からなるタンパク（ポリペプチド）ホルモンである．2つの鎖は二硫化物の架橋（結合）によって2か所で結合している．これはインスリンが血中に放出され，標的細胞に働く時の形である．インスリンはB細胞の小胞体の上でプロインスリンといわれる大きなペプチド鎖として合成される．

インスリンがつくられるためにはC鎖が除かれる―合成の後期で，この長いペプチド鎖は二硫化物の架橋をつくる結果，折れ曲がってくる．ゴルジ小体の小胞の中に取り込まれる間，プロテアーゼ酵素は長い鎖の2か所を加水分解して，プロインスリンをインスリンに変換させる．すなわちもとの単鎖は2つの小片に切れる．その1つはインスリン分子（結合しているA, B鎖）で，他はC鎖である．

インスリンと切り離されたC鎖は，一緒に分泌小胞の中をB細胞の細胞膜へ向かって運ばれる．小胞の内容物は開口分泌作用によって血中に放出される．C鎖の機能は知られていないが，臨床的には血液濃縮法が内因性インスリンの指標として用いられるが，これは糖尿病患者が体外からインスリンの注射を受けるときに有用な測定値となる．

インスリンの放出の調節

血漿中のブドウ糖値はインスリン分泌を調節している―B細胞からのインスリン放出は血中ブドウ糖の濃度によって，負のフィードバック系により調節されている．糖の血中濃度が高くなる―普通食後にそうなるのであるが―と，それがB細胞により検知され，その結果インスリン分泌が増加する．インスリンは血液により組織に運ばれ，ブドウ糖の取込みと利用が促進される．この作用により血糖値は減少する．インスリンの放出は2つの相で起こると考えられる―直後相は数分間持続するする鋭い急激な反応と続いて起こる2時間も持続するゆっくりした上昇反応である．

インスリン分泌は増加したブドウ糖の取込みとB細胞内のカルシウムの上昇によって引き起こされる―ブドウ糖ーインスリン間のフィードバック調節に関与しているB細胞の機構には，ブドウ糖の取込みとカルシウムの放出との間の相互作用が含まれる；開口分泌とインスリン放出のためには，カルシウムの上昇が必要である．ブドウ糖は特殊なブドウ糖輸送担体（トランスポーター，GLUT-2）によりB細胞内に運ばれる．細胞内に入ったブドウ糖分子はグルコキナーゼにより速やかに酸化されて，ATPが生成される；ATPは近くにあるATP-感受性K^+チャンネルに作用して，それを閉じる．これがB細胞の膜を脱分極して，次いで電圧感受性Ca^{++}チャンネルを開いて，カルシウムの流入を許すようになる．この細胞内のカルシウムの上昇はB細胞からインスリンを含む小胞の融合と開口分泌を促進して，最初に起こる早いインスリンの放出を引き起こす．

細胞内環状GMPの上昇はインスリン分泌と合成を増大させる―持続するブドウ糖の侵入は細胞内の環状GMP（cGMP）の上昇を含む追加的機構を活性化する；この上昇は細胞内の貯蔵部位からより多くのカルシウムを放出させる（リアノジン受容体）．また，cGMPはインスリン合成を増加させる引き金となって，高血糖が終息するまでインスリンの長期間（数時間）に及ぶ分泌を保つためにインスリンの利用を持続させる．これらの機構もまた上述のインスリンの二相性放出を説明している．

CN：Aには黄色みがかった色，Hには赤，Iには紫，そしてEには他の明るい色を塗りなさい．

1．上の方から始め，血糖値を表している2つの試験管の部分まで塗り下がりなさい．
2．左の下に示したプロインスリン（M）からインスリン（E^1）のつくられる部分を塗りなさい．ここまでの過程は，B細胞の中に見られる段階（7）で起こる．
3．B細胞の模式図の中に示したインスリン合成の過程を塗りなさい．前の図のA鎖（E^2）とB鎖（E^3）を示す2本の平行な線によってインスリン（E^1）が表されていることに注意しなさい．毛細血管（I）の内部には色は塗らないように．

膵臓
PANCREAS
EXOCRINE: 98% 外分泌：98％
- PANCREATIC ACINI 膵の腺房
- PANCREATIC DUCT 膵管

ENDOCRINE: 2% 内分泌：2％
- ランゲルハンス島 ISLETS OF LANGERHANS
- A 細胞 - グルカゴン A CELLS - GLUCAGON
- B CELLS - INSULIN B 細胞 - インスリン
- D 細胞 - ソマトスタチン D CELLS - SOMATOSTATIN
- SPLENIC VEIN 脾静脈
- GLUCOSE LEVEL (BLOOD SUGAR) ブドウ糖値（血糖）

膵臓は2つの異なった機能（外分泌と内分泌）が混在している大きな分泌腺である．膵腺房と管は，この腺の98％以上を占める外分泌腺部を形づくる．そこからは腸管内で消化作用を行う酵素と重炭酸塩を分泌する．ランゲルハンス島は腺全体にわたってその外分泌腺の腺房の間にあり，膵臓の内分泌を受け持つ部分である．各島はA，B，Dの3種類の細胞を含んでいる．A 細胞はグルカゴン，B 細胞はインスリン，D 細胞はソマトスタチンを分泌する．最近，4番目のF細胞が発見され，これは膵ポリペプチドを分泌する．

血液ブドウ糖値が高くなるとインスリン分泌を刺激する．インスリンは組織へのブドウ糖の取込みを盛んにさせることにより，血糖値を下げる．低血糖はグルカゴン放出を刺激する．グルカゴンは肝臓を刺激して，ブドウ糖を放出させ血糖値を上げる．

- INSULIN インスリン
- SOMATOSTATIN ソマトスタチン
- GLUCAGON グルカゴン

ソマトスタチンは，島の中でインスリンとグルカゴンの放出を抑制する．インスリンはグルカゴンの分泌を抑制し，グルカゴンはインスリンとソマトスタチンの分泌を刺激する．このようなインスリンとグルカゴンの作用は多分，局所的なものであろう．

LOCAL HORMONAL CONTROLS 局所ホルモンによる調節

インスリンの生合成
SYNTHESIS OF INSULIN
- CAPILLARY 毛細血管
- CELL MEMBRANE 細胞膜
- GLUCOSE DETECTOR ブドウ糖，検出器
- CALCIUM ION (Ca^{++}) カルシウムイオン
- MESSENGER RNA 伝令RNA
- ROUGH ENDOPLASMIC RETICULUM 粗面小胞体
- PROINSULIN プロインスリン
- ENZYME 酵素
- GOLGI APPARATUS ゴルジ装置
- SECRETORY VESICLE 分泌小胞

血糖値の上昇（1）はB細胞内へのブドウ糖の進入を増加させる（2）；ブドウ糖は酸化されてATPを作り，ATP-感受性K$^+$チャンネルに結合してそれを閉じる．これがCa^{++}チャンネルを活性化する．カルシウムの流入（3）はインスリンを含む分泌小胞の開口分泌を盛んにし，数秒以内にインスリンを放出する（4）．高血糖が長く続くと，インスリンの合成を刺激する．mRNAが核（5）内で作られ，細胞質に移行し，粗面小胞体（6）の上で大きな単鎖のポリペプチド（プロインスリン）の合成を盛んにさせる．ゴルジ小体に包まれ小胞内に蓄えられる間，プロインスリンは2つの二硫化物の架橋を作り折れ曲がってくる．分泌される前に，分子鎖の小片（C鎖）は中央部（7）で分離する．残りのポリペプチドはインスリン分子であり，2つのペプチド鎖（AとB）が互いに2つの二硫化物の架橋で結ばれている．インスリンとC鎖は小胞（8）の中に貯えられ，開口分泌（9）により血液中（10）に分泌される．

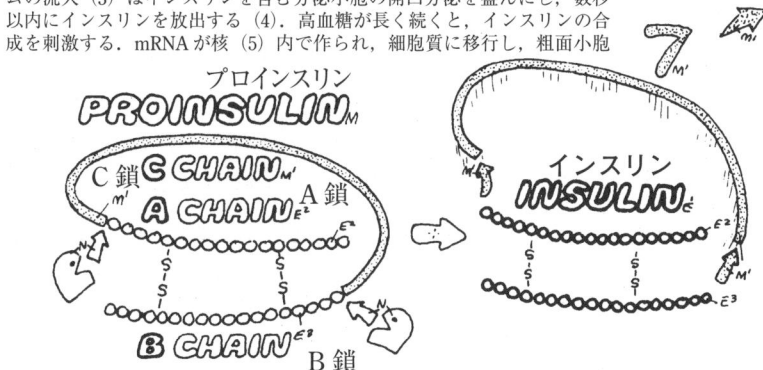

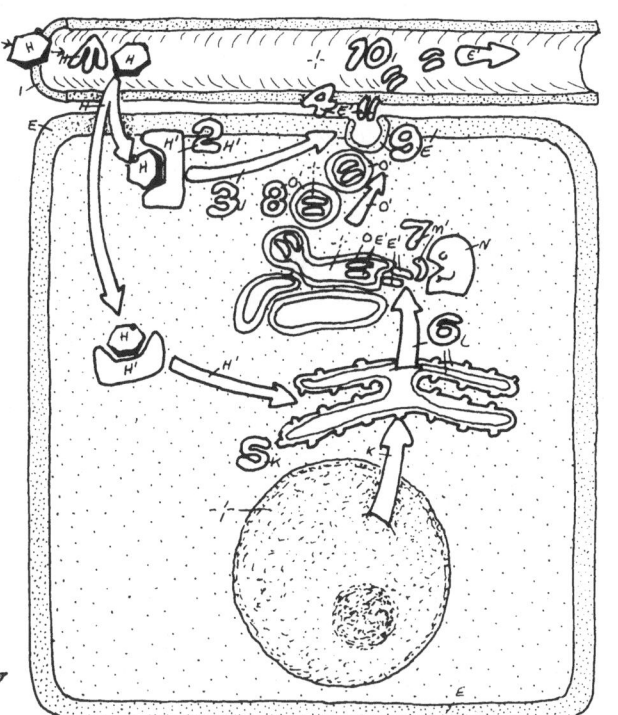

PROINSULIN プロインスリン
- C CHAIN C鎖
- A CHAIN A鎖
- B CHAIN B鎖

INSULIN インスリン

B (BETA) CELL B (ベータ) 細胞

インスリンとグルカゴンの作用

空腹時の血液中のブドウ糖の正常値は，血漿100 mLあたり70〜110 mgの範囲で，この値は一生を通して不変である．膵臓小島から出るインスリンとグルカゴンは，正常な血糖値を保つように働いている（図122）．インスリンは血糖値が高い（食後）時に放出されて，筋肉，脂肪および肝臓の細胞に働いて，血糖を低下させる．グルカゴンは血糖値が低い時に放出されて，肝臓に作用して血糖値を上げる．インスリンには血糖下降作用があり，グルカゴンは血糖上昇作用があるけれども，両者とも十分なブドウ糖（エネルギー）を身体に供給する共通の目的を持っている．

インスリンの作用

インスリンはブドウ糖の膜輸送を促進させる—インスリン本来の作用は，ブドウ糖分子を血漿中から筋肉（心筋，骨格筋，平滑筋）や脂肪細胞のような標的細胞内へ膜を通過して輸送するのを促進し，他の（肝臓や脂肪）細胞によって利用されるのを促進させることにある．インスリンがないと筋肉や脂肪細胞の膜は，血液中のブドウ糖の濃度と関係なく，ブドウ糖を通過させない．血漿中のインスリンは，標的細胞の形質膜にあるインスリン受容体（レセプター）と結合する．この結合は，続いての一連の反応を引き起こして，標的細胞の特殊なブドウ糖トランスポーター（輸送担体）タンパク質の数を増加させる．ブドウ糖トランスポーターはブドウ糖を血漿から細胞液中に移動させて，その標的細胞で利用可能にする．

インスリンは膜のブドウ糖受容体の数を増加させる—筋肉および脂肪細胞は，GLUT-4と呼ばれる特殊な型のインスリン感受性ブドウ糖トランスポーター・タンパク質を含んでいる．正常ではこれらのトランスポーターのごくわずかが膜に存在する．インスリンとその受容体との結合は，より多くのGLUT-4トランスポーター・タンパク質を細胞質内の貯蔵部位から膜へ急速に組み込むように刺激する．このことが筋肉細胞が血漿中のブドウ糖を取り込む働きを著明に促進させる．インスリンの濃度が低い時（食間）では，これらのトランスポーターは次のブドウ糖とインスリンの濃度が上昇するまで，細胞膜に戻っている．

運動は筋肉細胞のブドウ糖トランスポーターを動員する—運動している間，筋肉活動が増加すると，新しいブドウ糖トランスポーターが形質膜に組み込まれるのが促進されて，それによって筋肉細胞が血漿のブドウ糖を取り込むのが増加する．この効果はインスリンの作用とは無関係であるが，インスリンと共役するときにはブドウの輸送と筋肉や身体全体の利用のはっきりした効果を持っている．

インスリン受容体は細胞外および細胞内の両方の領域（ドメイン）を持つ大きなタンパク質である—インスリンの結合はインスリン受容体タンパク質の構造変化を生じさせ，チロシン・キナーゼ活性を持つ細胞内領域（ドメイン）を活性化する．この活性により他のタンパク質のリン酸化が起こり，GLUT-4トランスポーターの動員を含む細胞内でのインスリンの種々な働きを終息させる．

筋肉細胞内でのブドウ糖の運命—筋肉細胞は正常では酸化と細胞エネルギーを得るために，ブドウ糖を好んで利用する．筋肉細胞内ではブドウ糖は直接に酸化されてATPが供給されるか，あるいはブドウ糖の重合体であるグリコーゲンに組み込まれて貯蔵される（下記を参照）．グリコーゲンの形成は安静時に起こる．筋肉が活動している間，グリコーゲンは分解されてブドウ糖になる．

インスリンは脂肪組織の細胞内で脂肪の形成を促進する—インスリンはインスリン感受性GLUT-4トランスポーターを脂肪細胞膜内へ動員することによって，脂肪組織の脂肪細胞内へのブドウ糖の進入を促進する．ここではブドウ糖はエネルギー利用のためには用いられず，グリセロールを作るように代謝される．脂肪細胞は血漿と肝臓から得られるグリセロールと脂肪酸を利用して，体脂肪に貯蔵型のトリアシル・グリセリド（トリグリセリド）を形成する．さらにインスリンは細胞内信号経路を通って作用し，脂肪形成（脂肪の生成）酵素の作用を刺激し，脂肪の分解（脂肪溶解）を触媒する特殊なリパーゼ（ホルモン感受性リパーゼ）の作用を刺激する．これらの作用はすべて脂肪細胞の細胞質内脂肪顆粒の中に脂肪の蓄積と貯蔵を促進するので，脂肪組織の肥大が起こる．インスリンが脂肪組織の脂肪原性および肥大性作用を起こすことは，肥満の原因の1つとなる．

肝臓はまたインスリンの重要な標的臓器である—肝細胞は非インスリン感受性ブドウ糖トランスポーターを持っているので，ブドウ糖を細胞内へ取り込むためにインスリンを必要としない．しかしながら，肝臓細胞膜はインスリン受容体を持っている．インスリンは細胞内信号系を通して働いて肝細胞の酵素を刺激して，グリコーゲン，アミノ酸，脂肪，特に脂肪酸の合成のためにブドウ糖の利用を促進する．これらの脂肪酸は一部は脂肪組織でトリグリセリドの形成のために使用される（図133，134）．

脳細胞，腎尿細管および小腸粘膜はインスリンを必要としない—これらの組織はブドウ糖を自由に通過させるが，この能力は適応的である．脳細胞はそのエネルギーの必要量をブドウ糖に依存していて，持続的なブドウ糖の供給を必要としている．したがって，インスリンの分泌が大きく変化すると，それは血糖値が変化する間接的な効果によって，脳機能の障害が起こる．インスリンの濃度が高い（たとえば注射による）時には低血糖を起こして，脳のエネルギーとATPの欠乏が生じて，混乱，認知障害，さらに痙攣や死が引き起こされる．小腸粘膜は食物中のブドウ糖を吸収し，腎尿細管はろ過されたブドウ糖を血液中に再吸収するが，この機構は細胞エネルギーを得るためにブドウ糖を利用するのとは無関係で，これに対するインスリンの調節は除外されている．

グルカゴンの作用

グルカゴンは肝臓からブドウ糖の分泌を増加させる—グルカゴンは，食事の中間で血糖値が70 mg/100 mL以下に低下したときに放出が起こる．グルカゴンは肝細胞の膜にあるグルカゴン受容体と結合する．この結合はアデニル酸シクラーゼ酵素を活性化して，肝細胞内の環状AMPの濃度を上昇させる．環状AMPは第二次メッセンジャーとして働き，グリコーゲン分解（グリコーゲンをブドウ糖に分解する）酵素の活性化（リン酸化）を含む一連の化学反応を開始させる．この増幅機構を通して数千億の酵素分子が数秒以内に動員されて，高度に分枝しているブドウ糖の重合体（グリコーゲン樹）のグリコーゲンが分解されて，その単量体であるブドウ糖分子が放出される．

グルカゴンはまた肝臓内でアミノ酸から新しいブドウ糖分子の合成を刺激するが，この過程は糖新生と呼ばれる．この作用は長い時間がかかり，夜間の睡眠時や空腹や飢餓に対応する重要な過程である．ブドウ糖分子はグルカゴンの作用によって動員されて血液中に入り，脳や腎臓や心臓のような絶えずエネルギーを消費する組織によって利用される血漿中の糖を供給している．

CN：インスリン（A）とグルカゴン（H）には前頁と同じ色を塗りなさい．Bには赤，Gには黄色を使いなさい．

1. インスリン（A）の作用から始め，数字の順に進みなさい．まずアイスクリームを食べた時の血糖値の上昇から始めなさい．グルコースとインスリンの分子にも色を塗りなさい．

2. グルカゴンの作用に色を塗りなさい．それには血糖値が下がったことによって起こる空腹の部分から始めなさい．

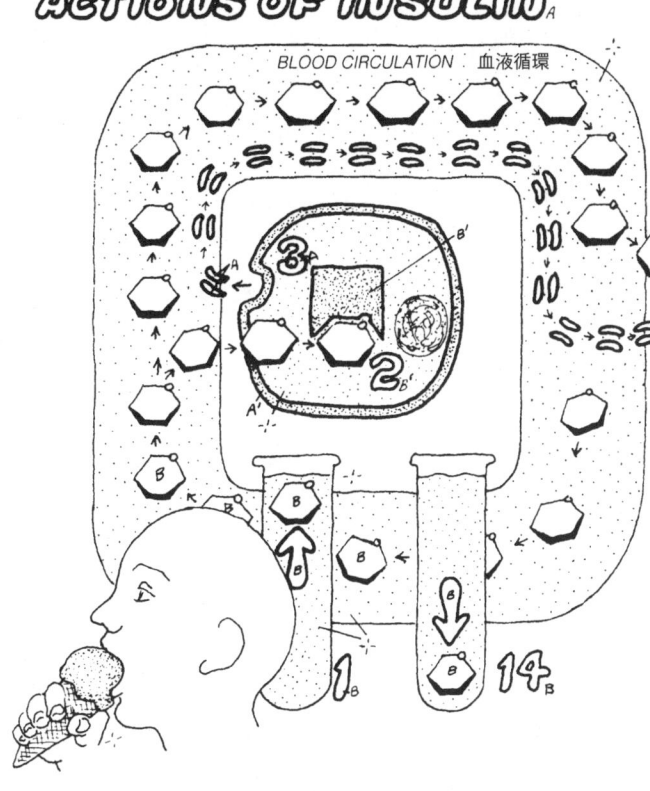

インスリンの作用
ACTIONS OF INSULIN

食後の血糖値の上昇（1）は，B細胞にある特殊な機構（2）によって感知され，インスリンの放出（3）をひきおこす．インスリンは組織中の受容体（4）と結合する．筋ではインスリンの結合によりブドウ糖の取込み（5）が増加し，エネルギー（6）を得るために，酸化されるかまたは，グリコーゲン（7）として貯蔵される．ブドウ糖はインスリンの助けなしに肝細胞内に入るが，ブドウ糖とインスリンと結合するとグリコーゲン（9），タンパク質（10）および脂肪酸（11）の生成が刺激される．脂肪酸は肝臓で使用され，脂肪細胞（12）へ送られる．脂肪細胞ではインスリンはブドウ糖の進入を盛んにし，グリセロールと脂肪酸への転換を盛んにさせる．これらはエステル化されてトリグリセリド（13）となり，貯蔵される．筋肉，肝臓および脂肪細胞に対するインスリンの効果の結果として，血液ブドウ糖濃度は減少する（14）．

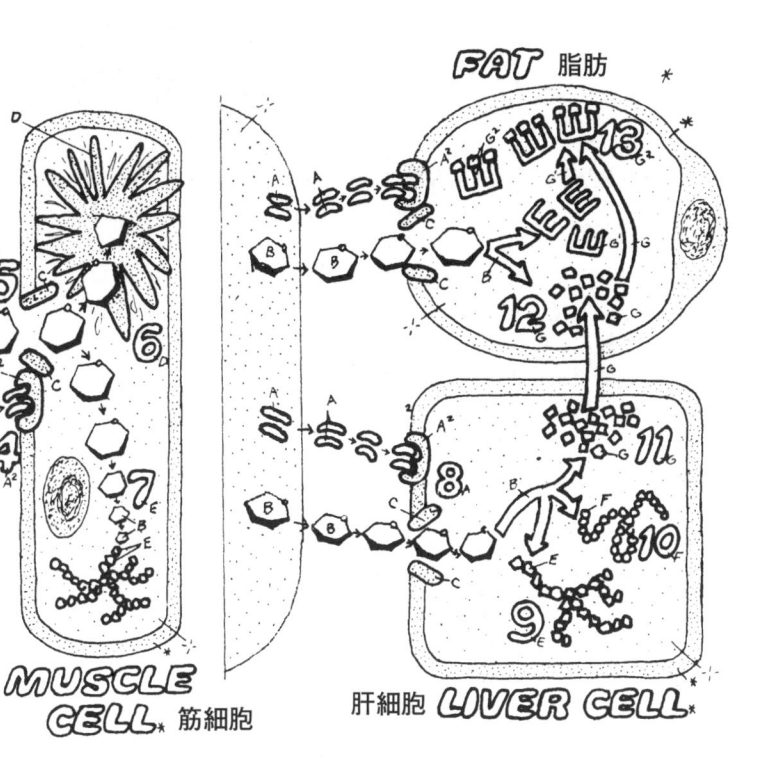

GLUCOSE MOLECULE ブドウ糖分子
B CELL B細胞
GLUCOSE DETECTOR ブドウ糖検出器
INSULIN インスリン
INSULIN RECEPTOR インスリン受容体
GLUCOSE GATE ブドウ糖ゲート（扉）
CELL METABOLISM 細胞の代謝
GLYCOGEN SYNTHESIS グリコーゲンの合成
PROTEIN SYNTHESIS タンパク合成
FATTY ACID SYNTHESIS 脂肪酸の合成
GLYCEROL ⇒ TRIGLYCERIDES
グリセロール　　トリグリセリド

A CELL A細胞
GLUCAGON グルカゴン
GLUCAGON RECEPTOR グルカゴン受容体
ENZYME REACTIONS 酵素反応
GLYCOGEN グリコーゲン

FAT 脂肪
MUSCLE CELL 筋細胞
LIVER CELL 肝細胞

グルカゴンの作用
ACTIONS OF GLUCAGON

GLYCOGEN TREE グリコーゲン樹
(highly branched polymer of glucose)
(高度に分枝しているブドウ糖の重合体)

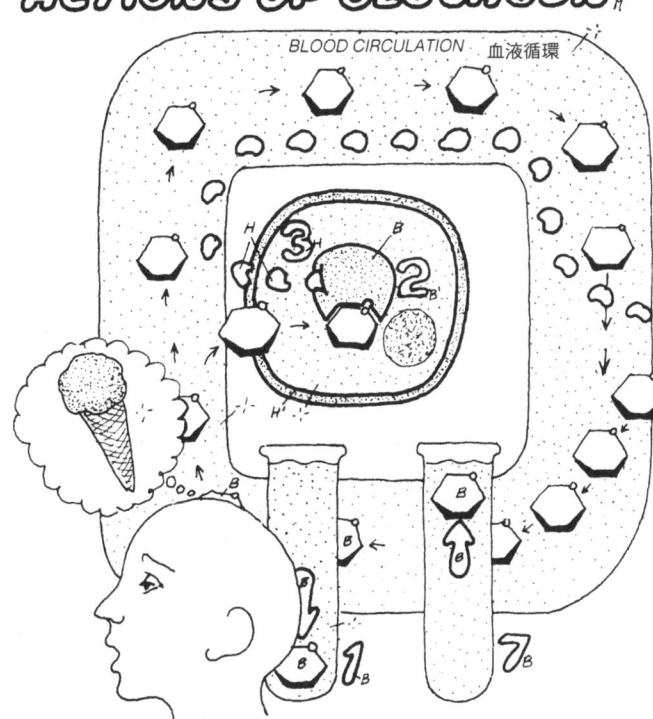

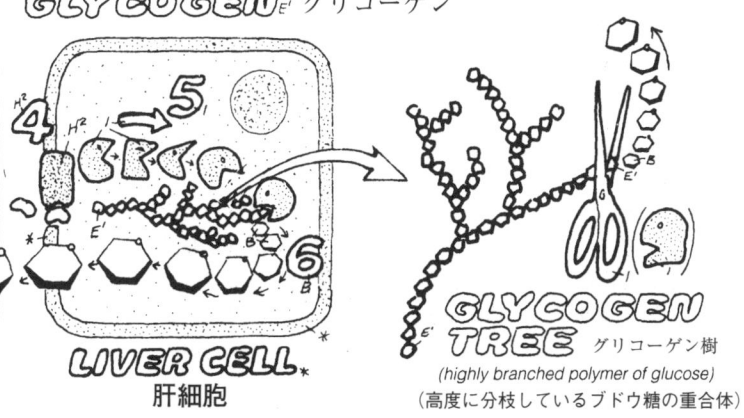

食間には血糖値は下がる（1）．これがA細胞（2）によって感知され，グルカゴン（3）の放出を刺激する．グルカゴンは肝細胞の膜にある受容体（4）と結合して，肝細胞のサイクリックAMP量を増加させる．サイクリックAMPは一連の酵素の反応を引き起こし（5），グリコーゲンをブドウ糖（6）に分解する．肝臓は血中にブドウ糖を放出して，血糖値（7）を上昇させ，組織へのブドウ糖の供給を増加させる．

内分泌とホルモン性調節

インスリン欠乏の効果：糖尿病

インスリン欠乏は広範な悪化効果を持っている
　インスリンは代謝の主要な調節因子で，その欠乏は広範な退行性で，時には破局的な結末によって明らかになる．インスリンの欠乏は，膵臓を外科的に除去したり，偶然に毒物によってB細胞が傷害されたり，あるいは糖尿病の結末状態で引き起こされる．

　過剰で長期間持続する高血糖──インスリンが欠乏している人は，筋肉と脂肪組織内へのブドウ糖の取込みを減少させて，正常時の2倍（食事の前）から4倍（食後）の範囲の高い血糖値（高血糖）になる．健常人では食後1～2時間で血糖値が食事前の値に戻るのに比較して，糖尿病の人は食後のブドウ糖値が食前の値に戻るのに長い間（6～8時間）かかる．

　貯蔵脂肪とタンパクの分解の増加──インスリンとブドウ糖が欠乏したときは，筋肉細胞は貯蔵されている脂肪やタンパクのような代替エネルギーを利用する結果，筋肉の荒廃，衰弱，重量の減少をきたす．脂肪組織の脂肪細胞内で起こる変化によって，体重の減少がさらに状態を悪化させる．ブドウ糖はこれらの細胞の中に入ることができず，インスリンはリパーゼ酵素の活性の抑制を除去して，貯蔵されているトリグリセリドの分解と脂肪酸の動員の増加を引き起こす．

　豊かさの中での飢餓──体脂肪の減少は，若い糖尿病患者やインスリン欠乏症の者に特徴的なやせを起こさせる．高血糖患者の組織の栄養失調状態は，なぜ糖尿病が"豊かさの中での飢餓"の病気といわれ，インスリンが"富者のホルモン"といわれるかが分かる．

　血中ケトン値の上昇とケトアシドーシスは昏睡を引き起こす──脂肪酸の動員は，エネルギーの枯渇した心臓や筋組織ではすぐ間にあう燃料の源となる．しかし，脂肪酸の過剰な生成は特に肝臓でケト酸（ケトン体）を形成させる結果になる．ケトン体が血中に入るとケトーシスとケトアシドーシスを引き起こす．これに加えて，ケトン体は尿中に排泄され，ブドウ糖による浸透圧利尿を増悪させる（下記参照）．

　もし治療されなければこの状態は非常に危険で，代謝性ケトアシドーシスは高次神経中枢機能を抑制して，昏睡を引き起こす．最終的には脳の呼吸中枢が抑制されて死に至る．

　糖尿は高血糖の結果である──腎臓はろ過されたブドウ糖を完全に再吸収するので，その結果正常では尿は糖を含んでいない．高血糖時に，糖が血漿100 mL中170 mgの極限値以上になると，腎尿細管の再吸収能力を超えてしまう．余分のブドウ糖は尿の中にあふれ出る結果，最もよく知られている糖尿病の症状の1つとインスリン欠乏がみられ，すなわち，尿中に糖が出てくる（糖尿）のである．

　多尿と多飲は糖尿の結果である──尿中にある余分のブドウ糖分子は浸透圧利尿（水分の多いうすい尿）と多尿（尿生成が多い）を引き起こす．多尿は血漿量の減少と血漿浸透圧の上昇を引き起こす．これが視床下部の渇中枢を刺激して水を大量に飲む（多飲）ようになる．糖尿病患者では特に夜の頻尿と多飲が見られる．水損失が多いことは重篤な脱水と浸透圧ショックを起こし，遂には脳の非可逆的な損傷から，昏睡，死に至るようになる．

糖尿病の2つの型
　糖尿病はありふれた代謝病で，米国人の1,500万人（人口の6％）が罹っている．2つの型の糖尿病が現在認められている．すなわち若年型（Ⅰ型）と成人発症型（Ⅱ型）である．

　Ⅰ型糖尿病はインスリン欠乏により特徴づけられている──Ⅰ型（インスリン依存性糖尿病，IDDM）は大部分若年者に発症して，インスリンを産生する膵臓のB細胞が自己免疫性に破壊されて生ずる．これは全糖尿の10％を占めていて，家族性の関連は低い．インスリン欠乏のすべての特徴と症状は，若年型糖尿病で起こる．もし治療をしないと，ケトアシドーシスと脱水性ショックによって致死的となる．その治療法は食事を取る前の規則的なインスリンの注射と適切な食事摂取と食事計画ならびに運動である．

　Ⅱ型糖尿病はインスリン抵抗性によって特徴づけられている──Ⅱ型糖尿病（非インスリン依存性糖尿病，NIDDM）はⅠ型糖尿病の10倍の頻度で起こり，大部分年齢が40歳以上の成人に起こる．これは一部には身体の脂肪の増加と関連している．というのは，この型の糖尿病に罹りやすい人たちはしばしば肥満が長い間続いていることが多い．Ⅱ型は強い家族性連係，特に家族性肥満と関連している．実際Ⅱ型は予防可能であり，もしも体脂肪量を低く保てば糖尿病の発症を遅らせることができる．Ⅱ型はインスリン抵抗性の特徴があり，血液中のインスリン値は正常より高めである．インスリン抵抗性は，過剰で長期間持続するインスリン産生に反応して，筋肉や脂肪細胞内のインスリン受容体の数が減少していることが根幹にある．細胞膜のブドウ糖トランスポーターもまた著明に減少している．この状態は，炭水化物摂取の増加やインスリン分泌の増加や脂肪細胞の肥大が長期（数年）にわたって制限されていることになる．

　Ⅱ型糖尿病は高血糖と糖尿とに関連しているが，ケトアシドーシスとは関連していない──血漿中のインスリンは効果を示さないので，Ⅱ型糖尿病では高血糖，糖尿，多尿，体重減少などの完全なインスリン欠乏症状と同様な徴候が発生する．この場合，ケトーシスとケトアシドーシスだけは起こらない．Ⅱ型糖尿病患者は余分のインスリンの投与で治療できるけれども，単なる体重減少（体脂肪の減少）だけで，この症状は早期には改善する．しかしながら，その晩期には経口低血糖薬やインスリンの投与が必要となる．

　未治療の糖尿病の神経と血管系の損傷──治療を受けないⅡ型糖尿病は神経および血管系の損傷を引き起こして，ニューロパシー（末梢神経障害），失明，動脈硬化症，心臓発作，腎疾患，壊死などが生ずる．これらの病因の機構は不明である．グリケーション（糖化）──すなわち，ブドウ糖と種々の体タンパク質との非酵素的結合──および組織ソルビトール形成の増大が含まれるのかもしれない．

　インスリン療法はⅠ型糖尿病には必須であり，Ⅱ型糖尿病の後期の治療にも有効である──糖尿病患者で見られる一連の異常な症状は，外来性（体外から）のインスリン投与を規則的に行うことによって，その病状の進行を止めるかある程度改善させることができる．最近生物工学的技術により，細菌から合成されたヒト・インスリンが用いられている．適切な体重減量と食事計画の実施が重要である．運動はブドウ糖トランスポーターを動員して，ブドウ糖の利用を増加させ，インスリンの需要を減少させて，脂肪の貯蔵を低下させる．

CN：Aには紫，Bには赤，Fには黄色，Iには暗い色を塗りなさい．

1. まず題目の"飢餓…"そして上左方の隅にある，縮んだ体細胞の膜を塗りなさい．次いで頁の上の方にある，グルコース量を示したものの，右側の1から番号にそって塗り進みなさい．すべてのグルコース（B），ケトン体（I）そして水の分子（J）に色を塗ると便利です．
2. 下の方のブドウ糖負荷試験を塗りなさい．

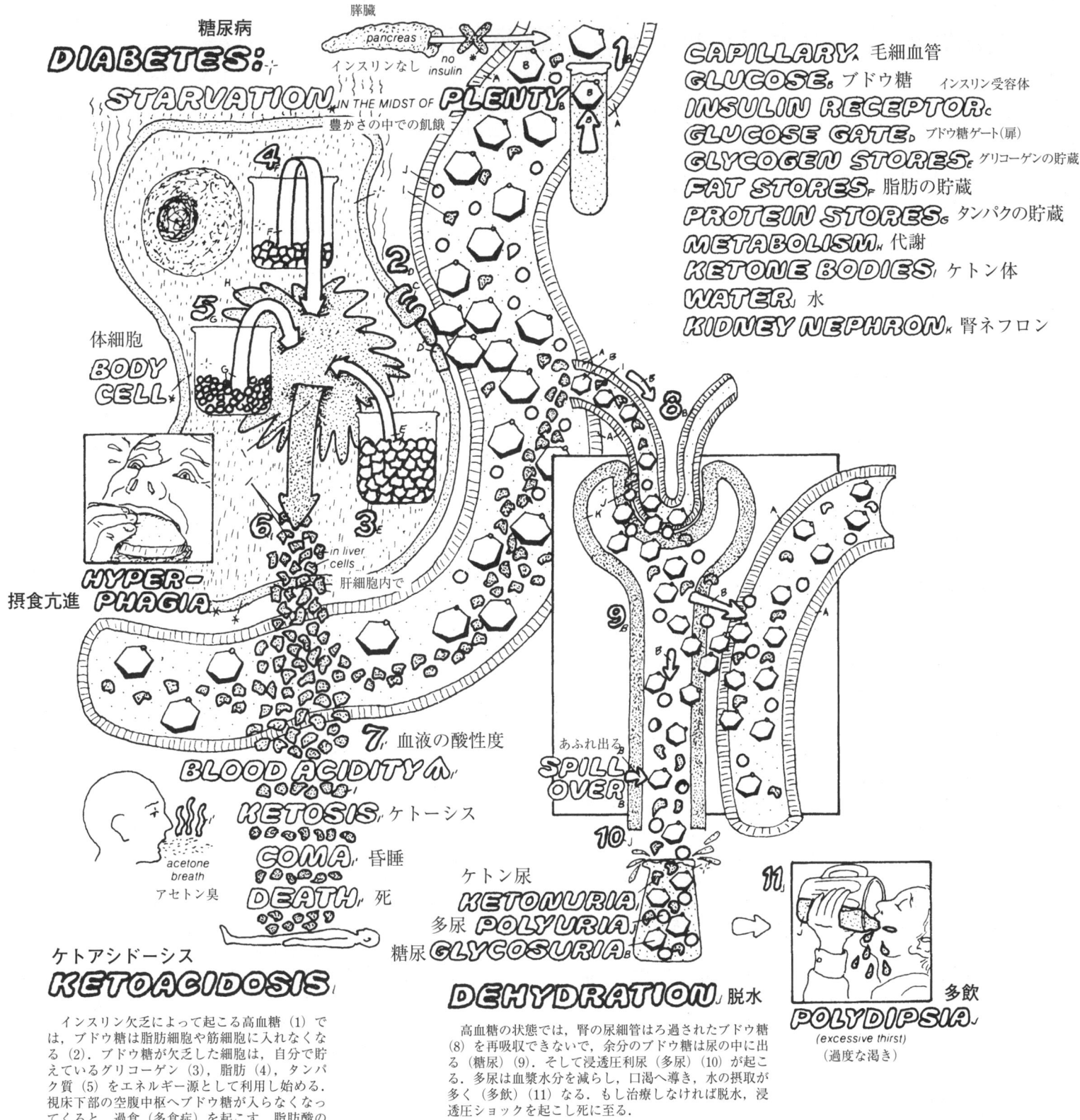

DIABETES: STARVATION IN THE MIDST OF PLENTY

糖尿病 — 豊かさの中での飢餓

pancreas 膵臓 — no insulin インスリンなし

- CAPILLARY 毛細血管
- GLUCOSE ブドウ糖
- INSULIN RECEPTOR インスリン受容体
- GLUCOSE GATE ブドウ糖ゲート（扉）
- GLYCOGEN STORES グリコーゲンの貯蔵
- FAT STORES 脂肪の貯蔵
- PROTEIN STORES タンパクの貯蔵
- METABOLISM 代謝
- KETONE BODIES ケトン体
- WATER 水
- KIDNEY NEPHRON 腎ネフロン

BODY CELL 体細胞

HYPER-PHAGIA 摂食亢進 — in liver cells 肝細胞内で

BLOOD ACIDITY↑ 血液の酸性度
KETOSIS ケトーシス
COMA 昏睡
DEATH 死
acetone breath アセトン臭

SPILL OVER あふれ出る
KETONURIA ケトン尿
POLYURIA 多尿
GLYCOSURIA 糖尿

KETOACIDOSIS ケトアシドーシス

インスリン欠乏によって起こる高血糖（1）では，ブドウ糖は脂肪細胞や筋細胞に入れなくなる（2）．ブドウ糖が欠乏した細胞は，自分で貯えているグリコーゲン（3），脂肪（4），タンパク質（5）をエネルギー源として利用し始める．視床下部の空腹中枢へブドウ糖が入らなくなってくると，過食（多食症）を起こす．脂肪酸の利用が過剰になると，肝臓（6）によるケトン体の形成が起こり"アセトン臭"が現れ，ケトン血症となり血液の酸性が増し（7）（ケトーシス）てくる．治療しなければ，ケトーシスは昏睡と死を招く．

DEHYDRATION 脱水

高血糖の状態では，腎の尿細管はろ過されたブドウ糖（8）を再吸収できないで，余分のブドウ糖は尿の中に出る（糖尿）（9）．そして浸透圧利尿（多尿）（10）が起こる．多尿は血漿水分を減らし，口渇へ導き，水の摂取が多く（多飲）（11）なる．もし治療しなければ脱水，浸透圧ショックを起こし死に至る．

POLYDIPSIA 多飲
(excessive thirst)（過度な渇き）

GLUCOSE-TOLERANCE TEST ブドウ糖負荷試験

インスリン欠乏または糖尿の人は，空腹時にも高い血糖値を示す．空腹の後，この患者にグルコースを与える（ブドウ糖負荷試験）と，血糖値は非常に上昇し，健常人よりもはるかに時間をかけないと減少しない．

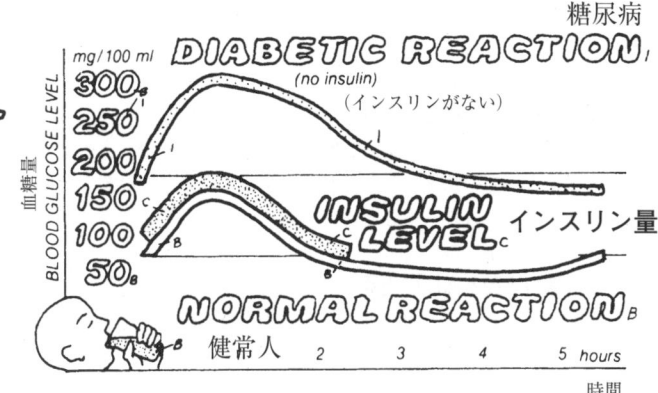

DIABETIC REACTION 糖尿病
(no insulin)（インスリンがない）

INSULIN LEVEL インスリン量

NORMAL REACTION 健常人

BLOOD GLUCOSE LEVEL 血糖量 — mg/100 ml
300 / 250 / 200 / 150 / 100 / 50
2 3 4 5 hours 時間

副腎髄質：カテコールアミンの調節と作用

副腎は腎臓の上に位置している一対の内分泌臓器で，身体が闘争ストレスに対して準備したり防御したりすることに関係している．それぞれの副腎は2つの別の内分泌腺—外側の副腎皮質と内側の副腎髄質—より構成されている．この2つの腺は異なった起源，構造およびホルモン分泌をしているが，ストレス反応に関してはそれらの機能は協力的に働き，共通の目標を目指している．

副腎髄質は交感神経系の一部である—副腎髄質は本質的には修飾された交感神経節である．副腎髄質の分泌細胞はクロマフィン細胞と呼ばれ，軸索を失った交感神経の節後ニューロンと同等のものである（図29）．副腎髄質ホルモンの調節は，交感神経系の活動と密接に結びついている．

カテコールアミンはアミノ酸のチロシンから合成される—クロマフィン細胞はエピネフリン（E）とノルエピネフリン（NE）で満たされた小胞を持っている．これらの生体アミンはまとめてはカテコールアミンと呼ばれ，クロマフィン細胞の中で，アミノ酸のチロシンからいくつかの酵素的な化学反応を経てできあがる．すなわちチロシン→ドーパ→ドーパミン→ノルエピネフリン→エピネフリンである．チロシンは食事性起源かあるいはフェニルアラニンから合成される．

2つのクロマフィン細胞型はエピネフリンとノルエピネフリンを分泌する—EとNEは異なったクロマフィン細胞型から，すなわち，1つからはEが，もう1つからはNEが分泌される．ヒトでは放出される全カテコールアミンの80％がEで，20％がNEであり，このことは髄質にはE細胞のほうが多いことを反映している．ドーパミンとオピエート・ペプチドのエンドルフィンも，副腎髄質から分泌される．エンドルフィンは抗ストレス性鎮痛（抗疼痛）作用を持っているが，ドーパミンの分泌機能は不明である．

交感神経系は副腎髄質を調節している

交感神経刺激はエピネフリンとノルエピネフリンの分泌を促進する—EとNEの分泌は交感神経の調節下にある．交感神経が強く刺激されている間，脊髄から来る交感神経はクロマフィン細胞を刺激して，EとNEを放出させる．強い交感神経の活性化は，恐怖と興奮あるいはストレスに満ちた筋肉運動（ランニング，肉体運動あるいは苦悶）のような情動行動などが行われている間に起こる．

視床下部は交感神経性および副腎髄質性反応を調節する—視床下部は他のものの中で交感神経性調整を行う最高次の中枢である（図85，107）．興奮とストレス状態にある間，種々の脳の領域は視床下部を活性化する．視床下部から出る興奮性神経線維は脊髄内を下降して，交感神経ニューロンの節前ニューロンを刺激する．これらのニューロンはアセチルコリンを交感神経節に放出して，節後ニューロンを刺激する．これらのニューロンの線維は内臓臓器と皮膚を支配していて，NEをそれらの標的臓器に放出する．副腎髄質の場合は，その長い節前線維は（内臓神経を経由して）クロマフィン細胞（繊維を持たない節後ニューロン）を刺激して，カテコールアミンを血液中に直接に放出する．

闘争–逃走反応におけるカテコールアミンの役割

EとNEホルモンは身体的努力を含む闘争–逃走反応のようなストレス一杯の状況に対して身体を準備するのを助ける；運動は同様な反応をもたらすことができる．速く走っている人のことを考えてみよう．

心臓の活動と血圧の上昇—酸素の必要量は増加し，筋肉は多量の燃料を必要とするので，心臓からの血液循環を増加させねばならない．こうして心拍出量（心拍数と心臓の収縮性）は，要求に応じるように増加する（図44）．

血管拡張，血管収縮および気管支拡張—心臓と筋肉へ行く血流を増加させるために，そこへ行く血管（細動脈）は拡張しなければならないが，一方で内臓へ行く血管は収縮してこれら臓器に行く血流は減少し，血液は最も必要とされる部位（筋肉と心臓）へ行くように切り替え（短絡）られる．同時に呼吸活動は増加して，肺の気管支は拡張して，組織へより多くの酸素を供給し，組織からより多くの二酸化炭素を除去するように働く．

NEとEは系統的（全身的）および代謝的反応を引き起こす—これらの反応はすべて，標的器官に対するEとNEの作用によってもたらされる．Eは主に心臓に働き，その拍動数と収縮力を増加させ，NEは内臓血管（小動脈）に働いてそれを収縮させる．このことは末梢（血管）抵抗と全身的血圧を上昇させる．内臓器官への血液流入量が低下して血液が筋肉と心臓へ短絡して流れるようになる．この異なった反応は心臓では，Eと選択的に結合するβ受容体が主で，内臓小動脈はNEと結合するα受容体を持っているからである．気管支平滑筋と心臓，骨格筋の小動脈の平滑筋はβ受容体を持っている．これらの受容体はEにより活性化され，平滑筋を弛緩させ，血管拡張と気管支の拡張を引き起こす．

代謝的，瞳孔および覚醒反応—代謝的に肉体的ストレスを受けている期間，身体は栄養素の要求が増加する．Eは肝臓でのグリコーゲンと脂肪組織にある脂肪の分解を増加させ，燃焼物質（グルコースと脂肪酸）を動員させる．最後にカテコールアミンは脳に働き覚醒，警戒，興奮性を増加させる．また，目の虹彩に働き瞳孔を散大させ，目により多くの光を入れ，周辺視野を増大させる．

カテコールアミンの作用の細胞性機構

エピネフリンとノルエピネフリンはαおよびβ-アドレナリン作動性受容体と結合する—カテコールアミン類は標的細胞の膜にある特殊なアドレナリン作動性受容体と結合することにより，様々な効果を発揮する．アドレナリン作動性受容体には2つの主要な型，すなわちαとβが知られている．NEは主としてα-レセプター（受容体）と結合するが，Eは両方の型と結合する．これら2つのカテコールアミンに対するそれぞれの標的臓器の特殊な反応は，その臓器にある受容体の種類と数によって異なる．また交感神経線維はノルエピネフリンのみを放出するので，α受容体を主として活性化する必要がある．副腎髄質の分泌は両方のカテコールアミン（EとNE）の混合物なので，両方の型の受容体を活性化する傾向がある．心臓血管系および呼吸器系の機能を修飾する薬物は，αおよびβ受容体に対して効果を現す．最近，もう1つの受容体のサブタイプがβ受容体に見つかっている．

効果の仲介は細胞内第二次メッセンジャーにより行われる—これらの受容体の活性化は，環状AMPとカルシウムと標的細胞の中にある特殊な機能タンパクのリン酸化のような細胞内第二次メッセンジャーと結合して働いている．

CN：Kには赤，CとDには明るい色を塗りなさい．
1．上方の図から始めなさい．
2．中央の所を金色で塗りなさい．左上方の脳からの4つの入力に気をつけなさい．
3．下の図版のカテコールアミンに対する反応と，それぞれ対応する番号または文字全部に色を塗りなさい．ノルエピネフリン（D）とエピネフリン（C）を示すために2つの色を使い分けなさい．

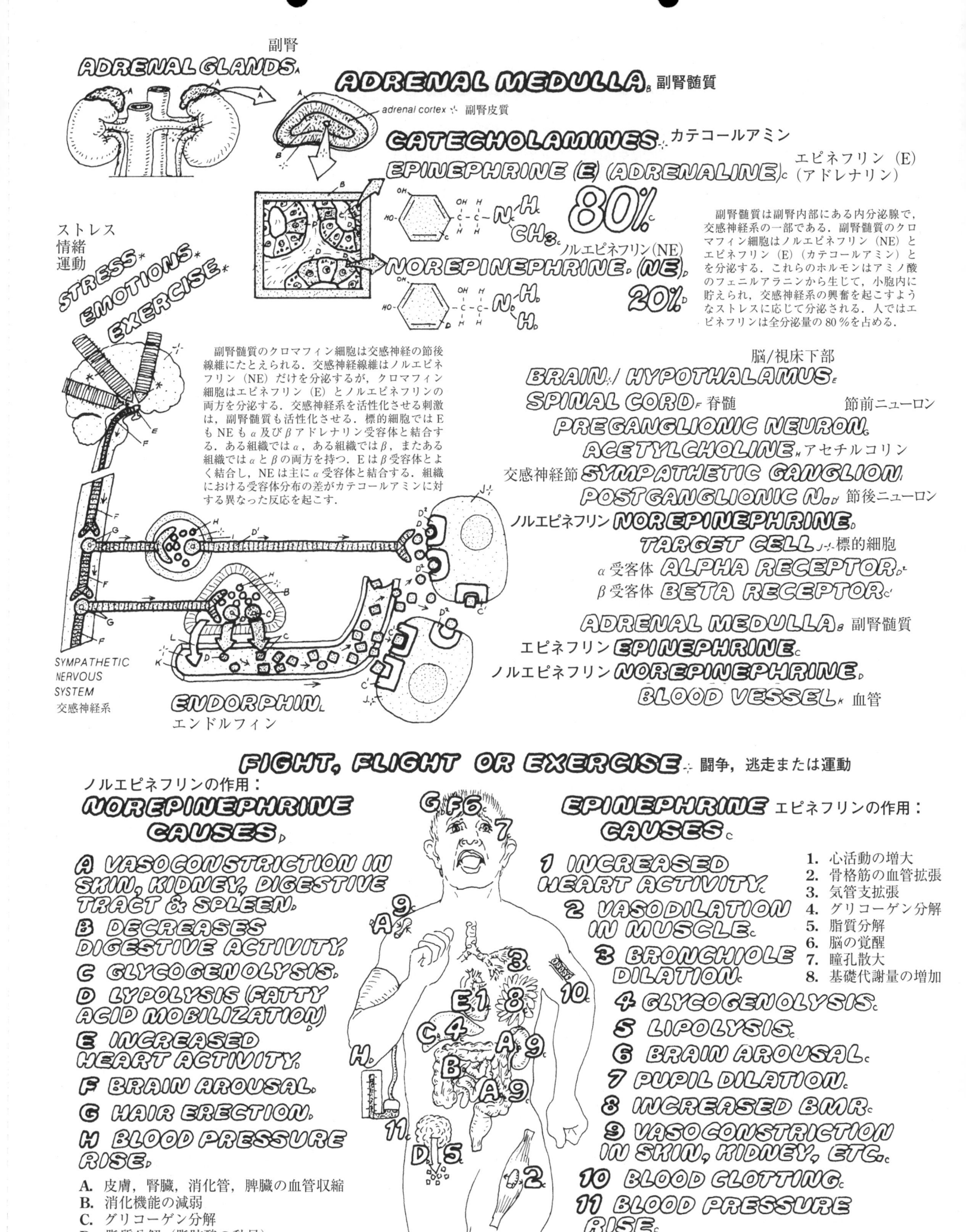

ADRENAL GLANDS 副腎

ADRENAL MEDULLA 副腎髄質
adrenal cortex 副腎皮質

CATECHOLAMINES カテコールアミン
EPINEPHRINE (E) (ADRENALINE) エピネフリン (E)(アドレナリン) 80%
NOREPINEPHRINE (NE) ノルエピネフリン (NE) 20%

副腎髄質は副腎内部にある内分泌腺で，交感神経系の一部である．副腎髄質のクロマフィン細胞はノルエピネフリン (NE) とエピネフリン (E)（カテコールアミン）とを分泌する．これらのホルモンはアミノ酸のフェニルアラニンから生じて，小胞内に貯えられ，交感神経系の興奮を起こすようなストレスに応じて分泌される．人ではエピネフリンは全分泌量の80％を占める．

ストレス / 情緒 / 運動
STRESS * EMOTIONS * EXERCISE

副腎髄質のクロマフィン細胞は交感神経の節後線維にたとえられる．交感神経線維はノルエピネフリン (NE) だけを分泌するが，クロマフィン細胞はエピネフリン (E) とノルエピネフリンの両方を分泌する．交感神経系を活性化させる刺激は，副腎髄質も活性化させる．標的細胞では E も NE も α 及び β アドレナリン受容体と結合する．ある組織では α，ある組織では β，またある組織では α と β の両方を持つ．E は β 受容体とよく結合し，NE は主に α 受容体と結合する．組織における受容体分布の差がカテコールアミンに対する異なった反応を起こす．

SYMPATHETIC NERVOUS SYSTEM 交感神経系
ENDORPHIN エンドルフィン

脳/視床下部
BRAIN / HYPOTHALAMUS
SPINAL CORD 脊髄
PREGANGLIONIC NEURON 節前ニューロン
ACETYLCHOLINE アセチルコリン
交感神経節 **SYMPATHETIC GANGLION**
POSTGANGLIONIC N. 節後ニューロン
ノルエピネフリン **NOREPINEPHRINE**
TARGET CELL 標的細胞
α受容体 **ALPHA RECEPTOR**
β受容体 **BETA RECEPTOR**

ADRENAL MEDULLA 副腎髄質
エピネフリン **EPINEPHRINE**
ノルエピネフリン **NOREPINEPHRINE**
BLOOD VESSEL 血管

FIGHT, FLIGHT OR EXERCISE 闘争，逃走または運動

ノルエピネフリンの作用：
NOREPINEPHRINE CAUSES
A. VASOCONSTRICTION IN SKIN, KIDNEY, DIGESTIVE TRACT & SPLEEN
B. DECREASES DIGESTIVE ACTIVITY
C. GLYCOGENOLYSIS
D. LYPOLYSIS (FATTY ACID MOBILIZATION)
E. INCREASED HEART ACTIVITY
F. BRAIN AROUSAL
G. HAIR ERECTION
H. BLOOD PRESSURE RISE

A. 皮膚，腎臓，消化管，脾臓の血管収縮
B. 消化機能の減弱
C. グリコーゲン分解
D. 脂質分解（脂肪酸の動員）
E. 心活動の増大
F. 脳の覚醒　　G. 立毛　　H. 血圧上昇

エピネフリンの作用：
EPINEPHRINE CAUSES
1. INCREASED HEART ACTIVITY
2. VASODILATION IN MUSCLE
3. BRONCHIOLE DILATION
4. GLYCOGENOLYSIS
5. LIPOLYSIS
6. BRAIN AROUSAL
7. PUPIL DILATION
8. INCREASED BMR
9. VASOCONSTRICTION IN SKIN, KIDNEY, ETC.
10. BLOOD CLOTTING
11. BLOOD PRESSURE RISE

1. 心活動の増大
2. 骨格筋の血管拡張
3. 気管支拡張
4. グリコーゲン分解
5. 脂質分解
6. 脳の覚醒
7. 瞳孔散大
8. 基礎代謝量の増加
9. 皮膚，腎等の血管収縮
10. 血液凝固
11. 血圧上昇

副腎皮質：アルドステロンの調節と働き

副腎は2つの内分泌腺が1つになっている．内側の腺は副腎髄質で，図125で考察した．ここでは生命にとって必要欠くべからざる副腎皮質ステロイド・ホルモンの分泌源である副腎皮質について紹介し，次にアルドステロン・ホルモンの調節と働きに焦点を当てて述べる．

副腎皮質には3つの領域があり，それぞれ異なった型のステロイド・ホルモンを分泌している―副腎皮質は，3つの異なった層に分けられる．各層は異なった機能を持つ特殊なコルチコステロイドを分泌する．最も外の層（球状帯）はアルドステロンを分泌する．これは血漿の塩分（ナトリウムとカリウム），血圧および血液量の調節を行う電解質コルチコイドである．副腎皮質の真中の層（束状帯）は糖質コルチコイド，主にコルチゾールを分泌する．これはブドウ糖の代謝を調節するホルモンであり，特にストレスが加わった時に分泌される（図127）．最内層（網状帯）は性ステロイド，主にアンドロゲンを分泌する（図128）．ここの図ではアルドステロンとその塩類平衡と血圧調節に対する作用について述べることにする．

ナトリウムとカリウムは生命に必須である

ナトリウムは血漿と細胞外液の主要な電解質である―ナトリウムは特に神経と筋肉組織の細胞膜の興奮性にとって重要である（図10, 11, 15～18）．ナトリウム濃度はまた血漿や細胞外水分量や血圧などの調節に重要である．ナトリウム濃度の減少は身体機能にとって危険であるので，アルドステロン・ホルモンを含む多くの因子が血漿中のナトリウム濃度を調節していて，特にその正常値（～140 mmoles/L）以下にならないように調節している．

カリウムは主要な細胞内電解質である―細胞外カリウム濃度の変化はすべての体細胞の静止膜電位に著明な影響を与えるので，カリウムの細胞内濃度はそれ自体，細胞の酵素とタンパク合成に重要である．血漿内のカリウム濃度が異常に上昇すると，心臓および脳の機能が障害されて致死的になる．したがって，カリウム濃度は適正な濃度（～4 mmoles/L）に保たれている．

アルドステロンの作用と調節

アルドステロンは腎の尿細管に働いて血漿中のナトリウムとカリウムの濃度を調節する―実際に副腎を摘出（副腎摘除術）してアルドステロンがなくなると，ホルモンや塩類を用いた療法で適切な治療をしないと死亡する．アルドステロンは腎臓の尿細管の細胞に作用して新しいタンパクの合成を刺激する．これらのタンパクは酵素や輸送担体（トランスポーター）に作用して，尿細管のナトリウムの輸送（再吸収）を促進して，腎の尿細管腔から血漿中へ移動させる．ナトリウムに対するアルドステロンの作用は，カリウムを腎尿細管内へ分泌させることによって血漿カリウム値を低下させて，ナトリウムの血漿中の量を低下させることにある（図65, 69）．

血漿中のナトリウムの低下とカリウムの増加は，アルドステロン放出の引き金となる―このような状態は食品中や腸からのこれらの電解質の吸収の状態によってひき起こされる．また血液の喪失，血液量と血圧の減少（出血によって生ずる）はアルドステロン放出の強い刺激となる．カリウム濃度の増加は，これが球状帯の細胞に直接作用するため著明に，そして速やかにアルドステロンを分泌させる．これに対して，ナトリウム濃度減少によるアルドステロン放出の刺激効果はゆっくり現れてくるが，それは多くの過程を経て行われるためである．

レニンとアンギオテンシン系はアルドステロンを調整している

レニンとアンギオテンシンⅠおよびⅡを含むペプチド・ホルモンの分子鎖はアルドステロンの分泌を調節している―ナトリウム摂取の減少と血液の喪失（出血）によりひき起こされる血圧の低下は，腎臓の傍糸球体装置にある感知器によって感知され，タンパク・ホルモンのレニンの分泌を刺激する．レニンは酵素として働き，肝臓から分泌されて正常では血液中を循環しているアンギオテンシノーゲンと呼ばれる大きいポリペプチドを分解する．その結果生じるアンギオテンシンⅠと呼ばれる小さいポリペプチドは，さらに小さいアンギオテンシンⅡと呼ばれるペプチドに変換されて，肺や他の組織を通る血液中を循環する．これらの組織の毛細血管内にあるアンギオテンシン変換酵素（ACE）が，この最終段階の変換に責任を持っている．この酵素の制御は今や心臓血管系の疾患で，非常に興味を持たれている．

アンギオテンシンⅡはアルドステロンを放出させて，腎の尿細管でナトリウムの再吸収を増加させる―アンギオテンシンⅡはまた球状帯の細胞に働き，アルドステロン分泌を刺激する．アルドステロンは腎尿細管に働き，ナトリウムの再吸収を増強させる．血中ナトリウム濃度が増すと血漿の浸透圧が上がり，血圧を上昇させる．これに加えてナトリウムの再吸収に伴い水も再吸収されるから血漿中に水分は貯留し，血液量と血圧の上昇を来す．血液量と血圧に対するアルドステロンの作用は現れるまでに，ゆっくりと何時間もかかるが，この効果は，アンギオテンシンⅡによる血管収縮に依存する直接的な効果よりも，長く続き安定している（下記を参照）．アルドステロンは唾液腺や汗腺の細胞に対しても同じように働いて，再吸収を盛んにさせ，血漿ナトリウムの濃度を上げることができる．

アンギオテンシンはまた直接細動脈の血管収縮を起こして，血圧を上昇させる―血圧を直接上げるためにアンギオテンシンⅡは細動脈の平滑筋にあるアンギオテンシン受容体と結合して血管収縮をひき起こし，それが末梢抵抗を上昇させる．これらの状態は急速に血圧を上昇させる（図47）．

カリウムはアルドステロン放出を刺激する―上述のごとく血漿中のカリウム濃度が上昇すると，副腎皮質の球状帯の細胞からアルドステロン放出が刺激される．アルドステロンはカリウム・イオンの尿中への分泌を増加させて，血漿中のカリウム濃度を低下させる．腎尿細管ではカリウムはナトリウムと交換で分泌されるが，それは引き続いて再吸収される（図65）．

アルドステロンの欠乏は死に至る―ナトリウムとカリウムの平衡に及ぼすアルドステロンの機能は非常に基本的に大切なので，副腎の除去は補充療法や食物中の塩分や水分の増加なしでは死に至る．副腎が失われると，アルドステロンは除去される．アルドステロンがなくなると，尿中に失われるナトリウムが増加し，それが次に血漿中のナトリウム値の低下とカリウム値の上昇を来す．このような状態は脱水やショックをひき起こすのみならず，心臓や脳の重篤な異常を起こす．副腎機能不全のあるラットは，自発的に食塩の摂取を増加させることが知られている．多分これは，食塩食欲の増加は動物の塩の味覚が増した結果であろう．アルドステロンは，このことからも副腎皮質が生命に必須である1つの理由である．

CN：Eに赤，A, B, Cにうすい色を塗りなさい．
1. 副腎皮質の層から始めなさい．
2. 次にアルドステロンに進みなさい．Naの調節そして血液量と血圧の初期の低下，（そしてNaの喪失）から頁の下の方にあるNaの再吸収へと進みなさい．
3. アルドステロンを塗りなさい．Kの調節そして下の右隅にある腎ネフロンの模型へと進みなさい．これはNaとKに対するアルドステロンの効果の要約である．

ADRENAL CORTEX
CORTICOSTEROIDS
副腎皮質ホルモン

ADRENAL MEDULLA
副腎髄質

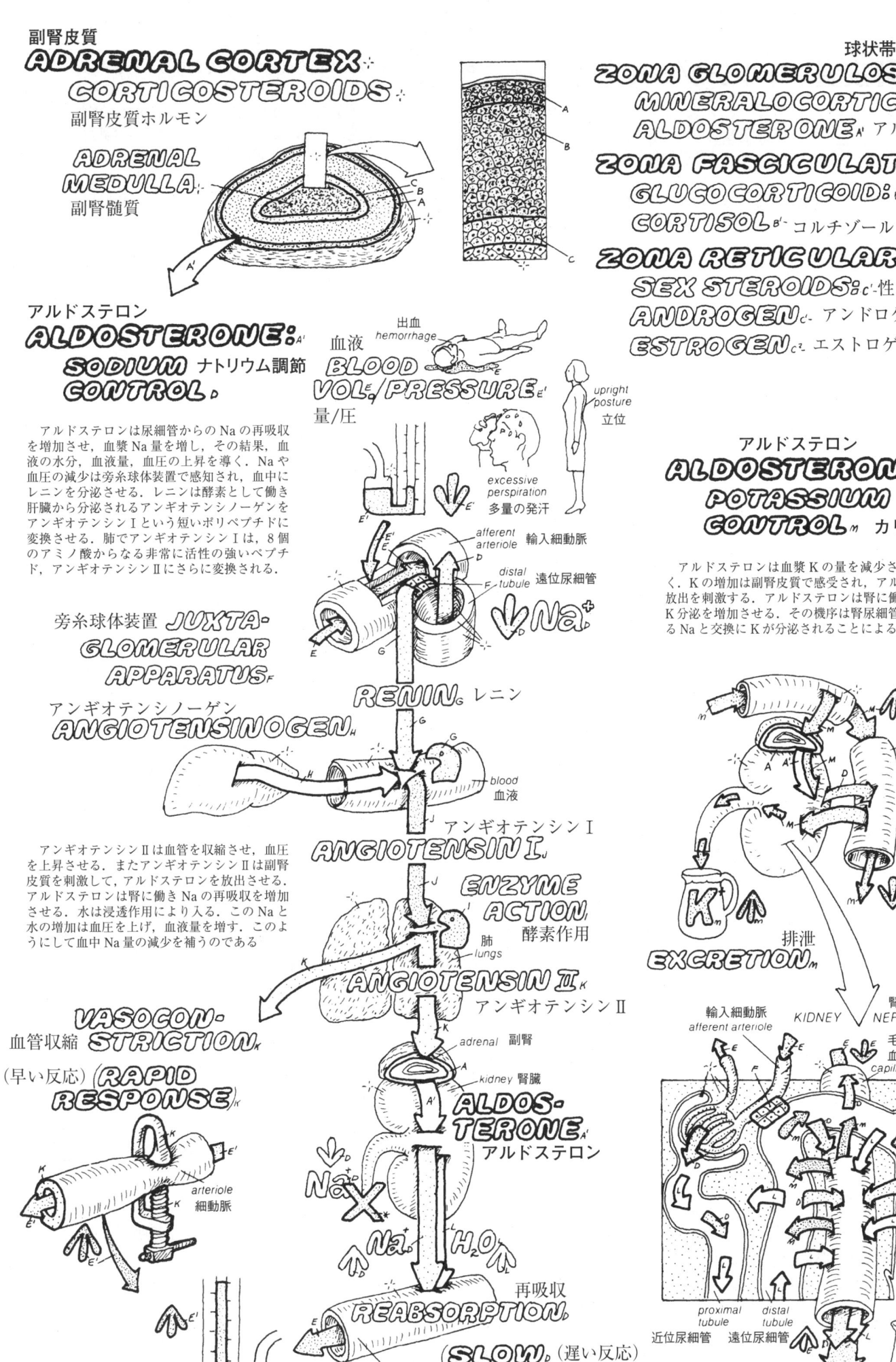

副腎皮質

ZONA GLOMERULOSA
球状帯（層）電解質コルチコイド
MINERALOCORTICOID: ALDOSTERONE
アルドステロン

ZONA FASCICULATA
束状帯（層）
GLUCOCORTICOID: CORTISOL
糖質コルチコイド
コルチゾール

ZONA RETICULARIS
網状帯（層）
SEX STEROIDS:
性ステロイド
ANDROGEN
アンドロゲン
ESTROGEN
エストロゲン

ALDOSTERONE: SODIUM CONTROL
アルドステロン / ナトリウム調節

アルドステロンは尿細管からの Na の再吸収を増加させ，血漿 Na 量を増し，その結果，血液の水分，血液量，血圧の上昇を導く．Na や血圧の減少は旁糸球体装置で感知され，血中にレニンを分泌させる．レニンは酵素として働き肝臓から分泌されるアンギオテンシノーゲンをアンギオテンシン I という短いポリペプチドに変換する．肺でアンギオテンシン I は，8 個のアミノ酸からなる非常に活性の強いペプチド，アンギオテンシン II にさらに変換される．

JUXTAGLOMERULAR APPARATUS
旁糸球体装置

ANGIOTENSINOGEN
アンギオテンシノーゲン

アンギオテンシン II は血管を収縮させ，血圧を上昇させる．またアンギオテンシン II は副腎皮質を刺激して，アルドステロンを放出させる．アルドステロンは腎に働き Na の再吸収を増加させる．水は浸透作用により入る．この Na と水の増加は血圧を上げ，血液量を増す．このようにして血中 Na 量の減少を補うのである．

BLOOD VOL./PRESSURE
血液量/圧
出血 hemorrhage
excessive perspiration 多量の発汗
upright posture 立位

afferent arteriole 輸入細動脈
distal tubule 遠位尿細管

RENIN レニン
blood 血液

ANGIOTENSIN I アンギオテンシン I

ENZYME ACTION 酵素作用
lungs 肺

ANGIOTENSIN II アンギオテンシン II

adrenal 副腎
kidney 腎臓

ALDOSTERONE アルドステロン

VASOCONSTRICTION 血管収縮
RAPID RESPONSE （早い反応）
arteriole 細動脈

REABSORPTION 再吸収
SLOW RESPONSE （遅い反応）
blood 血液

ALDOSTERONE: POTASSIUM CONTROL
アルドステロン / カリウム調節

アルドステロンは血漿 K の量を減少させるように働く．K の増加は副腎皮質で感受され，アルドステロンの放出を刺激する．アルドステロンは腎に働き，尿中への K 分泌を増加させる．その機序は腎尿細管から吸収される Na と交換に K が分泌されることによる．

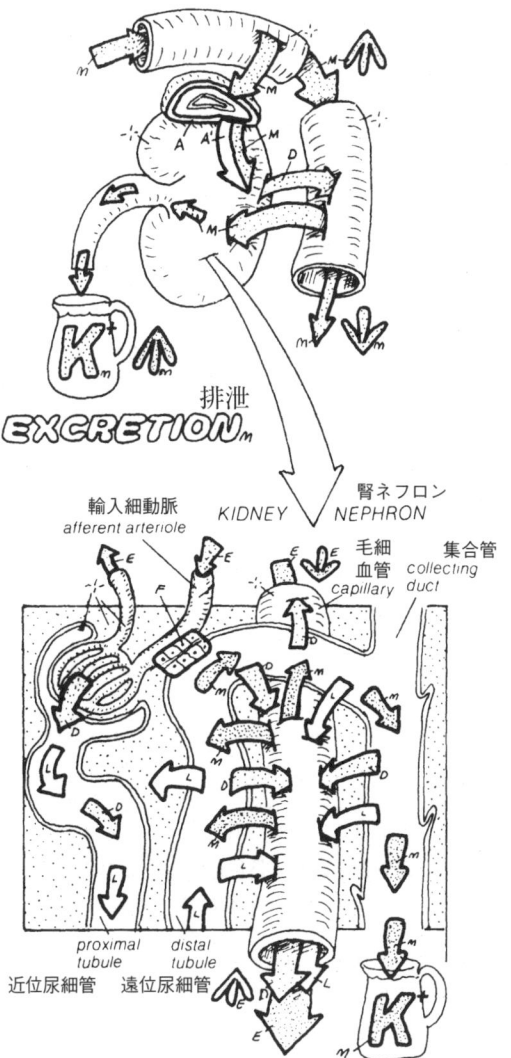

EXCRETION 排泄

KIDNEY 腎ネフロン NEPHRON
afferent arteriole 輸入細動脈
capillary 毛細血管
collecting duct 集合管
proximal tubule 近位尿細管
distal tubule 遠位尿細管

副腎皮質：コルチゾールの働き

コルチゾールはヒトの副腎皮質中層（束状帯）の細胞から分泌される主なステロイドで，身体の生命を救う多様な効果を持っている．

コルチゾールは糖新生を促進し血液ブドウ糖を増加させる――コルチゾールの最もよく知られている作用は組織，主に脳と心臓に行く血液中のブドウ糖の供給を増加させることである．コルチゾールはこのためにタンパクの異化作用を盛んにし，アミノ酸をブドウ糖に転換させる（糖新生）．糖新生は主に肝臓で行われている．コルチゾールや同じようなステロイドが"糖質"コルチコイドと呼ばれている理由は，このように糖代謝に関与しているからである．

コルチゾールは種々のストレスに反応して分泌されて，生命にとって必須である――コルチゾールは，身体の中でこの他多くの作用を持っている．それらの多くは，糖新生作用と共に，種々の"ストレス"に対する身体の反応と密接に関係している．この反応のあるものは，持続時間が短く，副腎髄質からのカテコールアミンの作用と同時に現れてくる．ストレスに対するコルチゾールの作用は，副腎髄質とは独立していて長く続く．有害性また外傷性のストレスに対して身体を守るのにコルチゾールは重要なものであるために，このホルモンは生命にとって必要欠くべからざるものと考えられている．実際，副腎皮質を除去した動物や人間は，急激な予期しないストレスに出会うと死亡してしまう．

コルチゾール分泌の調節

ストレスは視床下部と下垂体からCRHとACTHの放出を誘導する――ストレスに満ちた多くの条件（寒冷，絶食，飢餓，血圧下降（低血圧），出血，外科手術，感染，傷の痛み，骨折，炎症，過激な運動そして情緒的な衝撃）などはすべて脳に働き，視床下部からのCRH（副腎皮質刺激ホルモン放出ホルモン）を下垂体門脈血中に放出させる．CRHは下垂体前葉の皮質向性細胞からACTH（コルチコトロピン）――ポリペプチド・ホルモン――を放出させる．

ACTHは副腎皮質からコルチゾールの分泌を刺激する――ACTHは血液中を循環して副腎皮質の束状帯に働いて，コルチゾールの合成と放出を刺激する．ひとたび血中コルチゾールの量が十分に上昇すると，CRHとACTHの分泌は，コルチゾールの視床下部に対する負のフィードバック機構により減少してくる．この減少によりコルチゾールの量は正常量に戻る．ストレスが長く続くと，脳のこの調節作用は無効になってしまう．ACTHに束状帯の刺激が持続すると，束状帯は肥大し（過剰増殖），副腎皮質は大きくなっていく．しかし他の層（帯）は影響されない．

コルチゾールとカテコールアミンの効果は協力的である――ストレスに対する短時間の反応として多くの場合副腎からコルチゾールとカテコールアミンが分泌される．コルチゾールの分泌増加は速やかに数分以内に起こる．このような場合にカテコールアミンがどのように働くかについてはよく分っているが，コルチゾールの作用は分っていない．コルチゾールはカテコールアミンの効果を増強するものと思われる．たとえばカテコールアミンによる血管収縮と脂肪酸の動員は，コルチゾールがないと著明に減少する．

ストレスに対する反応におけるコルチゾールの作用

コルチゾールの放出はストレスに対する生理的順応である――コルチゾールが，長期間にわたる代謝の順応を増強させることはよく知られている．この順応は生体の防衛力を増加させる上で必要で，組織の修復を増強し，創傷の治癒を早め，ブドウ糖とアミノ酸の形で，適切な栄養を供給する．

ストレスの間，コルチゾールは脳と他のブドウ糖を利用する臓器に内因性ブドウ糖を供給するのを助ける――たとえば，骨折をして動けなくなり，苦しがっている動物を考えてみよう．あるいは海で座礁した人が飢餓に疲れ，陽に焼け，怖れおののき，そして絶望状態になっている場合（ストレス状態）でもよい．食物はなくなり，肝臓と筋のグリコーゲンはまもなく底をつき，神経系や心臓へのブドウ糖の供給は少なくなって来る．これは悲惨なことである．なぜなら，正常の状態では，脳はその必要とするエネルギー源をすべて，ブドウ糖に頼っているからである．アミノ酸の適当な供給は組織が再生し，修復し，成長するのに必要なことなのである．コルチゾールのアミノ酸動員や糖新生の作用は，これらストレスによる欠乏状態と闘うために必要なのである．

コルチゾールはタンパクの異化とアミノ酸からブドウ糖への変換を促進する――コルチゾール分泌の増加は筋，結合組織（骨等）やリンパ組織に働き，貯蔵タンパクの異化作用を盛んにする．"動員された"アミノ酸は肝臓に取り込まれ，脱アミノ（アミノ基群の除去）された後，ブドウ糖に転化される（糖新生）．コルチゾールは肝臓での糖新生酵素の合成を刺激する．新しくつくられたブドウ糖は，脳や心臓へ適当な燃料を補給する．これに加えて，コルチゾールは筋細胞のブドウ糖取り込みを減らし，脳や心臓へのブドウ糖供給を確実にする．

アミノ酸もまた組織の修復のために使用される――組織の異化作用によって遊離されたアミノ酸はすべてが糖新生に使われるのではなく，いくらかは修復と再生のために，これを必要とする組織へ供給される．また，アミノ酸のいくらかは生き残るために，血漿タンパクを合成するために肝臓で使われる．コルチゾールとカテコールアミンにより，脂肪のトリグリセリドは分解され，脂肪酸が動員される．脂肪酸は筋や心臓，肝臓でエネルギーとして用いられる．

過剰のコルチゾールはある種のストレス病を生ずる――慢性のストレスが続いたときは，過剰のコルチゾールは傷害的かつ有害な効果を持っている．したがって，リンパ節の萎縮，白血球数の減少（免疫力の低下），高血圧と血管障害ならびにおそらく胃潰瘍の発生などが，激しく長く続いたストレスの後に起こる．

コルチゾールの大量投与は治療的効果を持っている――コルチゾールの大量（薬理学的用量）は，外傷による組織の炎症，アレルギー，リウマチ性関節炎（関節疾患）などに対して治療的効果を持っている．コルチゾールのこのような薬理的効果がどのようにして現れるのか，また，それらは"生理的"防衛期間の間にどのようにして起こるのかは知られていない．

コルチゾールは日周性分泌周期を示す――普通，コルチゾールの分泌は"日（1日）の周期"を示す．分泌は朝が最も高く，夕方には最も低くなる．この周期は視床下部にある中枢で調節されており，ストレスとは無関係である（図107）．

コルチゾールの許容作用――コルチゾールのいくつかの作用は"許容性"である．したがって，グルカゴンと成長ホルモンが肝臓（糖新生）や脂肪組織（脂肪分解）でその作用を表すために，またカテコールアミンが血管収縮を生ずるために，コルチゾールは存在しなければならない．

CN：Cには赤，Iには黄色，そして束状帯（A）には前頁と同じ色を塗りなさい．

1. コルチゾール（A¹）を分泌する副腎皮質を塗ることによって左上の隅から始めなさい．それから（右の上）ストレスが血圧を下げる（C）ことから始めて番号順に（1～10）に進みなさい．
2. コルチゾール分泌（中央の模式図）に対する代謝反応について番号順に（1～9）色を塗りなさい．まず低血糖（試験管に示してある）から始めて飢餓の所まで進みなさい．
3. 下の表題，錠剤，カプセル，そして注射器（コルチゾールを運搬する車）の色を塗りなさい．

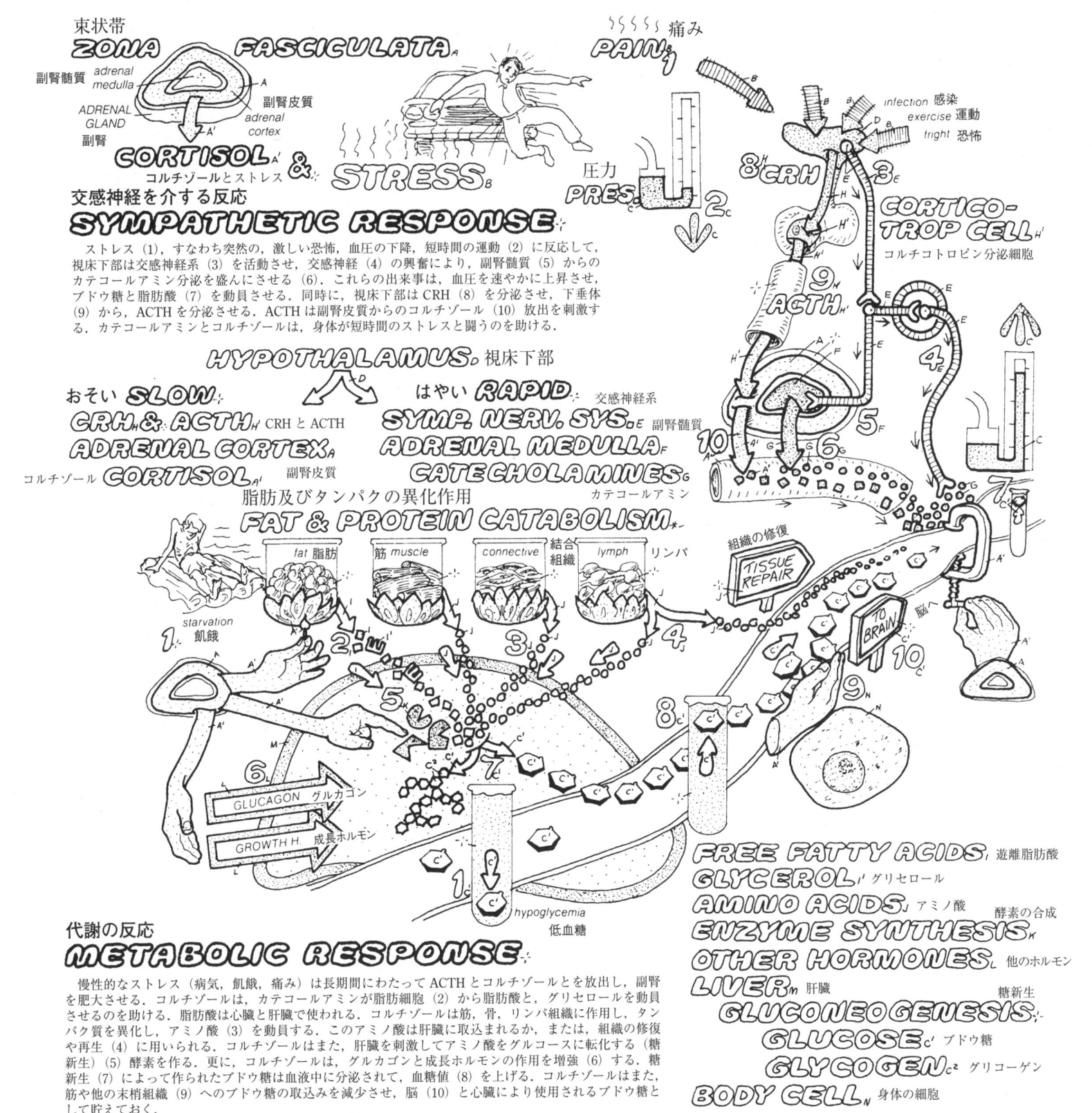

ZONA FASCICULATA

束状帯
adrenal medulla 副腎髄質
ADRENAL GLAND 副腎
adrenal cortex 副腎皮質

CORTISOL & STRESS
コルチゾールとストレス

PAIN 痛み
PRES. 圧力
CRH
CORTICOTROP CELL コルチコトロピン分泌細胞
ACTH

SYMPATHETIC RESPONSE
交感神経を介する反応

ストレス(1)、すなわち突然の、激しい恐怖、血圧の下降、短時間の運動(2)に反応して、視床下部は交感神経系(3)を活動させ、交感神経(4)の興奮により、副腎髄質(5)からのカテコールアミン分泌を盛んにさせる(6)。これらの出来事は、血圧を速やかに上昇させ、ブドウ糖と脂肪酸(7)を動員させる。同時に、視床下部はCRH(8)を分泌させ、下垂体(9)から、ACTHを分泌させる。ACTHは副腎皮質からのコルチゾール(10)放出を刺激する。カテコールアミンとコルチゾールは、身体が短時間のストレスと闘うのを助ける。

HYPOTHALAMUS 視床下部

SLOW おそい
CRH & ACTH — CRHとACTH
ADRENAL CORTEX 副腎皮質
CORTISOL コルチゾール

RAPID はやい
SYMP. NERV. SYS. 交感神経系
ADRENAL MEDULLA 副腎髄質
CATECHOLAMINES カテコールアミン

FAT & PROTEIN CATABOLISM
脂肪及びタンパクの異化作用

fat 脂肪
muscle 筋
connective 結合組織
lymph リンパ
starvation 飢餓
TISSUE REPAIR 組織の修復
TO BRAIN 脳へ
GLUCAGON グルカゴン
GROWTH H. 成長ホルモン
hypoglycemia 低血糖

FREE FATTY ACIDS 遊離脂肪酸
GLYCEROL グリセロール
AMINO ACIDS アミノ酸
ENZYME SYNTHESIS 酵素の合成
OTHER HORMONES 他のホルモン
LIVER 肝臓
GLUCONEOGENESIS 糖新生
GLUCOSE ブドウ糖
GLYCOGEN グリコーゲン
BODY CELL 身体の細胞

METABOLIC RESPONSE
代謝の反応

慢性的なストレス(病気、飢餓、痛み)は長期間にわたってACTHとコルチゾールとを放出し、副腎を肥大させる。コルチゾールは、カテコールアミンが脂肪細胞(2)から脂肪酸と、グリセロールを動員させるのを助ける。脂肪酸は心臓と肝臓で使われる。コルチゾールは筋、骨、リンパ組織に作用し、タンパク質を異化し、アミノ酸(3)を動員する。このアミノ酸は肝臓に取込まれるか、または、組織の修復や再生(4)に用いられる。コルチゾールはまた、肝臓を刺激してアミノ酸をグルコースに転化する(糖新生)(5)酵素を作る。更に、コルチゾールは、グルカゴンと成長ホルモンの作用を増強(6)する。糖新生(7)によって作られたブドウ糖は血液中に分泌されて、血糖値(8)を上げる。コルチゾールはまた、筋や他の末梢組織(9)へのブドウ糖の取込みを減少させ、脳(10)と心臓により使用されるブドウ糖として貯えておく。

PHARMACOLOGICAL EFFECTS: ANTI-INFLAMMATORY ACTION AGAINST:
薬理作用

次のようなことに対する抗炎症作用

WOUNDS AND INJURIES 外傷と損傷
ALLERGIES アレルギー
RHEUMATISM リウマチ疾患

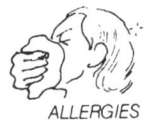

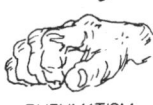

大量のコルチゾールは外傷、アレルギー、関節リウマチによる炎症症状を軽くする。損傷治癒の増強以外は、コルチゾールは多分、自然な身体の抗炎症反応には寄与するかどうか知られていない。

EFFECT OF PROLONGED STRESS: (PROLONGED SECRETION OF CORTISOL)
長期間にわたるストレス
(コルチゾールの長期間にわたる分泌)

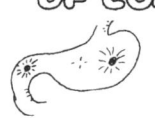

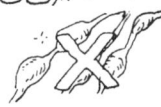

ULCERS 潰瘍
LYMPHATIC ATROPHY リンパ節の萎縮
HYPERTENSION VASCULAR DISORDERS 高血圧(血管の異常)

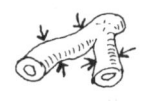

長く持続する過剰のコルチゾールの分泌は、通常慢性で激しいストレスに反応した主要な病的効果をひきおこす。コルチゾールは白血球数の著しい減少とリンパ節の萎縮を生じさせ、そのために微生物の感染に対する抵抗性を減少させる。過剰のコルチゾールはまた骨粗鬆症をひきおこすのみならず、高血圧や血管傷害を増加させる。コルチゾールはさらに酸に対する胃粘膜を防御している組織を破壊して潰瘍を生じさせる。

副腎皮質の性ステロイド：副腎皮質の疾患

副腎性の性ステロイド

副腎皮質は性ステロイドも産生する―副腎皮質の内層（網状帯）の細胞は性ステロイド，主にアンドロゲン，少量のエストロゲンとプロゲステロンを分泌する．主な副腎性アンドロゲンは，デヒドロ・エピ・アンドロステロン（DHEA）（17-ケトステロイド）である．DHEAはテストステロンの前駆体で，ある末梢性標的組織内でテストステロンに変換される．副腎性アンドロゲンは男性の性ステロイドの主なもので，精巣から分泌されるテストステロンと比べると，5倍も効力が弱い．成人では副腎性ステロイドの分泌はACTHにより刺激されるが，下垂体のゴナドトロピンによっては刺激されない．

女性における副腎アンドロゲンの作用―副腎アンドロゲンは，女性における男性の性ステロイドの主な源である．副腎アンドロゲンは女性の性的衝動（リビドー）に寄与している．副腎ステロイドは陰毛および腋下毛の成長と維持を刺激する．正常な状態では，副腎性アンドロゲンは女性では異化作用を現す．これらのアンドロゲンは赤血球の生成を促進し，長骨の骨端線の閉鎖を助けて，女性の成長を終わりにする．

男性における副腎の性ステロイド―成人男子では，副腎アンドロゲンがあまり重要ではないであろう．というのは，精巣アンドロゲンであるテストステロン（図152）の量が多いからである．副腎皮質からの，女性ステロイドであるエストロゲンの分泌は少ないが，副腎アンドロゲンのいくらかは，血液または末梢組織でエストロゲンに転換される．

小児における副腎アンドロゲン（副腎機能開始）―小児では8歳から10歳の間に始まり（副腎機能開始），そのピークがおよそ20歳頃で，上昇や年齢の型がない時期に，副腎アンドロゲン（デヒドロ・エピ・アンドロステロン，DHEA）分泌のサージ（波状分泌）が起こる．この副腎アンドロゲンの思春期のサージは，網状帯の細胞の酵素的な変化か，または下垂体前葉からの特別の向腺ホルモン（副腎皮質アンドロゲン刺激ホルモン）の分泌によると考えられている．このサージは思春期に重大な影響を発揮させる．少女では骨と筋肉の発達を刺激し，骨端線閉鎖を起こして骨の発育が終了するのを助ける．副腎皮質アンドロゲンとそれらのエストロゲンへの末梢性変換は，思春期の子供に脂肪の蓄積と分布を行うのに役立っているかも知れない．

副腎皮質の異常

萎縮，腫瘍または副腎皮質細胞の酵素の異常によって起こる，副腎ステロイドホルモンの分泌異常は，その人に劇的な変化を起こす．この変化は，ホルモンの欠損または過剰による病理的な変化を見るという古典的な証明法でも，いくらかは知ることができる．

副腎性器症候群はステロイド合成酵素の異常によって生ずる―正常では副腎アンドロゲンはほとんど男性化効果を持っていない．それは，宦官症（精巣のない男性）では副腎アンドロゲンがあるにもかかわらず，女性のような身体つきをしているということによっても明らかである．しかし時には腫瘍の発育または細胞（酵素的の）障害などによって，副腎皮質がアンドロゲンを大量に分泌し始めるようになる．たとえば副腎皮質の中で正常ではアンドロゲンをコルチゾールに転換させるような酵素が不足してくることがある．そうするとコルチゾールの代わりに副腎皮質の細胞はアンドロゲンを分泌する．しかし血中コルチゾール欠損はACTH（負のフィードバック）の分泌を引き起こすから，副腎は刺激されて多くのアンドロゲンを分泌するようになる．そうしているうちに悪循環ができあがり，身体は副腎性アンドロゲンであふれてしまう．

副腎性器症候群は女性では男性様の発育をする―成熟した女性でアンドロゲンの循環が増加すると，男性の第二次性徴が現れてきて，身体や顔に毛が生え，筋肉は発達し，男性の身体つき（脂肪分布の差による），声や生殖器の変化が観察され，著明な副腎性器症候群の臨床像がつくられてくる．同じような効果は若い女性でも見られるが，この場合，早熟な性的成熟が観察される（男性化）．若い男の子の場合，これは精巣が発育しない内に，男の特徴的な外生殖器が早熟してくる．このような男の子は，骨や筋の生長が促進されるが，背が低くなる．これは骨端板の早期の閉鎖によるものである（図121）．

クッシング症候群：コルチゾール過剰の効果―コルチゾールが多量に分泌されると―それは副腎の腫瘍かまたは下垂体の腫瘍によるACTHの分泌によるか，どちらかの場合に見られるが―，クッシング（Cushing）症候群（病）が起こってくる．この時はコルチゾールが過剰に分泌されるため，タンパク質の異化，筋の消耗，疲労が起こる．タンパク合成が減少し，骨でのタンパク質の破壊が増加するので，骨の基質は弱くなり骨粗鬆症が起こる．皮膚では結合組織が少なくなり，挫傷が見られ，創傷治癒が困難になる．血圧や血糖値は著明に上昇してくる．

脂肪が身体の下の方から腹，背中，頸，そして顔へと，上の方に沈着してきて，外見は"buffalo torso（野牛せむし）"を呈して，顔は皮下の結合組織喪失のため，浮腫を起こしてくる．脂肪沈着に伴いこれが起こると典型的な"満月状の顔"となる．この病気は，単なる楽天観から完全な神経症に至るまでの，行動と精神的な障害をしばしば伴う多くの過程に見られる．

アジソン病：副腎皮質ホルモンの欠乏―時には癌，伝染病（結核）またはある自己免疫疾患により副腎皮質が萎縮すると，皮質のステロイドホルモンの分泌がなくなる．この状態をアジソン（Addison）病という．これは非常に重篤な臨床症状の異常を呈し，もし治療しなければ死亡する．アルドステロンの分泌が減ると，Naと水の喪失が起こり，血圧が下がり，脱水，循環系および神経系の異常を来す．

コルチゾールの分泌低下が起こると，肝臓での糖新生の機能が減少する．その結果，空腹時の血糖値は上がらない．コルチゾールの量が少なくなるとストレスに対する抵抗性はなくなる．その理由は身体の中でのコルチゾールによる直接的な防御作用がなくなる（すなわち糖新生の減少）ためと，カテコールアミンに対する反応性が減少するためによるのである．その結果，ストレスのある間中，身体は実際には無力になり，ショックに負け，寒さとか空腹のような簡単なストレスにすら反応して死亡する．しかし，ほとんどの患者はもし治療しなければ感染（細菌等）によるストレスと戦う力をなくし死亡する．

アジソン病にかかった人ではコルチゾールの量が減りMSH（色素細胞刺激ホルモン）と同様にACTHの分泌が増す．MSHは下垂体のコルチコトロピン細胞からACTHと一緒につくられる．アジソン病の古典的な症状の1つである皮膚の色素沈着は，これらのホルモンの増加による．

CN：Gに赤，Fに黄，Hに明るい茶色を塗りなさい．網状帯（A），コルチゾール（D），アルドステロン（I）には図126，127と同じ色を塗りなさい．

1. 性ホルモンを示す上のほうの図に色を塗りなさい．卵巣（C）と精巣（B¹）はそれらの元となるホルモンと同じような色を塗りなさい．
2. 副腎皮質の病変の3つの例を，まず副腎性器症候群から色を塗りなさい．左側に示した女性では，ホルモンの増加または減少による症状に別々の色を塗りなさい．アジソン病の場合には，上の左の隅に示してある副腎皮質ホルモンの減少という所から始めなさい．

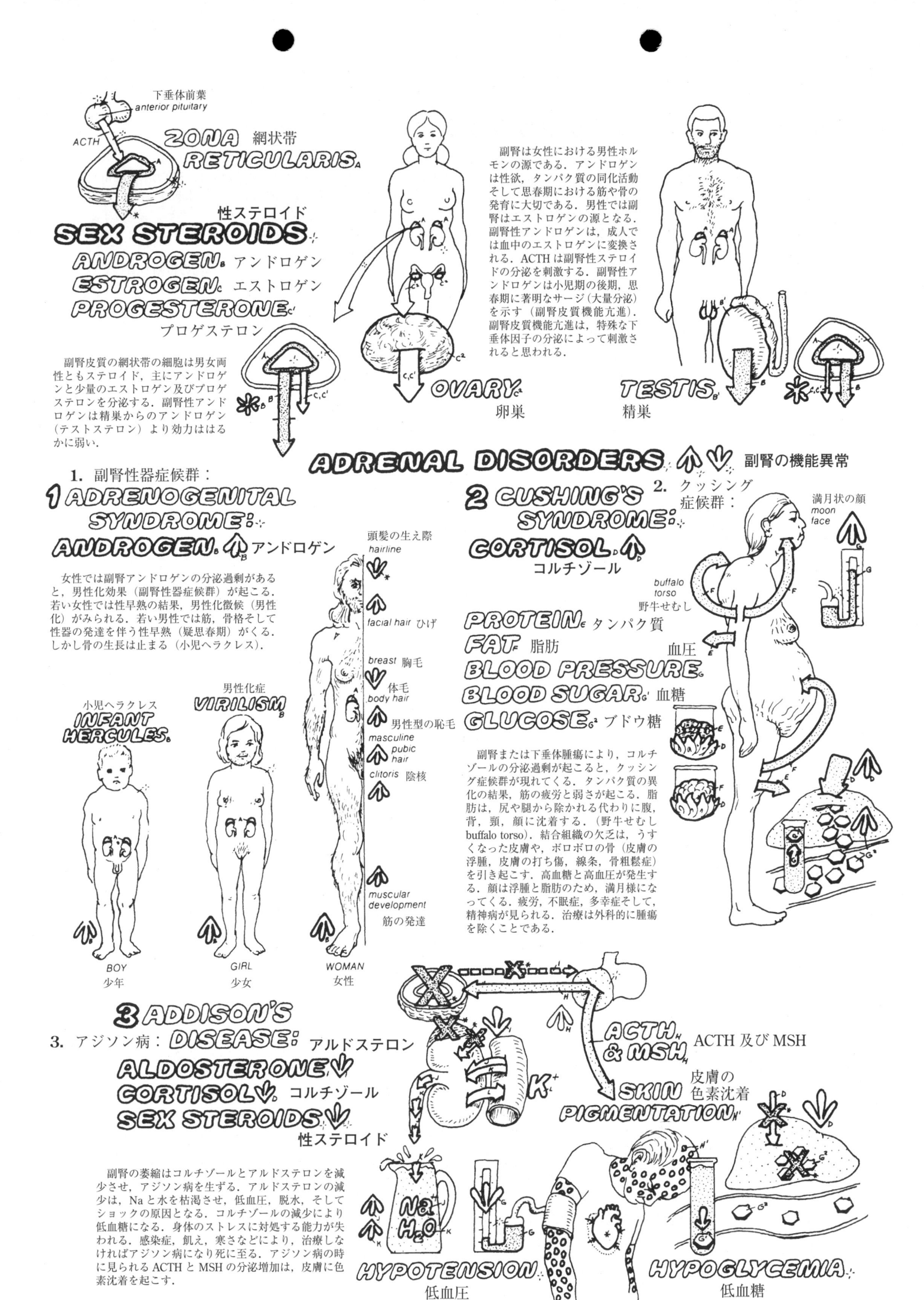

下垂体前葉 anterior pituitary

ACTH

ZONA RETICULARIS 網状帯

性ステロイド
SEX STEROIDS
ANDROGEN アンドロゲン
ESTROGEN エストロゲン
PROGESTERONE プロゲステロン

副腎皮質の網状帯の細胞は男女両性ともステロイド，主にアンドロゲンと少量のエストロゲン及びプロゲステロンを分泌する．副腎性アンドロゲンは精巣からのアンドロゲン（テストステロン）より効力ははるかに弱い．

OVARY 卵巣

TESTIS 精巣

副腎は女性における男性ホルモンの源である．アンドロゲンは性欲，タンパク質の同化活動そして思春期における筋や骨の発育に大切である．男性では副腎はエストロゲンの源となる．副腎性アンドロゲンは，成人では血中のエストロゲンに変換される．ACTH は副腎性ステロイドの分泌を刺激する．副腎性アンドロゲンは小児期の後期，思春期に著明なサージ（大量分泌）を示す（副腎皮質機能亢進）．副腎皮質機能亢進は，特殊な下垂体因子の分泌によって刺激されると思われる．

ADRENAL DISORDERS 副腎の機能異常

1. 副腎性器症候群：
1 ADRENOGENITAL SYNDROME:
ANDROGEN ↑ アンドロゲン

女性では副腎アンドロゲンの分泌過剰があると，男性化効果（副腎性器症候群）が起こる．若い女性では性早熟の結果，男性化徴候（男性化）がみられる．若い男性では筋，骨格そして性器の発達を伴う性早熟（疑思春期）がくる．しかし骨の生長は止まる（小児ヘラクレス）．

小児ヘラクレス
INFANT HERCULES
BOY 少年

男性化症
VIRILISM
GIRL 少女

WOMAN 女性

頭髪の生え際 hairline
facial hair ひげ
breast 胸毛
body hair 体毛
男性型の恥毛 masculine pubic hair
clitoris 陰核
muscular development 筋の発達

2. クッシング症候群：
2 CUSHING'S SYNDROME:
CORTISOL ↑ コルチゾール

PROTEIN タンパク質
FAT 脂肪
BLOOD PRESSURE 血圧
BLOOD SUGAR 血糖
GLUCOSE ブドウ糖

満月状の顔 moon face
buffalo torso 野牛せむし

副腎または下垂体腫瘍により，コルチゾールの分泌過剰が起こると，クッシング症候群が現れてくる．タンパク質の異化の結果，筋の疲労と弱さが起こる．脂肪は，尻や腿から除かれる代わりに腹，背，頸，顔に沈着する．（野牛せむし buffalo torso）．結合組織の欠乏は，うすくなった皮膚や，ボロボロの骨（皮膚の浮腫，皮膚の打ち傷，線条，骨粗鬆症）を引き起こす．高血糖と高血圧が発生する．顔は浮腫と脂肪のため，満月様になってくる．疲労，不眠症，多幸症そして，精神病が見られる．治療は外科的に腫瘍を除くことである．

3. アジソン病：
3 ADDISON'S DISEASE:
ALDOSTERONE ↓ アルドステロン
CORTISOL ↓ コルチゾール
SEX STEROIDS ↓ 性ステロイド

ACTH & MSH ACTH 及び MSH
SKIN PIGMENTATION 皮膚の色素沈着

副腎の萎縮はコルチゾールとアルドステロンを減少させ，アジソン病を生ずる．アルドステロンの減少は，Na と水を枯渇させ，低血圧，脱水，そしてショックの原因となる．コルチゾールの減少により低血糖になる．身体のストレスに対処する能力が失われる．感染症，飢え，寒さなどにより，治療しなければアジソン病になり死に至る．アジソン病の時に見られる ACTH と MSH の分泌増加は，皮膚に色素沈着を起こす．

HYPOTENSION 低血圧

HYPOGLYCEMIA 低血糖

局所ホルモン：プロスタグランジン

局所ホルモンの概念

局所ホルモンは組織環境内に放出されて，オートクリン（産生細胞自身に作用する）あるいはパラクリン（隣接細胞に作用する）の化学動因として作用する—局所ホルモンあるいは組織ホルモンは特異性で，高い活性を持つ，短時間有効な化学的メッセンジャー（伝達物質）であり，細胞からその周囲の環境（細胞外液中）に放出されて，同じ細胞あるいは直接に隣り合った細胞に作用する．分泌した細胞から出てその同じ細胞に作用する局所ホルモンをオートクリンあるいはオータコイドと呼ぶ．他の細胞に作用するものはパラクリンと呼ばれる（図113）．局所ホルモンは全身に働くホルモンとは独立して働いたり，あるいは仲介して働く．

プロスタグランジンは典型的な局所ホルモンである—局所ホルモンとして働くことが知られているものの中には，プロスタグランジンとその関連物質（トロンボキサンとロイコトリエン）がある．セロトニンやヒスタミンのような物質は，時に局所ホルモン（例えば血液や胃粘膜の中で）のように作用することが知られている．いくつかの異常は局所ホルモンの機能障害と結びついている．いくつかの主要な薬物（例えば，アスピリン）は局所ホルモンの作用を妨害する．

成長因子もまた局所ホルモンとして作用する—成長因子（神経成長因子，上皮細胞成長因子，インスリン様成長因子）もまた局所ホルモンという名称で記述されている．いくつかの因子は全身的ホルモンが局所ホルモンとしてその作用を発揮する刺激に反応して放出される．ある組織に及ぼす成長ホルモンの作用は，インスリン様成長因子（IGF）の放出に仲介され，局所ホルモンの効果を示す．

プロスタグランジン：構造，生成および機能

プロスタグランジンはアラキドン酸から合成される—プロスタグランジン（PGs）はある体細胞によって放出される密接に関連した物質である．PGs は20個の炭素を持つ複合脂質（炭化水素環を持つ脂肪酸）で，20個の炭素をもつ不飽和脂肪酸であるアラキドン酸が，酵素的に修飾されてできたものである．アラキドン酸は，細胞膜にあるリン脂質の構成物質であり，膜と結合しているリパーゼ酵素（ホスホリパーゼA）の作用により作られる．このホスホリパーゼAは膜のリン脂質を加水分解してアラキドン酸を遊離する．いろいろな種類の酵素を持っている細胞は，それを使って多くの型のPGsを作る．PGsで重要なものは，PG-EsとPG-Fsであるが，この他にPGs（PG-A〜PG-Iまで）が知られている．アラキドン酸は，身体の中で合成されないので，食物の中からとらねばならない．この必須脂肪酸栄養素が食物中に欠けていると病気を引き起こす．それは，多分プロスタグランジンの欠乏によるのであろう．

プロスタグランジンは子宮と腸管平滑筋の収縮を引き起こす—この作用は，女性生殖器の中における，精子の輸送に大切なものであろう．子宮の組織から内因性に放出されるPGsはまた，分娩/出産時の子宮収縮に大切なものであろう．実際，あるPGsは流産を引き起こすための薬として，用いられている．PGsはまた腸管壁のような他の組織中の平滑筋の収縮を刺激する．

プロスタグランジンは血管拡張と細気管支の拡張を誘導する—肺の細気管支では，ある種のPGsは細気管支平滑筋の弛緩を引き起こして細気管支を拡張するが，この効果は喘息のような呼吸器疾患で治療的価値がある．ある種のPGsは血管の拡張を引き起こす．これは血管系異常の高血圧の治療に重要であることが示されている．

プロスタグランジンによる生殖機能の調節—平滑筋に対する作用の他にPGsは他の身体組織にもいろいろな役割を演じている．その作用の幾つかは内分泌ホルモンとの協力作用によって現れる．またある場合は，それらとは独立して現れる．

このように精子輸送や分娩の場合の他にPGsは他の生殖作用即ち卵胞の成長，排卵，受精卵の着床，黄体萎縮（図153，157）においても重要なものである．プロスタグランジンはまた月経前緊張症候群（PMS）の発生に関連していることも知られている．

プロスタグランジンは視床下部性体温調節の役割も演じている—視床下部へのPGsの放出は体温を上昇させる．もしそれが過剰だとこの反応は発熱となる（図141）．アスピリンの抗発熱作用（熱を下げる）は視床下部のPG生成酵素の抑制と関連している．

プロスタグランジンとロイコトリエンは炎症反応の間産生される—よく知られている場合は，関節の炎症性異常（リウマチ性関節炎と骨関節炎）では，プロスタグランジンの放出が起こる（図146）．これらの激しい痛みに対して用いられるアスピリンと関連化合物の鎮痛および抗炎症性効果は，一部はPGsを作る酵素の抑制によって生じる．

ある種のプロスタグランジンは血小板の凝集を刺激するが，他のものはそれを抑制する—血小板の凝集は，血液の凝集過程で重要である．あるPGsは血小板凝集を抑制することにより凝血の形成を抑制するが，他のPGs（トロンボキサン）は凝固を促進する（図145）．

プロスタグランジンは胃酸の分泌を抑制する—この作用は胃潰瘍の治療に重要な関連性を持っている．アスピリンとその関連薬剤は胃潰瘍を悪化させることが知られている．この効果はアスピリンが壁細胞から胃酸の形成を増加させるPGs生成酵素を抑制して，胃壁と十二指腸壁に潰瘍を作るように働くと考えられている（図73, 81）．

プロスタグランジンと環状AMPは内分泌ホルモンの作用と相互作用を行っている

ある種のPGは内分泌ホルモン作用と一緒になって効果を現す．また，（細胞外に放出された）PGsと（細胞内に放出された）cAMPやcGMPのような第二次メッセンジャー（伝達物質）との間には緊密な相互作用が存在するようである．このようにして，あるホルモン（第一次メッセンジャー（伝達物質））はそれらの標的に到達すると，受容器機構を活性化して，PGsを細胞外液中に放出させる．これらのPGsは次いで同じ細胞あるいは近隣の細胞内で，膜酵素のアデニル酸シクラーゼを活性化する．これがcAMPレベルを増加させて，ホルモン（第一次メッセンジャー）の活動をもたらす．この方法で，PGsは，PGsの型と関連する第二次メッセンジャー（cAMPあるいはcGMP）の働きによって，組織環境内の全身に作用するホルモンの働きを増幅したり，あるいは拮抗させたりすることができる．こうして，あるPGsは下垂体前葉ホルモン，特に標的細胞内でcAMP量を増加させるようなもの（TSH，ACTH，プロラクチン）の効果を真似るような働きをする（図114）．もう1つの場合，下垂体ホルモンがcAMPのレベルを減少させた場合には，PGsはこれらのホルモンの作用と拮抗する働きをする．こうして，PGsは腎尿細管に作用して利尿を引き起こすが，これは下垂体後葉ホルモンのADHによって生じる効果と反対の現象である（図66, 116）．

CN：Cには赤，E^2には非常に明るい色，A, D, Gにはうすい色，Bには暗い色を塗りなさい．

1. 左上の隅から始め，中央の大きい矢印（E^2）まで塗り進みなさい．局所ホルモン（E）にパラクリン型（E^1），エンドクリン型（F）がある事に気を付けなさい．プロスタグランディン（E^2）は，この頁のパラクリンと同じ色にしなさい．

2. PGsのいろいろな作用を塗り終わったら，関係ある局所ホルモン（トロンボキサン E^3）とロイコトリエン（E^4）の作用を塗りなさい．挿絵には色は塗らないように，しかしPGの矢印増加，減少の印には色を塗りなさい．

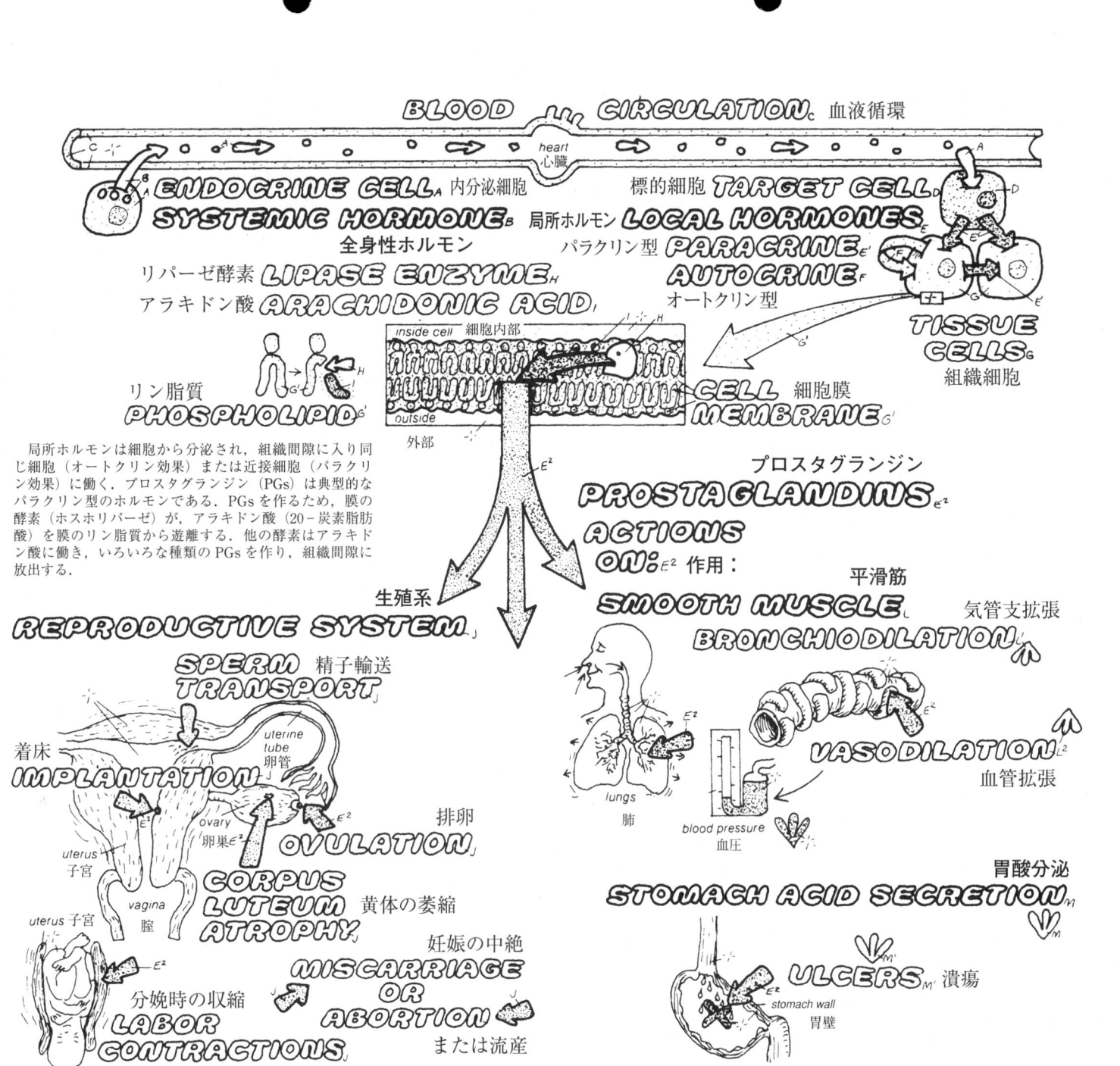

BLOOD CIRCULATION 血液循環

heart 心臓

ENDOCRINE CELL 内分泌細胞
SYSTEMIC HORMONE 全身性ホルモン
標的細胞 TARGET CELL
局所ホルモン LOCAL HORMONES
パラクリン型 PARACRINE
AUTOCRINE オートクリン型
リパーゼ酵素 LIPASE ENZYME
アラキドン酸 ARACHIDONIC ACID
TISSUE CELLS 組織細胞

inside cell 細胞内部
outside 外部
CELL MEMBRANE 細胞膜
リン脂質 PHOSPHOLIPID

局所ホルモンは細胞から分泌され，組織間隙に入り同じ細胞（オートクリン効果）または近接細胞（パラクリン効果）に働く．プロスタグランジン（PGs）は典型的なパラクリン型のホルモンである．PGsを作るため，膜の酵素（ホスホリパーゼ）が，アラキドン酸（20-炭素脂肪酸）を膜のリン脂質から遊離する．他の酵素はアラキドン酸に働き，いろいろな種類のPGsを作り，組織間隙に放出する．

プロスタグランジン
PROSTAGLANDINS
ACTIONS ON: 作用：

生殖系 REPRODUCTIVE SYSTEM
SPERM TRANSPORT 精子輸送
uterine tube 卵管
着床 IMPLANTATION
ovary 卵巣
排卵 OVULATION
uterus 子宮
vagina 腟
CORPUS LUTEUM ATROPHY 黄体の萎縮
uterus 子宮
妊娠の中絶 MISCARRIAGE OR ABORTION または流産
分娩時の収縮 LABOR CONTRACTIONS

平滑筋 SMOOTH MUSCLE
気管支拡張 BRONCHIODILATION
lungs 肺
VASODILATION 血管拡張
blood pressure 血圧

胃酸分泌 STOMACH ACID SECRETION
ULCERS 潰瘍
stomach wall 胃壁

生殖系では，あるPGsは精子輸送，着床，分娩時の子宮収縮を助ける．PGsはまた，妊娠中絶を引き起こすので，人工流産の誘発に使用される．PGsは月経前緊張症と関係がある．あるPGsは内臓平滑筋を弛緩させ，細気管支や血管の拡張を起こす．胃ではあるPGsは酸の分泌を抑制し，潰瘍を予防する．視床下部では，あるPGsはその量が多いと熱発生を盛んにし，発熱を引き起こす．アスピリンは，PGsを合成する酵素を抑制することによって発熱を抑える．あるPGsは血管壁から放出されるが，これは血小板の凝集を減らすことによって，血液の凝固を抑制する．また，あるPGs（トロンボキサン）は血小板から放出され，凝集と凝固を盛んにする．ロイコトリエンはマスト細胞（肥満細胞）または，白血球から遊離される特別なPGsであるが，これはアレルギー反応や炎症反応を盛んにさせる．

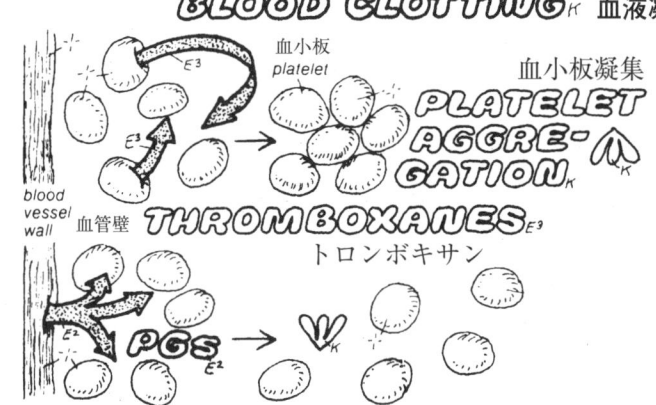

TEMPERATURE REGULATION: FEVER 体温調節：発熱
視床下部 hypothalamus
pituitary gland 下垂体
enzyme 酵素
aspirin アスピリン

BLOOD CLOTTING 血液凝固
血小板 platelet
血小板凝集 PLATELET AGGREGATION
blood vessel wall 血管壁
THROMBOXANES トロンボキサン
PGs

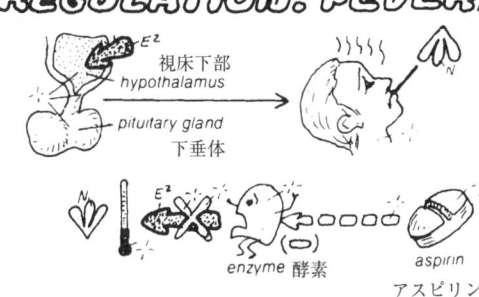

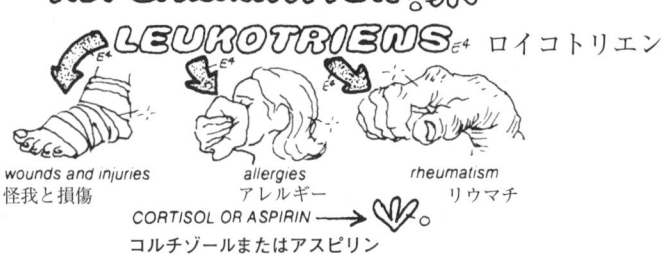

INFLAMMATION 炎症
LEUKOTRIENS ロイコトリエン
wounds and injuries 怪我と損傷
allergies アレルギー
rheumatism リウマチ
CORTISOL OR ASPIRIN → コルチゾールまたはアスピリン

炭水化物の代謝生理学

　生体はエネルギー（ATPと熱）を得るために，主として炭水化物を燃料として用いる．この図はブドウ糖の代謝生理学と，どのようにブドウ糖が肝臓や筋肉内で処理されるかに焦点を当てている．

　食物性炭水化物としてのデンプン，果物，および食卓糖—食物性炭水化物はパン，米，パスタ，ジャガイモのような食物に見出されるデンプンである．西欧社会では，毎日のカロリー摂取の半分近くが炭水化物からのものである．発展途上国ではカロリーの全部とはいわないが，炭水化物がカロリーの大部分を供給している．果物，豆，ミルクなどもまた炭水化物の源である．

　多糖類，オリゴ糖類，二糖類，および単糖類は，炭水化物の化学構造である—糖質は単糖類（六炭糖—主としてブドウ糖，ガラクトース，果糖），オリゴ糖類（2〜10個の単糖類の重合体），多数の単糖類の重合体である多糖類に分類される．多糖類はデンプン中にあり，二糖類はミルク（乳糖）や砂糖（ショ糖）中にある．単糖類の果糖は果物の糖である．

　単純な糖のみが吸収される—すべての糖質は小腸の酵素によって3種の単糖類（ブドウ糖，ガラクトース，果糖）に分解される．これらは小腸粘膜を通って吸収され門脈を経て肝臓へ送られる．

肝臓は生体のグルコスタット（糖調節装置）である

　肝臓はガラクトースと果糖をブドウ糖に変換する—上記の単糖類は肝細胞の中へ自由に入り，そこでガラクトースと果糖は酵素によってブドウ糖に変換される．この過程は非常に効率良く行われる．したがって通常血中に見られる糖はブドウ糖だけである．取り込まれた食餌性のブドウ糖は吸収過程及び吸収された後の初期過程では直接血液に入ることができる．その他の場合では血中のブドウ糖の起源となるのは肝のブドウ糖だけである．肝のブドウ糖プール（溜り）は血中のプールと容易に交換される．組織は血中のプールから必要なブドウ糖を獲得する．

　肝臓はブドウ糖を血液中に放出できる—血中のブドウ糖濃度が低いとき，肝臓は血中へブドウ糖を放出する．また血中のブドウ糖濃度が高いとき，肝臓はブドウ糖を取り込み貯蔵する．このようにして，ブドウ糖を含む種々の貯蔵と変換過程を通して，またブドウ糖を放出する特別な能力を通して，肝臓はグルコスタットとして働き，血糖値を正常範囲内に保つように手伝っている．

　肝臓はブドウ糖をグリコーゲンとして貯える—糖質の豊富な食物を摂取すると，血糖が上昇し肝細胞のブドウ糖取込みが増加する．肝細胞中の過剰なブドウ糖はブドウ糖の高分子体であるグリコーゲンへグリコーゲン合成と呼ばれる過程を経て変換される．この方式によって，肝臓や筋肉に過剰のブドウ糖が貯蔵される．グリコーゲン中のブドウ糖残基は分岐した側鎖に沿って一緒に結合し，その形が"グリコーゲン・ツリー（樹）"として樹状構造をとっている．過剰のグリコーゲンは細胞質内でグリコーゲン顆粒を形成する．その多くは肝臓や筋肉の細胞内に存在する．肝細胞の遊離ブドウ糖プールが減少した時，グリコーゲンがグリコーゲン分解と呼ばれる過程によって分解され，遊離ブドウ糖を放出する．

　肝臓は過剰のブドウ糖をタンパクと脂肪に変換する—グリコーゲンを作る肝臓の能力は限られている．その結果，肝臓に入ってくる余分のブドウ糖はその吸収期と吸収後期前段では，脂肪（トリアシルグリセロール）と同様にグリセロールと脂肪酸を経由してアミノ酸とタンパク質に変換される．肝臓は効率の良い脂肪製造装置である．

　糖新生：タンパクと脂肪からのブドウ糖の生成—ブドウ糖を作るために肝臓はタンパクをアミノ酸に分解するが，その一部は（例えば，アラニン）は脱アミノ反応されてピルビン酸が作られて，さらに逆解糖反応によってブドウ糖に変えられる．この糖新生の過程は肝臓内の特殊な酵素のよって行われ，特に空腹と飢餓の間は肝臓と血液の新しい内因性ブドウ糖の主な源になる（図127）．

　ブドウ糖の他の供給源は肝臓や脂肪細胞におけるトリグリセリドの分解（脂肪分解）によって得られるグリセロールである．グリセロール分子はブドウ糖を生成するために解糖とは逆の過程を経て再結合される．肝臓には必要な酵素がないので，脂肪酸をブドウ糖に変換できない．更にブドウ糖の供給源として乳酸がある．これは普通，筋肉に存在し血液を介して肝臓へ運搬される．肝臓で乳酸はまずピルビン酸に変換された後，解糖とは逆の過程を経てブドウ糖となる．

　組織と臓器はブドウ糖を燃料として依存している度合いが異なる—脳などの組織ではエネルギー源として原則的にはブドウ糖が供給される．脳のブドウ糖が欠乏すると，特に脳の皮質組織に重篤な不可逆性の傷害を生ずる（図112）．心筋や骨格筋といった組織ではその機能を果たすためにブドウ糖を利用するが，脂肪酸といった他のエネルギー源も利用する．

どのように筋肉はブドウ糖をエネルギーとして利用するのか

　酸素が十分にある場合は，筋肉はブドウ糖をCO_2と水とに完全に分解する—活動筋ではブドウ糖は血液から素早く取り込まれ，グルコース6-リン酸（G-6-P）へと変換される．G-6-Pは解糖系（好気的解糖）の酵素によってピルビン酸に変換され，酸素が十分に供給されるときはミトコンドリアのクレブス（Krebs）回路の酵素によって二酸化炭素と水に分解される．グリコーゲン分解で生ずるブドウ糖がピルビン酸へ分解する時に生ずるATPはわずか（2ATP/ブドウ糖）である．ピルビン酸がミトコンドリア内で二酸化炭素と水に分解される時には，非常に多くのATP（38ATP/ブドウ糖）が生成され（図5），筋活動に利用される（図27）．

　酸素欠乏時は筋肉はブドウ糖を乳酸に分解する—無酸素状態では，ピルビン酸から乳酸が生成される．これは嫌気的解糖と呼ばれる．この過程は多くのATPを生成するがミトコンドリア内で得られる量よりも少ない．筋活動が継続すると，乳酸が筋肉に蓄積され血液中へ漏出し，肝細胞に取り込まれる．ここで乳酸は上述した通りピルビン酸に変化し，ブドウ糖の再合成に利用される．筋肉内での乳酸生成や肝臓内へ輸送されてからブドウ糖への変換は，最終的には筋肉における乳酸の再生成に伴った筋肉へのブドウ糖の回帰といった事象によってコリ（Cori）回路が形成される．

　静止時には筋肉はブドウ糖をグリコーゲンとして貯蔵する—安静時には筋細胞によって取り込まれたブドウ糖はG-6-Pに変換される．筋肉はATPを利用しないのでG-6-Pはブドウ糖生成に利用される．そして，利用可能なブドウ糖を貯蔵する．活動時にはこのグリコーゲンが再びG-6-Pに変換され直接解糖系に入る．筋肉のG-6-Pは適切な酵素が欠けているので遊離ブドウ糖へと変換されない．したがって，筋グリコーゲンは筋自身の必要時にのみ利用され，血糖調節には直接貢献しない．

CN：Aは赤，Dは水色，Gは青，Kは紫，Hはあざやかな色を用いる．

1．一番上の3種の糖質分子から始める．グリコーゲン分子（E）を着色する．ただし，個々のブドウ糖（A）分子とは異なった色を用いる．
2．次に番号順に右上から門脈へ入る3種の単糖類（A，B，C）を着色する．ガラクトース（B）と果糖（C）のブドウ糖（A）への変換に注意する．活動筋細胞でのブドウ糖代謝段階は筋肉を着色したもの（L）とすべて同色を用いる．

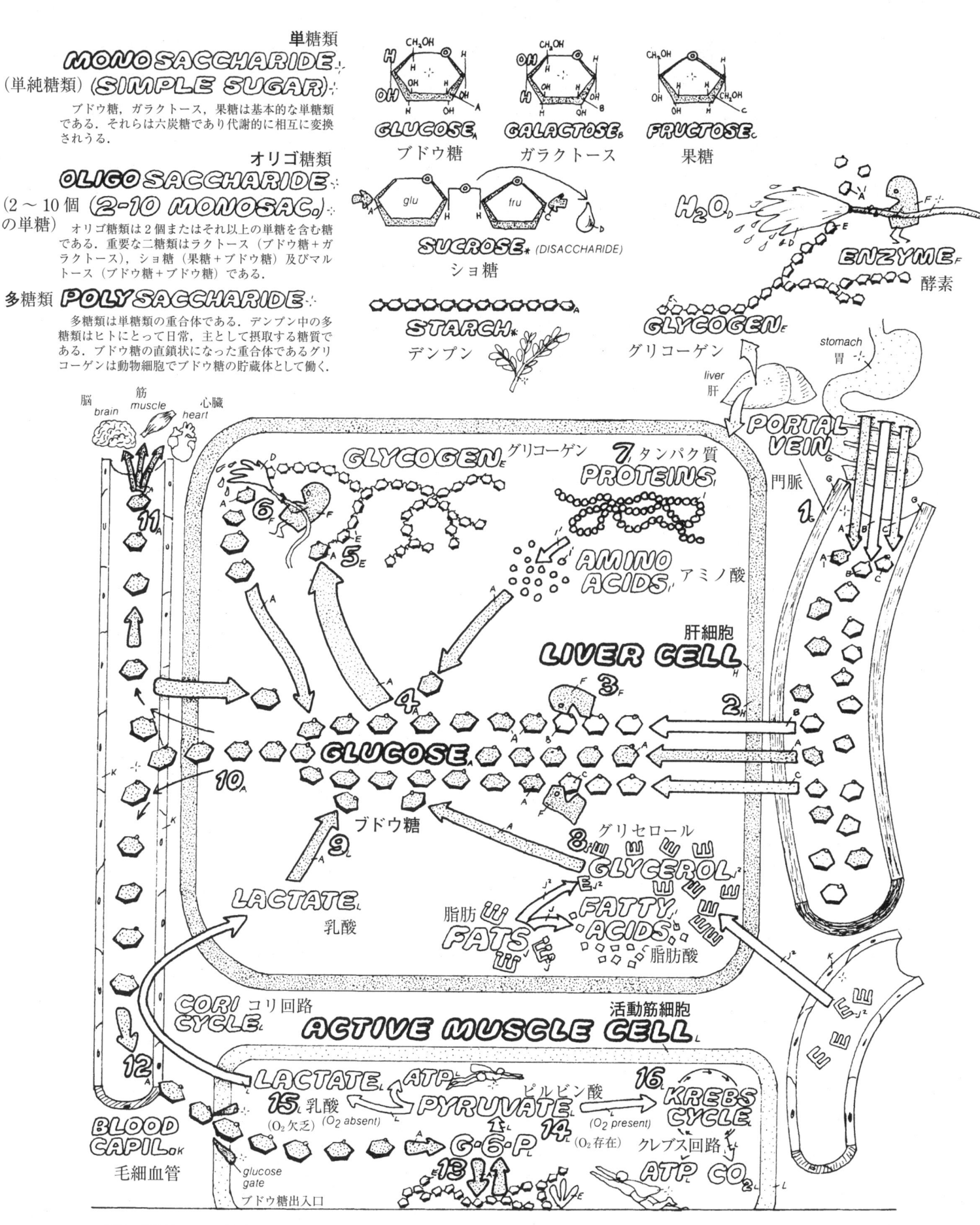

単糖類
MONOSACCHARIDE
(単純糖類) (SIMPLE SUGAR)

ブドウ糖，ガラクトース，果糖は基本的な単糖類である．それらは六炭糖であり代謝的に相互に変換されうる．

GLUCOSE ブドウ糖　**GALACTOSE** ガラクトース　**FRUCTOSE** 果糖

オリゴ糖類
OLIGOSACCHARIDE
(2～10個 (2-10 MONOSAC.) の単糖)

オリゴ糖類は2個またはそれ以上の単糖を含む糖である．重要な二糖類はラクトース（ブドウ糖＋ガラクトース），ショ糖（果糖＋ブドウ糖）及びマルトース（ブドウ糖＋ブドウ糖）である．

SUCROSE (DISACCHARIDE) ショ糖

多糖類
POLYSACCHARIDE

多糖類は単糖類の重合体である．デンプン中の多糖類はヒトにとって日常，主として摂取する糖質である．ブドウ糖の直鎖状になった重合体であるグリコーゲンは動物細胞でブドウ糖の貯蔵体として働く．

STARCH デンプン　**GLYCOGEN** グリコーゲン　H_2O　**ENZYME** 酵素

脳 brain　筋 muscle　心臓 heart　stomach 胃　liver 肝

GLYCOGEN グリコーゲン　**PROTEINS** 7 タンパク質　**AMINO ACIDS** アミノ酸　**PORTAL VEIN** 門脈　肝細胞 **LIVER CELL**

GLUCOSE　ブドウ糖　グリセロール　**GLYCEROL**　脂肪 **FATS**　**FATTY ACIDS** 脂肪酸

LACTATE 乳酸　**CORI CYCLE** コリ回路　活動筋細胞 **ACTIVE MUSCLE CELL**

BLOOD CAPIL 毛細血管　glucose gate ブドウ糖出入口

LACTATE 乳酸 (O_2欠乏) (O_2 absent)　**ATP**　**PYRUVATE** ピルビン酸　**G·6·P**　**KREBS CYCLE** クレブス回路　(O_2存在) (O_2 present)　**ATP** CO_2

糖質は単糖類，ブドウ糖 (Glu)，ガラクトース及び果糖に腸で消化される (1)．それらは門脈を介して肝臓に入る (2)．肝臓では酵素 (3) によって果糖とガラクトースは Glu に変換される (4)．過剰な Glu はグリコーゲンとして肝臓に貯蔵される（グリコーゲン生成）(5)．グリコーゲンは Glu に分解されることが可能である（グリコーゲン分解）(6)．Glu はまたアミノ酸を変換することによっても形成される（糖新生）(7)．中性脂肪の分解からのグリセロール（脂肪分解）は新しい Glu の源にもなることができる (8)．嫌気的な解糖でできる乳酸は Glu に変換される (9)．肝臓の Glu のプール（溜り）は血液のプールと自由に行き来できる (10)．絶食時には，肝臓は血糖値を一定に保ち，組織への Glu の供給を保証する (11)．筋では Glu は取り込まれ (12) Glu-6-P にリン酸化される (13) か，あるいはピルビン酸へ酸化され（解糖）(14) て ATP を産生する．酸素（の供給）がないときピルビン酸は乳酸へ変換されさらに ATP を生み出す（嫌気的解糖）(15)．過剰な乳酸は血液と肝臓に運ばれ新しい Glu を形成する（コリ回路）．酸素（の供給）があるとピルビン酸はミトコンドリアのクレブス回路によって利用され (16) さらに効率的に ATP の生成を行う．

血糖の神経性調節

多くの組織にとってブドウ糖は細胞のエネルギー産生に対して申し分のない燃料基質である．たとえば心臓や骨格筋ではブドウ糖が優先的に利用され，正常時では脳の唯一の燃料となる．

血糖値はおよそ 100 mg/dL くらいに一定に保たれている―脳や心臓が体の機能や生存に対してその中心的役割を果たすためには，常に多量のブドウ糖が供給されなければならない．これはすべての年齢で 1 g/L（80〜110 mg/dL 血漿）（5 g/成人の全血量）の適正レベル範囲に血糖値が調節されていることによって成し遂げられている．

脳は行動的ならびに神経ホルモン性機構によって血糖を調節している―インスリンとグルカゴンを含む純粋なホルモン性機構に沿って（図132），脳，特にその視床下部中枢は複雑で，神経ホルモン性ホメオスターシス（生体恒常性維持機構）のために血糖値が正常範囲から非常に隔たったときは，いつでも適正なブドウ糖濃度に回復させるように目指している．低血糖（低い血液糖の濃度）は，脳と心臓の機能に重大な結果を招く（下記を参照）．ここでは血糖値がセットされた限界より下方に下がったときにはいつでも，血糖値を上昇させる神経行動的ならびに神経ホルモン的機構に焦点を合せて論ずる．

視床下部の摂食中枢と満腹中枢の役割

視床下部はグルコスタット（糖恒常性調節装置）機構を持っている―グルコスタット中枢を構成する視床下部のニューロンは，血糖の変化を感知することができる．これらのニューロンは高い代謝率（酸素と糖の消費）を持っていて，細胞質内のブドウ糖濃度の変化を検知して，その結果として血液中のブドウ糖量の変化を感知する（図138）．これらのニューロンは，ブドウ糖が侵入するためにインスリンを必要とする脳の唯一の細胞である．

低血糖は空腹を誘発する―摂食後数時間たって起こる血糖値の低下はグルコスタット・ニューロンで感知され，視床下部の摂食（空腹）中枢を活性化する．この中枢は食欲や食物を探す行動を増加させて，最終的には食物の取り込み，すなわち摂食の増加を引き起こす（図107, 138）．腸で吸収された食餌性の糖質は，血液と肝の糖レベルを増加させる．この状態は膵島からのインスリン放出を刺激する．インスリンは視床下部のグルコスタット・ニューロンを含む様々な組織内への糖の侵入（取り込み）を促進させる．

高血糖は満腹を誘発する―視床下部のグルコスタット・ニューロンは高い血糖値を感知して，その出力信号を送って摂食調節中枢を抑制し，視床下部の満腹中枢を活性化する．その結果，食欲は減退して少なくとも数時間は満腹状態が続く．満腹感と食欲の減退は，食物摂取後に拡張した胃からの感覚神経活動によっても引き起こされる．

腸管壁から来る神経性およびホルモン性信号もまた満腹中枢を調節する―食物摂取も腸管壁からホルモンの放出を引き起こし，それが視床下部に働いて食物摂取を低下させる．いくつかの腸管ペプチド中で十二指腸のCCK（コレシストキニン）は，そのような短期フィードバック効果を示すことが知られている．視床下部における食物摂取の長期的抑制は，レプチンによってももたらされる（図134, 139）．

視床下部は血糖を上昇させるホルモンの放出を調整する

カテコールアミンの役割―食間に起こると考えられる血糖の相対的な低下に反応して，グルコスタットは血糖を上昇させるために一連の活動を展開する．まず視床下部中枢が交感神経系の調節に働き，その結果，交感神経からノルエピネフリンの放出及び副腎髄質からエピネフリンの放出が起こる．カテコールアミンは肝臓でのグリコーゲン分解や脂肪組織での脂肪分解作用を増加する．グリコーゲン分解は肝のブドウ糖プールを直接増加させる．脂肪分解はグリセロールを供給し，肝臓でブドウ糖への変換が行われる．また，筋肉のような組織では脂肪組織からの脂肪酸動員を利用し，脳や心臓のためにブドウ糖をとっておく．

成長ホルモンの役割―食物摂取が長時間にわたり遅延した時や，絶食及び長時間の持続的な運動によって，血糖値は著明に低下する．このような状態の時，視床下部は成長ホルモン放出ホルモン（GRH）を遊離するように働く．そして，脳下垂体から成長ホルモンが放出される（図118）．成長ホルモンは脂肪細胞に働いて，脂肪酸とグリセロールを動員する．多分，脂肪細胞のカテコールアミンに対する感受性の増加を通して行われるのであろう．上述したように脂肪酸はブドウ糖を貯蔵させるように働き，グリセロールは肝における糖新生のために貢献する．その結果，血中ブドウ糖供給は増加する．更に，成長ホルモンは筋肉に作用してアミノ酸の取り込みの増加と引き換えにブドウ糖の利用を減少させる．このことはより本質的な利用者（たとえば脳）に対してブドウ糖をとっておく効果を持っている．

コルチゾールの役割―成長ホルモンに加えて，空腹と低血糖ストレスが続く間，視床下部はまたコルチコトロピン放出ホルモン（CRH）-ACTH軸を活性化することによって，副腎皮質からコルチゾールの放出を刺激する．コルチゾールは脂肪組織で成長ホルモンの作用発現にとって必要である．またコルチゾールは筋肉や結合組織からのアミノ酸動員を助長し，肝における糖新生にそれらが利用されることを促進させる．成長ホルモンと同様にコルチゾールは，筋肉などのあまり本質的でない組織でのブドウ糖の取り込みを抑制し脳や心臓へ糖を分配するように働く（図127）．

インスリンとグルカゴン分泌の及ぼす神経性調節はわずかである―迷走神経のインスリン分泌に対する刺激効果を除いて，神経系は膵臓ホルモンの放出には大きな役割を演じていない．そして，それ自体血液中のブドウ糖濃度を一定に保つ日常的な補償機構の多くを行っている（図123, 132）．

低血糖は心臓と脳の機能に重大な結果を招く―空腹が長引いている間，すべて上述の回復機構が失われると，血糖値は必然的に低下して心臓や脳が吸収するブドウ糖の限界値になる．血糖値が 60 mg/dL 以下では，心臓の活動は弱くなり神経質で認知活動や意識活動は傷害される．50 mg/dL 以下では会話はもつれ，運動は協調性を失う．血糖値が 30 mg/dL 以下になると，意識がなくなり昏睡になる．20 mg/dL の血糖値になると，痙攣が起こる．10 mg/dL では永久的な脳の傷害が起こり，延髄の呼吸中枢の働きが失われて死亡する．

CN：Aは赤，グリセロール（C）は水色，肝臓（O）は青，グリコーゲン（P）は紫を用いる．Bは暗色を用いる．

1. 左隅の1番から始める．これは血糖の低下（A[1]）を図示している．循環系で血糖の低下を示す部分（A, A[1]）を右回りに始め最下部の中央まで着色する．
2. 視床下部（B）とグルコスタット（A[2]）を着色する．2を肝臓まで着色する．しかし，肝臓内での反応はまだ着色しない．
3. 同様に3, 4, 5を着色する．
4. 肝臓での基質のブドウ糖への変換（血液循環へのブドウ糖放出）を着色する．これは低血糖を代償していることを示す．

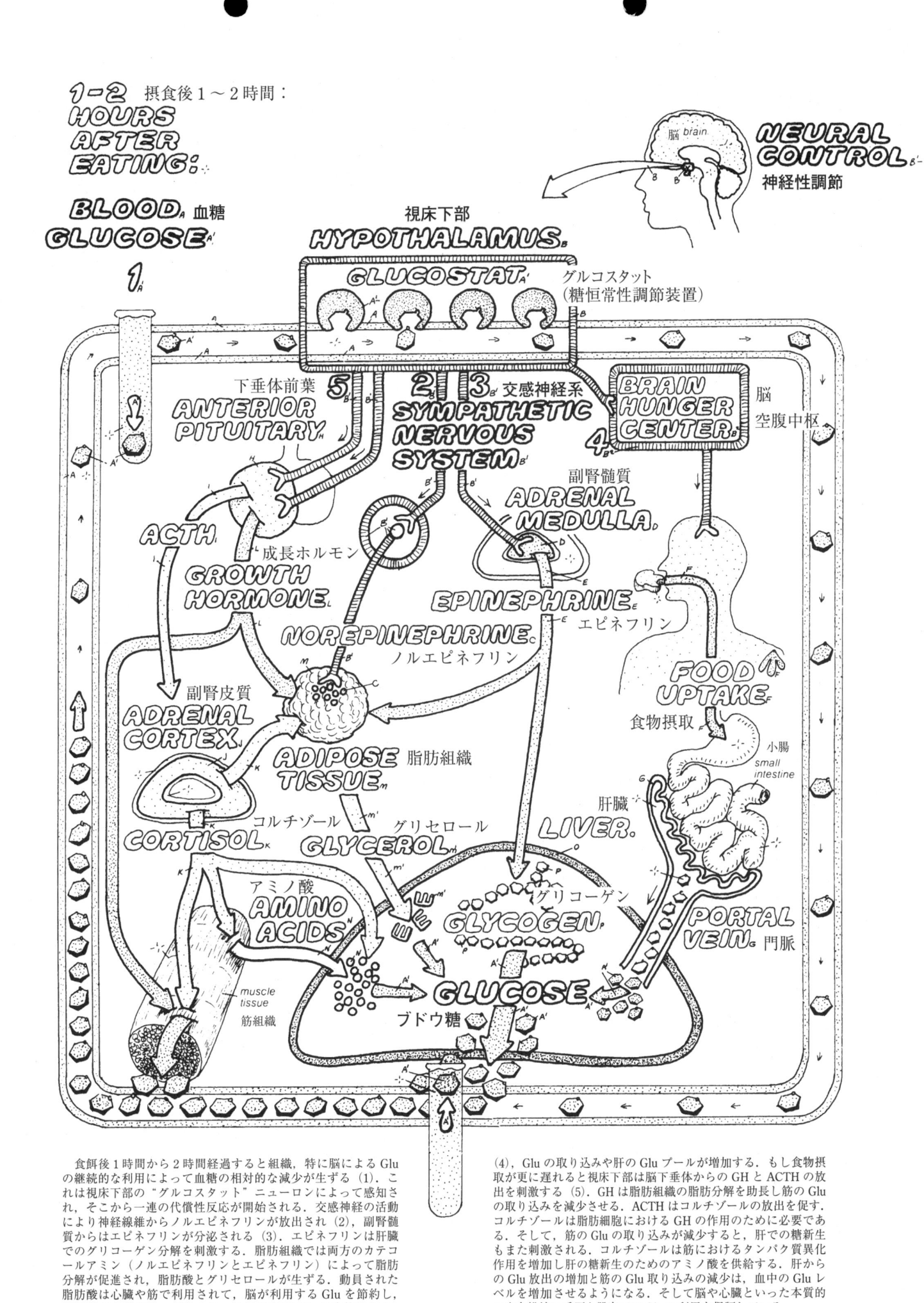

1-2 HOURS AFTER EATING:
BLOOD GLUCOSE

摂食後1〜2時間:
血糖

NEURAL CONTROL 神経性調節

視床下部
HYPOTHALAMUS
GLUCOSTAT グルコスタット（糖恒常性調節装置）

下垂体前葉
ANTERIOR PITUITARY

交感神経系
SYMPATHETIC NERVOUS SYSTEM

BRAIN HUNGER CENTER 脳 空腹中枢

ACTH

成長ホルモン
GROWTH HORMONE

副腎髄質
ADRENAL MEDULLA

EPINEPHRINE エピネフリン

NOREPINEPHRINE ノルエピネフリン

副腎皮質
ADRENAL CORTEX

FOOD UPTAKE 食物摂取

小腸 small intestine

ADIPOSE TISSUE 脂肪組織

コルチゾール　グリセロール
CORTISOL **GLYCEROL**

肝臓
LIVER

アミノ酸
AMINO ACIDS

グリコーゲン
GLYCOGEN

PORTAL VEIN 門脈

muscle tissue 筋組織

GLUCOSE ブドウ糖

　食餌後1時間から2時間経過すると組織，特に脳によるGluの継続的な利用によって血糖の相対的な減少が生ずる（1）．これは視床下部の"グルコスタット"ニューロンによって感知され，そこから一連の代償性反応が開始される．交感神経の活動により神経線維からノルエピネフリンが放出され（2），副腎髄質からはエピネフリンが分泌される（3）．エピネフリンは肝臓でのグリコーゲン分解を刺激する．脂肪組織では両方のカテコールアミン（ノルエピネフリンとエピネフリン）によって脂肪分解が促進され，脂肪酸とグリセロールが生ずる．動員された脂肪酸は心臓や筋で利用されて，脳が利用するGluを節約し，血糖値が上昇する．グリセロールは肝臓でGluに変換される．その後，視床下部の空腹中枢の活動により食物の摂取が起こり（4），Gluの取り込みや肝のGluプールが増加する．もし食物摂取が更に遅れると視床下部は脳下垂体からのGHとACTHの放出を刺激する（5）．GHは脂肪組織の脂肪分解を助長し筋のGluの取り込みを減少させる．ACTHはコルチゾールの放出を促す．コルチゾールは脂肪細胞におけるGHの作用のために必要である．そして，筋のGluの取り込みが減少すると，肝での糖新生もまた刺激される．コルチゾールは筋におけるタンパク質異化作用を増加し肝の糖新生のためのアミノ酸を供給する．肝からのGlu放出の増加と筋のGlu取り込みの減少は，血中のGluレベルを増加させるようになる．そして脳や心臓といった本質的に生命維持に重要な器官でのGluの利用を保証している．

血糖のホルモン性調節

この図は血糖（ブドウ糖）の調節に関連するすべてのホルモン作用の統合について記述している．低血糖は生命にとって非常に危険な状態である（図131）ことから多くのホルモンが血糖上昇のために働く．唯一インスリンのみが血糖低下のために働く．とはいっても，この作用はホルモン（インスリン）の直接的な作用ではなく，その作用により結果的に導かれるものである．ブドウ糖の産生と貯蔵の中心である肝臓は，血糖調節や糖質代謝に関連したほとんどのホルモンの標的臓器として役立っている．

血糖を上げるホルモン類

血糖を上昇させるように働くホルモン類には，膵小島から出るグルカゴン，副腎髄質からのエピネフリンとノルエピネフリン，脳下垂体からの成長ホルモンおよび副腎皮質から分泌されるコルチゾールがある．

エピネフリンとグルカゴンは血糖値を急激に上昇させる—これら2つのホルモンを分泌させる刺激は，血漿中のブドウ糖レベルの低下で，通常は食事と食事の間に起こる．エピネフリンとグルカゴンは血糖値を上げるように作用する共通の機構を持っている．両方とも肝臓の細胞を刺激してグリコーゲン分解反応を増加させて，それによって肝臓のブドウ糖を動員する（図123, 125）．これら2つのホルモンは化学的には異なっているけれども，共にGタンパクと結合している肝臓の膜受容体に作用する．この結合はアデニル酸シクラーゼを活性化して，肝細胞のcAMP濃度を増加させる．cAMPは"第二次メッセンジャー"として作用して，効果の連鎖反応を増幅して肝臓のグリコーゲンに作用してブドウ糖分子を遊離させる．ひとたび肝臓内の遊離ブドウ糖の貯蔵が増加すると，過剰のブドウ糖は血液中に分泌されて，低血糖状態を補正する．グルカゴンの作用は純粋にホルモン性フィードバックによって制御されているが，エピネフリンによる調節は脳と交感神経系とが関連している．

成長ホルモンとコルチゾールは血糖値をゆっくり上げるように働く—これらのホルモンの必要性は，食事を取る時間が非常に遅れたとき，空腹や精力的で長時間の運動や不動の状態のような代謝性ストレスの時間に生じる．脳から来る長引く（しかし危険ではない）低血糖やストレスの信号は，成長ホルモンとコルチゾールを分泌させる刺激となる．これらのホルモンは，糖新生の基質（例えば，アミノ酸とグリセロール）濃度を増加させたり，あるいはある組織（例えば，筋肉）へのブドウ糖の取込みと利用を減少させることによって，間接的に血糖値を上昇させ，血液ブドウ糖を節約し血液中の濃度を上昇させる．

コルチゾールは組織タンパクの異化と肝臓内でのアミノ酸からブドウ糖への変換を増強させる—コルチゾールは骨格筋のような末梢組織内でタンパク質の異化を促進して，アミノ酸を遊離する．さらに，コルチゾールはある肝臓酵素—例えば脱アミノ反応や糖新生の酵素—の合成を刺激して，遊離されたアミノ酸をブドウ糖に変化させる．コルチゾールはまた筋肉によるブドウ糖の取込みを減少させる（図127）．

成長ホルモンは脂肪細胞の動員を助け，ブドウ糖の利用を節約することによって血糖を増加させる—成長ホルモンは脂肪組織の脂肪細胞に働いてトリグリセリド（トリアシルグリセリド）の脂肪分解を増加させて，グリセロールと脂肪酸を動員する（図118）．グリセロールは肝臓内で逆解糖反応によってブドウ糖に変換されて，肝臓と血液中のブドウ糖濃度を上昇させる．その間，脂肪酸は筋肉，心臓，肝臓などで燃料として利用されて，ブドウ糖により大きく依存している（特に脳のような）組織によるブドウ糖の消費を節約する．カテコールアミンは脂肪組織内で行われる成長ホルモンの作用と同様に，炭水化物代謝に作用を持っている（図125）．しかしながら，成長ホルモンの作用は長い間続き，生存に対してより効果的に長期間作用する．

血糖を下げるホルモン類

インスリンはブドウ糖の組織への摂取を増加させて血糖を下げる—血糖を低下させる重要なホルモンはインスリンであり，これは膵臓のランゲルハンス島で作られる．インスリンは食後すぐに上昇する血糖レベルに反応して分泌されて，筋肉や脂肪細胞へのブドウ糖の取込みを増加させ，そして肝臓ではグリコーゲンの合成や貯蔵を促進させる結果，血糖値の低下が生じる（図123を参照）．

高濃度の甲状腺ホルモンもまた代謝率を亢進させることによって血糖を下げる—甲状腺機能亢進症あるいは寒い環境に長時間適応している間には，代謝率が亢進して低血糖が生じるが，血糖値の調節をするのにこれは本来の効果ではない（図119）．

ホルモン性ブドウ糖値の恒常性維持機構における肝臓の役割

肝臓は全てのブドウ糖調節ホルモンの標的である—血糖値を調節する全てのホルモン（インスリン，グルカゴン，成長ホルモン，コルチゾール，エピネフリン）は，一部は肝臓に作用して効果を現す．肝臓はこれら全てのホルモンに対する特殊な膜受容体と核受容体を持っているばかりでなく，環状AMPのような種々の第二次メッセンジャーのような細胞内信号系を持っていてホルモンと受容体との間を仲介している．

肝臓は最初に吸収されたブドウ糖を受け入れる—肝臓は小腸と特別な結合（門脈）を経由して，腸から吸収された炭水化物と直接に交通して，一過性にブドウ糖の合成，配送，貯蔵，産生のための中心となっている．

肝臓のブドウ糖トランスポーター（輸送担体）はインスリン依存性ではない—肝臓は食後の多量の血液中のブドウ糖を取り込むが，この仕事は肝臓の特殊なブドウ糖トランスポーターによって行われる．これらのトランスポーターはインスリン依存性ではない（インスリン非感受性GluT2）．

肝臓はグリコーゲンの貯蔵所である—肝臓は一般的には炭水化物代謝の，特殊的には血糖の恒常性を調節する主要な臓器である．肝臓はグリコーゲンをブドウ糖に，またブドウ糖をグリコーゲンに変換する酵素類を持っている．およそ500gのグリコーゲンが肝臓内に貯蔵される．これを500gのブドウ糖に等しいと仮定すると，肝臓は全血よりも100倍ものブドウ糖を持っていることになる．

肝臓のみがブドウ糖を分泌することができる—肝臓はブドウ糖-6-リン酸を遊離のブドウ糖に加水分解するブドウ糖-6-フォスファターゼという特殊な酵素を持っているので，肝臓内のブドウ糖濃度が血液のブドウ糖濃度を超えたときには，ブドウ糖を血中に分泌することができる身体内で唯一の臓器である．このことは肝臓がブドウ糖変換や糖の調節の特異な役割を持っていることを意味している．

肝臓はアミノ酸，グリセロール，および乳酸からブドウ糖をつくることができるが，脂肪酸からはできない—肝臓はまたグリセロールをブドウ糖に，またその逆の変換をしたり，アミノ酸をブドウ糖に，またその逆の反応を行うことができる．しかし，肝臓は脂肪酸からブドウ糖を合成できない．これはあらゆる動物細胞が共有している特徴である．

CN：すべての表題（文字は多少異なるかもしれないが）を前頁と同様に着色する．

1. 左最上部から始める．長い矢印は種々の代表的なホルモンやグリセロール（F）およびアミノ酸（G）を表す．
2. 右上部にある，血糖の3つの主要な利用者を着色する．
3. 血糖を低下させる2つのホルモン（甲状腺ホルモンとインスリン）を着色する．
4. 最下部にある，肝臓に及ぼすホルモン効果を着色する．

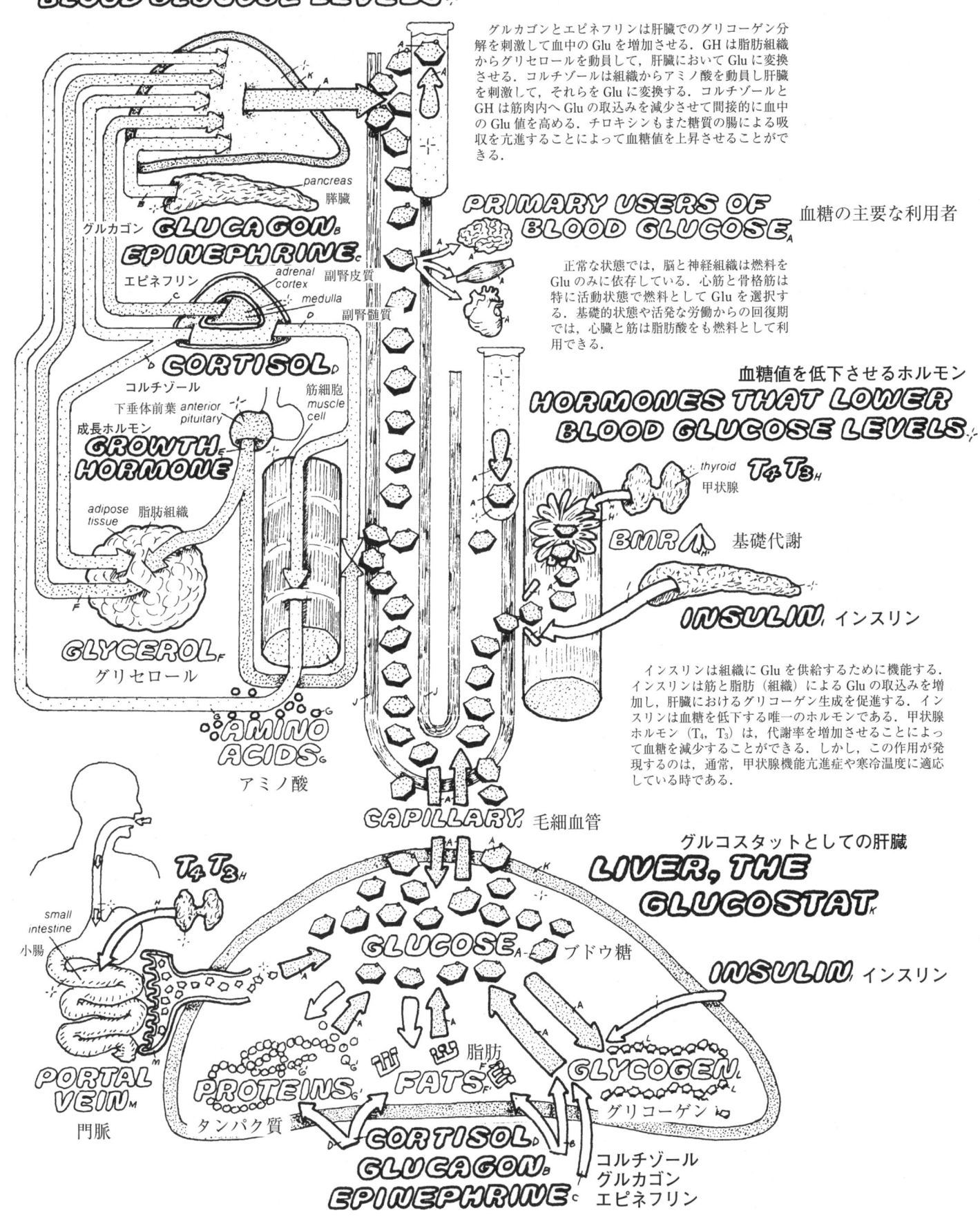

HORMONES THAT RAISE BLOOD GLUCOSE LEVELS
血糖値を上昇させるホルモン

グルカゴンとエピネフリンは肝臓でのグリコーゲン分解を刺激して血中のGluを増加させる．GHは脂肪組織からグリセロールを動員して，肝臓においてGluに変換させる．コルチゾールは組織からアミノ酸を動員し肝臓を刺激して，それらをGluに変換する．コルチゾールとGHは筋肉内へGluの取込みを減少させて間接的に血中のGlu値を高める．チロキシンもまた糖質の腸による吸収を亢進することによって血糖値を上昇させることができる．

- pancreas 膵臓
- GLUCAGON グルカゴン
- EPINEPHRINE エピネフリン
- adrenal cortex 副腎皮質
- medulla 副腎髄質
- CORTISOL コルチゾール
- muscle cell 筋細胞
- anterior pituitary 下垂体前葉
- GROWTH HORMONE 成長ホルモン
- adipose tissue 脂肪組織
- GLYCEROL グリセロール
- AMINO ACIDS アミノ酸

PRIMARY USERS OF BLOOD GLUCOSE
血糖の主要な利用者

正常な状態では，脳と神経組織は燃料をGluのみに依存している．心筋と骨格筋は特に活動状態で燃料としてGluを選択する．基礎的状態や活発な労働からの回復期では，心臓と筋は脂肪酸をも燃料として利用できる．

HORMONES THAT LOWER BLOOD GLUCOSE LEVELS
血糖値を低下させるホルモン

- thyroid 甲状腺
- T4 T3
- BMR 基礎代謝
- INSULIN インスリン

インスリンは組織にGluを供給するために機能する．インスリンは筋と脂肪（組織）によるGluの取込みを増加し，肝臓におけるグリコーゲン生成を促進する．インスリンは血糖を低下する唯一のホルモンである．甲状腺ホルモン（T4, T3）は，代謝率を増加させることによって血糖を減少することができる．しかし，この作用が発現するのは，通常，甲状腺機能亢進症や寒冷温度に適応している時である．

- CAPILLARY 毛細血管
- small intestine 小腸

LIVER, THE GLUCOSTAT
グルコスタットとしての肝臓

- GLUCOSE ブドウ糖
- INSULIN インスリン
- PORTAL VEIN 門脈
- PROTEINS タンパク質
- FATS 脂肪
- GLYCOGEN グリコーゲン
- CORTISOL コルチゾール
- GLUCAGON グルカゴン
- EPINEPHRINE エピネフリン

肝臓は糖調節の中枢として働き，Gluの恒常性維持を行う主要な器官である．肝臓はGlu以外の単糖類をGluに変換する．肝臓は脂肪分解によるグリセロールやタンパク質異化によるアミノ酸，嫌気的解糖によってできる乳酸をGluに変換することが可能である．肝臓はGluをグリコーゲンとして貯蔵し，グリコーゲン分解によりGluを動員する．このように肝臓はGluを血液に放出できる唯一の器官であり，これはGlu-6-フォスファターゼという酵素を持っているからである．インスリンやグルカゴン，コルチゾール，エピネフリン及び甲状腺ホルモンなどの多くのホルモンが肝臓に作用してこれらの代謝過程に影響している．

脂肪の代謝

脂肪組織の型と脂肪の利用
体脂肪は燃料型と構造型に分けられる―燃料脂肪は，脂肪を大量に貯えている脂肪細胞からなる脂肪組織の脂肪貯留内に貯蔵されている．脂肪組織は活動性で，連続的に脂肪を生成したり分解したりしている．脂肪組織は，腹腔内の臓器（筋肉，心臓）の内部や周囲，皮膚の下に存在する．皮下脂肪は断熱材として役立っている．褐色脂肪は皮下脂肪組織を形成していて，酸化反応に際して主に熱（ATPではない）を放出するミトコンドリアを多く含み，低温に対して身体を保護している．褐色脂肪の存在部位，構造ならびに生理学は図140と141の項で論ずる．構造脂肪（リン酸塩，コレステロール）はエネルギーには利用されない．リン脂質は細胞膜にあり，コレステロールはステロイド・ホルモンやビタミンDや神経のミエリン鞘の組織の合成に働いている（図135）．

脂肪の基礎化学
トリグリセリド（TG，トリアシルグリセリド，中性脂肪）は貯蔵脂肪である．これらはグリセロールと3分子の脂肪酸（FA）とのエステルである．FAは，単一のカルボキシル酸群が一方についた長い炭素鎖である．分子鎖が長くなるほど二重結合の数が少なくなり，FAの流動性が低下し，結合しているTGも少なくなる．最も普通に見られる体脂肪酸はパルミチン酸，ステアリン酸，およびオレイン酸で，その炭素分子鎖の長さは14～16である．トリグリセリド（TG）の分解（脂肪分解）は，腸や肝臓や脂肪組織にある酵素の種々のリパーゼによって触媒される．

エネルギー源としての脂肪
脂肪は小さい容積で多くのエネルギーを遊離する―脂肪はエネルギー貯蔵物質として理想的である．というのは，単位重量あたり脂肪は少ない容積を持ち，炭水化物やタンパクよりも多くのエネルギー（ATP）を産生するからである．酸化されるときに，1gの脂肪は9.3キロカロリーを産生するが，これは1gの炭水化物あるいはタンパク質が産生するエネルギーの2.3倍である．いくつかの組織は容易にFAをエネルギーとして利用する．心臓が必要とする基礎的エネルギーの60％は脂肪，主にFAから由来する．骨格筋もまた，特に激しい運動後からの回復期にはFAを利用して，消耗されたATP，クレアチン・リン酸およびグリコーゲンを再補充する（図27）．

FAはβ酸化を行ってATPをつくり，アミノ酸への転換を行う―FAからエネルギーを遊離させるために，FAはβ酸化と呼ばれる過程によって酢酸塩（アセチルCoA）へ分解される．アセチルCoAはそれからミトコンドリア内でCO_2とH_2Oに酸化されて，ATPがつくられる（図6）．

グリセロールは解糖反応を通じて酸化されるか，ブドウ糖をつくるのに用いられる―トリグリセリド脂肪分解の2つの産生物―グリセロールと脂肪酸―はエネルギー産生のために用いられる．グリセロールは解糖反応の中間代謝産物に変換されてピルビン酸になり，クエン酸回路（クレブス回路）に入ってATPをつくる（図6）．一方で，グリセロールは肝臓内でブドウ糖に換えられる（糖新生）．ブドウ糖は脳のような組織で，燃料として用いられる．

脂肪組織での脂肪代謝
グリセロールと脂肪酸は貯蔵脂肪をつくるためにエステル化される（脂肪新生）―炭水化物食をとった後では，脂肪組織の脂肪細胞はインスリンによって刺激されて，大量の血漿ブドウ糖を取り込んでそれをグリセロールと脂肪酸に変える．グリセロール（一種のアルコール）と脂肪酸（酸）は次にTG（トリグリセリド）をつくるためにエステル化される（脂肪新生）．脂肪の多い食事をとると，血液のカイロミクロン―吸収されたTGとコレステロール輸送する血液中の非常に大型のリポタンパク粒子―が増加する（図79）．脂肪組織や肝臓の毛細血管中ではリポプロテイン・リパーゼという酵素がグリセリドを加水分解して，グリセロールとFAを遊離する．これらは脂肪細胞によって取り込まれ，再エステル化されて貯蔵TGがつくられる．十分長い分子鎖を持つTGは固形化されやすく，したがって容易に貯蔵されやすい．細胞質内に固形の脂肪の貯蔵が増加すると脂肪細胞の形が大きくなり，脂肪組織の厚い脂肪層に蓄積する．もしも過剰な場合は，この状態は肥満がもたらされる（図139）．

リパーゼ酵素は貯蔵脂肪をグリセロールと脂肪酸（FA）に分解する―カテコールアミンや他のホルモン（図134）により刺激されると，TGはリパーゼ酵素により脂肪分解されて，グリセロールとFAは血液中に動員される．動員されたFAはそれから心臓，筋肉，肝臓などでエネルギーとして使用される．グリセロールは通常は肝臓に取り込まれて，新しいブドウ糖がつくられる．

肝臓内における脂肪の代謝
肝臓は脂肪をタンパク質とブドウ糖に変化させ，またその逆反応も行う―肝臓は脂肪組織と同様に脂肪の生成や分解，貯蔵することが可能であるが，肝細胞内にある脂肪顆粒は長期間の貯蔵を行わない．特に重要なのは，肝臓は脂肪，糖質及びタンパク質の間で行う代謝の相互変換に対するその偉大な能力を持っていることである．肝細胞はそれらの変換反応に必要な酵素をすべて有している．たとえば，過剰なブドウ糖は脂肪酸へ代謝され，それらは中性脂肪へ取り込まれるかまたは組織によって消費されるために動員される．グリセロールは解糖とは逆の経路を経てブドウ糖となり，更にグリコーゲンへ変換される．FAは数種のアミノ酸に変換され，またその逆も起こる．アミノ酸はタンパク質をつくるために利用される．肝臓で行われる反応で唯一の例外は，FAをブドウ糖へ変換することができないことである．

肝臓はコレステロールとケトン体をつくる―脂肪代謝における肝臓の重要な役割は，コレステロールとケトン体をつくることである．コレステロール代謝は図135で詳しく示してある．食事中あるいは細胞内の炭水化物含量が低いとき（糖尿病のように）には，肝臓はFAを酢酸塩（アセチルCoA）に分解する．アセチルCoAを利用できる貯蔵量がミトコンドリアの負荷能力を上回っているときは，酢酸塩分子は濃縮されてケトン体と総称されるアセト酢酸，アセトン，および他のケト酸のような化合物がつくられる．ケトン体は肝臓から血液中に漏れ出して，そこから腎臓に排出される．血液中にケトン体が過剰になると，ケトーシスや代謝性アシドーシスという未治療のインスリン欠乏性糖尿病（I型）のような致死的な状態になる．

ケトン体は正常では排出されるが，ある条件では燃料として使用される―正常な成人では，ケトン体はエネルギーとしては利用されない．しかしながら，新生児，妊婦，長期間の絶食中の個人では，多くの組織，特に脳では代謝的適応が起こって，エネルギーとして取り込み，利用する度合いが増加する．この能力は絶食時脳（通常はブドウ糖のみを必要とする臓器）の持続的活動を続けるためのみならず，小児と絶食している人のケトン毒性をなくすためにも存在すると考えられる．

CN：Iは赤，Cは黄色，グリセロール（A）と脂肪酸（B）は明るい色を用いる．Dは水色で着色する．
1. 脂肪の構造を示すパネルから行う．立方体は固化したトリグリセリドを示している．すべての文字はトリグリセリドの色（黄色）で着色する．
2. 脂肪の代謝を番号に従って順を追って着色する．まずハンバーガーを食べるところから始める．段階（7）は肝臓でのブドウ糖の産生で終わる．それから下方の細胞（8）へ移るようにする．

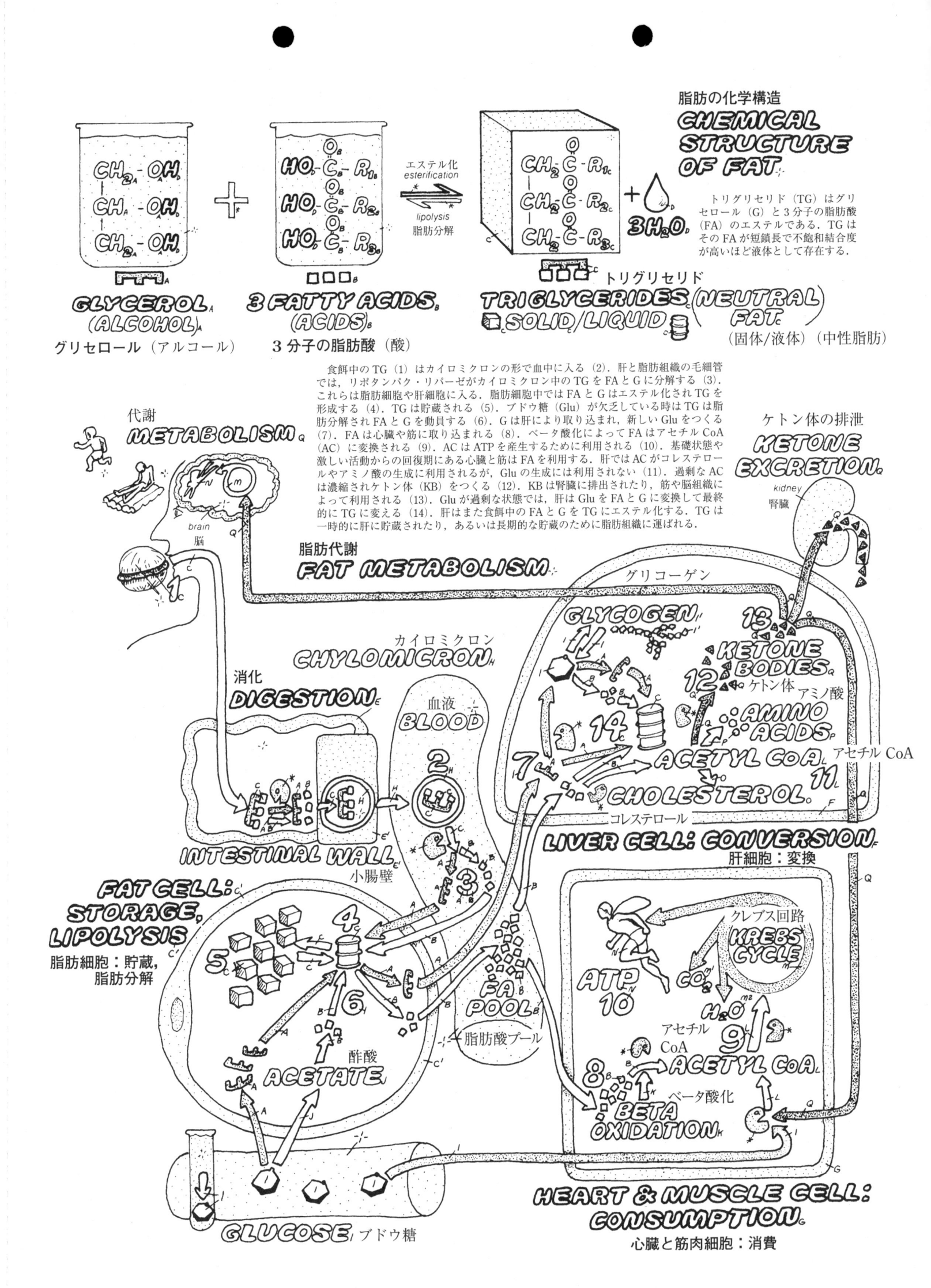

脂肪の化学構造
CHEMICAL STRUCTURE OF FAT

GLYCEROL (ALCOHOL) + 3 FATTY ACIDS (ACIDS) ⇌ TRIGLYCERIDES (NEUTRAL FAT) SOLID/LIQUID + 3H₂O

エステル化 esterification / 脂肪分解 lipolysis

グリセロール（アルコール） ＋ 3分子の脂肪酸（酸） トリグリセリド （固体/液体）（中性脂肪）

トリグリセリド（TG）はグリセロール（G）と3分子の脂肪酸（FA）のエステルである．TGはそのFAが短鎖長で不飽和結合度が高いほど液体として存在する．

代謝 METABOLISM

ケトン体の排泄 KETONE EXCRETION

食餌中のTG（1）はカイロミクロンの形で血中に入る（2）．肝と脂肪組織の毛細管では，リポタンパク・リパーゼがカイロミクロン中のTGをFAとGに分解する（3）．これらは脂肪細胞や肝細胞に入る．脂肪細胞中ではFAとGはエステル化されTGを形成する（4）．TGは貯蔵される（5）．ブドウ糖（Glu）が欠乏している時はTGは脂肪分解されFAとGを動員する（6）．Gは肝により取り込まれ，新しいGluをつくる（7）．FAは心臓や筋に取り込まれる（8）．ベータ酸化によってFAはアセチルCoA（AC）に変換される（9）．ACはATPを産生するために利用される（10）．基礎状態や激しい活動からの回復期にある心臓と筋はFAを利用する．肝ではACがコレステロールやアミノ酸の生成に利用されるが，Gluの生成には利用されない（11）．過剰なACは濃縮されケトン体（KB）をつくる（12）．KBは腎臓に排出されたり，筋や脳組織によって利用される（13）．Gluが過剰な状態では，肝はGluをFAとGに変換して最終的にTGに変える（14）．肝はまた食餌中のFAとGをTGにエステル化する．TGは一時的に肝に貯蔵されたり，あるいは長期的な貯蔵のために脂肪組織に運ばれる．

脂肪代謝 FAT METABOLISM

消化 DIGESTION — 小腸壁 INTESTINAL WALL

血液 BLOOD — カイロミクロン CHYLOMICRON

脂肪細胞：貯蔵，脂肪分解 FAT CELL: STORAGE, LIPOLYSIS

酢酸 ACETATE

脂肪酸プール FA POOL

ブドウ糖 GLUCOSE

肝細胞：変換 LIVER CELL: CONVERSION

グリコーゲン GLYCOGEN — ケトン体 KETONE BODIES — アミノ酸 AMINO ACIDS — アセチルCoA ACETYL CoA — コレステロール CHOLESTEROL

心臓と筋肉細胞：消費 HEART & MUSCLE CELL: CONSUMPTION

ベータ酸化 BETA OXIDATION — アセチルCoA ACETYL CoA — クレブス回路 KREBS CYCLE — ATP — CO₂ — H₂O

脳 brain — 腎臓 kidney

脂肪代謝の調節

炭水化物と同様に，脂肪は燃料として用いられる；脂肪と炭水化物の代謝は密接に結びついていて，炭水化物の代謝を調節する多くの神経性およびホルモン性因子はまた脂肪代謝の調節にも働いている．

脂肪蓄積を増加させるホルモン類

インスリンは脂肪の形成（脂肪新生）を促進するホルモンである―炭水化物食をとった後は，インスリンが分泌される．脂肪細胞に対するインスリンの作用には3つの効果が含まれる．最初にインスリンはブドウ糖の取り込みを増加させる．脂肪細胞は脂肪の形成のためにブドウ糖を使用するが，ブドウ糖から脂肪酸（FA）とグリセロールをつくり，さらにトリグリセリドにエステル化される．インスリンの第二の作用は高血糖が非常に長期間続く時に働く；この状態ではインスリンもまた脂肪形成酵素の活性を促進して脂肪合成を増加し，脂肪細胞が炭水化物から脂肪をつくる効率を増す．このインスリンの作用も肝臓で行われる．脂肪細胞に対するインスリンの第三の作用は，ホルモン感受性リパーゼを抑制して脂肪の分解を減少させる．つまり，インスリンは脂肪組織や肝臓でFAの動員を減少させて，脂肪の形成と蓄積を低下させる．この反応は食物の利用を増加させるための経済的で適応的反応である．なぜならば，余分な食物は脂肪として貯蔵され，これらの脂肪は体に燃料を供給する必要がある時に動員されるからである．

エストロゲンは女性で脂肪形成を刺激する―女性の体には男子よりも5％体脂肪が多くある．女性ホルモンのエストロゲンは女性の体の余分な脂肪の貯蔵を促進し，これは思春期に始まり妊娠中にも起こる．

脂肪の分解（脂肪溶解）を促進する因子

交感神経系とカテコールアミンは急速に作用して脂肪分解を促進し，脂肪酸を動員する―激しい運動や絶食状態では食物の摂食が遅れ，血糖値は低下する．血糖（ブドウ糖）の低下は視床下部のグルコスタットの反応を刺激する（図131，138）．その結果，交感神経系が刺激されて交感神経と副腎髄質からカテコールアミン（エピネフリン，ノルエピネフリン）の放出が起こり，脂肪組織の脂肪細胞を刺激して脂肪分解をひき起こす（図125）．

カテコールアミンは脂肪細胞のcAMPの遊離とホルモン感受性リパーゼの活性をひき起こす―カテコールアミンはその受容体と結合して，Gタンパクと共役してアデニル酸シクラーゼを活性化し，脂肪細胞内のcAMP（第二次メッセンジャー）量を増加させる．cAMPの作用は脂肪細胞のホルモン感受性リパーゼと呼ばれる特殊な酵素を刺激する．この酵素は貯蔵されているトリグリセリドを脂肪酸（FA）とグリセロールに変化させるが，その活性化は血漿あるいは交感神経の刺激を受けやすい．

脂肪酸は心臓と筋肉の燃料として働く―動員されたFAは血中に入り心臓と筋肉の燃料となり，ブドウ糖の利用を節約する．グリセロールは肝臓に取り込まれてブドウ糖に変換される（糖新生）．これらの出来事は低血糖を改善し，脳へのブドウ糖の供給を増加させる．

成長ホルモンは脂肪細胞をカテコールアミンに対して感受性にして，脂肪細胞の動員を増加させる―激しい肉体的運動や絶食が数時間にわたり継続した場合，視床下部のグルコスタットは視床下部から成長ホルモン放出ホルモン（GRH）の分泌を増加させて，脳下垂体からの成長ホルモン（GH）の放出を促す．GHは非常に効果的でかつ長時間にわたり脂肪細胞の脂肪分解作用を促進し，FAとグリセロールを動員する（図118）．この効果は現れるまでに長い時間がかかるが，カテコールアミンの効果よりも長時間持続する．この効果が現れるためにGHは脂肪細胞と肝細胞のカテコールアミンに対する感受性を増加させるが，これは多分それらの受容器や細胞内メッセンジャー（媒介体）を増加させることにより，カテコールアミンがより強力な脂肪分解を誘導し，より多いFAの動員を引き起こすからであろう．GHは筋肉内で炭水化物の利用を抑制して，エネルギーとしてFAの利用を増加させ，これによってブドウ糖を節約する．

コルチゾールは脂肪分解と脂肪の動員に対しては異なった刺激効果を持つ―脂肪分解を増加させるもう1つのホルモンは副腎皮質から放出されるコルチゾールである．コルチゾールは下垂体ホルモンACTHのストレス誘導性放出によって非常に速やかに分泌される．ACTHは視床下部から出されるCRHに反応して放出される（図117，127）．コルチゾールの脂肪分解作用はいくつかの方法で発揮される．最も重要な方法は"許容性"作用である．カテコールアミンとGHの両方が脂肪細胞に対して脂肪分解作用を現すためには，コルチゾールの存在が必要である．このコルチゾールの許容作用の性質は不明である．コルチゾールはまた直接作用を伝えて，脂肪組織の異化作用や肝臓内でのFAの酸化とケトン体生成を増加させる．これらの作用は長期間の空腹や飢餓に反応する身体反応として生ずる（図127）．

体脂肪の長期的調節におけるレプチンの役割

レプチンは脂肪組織のホルモンである―最近レプチン（ギリシャ語の"やせた"という意味）と名づけられたタンパク・ホルモンが血液中に見出され，長期的に脂肪代謝に関与していることが判明した．その分泌率と血漿中の濃度は，体脂肪の量と比例している．

レプチンは視床下部に対してフィードバック効果を現し，体脂肪量を調節している―脂肪含有量の増加はレプチン分泌の増加と結びついていて，視床下部に働いて食欲と食事摂取量を減少させ，余剰の脂肪をエネルギーに使用するために脂肪動員ホルモン（GH，カテコールアミン？）の放出を増加させる．レプチン欠損マウスやその受容体はよくわかっていない．視床下部に対するレプチンの効果は，特殊な環境（たとえば，冬眠，妊娠，授乳準備中の動物など）では無視される．人の肥満に対するレプチンの役割は図139で詳細に述べられている．

脂肪代謝の異常

成人男性と女性の正常の脂肪含有量は，それぞれ体重の約15％と20％である．体脂肪の増加は普通妊娠や肥満のような異常な状態で起こる．肥満の原因は遺伝的か環境的あるいはそれら両方であろう（図139）．過剰に脂肪と炭水化物を摂取する貧弱な食事で，運動活動を減らすと神経性食欲不振症（あるいはその原因）になる．肥満症と食欲不振症とは内分泌性変化と結びついていて，その結果，脂肪分解と脂肪生成の変化を生ずる．インスリンとレプチンとの分泌の変化は，肥満に貢献していると考えられている．代謝の変動はⅡ型糖尿病や血管疾患（たとえば，心臓の冠状血管）を引き起こす．下垂体機能低下症はしばしば脂肪の増加と，甲状腺機能亢進症は脂肪の減少と結びついている．

CN：Fは赤色，Eは紫色で，そして脂肪酸（B），グリセロール（C），トリグリセリド（D）及び肝臓は前頁と同様に着色する．

1. 上から番号順（1から5番）に始めて脂肪細胞（D¹）と肝細胞まで着色する．しかし，細胞内での作用は着色しない．そして6番と7番を着色して肝細胞（L）の右側の毛細管に浮遊している物質へ続く．
2. 下部のパネルを着色する．左下隅の1から始める．

NEURAL AND HORMONAL CONTROL OF FAT METABOLISM

脂肪代謝の神経性及びホルモン性調節

- **FATTY ACID (FA)** 脂肪酸
- **GLYCEROL (G)** グリセロール
- **TRIGLYCERIDES (TG)** トリグリセリド
- **CAPILLARY** 毛細管
- **GLUCOSE (GLU)** ブドウ糖

運動や絶食による低血糖（1）は視床下部を活性化し、交感神経線維からNE（ノルエピネフリン）（2）を、副腎髄質からE（エピネフリン）（3）を放出させる。NEやEは脂肪細胞に作用し、ホルモン感受性リパーゼを刺激して脂肪分解を亢進する。長期間にわたるストレスは視床下部からのGRHやCRHの放出（4）を刺激し、下垂体からGHやACTHの放出を引き起こす（5）。ACTHは副腎からのコルチゾールを放出させる。コルチゾールの存在下でGHは脂肪細胞内の脂肪分解を増加させ（6）、FAとGを動員する。FAは筋や心臓によって燃料として利用される。肝ではFAは燃料のためやケトン体生成のために利用される。コルチゾールはこの作用を強める。長期間にわたる絶食ではケトン体が脳や組織で燃料として利用される。動員されたGは肝でGluに変換される。

視床下部グルコスタット — HYPOTHALAMUS GLUCOSTAT — レプチン LEPTIN

運動 EXERCISE / 飢餓 STARVATION

SYMPATHETIC NERVOUS SYSTEM 交感神経系

CRH & GRH / 下垂体前葉 anterior pituitary / ACTH

成長ホルモン **GROWTH HORMONE (GH)**

副腎髄質 adrenal medulla / 副腎皮質 adrenal cortex

NOREPINEPHRINE (NE) ノルエピネフリン
EPINEPHRINE (E) エピネフリン
CORTISOL コルチゾール

脂肪組織 adipose tissue / 心臓 heart / 筋組織 muscle tissue

FAT CELL 脂肪細胞 / 肝細胞 **LIVER CELL** / ケトン体 **KETONE BODIES**

FAT LOSS 脂肪の損失

身体活動（1）はエネルギーの消費と脂肪分解ホルモンの分泌を刺激する（2）。それらは脂肪滴中のTG（3）をFAとGの形（4）で動員し、固形の脂肪の貯蔵を防ぐ（5）。

HORMONAL CONTROLS ホルモン性調節

やせた細胞 **THIN CELL**

FAT GAIN 脂肪の獲得

身体活動を行わない時の過食は、インスリンの放出を刺激する（6）。インスリンは脂肪細胞へのGluの侵入を促進（7）し、リパーゼの作用を抑制する（8）。TGが合成され、脂肪が蓄積し（9）、脂肪細胞の肥大と肥満が引き起こされる（10）。食餌中の脂肪も同様の結果を生ずる（11）。脂肪組織が分泌するレプチンは食欲を減退させる（12）。

INSULIN インスリン / 膵臓 pancreas

FOOD INTAKE 食物の摂取 / **LEPTIN** レプチン

非常に太った細胞 **VERY FAT CELL** / リパーゼ **LIPASE**

FATTY ACID 脂肪酸
GLYCEROL グリセロール
TRIGLYCERIDE トリグリセリド（中性脂肪）

コレステロールとリポタンパクの生理学

コレステロールは多くの機能を持っているが，燃料ではない—コレステロールは動物起源の構造性脂質である．コレステロールは主として肝臓内で酢酸塩から合成されるステロイドである．副腎皮質と性腺もコレステロールを合成する．肝臓ではコレステロールは腸管内での脂肪の消化を促進する胆汁酸塩をつくるのに用いられる．コレステロールは性腺および副腎皮質でステロイドと皮膚でビタミンD_3を形成する前駆体である．コレステロールは神経組織のミエリン鞘と皮膚の角質（外側のケラチン層の成分）で，皮膚の防水作用を助け，皮膚からの水の蒸発を防いでいる．細胞やある種の細胞内小器官の膜では，コレステロールはリン脂質鎖を安定化させるのに役立っている．

食事性コレステロールと内在性コレステロール—生体内でコレステロールは外来性（食事性）か内在性—すなわち組織，主に肝臓内で合成される—である．食事性コレステロールは動物起源の食品（卵黄，肝臓，脂肪の多い肉，チーズ）からのみ得られる．コレステロールは大きいリポタンパク粒子（LPPs）のカイロミクロンの内側に入って他の脂質と共に小腸から吸収される（図79）．カイロミクロンは肝臓の毛細血管と脂肪組織にあるリポタンパク・リパーゼ酵素により消化される．トリグリセリドは脂肪組織に送られて，残ったコレステロールとリン脂質は肝臓に送られる（図133）．

コレステロールは肝臓内で酢酸塩よりつくられる—コレステロールをつくるために肝臓の酢酸塩（アセチルCoA）はいくつかの反応を経てメバロン酸がつくられ，それがまずスクワレンに，次いでコレステロールがつくられる．コレステロールはそれ自体の合成をメバロン酸をつくる酵素の基質抑制によって調節されている．食事性コレステロールは，肝臓のコレステロールの合成を同様方法で抑制する．大部分の肝コレステロールは，脂肪の乳化を助ける胆汁酸塩（たとえばコール酸）をつくるために用いられる（図77）．

肝臓のコレステロールはリポタンパク粒子内に詰め込まれて組織へ送り出される—肝臓は血液を通してほとんどの組織にコレステロールを供給している．コレステロールはカイロミクロンに似たLPPsに包まれる．LPPsは異なった構成の脂肪とタンパクを持ち，その大きさや濃度も異なっている．LPPsの脂肪の含有量が高いものほどその比重は低い．それぞれのLPPは親水性のタンパクとリン脂質に包み込まれた疎水性脂肪（コレステリル・エステルとしてのトリグリセリドとコレステロール）の芯を持っている．被覆のタンパクはアポタンパク（アポリポタンパク）と呼ばれ，LDL（低比重リポタンパク）と結合する組織受容体と結びつくので非常に重要なタンパクである．

リポタンパク粒子は大きさ，比重，脂質含量が異なる—LPPsの大きさは10～80 μmの間にある．輸出用のコレステロールは最も大きい血漿LPPs—超低比重リポタンパク（VLDL）に入って輸送される．血漿中では酵素の働きによってより小さいリポタンパク—低比重リポタンパク質（LDL）と中間比重リポタンパク質（IDL）に変化する．直接に組織に運ばれるコレステロールはLDL粒子である．ひとたび組織細胞内に入ると，コレステロールは前述のような種々の機能のために利用される．過剰のコレステロールは最小のLPP—高比重リポタンパク（HDL）内に詰め込まれて，肝臓に戻って運ばれて処理される．

甲状腺ホルモンと性ホルモンはコレステロール値に影響を与える—甲状腺ホルモンは，肝臓や組織内にコレステロールの取り込みを増加させることによって，血漿内コレステロール濃度を減少させる．女性ホルモンのエストロゲンはコレステロール濃度を低下させるが，男性ホルモンのアンドロゲンはそれを増加させる．男性ではこれらのステロイド・ホルモンは動脈硬化症の高い発生率に関係している（下記を参照）．

コレステロール，動脈硬化症および心臓疾患

コレステロールは動脈硬化症の一因になっている—この病気はほとんどの男性や老人死亡原因のほぼ半分を占める．動脈の内壁が損傷されると，血小板が障害部位に付着して繊維化を刺激する．血漿コレステロールがカルシウム・イオンと一緒に損傷部位に沈着して，硬い石灰化したコレステロール斑が形成される．アテローム性変化は動脈硬化症（動脈が硬くなること）のような多くの動脈の疾患に関係している．

冠状動脈の内腔にこの垢が形成されると，種々の心臓部位への血液の流れが減少して，冠状動脈の虚血が生じる．この垢（斑）はまた血液の凝固（血栓）の形成を促進し，心臓の部位へ行く血流を中断させて，心臓発作を引き起こす．同様な出来事は脳の動脈でも起こり，脳卒中（脳発作）を生ずる．

LDLはコレステロールが血管垢（斑）へ付くのに貢献する—今や血漿のコレステロール，特にLDL（"悪いコレステロール"）の高濃度は斑を形成しやすいと信じられている．多分，LDLは肝臓から多数やってきて組織と結合する特殊な受容体を持っているので，損傷した動脈壁に付着しやすくその部位にコレステロールが沈着を起こしやすいのであろう．これに反して，HDL粒子のコレステロール（"良いコレステロール"）は，組織から肝臓に移動して，傷害部位に沈着しない．

低濃度の血漿コレステロールと高いHDL：LDL比は斑形成と心臓病を減少させる—血漿のコレステロール濃度は120～220 mg/dL（平均170 mg/dL）である．たくさんの食事性コレステロールの摂取は，血漿コレステロールを増加させて病気になりやすい．食事や（コレステロール合成を抑制する）薬で血漿コレステロールを低下させると，斑形成が減少して，逆転さえする．推薦できる最大の血漿コレステロール値は，心臓病の家族歴のある男性では180 mg/dLである，というのはこの限界を超えると動脈斑や心臓発作の発生率が増加するからである；女性ではこの値は200 mg/dLである．

全血漿コレステロールの減少に付け加えて，高いHDLに対するLDLの比は斑形成と心臓病を防ぐように見える．HDLコレステロール（"良いコレステロール"）の理想値は＞35 mg/dLで，LDLコレステロール（"悪いコレステロール"）は＜130 mg/dLである．女性は男性よりも低いLDLと高いHDL値を持つが，これは多分高いエストロゲン値が40歳代で心臓病の発生率を低下させるのに役立っているためであろう．

食事性脂肪酸の役割—食事性脂肪酸は，LPPのコレステロール量に影響を与えることによって，血漿コレステロールとアテローム硬化症にある役割を与えていることが示されている．オリーブ，アーモンド，アボカド，カノラなどに含まれるモノ不飽和脂肪は，HDLを増加させLDLを減少させる（すなわち両者の比率を増やす）ので，非常に推薦できる；高次不飽和脂肪酸（植物油）もまた良いが，これは主としてHDLを増加させる．飽和脂肪酸（バター，動物油脂，水和化野菜油）は，LDLコレステロールを増やすので最低限の摂取に保ちたい．

CN：BとKは前頁と同様に着色して，Dは紫色，Mは赤色，Aはあざやかな色を用いる．

1. 最上部のコレステロールの化学構造を着色する．その後，右上部隅の体での働きを着色する．
2. 脂肪とコレステロールの消化から始めて番号順に着色する．

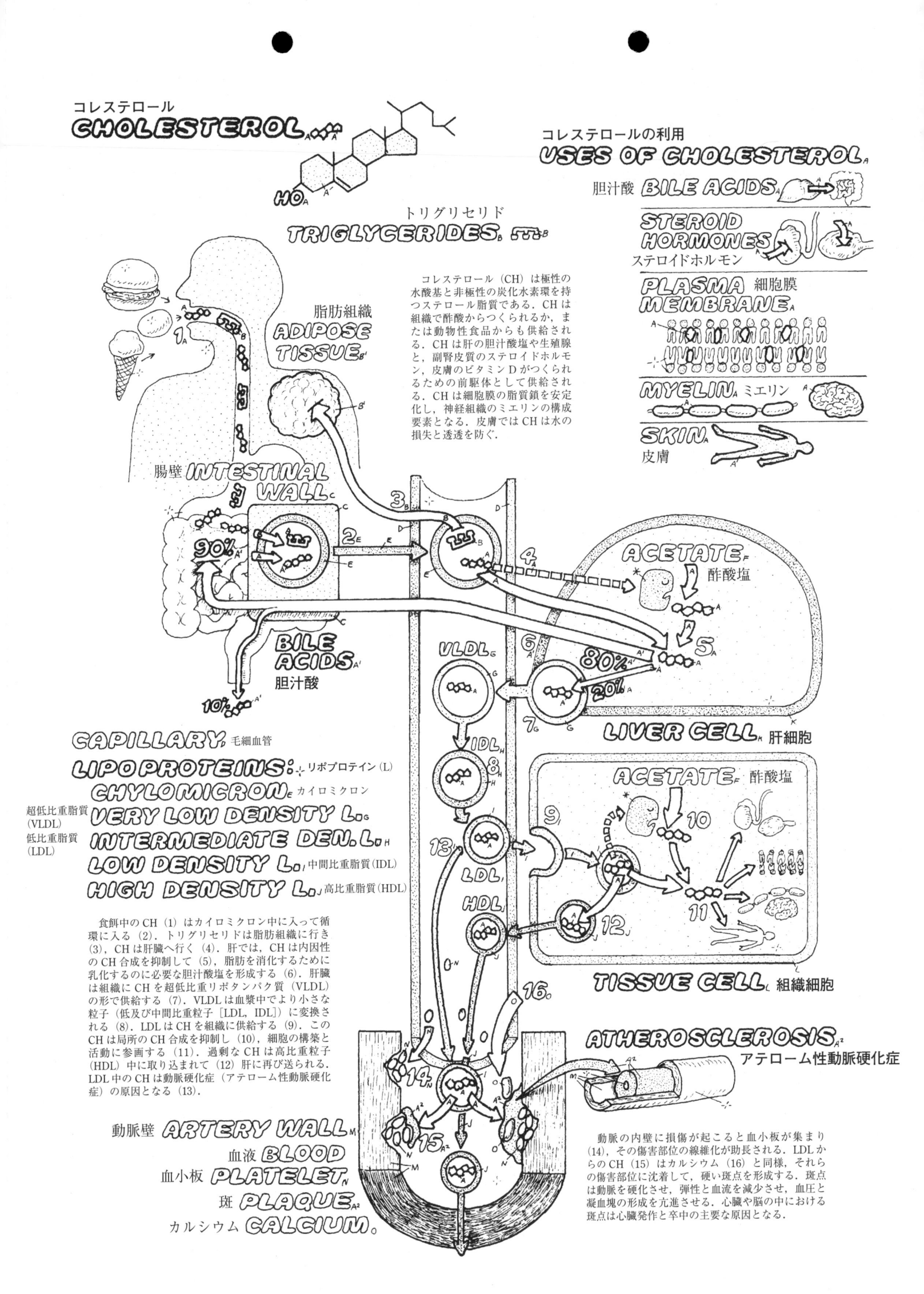

CHOLESTEROL
コレステロール

TRIGLYCERIDES
トリグリセリド

コレステロール (CH) は極性の水酸基と非極性の炭化水素環を持つステロール脂質である．CH は組織で酢酸からつくられるか，または動物性食品からも供給される．CH は肝の胆汁酸塩や生殖腺と，副腎皮質のステロイドホルモン，皮膚のビタミンDがつくられるための前駆体として供給される．CH は細胞膜の脂質鎖を安定化し，神経組織のミエリンの構成要素となる．皮膚では CH は水の損失と透透を防ぐ．

USES OF CHOLESTEROL
コレステロールの利用

- BILE ACIDS 胆汁酸
- STEROID HORMONES ステロイドホルモン
- PLASMA MEMBRANE 細胞膜
- MYELIN ミエリン
- SKIN 皮膚

脂肪組織 ADIPOSE TISSUE
腸壁 INTESTINAL WALL
BILE ACIDS 胆汁酸
ACETATE 酢酸塩
LIVER CELL 肝細胞
TISSUE CELL 組織細胞

CAPILLARY 毛細血管
LIPOPROTEINS: リポプロテイン (L)
- CHYLOMICRON カイロミクロン
- VERY LOW DENSITY L. 超低比重脂質 (VLDL)
- INTERMEDIATE DEN. L. 中間比重脂質 (IDL)
- LOW DENSITY L. 低比重脂質 (LDL)
- HIGH DENSITY L. 高比重脂質 (HDL)

食餌中の CH (1) はカイロミクロン中に入って循環に入る (2)．トリグリセリドは脂肪組織に行き (3)，CH は肝臓へ行く (4)．肝では，CH は内因性の CH 合成を抑制して (5)，脂肪を消化するために乳化するのに必要な胆汁酸塩を形成する (6)．肝臓は組織に CH を超低比重リポタンパク質 (VLDL) の形で供給する (7)．VLDL は血漿中でより小さな粒子 (低及び中間比重粒子 [LDL, IDL]) に変換される (8)．LDL は CH を組織に供給する (9)．この CH は局所の CH 合成を抑制し (10)，細胞の構築と活動に参画する (11)．過剰な CH は高比重粒子 (HDL) 中に取り込まれて (12) 肝に再び送られる．LDL 中の CH は動脈硬化症（アテローム性動脈硬化症）の原因となる (13)．

ATHEROSCLEROSIS
アテローム性動脈硬化症

動脈壁 ARTERY WALL
血液 BLOOD
血小板 PLATELET
斑 PLAQUE
カルシウム CALCIUM

動脈の内壁に損傷が起こると血小板が集まり (14)，その傷害部位の線維化が助長される．LDL からの CH (15) はカルシウム (16) と同様，それらの傷害部位に沈着して，硬い斑点を形成する．斑点は動脈を硬化させ，弾性と血流を減少させ，血圧と凝血塊の形成を亢進させる．心臓や脳の中における斑点は心臓発作と卒中の主要な原因となる．

タンパク質：代謝と調節

タンパク質の構造，多様性および重要性

タンパク質は細胞や組織や体などの構造と機能にとって最も重要なものである．ヒトの遺伝子の数は100,000個もあり，1つの遺伝子が1つのタンパク質をつくるという基盤から，体の中には100,000以上の異なったタンパク質が存在すると考えられる．すべてのタンパク質がすべての細胞にあるわけではない．タンパク質は自然界に存在する約20種類のアミノ酸の異なった組み合わせでできているが，そのアミノ酸は構造は違っているが共通の性質，すなわちカルボキシル酸とアミノ基が存在する．アミノ酸はペプチド結合で結びつき，ペプチド鎖―ジペプチド，トリペプチド，オリゴペプチド，ポリペプチド―をつくっている．タンパク質は基本的には1つまたはそれ以上の鎖を持つ大きなポリペプチドである．タンパク質は細胞の中でアミノ酸から合成される（図4）．タンパク質をつくっている20種類のアミノ酸のうち，生体はブドウ糖あるいは脂肪酸から始まるわずか12種類をつくっているに過ぎない．他の8種類のアミノ酸は食事から取らなければならない（食事性必須アミノ酸―すなわち，ロイシン，トリプトファンなど）．タンパク質は動物性および植物性の食品中に大量に含まれる．

タンパク質代謝における肝臓の役割

肝臓はアミノ酸とタンパク質の異化と同化の中心である―アミノ酸は肝臓内の不安定なプールを形成していて，肝臓と血液のタンパク質ばかりでなく，ブドウ糖，脂肪，エネルギー（ATP）をつくるのに用いられる．肝臓のアミノ酸は血液中の第二のプールと交換し，次に組織細胞内の第三のプールと交換する．肝臓はすべての非必須アミノ酸のみならず，数々のタンパク質をつくったり，またアミノ酸から核酸のプリン塩基とピリミジン塩基をつくることが可能である．

血液タンパク質は主として肝臓内でつくられる―肝臓は大部分の血液タンパク質，すなわちアルブミン（ホルモンと脂肪酸を輸送し，血漿の浸透圧を調節する），グロブリン（酵素；ホルモン輸送），およびフィブリノーゲン（血液凝固に必要）などをつくって分泌する．ヒトの肝臓はこれらのタンパク質を毎日50gまでつくることができる．

肝臓はアミノ酸を酸化してATPをつくり，ブドウ糖を脂肪に変換することができる―この目的のためにアミノ酸はまず脱アミノされて，ピルビン酸とアルファ・ケト・グルタル酸のような種々のケト酸ができる．次にこの化合物はクレブス（Krebs）回路に入って酸化されて，ATPを生成する．アミノ酸は，代謝エネルギーを放出してATPをつくる能力では炭水化物と等しい．アミノ酸からケト酸の生成はブドウ糖（糖新生），あるいは脂肪酸とグリセロール（脂肪生成）に変換されて，それからグリコーゲンおよびトリグリセリドがそれぞれ形成されて貯蔵される（図127，133）．

肝臓はアミノ酸の脱アミノ反応の結果尿素をつくる―アミノ酸の脱アミノ反応は，肝臓や他の組織に有毒なガスであるアンモニア（NH_3）を生成する．肝臓はアンモニアをはるかに毒性の少ない水溶性の尿素に変換する．尿素をつくるのに2分子のアンモニアと1分子のCO_2が反応する．実際，尿素の生成はオルニチン，シトルリンおよびアルギニンのアミノ酸が中間代謝物として働く，尿素回路と呼ばれる一連の酵素鎖による触媒反応を通じて起こる．尿素は血液中に拡散して，腎臓から尿の中に排出される．

組織におけるタンパク質の代謝

組織は成長，修復および細胞タンパク質の正常の代謝回転のためにアミノ酸を必要とする―組織はアミノ酸の継続的な供給により，その成長や補修および細胞のタンパク質の正常な回転が行われる．組織は血液中のアミノ酸プールからそれらを獲得する．血液中のプールは肝臓のプールと平衡状態にある．各々の組織細胞はそれぞれに特有の（すなわちそれぞれの細胞に固有の）タンパク質をつくる．それらや他の一般的な細胞のタンパク質はリボソームでつくられ，リソソームで分解される．これらの（代謝）回転率は組織とタンパク質の種類に依存している．例えば肝臓の酵素は数時間という早い回転率を示すが，骨のコラーゲンといった構造タンパク質は数か月というゆっくりとした回転率を示す．

組織は一般タンパク質および特殊タンパク質をつくる―一般的な代謝酵素はすべての細胞に共通しているが，異なった組織は特異な機能を遂行する特別のタンパク質を持っている．防御タンパク質である抗体は白血球細胞（白血球）によって分泌される．酸素輸送タンパク質であるヘモグロビンは赤血球内に見られる．体で最も豊富なタンパク質であるコラーゲンは骨や軟骨細胞，線維芽細胞によって分泌される．アクチンとミオシンは筋組織の収縮タンパク質である．

組織タンパク質は正常では酸化反応されないが，飢餓のときには異化・分解される―タンパク質の構成部品としての機能と一致して，特に組織タンパク質のアミノ酸は，正常では代謝的酸化されないで，炭水化物と脂肪が優先的に使用される．空腹や飢餓が長期間続くと，肝臓や組織のアミノ酸は燃料として異化・分解されるが，そのようなときでも心臓と脳のタンパク質は分解されない．

タンパク質代謝のホルモン性調節

成長ホルモンとインスリン様成長因子（IGFs）は，タンパク質の同化と成長を促進する―ホルモンはタンパク質代謝に著明な影響を与える．したがって成長ホルモンとインスリンはアミノ酸の取り込みとタンパク質の合成を，筋肉や骨のような組織で促進する．成長ホルモンの効果は，通常組織から局所的に分泌されるインスリン様成長因子（IGFs）によって仲介される．IGFsは胎児の成長に役立っている．成長ホルモンやIGFsが欠損すると，成長が止まり小人症になる．骨と筋肉の成長は特に著明に影響を受けるが，心臓，神経，脳などの組織は影響を受けない．

甲状腺ホルモンは特殊な酵素とタンパク質の合成を促進する―心臓や筋肉では，サイロキシンはリボゾームを増加させ，多くの特殊で機能的に重要なタンパク質の合成を刺激する．これらの効果は，心臓や筋肉の収縮タンパク質を発達させるような機能的分化を促進する．肝臓と腎臓では甲状腺ホルモンは特殊なタンパク質（例えば，膜のポンプの役割を持つNa-K-ATPase）を誘導する．これらのホルモンは多くの組織，特に骨と筋肉でタンパク質合成の同化効果に相乗的に働く．

性ステロイドと副腎皮質ステロイド―エストロゲンとアンドロゲンは標的の生殖組織のタンパク質合成と細胞増殖を促進する．精巣と副腎皮質から出るアンドロゲンもまた筋肉と骨に対して同化効果を示すことが知られている．この作用は思春期に成長のスパートを起こすのに重要な作用である（図152）．副腎皮質からのコルチゾールは，ストレスや飢餓のときに筋肉やリンパ組織などの多くの組織でタンパク質の異化反応を促進するが，肝臓ではコルチゾールはアミノ酸の取り込みと糖新生のための酵素の合成を促進する（図127）．これは代謝ストレスのときには重要な適応作用である．

CN：Aはあざやかな色，Hは赤色，IとJは非常に明るい色を用いる．
1．最上部の化学構造式を着色する．
2．タンパク質の構造を4種の色で着色する．
3．タンパク質代謝の図では番号順に肝臓（I）と組織細胞（J）および血管（H）の着色を行う．
4．ホルモンによる調節では成長ホルモン，ソマトメジン，インスリンは同一色（N）で着色する．

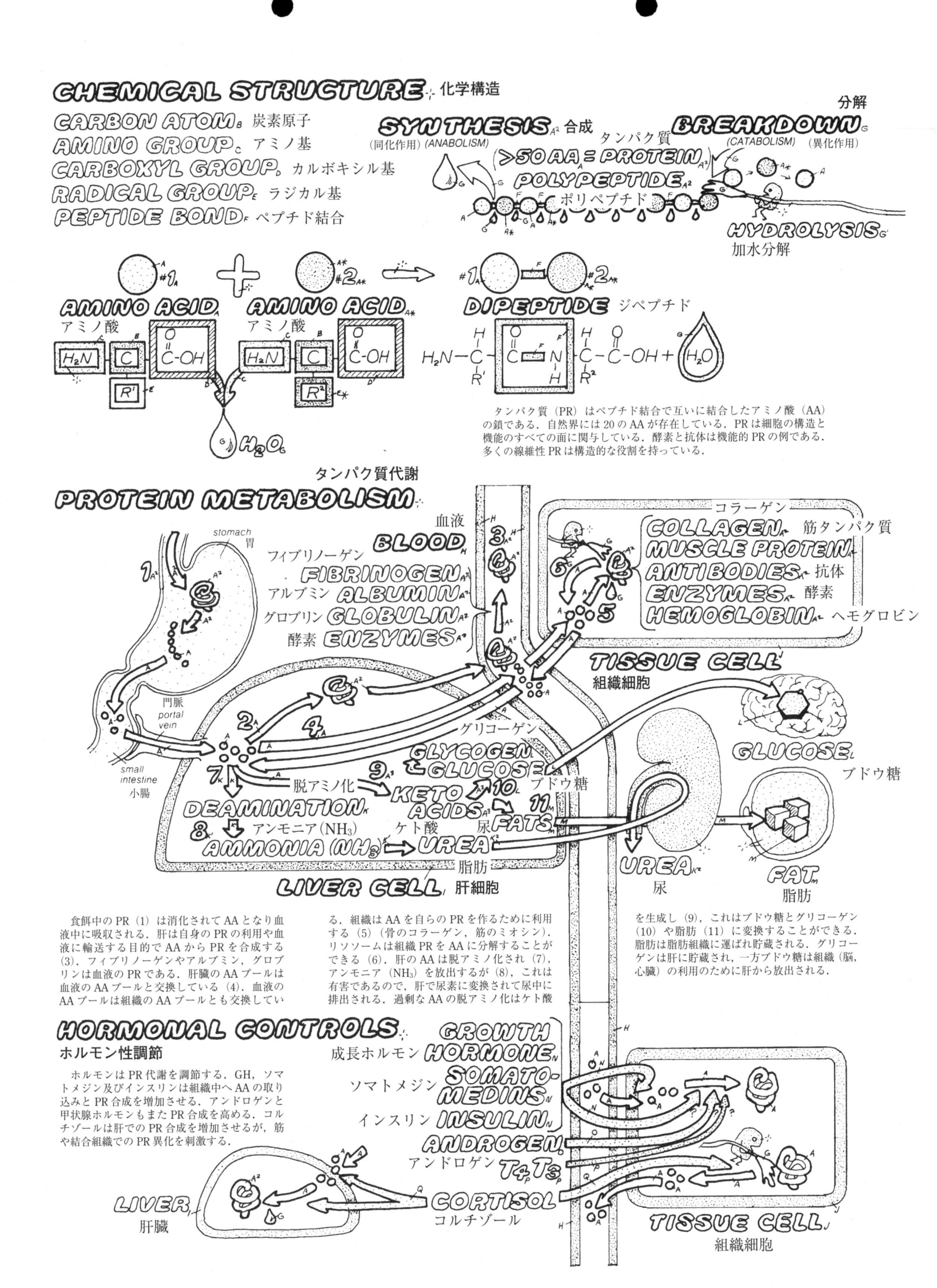

CHEMICAL STRUCTURE 化学構造

- CARBON ATOM 炭素原子
- AMINO GROUP アミノ基
- CARBOXYL GROUP カルボキシル基
- RADICAL GROUP ラジカル基
- PEPTIDE BOND ペプチド結合

SYNTHESIS 合成 (ANABOLISM 同化作用)
BREAKDOWN 分解 (CATABOLISM 異化作用)

>50 AA = PROTEIN タンパク質
POLYPEPTIDE ポリペプチド
HYDROLYSIS 加水分解

AMINO ACID アミノ酸 + AMINO ACID アミノ酸 → DIPEPTIDE ジペプチド

$$H_2N-C-C-OH + H_2N-C-C-OH \rightarrow H_2N-C-C-N-C-C-OH + H_2O$$

タンパク質（PR）はペプチド結合で互いに結合したアミノ酸（AA）の鎖である．自然界には20のAAが存在している．PRは細胞の構造と機能のすべての面に関与している．酵素と抗体は機能的PRの例である．多くの線維性PRは構造的な役割を持っている．

PROTEIN METABOLISM タンパク質代謝

- stomach 胃
- portal vein 門脈
- small intestine 小腸
- BLOOD 血液
- FIBRINOGEN フィブリノーゲン
- ALBUMIN アルブミン
- GLOBULIN グロブリン
- ENZYMES 酵素
- COLLAGEN コラーゲン
- MUSCLE PROTEIN 筋タンパク質
- ANTIBODIES 抗体
- ENZYMES 酵素
- HEMOGLOBIN ヘモグロビン
- TISSUE CELL 組織細胞
- DEAMINATION 脱アミノ化
- AMMONIA (NH_3) アンモニア
- KETO ACIDS ケト酸
- GLYCOGEN グリコーゲン
- GLUCOSE ブドウ糖
- FATS 脂肪
- UREA 尿素
- LIVER CELL 肝細胞
- FAT 脂肪

食餌中のPR（1）は消化されてAAとなり血液中に吸収される．肝は自身のPRの利用や血液に輸送する目的でAAからPRを合成する（3）．フィブリノーゲンやアルブミン，グロブリンは血液のPRである．肝臓のAAプールは血液のAAプールと交換している（4）．血液のAAプールは組織のAAプールとも交換している．組織はAAを自らのPRを作るために利用する（5）（骨のコラーゲン，筋のミオシン）．リソソームは組織PRをAAに分解することができる（6）．肝のAAは脱アミノ化され（7），アンモニア（NH_3）を放出するが（8），これは有害であるので，肝で尿素に変換されて尿中に排出される．過剰なAAの脱アミノ化はケト酸を生成し（9），これはブドウ糖とグリコーゲン（10）や脂肪（11）に変換することができる．脂肪は脂肪組織に運ばれ貯蔵される．グリコーゲンは肝に貯蔵され，一方ブドウ糖は組織（脳，心臓）の利用のために肝から放出される．

HORMONAL CONTROLS ホルモン性調節

ホルモンはPR代謝を調節する．GH，ソマトメジン及びインスリンは組織中へAAの取り込みとPR合成を増加させる．アンドロゲンと甲状腺ホルモンもまたPR合成を高める．コルチゾールは肝でのPR合成を増加させるが，筋や結合組織でのPR異化を刺激する．

- GROWTH HORMONE 成長ホルモン
- SOMATOMEDINS ソマトメジン
- INSULIN インスリン
- ANDROGEN アンドロゲン
- T_4, T_3
- CORTISOL コルチゾール
- LIVER 肝臓
- TISSUE CELL 組織細胞

栄養物の酸化，代謝熱および代謝率

体外で燃える燃料は熱を放出するが，仕事をする場合もあるし，しない場合もある—空気中で多くの有機燃料物質を燃やす（酸素との結合：酸化）と，物質の酸化的異化を引き起こし，二酸化炭素と水がつくられる．しかしながら，この過程では燃料物質の化学結合内に蓄えられているエネルギーはすべて熱として放出され，仕事は何も生み出されない．このように，この過程では効率（エネルギーの形態から仕事を遂行する能力）はゼロである．

発電所では燃料（たとえば石炭）が熱を発生するために燃やされる；熱は発電機のタービンを動かす；タービンは電気を生み出し，電気は家庭や店へ送られて，様々な仕事に利用される．ここで，エネルギー形態としての熱は利用できるエネルギー（たとえば仕事）へ変換される．

細胞内酸化も熱を放出するが，そのある部分のエネルギーは細胞機能のためのATPとして捕捉される—ヒトの体もまた機械といえよう．生命維持のために体は仕事を行うが，そのために体はエネルギーを必要とする．体はエネルギーを燃料（糖と脂肪）の消費と燃焼によって得ている．食物の酸化は熱を放出する；しかしながら，上述した発電所の例とは対照的に，体は放出された熱を直接仕事に変換する能力を持っていない．その代わりに，体細胞は食物の酸化とエネルギーの豊富な化学的媒介物質であるATPの産生とを連結させることができる（図5, 6）．そしてATPは，体細胞の生存と成長に必要な化学的（たとえば合成），機械的（たとえば筋収縮）および電気的（たとえば神経機能）身体活動に利用される．

身体機械の効率—燃料物質の酸化過程で生み出されるエネルギーのうち，熱として放出されるものもある（代謝熱）が，体温維持という点では完全な無駄とはいえない．これは冷血動物（変温動物）にとって非常に役立つものであり，ヒトのような温血動物（恒温動物）では本質的に絶対必要である（ホメオスタシス）．

熱はエネルギーの究極的形態である—細胞の仕事のために利用されるエネルギーでさえも，究極的には熱に変換される．なぜならば仕事中につくられるATPの加水分解が熱を生み出すばかりでなく，実際に仕事に利用されたエネルギーもまた熱に変換されるものもある（たとえば筋収縮は摩擦を生み出し，摩擦が熱をつくる）からである．

熱（カロリー）の形で必要とされる体のエネルギーの測定

カロリー—1カロリー（cal）は水1gを1℃（14.5℃から15.5℃に）上昇させるのに必要な熱量として規定される（1000倍量をキロカロリー：Cal；という）．

活動と食物は熱の単位（カロリー）で表される—熱の普遍的な利用性に基づき，体の全てのエネルギー過程を熱単位（すなわち，カロリー）で測定するのが一般的である．食物のエネルギー値（体のエネルギー需要に対する有用性）もまた，その熱量の言葉（食物のカロリー値）として測定される．炭水化物あるいはタンパク質の1gは4.1 kcalを産生するが，脂肪の1gは9.3 kcalを生ずる．

直接的カロリー測定は産生する全身体熱を測定する—体のエネルギー必要量を測定するのに最も正確な方法は，直接熱量計によるものである（体が生み出す熱量の正確な測定）．被験者は熱量計のある部屋で座る．熱量計は外界の熱変化を最小限にするように完全に遮断される．体から放出される熱は，部屋にある管の中を流れる水を暖めるために利用される．カロリーに換算されたあとの水温の上昇（流出から流入を引く）は，体が生み出したカロリー（あるいは必要とする）量と等しい．

間接的カロリー測定（スパイロメトリー）は消費された全酸素量を測定する—この方法では，消費された酸素の量をスパイロメーターを用いて測定する．酸素はマウスピースを通してスパイロメーターのタンクから吸引される．タンク中の酸素含量の低下は適当な装置（たとえばキモグラフ）によって記録される．生み出されたCO_2はソーダ・ライムのタンクに吸収される．体の中や外で何らかの食物が燃やされたときに利用される1Lの酸素は4.82 kcalの熱量を発生する．単位時間当たりに利用された全酸素容量を求めることで，被験者の全カロリー産生量がわかる．

代謝率とそれに影響を与える因子

代謝率とそれを保持するもの—上述した熱の測定方法を用いることによって，種々の状態にある体の代謝率（MR）を計算することができる．基礎代謝率（BMR）は仰臥位・安静時における体を維持するために必要なエネルギー量である．体重70 kg（154 lb）ある平均の成人男子で，そのBMRはおよそ2000 Cal/日である（日本人は約1400 kcalである：訳者註）．したがって，食物のカロリー値に基づくと，炭水化物またはタンパク質の480 g，あるいは脂肪の215 gが，その人が安静に1日を過ごすのを支えるために必要なエネルギーである．これはほぼ30個のリンゴ，あるいは900 g（2 lb）のパン，または800 g（1.8 lb）の肉，あるいはコップ9杯の調理された豆に相当する．

肉体活動は代謝率に影響を与える主要な因子である—代謝率は睡眠時では減少し，活動時では増加する．歩くのは座っているよりも2倍，走るのは歩くのよりも3倍，階段を上るのは走るよりも2倍代謝率を上昇させる．

表面積の質量に対する比率はBMRの主な決定因子である—単位体重当たりの基礎代謝率は，体重に対する体表面積の比が高い小動物でより高くなる．小さな質量は熱を内部に蓄えることができない．そして相対的に大きな表面積は熱の損失を促す．マウスの1日に必要なカロリーは4 kcal以下だが，これは馬の5000 kcal/日に比べて非常に少ない．しかし，体重1 kg当たりの基礎代謝は2000 kcal/日である．これは馬の基礎代謝に比較して20倍高い．このことは，小動物（たとえば，鳥）が絶えず食べ続け，子供が成人よりも高いBMRを持っている理由でもある．

ホルモンと自律神経系が代謝率を調節している—甲状腺ホルモン，成長ホルモンおよび副腎髄質からのカテコールアミンは，性ホルモンのアンドロゲンやエストロゲンと同様に代謝率を上昇させる．甲状腺機能低下症患者ではBMRが40％低下し，甲状腺機能亢進症患者では100％も上昇する．テストステロンは，男子がより高いBMRを持っている1つの理由であると考えられている．甲状腺ホルモンとプロゲステロンの増加は，妊娠女性でBMRの正常な上昇に役立っている．プロゲステロンの増加は女性の月経周期で排卵後期に高いBMRになる理由となっている．交感神経の活動やカテコールアミン分泌の低下は，老年者のBMRの低下を引き起こす原因となる．食物の摂取は代謝率を上昇させる．食物の吸収は（食物の利用とは関係なく）大きな効果を持っている．これらの効果は，"食物の特殊動的作用"と呼ばれ，タンパク質の摂取時に最も著明である（代謝率が30％増加する）．

CN：Bは赤色，Cはあざやかな色を，Fは水色を用いる．
1. 食物の消化から始めて図の順序通りに行う．右側の試験管内での反応も同様に行う．
2. 2種類の代謝測定方法を着色する．
3. 代謝に影響を与える因子をそれぞれ別個の色で着色する．

代謝と熱産生
METABOLISM & HEAT PRODUCTION

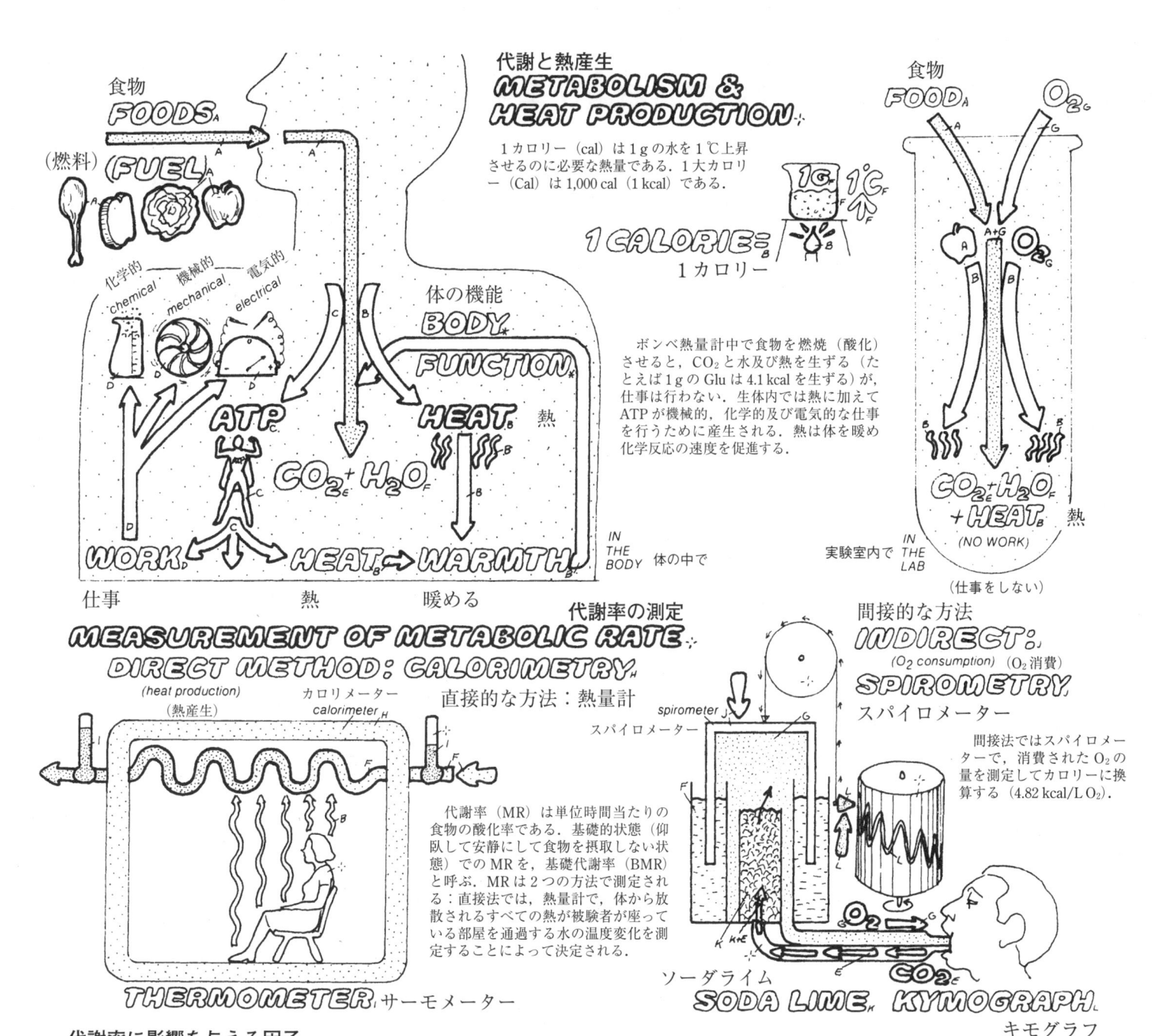

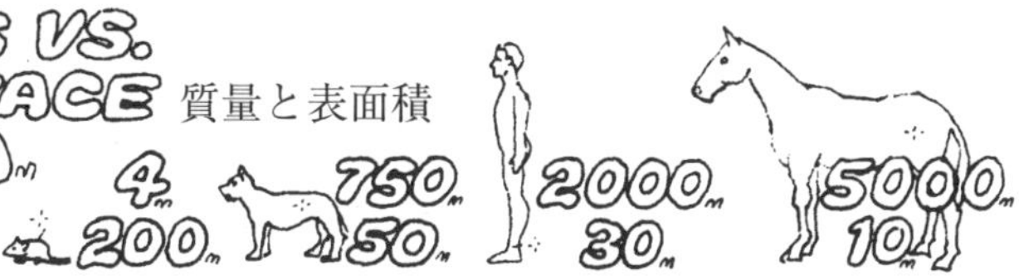

1カロリー (cal) は1gの水を1℃上昇させるのに必要な熱量である．1大カロリー (Cal) は 1,000 cal (1 kcal) である．

1 CALORIE
1カロリー

ボンベ熱量計中で食物を燃焼（酸化）させると，CO_2と水及び熱を生ずる（たとえば1gのGluは4.1 kcalを生ずる）が，仕事は行わない．生体内では熱に加えてATPが機械的，化学的及び電気的な仕事を行うために産生される．熱は体を暖め化学反応の速度を促進する．

食物 FOODS / (燃料) FUEL / 化学的 chemical / 機械的 mechanical / 電気的 electrical / 体の機能 BODY FUNCTION / ATP / HEAT 熱 / $CO_2 + H_2O$ / WORK 仕事 / HEAT 熱 / WARMTH 暖める / IN THE BODY 体の中で

食物 FOOD / O_2 / $CO_2 + H_2O$ + HEAT 熱 / (NO WORK)(仕事をしない) / IN THE LAB 実験室内で

代謝率の測定
MEASUREMENT OF METABOLIC RATE
DIRECT METHOD: CALORIMETRY
(heat production)(熱産生)
直接的な方法：熱量計 calorimeter

INDIRECT: SPIROMETRY
間接的な方法 (O_2 consumption)(O_2消費)
スパイロメーター spirometer

代謝率 (MR) は単位時間当たりの食物の酸化率である．基礎的状態（仰臥して安静にして食物を摂取しない状態）でのMRを，基礎代謝率 (BMR) と呼ぶ．MRは2つの方法で測定される：直接法では，熱量計で，体から放散されるすべての熱が被験者が座っている部屋を通過する水の温度変化を測定することによって決定される．

間接法ではスパイロメーターで，消費されたO_2の量を測定してカロリーに換算する（4.82 kcal/L O_2）．

THERMOMETER サーモメーター / SODA LIME ソーダライム / KYMOGRAPH キモグラフ / CO_2

代謝率に影響を与える因子
FACTORS INFLUENCING METABOLIC RATE

MASS VS. SURFACE AREA 質量と表面積

kcal/日 Cal/day: 4, 750, 2000, 5000
kcal/日/体重(kg) Cal/day/kg: 200, 50, 30, 10

MRの絶対量 (kcal/日) は体の大きさに比例し増加する．体の大きさ当たりで表現すると (kcal/日/kg)，MRは小さな動物ほど高くなる．なぜならば体の大きさに対する体表面積の比が大きいからである．

活動 ACTIVITY
kcal/時間 Cal/hr: 65, 100, 200, 600, 1200

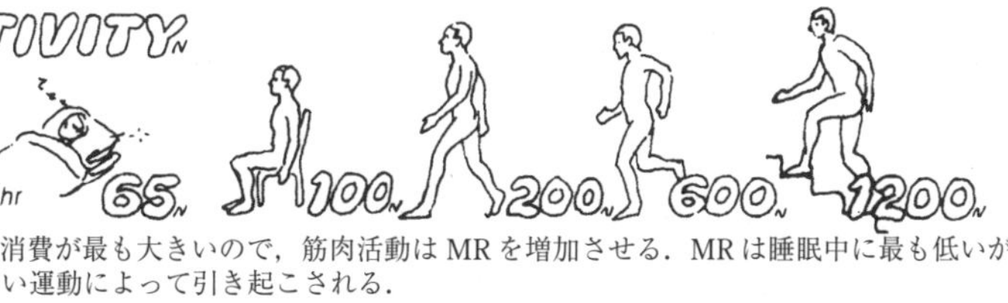

筋はエネルギー消費が最も大きいので，筋肉活動はMRを増加させる．MRは睡眠中に最も低いが，最も高いMRは激しい運動によって引き起こされる．

性と年齢 SEX & AGE
kcal/時間/表面積(m²) Cal/hr/m²: 50, 38, 36, 39, 34

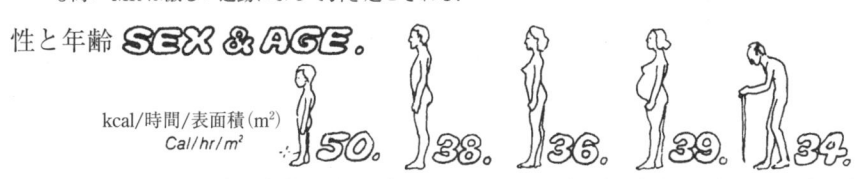

MR (kcal/時間/m²) は年齢とともに低下する．成人では男性の方が女性に比較しMRが高い（アンドロゲン効果）けれども，MRは妊娠中の女性で最も高くなる（甲状腺/プロゲステロン効果）．

交感神経とホルモン SYMPATHETIC NERVES & HORMONES

交感神経活動は副腎髄質からノルエピネフリンおよびエピネフリンを，神経線維からノルエピネフリンを放出させる．これらは細胞の代謝を刺激することによってMRを増加させる．甲状腺ホルモンはMRに及ぼす効果が最も大きなものである．性ホルモン（アンドロゲン）と成長ホルモンもまたMRを増加させる．

EATING 摂食

食物の摂取はMRを増加させる（食物の特異動的作用）．摂食だけでMRは5〜10%増加する．タンパク質 (AA) の吸収はMRに対してより長くより大きな効果を持っている（+30%）．栄養失調や飢餓はMRを30%減少させる．

BODY TEMPERATURE 体温

MRは体温が1℃上昇するごとに15%増加する．これは発熱の場合には重大な問題となるだろう．

ENVIRONMENTAL TEMP. CLIMATIC ADAPTATION 環境温，気候順化

部屋の温度が至適な温度（20℃）より超えたり，あるいは低下するとMRは増加する．長期間の適応という点では，基礎代謝は熱帯気候でより低く，寒冷気候でより高い．

食物摂取の調節，体の燃料およびエネルギー平衡

健康な体はエネルギーの取り込み（燃料—すなわち，食物の摂取）とエネルギーの排出（エネルギー消費—すなわち，臓器の機能，身体活動，熱産生）との間の平衡の上で機能している．

食物摂取の調節

視床下部の摂食及び満腹中枢は食物摂取を調節している—摂食中枢の活動の増加は食欲を亢進させて，摂食行動と食物摂取を促進させる．摂食中枢は満腹中枢によって正常に抑制される．満腹中枢が傷害されたラットは過剰に食べて肥満になる．摂食中枢の傷害は食欲の喪失を起こし，極端な体重減少（食欲不振症）を起こす．これらの中枢は体重の設定点（セットポイント）を調節している．肥満の型（視床下部性肥満）と食欲の喪失および極端な痩せは神経性食欲不振症で見られ，食物摂取に対する脳による調節障害の結果生じる（図107, 131, および134）．中枢性および末梢性因子がこれらの中枢の活動と食物の摂取に影響を与えている．

血液中のブドウ糖，ホルモン及び腸管壁からの神経信号は食物摂取の短期的調節となる—食物摂取調節のグルコスタット説によると，満腹中枢のニューロンは血糖値に感受性を持っている．高血糖のときはその活動性を増加させ，低血糖のときはその活動を低下させる．血糖値の低下は満腹中枢による摂食中枢への抑制を弱めて，空腹となり摂食が起こる．食物が吸収された後に起こる血糖値の増加は満腹中枢を活性化して，摂食中枢を抑制する．摂食している間，口腔内の味覚と機械的受容器（センサー）および胃の拡張は，摂食中枢を抑制する．腸管内の食物も腸管ペプチド・ホルモン（たとえば，コレシストキニン［CCK］）の放出を誘導して，満腹中枢を刺激する．

脂肪組織から出るレプチンは食物の摂取を長期的に抑制する—食物の摂取はまた長期的基盤で調節されている．最近発見された脂肪組織から出るタンパク・ホルモン—レプチン—は，この抑制効果を発揮すると考えられている．脂肪の増加はレプチンの量の増加に結びついていて，レプチンは視床下部に働いて食欲と摂食とを抑制する（図140）．

身体の貯蔵燃料の構成とカロリー値

食物のカロリー値は異なっている—脂質の大半（コレステロールとリン脂質の様な構成脂質は除く）やタンパク質及びすべての純粋な炭水化物が燃料として利用される．体燃料のすべてが同様のカロリー発生値を持っているわけではない．燃料のカロリー値とは，CO_2 と水に完全に酸化されたときに放出されるカロリー量のことである（1 g の炭水化物やタンパク質は，同じ 4.1 kcal の燃料エネルギーを持っているが，同量の脂質のカロリー量は 9.3 kcal である）．

脂肪は貯蔵燃料として理想的な物質である—さらに，単位重量あたりより多くのカロリーを供給できる脂肪は，小さい容積を占め，体内に長期間持続的に利用できる貯蔵エネルギーとしては理想的な基質となる．炭水化物はすべての細胞で効率的に利用できる燃料ではあるが，貯蔵のためには多くの水と容積が必要となる．

貯蔵脂肪はおよそ体重の 25 ％に相当する—体重約 70 kg（154 lb）の平均成人男性では，体重の約 25 ％が燃料として潜在的に利用可能である．総計約 520 g の炭水化物燃料は，ブドウ糖（20 g は血液と肝臓内にある）とグリコーゲン（筋肉中に 400 g と肝臓内に 100 g）である．タンパク質（約 10 kg）は成人男性で体重の 14 ％をつくっている．このうちわずか 6 kg だけが燃料として使われる（通常，空腹や飢餓のときに大部分肝臓と筋肉のタンパク質が利用される．貯蔵脂肪（約 10.5 kg）の中の中性脂肪は体重の約 15 ％を占めているが，それら全ては燃料として利用できる．これらの貯蔵燃料は全体の約 18 kg，すなわち体重の 25 ％に相当する．

脂肪，タンパク質および炭水化物は，その燃料の全体のカロリー値のそれぞれ 78 ％，20 ％および 2 ％に相当する—これらの物質の全燃料値は，各貯蔵燃料の全重量のそれぞれのカロリー値の産生物である．たとえば，平均的男性（体重 70 kg では）全体で約 125,000 kcal が体内で利用できる．脂肪は全燃料値の約 78 ％（98,000 kcal）で，タンパク質は約 20 ％（25,000 kcal），炭水化物は約 2 ％（2,000 kcal）になる．

エネルギー放出の調節

身体臓器の働きは基礎的カロリー消費に相当する—多くの臓器（脳，心臓，肝臓，腎臓）は，身体のエネルギーの摂取と貯蔵を利用して絶え間なく働いている．筋肉や消化管のようなその他の臓器は，ある時間しか働かない．そのいくつかは非常に大量のエネルギーを必要とする．脳，肝臓，筋肉はそれぞれ日常的に身体のエネルギーの 20 ％を，心臓は 12 ％を，腎臓は 8 ％を，残りの臓器はあわせて 20 ％をそれぞれ使用している．これらの基礎エネルギー要求量は平均の体格の人間の基礎代謝率（2000 kcal/日）に相当する．

肉体の活動はエネルギー消費を主に調節している—腕，脚，体幹の筋肉は通常の活動時にエネルギーを使用している．より強い肉体労働（坂を登ったり，階段を上ったり，走ったりすること）は，エネルギーの利用を 10 倍にまで増加させる（階段を上がるときは 1200 kcal/時間のエネルギーを使用し，これは歩くときの 6 倍以上のエネルギー消費に当たる（図137）．食物カロリーを利用して増加した肉体労働は，脂肪として貯蔵されたエネルギーの必要性を減少させる．

座位状態に対する活動状態の影響の比較—肉体活動が日常生活において必要である人たちの中では，肥満は極めて稀である．近代的の便利な生活（自動車，TV 遠隔操作）や，座っている事務所の仕事などは肉体活動を減少させて，脂肪の貯蔵を増加させ肥満を促進する（図139）．座位の生活様式をしている人たちにとって，自主的な運動は燃料の利用を引き起こす有効な方法である．これは脂肪の貯蔵と肥満を防ぐ．

空腹と飢餓のときの燃料の動員

身体の貯蔵燃料は約 2 か月間生き残れるエネルギーを供給する—空腹や飢餓が長期間続くと活動と BMR は減少するが，生命を支えるために常に働いている不可欠な臓器は依然として働き続けている．貯蔵燃料は動員されてエネルギーを供給し生き残りを図る．体重 70 kg の成人男性が必要とする基礎的身体エネルギーは 1 日に 2000 kcal で，そのうち貯蔵エネルギーから総量約 125,000 kcal 程の（500 g の炭水化物から 2000, 6 kg の燃料タンパク質から 25,000, 11 kg の脂肪から 98,000）が利用できる．125,000 kcal を 2,000 kcal/日で割ると，人は食物なしでも約 62 日まで生き残ることができる（水，ビタミン，ミネラルが欠乏したときは死がもっと早くくる）．

炭水化物は最初に利用され，組織タンパク質は最後に利用される—肝臓と筋肉のグリコーゲンおよび血液と肝臓のブドウ糖は最初に利用され，約 1 日間のエネルギーを供給する．次の数日から数週間は，肝臓のすべての貯蔵脂肪と残りの変動性貯蔵タンパクが動員される．最後に筋肉と骨の組織タンパク質が異化反応を受けてアミノ酸となり，糖新生が起こる．ケトン体生成も促進される．脳と他の組織はケトンをエネルギーとして利用するように適応する（図127）．

CN：A は黄色，C は赤色，F, G, J は暗色を用いる．
1. 上部の 2 つのパネルを着色する．次に右側を飢餓のパネルまで着色する．
2. 食物摂取の調節に関するパネルを着色する．段階 2 の点線は摂食中枢にある満腹中枢の正常な抑制作用（段階 10）が終了したことを示している．

FUEL VALUES OF FOODSTUFF
食物の燃料値

FATS, 脂肪
PROTEINS, タンパク質
CARBOHYDRATES, 糖質

9.3 Cal/g
4.1
4.1

RELATIVE WEIGHT 相対重量
H_2O
15%
14%
0.7%

TOTAL FUEL VALUE 全燃料値
78%
20%
2%

脂肪の熱量 (kcal/g) はタンパク質 (PR) や糖および炭水化物 (CH) の4.1にたいして9.3である．70 kgのヒト（男）では脂肪は体重の15％を占め，PRは14％，CHは<1％である．脂肪はすべて燃料のために用いられるがタンパク質はほんの6 kgしか利用されない．それゆえに脂肪の総熱量値は78％でPRは20％，CHは2％となる．

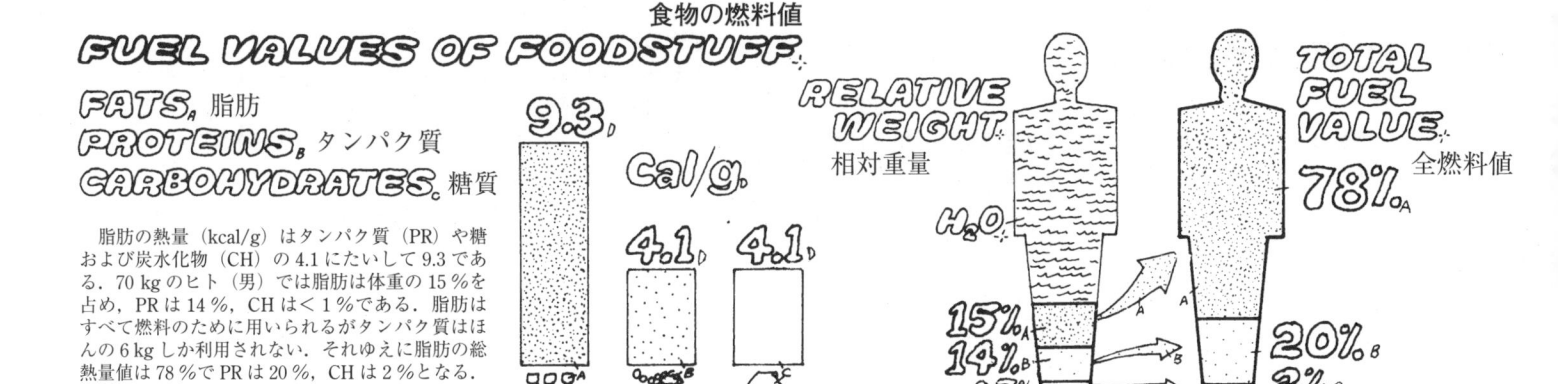

EFFECT OF ENERGY EXCHANGE
エネルギー交換の効果

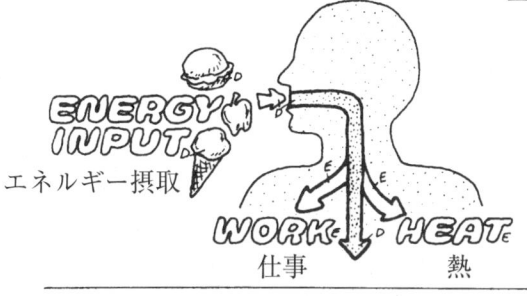

ENERGY INPUT エネルギー摂取
WORK 仕事　**HEAT** 熱

ENERGY IN エネルギー摂取 > ENERGY OUT エネルギー消費
ENERGY IN = ENERGY OUT
ENERGY IN < ENERGY OUT

至適な体重を一定に保つためにエネルギー出納は均衡がとれていなければならない．エネルギーの入力（食物摂取）とエネルギーの出力（仕事＋熱）とが等しくなければならない．仮に入力が出力を超えた場合には過剰なエネルギーが主として脂肪として貯蔵され，最終的には肥満となる．入力が出力よりも小さいときには体の蓄えが利用され貯蔵燃料の損失，消耗と痩身となる．

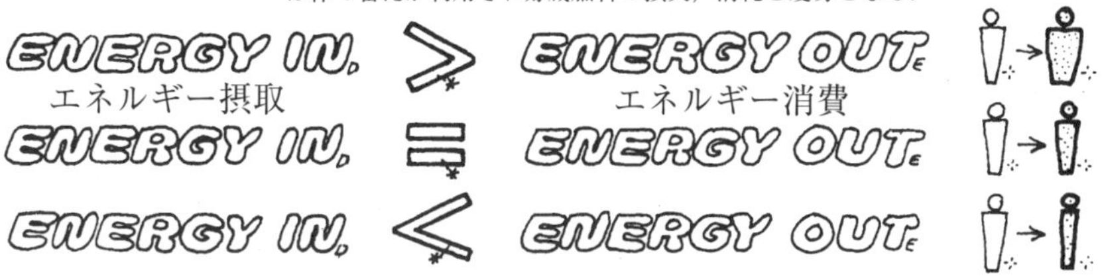

FOOD INTAKE REGULATORS
食物摂取の調節

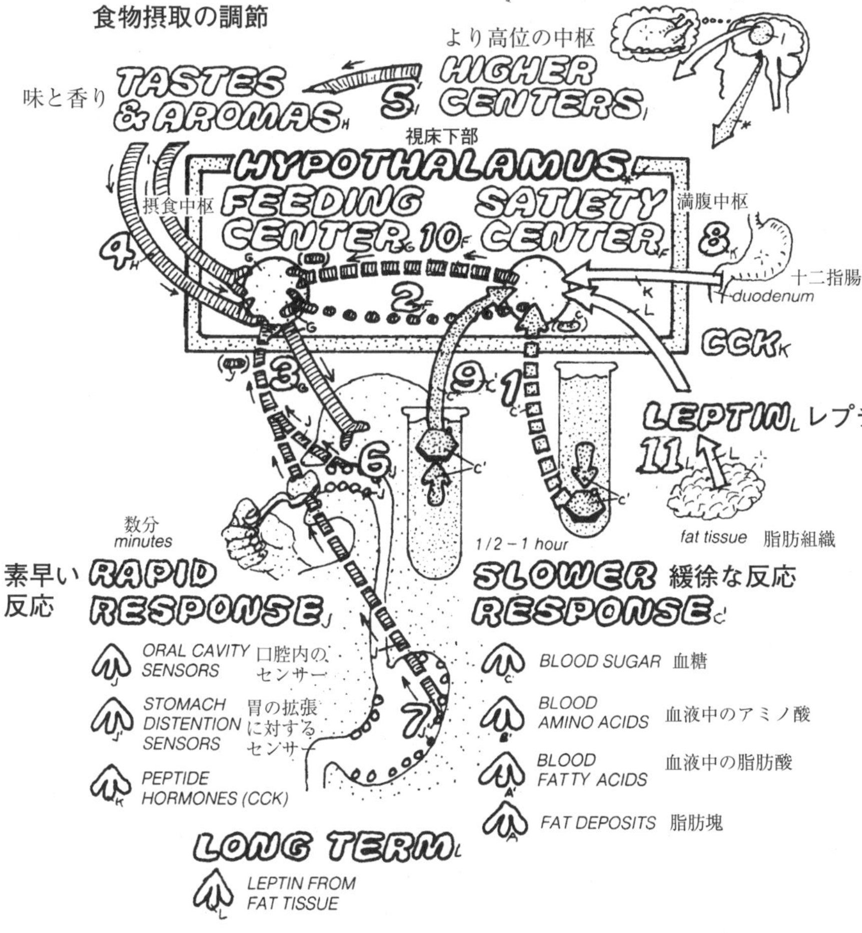

TASTES & AROMAS 味と香り
HIGHER CENTERS より高位の中枢
HYPOTHALAMUS 視床下部
FEEDING CENTER 摂食中枢
SATIETY CENTER 満腹中枢
duodenum 十二指腸
CCK
LEPTIN レプチン
fat tissue 脂肪組織

RAPID RESPONSE 素早い反応　数分 minutes
- ORAL CAVITY SENSORS 口腔内のセンサー
- STOMACH DISTENTION SENSORS 胃の拡張に対するセンサー
- PEPTIDE HORMONES (CCK)

SLOWER RESPONSE 緩徐な反応　1/2–1 hour
- BLOOD SUGAR 血糖
- BLOOD AMINO ACIDS 血液中のアミノ酸
- BLOOD FATTY ACIDS 血液中の脂肪酸
- FAT DEPOSITS 脂肪塊

LONG TERM
- LEPTIN FROM FAT TISSUE

エネルギーの均衡を維持するためには食物摂取が調節されねばならない．視床下部の摂食（空腹）中枢と満腹中枢が食物摂取を調節している．満腹中枢（グルコスタット：糖調節中枢）のニューロンは血液のGluの変化に反応する(1)．血液のGluの減少はニューロン活動を低下させ摂食中枢を抑制から解除する(2)．これにより食欲と食物探査行動が刺激される(3)．嗅いや味(4)，あるいは摂食のことを考えることもまた摂食中枢を刺激する(5)．食物の摂取は口腔の感覚神経を刺激して(6)，胃の拡張を引き起こし(7)，摂食中枢を抑制する．十二指腸に入った食物はCCKの放出を誘導し，それが（脳の）満腹中枢を刺激する(8)．食物の吸収は血液のGluを増加し(9)，満腹中枢の活動を高め，これは摂食中枢を抑制する(10)．貯蔵脂肪の大きさの増加はホルモンのレプチンを放出させ，それが満腹中枢に対して長期的刺激効果をもつ(11)．

ROUTINE ENERGY NEEDS OF BODY PARTS
brain 脳	20%
liver 肝臓	20%
resting muscles 静止している筋肉	20%
heart 心臓	12%
kidneys 腎臓	8%
remaining organs 残りの臓器	20%

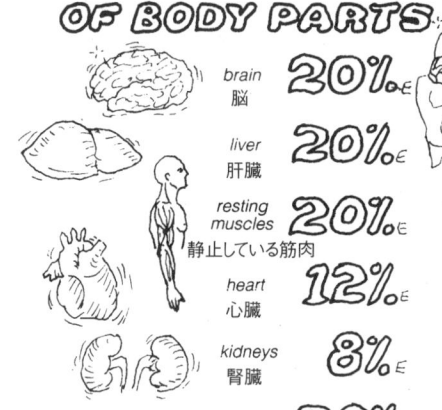

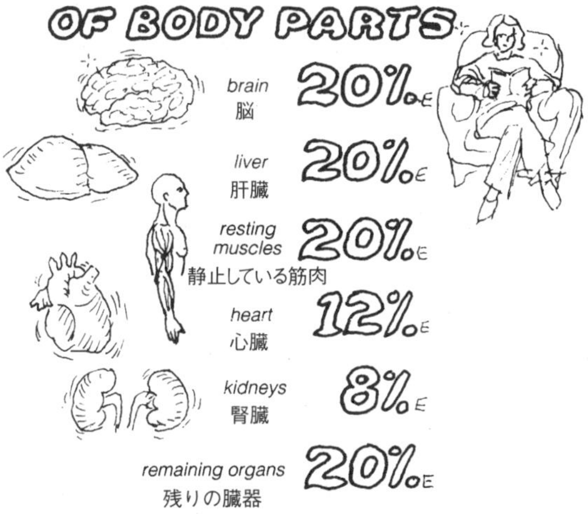

静止状態でも（脳，肝，ある種の筋肉，心臓，腎臓など）多くの臓器は生命を維持するために働き続けなければならない．これらの臓器は非活性状態で必要とする量のエネルギー（kcal/時）を常に要求している．身体が働いたり運動したりする時には，消費されるエネルギー（kcal/時）量は著明（10倍程にまで）増加する．このような状態では，骨格筋は身体の増大したエネルギー必要量の大部分を受け持つようになる．

STARVATION 絶食
1ST DAY 1日目
WEEK 1–6 1〜6週目
WEEK 7, 8 7, 8週目

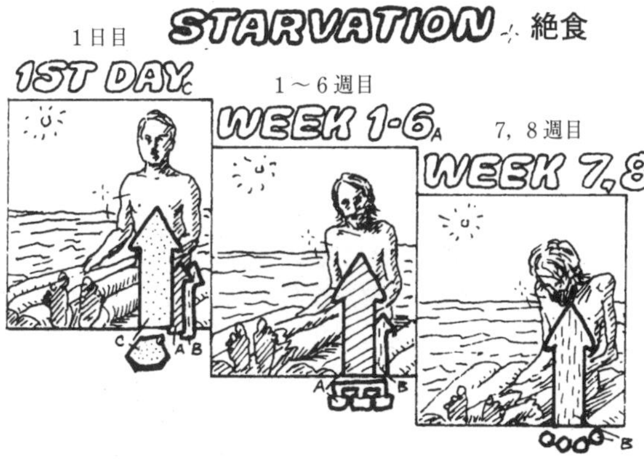

絶食は貯蔵燃料の損失を引き起こす．最初にCHの乏しい貯蔵が利用される．そして脂肪と不安定なPRが消費される．構造PRは最も最後に利用される．脳と心臓には常に除外されている．ケトン体は脂肪酸から動員され，脳はケトンをエネルギーとして利用するように適応する．

肥満と体重調節

肥満は体脂肪の割合（％）として測定される—肥満は過剰な体脂肪と関係していて，理想的な体重に対する体脂肪のパーセントとして測定される．健康な成人男性の正常脂肪含有量は，理想体重の12〜18％（平均〜15％）である．女性では理想体重の18〜23％（平均〜20％）．男性では＞25％，女性では＞30％の体脂肪を持つ人は肥満である．

体質量係数（BMI）は身長と比較した体重を表し，体の脂肪含量と比例している—BMIは体重（kg）を身長（m^2）で割った比，あるいは704×体重（ポンド）/身長（インチ^2）として決定される．BMIは体脂肪を直接には測定しないが，身長に対する体重の割合を正常化する意味を持つ．しかしながら，BMIの値は体脂肪に比例して増加する．正常の体脂肪量を持っている大部分の人たちのBMIは，20〜25である．これらよりも低い人たちは正常以下で，25以上は正常BMIよりも高い．正常体脂肪量を持つ女性は，しばしば正常BMI（20〜23）の低い範囲に入るが，男性では高い領域（23〜25）に入る．BMIは大きい筋肉集団を持っている個人（ボディービルディングをする人，運動選手）にとっては役に立たない，というのは彼らは高いBMI値を持っているが体脂肪は低い（＜10％）からである．

過剰体重 対 肥満—国立衛生研究所（NIH）の1998年発表の指針によると，BMIが25〜29.9の間の人は過剰体重と考えられる．BMIが30を超える人は肥満である．肥満の程度は次のように示される．肥満度1はBMIが30〜34.9；肥満度2はBMIが35〜39.9；肥満度3はBMIが40以上としている．最後の集団の肥満（肥満度3）に入る人は高い死亡率を示している（病的肥満）．

肥満の型

肥大 対 過形成－肥大性肥満—脂肪蓄積の増加は脂肪細胞の大きさの増加（肥大）である．脂肪細胞の数が増加（過形成）すると，過剰脂肪がさらに増加する傾向になる．つまり，2つの型の肥満が認められる．肥大性肥満は成人に通常起こる型で，カロリー制限と運動によって容易に処理することができる．第二の型の過形成－肥大性肥満は主に子供に起こり，体が過形成性生育状態で妊娠時にも起こる．この型の肥満は元に戻りにくい，というのは脂肪細胞を食事制限や運動によって取り除くのが難しいからである．しかし縮小させることはできる．

腹部 対 下半身肥満—腹部肥満は腰の周りの腹部に体脂肪が過剰に蓄積するときに起こる（太鼓腹，ビール腹，リンゴ型肥満）．この型はしばしば男性に起こり，肥満に関連した病気（糖尿病と心疾患）と高度に結びついていることが示されている．下半身部の肥満は尻と大腿部に脂肪が蓄積して生ずる．この型は洋ナシの形に似ている（洋ナシ型肥満）．この型の肥満は妊娠中の女性にしばしば見られる．腰と臀部との比率（WHR）は，異なった脂肪分布に基づいている．WHRが1以下は正常男性，0.8以下は正常女性である．高い値は腹部肥満の進行を示していて，健康に対する危険度も増加する．

肥満の遺伝的ならびに環境的様相

遺伝が肥満に主要な役割を演じている—遺伝的ならびに環境的諸因子が肥満に関与している．ある人は脂肪の蓄積なしにその生涯を安定した体重を保ってすごすのに，他の人は食事を少し食べた後で活動が低下すると容易に脂肪がたまるということから，遺伝的因子が関与していることは明らかである．また，肥満は家族的に生ずる．両親とも肥満である人たちの子供たちは肥満になる傾向を受け継いでいる．

最近の肥満の発生の増加は肥満に環境因子が関与していることを示している—環境的決定因子は，肥満になりやすい人々が自発的に活動を減らしたり食事摂取を増やしたりすると脂肪過剰になりやすいことから，最もよく証明されている．BMI指数に基づいて調べると，最近のアメリカ人の50％は太りすぎ（BMIが25〜30）で，35％は肥満（BMIが30以上）で，これは1960年代の値の2倍に近い．この最近の肥満の増加は家庭，学校，勤務先での身体活動の低下のみならず，食物消費（全カロリー摂取），即席料理，食堂料理などの摂取の増加や（すべてではないが）ある集団で見られる脂肪摂取の増加などによって引き起こされている．

単に食物中の脂肪を減らすだけでは，カロリー摂取量の減少を伴わなければ，体重増加を抑制できない．過剰な炭水化物（パスタ，フレンチ・フライ，砂糖）は，特に体を動かさない状態では容易に体脂肪に変換される．もう1つの問題は小児期肥満の発生増加で，特に過形成性肥満の脅威の点から有害な結果になるかもしれない．

レプチン，褐色脂肪細胞，インスリン，視床下部摂食中枢，および身体活動の変動はすべて肥満を引き起こす—肥満に対する異なった傾向の生理学的基盤はよく理解されていない．これらには，褐色脂肪含量，レプチン・ホルモンとそのレセプターの濃度，食物摂取を制御する視床下部機構（食欲と満腹），インスリンに対する過敏性などの相違が考えられる．レプチンは脂肪組織から体脂肪含量に比例して放出されるホルモンである．レプチンは視床下部レセプターを介して働き，食物摂取を抑制し身体活動を増加させる．動物実験からレプチン遺伝子は肥満に関与していることがいわれている．レプチンの遺伝子あるいはそのレセプターを欠損したネズミは，食物摂取が増加し肥満となる．これらのネズミをレプチンで治療すると，肥満を逆転させることができる．人間ではレプチン濃度は男性よりも女性で高く，肥満した人では正常な人よりも高い．しかし，レプチンの注射は肥満を減少させない．

インスリンは過剰の食物（特に炭水化物）摂取後の脂肪の貯蔵を促進させる．こうして長期間にわたる肥満が起こる（図123）．身体活動と筋肉運動は体重調節にとってきわめて重要で，肥満における体重の減少と同様に活動の欠如については，図138で記述する．

肥満は正常かあるいは異常か？

正常の脂肪増加—体脂肪の増加は寒冷地域に住み，食物供給が少ない人間たちには適応している．冬眠準備中の動物は，著明に肥満である．多くの人間たちは冬季に食物摂取と体脂肪を増加させるが，夏季には減少させる．妊娠女性は活発に余分の体脂肪を産生して，胎児の発育と授乳を支える．思春期女性は胸部と臀部に脂肪を蓄積する．この余分の脂肪なしでは初経が遅れ妊娠は起こらない．

幾つかの主要な病気は肥満と結びついている—糖尿病，冠動脈性心疾患，高血圧，胆石症，潰瘍，腎疾患などは，非常に頻繁に肥満している人に起こる．Ⅱ型糖尿病を持つ人たちの85％は発病に先立って肥満だった人である．脂肪を減少させると，Ⅱ型糖尿病が改善され，予防できる．同様に，低脂肪食と体重減少は心疾患と高血圧を減少させる．これらの効果をもたらす機構の1つは，血漿中の全コレステロールとLDLコレステロールの低下と考えられる．

CN：Fには黄色を，A〜Eには明るい色を塗る．
1. 図のパネルに対応する数字に色を塗る．両側にある見出しの小人たちにも色を塗る．
2. "肥満の型"の下方のあるものに色を塗る．

NORMAL WEIGHT VS. OBESITY
正常体重 対 肥満

NORMAL WEIGHTA 正常体重
OVERWEIGHTB 超過体重
OBESITY: 肥満
  GRADE 1C 1度
  GRADE 2D 2度
  GRADE 3E 3度

BODY MASS INDEX (BMI)
体質量係数（BMI）

20–25 A   25–30 B   30–35 C   35–40 D   >40 E

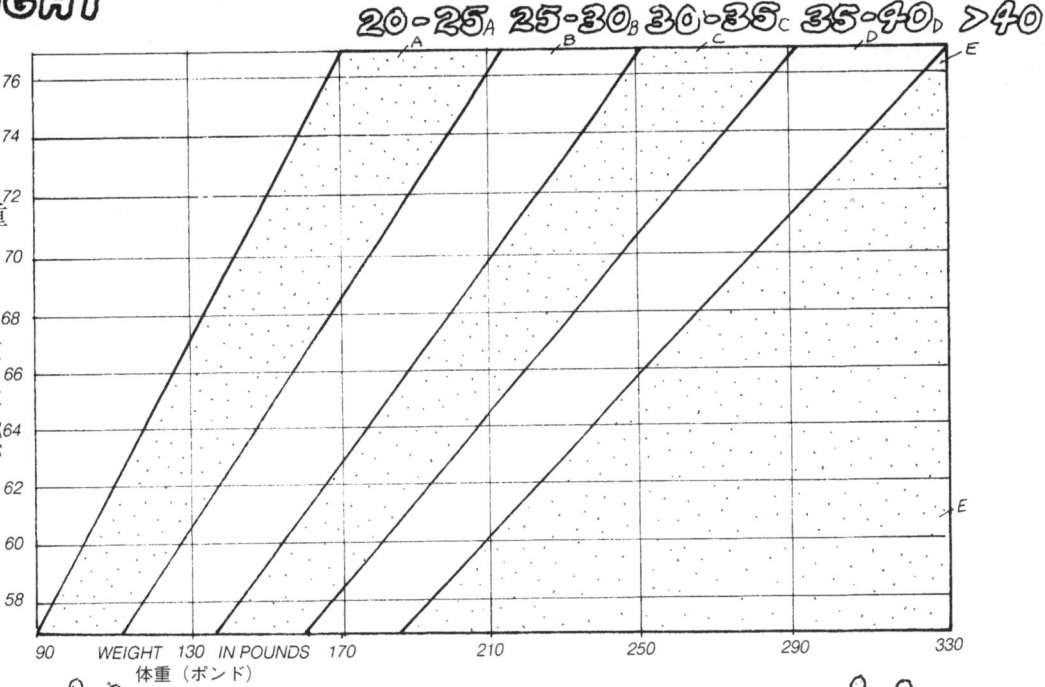

体質量係数（BMI）

$$BMI = \frac{WEIGHT\ (kg)}{HEIGHT\ (m^2)}$$
体重（kg） / 身長（m²）

$$BMI = 704 \times \frac{WEIGHT\ (lb)}{HEIGHT\ (in^2)}$$
体重（ポンド） / 身長（インチ²）

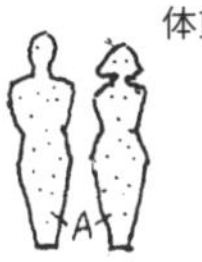

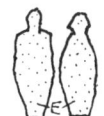

HEIGHT IN INCHES 身長（インチ）
WEIGHT IN POUNDS 体重（ポンド）

正常の人では，体重は身長に比例している．体質量係数（BMI）は体重（kg）に対する身長（m²）比率（704 × lb/inch）として規定される．BMI が 20 ～ 24.9 の人は，男性でも女性でも正常である．筋肉運動をする選手は例外であるが，BMI が正常値よりも増加している人は肥満を反映している．BMI 比が 25 ～ 30 の人は過体重で，30 以上の人は肥満である．肥満には 3 つの程度がある．1 度（BMI, 30 ～ 34.5）は中等度の肥満で，2 度（BMI, 35 ～ 39.9）は重度肥満，BMI が 40 以上の人は極端な肥満（病的肥満）である．肥満は致死率の増加と関連していて，糖尿病と心冠状動脈疾患を含む幾つかの病気が含まれる．

TYPES OF OBESITY 肥満の型

NORMAL 正常   **OBESITY** 肥満

15%   20%   20%   25%

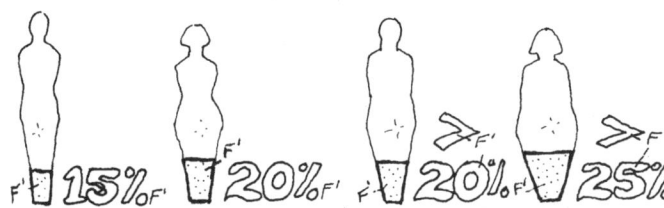

脂肪は正常成人男性では体重の 15 %，女性では 20 %を占めている．男性では 20 %以上，女性では 25 %以上の脂肪を持っている人は肥満である．肥満は心疾患，高い血圧（高血圧症）と代謝異常（糖尿病）と結びついている．

FAT CELLS 脂肪細胞

HYPERTROPHIC OBESITY 肥大性肥満

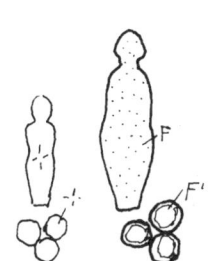

肥満は脂肪細胞の形の大きさによって引き起こされる（肥大性肥満）．これは通常成熟期に起こり，カロリー摂取制限あるいは身体活動の増加によって，容易に元に戻すことができる．

過形成 – 肥大性肥満
HYPERPLASTIC-HYPERTROPHIC OBESITY

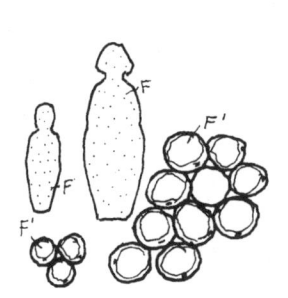

過形成 – 肥大性肥満は，脂肪細胞の形のみならず数の増加によって起こる．これは主に成長している子供と妊娠している女性に起こり，元に戻すのは困難である．

LOCATION OF FAT DEPOSITS
脂肪の蓄積部位

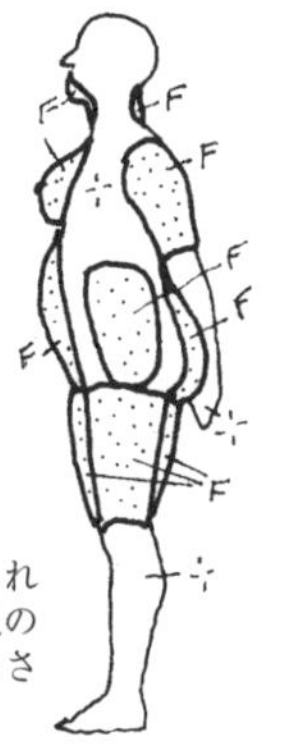

過剰の脂肪蓄積は腹部，臀部（尻），腕および大腿部に見られる．わずかの皮下脂肪の膨らみは，顔面，頚部，胸部，腕と足の下方にも起こる．女性の胸部はまた脂肪によるが，乳房の大きさによって小さかったり，大きかったりする．

ABDOMINAL VS. LOWER BODY OBESITY
異常 対 下半身肥満

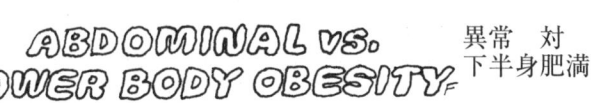

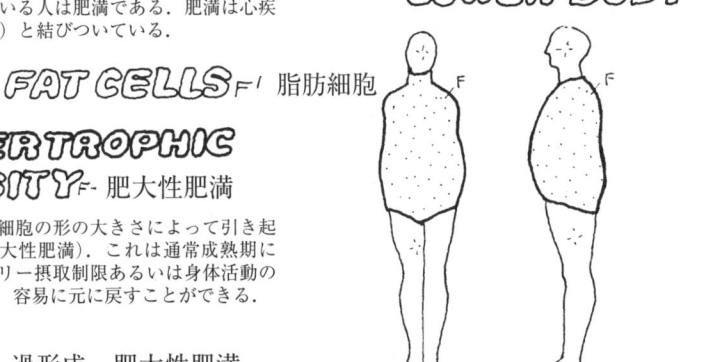

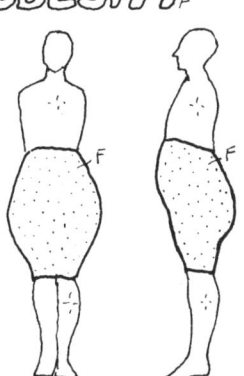

"APPLE SHAPE" "リンゴ型"   **"PEAR SHAPE"** "洋ナシ型"

2 つの肥満型が認められている．腹部に大量の脂肪蓄積が起こる肥満（リンゴ型肥満）と，尻と足の上方部の大量の脂肪蓄積が起こる肥満（洋ナシ型肥満）がある．異常な肥満はしばしば男性に起こり，病気（冠動脈性心疾患，Ⅱ型糖尿病）と密接に関係している．腰と臀部との比率（WHR）は，腰に対する尻の周囲の比で，腹部肥満の測定値を表す（正常比が男性では 1 以下で，女性では 0.8 以下である）．成人で臀部の大きさよりも腰の大きさが大であるのは，肥満の徴候である．

体温，熱の産生と熱の喪失

体温の恒常性と変動

体温は熱の獲得と熱の喪失との平衡によって恒常的に保たれる—哺乳動物と鳥類は温血(恒温性，内熱性)動物であるが，これは一定の体温((人や他の哺乳動物では約37℃)を保つことができるからである．器官系あるいは身体の温度を一定に保つためには，熱の産生と喪失とが平衡状態になければならない．内臓器官や体内組織(身体の核心部)における食物の酸化によって生み出される代謝熱は，熱の恒常的な発生源である(図5, 6, 137を参照)．この熱は筋肉活動(ふるえ，ランニング)や，たとえば交感神経活動，カテコールアミン，甲状腺ホルモンといった神経性及びホルモン性要因によって増加する．食物摂取，特にタンパク質の摂取身体もまたそれ自体代謝熱を増加させる．

体温は体の異なった部位で変化する—体のすべての部分が37℃で活動するのが理想的である．体の核心部(すなわち脳や内臓や体躯幹部の組織)は，この最適温度で活動している．けれども，四肢や皮膚の組織は熱源の中心より遠く離れていて，外界と直接に接触しているので，より低い体温である．たとえば，室温が21℃では，手と足の皮膚温はそれぞれ約28℃と21℃である．室温が約35℃では，これらの値は34〜35℃である，というのは，四肢が運動しないときには，唯一の熱源は内臓から流入する動脈血だからである．多分この熱は，四肢の組織を十分に暖かく保つには不十分であるからである．非常に低い温度に曝されたときに起こる手や足の凍傷と壊疽(組織の死)は，これらの臓器への血液と熱の供給が欠如したために起こるのであろう．

体核心部の温度の日周期性変動—身体中心部の温度さえも，いつも一定ではない．概日(日周期性，毎日の)周期が存在し，体中心部の温度は朝は最も低く(36.7℃)，夕方は最も高い(37.2℃)(図107)．

熱交換と体温の物理的および生理的特徴

熱交換の物理的機構は放射，対流および伝導が含まれている—体は外界(太陽光線，暖房)からも熱を獲得する．この受動的な熱交換方法は(太陽からの)放射(輻射)や(体の)近縁にある熱源(部屋の中にある暖房器の熱)からの対流，及び暖かい物体(たとえば電気毛布)との直接的な接触による伝導によって行われる．伝導，対流及び放射(輻射)はまた反対方向，すなわち体からの熱喪失の増加の際にも行われる．熱喪失は体が体温よりも低い外気温に曝されると，受動的に引き起こされる．したがって，冷たい椅子に座れば座席を暖め(伝導)，寒い部屋に多くの人がいれば部屋の温度は上昇する(対流)．

皮膚は熱の交換と温熱調節に主役を演じている—体は熱喪失を活発に増加させたり減少させる物理的な機序を備えている．皮膚はここでの中枢的な役割を果たす器官である．熱は皮膚を介して2つの方法で失われる：1つは皮膚を循環する血液と外界との直接的な熱交換であり，もう1つは皮膚表面からの水の蒸発によってである．皮膚は通路のような特殊な毛細血管を持っていて，皮膚細胞へ栄養素の交換は行わないが，外界との熱交換のみを行う機能を持っている．

血管が開放している時には血液が流れる．寒い気候のときにはそれらの血管は閉じ(皮膚血管収縮)，著明に皮膚循環を減少させて熱放散を最小限にする．高温環境下ではそれらの特殊な温度調節性血管は開放(皮膚血管拡張)し，それによって血液が流れ外界への熱喪失を増加させる．これらの機序によっての皮膚の血流は数百倍変化し(最高時で，全心拍出量の10％程度である)，血液循環を介する皮膚での熱の喪失と保持を非常に効率的かつ効果的な機序にしている．

水分の蒸発は熱の喪失を助け，不感蒸泄と発汗により起こる—皮膚や呼吸器官のような外界に接している表面からの熱喪失を行う第二の方法は水の蒸発である．水は非常に高い熱容量(0.6 kcal/g)を持っている．このことは，体から1 gの水が失われると熱量にして600 calが失われることを意味している．この水の喪失は2つの方法によって起こる．1つは不感蒸泄であり，他は能動的な発汗である．

不感蒸泄—低温下で皮膚からの水の喪失は不感蒸泄と呼ばれる．なぜならば，水は皮膚細胞と毛穴を介して拡散し非常に速やかに蒸発するからである．この時，汗滴は形成されない．同様に毎日非常に多くの水と熱が呼吸器経路から失われているが，不感蒸泄によって1日あたり0.5 L以上の水を失うことになる(これは360 kcalの熱で，1日の基礎的熱産生の約20％に相当する)！

発汗—体内温度が約37℃以上に上昇すると，水と塩を含む汗の活発な分泌が汗腺から始まり，著明な水の蒸発と熱喪失率の上昇が起こる．汗腺は外分泌(エックリン)腺であり，その多くは皮膚(例えば前腕や手掌，足底)に存在する．汗腺を持たない動物，例えばイヌでは熱あえぎ(浅速呼吸)によって呼吸器経路の空気流量を増加することで蒸発と熱喪失率を増加させている．

体毛(柔)毛は熱の喪失を低下させる—皮膚が熱喪失を減少することのできる3番目の方法は，体毛(柔毛)の利用である．ヒトではその利用価値はほとんどないが，毛皮を持った動物(クマやヒツジなど)では非常に価値があり，特に寒冷環境下に生息している動物にとっては重要である．寒冷気候では皮膚の毛は逆立ち(立毛)，それによってできた毛の網の中に空気層が確保される．捕えられた空気は断熱層を形成する．なぜならば血液はこのとき外界の流動する冷気とではなく，毛の網の中に静止している空気層との間熱の交換を行うからである．人における防寒衣，特にウールは同様の役割を果たす．

皮下脂肪層は熱の喪失を妨げる—皮膚そのものは断熱物としてはあまり効果がない．しかしながら，ヒトを含めた多くの動物では皮膚の下にある脂肪(皮下脂肪層)が非常に効果的な断熱物であり，また代謝エネルギー源として働く二重の機能がある．

褐色脂肪は酸化されるときより多くに熱を産生する—人の胎児，新生児及び幼児では，他の多くの動物と同様に褐色脂肪組織という特殊な脂肪組織を持っている．それらの脂肪組織にある数多くのミトコンドリアは，ATPの産生というよりもむしろ非常に多くの熱を生み出すために脂肪を酸化している．この熱は暖炉として働き，多量の熱を発生して寒さから身体を防御する．この熱は新生児が寒冷環境に暴露されたときにふるえをしないという理由でもある．成人した人では褐色脂肪組織は存在しない(図133を参照)．

CN：Fは水色，Jは茶色，Lは赤色を用いる．
1. 表題AからFを着色し，それに関連した右上部のパネルも同様に行う．更にその下も着色する．左側の発汗(F¹)のパネルまで完了させる．
2. 立毛と褐色脂肪組織のパネルを着色する．
3. 下部のパネル中央部から始めて環境温度の推移に同調して着色する．

CORE TEMPERATURE (T) 核心温度

内臓器官の連続的活動と酸化的代謝は，体の中心部の熱を産生している．熱の喪失と獲得を均衡させることにより核心温度 (T) は常に 37 ℃ (98.6 °F) に保たれている．

SKIN AS INSULATOR 絶縁体としての皮膚

皮膚は体の中心部と環境間の熱交換の仲立ちをしている．特殊な温度調節機序が皮膚の絶縁能力の変化を可能にしている．

RADIATION 輻射

異なる温度を持つ（体から）離れた物体からの輻射を介して，身体は熱を交換することができる．太陽やヒーターからの熱は輻射によって運ばれる．

CONDUCTION 伝導

熱い物体や冷たい物体との直接的な接触は，伝導による熱交換を行っている．例えば冷たい椅子は座ったヒトによって暖められる．

CONVECTION 伝達（対流）

部屋の空気の動き（対流）は体と環境間の熱交換を増加する．扇風機の風は体を冷却するのに役立つ．

EVAPORATION 蒸発

水を蒸発されるためには多大な熱を必要とする (0.6 kcal/水 1 g) ことから体表面からの水の蒸発は，体熱放散にとって効果的な方法である．

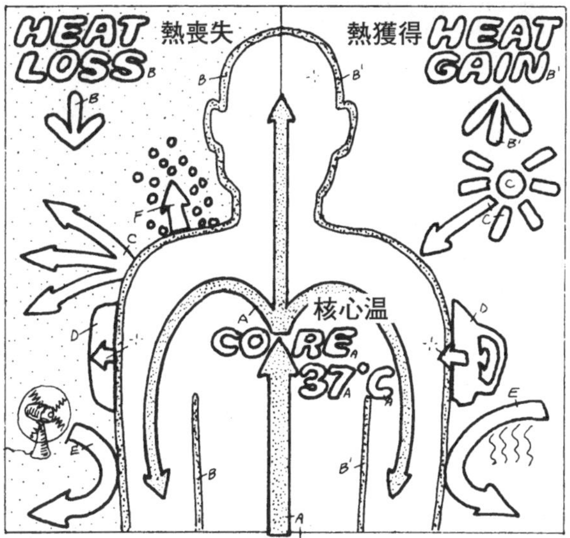

HEAT LOSS 熱喪失 / HEAT GAIN 熱獲得
CORE 37℃ 核心温
BMR, FOOD INTAKE, MUSCLE ACT. 基礎代謝，食物摂取，筋活動

熱の獲得は食物摂取や筋活動によって，太陽光などからの輻射の場合と同様に増加する．熱は温かい物体や冷たい物体に直接接触することで獲得されたり放散されたりするであろう．毛髪と衣服は熱放散を減少させるが，一方，発汗と蒸発は熱放散を高める．

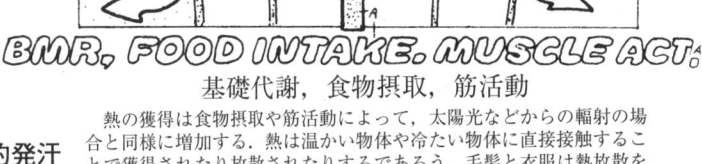

INSENSIBLE PERSPIRATION 受動的発汗
.6 L/DAY 6 L/日

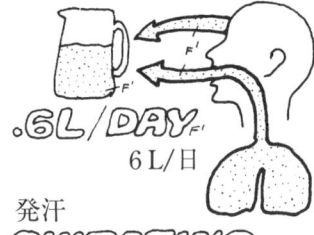

熱放散の主要因は体表面（皮膚，呼吸器管）からの水の蒸発である．外界の温度が冷たい時（20 ℃以下），水は不感蒸泄によって露出した皮膚や肺から蒸発する．環境温度が体温に近づいたとき，発汗（汗腺から水と塩の分泌）が増加する．汗の蒸発は熱放散を増加する．汗腺を持たないイヌでは，熱あえぎによって水と熱を放散する．熱あえぎは呼吸器表面を介して蒸泄を増加させる．

SWEATING 発汗
SWEAT GLAND 汗腺

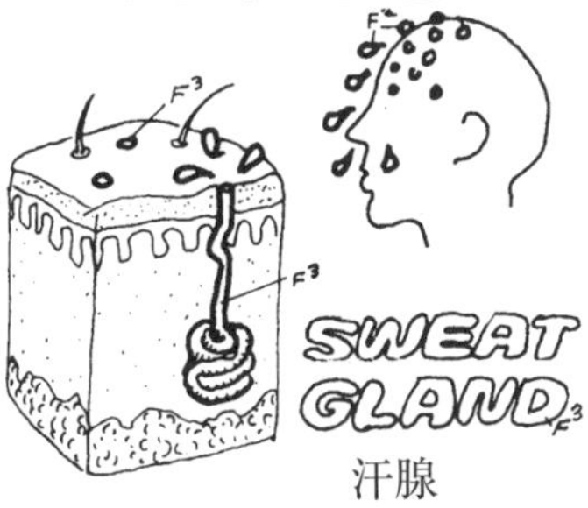

BODY TEMP. 体温

21℃/70°F*   35℃/95°F*
23* 35.5*
28* 35*
皮膚 皮膚
SKIN 32.5* SKIN 35.5*
36.1* 36.5*
21* 34.5*

体温は部位によって異なっている．一方，体の中心部は恒温であり，末梢で温度は変化する．冷たい部屋 (21 ℃) では核心温度はほぼ 37 ℃であるが，手と足の温度はそれぞれ 28 ℃と 21 ℃である．暑い部屋では (35 ℃)，手足の温度は室温に近づく．

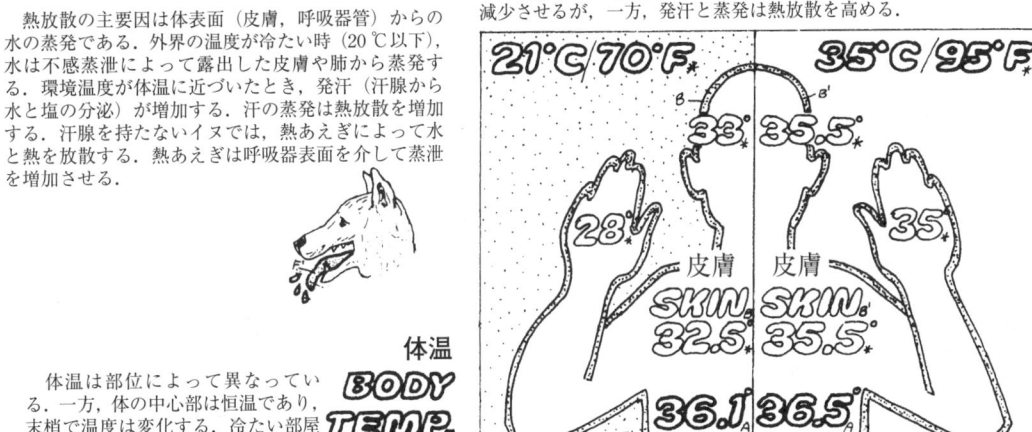

PILOERECTION 立毛
HAIR SHAFT 毛軸
MUSCLE 筋肉
TRAPPED AIR 捕捉された空気

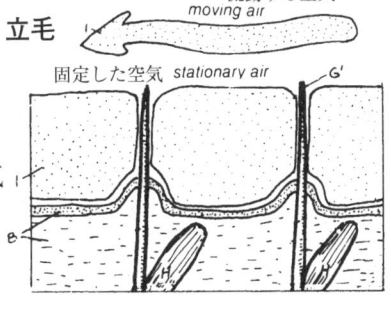

流動する空気 moving air
固定した空気 stationary air

毛皮のある動物では寒冷温は毛髪の起立を引き起こし（立毛），その間に捕えられた空気層の深さを増加させ，熱放散を最小限にする．ヒトでは衣服の着用が同様の機能を果たす．

BROWN FAT 褐色脂肪
FAT CELL 脂肪細胞
MITOCHONDRION ミトコンドリア
FAT GRANULE 脂肪粒

特別の種類の脂肪細胞組織（褐色脂肪）にはミトコンドリアが豊富で脂肪分解によって多くの熱（ATP よりは少ない）を産生することができる．褐色脂肪は基本的には幼児と動物にみられ，背中と肩甲骨の周囲に局在している．

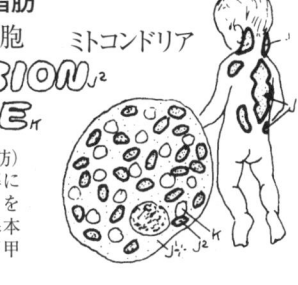

ENVIRONMENTAL TEMPERATURE 環境温

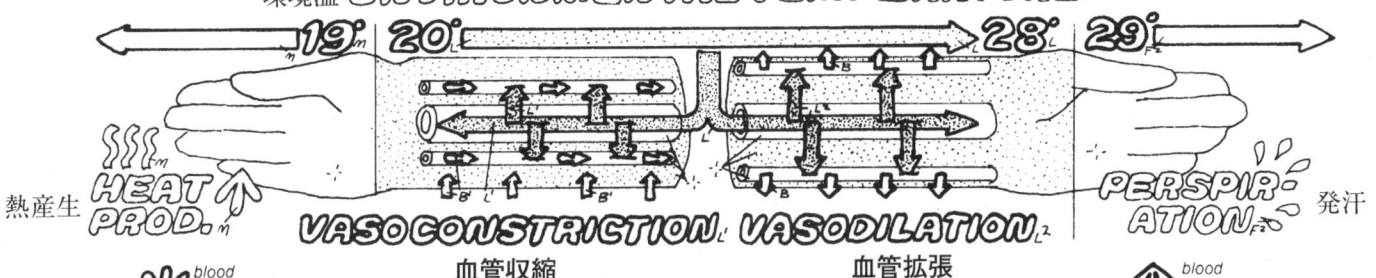

19° 20°   28° 29°

HEAT PROD. 熱産生
VASOCONSTRICTION 血管収縮 / VASODILATION 血管拡張
PERSPIRATION 発汗

↓ blood flow prevents heat loss 血流が熱の喪失を防止する
↑ blood flow promotes heat loss 血流が熱放散を促進する

皮膚は熱交換を目的とした特殊な血管を持っている．寒冷環境ではそれらの血管は収縮し，皮膚血流と熱放散を減少させる．暑熱環境では血管は拡張し，血流を増加させ，空気との直接的な接触と汗腺への体液を供給することにより熱放散を増加させる．それらの血管は交感神経線維によって支配されている．

… 代謝生理学

体温調節

体の核心温度を常に一定に保つために，生体は体の熱喪失と熱産生の程度を変化させる生理学的機構を用いている．体温が低下すると，熱産生の増加と熱喪失の減少を起こすが，その反対も同様に起こる．

視床下部は"サーモスタット"を持っている—体の温度調節は"視床下部サーモスタット様中枢"（HTC）で調節されていて，そこのニューロンは正常の37℃の設定温度を持っていて，皮膚と血液の温度変化に反応している．視床下部温がこの設定温度から離れると，それに呼応して体温を望ましい正常レベルに復帰させるような方向へ向かせる反応が起こる．
"視床下部の温度中枢（HTC）"は，他の視床下部の自律神経および高次の神経性温度調節反応と協同して働く（図107）．その温度調節反応は不随意で，自律神経系によって調節されているものもあれば，神経ホルモン性によるものもある．また，半ば随意的なものや，自発的な行動反応によるものもある．

寒冷に対する生理学的反応

寒冷は血液と皮膚の寒冷受容器によって脳の中枢に連絡される—寒冷に曝されたとき，その人の皮膚温度は急激に低下し，皮膚の寒冷受容器の刺激と皮膚を流れる血液の冷却が起こる．これらの受容器のインパルス活動は皮膚温の低下とともに増加する．その信号は視床下部の温度調節中枢と，より高位の皮質中枢の両者によって受容される．視床下部の温度調節中枢は，血液温度変化によってもまた活性化される．こうして温度調節中枢は熱獲得を促進する反応を開始し，一方，熱喪失を促す中枢を抑制する．

交感神経中枢は熱産生反応を開始し，熱喪失反応を抑制する—交感神経中枢の活性化は種々の反応を生み出す．(1) 皮膚血管の収縮（交感神経線維から放出されるノルエピネフリンによる），これは皮下の血流を減少させ熱喪失を低下させる；(2) 代謝率の亢進，これは副腎髄質からのエピネフリン分泌の増加による熱産生を生ずる；(3) 立毛筋の収縮，これは立毛を引き起こして熱放散を減少させる空気の層を皮膚の直上に形成する（立毛は特に毛皮を持つ動物で有効であるが，人ではほとんど役に立たない）．そして，(4) 褐色脂肪の酸化亢進で，これは熱産生を引き起こす（幼児や他の数種の動物において唯一の重要な反応である）．

交感神経系によっても修飾される上記の反応に加えて，視床下部のふるえ中枢が刺激を受けると，脳幹の運動中枢が活動し骨格筋の不随意収縮が始まる．その結果，ふるえが発生し，多くの熱が生み出される．

随意性および不随意性行動は熱産生を増加させ，熱喪失を減少させる—さらに寒冷は熱産生の増加や熱放散を減少させる方向に向かわせる代償的な行動反応を刺激する．たとえば，体を丸めることにより体表面積の熱放散を減少させる．動物や人でみられる体をすり寄せたりする行動や抱擁，随意性身体運動（手をすりあわせたり，歩行），熱源間近に接触したり，暖かい衣服の着用などは寒冷に対抗する反応の例である．意識的あるいは半ば意識的な行動は，より高位の脳にある中枢（皮質と辺縁系）が寒冷という不快な感覚に反応することにより引き起こされる．多くの動物と子供では寒冷気候への長期的な曝露は，甲状腺ホルモンの基礎分泌を増加させて，このホルモンの効果的な熱産生作用によって熱産生が増加する（図119）．そのような代償性反応の結果として，体はより温かくなるだろう．視床下部の感覚器は温かさを感知して，熱産生と熱喪失の防御反応を低下させる．

温熱に対する生理学的反応

熱は血液と皮膚の温熱受容器により脳の中枢に報告される—体が暑熱（たとえば太陽や火や過剰な衣服の着用による）に曝された時，体温は上昇する．ここでもまた，皮膚の温熱受容器と血液の両者が視床下部体温調節中枢へ変化を伝える．しかし温熱受容器は血液よりも感受性が低い．なぜならば，寒冷受容器よりも数が少なく，暑さに曝されている間は皮膚の血流量が（血管拡張によって）多くなるからである．こうして視床下部の温度中枢は代償性反応を開始し，熱の放散を高め熱産生を低下させる．

皮膚の血管拡張と発汗は非常に熱の喪失を促進する—熱に反応して血管収縮や代謝率を調節している交感神経系のアドレナリン作動性活動は抑制され，その結果，皮膚血管拡張が起こり，また代謝率が減少する．これらの反応は皮膚からの熱放散が増加し，体内での熱産生が減少するであろう．暑熱が非常に激しい場合，自律神経系の特殊な部分（アセチルコリンを放出するコリン作動性神経）が活性化されて，汗腺が神経刺激を受け発汗が促進される．発汗は皮膚からの熱喪失を著明に増加し，人では最も効果的な不随意性の暑熱対抗反応である（汗1リットルにつき600 kcalの熱を喪失する）．

熱に対する行動的反応は熱の喪失増加と熱の産生減少を引き起こす—人が非常な暑さを感じると活動は無気力になり，休息し，手足を広げて横になる傾向にある．このような状態をとることによって熱産生は減少し，熱喪失が上昇する．熱喪失はまた衣服を脱ぎ薄着になったり，風を送ったり，冷たい水を飲んだり，水泳をすることにより増加する．

発熱の原因と機構

発熱は感染に反応して白血球からのサイトカインの放出によって生ずる—体の核心温度を1度から数度上昇させる発熱は，感染性微生物が体内に入ったときに起こる病気の場合に生ずる．これらの微生物は毒素（外来性熱源物質＝発熱産生物）を放出し，白血球（単球，マクロファージ）がそれぞれのサイトカイン（たとえばインターロイキン）を放出するのを刺激する．これらサイトカインは外来性発熱源物質（パイロジェン）として作用して，HTCニューロンを刺激して設定温度を（たとえば40℃まで）上昇させる．新しい設定温度に達すると，人は震えて熱産生を増加させる；皮膚の血管収縮は減少して，熱が失われる．

発熱は一種の自然の防御反応である—体が熱い状態はバクテリアやそれらの毒素にとっては有害なものとなる．感染が治癒するとパイロジェンの分泌は減少し，温度調節機構は元の設定温度の37℃へ復帰する．そのとき体は皮膚血管拡張と発汗によって冷却するようにする．

高熱は悪性化の結果にいたる—非常に高い（42℃を超える）発熱は熱ショックを起こして，もしも治療されなければ致死的になる．治療法は体を冷却したり，薬を投与したりする．アスピリンはプロスタグランディン（図129）の生成を抑制して，熱を下げる．これらの局所ホルモンはインターロイキンのようなサイトカインの作用の結果，視床下部より産生される．

CN：Dは赤色，A，BとEは暗色を用いる．
1. 最上部の表題を着色する．熱放散と熱産生の増加や減少を示すシンボルは一貫して出てくるが，これは種々の要因に対する温度適応の結果を示している．
2. 環境温度の低下に伴って起こる現象を着色する．CからJは適当な色を選択して着色する．
3. 下部のパネルへ移り，環境温度の上昇に伴って起こる現象を着色する．
4. 発熱に関するパネルでは上部に示すように発熱を生み出す原因から着色する．

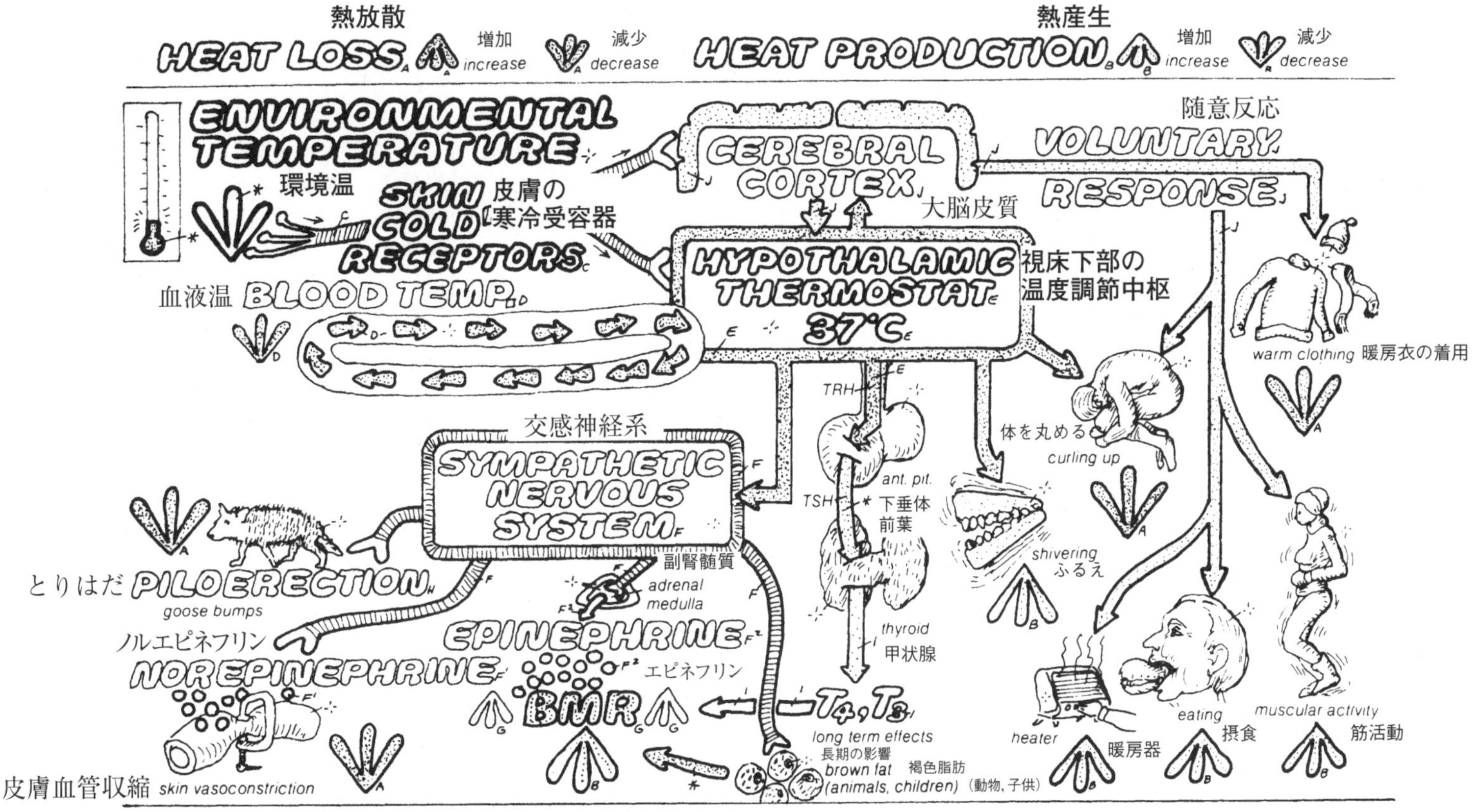

熱放散
HEAT LOSS
増加
increase
減少
decrease
熱産生
HEAT PRODUCTION
増加
increase
減少
decrease
ENVIRONMENTAL TEMPERATURE
環境温
SKIN COLD RECEPTORS
皮膚の寒冷受容器
BLOOD TEMP.
血液温
CEREBRAL CORTEX
大脳皮質
VOLUNTARY RESPONSE
随意反応
HYPOTHALAMIC THERMOSTAT 37°C
視床下部の温度調節中枢
warm clothing 暖房衣の着用
TRH
ant. pit.
下垂体前葉
TSH
体を丸める
curling up
shivering
ふるえ
交感神経系
SYMPATHETIC NERVOUS SYSTEM
副腎髄質
adrenal medulla
とりはだ
PILOERECTION
goose bumps
ノルエピネフリン
NOREPINEPHRINE
EPINEPHRINE
エピネフリン
BMR
thyroid
甲状腺
T4, T3
long term effects
長期の影響
brown fat 褐色脂肪
(animals, children) (動物，子供)
皮膚血管収縮
skin vasoconstriction
heater
暖房器
eating
摂食
muscular activity
筋活動

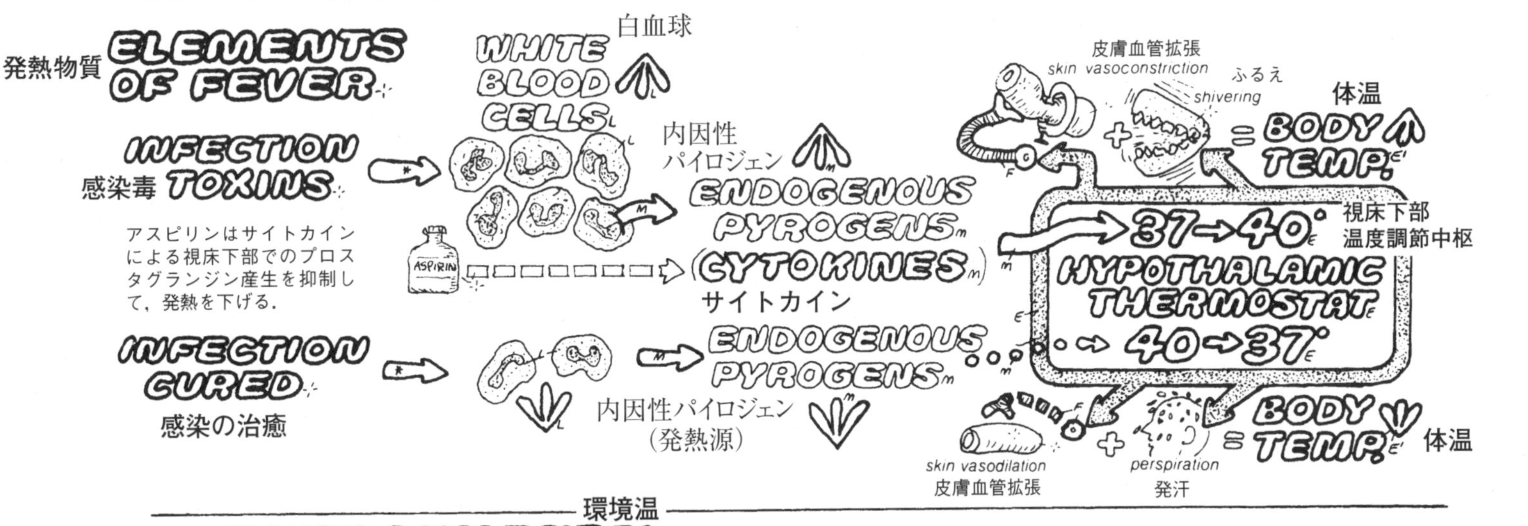

発熱物質
ELEMENTS OF FEVER
WHITE BLOOD CELLS
白血球
INFECTION TOXINS
感染毒
内因性パイロジェン
ENDOGENOUS PYROGENS (CYTOKINES)
サイトカイン
アスピリンはサイトカインによる視床下部でのプロスタグランジン産生を抑制して，発熱を下げる．
ASPIRIN
皮膚血管拡張
skin vasoconstriction
ふるえ
shivering
体温
BODY TEMP.
37→40°
視床下部
温度調節中枢
HYPOTHALAMIC THERMOSTAT
40→37°
INFECTION CURED
感染の治癒
ENDOGENOUS PYROGENS
内因性パイロジェン
(発熱源)
skin vasodilation
皮膚血管拡張
perspiration
発汗
BODY TEMP.
体温

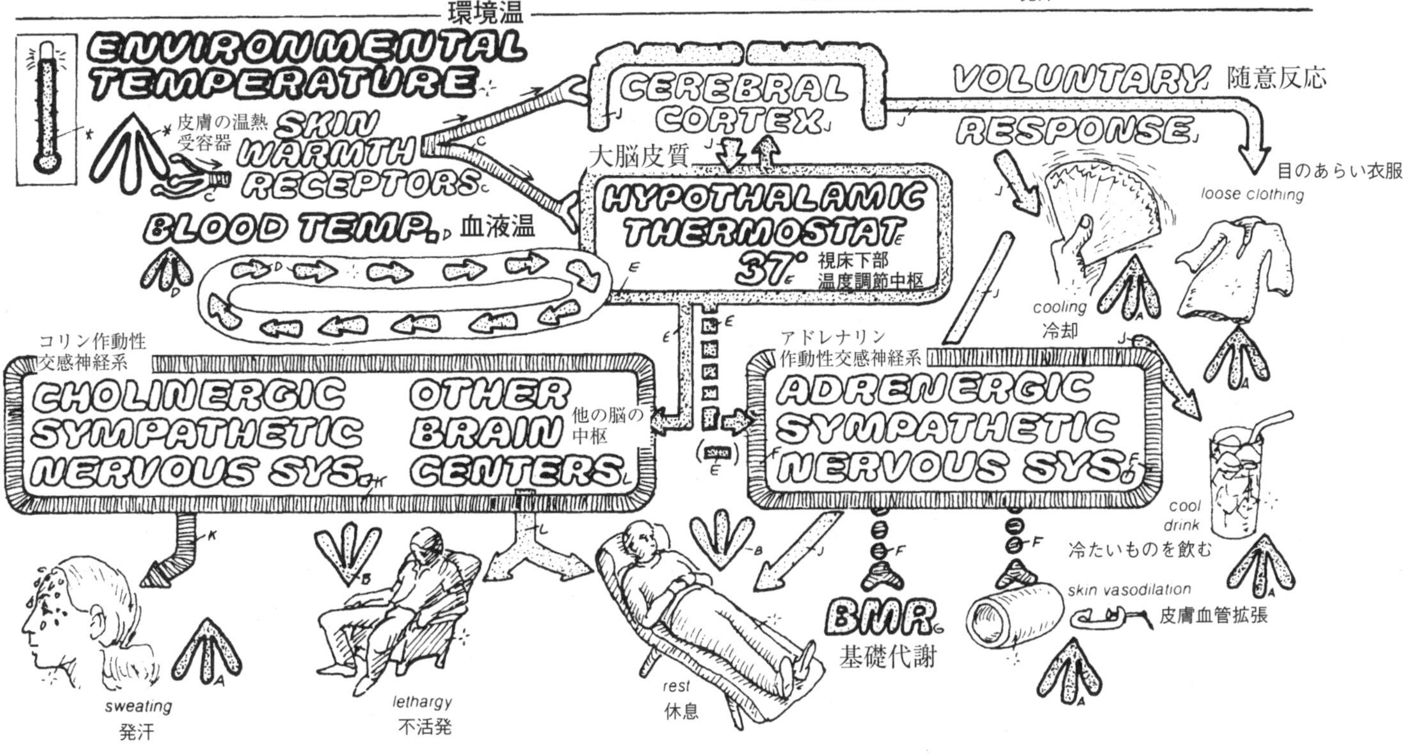

環境温
ENVIRONMENTAL TEMPERATURE
皮膚の温熱受容器
SKIN WARMTH RECEPTORS
BLOOD TEMP.
血液温
CEREBRAL CORTEX
大脳皮質
VOLUNTARY RESPONSE
随意反応
HYPOTHALAMIC THERMOSTAT 37°
視床下部
温度調節中枢
目のあらい衣服
loose clothing
cooling
冷却
コリン作動性
交感神経系
CHOLINERGIC SYMPATHETIC NERVOUS SYS.
OTHER BRAIN CENTERS
他の脳の中枢
アドレナリン
作動性交感神経系
ADRENERGIC SYMPATHETIC NERVOUS SYS.
cool drink
冷たいものを飲む
skin vasodilation
皮膚血管拡張
BMR
基礎代謝
sweating
発汗
lethargy
不活発
rest
休息

血液の生成部位，成分および機能

血液は生体の主要な細胞外液で，生体の維持と生存に必須である．血液は生体のホメオスタシス（恒常性維持）と防御機構を保つのに必要ないくつかの生理学的調節機構に関与している．血液輸送，その液体と流れの性質はその機能にとって非常に重要である．

血液は酸素，栄養物，ホルモン，熱を輸送する

組織を通過する血液は，数多くの輸送機能を示し，体細胞の栄養と呼吸を確保している．血液はブドウ糖やビタミンのような栄養物を小腸から，酸素を肺から得て，これらを組織毛細血管を通過する時に体細胞に配達する．血液はまた尿素や二酸化炭素のような細胞代謝の産生物（代謝産物）を組織環境から除去して，腎と肺を循環してそれぞれの物質を排出する．

赤血球と白血球の輸送と止血における役割―赤血球（RBCs）は酸素と結合するタンパク質のヘモグロビンを含んでいる．赤血球は酸素を肺から組織に，二酸化炭素を組織から肺へ輸送するのを助ける．血液はまた白血球（WBCs）を傷ついた部位に輸送し，そこで白血球は侵入してくる微生物や毒素を破壊して，生体を防御する．血液の流れもまた，生体の主要な防御因子である抗体を色々な標的部位に輸送する．血小板と血液タンパク質も止血すなわち，傷ついた血管が血液の喪失を防ぐために行われる過程に関与している．

ホルモン輸送と熱交換の役割―さらに，血液はホルモンを内分泌腺から別の部位にある標的臓器に運ぶ．血液はまた体温調節に重要で，温かい体核心部からより冷たい手足（四肢）へ輸送する．皮膚を流れる血流は熱の交換に重要で，暑い環境では熱を失わせ，冷たい環境では熱を保つ働きをしている．

血液は血漿とヘマトクリット（血液細胞）からなる

ヘマトクリットと呼ばれる細胞成分と血漿と呼ばれる液体成分の2つの成分が血液組織をつくっている．血球は自由にこの血漿中に浮かんでいる．2つの構成成分を分離するには細いガラスチューブ（ヘマトクリット管）を用い，回転（遠心）させると，遠心された血液は上層にすき透った液状成分と，下層に赤色の沈殿層に分けられる．血液の約55％の容量にあたる上層の部分は血漿である．血漿はほとんどが水分（90％）であり，その中にタンパク質（たとえばフィブリノーゲン，アルブミン及びグロブリン）や栄養素，ホルモン及び電解質を含んでいる．

ヘマトクリットは赤血球，白血球および血小板からなる―下層の45％容量の沈殿層はヘマトクリットと呼ばれ，主として血液中に最も多量に含まれる赤血球からなる．血液は"有形成分"とも呼ばれる．白血球及び血小板（栓球）は量的に少なく，ヘマトクリットの少量分画を占めることから，赤色の呈するヘマトクリット及び血漿の間に極めて薄い黄色の層をつくっている．

血清と血漿の比較―液体成分と細胞成分を分けるもう1つの方法は，血液を少しの時間立てて放置しておくことである．そうすると凝血とよばれる赤色のかたまりと，血清と呼ばれるすき透った液状のものとに分かれる．凝血はヘマトクリットと類似の成分であり，血清は血漿とよく似ている．しかし血清には凝血形成に必要である血漿タンパクのフィブリノーゲンが欠けている．

男性は高いヘマトクリットを持っている―血液量は体重の8％程度である．平均すると男性（5.6 L）が女性（4.5 L）より多いが，妊娠によって血液量が増加する．男性の血液はより多くの細胞成分（主に赤血球）を含み47％のヘマトクリット値を示すが，女性と小児では42％程度である．血液容量が高いということは男性において細胞が大型であることを示し，高いヘマトクリット値は赤血球の濃度が高いことを意味するものである．このことは男性では早い代謝速度が要求され，より多くの酸素を必要とし，その結果多量の筋肉を維持することで多くの仕事量をこなすことができる．

骨髄は血液細胞の主な起源である

血漿タンパクの大部分は肝臓でつくられるが，からだのいろいろなところから血漿を構成するその他の物質が動員される．一方血球は主に骨髄で形成される．1本の骨の骨髄の量はほんの少しであるが，からだ全体の全骨髄量は極めて多く，生体の3大器官（肝臓，皮膚及び骨髄）の1つに入る．

赤色髄と黄色髄はそれぞれ活動的および静止的血液起源である―成人では活動している骨髄は赤色（骨）髄であり，体幹や頭部の骨（胸骨，肋骨，脊柱および頭蓋骨）にみられる．これらの骨の赤色髄は血球の第一次供給源である．発育期の小児では，この赤色髄が下腿の長骨（大腿骨および脛骨）でもみられる．成人になってもこれらの骨における血球生産の能力は完全に失われるわけではなく，第二次の細胞形成の場となり，第一次の生産部位が血球をつくることの要請に反応できなくなったときに活動する．このような条件では肝臓や脾臓も血球を生産するようになる．実際，肝臓は胚芽期の早期や胎生期での赤血球生成の主たる部位であり，脾臓は胎児期のやや後半期において赤血球をつくっている．極度の緊急状態，たとえば出血による多量の失血や放射線の被曝によって骨髄での血球をつくる細胞が破壊されたときなどには，成人の肝臓及び脾臓そして二次的生産部位として休止していた黄色髄が再び活動して新しい血球をつくるようになる．

骨髄の幹細胞は血液細胞をつくる―血球は幹細胞の増殖や分化から赤色髄で生産され，幹細胞は常に骨髄に存在する．1つの系は赤血球を，他の系は白血球を，そして更にもう1つの系は血小板をつくることになる．ホルモン作用や体液性の調節が，からだの生理的な要求に応じてそれぞれの血球生産速度を決定する．たとえば，腎臓のホルモンであるエリスロポイエチン（赤血球生成因子）は赤血球生産を刺激するし，トロンボポイエチン（血小板生成因子）と呼ばれるホルモンは血小板生産を促進する．またいくつかのホルモン因子は白血球生産の調節にあずかっている．

CN：Aに薄いあるいは麦わら色を使い，Dを赤く塗りなさい．
1. 上部の図から開始しなさい．血漿の2％を占めるすべての成分のタイトルを灰色で塗りなさい．これらの物質は下の左図においてそれぞれ異なった色を使用しなさい．
2. 有形成分に色を付けなさい．目的に役立つように，赤血球数はヘマトクリットと同じくし，両者とも赤で色を塗りなさい．
3. 赤色骨髄の有形成分生産部位を塗りなさい．青年期と胎児では異なる第一次生産部位であることに注意し，それに応じて色付けしなさい．
4. 血液の輸送機能に色を塗りなさい．

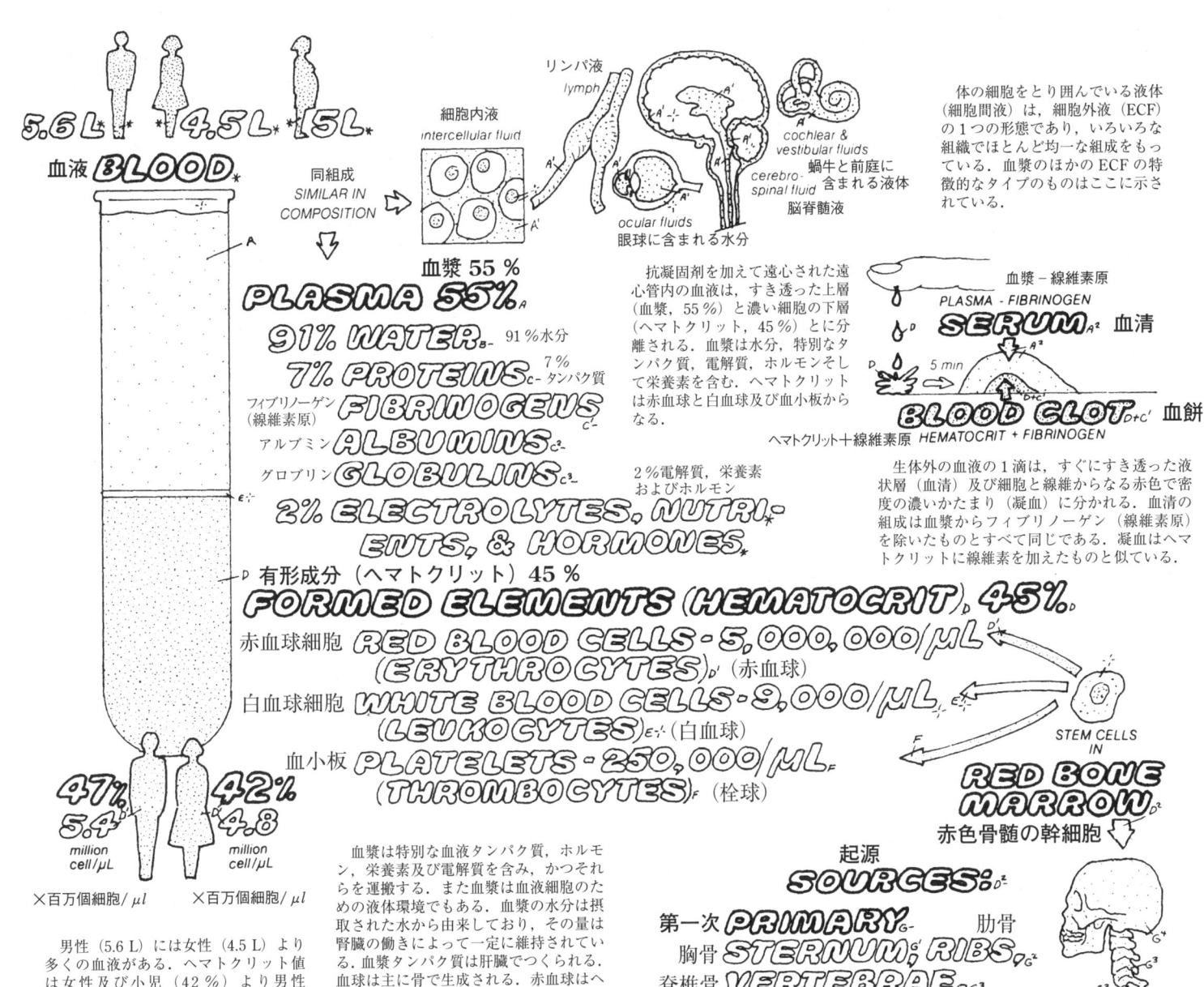

BLOOD 血液

5.6 L ♂ / 4.5 L ♀ / 5 L

SIMILAR IN COMPOSITION → 同組成

細胞内液 intercellular fluid
リンパ液 lymph
蝸牛と前庭に含まれる液体 cochlear & vestibular fluids
脳脊髄液 cerebro-spinal fluid
眼球に含まれる水分 ocular fluids

体の細胞をとり囲んでいる液体（細胞間液）は，細胞外液（ECF）の1つの形態であり，いろいろな組織でほとんど均一な組成をもっている．血漿のほかのECFの特徴的なタイプのものはここに示されている．

PLASMA 55% 血漿 55%
- 91% WATER — 91%水分
- 7% PROTEINS — 7%タンパク質
  - FIBRINOGENS フィブリノーゲン（線維素原）
  - ALBUMINS アルブミン
  - GLOBULINS グロブリン
- 2% ELECTROLYTES, NUTRIENTS, & HORMONES — 2%電解質，栄養素およびホルモン

抗凝固剤を加えて遠心された遠心管内の血液は，すき透った上層（血漿，55%）と濃い細胞の下層（ヘマトクリット，45%）とに分離される．血漿は水分，特別なタンパク質，電解質，ホルモンそして栄養素を含む．ヘマトクリットは赤血球と白血球及び血小板からなる．

PLASMA − FIBRINOGEN = SERUM 血清
(5 min)
BLOOD CLOT 血餅 = HEMATOCRIT + FIBRINOGEN ヘマトクリット＋線維素原

生体外の血液の1滴は，すぐにすき透った液状層（血清）及び細胞と線維からなる赤色で密度の濃いかたまり（凝血）に分かれる．血清の組成は血漿からフィブリノーゲン（線維素原）を除いたものとすべて同じである．凝血はヘマトクリットに線維素を加えたものと似ている．

FORMED ELEMENTS (HEMATOCRIT) 45% 有形成分（ヘマトクリット）45%
- RED BLOOD CELLS — 5,000,000/μL (ERYTHROCYTES) 赤血球細胞（赤血球）
- WHITE BLOOD CELLS — 9,000/μL (LEUKOCYTES) 白血球細胞（白血球）
- PLATELETS — 250,000/μL (THROMBOCYTES) 血小板（栓球）

♂ 47% / 5.4 million cell/μL　　♀ 42% / 4.8 million cell/μL
×百万個細胞/μl

STEM CELLS IN RED BONE MARROW
赤色骨髄の幹細胞

男性（5.6 L）には女性（4.5 L）より多くの血液がある．ヘマトクリット値は女性及び小児（42%）より男性（47%）の方が高い．

血漿は特別な血液タンパク質，ホルモン，栄養素及び電解質を含み，かつそれらを運搬する．また血漿は血液細胞のための液体環境でもある．血漿の水分は摂取された水から由来しており，その量は腎臓の働きによって一定に維持されている．血漿タンパク質は肝臓でつくられる．血球は主に骨で生成される．赤血球はヘモグロビンを含み，酸素と結合しそれを組織に運ぶ．血小板は血液凝固に重要である．白血球は微生物による感染から体を守る．

SOURCES: 起源
PRIMARY 第一次: STERNUM, RIBS 胸骨, 肋骨; VERTEBRAE 脊椎骨; SKULL, PELVIS 頭蓋骨, 骨盤

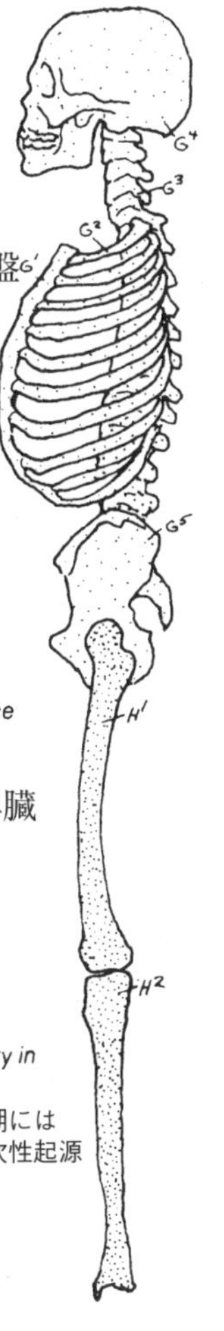

成人では血球は赤色骨髄でつくられる．第一次の生産部位は胸骨，肋骨，脊椎骨，頭蓋骨及び骨盤の骨髄である．

SECONDARY 第二次: FEMUR, TIBIA 大腿骨, 脛骨

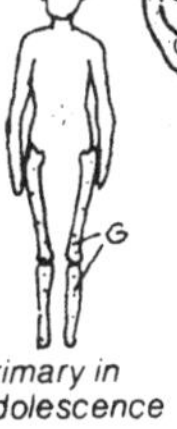

必要に応じて血球は大腿骨や脛骨の骨髄でつくられる（第二次生産部位）．青年期における大腿骨と脛骨は第一次生産部として追加される．
primary in adolescence 青春期には第一次性起源

TERTIARY 第三次: LIVER & SPLEEN 肝臓, 脾臓

緊急の時（多量の失血や骨髄の機能低下）には，血球は肝臓や脾臓でつくられる．胎児期でこれらの器官は血球の第一次生産部位である． 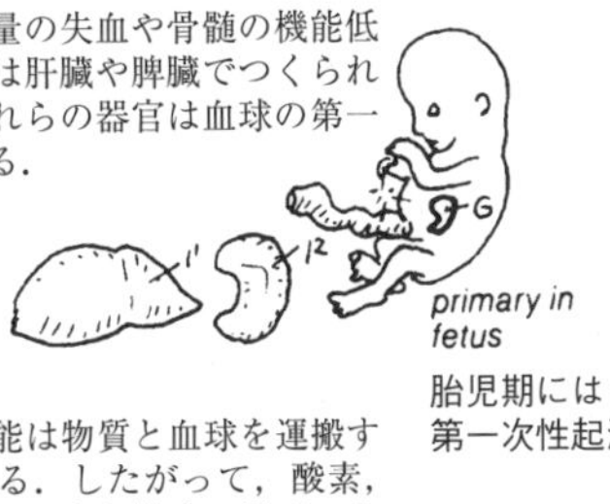
primary in fetus 胎児期には第一次性起源

TRANSPORT FUNCTIONS OF BLOOD 血液の輸送機能

intercellular fluid 細胞内液
lumen of blood capillary 毛細血管腔
tissue cells 組織細胞

- DEFENDERS 防御機構（隊）
- ELECTROLYTES 電解質
- OXYGEN 酸素
- VITAMINS ビタミン
- NUTRIENTS 栄養素
- HORMONES ホルモン
- METABOLITES 代謝産物
- CO_2 二酸化炭素
- HEAT 熱

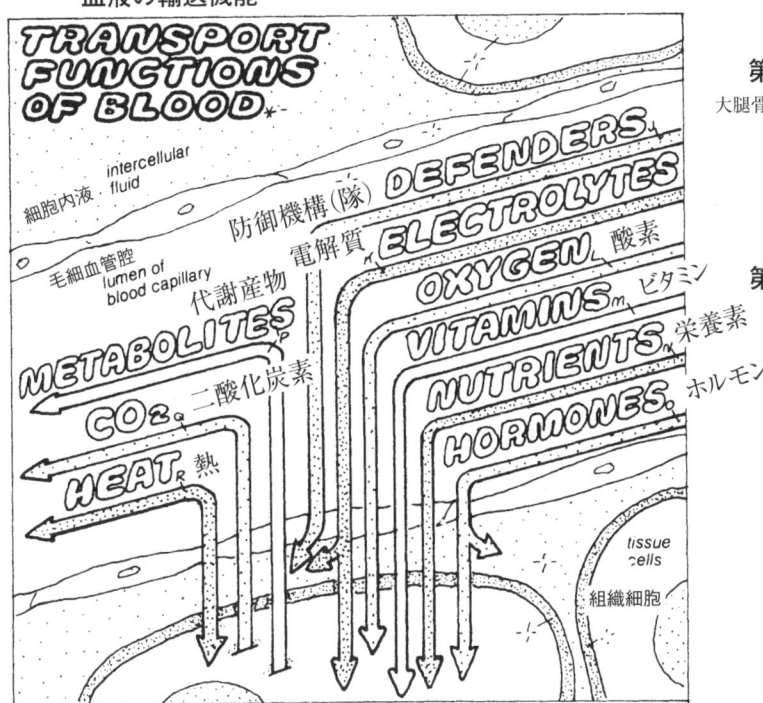

血液の主な機能は物質と血球を運搬する液体溶媒である．したがって，酸素，栄養素及びホルモンを組織まで運び，そして細胞代謝の結果生ずる物質（代謝産物），たとえば二酸化炭素や尿素を組織から運び去る．血液はまた身体中心部と末梢との間で熱の交換を行い，更に白血球（防御細胞）を傷や感染のある部位まで運ぶ．

血液および生体防御

赤血球

赤血球（RBC）は血液細胞の中で最も多量に存在する細胞型である．血液の約 $5 \times 10^6 / \mu L$ の濃度で，約 30×10^{12} の細胞が循環している．RBC の主な機能は酸素の運搬で，その形はこの機能に高度に適応している．循環している RBC は両面凹の円盤状に似ていて，平均の直径 $7.5 \mu m$，厚さ $2 \mu m$（中央部は $1 \mu m$）である．両面凹の形は酸素を赤血球の外から内側に拡散する率を最大にしていて，酸素と結合するヘモグロビン分子がその中に詰まっている．RBC の形は色々な血管を通って移動するときに変化する．静脈内では RBC の形は扁平になり，毛細血管内では折り重なる．

ヘモグロビンは酸素を赤血球の中で運搬する

循環している成熟した RBC は核や細胞内小器官を全く持っていない．その代わり，細胞内には血液の赤い酸素結合タンパク質のヘモグロビンがぎっしり詰まっている．ヘモグロビンのタンパク質部分（グロビン）は 4 個のサブユニットからなっている．それぞれのサブユニットには鉄を含む有機ポルフィリン環のヘム分子が付いている．1 個の鉄原子はそれぞれのヘムと結合している．第一鉄（Fe^{++}）の状態の鉄は，分子状態の酸素（O_2）と可逆的に結合する．こうして，各ヘモグロビン分子は最大 4 つの酸素分子と結合して輸送することができる（図53）．

RBC のヘモグロビン含有量は決定的である—血液中のヘモグロビン含有量は血液の酸素運搬能力を決定している．この能力は血液の異常（貧血）で減少している．貧血は RBC 内のヘモグロビン含有量の減少か，骨髄内で RBC の産生の低下のいずれかで起こる（下記を参照）．正常な血液中のヘモグロビン濃度は男性でおよそ 160 g/L，女性で 140 g/L である．この量は血液全量で，それぞれ男性では 900 g，女性では 700 g である．

ヘモグロビンに加えて，RBC は細胞骨格タンパクのチュブリンと，RBC の形を変化させる仕組みを助ける収縮タンパクのアクチンを含んでいる．RBC はミトコンドリアを持っていないが，解糖反応（ブドウ糖の嫌気性酸化）のための酵素群を持っている．RBC はまたヘモグロビンと酸素との結合を調節する化合物の 2,3-ジホスホグリセロール（DPG）をも含んでいる（図53, 54）．

赤血球の生涯（ライフサイクル）

赤血球は骨髄でつくられる—赤血球の生成は骨髄で起こる．そこに存在している特殊な幹細胞が増殖してすべての種類の血球が生じる．赤血球の幼若なもの（赤芽球）は有核である．数日間のうちにこの細胞は赤血球に分化し，その間に細胞形質中にヘモグロビンを合成し詰め込み，最終的に核を失うことになる．この時赤血球は成熟し終え機能を持つようになる．そして骨髄から離れ流血中に入り，そこで酸素や二酸化炭素の運搬を開始する．

エリスロポイエチンは RBC の産生を刺激する—赤血球生産にはいくつかの調節機構が働き，その重要なものは動脈血の酸素分圧（pO_2）である．たとえば高地における低い pO_2 の状態では，低い酸素分圧環境となり，動脈血は腎臓からエリスロポイエチンというホルモン分泌を促す．エリスロポイエチンは骨髄を刺激してより多くの赤血球をつくるように働きかける．この増加した RBC の数は RBC あたりの酸素輸送の低下を補償する．

老化した RBC は肝臓のマクロファージ（大食細胞）によって破壊される—循環している RBC の寿命はおよそ 4 か月で，その後老化する．老化した細胞は，肝臓や脾臓に存在する大型の白血球の組織マクロファージ（クッパー（Kupffer）細胞）によって認識される．このマクロファージは老化した RBC を食べて破壊し，循環系から除く．ヘモグロビンの分解過程で，ヘムは鉄とビリルビンに代謝される．鉄は骨髄内でヘモグロビン合成のためにリサイクル（再利用）されて，ビリルビンは胆汁中の胆汁色素として肝臓から除去され，糞便と共に小腸内に排泄される．これらの色素は，糞便を薄い褐色に染めている．胆汁色素のある部分は再吸収されリサイクルされて，最終的には腎臓に排泄される．ビリルビンの代謝物の色素は尿を黄色にしている．もしもビリルビンが胆汁として排出されないと，ビリルビンは逆流して血液中に蓄積して，黄疸が生じる（図77）．

貧血は RBC あるいはヘモグロビンの減少によって生じる

貧血は血液のヘモグロビン量が減少したときにみられる病気である．貧血は酸素を組織へ輸送する能力を低下させる．貧血の結果は，単に疲労を感じるものから死に至る程度のものまである．貧血の原因は種々であり，激しい失血をともなう重症月経，胃腸管の潰瘍からの出血，事故による出血などの直接的な失血，あるいは骨髄の傷害による新しい赤血球生成の抑制によって生じる．これは多量の放射線被曝やある種の薬物，毒素あるいはウイルス感染などの結果起こる．

悪性貧血はビタミン B_{12} 欠乏によって起こる—ある種の消化性あるいは食餌性欠乏が貧血を起こすことがある．赤血球生成に必要な物質のビタミン B_{12}（シアノコバラミン）の欠損では，重症な赤血球不足におちいる．ビタミン B_{12} は動物性の食物（肝臓，肉類，牛乳）に多く含まれるが，植物性には少ないことから野菜食主義者はこのビタミンの欠乏をまねき，その結果悪性貧血が生じる．しかしながら悪性貧血は食物中のビタミン B_{12} の欠乏だけではめったに発症せず，この物質を吸収する能力の低下によってしばしばひき起こされる．ビタミン B_{12} の吸収を促進するために，胃はある種のタンパク質（内因子（図79））を分泌する．内因子がないと，すなわち胃の病気（胃炎）や胃切除後などで内因子の産生が低下してビタミン B_{12} の吸収が悪くなる．その結果ヘモグロビンの合成と赤血球生成が低下して最終的には悪性貧血になる．

鉄や葉酸の欠乏，腎機能不全あるいは鎌形赤血球による貧血—食物中に葉酸や鉄が欠乏すると，貧血が生じる．女性では鉄は日常的に月経血に失われるので，補給が必要である．妊娠中や成長期には，RBC とヘモグロビンの産生に対する必要性が高まり，鉄や葉酸やビタミン B_{12} の要求も高まる．腎疾患や腎臓を失ったときは，エリスロポイエチンの産生が減少する．エリスロポイエチンがない場合は，骨髄は刺激されず，RBC 産生は減少し，貧血が起こる．貧血はまた RBC の破壊の増加によっても生じるが，これは特に黒人によく見られる遺伝的な赤血球の病気で，鎌形赤血球に罹患している患者に生じる．鎌形赤血球は相互に粘着して溶血して，急速にマクロファージによって破壊される．

CN：赤色で A の構造（図）を，濃い色で B, D, 及び J の図を塗りなさい．

1. 上の図に色を付けなさい．4 個のヘム（B），これは酸素分子（H）を運び，矢印で示されており，その下のところに酸素の説明がある．
2. 赤血球生成の過程に色をつけ，それを番号に従ってやりなさい．
3. 赤血球産生の調節のところに色付けしなさい．
4. 赤血球数の減少によるいくつかの貧血のところに色を付けなさい．その時タイトルの数字のところに注意しなさい．すべて赤く塗ってはいけない．

赤血球細胞（赤血球）
RED BLOOD CELL (ERYTHROCYTE)

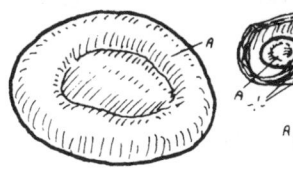

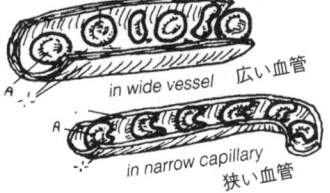

in wide vessel 広い血管
in narrow capillary 狭い血管
7.5 μm
2 μm

赤血球（RBC）は細胞内小器官を持っていない．そのかわり酸素を運搬するヘモグロビン（Hb）が詰まっている．中央が凹の円盤状の赤血球は急速な酸素の拡散に適している．この形は狭い毛細血管に押しつぶされて通り抜けることで変化する．

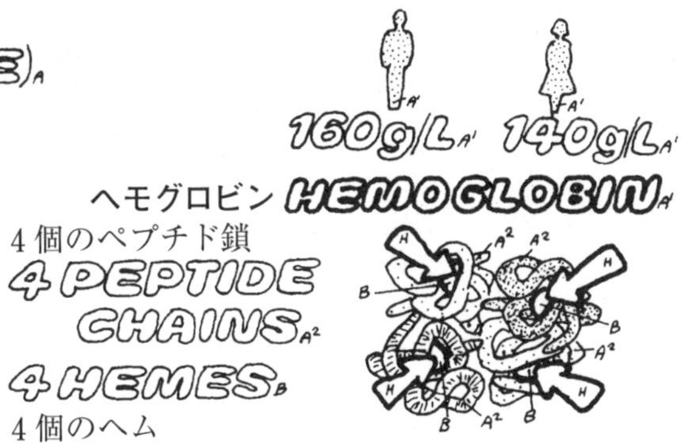

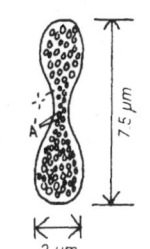

ヘモグロビン HEMOGLOBIN
160g/L 140g/L
4 PEPTIDE CHAINS
4 HEMES
4個のペプチド鎖
4個のヘム

ヘモグロビン（Hb）はタンパクの部分，グロビン4個の分子（2個のアルファ鎖及び2個のベータ鎖）を含む．それぞれの鎖はヘムを有する．1個のヘムは1個の鉄を含み，還元鉄の状態（Fe^{2+}）では1分子の酸素を受け取る．

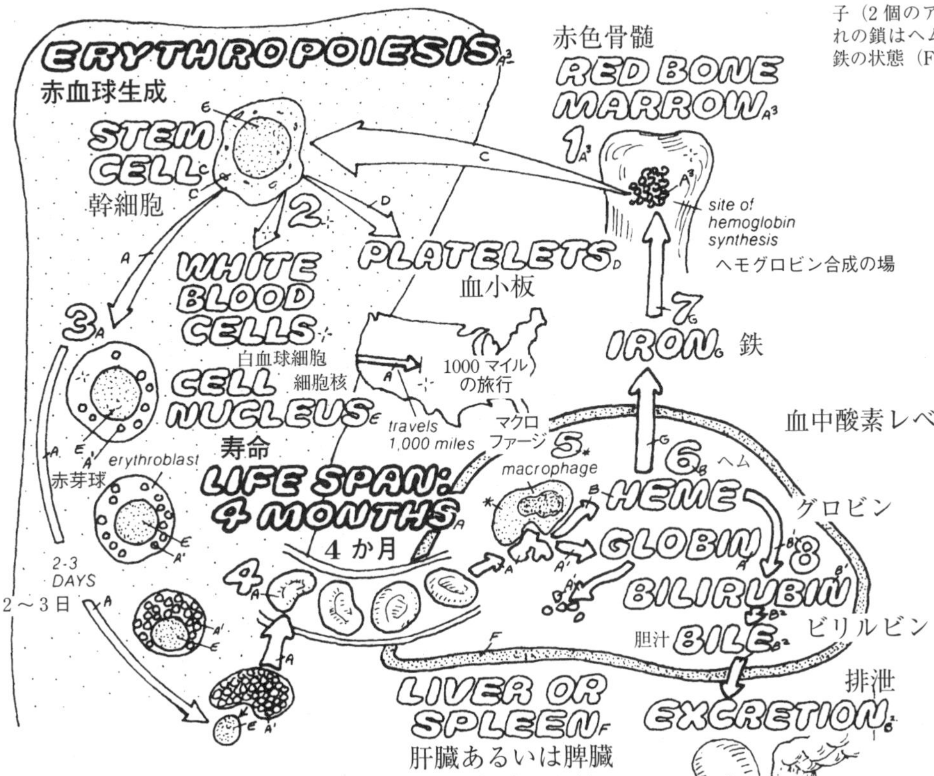

ERYTHROPOIESIS 赤血球生成

1. RED BONE MARROW 赤色骨髄 — site of hemoglobin synthesis ヘモグロビン合成の場
2. STEM CELL 幹細胞
3. WHITE BLOOD CELLS 白血球細胞 / CELL NUCLEUS 細胞核 / erythroblast 赤芽球 / 2-3 DAYS 2〜3日
   PLATELETS 血小板
   travels 1,000 miles 1000マイルの旅行
4. LIFE SPAN: 4 MONTHS 寿命 4か月
5. macrophage マクロファージ
6. HEME ヘム / GLOBIN グロビン
7. IRON 鉄
8. BILIRUBIN ビリルビン / BILE 胆汁
   LIVER OR SPLEEN 肝臓あるいは脾臓
   EXCRETION 排泄
   less 少量 / more 多量

成人における赤血球の生成（赤血球生成）は赤色骨髄で生じる（1）．血球は幹細胞が分化することで生じ（2），赤血球の幼若細胞（赤芽細胞）をつくるが，これは有核である（3）．2〜3日間でこれらの細胞はHbで満たされ，核を失い，そして血流中に入る（4）．4か月後，古い赤血球は肝臓と脾臓で大食細胞によって破壊される（5）．Hbは異化作用を受け，鉄がヘムから遊離し（6），そして骨髄で再びヘムとHb合成のために再利用される（7）．ヘムの残りのものはビリルビン（8）に代謝され，胆汁あるいは腎臓を介して排泄される．

調節 REGULATION OF RBCs

赤血球生成は腎臓から分泌されるエリスロポイエチン（赤血球生成因子）によって調節されている．血液中酸素量の低下（例えば出血後あるいは高地環境）では，エリスロポイエチン放出が促される．このホルモンは赤色骨髄を刺激し，赤血球生成を増加させる．増加した赤血球は酸素の輸送を強化し，その組織濃度を高める．

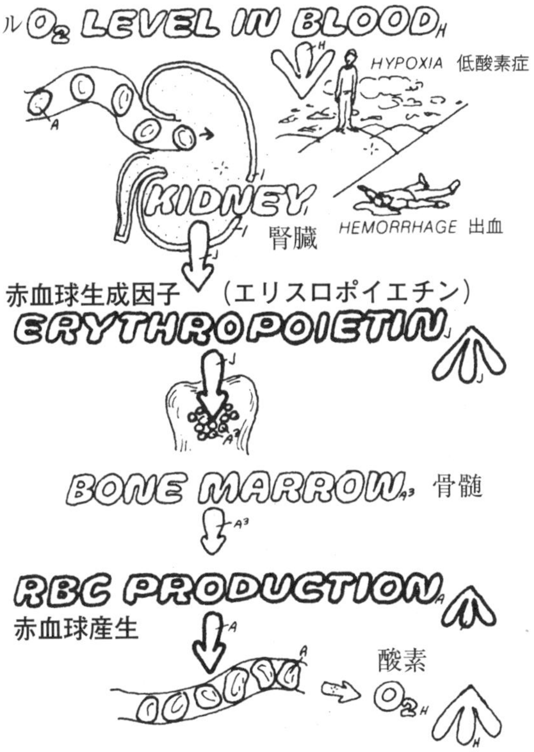

血中酸素レベル O_2 LEVEL IN BLOOD
HYPOXIA 低酸素症
KIDNEY 腎臓
HEMORRHAGE 出血
赤血球生成因子（エリスロポイエチン）
ERYTHROPOIETIN
BONE MARROW 骨髄
RBC PRODUCTION 赤血球産生
酸素

CAUSES OF ANEMIA 貧血の原因

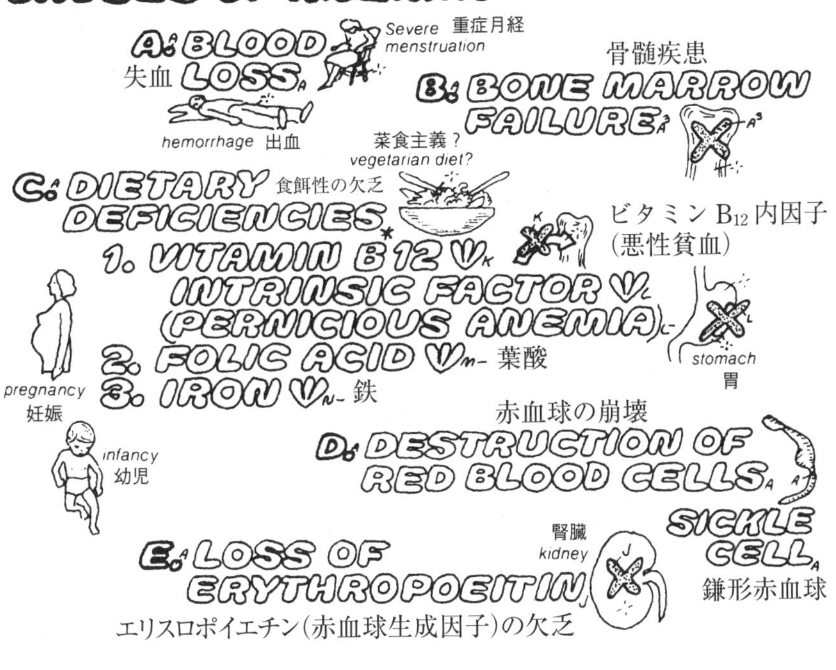

A. BLOOD LOSS 失血 — Severe menstruation 重症月経 / hemorrhage 出血
B. BONE MARROW FAILURE 骨髄疾患
C. DIETARY DEFICIENCIES 食餌性の欠乏 — vegetarian diet? 菜食主義?
 1. VITAMIN B12 INTRINSIC FACTOR (PERNICIOUS ANEMIA) ビタミン B_{12} 内因子（悪性貧血）— stomach 胃
 2. FOLIC ACID 葉酸
 3. IRON 鉄 — pregnancy 妊娠 / infancy 幼児
D. DESTRUCTION OF RED BLOOD CELLS 赤血球の崩壊 — SICKLE CELL 鎌形赤血球
E. LOSS OF ERYTHROPOIETIN エリスロポイエチン（赤血球生成因子）の欠乏 — kidney 腎臓

貧血はヘモグロビン（Hb）と赤血球（RBC）量の減少が特徴で，組織への酸素供給の低下による多くの問題と結びついている．貧血はいろいろな原因や条件によって生じる．A. 出血，腸管出血または頻繁で激しい月経出血．B. 内因性異常あるいは放射線や有毒性化学物質にさらされることにより生ずる骨髄疾患（形成不全）．C. 食餌性物質欠乏．鉄，葉酸やビタミン B_{12} は妊娠時や成長期には食事からの摂取を増やす必要がある．鉄，葉酸，ビタミン B_{12} などは赤血球生成に必須であるので，これらの物質の摂取の減少は貧血をひき起こす．悪性貧血は重篤なビタミン B_{12} 欠乏により生じ，ビタミン B_{12} 欠乏の厳格な菜食主義者に起こる．よりしばしば起こる原因はビタミン B_{12} の腸管吸収に必要なタンパク質である内因子の欠乏である．内因子は胃の腺細胞から分泌され，胃炎や癌の外科手術のあとでは減少する．D. 鎌状赤血球貧血のような異常な赤血球の破壊の増加．E. 腎臓の疾患はエリスロポイエチンの分泌を減少させる．

# 血液凝集と血液型の生理学

2人の異なったヒトの血液を生体外で混合すると，赤血球（RBC）は固まりになって血漿から分離し，固形の塊になって沈殿する．この過程は凝集反応と呼ばれる．この凝集がもしも生体内—例えば，輸血の時—起こったら，重い症状になる．凝集の機構は病理学や臨床医学では非常に重要で，血液の成分と生理学，遺伝学および血液の適合性の観点からよく研究されてきた．

ヒトは異なった血液型の群を形成している—凝集反応の基礎から，ヒトは遺伝的に決定された血液群に分類される．あるグループからとった血液は，なんら望ましくない結果（凝集）なしに混合できるが，ある他のグループの人たちの血液は異常なしには混合できない．このような違いの基礎は，血液型の間の遺伝的に決定された免疫学的な相違である．

凝集の細胞的機構—赤血球（RBC）の形質膜の表面には，抗原性を持ついくつかの異なった凝集原と呼ばれる複合オリゴサッカライド（オリゴ糖），グリコリピッド（糖脂質），グリコプロテイン（糖タンパク質）物質が含まれている．それらは他の個人の血漿内に存在する凝集素と呼ばれる特殊な抗体様タンパク分子と反応しやすい．この反応は，生体の免疫学的防御系で起こる抗原-抗体反応と似ている（図147, 148）．凝集の型は一般の遺伝子プールからの個人に特異的である．一卵性双生児は凝集原の同一の組を持っているが，多卵性双生児は異なった凝集原を持つ．

もしもある特殊な凝集原を持つ個人の血液が，特別な凝集原に対抗する凝集素を持つ血液と混ぜ合わされたときには，凝集素はいくつかの異なったRBCの凝集原と結びつく．その結果，その赤血球は一緒になって塊となるか，または凝集する．血液の凝集は貧血や他の血液および血管の重篤な異常を引き起こす．赤血球の表面の凝集原と似た抗原性物質は，他のいくつかの組織でも見出されているが，血漿の凝集素と赤血球の凝集原の両方が存在する血液中で通常起こり，これは他の組織では血液と違って，固定状態にあるからである．

ABO系およびRh系：2つの主要な血液型

異なった個々の人の血液に含まれる種々の凝集原と凝集素と，それらの混合の結果に基づいて，血液型が同定された．すなわち，ABO系とRhesus (Rh) 系は最もよく知られた型である．

ABO型には4つの血液型がある—ABO系では，ヒトの場合4つの異なった血液型—A，B，AB，およびOがあり，これはAおよびBの2つの凝集原とそれに対応する凝集素に基づいて分類された．A型の血液を持つ人たちはその赤血球に凝集原Aを，血漿中に凝集素Bを持っている．また赤血球表面にある凝集原の量の違いに基づいて，A1とA2のサブタイプが記述されている．B型の人は凝集原Bと凝集素Aを持っている．AB型の人は凝集原AとBの両方を持ち，それに対応する凝集素を持たない．O型の人は両方の凝集素を血漿中に持っているが，2つの凝集原のどちらも持っていない．

RBCの凝集原AとBはグリコリピッドであるが，他の組織にあるものはグリコプロテインである．白人の中には，A型とB型は人口のそれぞれ41％と10％であるが，O型とAB型はそれぞれ45％と4％である．

A型とA型，あるいはB型とB型は混ぜることができるが，A型とB型は混合できない—A型の人からの血液は他のA型の人々の血液と混合できる．同様に，B型の人々の血液は同じ型の人々の血液と一緒にできる．しかしながら，凝集原Aを持つA型の血液はB型の血液と混ぜるべきではない，というのはB型の血液は凝集原Aと反応する凝集素Aをもち，凝集反応を引き起こすからである．これは致死的な結果になる可能性がある．

O型の人たちは万能供血者で，AB型は万能受血者である—O型に属する人は凝集原AとBが赤血球になく，したがって受血者では凝集反応の機会を除外できるので万能供血者と呼ばれる．AB型の人たちはその人たちの血漿中に凝集素AとBを持っていないので，万能受血者と呼ばれる．なぜならば，他の3つの型の人たちから血液を受けることができるからである．

Rh血液型はRh抗原に基づいている—もう1つの重要な血液型は，Rh系であり，RBC表面にRh因子（抗原-D，凝集原-D）が存在していることに基づいている．この因子を持つ個人はRh陽性あるいはRh(+)と呼ばれ，この因子を欠く人たちはRh陰性あるいはRh(-)である．Rh(+)の人たちの数はRh(-)の人たちより数が多く，その割合は6対1である．ABO系とは異なって，Rh因子に対して反応する凝集素Dは正常血液中を循環していないで，凝集原（Rh因子）に曝される数週間以内だけ存在する．2回目にRh(+)の血液に出会ったとき，Rh(-)受血者は重症な凝集反応を経験する．

新生児の溶血性疾患はRh不適合性の例である—Rh不適合性による凝集の最も重大な症例は，胎児と新生児とに見られる．Rh(+)の父親とRh(-)の母親の子供は通常（すべてではない）Rh(+)である．胎児のRh因子（抗体）は母体血に抗原性を持っている．胎児を出産するとき，いくらかの胎児はRh(-)の母体血と混合する．数週間の間に，母親はRh凝集素に対して抗体を産生する．Rh(+)の第2回目に妊娠のとき，これらの抗体は胎児の血液中に入って胎児のRBCsと反応して凝集と溶解を起こして，胎児赤芽球症あるいは新生児溶血性疾患と呼ばれる病気を起こす．このような胎児や新生児は重症な貧血になる危険がある．

胎児性赤芽球症の治療—このような病的異常は以後Rh(+)妊娠のたび毎に増加する．胎児性赤芽球症の結果を防ぐために，新生児の血液をRh(-)の血液と入れ替えることによって，新生児を数週間生き延びさせることができる．その間にその新生児は自身のRh(+)の赤血球がつくられて，母体性のRh凝集素は消失する．胎児性赤芽球症の発生を防ぐためには，最初のRh(+)の妊娠の後でワクチンのようにいくらかのRh凝集素を母体に注射することである．その時，ワクチンを受けた母体はRh凝集素（一種の抗体）に対する高い抗体価を持つようになる．これらの抗-抗体は母体のRh凝集素をすべて不活性化して，次の胎児に凝集素が移行しないように防ぐことになる．

CN：Dに対しては赤色を使いなさい．
1. 上の4つの血液型に色付けしなさい．試験管中の血漿タンパク（E）はそのままにすること．試験管下部の矢印は輸血可能を示したものである．
2. 右側の血液型決定の過程に色を付けなさい．右上の端にある血液の凝集している塊に色を付けることに注意しなさい．
3. 左側の血液型の比率の棒グラフに色を付けなさい．それぞれの頭部（円形）はそのままにしておくこと．

*訳者注：日本人では94％がRh⁺である．

BLOOD AGGLUTINATION 血液凝集反応

RED BLOOD CELL 赤血球
ANTIGENS 抗原
凝集原A **AGGLUTINOGEN A**
凝集原B **AGGLUTINOGEN B**
BLOOD PLASMA 血漿
ANTIBODIES 抗体
凝集素A **AGGLUTININ A**
凝集素B **AGGLUTININ B**

たくさんの赤血球が一緒になって塊となる凝集は，ある人から得られた赤血球の表面上の凝集原（複合糖脂質物質）と別の人の血漿中の特異的抗体様の凝集素との間の反応によって生ずる．血漿の凝集素が異った赤血球上の凝集原と同時に反応したときには，塊が出来る．凝集は抗原である凝集原が抗体である凝集素との間の免疫反応と同じである．

ABO BLOOD GROUPS ABO 血液グループ

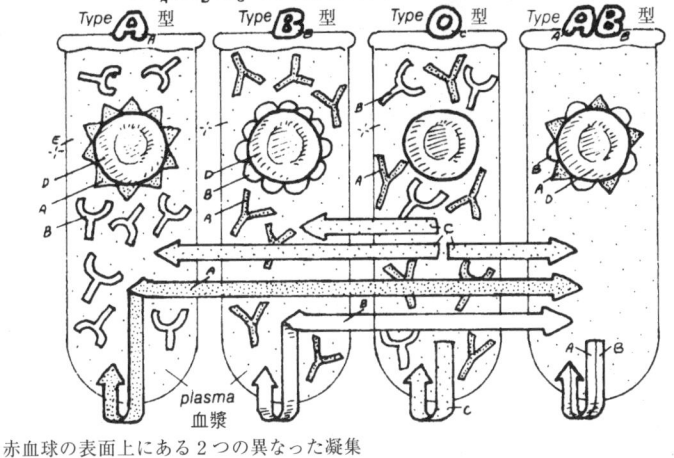

赤血球の表面上にある2つの異なった凝集原のAおよびBに基づいて，ヒトは4つの主要な血液型に分類される．凝集原AをもつヒトはA型で，凝集原BをもつヒトはB型，両方の凝集原をもつヒトはAB型である．O型のヒトはA凝集原もB凝集原も持っていない．A型の血漿は凝集素Bを含み，B型の血液は凝集素Aを持っている．AB型血漿はいずれの凝集素をも持っていない．O型の血漿はA，B両方の凝集素を持っている．したがって，A型の血液はB型の血液と混合してはいけないし，その逆も真で，凝集が生じる．しかしながら，O型の血液をもつヒトはその血液をすべての型のヒトに供与出来る（万能供血者）が，別のO型のヒトからだけ血液を受取ることが出来る．AB型のヒトはすべての型のヒトから血液を受取ることが出来る（万能受血者）が，他のAB型の人だけに血液を与えることが出来る．

血液型は遺伝する．一卵性双生児は同じ血液型を持つ．異なる人種の間では，血液型の比率は非常に異なっている．

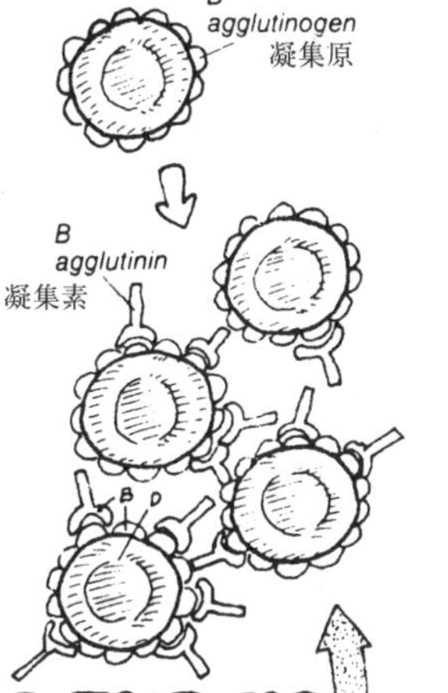

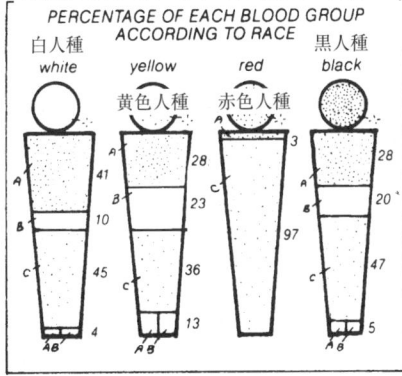

PERCENTAGE OF EACH BLOOD GROUP ACCORDING TO RACE
人種によるそれぞれの血液型の百分率

white 白人種 / yellow 黄色人種 / red 赤色人種 / black 黒人種

BLOOD TYPING 血液型
AGGLUTINATION (CLUMPING) 凝集反応（凝塊すること）

SERUM A 血清A — type B agglutinin B型凝集素
SERUM B 血清B — type A agglutinin A型凝集素

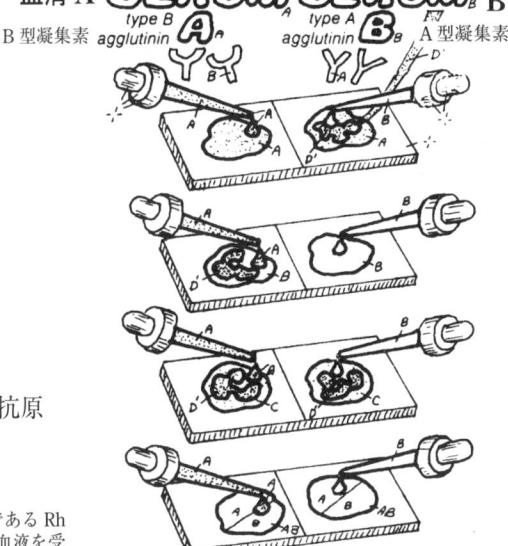

個々人の血液型はそれぞれの血液（4つの血液型はそれぞれのスライドガラスに示されている）に抗-Aまたは抗-B凝集素（抗体）の既知の血清（血漿）を混ぜ合わせ，どの組み合わせで凝集が生じているかを見ることで区別が可能となる．

RHESUS BLOOD GROUP SYSTEM Rh 血液グループ系

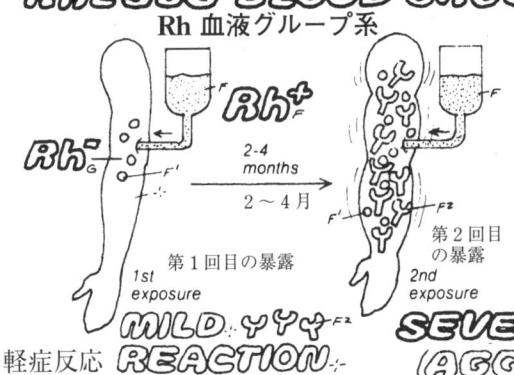

Rh⁺ ANTIGENS Rh⁺抗原
ANTI Rh⁺ ANTIBODY 抗-Rh⁺抗体

1st exposure 第1回目の暴露 / 2-4 months 2〜4月 / 2nd exposure 第2回目の暴露

MILD REACTION 軽症反応
SEVERE REACTION (AGGLUTINATION) 重症反応（凝集反応）

大部分のヒトの赤血球にはもう1つの凝集原であるRh因子を含んでいる．Rh（−）の人がRh（＋）の血液を受けるとすぐには凝集しない．しかしながら，受血者の身体は，異物タンパクの供血者の赤血球のRh因子に対する抗Rh凝集素（抗体）を産生して，間もなく反応する．Rh（＋）の血液の第2回目の輸血の際には，凝集が起こる．

HEMOLYTIC DISEASE OF THE NEWBORN 新生児溶血性疾患

1. 1ST PREGNANCY 第1回目の妊娠
2. AFTER DELIVERY 出産後
3. 2ND PREGNANCY 第2回目の妊娠
4. EXCHANGE OF BLOOD 血液交換（交換輸血）
5. AVOIDING FUTURE PROBLEMS IN STEP 2. 第2段階で将来の問題を避けるためには

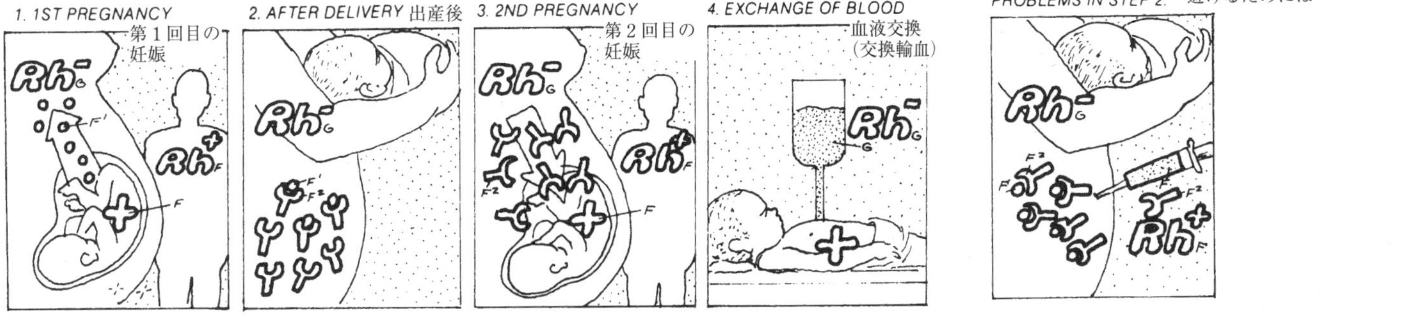

(1) Rh（＋）の父親とRh（−）の母親の間にはRh（＋）の胎児ができる．Rh因子を持つ胎児の血液は，妊娠中あるいは出生時に母体の血液に侵入する．(2) 数か月以内に母体は抗-Rh抗体（凝集素）を産生する．(3) 2回目の妊娠で，生産された抗体は胎児の血中に入り，凝集を生ずる（胎児赤芽球症，新生児の溶血性疾患）．(4) 新生児の血液から母体の抗-Rh（＋）を取り除くためにRh（−）の血液で置き換えなければならない．胎児自身のRh（＋）が再び生成されるときには，凝集を引き起こす母体の抗-Rhはなくなってしまう．(5) これを防ぐ1つの方法として産後の母親にもう1度抗-Rh凝集素を注射することである．母親は抗体を作り，それがすべての抗-Rh凝集素を不活性化し，そして将来の影響を取り除く．

止血と血液凝固の生理学

　組織の損傷を受けた後血液の喪失を防ぐために，血管は収縮し障害物（血小板栓塞と凝血）をつくり，傷害部を閉じる．これらの事象は止血の機構をつくり上げている．

　血小板から放出されるセロトニンは傷害部の血管収縮を引き起こす—組織の損傷はしばしば血管壁の結合組織を断裂して，コラーゲン線維が露出する．この損傷部のざらざらした表面から流出した非常に壊れやすい血小板はそこに接着してこわれ，セロトニンを遊離する．これは強力な局所的血管収縮物質であり，損傷を受けた小動脈，更に小動脈の壁に存在する平滑筋細胞を瞬時に収縮させる．この収縮は，これらの血管からの血液流出を効果的に少なくさせて阻止する．

止血栓（血小板栓）の形成

　血小板は止血栓を形成し，一時的に傷害部位を閉じる—血管収縮の後で，止血栓（血小板栓）の形成よりなる長時間持続する過程が起こる．この障害物を形成するために，血小板は凝集し相互に傷害部に接着して，血液喪失に対抗するゆるい一時的な封印をつくる．

　トロンボキサン A_2 は血小板から放出されて血小板の凝集を誘導する—トロンボキサン A_2 はエイコサノイド（プロスタグランディン関連物質）で，近くにある血小板に作用して凝集し，すでに傷害部の壁に結合している部分に結びついて塊をつくる．塊には引き続いて血小板が凝集して成長し，遂には一時的な止血栓（血小板栓）をつくって血液の喪失を防ぐ．これを確実にするために，血小板塊の成長は傷ついた領域のみに限定され，それに隣接している内皮細胞はもう１つのエイコサノイド，プロスタサイクリン（PGI_2）と呼ばれる血小板凝固を強力に抑制するプロスタグランディン化合物を分泌する．

凝血の形成とその生化学

　フィブリン（線維素）は血小板栓の上に網を形成して赤血球を取り込んで凝血を形成する—速やかに形成された血小板栓は，次にフィブリンと呼ばれる線維状タンパク質の網目で強化され，血小板栓に網がかけられる．フィブリン・ネット（網）は最初は目が粗いが次第に硬化して真の凝血を形成し，組織の再生の壁が修復されるまで傷口を塞ぐ．

　フィブリンはトロンビンの働きでフィブリノーゲンからつくられる—肝臓はフィブリノーゲン（前フィブリン）と呼ばれる大型のタンパク質を産生し，それが血液中を循環している．血管壁の損傷は血液中のトロンビンと呼ばれるプロテアーゼ（タンパク分解酵素）を活性化して，フィブリノーゲンをより小さいフィブリンへ加水分解する．トロンビンは正常では血液中をその不活性化型のプロトロンビンの形で循環している．

　トロンビンは内在性あるいは外来性経路を経由してＸ因子により活性化される—プロトロンビンの活性化は凝固機構の重要な段階で，カルシウム・イオンと第Ｘ（10）因子と呼ばれるタンパク因子が必要である．第Ｘ因子の活性化は２つの経路のいずれかで起こる：内在（血液）経路は血液と関連した原因物質から生ずる第XII因子の活性化が含まれる；外来（組織）経路は，トロンボプラスチン（第III因子）と呼ばれるもう１つの酵素の傷害された組織（内皮細胞）からの産生物が含まれる．トロンボプラスチンは直接に第Ｘ因子を活性化するが，第XII因子はいくつかの他の因子を活性化して，次いで第Ｘ因子を活性化しなければならない．沈殿したフィブリンは最初はゆるいがもう１つの血液因子（第XIII因子）の存在で引き締まり，凝血として硬くなる．

　抗トロンビンとヘパリンは傷害なしで凝固を阻止する—血液凝固は，もしも健康な血管内で起こったならば大いに危険なことである．なぜならば凝血は小血管の血流を止めて，心臓発作や脳卒中のような健康上の大問題の原因となるからである．この不必要な凝血の形成を防ぐためには，循環血中に抗トロンビン因子-IIIやヘパリンのような抗凝血剤を入れてトロンビンの活性化を抑制して，それによって凝血の形成を止める．内皮細胞の表面タンパクのヘパリンは抗トロンビン因子-IIIの活性化のための補足因子として働く．

　少量のアスピリンは抗凝固作用を持っている—トロンボキサン A_2 を形成するサイクロオキシゲナーゼを抑制することによって，アスピリンは凝塊の形成を起こし血小板の凝集を低下させる（上記を参照）．アスピリンの使用は，脳卒中や心臓冠状血管病を持つ心臓発作の発生を減少させる主要な因子である．

凝血の収縮と溶解

　凝血の収縮は止血を促進し，血管壁の治癒を早める—１度凝血が形成されるとそれは収縮し始める．収縮は能動的な過程であり，ATPを利用して血小板の偽足中のアクチン・フィラメントの収縮を起こす．凝血の収縮は，凝血中に取り込まれている血漿を押し出し，偽足を短縮する．凝血の縁は損傷を受けた組織の縁と接していることから，凝血が収縮することは損傷を受けた縁どうしを近づけて，止血を進めて傷を塞ぎ，修復を促進することになる．

　プラスミンによるフィブリンの消化は凝血の溶解を助ける—ひとたび傷害された血管壁が治癒すると，凝血は溶けて取り除かれる．プラスミン（線維素溶解酵素）はフィブリン網を消化して，凝血の破壊を生ずる．プラスミンはプラスミノーゲンという前駆物質からつくられる．プラスミノーゲンの活性化は組織プラスミノーゲン活性化因子（tPA）タンパクによってもたらされるが，それは血管の内皮細胞でつくられて凝血の中に取り込まれている．

　凝血溶解因子の臨床的使用—血液凝固は心臓発作や脳卒中と関連しているので，その破壊（溶解）は重要な臨床的利益となる．心臓発作や脳卒中の発症後直ちに，tPAのようなプラスミノーゲン活性化因子が冠状血管や脳血管内の凝血を溶かすために注射される．血液循環の改善は心臓や脳の組織の永久的損傷を減少させる．

凝血生成の異常

　血友病は血液凝固因子の欠乏によって引き起こされる—いくつかの病気や栄養欠乏状態は適切な凝固を妨害する．血友病（出血疾患）は傷を受けたあと止血がおこらず血液の喪失が続く特徴をもつ遺伝病である．これは血液凝固因子の１つが欠損しているためにひきおこされる．第XIII因子の欠損はタイプＡ（Ａ型）でおこり，血友病の最も一般的な（75％）型で，男性が罹患する（例えば，英国のビクトリア女王（Queen Victoria）の男性子孫にみられる）．予防的処置として，失われている凝固タンパクの注射が行われる．

　血小板の減少とビタミンＫの減少も血液凝固を低下させる—骨髄における血小板産生の減少（血小板減少症）は，放射線による被曝，疾病あるいは薬物の毒素によって骨髄の傷害によって生じ，やはり血液凝固が妨げられる．第３の原因は，肝臓でのプロトロンビン合成に必要であるビタミンＫを欠いた食事を摂取しつづけた場合である．

CN：Ａに赤を用い，ＩとＬに濃い色を使いなさい．
1．血液凝固に関する１〜５の図を完全に色付けなさい．５の図を終わるまでには２つの経路（図の３と４の下）に色をつけないこと．１と２の血液（Ａ）は一様な帯として色付けることに注意し，３〜５では赤血球（A^1）と血小板（Ｅ）だけに色を付けなさい．
2．２つの経路に色を付け，血液凝固の分解を着色しなさい（５の下）．

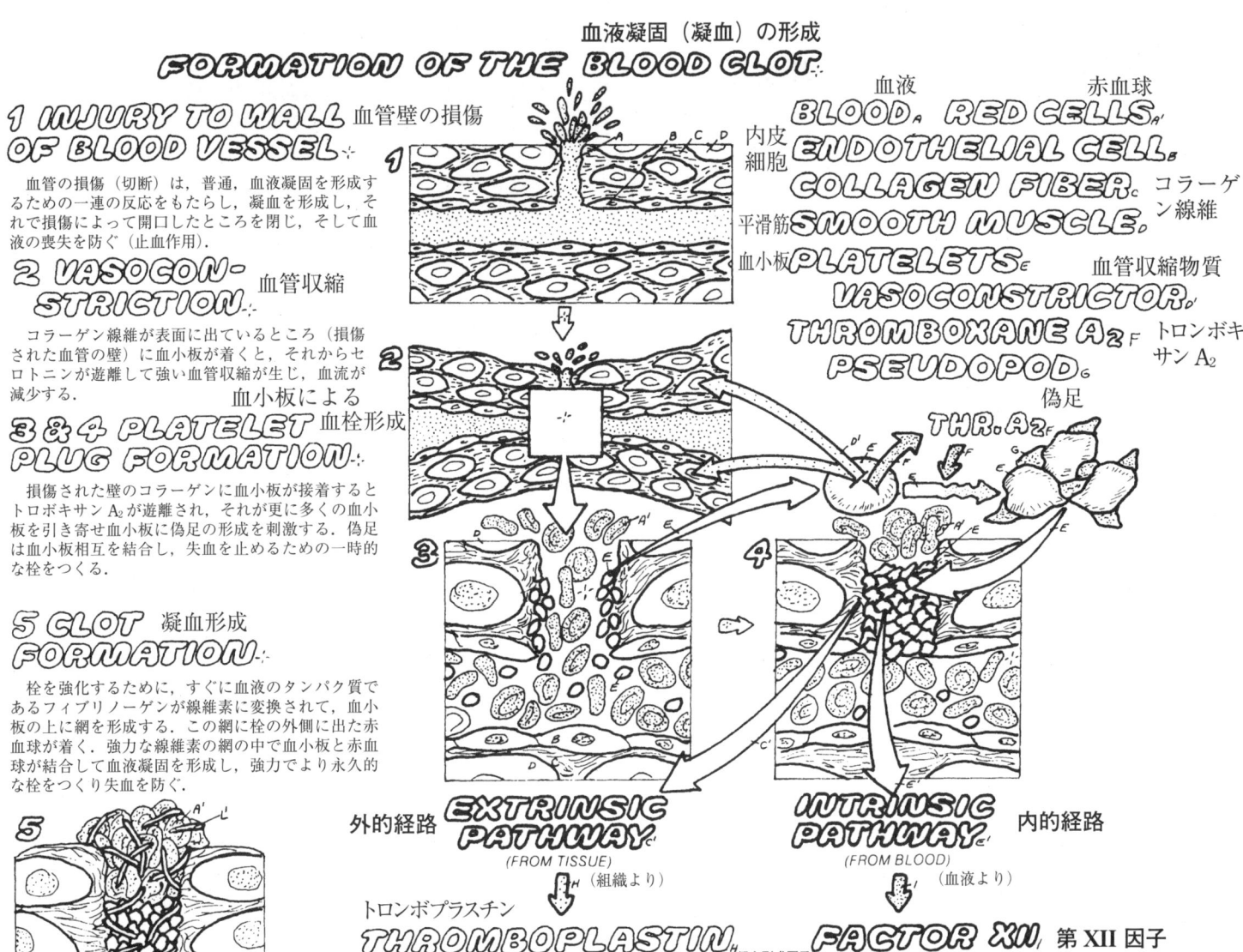

FORMATION OF THE BLOOD CLOT
血液凝固（凝血）の形成

1 INJURY TO WALL OF BLOOD VESSEL 血管壁の損傷

血管の損傷（切断）は，普通，血液凝固を形成するための一連の反応をもたらし，凝血を形成し，それで損傷によって開口したところを閉じ，そして血液の喪失を防ぐ（止血作用）．

2 VASOCONSTRICTION 血管収縮

コラーゲン線維が表面に出ているところ（損傷された血管の壁）に血小板が着くと，それからセロトニンが遊離して強い血管収縮が生じ，血流が減少する．

3 & 4 PLATELET PLUG FORMATION 血小板による血栓形成

損傷された壁のコラーゲンに血小板が接着するとトロボキサンA₂が遊離され，それが更に多くの血小板を引き寄せ血小板に偽足の形成を刺激する．偽足は血小板相互を結合し，失血を止めるための一時的な栓をつくる．

5 CLOT FORMATION 凝血形成

栓を強化するために，すぐに血液のタンパク質であるフィブリノーゲンが線維素に変換されて，血小板の上に網を形成する．この網に栓の外側に出た赤血球が着く．強力な線維素の網の中で血小板と赤血球が結合して血液凝固を形成し，強力でより永久的な栓をつくり失血を防ぐ．

BLOOD 血液　**RED CELLS** 赤血球
ENDOTHELIAL CELL 内皮細胞
COLLAGEN FIBER コラーゲン線維
SMOOTH MUSCLE 平滑筋
PLATELETS 血小板
VASOCONSTRICTOR 血管収縮物質
THROMBOXANE A₂ トロンボキサンA₂
PSEUDOPOD 偽足

EXTRINSIC PATHWAY 外的経路 (FROM TISSUE) （組織より）
INTRINSIC PATHWAY 内的経路 (FROM BLOOD) （血液より）

THROMBOPLASTIN トロンボプラスチン
FACTOR XII 第XII因子
CLOTTING FACTORS 凝血形成因子
Ca⁺⁺　**OTHER FACTORS** その他の因子
FACTOR X 第X因子
PROTHROMBIN プロトロンビン
THROMBIN トロンビン
FIBRIN 線維素
FIBRINOGEN フィブリノーゲン　in blood circulation 血流中
LIVER 肝臓

BLOOD CLOT 凝血形成（血液凝固）
CLOT CONTRACTION (PSEUDOPODS) 凝血の収縮（偽足）
PLASMINOGEN プラスミノーゲン
PLASMIN プラスミン
CLOT DISSOLUTION 血餅の溶解

可溶性の血液タンパクであるフィブリノーゲンの，不溶性の線維素への変換は，トロンビンという酵素によって促進される．トロンビンは，活性化された第X因子の働きによってその前駆物質であるプロトロンビンからつくられる．第X因子の活性化は，2つの経路を介するいくつかの因子の形成を含む反応の流れによって左右される．すなわち外経路（損傷を受けた組織より）あるいは内経路（血液より）の2つである．損傷を受けた組織はトロンボプラスチンを遊離し，他の因子（特にカルシウム・イオン）が血液から供給される．組織の修復過程で，凝固は偽足を引っ込めることによって収縮する．凝固を溶解するためには，酵素プラスミンが線維素網を溶かす（破壊する）．プラスミンは不活性である前駆物質のプラスミノーゲンからつくられる．

CONDITIONS PREVENTING CLOTTING 血液凝固が妨げられている状態

HEMOPHILIA 血友病

血友病は，1つあるいはいくつかの血液凝固に関係する因子の欠損による遺伝的疾患である．その結果，血液は極めてゆっくり凝固する．

CLOTTING FACTORS 凝固因子
FIBRIN 線維素

THROMBOCYTOPENIA 血小板減少症

血小板減少症では，赤色骨髄による血小板形成が欠損されている．血小板欠乏は凝固を妨げる．

PLATELET PRODUCTION 血小板産生
RED MARROW 赤色骨髄

VITAMIN K DEFICIENCY ビタミンK欠乏症

ビタミンKは食餌あるいは腸内細菌によって供給され，凝固に関する必要な因子の1つであり，プロトロンビンを肝臓で合成するために必要とされる．

PROTHROMBIN プロトロンビン
CLOTTING FACTORS 凝固因子

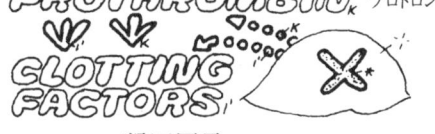

白血球および生体の防御

白血球の型と一般的機能

白血球の両方の型（顆粒球と無顆粒球）は感染に対する生体の防御に働く—白血球は，その形態学に基づいて，顆粒球（細胞質顆粒を含む，すなわち好中球，好酸球や好塩基球）と無顆粒球（顆粒を持たない，すなわち単球，マクロファージやリンパ球）に分けられる．無顆粒球よりも顆粒球のほうが数が多い．顆粒球の中でも好中球は最も数が多い．無顆粒球の中では，リンパ球が他のものよりも数多く存在する．それらは形が異なっているのとは関係なく，すべての白血球は共通の機能を持っている—すなわち，それぞれの細胞は特殊な働きを持っているけれども，外来細胞や感染から防御するのを助ける（下記並びに図147, 148を参照）．

白血球は大部分骨髄から生ずる—顆粒球及び無顆粒球の一連の細胞系は骨髄を起点とし，そこで幹細胞から増殖し分化することで形成される．血流に入った時点で，白血球の多くは先天性や非特異的防御反応に関係し，侵入する感染物に対応するとともに組織の損傷や炎症に対処する．

大部分のリンパ球はリンパ臓器より生ずる—あまり多くない数のリンパ球は，骨髄内かリンパ系器官かのいずれかに存在する幹細胞のもう1つの経路から発生する．つくられる過程で，未成熟なリンパ球は一時的にある種のリンパ器官（リンパ節，胸腺）に移り，そこで分化し成熟し，リンパ球として重要な機能，すなわち侵入した微生物に対する"獲得"免疫反応機構を用いて生体を防御する．

機能的に白血球は2つの広い分野に分類される—(1) 組織傷害によってひき起こされる感染と炎症に対する非特異性先天性免疫反応へ関与するもの；および (2) 獲得免疫を分担するものとがある．リンパ球は主に第2の範疇に入り，他の白血球は第1の働きを持つ．

傷害や感染に対する自然（非特異性）反応

傷害に対する反応における3つの防御線—顆粒球や食作用を持つ無顆粒球は，早期に且つ傷害部位に微生物の感染するのを防ぐ3つの別々で連続性のある反応を示す．それぞれの時期で白血球の1つの型が関与している．

好塩基球と組織肥満（マスト）細胞によるヘパリンとヒスタミンの放出は傷害に対する早期の反応を開始させる—身体をおおって保護している上皮組織が損傷を受けたとき，微生物（例えば細菌）が生体に侵入し，毒素を放出し，局所的感染を引き起こす．これが原因となり肥満細胞（好塩基球に似ているが組織に存在している）の顆粒に含まれているヘパリンやヒスタミンが組織間隙に放出される．近くにいる好塩基球は血液中で同じように振舞う．ヘパリンは血液凝固を阻止し，ヒスタミンは血管拡張と局所的血管に対して血液タンパクや血球の透過性亢進を促進する．血液タンパクや体液は損傷部位へ漏出して浮腫（腫脹）を起こす．徐々にその体液は凝固し，細菌を捕捉し，そして生体に対するそれ以上の侵入を防ぐ．

組織マクロファージ（大食細胞）は防御の第一線に立ち，微生物を摂食する—この時，皮膚や肺臓のような種々の組織に存在する組織マクロファージが微生物を攻撃して，その食作用によって破壊する．このような意味から組織マクロファージは防衛の第一番手といわれる．食作用は偽足を出すことによって微生物を飲み込み，食作用小胞による捕獲と続く．次いで捕獲小胞は食細胞のリソソームへ移動し，そこで微生物はリソソーム酵素によって消化される．

傷害部位への好中球の遊走は防御の第二線をつくり出す—もし感染が続くと，好中球がその損傷部位を攻撃する．実際，傷を受けてから2〜3時間で，血中には好中球の数が何倍にも増加し，特に感染部位には多くの好中球が集まる．好中球は毛細血管上皮細胞間のすき間を，糸状偽足を出して出ていき移動する（血管外遊出）．損傷部位では，好中球は組織マクロファージと同じような方法で微生物を食べ始める．好中球は防御の第二番手であるといえる．

単球は防御の第三線となる—もし組織マクロファージや好中球が，感染に対して必要な対処を行うことができない場合，無顆粒単球が好中球と同じように移動して損傷部位に到達する．単球は初期のうちは小さく，そして食作用がない．血液から離れて1時間もしないうちに，単球は大型化し，組織マクロファージのような形になる．その後，微生物や死滅した好中球を貪食する．単球は，実際には，マクロファージが食作用後に死滅してからの新しい組織マクロファージであるのかも知れない．単球は防衛の第三番手であろう．普通の場合，3段階の防御機構は感染源を除去するのに十分である．

サイトカインとケモカインの放出は白血球（WBC）の増殖と遊走を刺激する—傷害部位への食作用を持つWBCの数の増加（増殖）と遊走反応の増加（走化性）は，傷害組織および/あるいはある種の白血球から放出される体液性因子，主としてサイトカインとケモカインによって制御されている．食細胞は走化性あるいは似たような誘導機構によって傷害部位へ行く道筋を見つける．ケモカインはサイトカインの特殊な型である．インターロイキン-3は好酸球の遊走と走化性を刺激するが，インターロイキン-8は好中球でこれらの反応を誘導する．その他の体液性因子は骨髄の血管洞の透過性を増加させて，新しい好中球や単球を血液中に放出するのを増やす．細胞表面の接着分子はWBCが組織細胞や感染物に接着するのを調節している．

線維芽細胞は増殖して傷害部位を閉じて，傷の修復が始まる—自然防御機構の最終段階は，傷口の修復である．徐々に結合組織の線維芽細胞は増殖して傷害された組織を閉じて，修復が始まる．液体と死んだ細胞と死んだ微生物をその中に含んでいる膿胞が形成される．この膿はマクロファージにより排出されるか，徐々に清掃される．

発熱反応と獲得性免疫反応は持続する感染に対して活性化される—もしこの非特異的な急速かつ自然の防御反応が感染を排除するのに十分でない時，血中へ侵入した毒素は他の防御反応，例えば発熱そして更に効果的なリンパ球の対応，すなわち獲得免疫反応を起こすことになる（図147, 148を参照）．

CN：Aには赤，Jには紫を用いなさい．非常に明るい色をC-Hの構造に，濃い色でI, K, Nを塗りなさい．

1．ページの上部のいろいろな白血球に色付けし，赤色骨髄（A）の起源から開始しなさい．
2．番号の付いたタイトルの順序で，微生物の侵入に対する非特異的反応に色を付けなさい．第2，第3番目の枠内の図を塗るとき，小さいところ，例えばタンパク（K）あるいは微生物（I）を塗る前に背景あるいは大きな構造に色付けしなさい．番号3について，肥満細胞（E[1]）と同様に小さなヒスタミン分子について色付けしなさい．番号6を色付けしなさい．組織へ行く液体の動きの矢印には付けないように．
3．食作用の拡大図とその下のマクロファージの働きを着色しなさい．

WHITE BLOOD CELLS 白血球

白血球（WBC）は異物による感染（細菌，ウイルス）から生体を防御する．ほとんどの白血球は骨髄の分化していない幹細胞を起源とする．リンパ球は主としてリンパ器官（胸腺，脾臓，リンパ節）から分化する．

RED BONE MARROW 赤色骨髄
STEM CELL 幹細胞 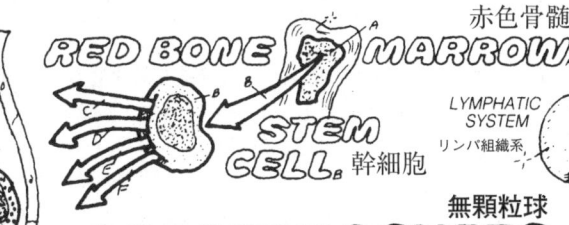 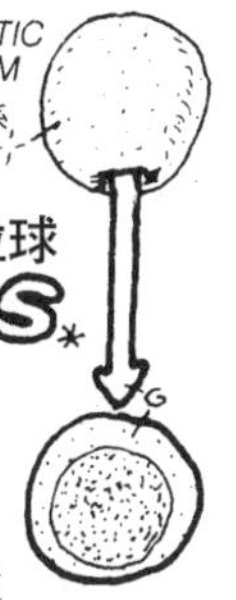
LYMPHATIC SYSTEM リンパ組織系

顆粒球 GRANULOCYTES
- 好中球 NEUTROPHILS 60-70%
- 好酸球 EOSINOPHILS 2-4%
- 好塩基球 BASOPHILS .5-1%
- 肥満細胞 MAST CELL

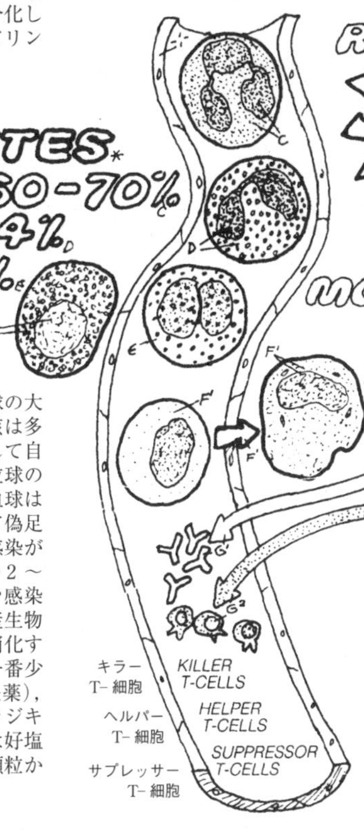

無顆粒球 AGRANULOCYTES
- MONOCYTES 3-8% 単球
- TISSUE MACROPHAGE 組織マクロファージ
- LYMPHOCYTES 20-25% リンパ球
- B-LYMPHOCYTE B-リンパ球（B-細胞）
- ANTIBODIES 抗体
- T-LYMPHOCYTES T-リンパ球（T-細胞）

KILLER T-CELLS キラーT-細胞
HELPER T-CELLS ヘルパーT-細胞
SUPPRESSOR T-CELLS サプレッサーT-細胞

顆粒球（好中球，好酸球及び好塩基球）は白血球の大部分を占める．それらの細胞質中には顆粒を含み核は多形性を示す．顆粒球と単球は，微生物の侵入に対して自然免疫反応（炎症，食作用）を示す．**好中球**は顆粒球の大半を占め，食細胞でかつ遊出する．これらの白血球は微生物を認識するとそれらに接着し，膨張しそして偽足を出し飲み込んで消化してしまう．好中球の数は感染が起こると血中に著しく増加する．**好酸球**は白血球の2～4%を占め，食作用は弱いが強い走化性（傷害部や感染部位に向かう）がある．これらの白血球は種々の産生物を食することで抗原-抗体反応の複雑な産生物を消化するように特殊化している．**好塩基球**は白血球中で一番少ない成分である．それらはヒスタミン（血管拡張薬），ヘパリン（抗凝固剤）そして多分セロトニンやブラジキニン（血管収縮薬）を血中に放出する．**肥満細胞**は好塩基球と似ているが，組織中にのみ認められ，その顆粒からヒスタミンやヘパリンを放出する．

単球には細胞質中に1個の大型の核と少数の顆粒が存在する．これらの単球は傷害組織に入ると**組織マクロファージ**に変形し，微生物や組織の破片を飲み込む．単球は，例えば肝臓や肝臓にいる恒久的な組織マクロファージの源でもある．**リンパ球**は特異的なウイルスや細菌から生体を守るための獲得免疫反応に関与している．リンパ球は2つの型に分かれ，**B-細胞**は特異的な抗体（体液性免疫）を産生して細菌やウイルスを不活性化し，その抗体はB-細胞の分化した型である形質細胞によって分泌される．**T-細胞**はすべての外来異種細胞を攻撃する（細胞免疫）．T-細胞は胸腺から由来し，キラー（細胞毒性），ヘルパー及びサプレッサーの型に分けられる．

自然免疫/非特異的反応
NATURAL IMMUNITY / NONSPECIFIC RESPONSE: INFLAMMATION & PHAGOCYTOSIS 炎症及び食作用

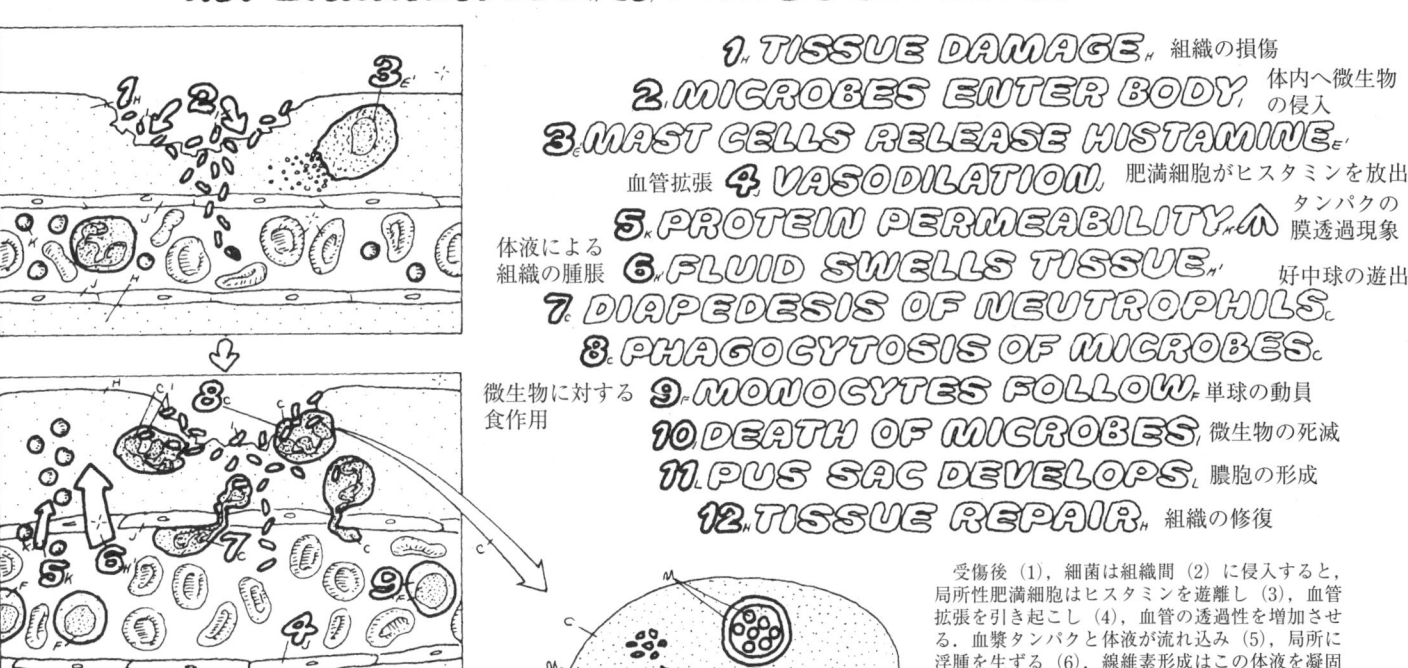

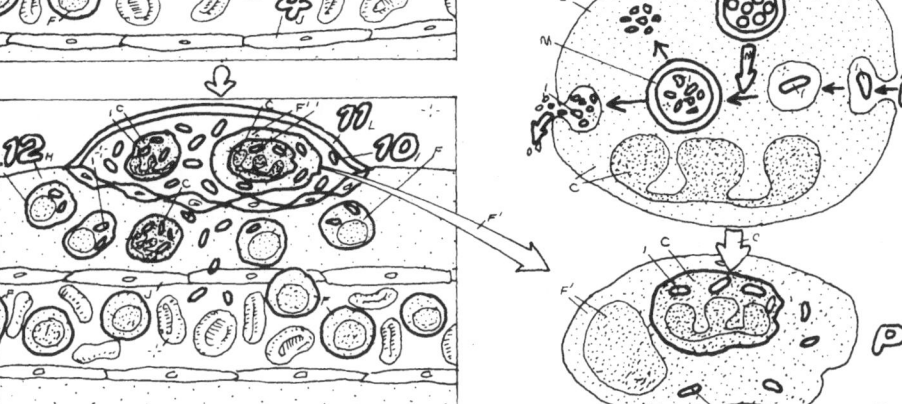

1. TISSUE DAMAGE 組織の損傷
2. MICROBES ENTER BODY 体内へ微生物の侵入
3. MAST CELLS RELEASE HISTAMINE 肥満細胞がヒスタミンを放出
4. VASODILATION 血管拡張
5. PROTEIN PERMEABILITY タンパクの膜透過現象
6. FLUID SWELLS TISSUE 体液による組織の腫脹
7. DIAPEDESIS OF NEUTROPHILS 好中球の遊出
8. PHAGOCYTOSIS OF MICROBES 微生物に対する食作用
9. MONOCYTES FOLLOW 単球の動員
10. DEATH OF MICROBES 微生物の死滅
11. PUS SAC DEVELOPS 膿胞の形成
12. TISSUE REPAIR 組織の修復

受傷後（1），細菌は組織間（2）に侵入すると，局所性肥満細胞はヒスタミンを遊離し（3），血管拡張を引き起こし（4），血管の透過性を増加させる．血漿タンパクと体液が流れ込み（5），局所に浮腫を生ずる（6）．線維素形成はこの体液を凝固し，細菌を捕捉する．今や静かにしていた組織マクロファージ（防御の第1番手）が微生物を貪食し始める．次に好中球が血管から遊出して離れ（7），盛んに食作用を行う（8）（防御の第2番手）．より大きな傷害では，血液単球がその場所に移動し（9），マクロファージとなり，好中球が微生物を排除するのを助ける（10）（防御の第3番手）．膿胞は死滅した細胞や破壊片を含み大きくなり（11），そして上皮細胞や線維芽細胞による組織の修復（12）の間，排除され，そして徐々に清掃されていく．

PHAGOCYTOSIS 食作用
LYSOSOME リソソーム

Phagocytes engulf bacteria and digest them within their lysosomes.
食細胞は細菌を飲み込み，そのリソソーム内で消化する．

獲得免疫：B-リンパ球と抗体を仲介する反応

獲得免疫の2つの型—リンパ球は特殊な外来物質（抗原）に対して，ゆっくりしたそして特異的に発生する免疫反応に関与している．この反応は遺伝的に計画されているが，抗原に曝された後にのみ生ずる（獲得免疫）．2種類の獲得免疫反応は，体液性—あるいは抗体を介する反応で，B-リンパ球（B-細胞）によって仲介されるもの（この図）と，細胞を介する反応でT-リンパ球を介するもの（次の図，148）とがある．

能動的，抗体を仲介する免疫

抗原は通常外来異物タンパク（例えば，毒素）で，自由に浮遊していたりあるいは感染性生物の表面にある—抗原の存在はリンパ節内のB-リンパ球の表面にあるレセプター（受容器）分子によって感知される．早期の前駆B-細胞は骨髄内にあるが，嚢様の臓器——例えばリンパ節——内に移動してそこで成熟する．多数のB-細胞はある型の抗原を感知するように特殊化する．B-細胞は一般に特殊な抗原を認識するように遺伝的に計画されている．これらの表面受容体は抗体の1つの型である（以下を参照）．

抗体は形質細胞のクローンにより産生される—抗原を感知すると，B-細胞は感作される．これらは形質細胞と呼ばれる大型の分泌細胞に変化する．これらの細胞は増殖し，クローンを形成して，主として細菌起源の抗原（下記を参照）と結合して中和する機能を持つ抗体と呼ばれる特殊なタンパク質を大量に合成して，形質細胞に輸出する．形質細胞の形成と増殖はヘルパーT-リンパ球（図148）からのサイトカインの放出によって調節されている．外来抗原に対する抗体の産生は能動免疫の一種で，完全に発達するまで数日から数週間かかる．

抗体のいくつかの組（クラス）—多くの異なった抗原に対して産生される種々の抗体はすべてタンパク分子（免疫グロブリン，Ig）である．IgG（γ-グロブリン）とIgMは最も多い型で，細菌とウイルス感染に対して機能している．IgD型はB-細胞表面にあって抗原を認識する，そしてIgE型抗体はアレルギー反応に関与している．IgA型抗体は駐在する形質細胞の一種により産生される一種の分泌型免疫グロブリンで，胃腸管や呼吸器粘膜からの分泌物と乳汁中に分泌される．

抗体分子は可変性と不変性分節とを持つ—それぞれの抗体は重鎖（ペプチド鎖）と2本の軽鎖よりなる大体Y字形をしている．重鎖は抗体分子の不変部分ですべての抗体分子で同じである．Y字の腕の部分に位置する軽鎖は（重鎖に付いていて）可変部分を構成していて，その分子の機能的に重要な部分である．したがって各抗体分子には2つの部分があり，それぞれの可変部分の1つの腕は抗原と相互作用を行う．極端に変わっている抗体は，可変性タンパク鎖内の構造変化（アミノ酸構成）の差に大きく基づいている．

抗原-抗体結合は微生物とそれらの毒素を不活性化する—血液中や組織液中で抗原に出会うと，抗体は抗原分子と結合してそれを中和し，不活性化する．不活性化は両者の直接結合によって生じ，沈降（凝集）を引き起こしたり，あるいは抗原の活性部位を覆うことによって行われる．もしも抗原が遊離している毒素分子ならば，抗原・抗体複合体は一緒に結びついて塊を形成して食細胞に取り囲まれるようになる．抗体と微生物の表面抗原と結合すると，その微生物は食細胞によって認識され，攻撃され，そして破壊される．

補体系は抗体が微生物を破壊するのを助ける—抗体は化学反応の流れを触媒するように配列されている一連の酵素群よりなる補体系を活性化して，間接的に同じ目的を達成することができる．単一の抗体と抗原との結合はこの反応系を活性化して何百万もの酵素を急速に動員して，抗原と接着したりあるいは凝集を引き起こしたりして微生物を急速に溶解して防御反応を示す．

メモリー（記憶）細胞は抗体が将来抗原と出会うのを学習する—抗原が取り除かれた後は，抗体はその数を減少させる．2回目に同じ抗原に出会うと，大量の同じ特定抗体が産生される．この促進反応はメモリー細胞と呼ばれる一種の形質細胞の働きによるものである．B-細胞は最初に抗原に出会うとメモリー細胞を産生する．メモリー細胞はどのようにして抗体を産生するのかを"学習"するが，2回目に同一の抗原に出会うまで休止状態にある．しかし活性化されるとクローンを形成して大量の抗体を産生する．これが感染に対して長期間持続する免疫の基盤である．

受動免疫，ワクチン接種および自己免疫反応

受動免疫とは胎盤を通過し，乳汁を介して抗体を移行させるものをいう—胚児と若い胎児は保護されている環境に生きているので，基本的には抗体を欠損している．ある種の母体抗体（IgG抗体）は胎盤を通過して移行する．母体の抗体はまた出生後，乳汁IgA免疫グロブリンの形で供給される．新生児の小腸粘膜は，IgA抗体タンパク全体をそのまま変化させずに包み込んで飲み込む．この能力は生後数週間持続するが，これがごく短期間でも母乳栄養が奨励される理由の1つである．初乳（最初の母乳）には特に抗体が豊富に存在する（図159）．

ワクチン接種にはB-細胞の人工的活性化が含まれる—メモリー細胞はワクチン接種による免疫化現象に含まれるが，その時生体の免疫系を感作してB-細胞を形成するために，少量の死んだあるいは変形した抗原（例えば死滅させた天然痘ウイルス）に意識的に曝させる．生体が同じ抗原（例えば真性の天然痘感染）に後で曝されたときには，抗体産生は素早くて強力でしかも通常有効である．

抗体の治療的使用—B-細胞を培養して研究室内でつくられるモノクローナル抗体は，特殊な疾患にかかっている患者に与えることができる．その結果は有効であるが，短期間しか持続しない．癌細胞を見つけて殺す抗体を使用する方法は，現在研究中である．

自己抗体は自己免疫疾患の原因である—しばしば生体自身の細胞にある，ある種の正常な表層タンパクに対する抗体が間違ってつくられることがある．また外来異物に対して産生される抗体は，抗原が類似している正常細胞表層タンパクを間違って攻撃する（交差反応）．これらは自己免疫抗体を攻撃して侵入してくる細胞に傷害を与えたり死滅させたりして，グレーヴ（Grave）病，（甲状腺機能亢進症），I型糖尿病，重症筋無力症，リウマチ性関節炎，多発性硬化症のような多様な病気（自己免疫疾患）を発症する．

CN：抗原（A）と血液循環（F）に対しては，前のページと同じ色を塗る．
1．上左方の四角内から始めて，上の番号順に色を塗る．
2．生体のリンパ節に色を塗る．
3．抗体と補体系の色を塗って完成させる．
4．各クラスの抗体には異なった色を塗る．
5．下方の獲得および受動免疫の材料に色を塗る．

ACQUIRED IMMUNITY: SPECIFIC ANTIBODY RESPONSE
獲得免疫　特異的抗体反応

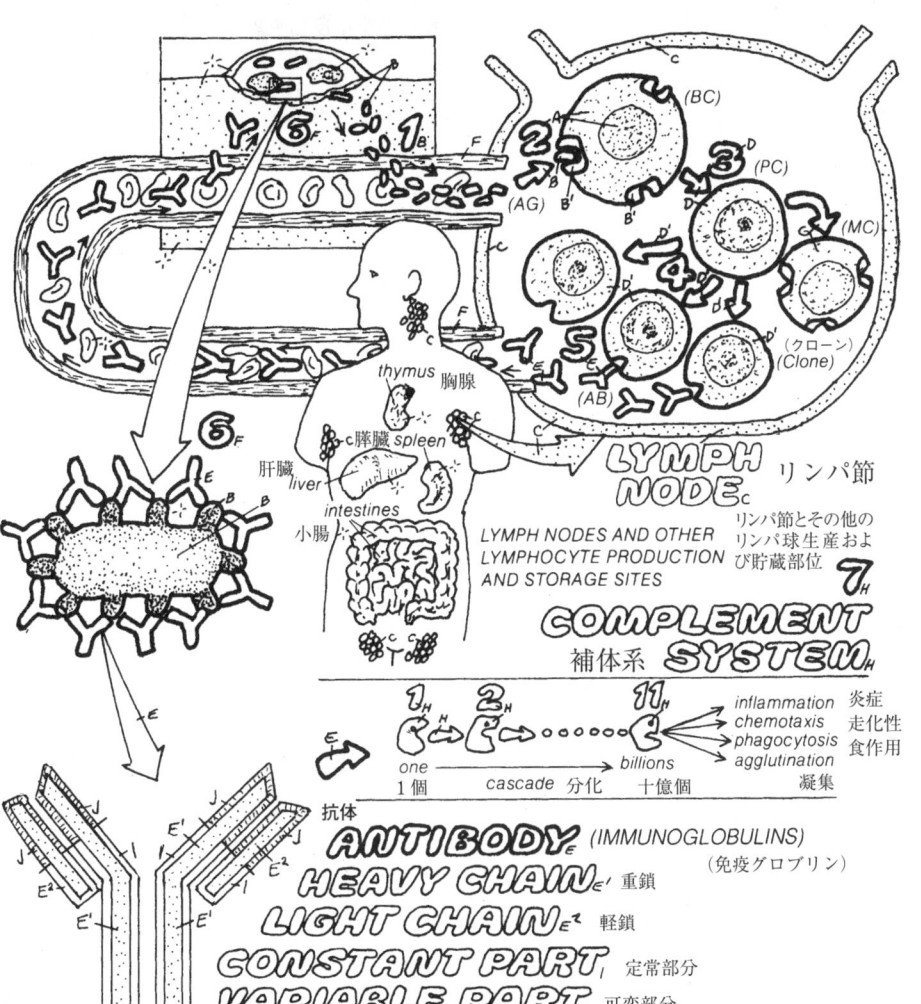

thymus 胸腺
脾臓 spleen
肝臓 liver
intestines 小腸

LYMPH NODE リンパ節

LYMPH NODES AND OTHER LYMPHOCYTE PRODUCTION AND STORAGE SITES
リンパ節とその他のリンパ球生産および貯蔵部位

COMPLEMENT SYSTEM 補体系

one 1個 — cascade 分化 — billions 十億個
inflammation 炎症
chemotaxis 走化性
phagocytosis 食作用
agglutination 凝集

ANTIBODY (IMMUNOGLOBULINS) 抗体 (免疫グロブリン)
HEAVY CHAIN 重鎖
LIGHT CHAIN 軽鎖
CONSTANT PART 定常部分
VARIABLE PART 可変部分

抗体（AB）はタンパク分子（免疫グロブリン，Ig）であり，2つあるいはそれ以上の単位からなる。個々の単位は重鎖と軽鎖のポリペプチド鎖からなる。またそれぞれの鎖には定常部分（すべての抗体が保持している）と可変部分（それぞれの抗体で異なる）がある。可変部分はいろいろな抗原（例えば選択性や特異性）を認識するための能力が与えられている。

CLASSES OF ANTIBODIES 抗体の組（クラス）

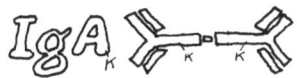

IgA — (分泌型免疫グロブリン)；乳汁，胃液，呼吸器粘液

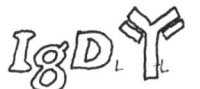

IgD — B-細胞表層，抗原を認識

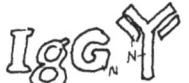

IgE — アレルギー反応に関与

IgG — (γ-グロブリン) 主要型，細菌，ウイルスと戦う

IgM — 主要型—細菌やウイルスと戦う

B-LYMPHOCYTE B-リンパ球
RECOGNIZES ANTIGENS 抗原を認識する

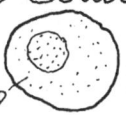

PLASMA CELL 形質細胞
FORMS CLONES, SECRETES ANTIBODIES クローンを形成し，抗体を分泌する

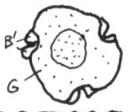

MEMORY CELL メモリー細胞
MAKES ANTIBODIES FOR FUTURE USE 将来使用するための抗体を作る

抗原（AG）はタンパク質あるいは多糖類物質であり，生体に侵入する微生物や異物の表面に存在している（1）。リンパ節では，抗原がB-リンパ球（BC）上のレセプターによって認識される（2）。個々のB-リンパ球は1個の特別な抗原に反応するように遺伝的にプログラミングされている。感作されたB-リンパ球は形質細胞（PC）に変化する（3）。形質細胞は分裂しクローンを形成する（4）。クローンは抗体（AB）をすばやく，そして多量に産生する（5）。個々の抗体は1つの抗原に対して特異的である。抗体はリンパや血液中を循環して，抗原を攻撃し非活性化する（6）。抗体は抗原を直接的に抗原を不活性化したり，あるいは間接的に補体系（7）を活性化して抗原の作用を抑える。血漿中での一連の酵素反応は，抗体の直接作用を容易にするばかりでなく，走化性と炎症反応を促進して，抗原細胞の溶解と食作用を高める。

MICROBE/ANTIGEN 細菌/抗原
B-LYMPHOCYTE B-リンパ球
AG-RECEPTOR AG-受容体 (抗原)
PLASMA CELL 形質細胞
CLONE クローン
ANTIBODY 抗体
BLOOD CIRCULATION 血液循環
MEMORY CELL メモリー細胞

MEMORY CELL FUNCTION メモリー細胞の機能

natural exposure to antigens 抗原に自然曝露
second exposure 2回目曝露
antibodies 抗体
NATURALLY ACQUIRED IMMUNITY 自然獲得免疫
months 月

AG（抗原）に曝された後あるいは感作中に，一部のPC（形質細胞）はメモリー細胞（MC）に変形する。残りはリンパ節内に長期間留まっている。さらにAGに曝されると，MCは著明に増幅された反応（AB（抗体）産生）を引き起こし，AGを急速に不活性化する。MC細胞は細菌やウイルスに対する自然で長期間持続する免疫現象の基礎になっている。

vaccination ワクチン接種
second exposure (natural) 2回目曝露 (自然に)
antibodies 抗体
ARTIFICIALLY ACQUIRED IMMUNITY 人工獲得免疫
months 月

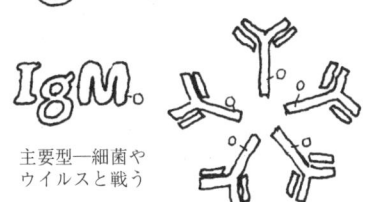

MC（メモリー細胞）の反応は，また免疫とワクチン接種の基礎となっている。少量のAG（死菌あるいは生菌）を注射によって与える。B-細胞はAGを認識してPCにABとMCを作らせる。これらは自然に同じ抗原や微生物が侵入するまで生体内に留まっているが，その時MCsが著明な増幅した反応（特殊なAB産生）を引き起こして，自然のAGを急速に不活性化する。

PASSIVE IMMUNITY 受動免疫

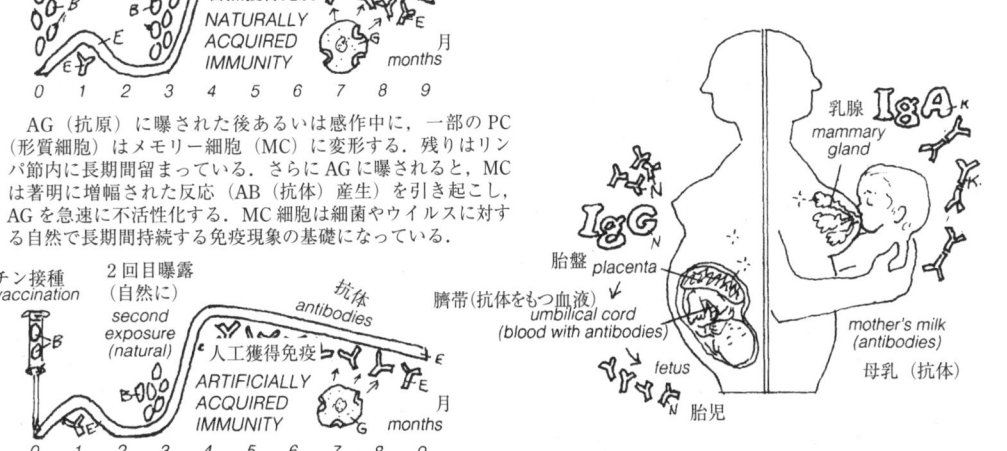

mammary gland 乳腺 IgA
placenta 胎盤
umbilical cord (blood with antibodies) 臍帯(抗体をもつ血液)
IgG
fetus 胎児
mother's milk (antibodies) 母乳 (抗体)

ある種のAB（IgG型）は母体から胎児へ胎盤を通って自然免疫を胎児に供給する。抗体（IgA型）もまた乳汁中に分泌されて新生児が吸ってその体内に移行する。新生児の小腸粘膜は完全な形のIgAタンパクをそのまま吸収する。この抗体は数週間持続し，母乳栄養は新生児にとって有用であることが示されている。初乳（最初の母乳）は特に抗体を豊富に含んでいる。

T-リンパ球と細胞を介する免疫

　T-リンパ球（T-細胞）は細胞によって仲介される免疫の獲得に働いている．T-細胞は血液，リンパ液あるいは組織液内を動きまわって，ウイルスに感染した生体細胞や感染性生物（菌類，遅活動性細菌），外来性組織細胞（移植片，移植された臓器），異常体細胞（癌，腫瘍細胞）などを探し回り，それらの中に侵入して破壊する．T-細胞は標的細胞上にある抗体と結合して，抗体を使用しないで直接に殺す．

　"細胞毒性"および"ヘルパー"細胞は2つの主要な型のT-細胞である—成人の全リンパ球数は約2兆個（約1kg）で，その大部分はT-細胞である．4種のT-細胞が区別されている．すなわち，細胞毒性およびヘルパーT-細胞は，主要で最もよく知られたものである．サプレッサー（抑制型）T-細胞は，他のT-細胞とB-細胞の活動を抑制し，メモリー（記憶）T-細胞は将来の細胞感染に対して反応することを"学習"するものであるが，これらについてはよく知られていない．

細胞毒性T-細胞の攻撃と破壊機能

　細胞毒性T-細胞は全T-細胞の約20％から成るが，T-細胞リンパ球の特徴である攻撃と破壊作用を行う．どのようにしてT-細胞が攻撃と破壊を行う目標を学習するかを，我々はウイルスに感染した細胞の例で調べてみよう．

　細胞毒性T-細胞は標的細胞にパーフォリン・チャンネル分子を付け加えて破壊する—ウイルスは生体細胞内に入り込んで細胞を異常な"宿主"細胞に変換して感染を引き起こす．宿主細胞はウイルス・タンパクを合成して，その断片（抗原）は宿主細胞自身の特殊タンパクのあるものと結合して宿主細胞膜の中に挿入される（"抗原提示"，下記を参照）．細胞毒性T-細胞のそれぞれの型は，特殊な抗原複合体（下記を参照）を認識する特殊なレセプター（受容器）をその表面に持っている（下記を参照）．ひとたび標的物が"悪い"あるいは"非自己"と認識されると細胞毒性T-細胞はそれと結合し，パーフォリンを含む細胞顆粒を放出する．パーフォリン分子は宿主細胞に大きな穴をつくり，そこから水と種々のイオンの侵入を許すので，細胞は膨張して死に至る．するとウイルスは細胞外に放出されて，マクロファージに貪食される．

　異常な細胞（腫瘍細胞，癌細胞など）は内因性抗原を産生し，それは細胞自身のタンパク分子と複合体をつくりそれを膜に提示して，細胞毒性T-細胞によって認識されて攻撃されるようになる．侵入して殺す機構は，ウイルスが感染した細胞の場合と同じである．

　抗原の提示にはMHCタンパクとの結合が含まれる—細胞毒性T-細胞が感染した細胞，癌細胞，あるいは移植細胞を認識するためには，その目標物が"外来性"あるいは"異常な"抗原として"存在"しなければならない．抗原の断片（小さいペプチド）は，細胞自身の特殊タンパク——すなわち，MHC（主要組織適合性複合体）タンパク——の特別な組（クラス）と結合して，目標細胞膜に挿入される．クラスⅠMHCタンパクはすべての有核体細胞の表面にあって，細胞毒性T-細胞と相互に反応してこれら細胞が体細胞のすべての型を認識して攻撃（あるいは避ける）ように働く．

　MHCタンパクは"自己"信号として役立つ—これらのタンパクは，すべての個人に（指紋のように）独特なものである．同一の（一卵性）双生児のみ同じMHCタンパクを持っている．それらが抗原なしで細胞表面にあると，T-細胞がそれらを"自己"と考えて信号を送ってそれらを避ける．"非自己"から"自己"を区別する能力は，T-細胞が胸腺の中にある発育初期に獲得するものである．移植された組織は非自己MHCタンパクを表現しているので，それゆえに攻撃（拒絶）される．移植の提供者と受容者との間に遺伝的適合が近いほど，T-細胞が攻撃して拒絶する機会が少ない．

ヘルパーT-細胞の調節と分泌機能

　ヘルパーT-細胞は多くの免疫反応を調整している—ヘルパーT-細胞はT-細胞の大部分（約75％）を構成している．これらT-細胞はB-細胞およびマクロファージと結合し，それらと相互に作用して，T-細胞がするのと同様にサイトカインを放出してこれらの細胞の機能を調整している．したがって，ヘルパーT-細胞は免疫系の"マスター・スイッチ"と呼ばれている．エイズ（AIDS）・ウイルス（HIV）はヘルパーT-細胞を侵害して，体を荒廃させる作用を現す．ヘルパーT-細胞はマクロファージおよびB-細胞の表面抗原と結びついて結合する．これらの抗原はクラスⅡMHCタンパクと複合体をつくるが，これは免疫細胞には特異的であるが他の体細胞にはないものである．

　ヘルパーT-細胞はホルモン様サイトカインを放出する—サイトカイン（リンフォカイン，インターロイキン）は他のリンパ細胞の増殖と活動を調整している．およそ15種類のサイトカインが現在知られている．例えば，ヘルパーT-細胞から出されるサイトカインのインターロイキン-2による刺激なしでは細胞毒性T-細胞は増殖せず，その攻撃と破壊機能は実行されない．サイトカインはまたヘルパー細胞と抗体を産生するB-細胞ならびにマクロファージとの間を連絡する化学信号として放出される．ヘルパー細胞サイトカインがないと，B-細胞による抗体産生は著しく減少する．

胸腺：T-細胞の成熟と分化における役割

　胸腺はT-細胞の"初期学習"と成熟が行われる部位である—胸腺は原始的なリンパ器官で，前胸腔に位置していて，胎生期および出生後に増殖する．思春期以後は胸腺は徐々に脂肪組織になり，萎縮する．T-細胞の祖先は，胎生期から出生初期に骨髄から胸腺に移動する（したがって"T"と名付けられている）．そこでT-細胞は増殖し分化して成熟する——すなわち抗原を認識する能力を発展させて，色々な型（ヘルパー，細胞毒性）のT-細胞に分化する．成人期ではだめだが，発育初期に胸腺を摘除すると重症なT-細胞に仲介される免疫欠乏症を引き起こす．

　成熟したT-細胞は胸腺を離れて血流中を循環し，第二次リンパ組織（例えばリンパ節）内で感染した細胞や異常体細胞をさがして，それらを破壊する．T-細胞はB-細胞に比べて寿命が長い（数年に及ぶ）．T-細胞は血液やリンパ液中でクローンを形成して増殖するが，成人のT-細胞がすべて真に胸腺由来というわけではない．

　胸腺はホルモンにチモシンを分泌してT-細胞の発育を刺激する—このタンパク・ホルモンは発育期から成熟期にかけて存在するが，中年期以降は減少する．その低下は，生体が老年期に腫瘍細胞や癌細胞を排除する能力が低下する基礎になっていると考えられている．

　T-細胞は胸腺内で抗原に対する多様なレセプターを発達させる—T-細胞の形質膜上にあって抗体のように機能するこれらのレセプターは，種々の抗原と結合するための特殊な可変性部位を持った2つの鎖状タンパクである．これらの部位は個々のT-細胞ごとに変化して，それぞれのT-細胞がある種の型の抗原と相互反応を起こすことができるようになる．細胞毒性およびヘルパーT-細胞は両方ともこのようなレセプターを持っている．異なったT-細胞種の中でレセプターの多様性と分布は，胸腺の中での成熟期の間に発達する．

CN：A，B，C，およびHには，前の図の同じ項目で用いたのと同じ色を塗る．
1．上の図のリンパ節で，1番から始める．下方の5段階まで細胞膜には色を塗らない．
2．残りの図を完成させる．

ACQUIRED IMMUNITY: CELL-MEDIATED RESPONSE
獲得免疫 / 細胞を介する反応（細胞性免疫）

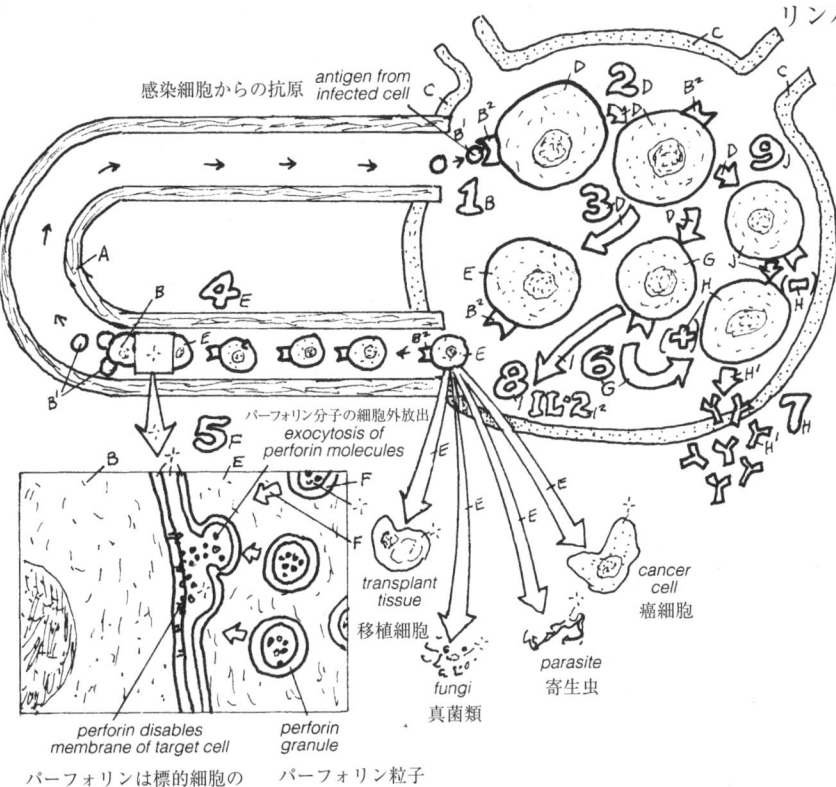

BLOOD CIRCULATION 血液循環
INFECTED (TARGET) CELL 感染(標的)細胞
VIRAL ANTIGEN ウイルス性抗原
LYMPH NODE リンパ節
T-LYMPHOCYTE T−リンパ球
CYTOTOXIC T-CELL (KILLER T-CELL) 細胞毒性T−細胞（キラーT−細胞）
AG RECEPTOR AG−受容体
PERFORIN GRANULE
HELPER T-CELL ヘルパーT−細胞
B-LYMPHOCYTE B−リンパ球
ANTIBODIES 抗体
CYTOKINES サイトカイン
SUPPRESSOR T-CELL サプレッサーT−細胞

antigen from infected cell 感染細胞からの抗原
exocytosis of perforin molecules パーフォリン分子の細胞外放出
perforin disables membrane of target cell パーフォリンは標的細胞の膜を無力化する
perforin granule パーフォリン粒子
transplant tissue 移植細胞
cancer cell 癌細胞
parasite 寄生虫
fungi 真菌類

ゆっくりと作用する細菌（結核菌）、真菌、癌細胞及び移植された組織の細胞にある抗原は(1)、もう1つのタイプのリンパ球すなわちT−細胞を感作する(2)。感作されたT−細胞は増殖して(3)、いくつかの亜型をつくる。すなわちキラー（細胞毒性）T−細胞(4)は抗体様の分子（レセプター）を含み、異種細胞の抗原と結合する能力がある。結合した後で、T−細胞は膨張し、リソソームを産生し、それを抗原性の細胞に注入し(5)、死に至らしめる（例えば移植組織に対する拒否反応）。T−細胞の他のものは、ヘルパーT−細胞で(6)、抗体産生をB−リンパ球(7)によって増大させる。ヘルパーT−細胞はまた強力な抗体様の物質リンフォカイン(8)を産生する。サプレッサーT−細胞(9)は、ヘルパーT−細胞と反対の作用があり、免疫を内部環境の恒常性を保つために調節している。

HELPER T-CELLS & CYTOKINE FUNCTIONS
ヘルパーT−細胞とサイトカイン機能

IL-2 インターロイキン−2
MACROPHAGE マクロファージ
IL-1 インターロイキン−1
NK CELLS NK細胞
TARGET CELL DESTRUCTION 標的細胞破壊

ヘルパーT−細胞はホルモン様サイトカイン（インターロイキン類、例えばIL-2）を放出して、細胞毒性細胞の活性化と増殖を含む多くの機能を調整して、感染した細胞を攻撃するように促進する。ヘルパーT−細胞から出るサイトカインもまたB−細胞を刺激して細菌やウイルスに対する抗体を分泌して、マクロファージやNK（ナチュラル・キラー）細胞を刺激してその細胞が微生物を貪食するように促進する。ある種のマクロファージから分泌されるサイトカイン（IL-1）は、ヘルパー細胞を刺激してその機能を開始させる。

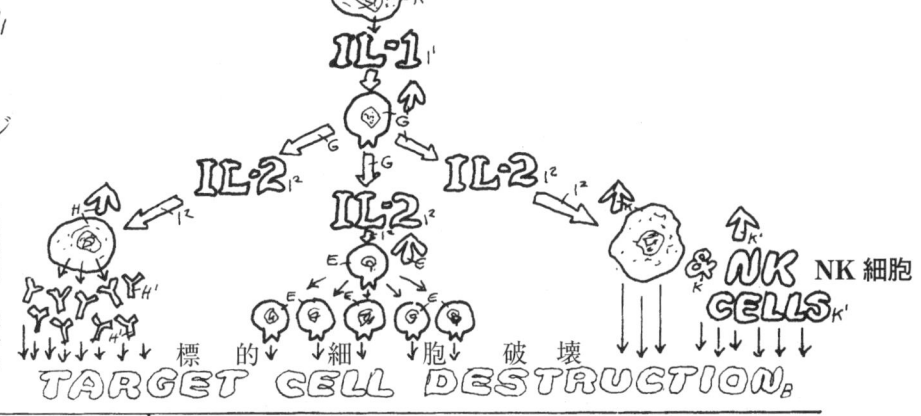

ANTIGEN PRESENTATION 抗原提示

VIRAL PROTEIN ウイルス・タンパク
MHC PROTEIN MHCタンパク

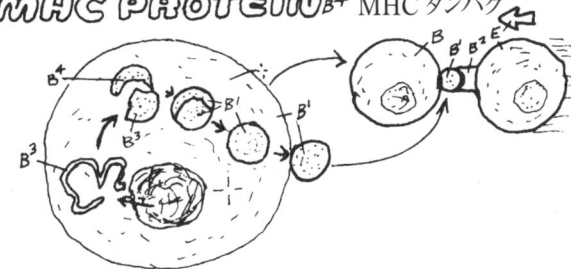

すべての感染した、異常な外来性細胞類を、細胞毒性T−細胞が認識し、攻撃して殺すためにその細胞表面の抗原を"提示"しなければならない。ウイルス感染を起こした細胞は、ウイルス・タンパク質を合成する。これらのタンパク質は自身のMHCタンパク質と結合して細胞膜内に挿入され、細胞毒性T−細胞と結合することによって認識されるが、そのT−細胞はこれら抗原複合体と結合して、それらのパーフォリン分子による攻撃を始めて標的細胞に死を引き起こす。

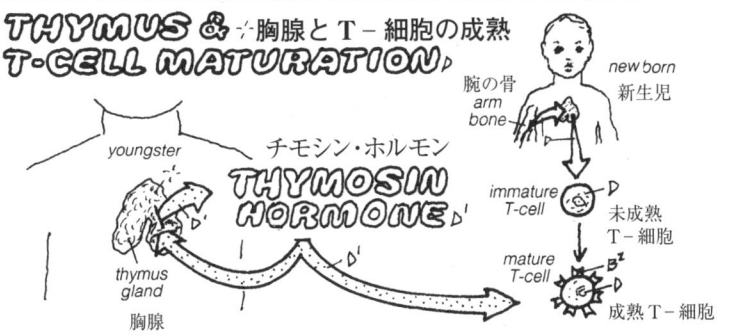

THYMUS & T-CELL MATURATION 胸腺とT−細胞の成熟

THYMOSIN HORMONE チモシン・ホルモン
youngster
thymus gland 胸腺
arm bone 腕の骨
new born 新生児
immature T-cell 未成熟T−細胞
mature T-cell 成熟T−細胞

胸腺は胸腔にある原始的リンパ臓器である。胸腺はT−細胞の成熟を助け、チモシン・ホルモンを分泌する。チモシンは胸腺とその周辺組織内にあるT−細胞の成熟を促進する。チモシンの分泌は中年以降は低下し、老年期での細胞に仲介される免疫の減少を引き起こす。新生児期（成人では駄目）に胸腺を取り除くと、ウイルス、腫瘍、癌、外来細胞などに対する著明な免疫欠乏を引き起こす。

T−細胞の祖先は胎児期から新生児期にかけて骨髄から胸腺に移動する。ここでT−細胞は分化し成熟する。すなわち抗原を認識する特殊なレセプターを発達させる。ひとたび成熟すると、T−細胞は胸腺を離れて血液やリンパ臓器内を循環し、そこで抗原性を持った（異常な、感染した、外来性の）細胞を攻撃する。

ヒトの生殖系：概論

これまでの章で勉強してきた生理学体系では，個体の生存を確実にするための機能は，男性と女性とでほぼ同一である．この最後の章では，その機能が種の連続性と生存を確実にすることを目指し，また，部位や器官が性的に双形態性である生殖系—すなわち，男性と女性とで構造的にも機能的にも異なっている—について焦点を当ててみよう．

生殖系は種々の性的機能および生殖機能を行う—生殖臓器は導管と臓器と腺の混合である．腺のいくつかは内分泌性で，性ホルモンを分泌する．その他のものは外分泌性で胚細胞や配偶子を維持するための粘液や種々の液体を分泌する．いくつかの生殖器は配偶子や胎児の発育のために働くが，他のものは性交や配偶子を輸送するために重要である．

性ホルモンは成長や生殖器の機能を刺激する—生殖系の臓器は性腺（精巣と卵巣）から分泌される男性ホルモンと女性ホルモンによる刺激に反応して，成長して機能している．この生殖器は更に下垂体前葉から放出される性腺刺激ホルモンによって刺激されている．したがってこれらのホルモンの刺激なしでは，それらの標的となっている腺や臓器はその機能を停止して萎縮を起こしてしまう．

生殖機能は思春期に始まり，老化を示す—生殖系の種々の臓器は胎児期に形成されるけれども，この系の正常な活動は思春期に始まり，女性では，それから約40年間続き，50歳代の始めに起こる"閉経"で終結する．男性では，生殖機能は年齢がすすむにつれてゆっくり低下する．

男性生殖系の概要

ヒトの男性の生殖系は，陰茎と陰嚢，精巣，前立腺，精嚢腺，精巣上体と輸精管および尿道球腺から構成されている．陰茎と精巣が入っている陰嚢は，外部から見える．残りの臓器は体内にある．2つの精巣（睾丸）は唯一の内分泌臓器で，男性化作用の最も強力なホルモンのテストステロンを分泌する．精巣はまた精子形成と呼ばれる過程で，男性生殖体の精子を産生する．精巣の機能は下垂体前葉からの性腺刺激ホルモン（ゴナドトロピン）により調節されている．精巣上体は曲がりくねった小管よりなり，そこで精子は貯蔵され，成熟するのを助けている．輸精管は射出と射精のとき精子が通過する導管で，男性が性的に興奮し，交接のときに起こる．

前立腺と精嚢腺は，精子が女性生殖器内で生存するために必要欠くべからざる精液漿を産生する外分泌腺である．陰茎はその可膨張性組織が挿入器官として働き，精子を尿道管を通して排出し，女性の子宮頸管の近くの腟内にまで送り込む．陰嚢は精巣を入れている袋で，それが拡がったり縮んだりすることによって，精巣内で精子形成が行われるために必要な体温よりも数度低い温度に保つようにしている．

男性の第二次性徴—ヒトの男性の第二次性徴（テストステロン値の増加に反応して思春期以後に現れる）は，大きな身体形態，骨格および筋肉の発育増加，広い肩幅と狭い骨盤，喉頭と声帯が延長して低音になり，顔や身体の発毛，恥毛と腋窩の発毛，頭髪の生えぎわの後退，（遺伝的感受性を持っている場合には）禿頭などである．これらの特徴はテストステロン・ホルモンの分泌量の増加に反応して，思春期以後に現れ，活動的で攻撃的な態度と独立性のような心理的変化に関係してくるが，これらの心理的変化は女性にも同様に現れうる．

女性生殖系の概要

女性では主な生殖器官は卵巣，子宮，卵管（ファロピオ Fallopio 管）及び腟で，内生殖器を構成している．大陰唇，小陰唇及び陰核は外生殖器（陰門）である．2つの卵巣は女性ホルモンのエストロゲンとプロゲステロンを分泌している主要な内分泌腺としても働いている．更に卵巣は卵子形成と呼ばれる過程で，女性生殖体の卵をつくり放出する場所でもある．卵巣の機能は下垂体前葉からの性腺刺激ホルモン（ゴナドトロピン）により調節されている．

卵管は授精部位であり，幼弱な胎児胚ならびに未授精卵を輸送する．子宮は妊娠器官で，幼弱胎児胚がそこに着床して成長する寝床を提供している．子宮筋はまたお産（分娩）時には陣痛収縮をする．陰核には触覚受容器神経が密に分布していて，女性の性的興奮に機能している．腟は陰茎を受け入れて，射精された精子を受け取るように適している．腟はまた産道として分娩に関与していて，新生児の出産に関与している．女性の乳房には脂肪組織と乳腺があり，新生児を栄養するために必要な乳汁を分泌する．

女性の第二次性徴—ヒトの女性の第二次性徴は，広い骨盤と狭い肩幅，高い音声，後退しない髪の生えぎわ，及び軟らかい皮膚などである．女性は平均して背が低く，筋肉や骨量が少ない．女性は皮下脂肪や脂肪の蓄積も多く，これが胸や臀部や太ももの形をつくり上げている．成熟したヒトの女性には男性と同様，腋窩毛と恥毛があり，恥毛の生え方は逆三角形で男性のものとは異なっている．女性の顔面と体の発毛はないか，または非常に柔らかでわずかである．これらすべての特徴は女性ホルモンのエストロゲンによって促進される．

CN：CとHには暗い色を塗る．まず男性の生殖器系より始めて，次の構造に移る前に，側面図とその上にある正面図との両方に色を塗る．

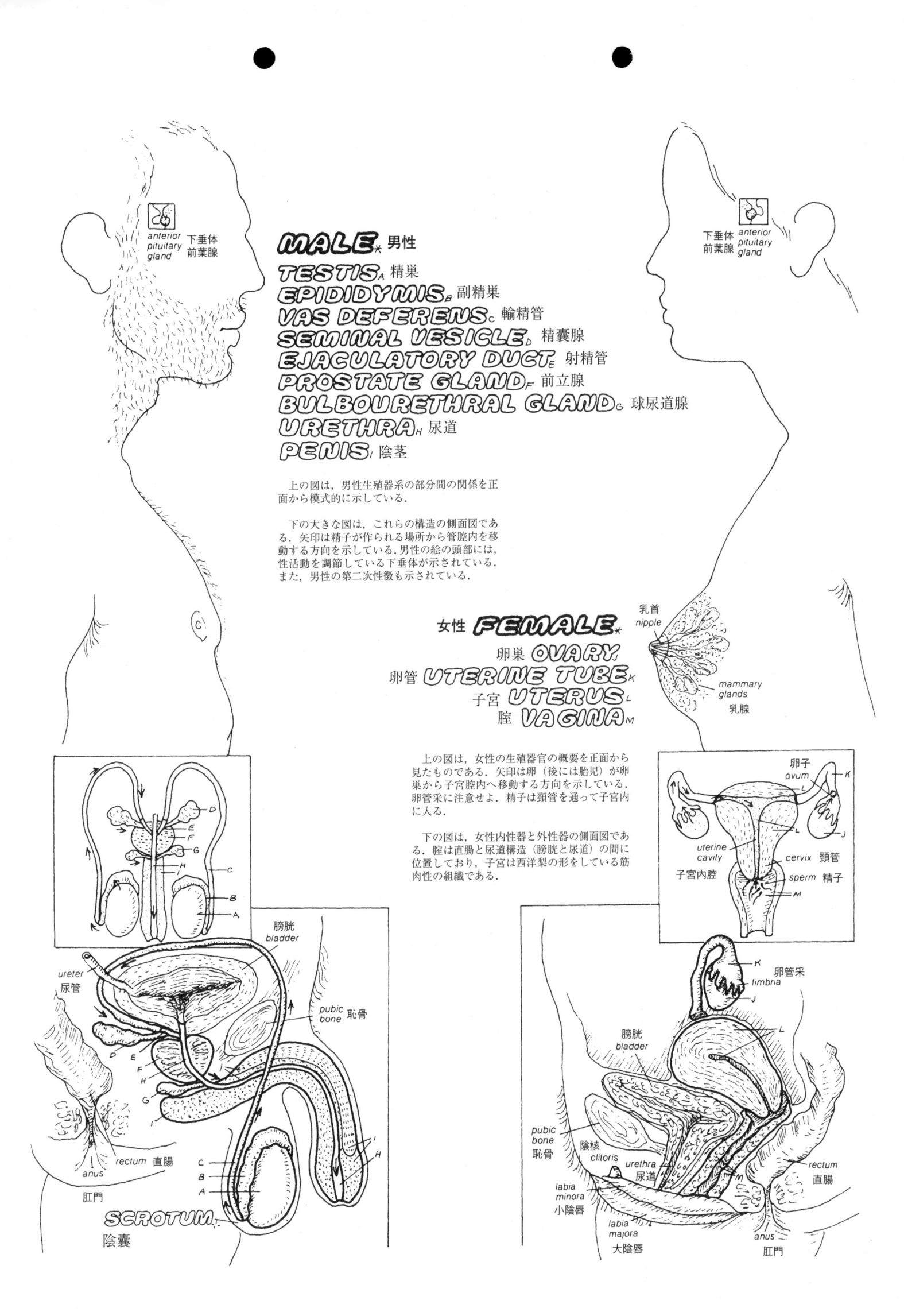

MALE* 男性
TESTIS A 精巣
EPIDIDYMIS B 副精巣
VAS DEFERENS C 輸精管
SEMINAL VESICLE D 精嚢腺
EJACULATORY DUCT E 射精管
PROSTATE GLAND F 前立腺
BULBOURETHRAL GLAND G 球尿道腺
URETHRA H 尿道
PENIS 陰茎

　上の図は，男性生殖器系の部分間の関係を正面から模式的に示している．

　下の大きな図は，これらの構造の側面図である．矢印は精子が作られる場所から管腔内を移動する方向を示している．男性の絵の頭部には，性活動を調節している下垂体が示されている．また，男性の第二次性徴も示されている．

女性 FEMALE*
卵巣 **OVARY** J
卵管 **UTERINE TUBE** K
子宮 **UTERUS** L
腟 **VAGINA** M

　上の図は，女性の生殖器官の概要を正面から見たものである．矢印は卵（後には胎児）が卵巣から子宮腔内へ移動する方向を示している．卵管采に注意せよ．精子は頸管を通って子宮内に入る．

　下の図は，女性内性器と外性器の側面図である．腟は直腸と尿道構造（膀胱と尿道）の間に位置しており，子宮は西洋梨の形をしている筋肉性の組織である．

SCROTUM 陰嚢

精巣の機能：精子形成

精巣—男性の性腺—は皮膚が変化した袋である陰嚢内にあり，2つの大きな働きをしている．(1) 精子形成，男性の配偶子（精子，精細胞）と，(2) 男性の性ホルモンのテストステロンの分泌である．

精巣の機能的組織学—それぞれの精巣は多数の小葉に分かれており，各小葉は1本から4本の曲がりくねった精細管（STs）を含んでいる．精細管は直径約 0.2 mm で長さは 70 cm にも及ぶ小管である．2種類の重要な細胞型が基底膜に接着している．精祖細胞あるいは第一次胚細胞と非胚細胞で上皮性支持細胞のセルトリ（Sertoli）細胞である．テストステロンは精細管（ST）のすぐ近くに位置しているライディッヒ（Leydig）細胞から分泌される（図151）．

精子の細胞は胚細胞の有糸分裂と減数分裂により作られる

精子形成は胚細胞が有糸分裂と減数分裂を繰り返す複雑な過程で，セルトリ細胞の支持機能が必要である．精祖細胞は46個の染色体（22対の体染色体と1対の性染色体，XY）を含んでいる二倍体である．これらは有糸分裂によって娘細胞に分裂し，1つは基底膜に接着して胚細胞系列を維持し，もう1つは第一次精母細胞を形成して上皮基質内へ移動して，減数分裂を行って第二次精母細胞を形成し，最終的には精子細胞になる．精子形成細胞は細胞質架橋により相互に結合して，それが同期して分裂できるようにしている．

精子細胞は減数分裂した半数体の精母細胞の分化によりつくられる—精子細胞は半数体で，22個の体染色体と1個のXかYかのいずれかの性染色体を持っている．精子形成と呼ばれる最終段階は，精母細胞が精子（精子細胞）と呼ばれる独特で特殊な細胞に分化して，鞭毛様運動をする尾を持っている．精子細胞は精子化と呼ばれる過程で，精細管内腔に放出される．精子形成の全期間は約10週間かかり，各精母細胞より500以上の精子細胞が作られる．

セルトリ細胞は精子の形成を支えている

セルトリ（Sertoli）細胞（SC）はいくつかの方法で精子形成に関与している．(1) SCは生殖細胞を支えて，それを上皮細胞の中で内側の方向に移動させる．(2) SCは精子形成の過程で，精母細胞が精子に変形するときに残された細胞質の残片や細胞の断片（残留体）を包み込んで消化することによって，重要な役目を果たしている．SCはまた精子が精細管の内部に放出されるのを助けている．(3) SCは精細管腔内へ液体を放出して精子が精巣から出て精上体へ輸送されるのを助ける．(4) SCは発育している生殖細胞に栄養物と代謝物を与え，また精巣・血液関門をつくり生殖細胞を血液から隔離して精子を抗体やT細胞の攻撃から保護している．精子の細胞は生体の免疫系にとって異物であるいくつかの抗原をその表面に持っている．この障壁はまたこれらの抗原が血液中に漏れ出るのを防止している．

セルトリ細胞の分泌—セルトリ細胞（SC）がその機能を行うためには，男性ステロイドホルモンが必要である．テストステロンはまた精細管（ST）内で生殖細胞が発達し，精上体内で精子の最終の成熟のために必要である．テストステロンは基底膜を通してライディッヒ細胞からセルトリ細胞へ供給される．テストステロンを局所的に濃い濃度に維持するために，セルトリ細胞は精細管の内腔へアンドロゲン結合タンパク（ABP）を分泌して，それがテストステロンの担体や貯蔵部位として働く．成人のセルトリ細胞はまたホルモンのインヒビンを産生して，下垂体腺による精巣の機能を調節している（図152）．胎児のセルトリ細胞はミュラー（Muller）管抑制物質（MIS）を産生する（図160）．

精子形成に影響を及ぼす因子

温度は精子形成の決定的環境因子である．精子形成の最適温度は 32℃ で，体温よりも 5℃ 低い．もしも精巣が体に密着していると，生殖細胞上皮は退化しライディッヒ細胞とホルモン産生に対して効果を持たない．陰嚢は精巣を暖かいところから冷たい所に引き出して，適温に保つように助けている．精巣に入る血液の温度は，特別な血管系であるために，正常よりも低い．他の物理的因子のX線やイオン化放射線もまた精子形成に対して有害に働く．低栄養，アルコール中毒，カドミウム塩あるいは種々の薬物は精子形成を減少させる．綿実油に含まれるゴシポールの経口摂取は精子細胞に作用するので，男性の避妊薬として働く．ビタミンEはラットの精子形成には必須な物質である．

精子の成熟は精巣上体で行われる

精細管内に放出された精子は機能的にはまだ成熟していない．精子はまだ運動性はなく，卵を授精させることはできない．精子の機能的成熟は主として精巣上体で起こり，一部は女性の導管内で起こる（授精機能獲得）．精子は精巣網を通って精上体へ移動する．この輸送はセルトリ細胞から産生される液体により助けられる．精巣網に連絡している遠心性導管は長い曲がりくねった管で，3つの部位に分かれている．すなわち，頭部，中部結節，および尾部である．約2週間の間に精子は頭部から中部結節へ移動し，最終的には尾部結節に到達して，そこで成熟した精子が貯蔵される．テストステロンと精巣上体壁細胞から分泌されるタンパク質は，精子の形成を刺激する．成熟した精子は性的興奮や射精により射精管を通って体外に排出される．

精子細胞の数と特徴—成熟した精子は長さが約 50 μm で高い運動性を持っている．精子細胞は頭部，中間部，および尾部よりなる．頭部は核とアクロソーム（尖体）を持つ．アクロソーム酵素は授精時に卵を貫通するために必須なものである（図156）．中間部は精子の運動を支えるATPを供給するミトコンドリアを含んでいる．精子の尾は運動性鞭毛として働き，およそ 1 mm/分の速度で精子が泳ぐことを可能にしている．精子の形成は思春期（14歳）の少年期に始まり，1日あたりおよそ 200×10^6 個の割合で老年期まで続く．精子形成には季節的変動があり，冬季には増加し，老年期には次第に低下する．妊娠させるためには精子の数が決定的に重要である．精液 1 ml 中に約 100×10^6 個の精子がある（1回の射精で 300×10^6 個）のが，適切な妊娠のために必要である．精子の数が正常の20％以下では不妊となる．繰り返し射精すると，精子の数は減少するが，また回復する．

CN：(A)，副精巣 (D)，及び輸精管 (E) には，前項と同じ色をぬる．Gには赤色を用いる．
1. 上方右角の絵から始めて，その左方の大きな絵に色をぬる．
2. まず四角の枠の底の方の絵から始めて，拡大した小管に色をぬる．間質細胞 (F) は小管の外に示されているが，テストステロン (F^1) をセルトリ細胞 (O) と隣接している毛細血管 (G) 内に分泌している．小管内の種々の細胞は標識をその中に持っていて，セルトリ細胞の細胞質と核の両方とも色をぬるようにする．セルトリ細胞 (O) の巨大な核と細胞質は，それに隣接している沢山の小型の細胞の背景となっている．
3. 精祖細胞 (G) の分裂から始めて，精子形成の各段階に色をぬる．

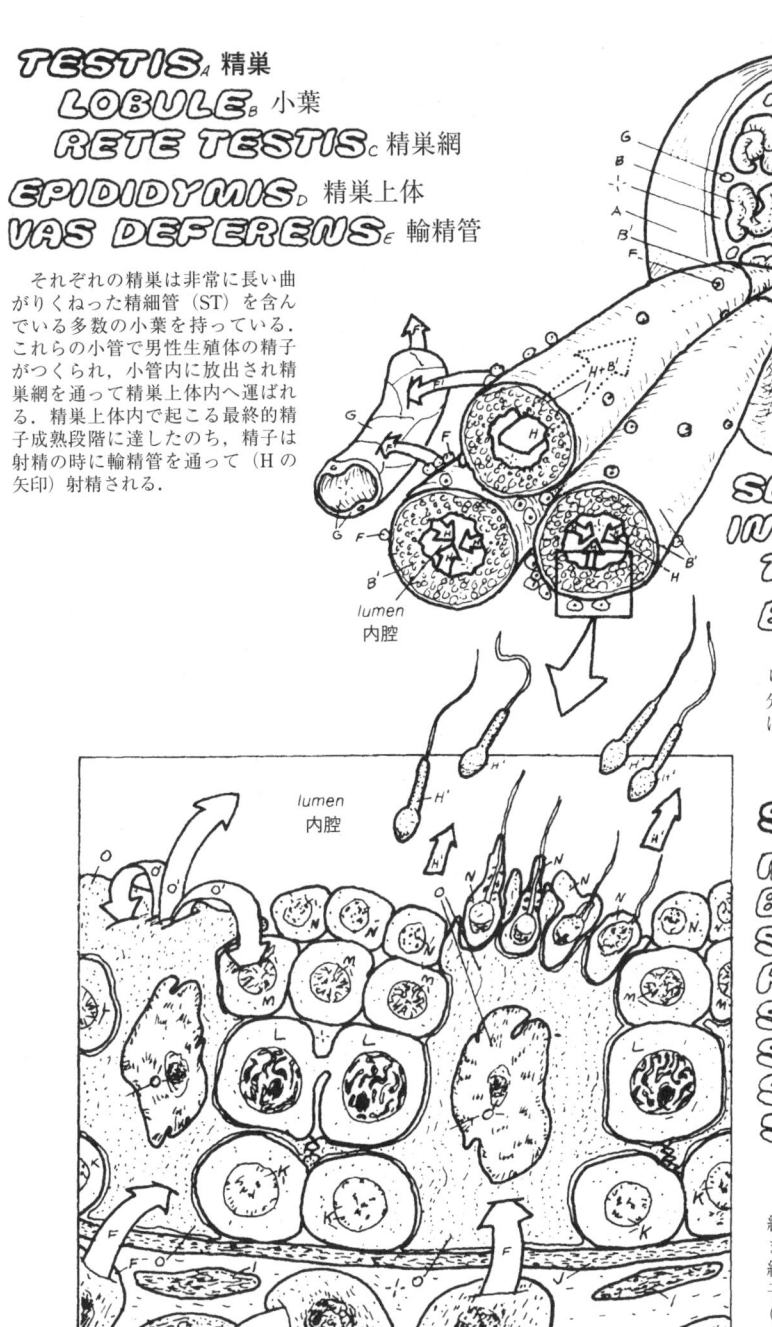

TESTIS 精巣
LOBULE 小葉
RETE TESTIS 精巣網
EPIDIDYMIS 精巣上体
VAS DEFERENS 輸精管

それぞれの精巣は非常に長い曲がりくねった精細管（ST）を含んでいる多数の小葉を持っている。これらの小管で男性生殖体の精子がつくられ、小管内に放出され精巣網を通って精巣上体内へ運ばれる。精巣上体内で起こる最終的精子成熟段階に達したのち、精子は射精の時に輸精管を通って（Hの矢印）射精される。

SEMINIFEROUS TUBULE 精細管
INTERSTITIAL CELL OF LEYDIG ライディッヒの間質細胞
TESTOSTERONE テストステロン
BLOOD CAPILLARY 毛細血管

ライディッヒの間質細胞は精細管の間に位置しており、男性ホルモンのテストステロンを血液毛細血管中に分泌する（Fの矢印）。テストステロンはまた精子形成にも必要である。

SPERM FORMATION 精子形成
MYOID CELL 筋様細胞
BASEMENT MEMBRANE 基底膜
SPERMATOGONIUM 精祖細胞
PRIMARY SPERMATOCYTE 第一次精母細胞
SECONDARY SPERMATO. 第二次精母細胞
SPERMATID 精子細胞
SPERMATOZOON 精子
SERTOLI CELL / ABP セルトリ細胞／ABP（アンドロゲン結合タンパク）

精子形成は精細管内で行われる。精祖細胞は基底膜と結合しており、有糸分裂と減数分裂を次々と繰返して、まず第一次精母細胞、次いで第二次精母細胞、更に精子細胞が次々に形成される段階過程が進行する。そして精子細胞はその形態が変化して、運動をするための鞭毛（尾）を持っている高度に分化した細胞である精子が形成される。セルトリ細胞はアンドロゲン結合タンパク（ABP）を生成して、精子形成を援助する決定的な役割を演じている。

精子形成の各段階
STAGES OF SPERMATOGENESIS

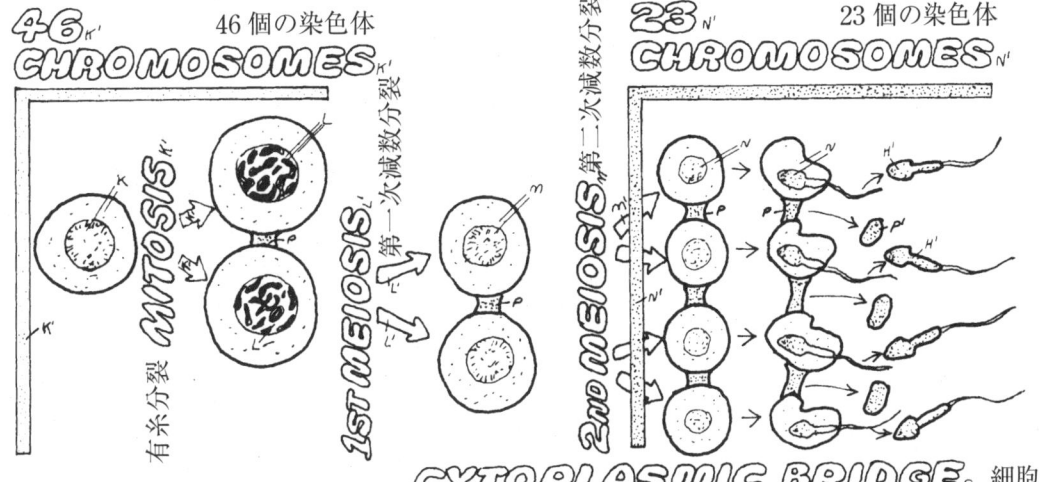

46 CHROMOSOMES 46個の染色体
23 CHROMOSOMES 23個の染色体

MITOSIS 有糸分裂
1st MEIOSIS 第一次減数分裂
2nd MEIOSIS 第二次減数分裂

CYTOPLASMIC BRIDGE 細胞質架橋
RESIDUAL BODY 残留体

精子は精祖細胞に見られる染色体の半分しか持っていない。この減数は減数分裂によってなしとげられる。精祖細胞（倍数体）は第一次減数分裂で第一次精母細胞を生じそれ自体の系列を維持する。各倍数体（2n）精子細胞は、減数分裂によって分裂し4倍体精母細胞（4n染色体）を形成し、次に2回の減数分裂によって4個の半減体（n染色体）が作られる。いくつかの胚細胞（クローン）間にある細胞質架橋は、同期した細胞分裂をするように働いている。精子細胞は細胞質の外側にある残留物（残存体）を排出した後に、管腔内に放出される。

精液の機能と精子の排出：勃起と射精反応

性的興奮時には，成熟した精子は精巣上体に移動して付属の性腺の分泌液と混合されて，精液がつくられ，尿道を通って陰茎頭部の尿道口から排出される．

精液は精子細胞と男性の付属腺の分泌物からなる

精液は精巣からの精子に加えて，精漿すなわち男性の付属腺—精嚢腺，前立腺およびカウパー（Cowper）腺あるいは尿道球腺の分泌物を含んでいる乳状の液体である．精嚢腺と前立腺の分泌物は，精液のそれぞれ60％と20％を構成している．精子はその10％に相当し，カウパー腺からのアルカリ性の粘液は残りの10％を占めている．精嚢液は精子の栄養と女性の導管内で生存するための適当な環境を与えている．精嚢腺は栄養物—主としてフルクトースとわずかのアミノ酸，ビタミンBとCも含まれるが，脂肪は含まれない—を供給している．これらすべてのものは，精子の活動のために必要である．前立腺は精嚢腺からの液とともに女性の導管群の平滑筋を刺激して，精子の輸送を助けている．

血液と同じように，精液は体外に出ると凝固する．この凝固物は次いで液状化する．この凝固と液状化のために必要なタンパク質と酵素（フィブリノーゲン，フォスファターゼ，フィブリノリシン）は，前立腺から分泌される．精液は亜鉛や電解質（K^+, Na^+, Ca^{++}, Mg^{++}, HCO_3^-, Cl^-）を含み，カウパー腺からの重炭酸塩緩衝液によりわずかにアルカリ性のpH 7.4を示す．重炭酸塩は腟の分泌物や尿道からの尿の通過に関連した酸性を中和する．酸性は精子に有害である．

陰茎の勃起には神経性および血管性反応が関与している

陰茎の主な機能は，腟の深部の子宮頸管の近くまで精液を確実に送るようにすることである．陰茎を腟に差し込んで貫通することは，挿入と呼ばれる．陰茎は正常では短く弛緩している．挿入を可能にするために陰茎は勃起状態になり，硬く長い器官となり腟を貫通できるようになる．勃起は性的興奮に続いて起こり，これは血液の流入によって起立性の勃起性組織となる陰茎細動脈の拡張によって起こる．2つの海綿体は陰茎の背部と側方に沿って走り，1つの海綿体は腹側に沿って走る．海綿体は尿道を取り囲んでいて，陰茎頭部（亀頭）を充満している．勃起組織は血液を充満する血管と結合組織よりも無数の弾力性の小部屋から成り立っている．

勃起は脊髄反射と脳からの精神的刺激により調節されている—性的興奮の間，陰茎動脈は拡張して血流は勃起体の小部屋を充満して，陰茎は腫脹して腫大する．その結果生ずる圧力は弾力性の静脈の出口を閉鎖し，血液を弾力性組織内に貯留させて，陰茎の硬化と勃起を生じさせる．勃起は体性・自律性脊髄反射によりもたらされる．陰茎亀頭部は多くの接触受容器を持ち，その刺激によって副交感神経性反射が開始する．勃起反射を調節する神経中枢は，脊髄の仙髄分節にある．骨盤腹腔神経の遠心性副交感神経線維は，アセチルコリンを放出して陰茎小動脈の拡張を誘発する．陰茎小動脈の拡張を引き起こすその他の神経伝達物質には，ポリペプチドのVIPやガス状物質の一酸化窒素（NO）がある．ヒトでは勃起反応は，脳から脊髄中枢への下降性影響により誘発される．これらの反応は，視覚，聴覚，嗅覚のみならず，想像や夢想などの精神的影響によっても誘発される．苦悶や恐怖の反応は，容易に勃起反応を抑制し，それを中断させる．

勃起不能（インポテンス，陰萎）は薬物により治療することができる—陰茎の勃起能力の低下は勃起不全（erectile dysfunction, ED）あるいはインポテンス（陰萎）と呼ばれ，いくらかの成人や老年男性に起こる．過去には心理的影響がインポテンスの主な原因と考えられていたが，最近では陰茎組織の生理的ならびに血管性の異常に焦点があてられている．バイアグラ（Viagra）という新しい薬物が広く用いられ，神経伝達物質の一酸化窒素の血管拡張作用を高めて，勃起不全を矯正したり行為を改善することができる．進行した未治療の糖尿病による自律神経の障害もまた，インポテンスを生ずる．

射精は精液の反射的排出である

陰茎からの精液の射出は，放出と射精自体の2つの段階で起こる．放出は精巣上体から精子が移動して，射精管を通って射精導管に至る．この運動は輸精管の壁にある平滑筋の律動的収縮を伴う．これらの筋肉は腰部脊髄中枢の交感神経中枢により制御されている．同様な交感神経信号は前立腺と精嚢腺の収縮を生じさせて，その結果前立腺と精嚢腺の内容がつけ加えられる．

射精は神経および平滑筋と骨格筋によって調節されている—ひとたび精液が射精管内に入ると，射精自身の新しい反射が活性化されるが，これには陰茎基部にある陰部神経内の体制運動神経と骨格筋の球海綿体筋が含まれる．この筋肉の反復性収縮によって，精液は尿道を通って拍動性に排出される．この射出のあった尿道は尿道球腺（カウパー腺）の粘液性で，アルカリ性の分泌物によって予め潤滑にされ洗われて，これが射精のときに精液の通過を促進し，以前の排尿で残った酸を中和する．カウパー腺の機能異常は射精時の疼痛を生ずる．射出と射精反射に対する感覚受容器は主に亀頭部にある．これらの中枢は勃起中枢よりも脳による影響が少ない．その結果，射精反射は勃起中枢とは異なって，脳からの刺激によって中断されない．

ヒトの性的反応は4つの段階（相）を持っている

ヒトの男性と女性の体は，性的活動では一般的に定型的様式を示す．この4つの相は連続して起こるのが認められているが，ここでは男性の様式について概観する．興奮期には陰茎や陰部やその他の性欲を刺激する部位（口唇，腋下，耳たぶ，鼠径部）からのエロチックな刺激および/あるいは精神的影響は，陰茎勃起反射を活性化する．第二の高原平坦期では，勃起の強さが増して射精が促進される．オルガスムスは絶頂期—射精の完了—で，顔面や骨盤，胸，足などの筋肉の強い収縮を伴う．この時期は喜びの強い感覚と同時に，著明な心臓血管系および呼吸反応をも伴う．最後の解決期の間，全身は弛緩し血液は陰茎から去って，正常の弛緩した状態に戻る．

CN：AとCには暗い色を，Lには明るい青色を用いる．
1．外気温の上昇（A′），陰嚢（A）及び精巣（B）の低下から始めて，番号順にしたがって標題に色を塗る．
2．"input"の標題のある神経調節の絵に色を塗る．
3．下方左角のバイアグラの作用に色を塗る．

SCROTUM A 陰嚢
TESTIS B 精巣
SEMINIFEROUS TUBULE B' 精細管
SPERM C 精子
EPIDIDYMIS D 副精巣
VAS DEFERENS E 輸精管
SEMINAL VESICLE F 精嚢腺
PROSTATE GLAND G 前立腺
BULBOURETHRAL GLAND H 尿道球腺
URETHRA I 尿道

ERECTION OF PENIS 陰茎の勃起
SENSORY NERVE J 感覚神経
PARASYMPATHETIC NERVE K 副交感神経
ERECTILE VASCULAR TISSUE L 勃起性血管組織

EJACULATION OF SEMEN 精液の射出
SYMPATHETIC NERVE M 交感神経
BULBOSPONGIOSUS M. N 球海綿体筋

(1) 精子形成のための至適温度は32℃で，体温よりも5℃低い．陰嚢は精巣を身体から適当な距離に保っている．
(2) 精子形成は精巣内で行われ，約2か月半かかる．(3) 作られた精子は連続的に精細管の内腔に放出されて，次いで精巣上体内に輸送され，そこで約2週間留って完全に成熟する．(4) 輸精管の収縮により精子は射精管内に送り込まれて，そこで精子は前立腺と精嚢腺の分泌物と一緒になって尿道を通って体外に排出される．(5) 精嚢腺は栄養を分泌する．(6) 前立腺からはアルカリ性で精子が生きのびるのに必要なタンパク質や酵素が分泌される．(7) 尿道球腺はアルカリ性の液を分泌して精子の通過を滑らかにする．(8) 陰茎の勃起は特殊な勃起組織である空洞体及び海綿体の血管うっ血性反応である．(9) 球海綿体筋は精子を尿道を通って体外に排出させる．

思考 thought
視覚 sight
INPUTS 入力
下行(神経)路 descending pathway
感覚(神経)路 sensory pathway

神経性調節：仙髄からくる副交感性信号は，陰茎にゆく血管を拡張させて勃起させる．腰髄からくる交感性信号は，輸精管，前立腺及び精嚢腺の収縮をひき起こして射精を開始させる．脳からくる信号は，これら脊髄中枢を興奮させたりあるいは抑制したりする．

腰髄 lumbar cord
仙髄 sacral cord
細動脈 arterioles
機械的刺激受容器 mechanoreceptor
陰茎亀頭 glans penis
300 MILLION SPERM
3億個の精子
corpus cavernosum 空洞体
corpus spongiosum 海綿体

フルクトース ビタミン
FRUCTOSE VITAMINS PROSTAGLANDINS
プロスタグランディン
PROTEINS ENZYMES ALKALINES
タンパク 酵素 アルカリ性
アルカリ性 潤滑剤(液)
LUBRICANTS ALKALINES
CONTRACTION 収縮
MATURATION (2 WEEKS) 成熟 (2週間)
内腔 lumen
SPERM FORMATION (2 MONTHS) 精子形成 (2か月)
EXTERNAL TEMPERATURE 外界温度

Ach, VIP, NO
VIAGRA バイアグラ

アセチルコリン，VIP（血管作動性腸ペプチド）および一酸化窒素（NO）は，陰茎小動脈の拡張を誘発して，勃起反応を生ずる．薬物のバイアグラはNO神経伝達系の作用を増大させて勃起不全（インポテンス）を軽減させる．

テストステロンの作用と精巣機能のホルモン性調節

テストステロン（T）は主要な精巣ホルモンで，ライディッヒ（Leydig）の間質細胞から1日に10 mgの割合で分泌される．Tはコレステロールからつくられるステロイドで，主な循環しているアンドロゲン（"男性をつくる"ホルモン）である．他のアンドロゲン性ステロイドには，ジヒドロキシ・テストステロン（DHT）とデヒドロ・エピ・アンドロステロン（DHEA）がある．DHEAはT合成の前駆物質で，主な副腎皮質アンドロゲンである．DHEは酵素のα-レダクターゼによりテストステロンから変化して，血漿や他の体細胞内に存在する．Tのアンドロゲン様（男性化）作用の強さはDHEよりも少ないが，DHEAよりも高い．

テストステロンは3つの主要な型の作用を示す

Tは生体に広範な効果を持ち，それらは次の3つの群に分けられる．すなわち，(1) 成人男子の性と生殖の効果，(2) 生殖系の発達と胎児の脳のみならず男性の思春期と身体の発育ならびに行動の変化に協調して作用する，(3) 非生殖性効果として，成人の同化作用を示す．

成人男性の生殖系の刺激と維持—成人男性では安定したテストステロン分泌が，(1) 精子形成と付属の性器官と分泌腺—精巣上体，前立腺および精囊腺—の分泌を維持する，(2) また筋肉や骨量を含む男性の第二次性徴を維持する，(3) 性衝動（リビドー）と他の脳と精神的効果を促進する．

男性の思春期の発達に及ぼす働き—胚，胎児，および新生児の精巣はそれぞれの時期にTを分泌する．小児期には精巣は不活性で，思春期になって再び活動を開始する．胚の生殖器官は最初は性的に未分化で，両方の性能力を持っている．男性胚ではTが男性型性器に分化するのを促進する．胚の発育の間，Tは男性型視床下部系になるように発達を促進し，生殖ホルモンと男性の性行動の神経性調節を行う．

思春期になると，小児のT分泌は10歳代から持続的に上昇して，20歳代前半で最高値に達する．成人期では，Tは第一次性器官（たとえば，精巣，陰茎）と付属性腺（たとえば，前立腺，精囊腺）ならびに第二次性徴（低い声，濃い顔面と皮膚の発毛，筋肉や骨格の発育の増強）の発達と成熟を促進する．Tはまた脳にも働いて，性活動や性行動を制御している脳の中枢の最終的成熟を促進する．このようにして，未熟な少年は若者となり，受精可能な精子と異性に対する興味や性活動や生殖能を持つようになる．

同化効果と非生殖性効果—Tは男性と関連しているか，あるいは関連していないような体細胞や組織に対して，広範な一般的な同化作用を持っている．アンドロゲンはタンパクの合成を増加させ組織の成長を刺激することによって，同化作用を促進する．成長した少年のTはタンパク合成を増加させて，骨の成長とカルシウムの沈着や，筋肉量を増加させる．しかしながら，成熟後期の小児では，Tの値の山は骨の骨端線の閉鎖を促進して，それによって，骨の発育を終了させる．他の非生殖性効果には，腎臓の大きさの増加と骨髄中の赤血球生成の増加がある．多量のTはるい瘦（瘦せ）患者の組織の成長を促進し，運動選手の筋肉量を増加させる．しかしながら，負の副作用としてリビドー（性欲）の増加と受精能（精子形成）の低下があり，このような使用法は思いとどまるべきである．

標的細胞におけるテストステロン（T）の細胞機構—標的細胞内でのTの作用の細胞機構は，ステロイド・ホルモンの一般的代表的代謝経路に従っている（図114）．成人男性の生殖組織では，Tは標的細胞の核にまで拡散して，TとDNAに対する結合部位を持つ核内アンドロゲン受容体と結合して，遺伝子の活性化とTの作用を仲介するmRNAとタンパクの合成が開始される．発育中の脳では，Tは受容体に結合する前にニューロン内のアロマターゼによってまずエストロゲンに変換される．性的に成熟した思春期の体の中では，Tは最初に標的細胞のα-レダクターゼによりDHTに変換される：DHTは次いでアンドロゲン受容体と結合する．DHTのアンドロゲン受容体との親和性はTに対するのよりも高い．

下垂体のLHとFSHにより調節される精巣の機能

精巣の機能は下垂体前葉から出る2つの性腺刺激ホルモン（ゴナドトロピン）のLHとFSHという糖タンパク・ホルモンによって調節されている．LHはライディッヒ細胞によりT放出を調節し，FSHはセルトリ細胞が精子形成を調節するのに働いている．LHとFSHの作用は次のような段階を通る．形質膜の受容体との結合→膜のG-タンパクの活性化→膜のアデニル酸シクラーゼの活性化→環状AMPの生成　と続き，これが標的細胞のLH/FSHの細胞効果をもたらす（図12, 114）．

LHはライディッヒ細胞とテストステロン（T）の産生とを調節する—成人男性のTの血漿中の濃度が一定に保たれているのは，Tが視床下部と下垂体前葉に対して負の（ネガティブ）フィードバック効果による調節を行っているためである．Tの濃度の低下は視床下部を刺激してより多くのゴナドトロピン放出ホルモン（GnRH）の分泌を刺激し，それが下垂体前葉を刺激してTを放出させる．もしもTの濃度が正常の設定値を超えて増加した場合には，同様のフィードバック機構が働いてGnRHとLHの濃度を減少させて，T濃度を正常値に戻す．GnRHの放出は1〜2時間ごとに脈動的に起こり，各波は数分間続く．T濃度の変化はGnRHの波の頻度と強さを変化させる．LHの脈動性分泌は，GnRHの分泌が下垂体を不感性化して血漿中のLH濃度を減少させるので，決定的に重要である．

FSHはセルトリ細胞と精子形成を調節している—精巣内での精子形成は主として，下垂体前葉からの性腺刺激ホルモンのFSHによって調節されている．FSHはセルトリ細胞にトロピンあるいは向性作用を発揮し，種々の機能—主にアンドロゲン結合タンパク（ABP）の精子形成および分泌作用—を刺激する．セルトリ細胞は次にタンパク・ホルモンのインヒビンを分泌して，負のフィードバックによって下垂体前葉からのFSHを放出させるように働く．実際，インヒビンは強力な男性避妊薬として用いられる．なぜならは，大量のインヒビンはFSH分泌を減少させることによって，精子の産生を低下させるからである．LHもまた精子形成にとって重要であるが，その効果はTの放出により仲介されていて，Tは次いでセルトリ細胞の機能を刺激する（図151）．

CN：Bには赤色に，Aには暗い色を塗る．
1．頁の右中央部にある間質細胞（G）からの3つの矢印で示されるテストステロン（A）の機能から色を塗り始める．
2．頁の上部にある標題に色を塗る．

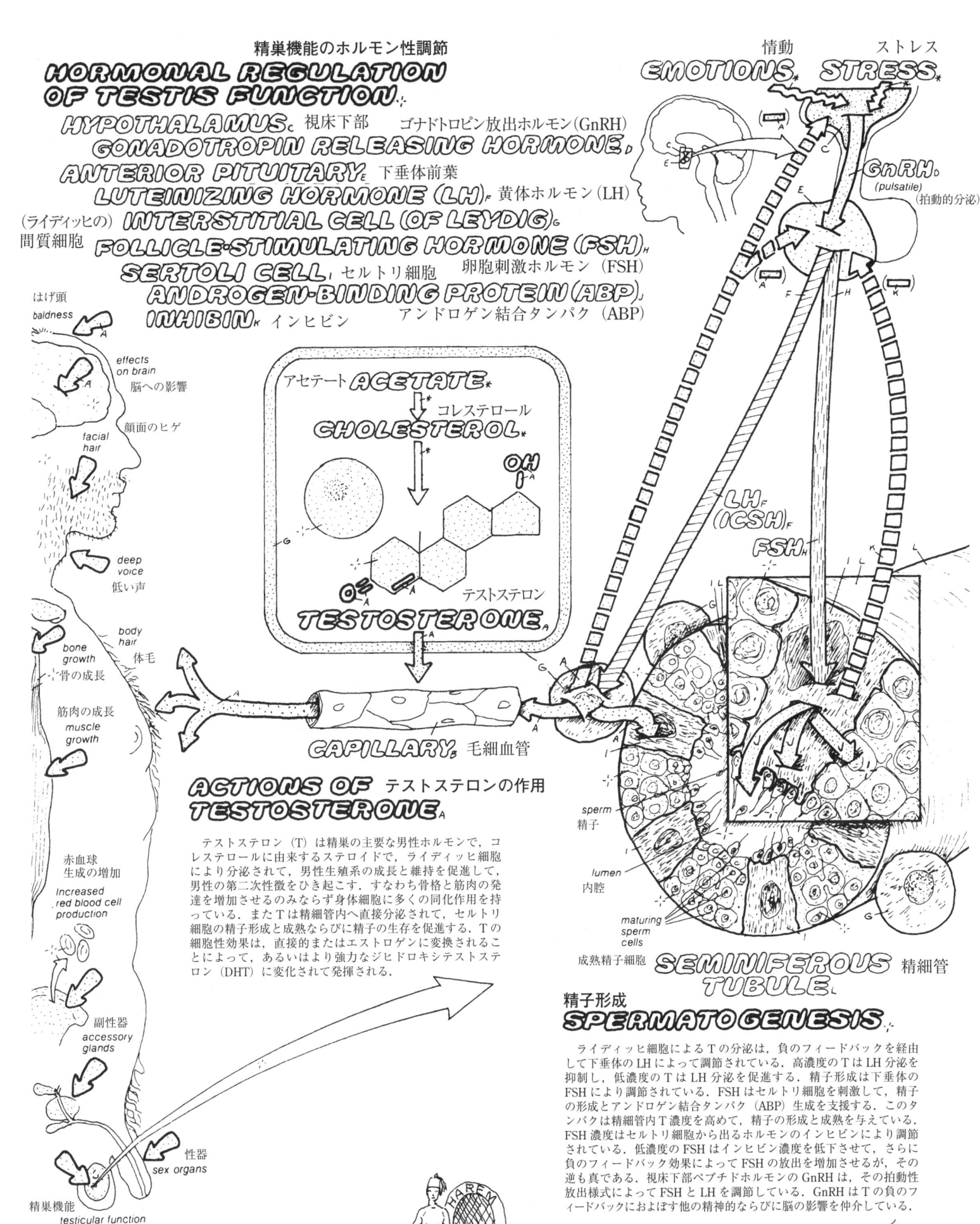

HORMONAL REGULATION OF TESTIS FUNCTION
精巣機能のホルモン性調節

- **HYPOTHALAMUS** 視床下部
- **GONADOTROPIN RELEASING HORMONE** ゴナドトロピン放出ホルモン(GnRH)
- **ANTERIOR PITUITARY** 下垂体前葉
- **LUTEINIZING HORMONE (LH)** 黄体ホルモン(LH)
- **INTERSTITIAL CELL (OF LEYDIG)** (ライディッヒの)間質細胞
- **FOLLICLE-STIMULATING HORMONE (FSH)** 卵胞刺激ホルモン(FSH)
- **SERTOLI CELL** セルトリ細胞
- **ANDROGEN-BINDING PROTEIN (ABP)** アンドロゲン結合タンパク(ABP)
- **INHIBIN** インヒビン

EMOTIONS 情動　**STRESS** ストレス
GnRH (pulsatile) (拍動的分泌)
LH (ICSH)　**FSH**

baldness はげ頭
effects on brain 脳への影響
facial hair 顔面のヒゲ
deep voice 低い声
bone growth 骨の成長
muscle growth 筋肉の成長
Increased red blood cell production 赤血球生成の増加
accessory glands 副性器
sex organs 性器
testicular function 精巣機能

ACETATE アセテート
CHOLESTEROL コレステロール
TESTOSTERONE テストステロン

CAPILLARY 毛細血管

sperm 精子
lumen 内腔
maturing sperm cells 成熟精子細胞
SEMINIFEROUS TUBULE 精細管

ACTIONS OF TESTOSTERONE
テストステロンの作用

テストステロン（T）は精巣の主要な男性ホルモンで，コレステロールに由来するステロイドで，ライディッヒ細胞により分泌されて，男性生殖系の成長と維持を促進して，男性の第二次性徴をひき起こす．すなわち骨格と筋肉の発達を増加させるのみならず身体細胞に多くの同化作用を持っている．またTは精細管内へ直接分泌されて，セルトリ細胞の精子形成と成熟ならびに精子の生存を促進する．Tの細胞性効果は，直接的またはエストロゲンに変換されることによって，あるいはより強力なジヒドロキシテストステロン（DHT）に変化されて発揮される．

精子形成
SPERMATOGENESIS

ライディッヒ細胞によるTの分泌は，負のフィードバックを経由して下垂体のLHによって調節されている．高濃度のTはLH分泌を抑制し，低濃度のTはLH分泌を促進する．精子形成は下垂体のFSHにより調節されている．FSHはセルトリ細胞を刺激して，精子の形成とアンドロゲン結合タンパク（ABP）生成を支援する．このタンパクは精細管内T濃度を高めて，精子の形成と成熟を与えている．FSH濃度はセルトリ細胞から出るホルモンのインヒビンにより調節されている．低濃度のFSHはインヒビン濃度を低下させて，さらに負のフィードバック効果によってFSHの放出を増加させるが，その逆も真である．視床下部ペプチドホルモンのGnRHは，その拍動性放出様式によってFSHとLHを調節している．GnRHはTの負のフィードバックにおよぼす他の精神的ならびに脳の影響を仲介している．

異常に低濃度のテストステロン濃度（T）は，低男性生殖腺症によってひき起こされるが，これは主に下垂体異常のためである．宦官症では精巣あるいはライディッヒ細胞が子供の時から欠落あるいは欠乏している．低濃度のテストステロンでは男性の第二次性徴の発育が抑制される．宦官症は女性様であるが，長骨の骨端線の閉鎖が遅延するために長い四肢をもち背が高い傾向がある．

まれな例で，若い男児は早発性思春期症を示すが，これは通常視床下部または下垂体腫瘍があるためである．テストステロン濃度が上昇して，早発性・性発育をひき起こし，男性の第二次性徴の容貌のみならず，過剰の筋肉成長を示す（"小児ヘラクレス"）；体格は未成熟期に骨端線が閉鎖するため発育が停止する．

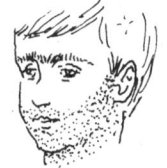

卵巣の機能：卵子の形成と排卵

卵巣は次の2つの機能，すなわち，(1) 卵子の形成，発育および放出と，(2) 女性ホルモンであるエストロゲンとプロゲステロンの分泌を行う．

卵巣は卵子の生成，成熟および放出を助ける

卵細胞は出生前でのみつくられ，卵胞内にある—女性胎児の発育過程で，卵原細胞は卵巣に移動してそこで有糸細胞分裂による増殖を行って，1つの卵巣あたり数百万個近くの第一次卵母細胞を形成する．出生前期以降はこの卵原細胞は増殖を止めてしまうが，このことは男性では青春期以後に精祖細胞が増殖を始めて成年期まで活動が続くのとは大いに異なっている．出生前期の間に第一次卵母細胞は減数分裂を始めるけれども，細胞分裂前期で留っており，この状態で出産が起こり小児期を通して思春期まで続くが，思春期になると卵母細胞は細胞分裂周期をとり戻すようになる．第一次卵母細胞は1層のろ胞状顆粒膜細胞によって周囲をとり囲まれており，第一次卵胞と呼ばれる構造を形成している．卵胞細胞は卵細胞の栄養と発育ならびに受精のための準備に重要である．

大部分の卵胞とその卵細胞は思春期以前に失われる—第一次卵胞の最初の数は胎児の卵巣あたり3百万個あるが，出生時には百万個になり，思春期までに100,000個に減少するので，95％以上が失われることになる．この減少は閉鎖と呼ばれ，多分計画された細胞死（アポトーシス）の形をとるのであろう．閉鎖は成熟期間を通じて40年間も続き，卵は1000個以下になり，50年後には卵巣内に全く第一次卵胞や卵細胞は見出されなくなる．この第一次卵胞の喪失は閉経の主要な原因で，50歳過ぎの女性では月経周期や妊娠ができなくなる．女性の生殖年齢（15〜50歳まで）の間に放出される卵は全部で500個以下で，卵の閉鎖性喪失はあまり重要ではない．しかし，卵子と卵胞の加齢は，ダウン(Down)症のような発育異常を起こすもとになっているのかもしれない．

卵巣周期の卵胞相と黄体相

卵子の発育と放出は周期的に起こる—精巣で精子が連続的につくられるのとは異なって，成熟女性の卵巣での卵子の産生は周期的に起こる．この周期は約28日間続く．各周期の間，通常1個の卵細胞が発育して，その卵子は周期の中間（14日目）に放出される．卵巣周期のおよそ1％で，多数の卵細胞の発達と排卵が起こって，双生児，三つ子などの兄弟（姉妹）児が生まれる．卵巣周期が月経周期の基盤にある（図154）．

卵胞期では卵胞は成熟し，卵胞膜と顆粒膜細胞がつくられて，卵胞は液体で満たされる—それぞれ28日の周期の始めで，いくつかの第一次卵胞が発育を始める．1週間後，ただ1個の—有力な卵胞—が発育を始め，他のものは退行する．優勢な卵胞の中で卵胞細胞は増殖して，卵を取り囲む数層の顆粒膜細胞層を形成する．後にもう1つの層の卵胞膜細胞が顆粒膜細胞の周りにつくられ，基底膜が両者の間に存在する．顆粒膜細胞は卵胞膜細胞の周囲に卵胞という空間を形成して，その中に卵胞液が満たされている．この液体はある種のタンパク質，ホルモンや粘性のヒアルロン酸などが含まれている．内卵胞膜と顆粒膜細胞もまた女性ホルモンのエストロゲンを産生して，血液と卵胞液中にそれぞれ放出される．十分に成熟したグラーフ(Graaf)卵胞は約2cmにも達する．卵胞期の間，卵胞の発達はゴナドトロピンのLHとFSHによって調節されている．FSHは顆粒膜細胞と卵胞膜細胞の増殖のために必要である．LHはエストロゲン分泌をよく刺激する．内卵胞細胞はLHに対する多くの受容体を持っている．エストロゲンもまた卵胞の発育を助ける．

透明層と卵丘は卵細胞を取り囲んでいる—グラーフ卵胞では，卵細胞は透明層と呼ばれる透明なゼリー状の物質の層で取り囲まれている．この層はさらに薄い顆粒膜細胞の膜で囲まれて卵丘（"卵雲"）をつくり，それが主要な顆粒膜細胞の集団と連続している．卵細胞とその膜は卵胞液に曝されていて，その液は発育する卵子を栄養して，その成熟を助けている．周期の第12〜13日目に卵胞細胞は取り囲んでいる細胞層に沿ってあり，しばしば卵胞液の中に浮遊して見られる．

LHの突発性増加と内部卵胞の変化は排卵を引き起こす—第14日目（周期の中間）までに，グラーフ卵胞は弱い卵巣表面から突出して破裂して，卵細胞は卵胞膜細胞と卵胞液の付属物などと共に卵管采の近くの腹腔内に放出される．この現象は排卵と呼ばれる．排卵は卵胞液の圧力が高まり，卵胞壁が溶けて起こり，そのときヒスタミンやプロスタグランジンやタンパク分解酵素の放出の増加と共に卵胞の出血も起こる．LH分泌の突発性増加は2〜3日続き，排卵を刺激する．この周期中のLHとFSHの突発性増加と周期的変化は，エストロゲンとプロスタグランディンのフィードバック効果にしたがって，視床下部からでるゴナドトロピン放出ホルモン(GnRH)によって調節されている（図155）．

黄体の形成と分泌は黄体相（期）を構成している—排卵後残っている卵胞膜細胞は黄体（黄色い物体）となり，主としてプロゲステロンとわずかなエストロゲンを分泌し，少なくとも1週間は成長する（成熟黄体）．黄体の形成と成長とは主として下垂体ホルモンのLHにより刺激されるが，FSHもまた必要である．もしも卵が授精して胎児がつくられると，幼若な胎児からLH様ホルモンの信号（hCG，ヒト絨毛ゴナドトロピン，図157）が黄体を刺激して，妊娠を維持する．授精しないでhCGがない場合には，黄体は変性して白体（白い物体）になる．

卵の成長，成熟および最終分割

卵胞期の早い時期に，第一次卵胞は減数分裂をして形が大きくなる．高濃度のホルモンと卵胞液中の成長因子は，卵子の発育を助ける．最初の減数分裂は排卵後に完了して，第二次卵母細胞と1つの極体（細胞）がつくられる．第二次卵母細胞は半分の染色体とすべての細胞質を受け取るが，極体にはほとんど細胞質がなく，同じ数の染色体を受け取る．排卵前に第二次卵母細胞は第二の減数分裂を行うが，分裂中期で停止し卵子は排卵される．授精後卵は第二の減数分裂を完了し，成熟した半数体の女性前核と第二次極体を形成する．最初の極体もまた分裂して，全部で3つの極体ができる．

CN：Gには黄色を用いる．全部に明るい色を塗る．
1．上方右角の絵から始めて，2百万個の"卵"に色を塗る．
2．卵胞刺激ホルモン(B¹)の図の線と，次に1個の卵胞の発達とを第一次卵胞(B¹)から始めて色を塗っていく．周期の14日目にきたときに，黄体化ホルモン(G³)と黄体(G)の発達に色を塗る．
3．下方の卵形成の各段階に色を塗る．

STAGES OF OOGENESIS
卵形成の各段階（卵子発生）

PRIMARY OOCYTE 第一次卵母細胞
GRANULOSA CELLS 顆粒膜細胞
ANTRUM, ANTRAL FLUID (卵胞) 腔, 卵胞腔液
THECA CELLS ZONA PELLUCIDA 卵胞膜細胞, 透明層
CUMULUS OOPHORUS 卵丘
SECONDARY OOCYTE (OVUM) 第二次卵母細胞 (卵子)

OVARIAN 14 CYCLE 卵巣周期 DAYS 14日

PRIMARY FOLLICLE 第一次卵胞
MATURING FOLLICLE 成熟卵胞
MATURE FOLLICLE 成熟卵胞
RUPTURED FOLLICLE 破裂卵胞
CORPUS LUTEUM 黄体
MATURE CORP LUT 成熟黄体
CORPUS ALBICANS 白体

OVULATION 排卵

FOLLICLE-STIMULATING HORMONE 卵胞刺激ホルモン
LUTEINIZING HORMONE 黄体化ホルモン

FOLLICULAR PHASE 卵胞期
LUTEAL PHASE 黄体期

女性胎児のそれぞれの卵巣は百万個もの潜在的卵胞細胞を持っている。それぞれは第一次卵母細胞中に見出される。出生後、これらの95％は閉鎖により退化する。思春期から50歳代まで受精のために500以下の卵が放出される（1年に12回で35年間、残りは閉鎖によって退化する。

各28日の周期の間、卵巣は卵胞期（1〜14日目）と黄体期（14〜28日目）を通る。卵胞期には下垂体FSH（および LH）が第一次卵母細胞を成長させて、それを増殖させて成長させるその成熟期の顆粒膜細胞を刺激する。成熟期の顆粒膜細胞はひとつの腔（卵胞腔）を形成し、卵胞膜細胞はエストロゲンを分泌される。顆粒膜細胞は血液中に放出され成長してその周囲に透明層と卵胞膜細胞成熟層と卵胞細胞層と発育する。

周期の中間点で速やかな下垂体 LH サージ（波状分泌）によってグラーフ卵胞は破裂される（排卵）、卵は卵丘と卵胞腔液とともに腹腔内へ放出される（排卵）。このあと黄体期（14〜28）が続き卵胞の残りの細胞はLHに反応して新しい黄体期の状態で1週間成長し、主としてプロゲステロンとエストロゲンを分泌する。もし、受精が行われなかった場合には、黄体は退行して不活発な塊の白体を形成する。

女性胎児では、原卵は有系分裂により分裂、増殖し、第一次卵母細胞を形成するが、第一次卵母細胞は減数分裂によって半数体の卵子を形成する。その活動は思春期前の状態で停止しているが、思春期で再び活動を始める。第二次卵母細胞は排卵の直前に形成される。2つのこの第二次卵母細胞のうち、1つは大きな卵になり、もう1つは小さな極体となって、これは排卵時に機能をもった核をもつ第一次極体と卵とをつくり、これは受精直後に起こり、これは第3の極体をつくる。この第二次減数分裂は受精後に起こり、これは排卵前核をつくる。

OOGONIUM 卵祖細胞
EMBRYONIC STAGE 胎児期
MEIOSIS 減数分裂
primary oocytes 第一次卵母細胞
46 CHROMOSOMES 46個の染色体

PUBERTY STAGE 青春期
secondary oocyte 第二次卵母細胞
OVULATION 排卵
POLAR BODY 極体
MEIOSIS 減数分裂
23 CHROMOSOMES 23個の染色体

FERTILIZATION STAGE 受精期
mature ovum 成熟卵
zygote 配偶子

卵巣の機能：女性ホルモンの分泌と作用

エストロゲンとプロゲステロンは卵巣のホルモンである．これらは最終的にはコレステロールから由来するステロイドである．エストラジオールは分泌されている最も強力で主要なエストロゲンで，2つの水酸基を持っている；プロゲステロンは2つのケトン基を持っている．女性ホルモンとしてこれらの物質は生殖，性，第二次成長などの多くの事柄を調節している．

顆粒膜層と卵胞膜細胞はエストロゲンの分泌に関与している—霊長類では，エストロゲンは卵巣の卵胞の顆粒膜細胞と内卵胞膜細胞の両者からつくられる．卵胞膜細胞層は血管分布が多くエストラジオールの合成に用いられる血漿コレステロールと接していて，血漿中に分泌される．顆粒膜細胞層には血管分布が欠けており，これらの細胞は血漿コレステロールと結びつきがなく，卵胞膜細胞から浸透するアンドロゲンの前駆物質を変換して，エストラジオールを合成する．顆粒膜細胞から出るエストロゲンは卵胞液中に放出されて，卵の成長を刺激する．卵胞膜細胞と顆粒膜細胞からのエストロゲン分泌は，下垂体のLHとFSHにより刺激される．

エストロゲンとプロゲステロン分泌の周期的変化—卵胞期(相)の間，卵胞細胞の成長と増殖とともに，エストロゲンの分泌が増加する；卵巣周期の12〜13日目にその値は最高に達する．排卵後，エストロゲン放出は卵胞が黄体に変化するために減少するが，その分泌は第3週と第4週まで持続する．排卵後にLHは黄体形成を刺激するときに，プロゲステロン分泌を増加させる．黄体の黄体細胞はプロゲステロンの起源で，ゴナドトロピンのLHとFSHの受容体を持っているが，この両者は共に女性ステロイドの最適な分泌に必要である．プロゲステロンの分泌のピークは黄体期の中間（20〜22日）で，その後は低下する．エストロゲンとプロゲステロンの両方のホルモンは授精しないときに最も低くなる．妊娠は黄体の生存およびエストロゲンとプロゲステロン分泌を著明に促進する．

子宮内膜は月周性変化を示す

女性の生殖系でエストロゲンとプロゲステロンの最も重要な作用は，子宮内膜に対するものである．この子宮の粘膜層は若い胎児が着床する部位である．着床の準備のために子宮内膜は周期的変化をして，胎児を受け取るために作り上げたり，授精しないときにはそれを破壊する．子宮内膜の周期的変化は卵巣のエストロゲンとプロゲステロンの血漿中の濃度変化の結果として起こり，したがって，卵巣の周期の様式に従っている．

エストロゲンは子宮内膜の増殖と肥厚を促進する—エストロゲンは子宮内膜の基底層の上皮細胞の増殖を刺激して，広範な血管（らせん動脈と静脈）を持つ厚い粘膜と無数の子宮内膜腺（子宮腺）を形成する．このような出来事は子宮内膜周期の増殖期（相）（6〜14日目）を構成している．排卵時には，内膜は十分に成長する（およそ5 mm）．子宮内膜下の平滑筋層である子宮筋層はあまり影響を受けない．

プロゲステロンは子宮内膜腺の分泌を促進する—排卵の後で，黄体からのプロゲステロン濃度が上昇して子宮内膜腺を刺激してタンパク質やグリコーゲンを沢山含む液体を分泌するが，これは胎児の着床前と着床時の生存を維持し，着床した胎児の接着のために重要である．分泌期と呼ばれる子宮内膜周期のこの部分は，プロゲステロンにより促進されるが，周期の14〜28日目の間続く．プロゲステロンは妊娠を支えるために必要である．

月経出血は子宮内膜の脱落と出血より生ずる—受胎しないと，黄体の生存のための胎児からのホルモン信号—すなわち，ヒト絨毛ゴナドトロピン（hCG）—は起こらない．黄体は退行し，分泌期の後期でエストロゲンとプロゲステロンの分泌が減少する．これが血流を低下させ，局所的酸素欠乏を生じさせて，子宮内膜が弱くなる（虚血期）．28日目で，子宮内膜は崩壊し脱落する．子宮内膜の残屑はいくらかの血液と共に月経血流を構成している（月経，メンス）．この月経期はおよそ5日間続く．次の卵胞期になり卵胞の生育とエストロゲン放出の増加が始まると，月経期は終了して次の増殖期が始まる．月経期は卵巣周期の出来事を保つ子宮内膜周期の最終の相であるけれども，習慣的には最初の相（1〜5日目）とされている．

初潮と閉経—月経周期は12〜13歳の間の青春期に開始する（初潮）．しかしながら，初期の周期は通常排卵を伴っていない．50歳頃に起こる月経周期の終了（閉経）は卵胞の枯渇と関係しており，性活動ではない生殖活動の終りのしるしである．月経周期は妊娠中及びいく人かの授乳中の女性には起こらない．

エストロゲンとプロゲステロンのその他の効果

卵管，子宮筋層およびフィードバック調節に及ぼす効果—エストロゲンは卵管の広範な粘膜皺と繊毛の発育を刺激して，卵と幼弱な胎児の輸送に働く．妊娠中エストロゲンは子宮の平滑筋塊（子宮筋層）の成長を刺激して，出産時の収縮に働く（図158）．エストロゲンとプロゲステロンは乳腺に働いて，その成長と乳汁分泌を支える（図159）．エストロゲンはその分泌調節に関係している視床下部に対する正と負のフィードバック効果に主として関わっている（図155）．男性のアンドロゲンホルモンの標的である脳やその他の組織で，エストロゲンはアンドロゲン効果を仲介する真の細胞内ホルモンである，というのはアンドロゲンはアロマターゼによってエストロゲンに変換されるからである．

エストロゲンは女性の思春期と第二次性徴を促進する—青春期にはエストロゲンは（副腎アンドロゲンと共に）骨へのカルシウムの沈着と成長を増加させる．エストロゲンはまた乳腺のみならず子宮，腟，卵管の成長を促進する．エストロゲンは青年期の女性の第二次性徴の発達と維持に責任を持っている．つまり，女性の柔らかい皮膚や，特に成熟した女性の体型となる胸と尻の皮下脂肪の増加が保たれる．エストロゲンは広い骨盤の成長と長骨の骨端線の閉鎖を促進する．高い音声，狭い肩，小さい骨と体格，顔や体の体毛の欠如などのような女性の第二次性徴は，男性アンドロゲンの欠乏によるものである．

エストロゲンは老化疾患を予防しうる—冠状血管の閉塞や異常なコレステロール代謝は，閉経以前の女性では稀であるが，閉経後に血漿エストロゲンが欠乏すると，急激に増加する．脳内のエストロゲンは，アルツハイマー病に罹るのを減少させる．エストロゲンが欠乏すると老年女性で骨粗しょう症や骨折が増加する．エストロゲン補充療法はこれらの老年疾患を改善する．

CN：前の頁にあるのと同じ色をFSH（A）とLH（C）には塗る．Eには赤色を，Hには青色を塗る．
1. 下方の枠内図から始めて，次いでFSHの卵巣周期と卵胞の発育から性ホルモン周期の枠内図に及ぼす影響に色を塗る．それから卵巣周期のLHと黄体部分に色を塗る．
2. 頁の上方の左角から始めて子宮の図に色を塗る．子宮壁の拡大断面図に色を塗る．

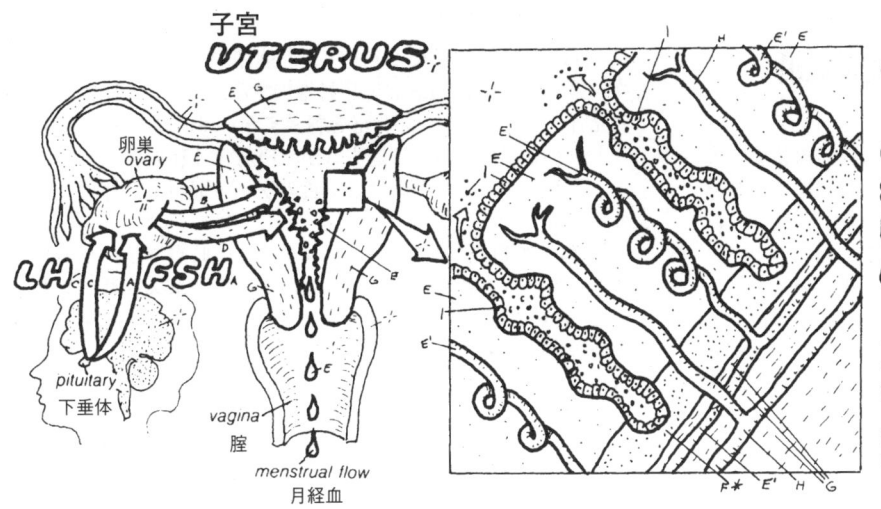

UTERUS 子宮

子宮内膜
- ENDOMETRIUM
- BASAL LAYER 基底層
- MYOMETRIUM 子宮筋層
- SPIRAL ARTERY らせん状動脈
- VEIN 静脈
- UTERINE GLAND 子宮腺

ovary 卵巣
LH FSH
pituitary 下垂体
vagina 腟
menstrual flow 月経血

西洋梨の形と大きさをしている子宮は，後方で卵管と結びついており，また前方で子宮頸部を経て腟とつながっている．子宮壁は筋層（子宮筋）及び粘膜（子宮内膜）の2つの層から成り立っている．子宮内膜は永久的基底層と，連続的に再建されたり，また破壊されたりする機能層より成り立っている．子宮内膜には子宮腺，らせん状動脈，静脈，及び表面上皮がある．

MENSTRUAL CYCLE (ENDOMETRIAL) 子宮周期（子宮内膜周期）

1 MENSTRUAL PHASE 月経期
卵巣周期の最初の5日間は，子宮内膜が剥がれて，その破片は血液と一緒になって月経血となって流出する．

6 PROLIFERATIVE PHASE 増殖期
6〜14日目までの間（増殖期）に，エストロゲンの刺激を受けて，子宮内膜は再建され，子宮腺が形成されて血管の供給も再確立される．

14 SECRETORY PHASE 分泌期
排卵後，プロゲステロンに反応して，子宮内膜腺は胎児胚の発達と着床に必要な子宮液を分泌する．

ISCHEMIC PHASE 27,28 虚血性27,28日期
受精がなければ，エストロゲンとプロゲステロンは減少し，子宮内膜の血流も減少し（虚血期），内膜が剥がれて出血を引き起こす．

SEX HORMONE CYCLE 性ホルモン周期

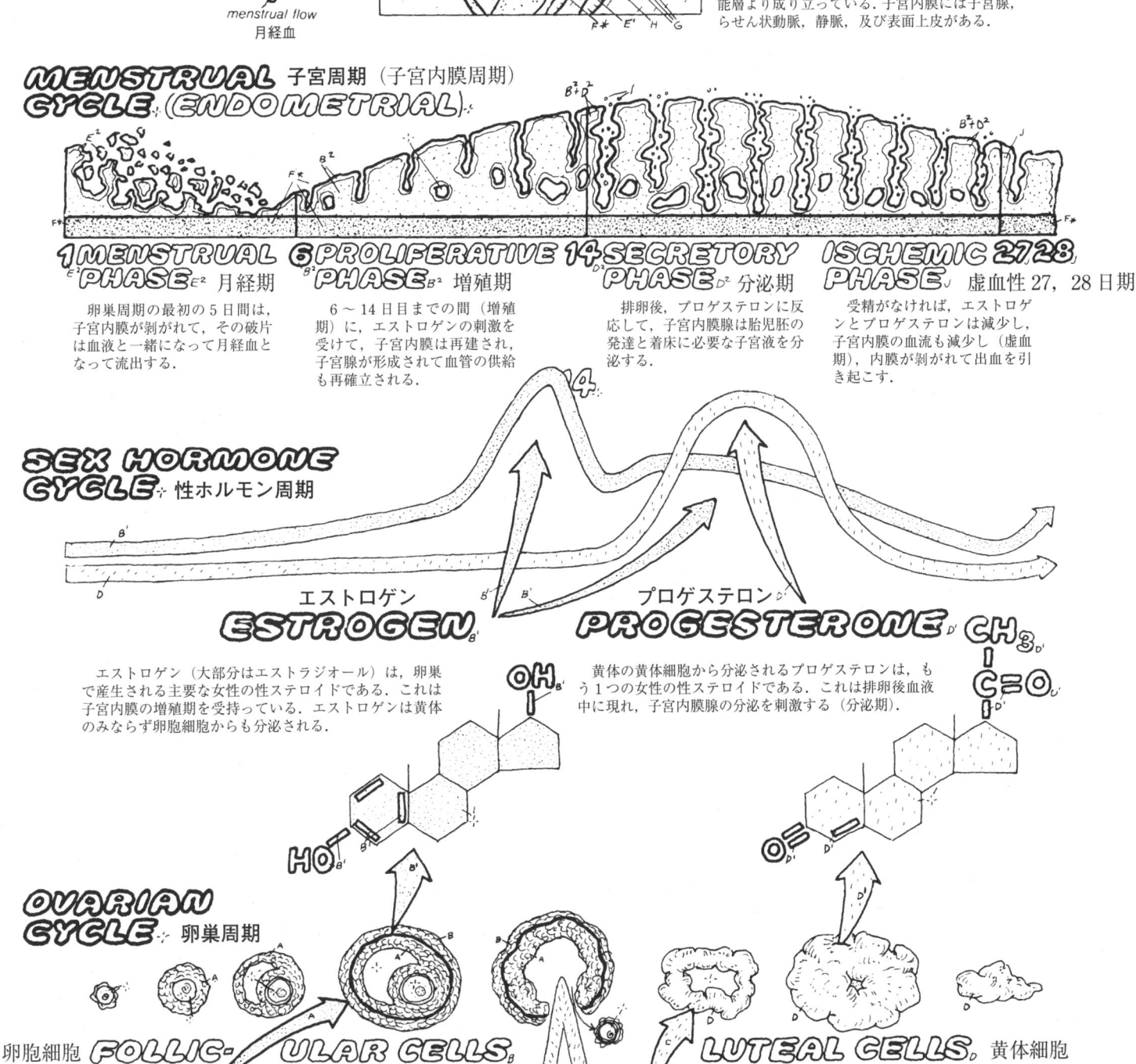

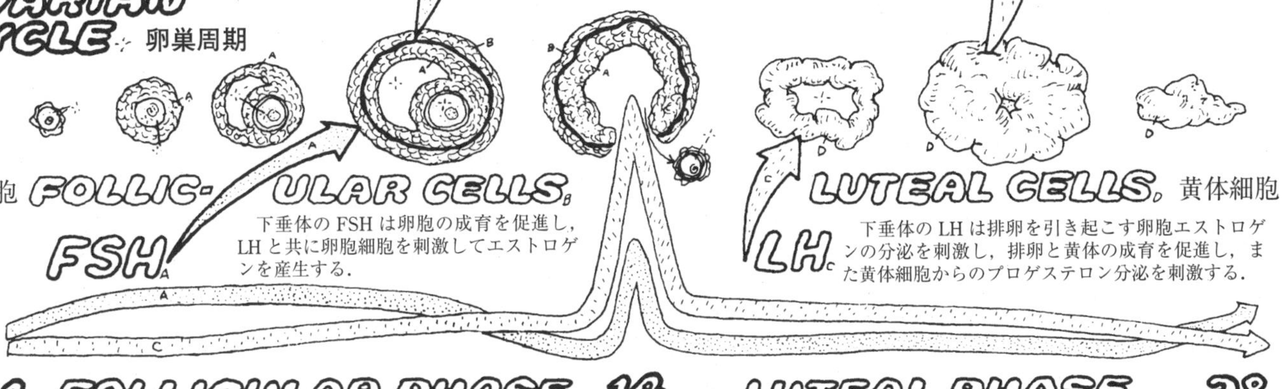

ESTROGEN エストロゲン
PROGESTERONE プロゲステロン

エストロゲン（大部分はエストラジオール）は，卵巣で産生される主要な女性の性ステロイドである．これは子宮内膜の増殖期を受持っている．エストロゲンは黄体のみならず卵胞細胞からも分泌される．

黄体の黄体細胞から分泌されるプロゲステロンは，もう1つの女性の性ステロイドである．これは排卵後血液中に現れ，子宮内膜腺の分泌を刺激する（分泌期）．

OVARIAN CYCLE 卵巣周期

FOLLICULAR CELLS 卵胞細胞
FSH
LUTEAL CELLS 黄体細胞
LH

下垂体のFSHは卵胞の成育を促進し，LHと共に卵胞細胞を刺激してエストロゲンを産生する．

下垂体のLHは排卵を引き起こす卵胞エストロゲンの分泌を刺激し，排卵と黄体の成育を促進し，また黄体細胞からのプロゲステロン分泌を刺激する．

1 FOLLICULAR PHASE 卵胞期 — 14 DAYS — LUTEAL PHASE 黄体期 28

卵巣活動のホルモン性調節

精巣での精子形成とテストステロン分泌は一定の状態で絶え間なく起こっている．しかしながら，卵巣は周期性活動を示す．したがって，卵胞の形成（卵の成育を含む），排卵，黄体の形成とその衰退は全て繰り返される1つの周期の中で連続して起こる現象である．同様に，卵巣ホルモンのエストロゲンとプロゲステロンの分泌は周期的様式に従って起こり，エストロゲンは卵胞期に現れ，次いで黄体期にプロゲステロンが続いて起こる（図154）．成熟した人間の女性では，卵巣周期の平均は28日である．この周期は思春期に始まり，妊娠と授乳の間や病気によって中断されるが，50歳以後停止するまで続く．ここでは，この卵巣周期と下垂体前葉のゴナドトロピンおよび視床下部がどのように相互作用を行って，卵巣の順序だった活動が行われるかを勉強する．

視床下部と下垂体は卵巣（活動）を調節している

ゴナドトロピンのLHとFSHは卵胞および黄体の機能を直接に調節する——下垂体前葉は卵巣の活動を調節する2種類の性腺刺激ホルモン（ゴナドトロピン）を分泌する．それらは卵胞刺激ホルモン（FSH）と黄体化ホルモン（LH）である．ゴナドトロピンは糖タンパク・ホルモンで，下垂体前葉の塩基性性腺刺激細胞から分泌される．LHもFSHも共に卵巣活動には必要であるが，それぞれ周期の異なった時期（相）に作用する．FSHは卵胞期の早い時期には顆粒細胞の，遅い時期には内卵胞膜細胞の増殖と成長に必須である．

しかしながら，LHは卵胞細胞によるエストロゲンの産生と放出のみならず，排卵と黄体形成およびプロゲステロンとエストロゲンの分泌を誘発する．ゴナドトロピンは顆粒細胞と内卵胞膜細胞の形質膜上にある自己受容体と結合して，G-タンパク→アデニル酸シクラーゼ→環状AMPの経路を経由して，その作用を発揮する（図12，114）．若い顆粒細胞は多くのFSH受容体を持っているが，成熟した細胞はLHを輸送する受容体を持っている．後で生成される内卵胞膜細胞はLHとFSHの両方の受容体を持っている．

視床下部からの脈動性GnRHの放出は，下垂体のLHとFSHを調節している——LHとFSHの分泌は，視床下部から放出されるペプチド性神経ホルモンであるゴナドトロピン放出ホルモン（GnRH）により調節されている．GnRHはGnRH含有視床下部ニューロンにより合成され，その軸索終末から下垂体門脈の毛細血管中に放出されて速やかに下垂体前葉の性腺刺激細胞に直接に到達する．この性腺刺激細胞の表面にはGnRHに対する受容体がある．GnRHの作用はcAMPを経由している．

GnRHは連続的ではなく，拍動的に1時間おきに血中に放出されることが示されている．もしもゴナドトロピンの放出が要求されるときには，1回の拍出量当たりのGnRHの量あるいは拍動数（拍動頻度）が増加するが，その逆の場合もある．LHの放出もGnRHの拍出直後に拍動的に起こるが，FSHの放出はあまり拍動的ではなくもっとゆっくり起こる．GnRHの拍出の頻度と量は，2つの機構の調節下にある——すなわち，周期の全期間を設定する視床下部性"時計"と，卵巣周期内で生ずる重要な出来事の時期で，そのエストロゲンが視床下部に及ぼす負のフィードバック調節である．

エストロゲンはGnRHの放出をフィードバックを通して調節する

開始期は負のフィードバック——卵巣周期の終わりにエストロゲン濃度が低下すると負のフィードバック機構が働いて，視床下部が刺激されて拍動的GnRHの放出が起こる．これが下垂体からのFSHとLHの拍動的放出を増加させる．その第1日目にFSHは急激に上昇して，卵胞期の大部分にわたって高い値に保たれる．LHは着実に増加する．FSHとLHは卵胞の発育とエストロゲンの分泌を刺激する．周期の13日目にエストロゲン濃度は最大に達するが，FSHとLH濃度は低下する．これはエストロゲンによる負のフィードバック抑制のためである．

周期の中間は正のフィードバック——この時点で新たな正のフィードバック機構が働くようになる；高いエストロゲン濃度はLHの著明な上昇（LHバースト）を生じさせ，FSH濃度も中等度の上昇が起こる．この周期の中間でどのようにして負のフィードバックが正のフィードバックに転換するのかは分かっていない．エストロゲンの上昇はGnRHの拍動的放出の頻度を増加させ，多分，性腺刺激性の細胞上のGnRH受容体も増加し，GnRHの拍出に対する感度が増大すると考えられる．これらの事象は排卵前のLHバーストを生じさせて，数時間以内に排卵過程の引き金が引かれる．

黄体期には負のフィードバックに戻る——排卵後のLH（およびFSH）の高値は，黄体から主としてプロゲステロンと，またエストロゲンの分泌をも促進する．その後徐々に負のフィードバック調節機構が戻ってきて，そこでプロゲステロンとエストロゲン放出の増加は視床下部と下垂体に作用して，LHとFSH産生を減少させる．もしもエストロゲン濃度がこの周期の最初から高く保たれていると，排卵は起こらない．この観察は，避妊ピルとしてエストロゲン様化合物が使用される基礎になっている（図161）．

卵巣顆粒膜細胞からのインヒビンはFSHを抑制する——タンパク・ホルモンのインヒビンはまた卵巣周期の調節に役割を演じている．顆粒膜細胞から分泌されるインヒビンは下垂体に負のフィードバック効果を生じさせて，FSHの分泌を抑制する．インヒビン濃度は卵胞期に低く，黄体期には高い．

黄体の減衰は卵巣周期の終わりの印である——黄体は周期の25日目あたりには退行する．着床した胚（hCG）からのホルモン性信号の欠如とLHとFSH濃度の低下は，その退行の信号となる．プロスタグランジンやタンパク分解酵素のような数多くの局所ホルモンは，黄体の融解を促進する．黄体の退行はプロゲステロンとエストロゲンの放出を減少させる．この事柄は卵巣周期の終わりの印で，子宮内膜の脱落を促進して月経出血が始まる．

卵巣機能に影響を与える因子

病気，栄養失調，強いストレス，情緒的危機などは卵巣周期を妨害する．ストレスや情緒的危機状態は高次脳中枢に作用して，そこから視床下部に伝えられてGnRHの放出様式を妨害する．そしてこれによってしばしばこのホルモンの分泌は抑制されて，FSHとLH値もまた低下する．ストレスが与えられる時間によっては，低下したエストロゲン値は不規則な月経（spotting点状出血）をひき起こしたり，子宮内膜の増殖が起こらないために遅延月経（二次性無月経）をひき起こす．

CN：FSH（D），LH（E），エストロゲン（G），及びプロゲステロン（H）には，前の項と同じ色を塗る．AとCには明るい色を塗る．
1．中央の大きな調節の絵に色を塗る．
2．下の3つの枠内の絵に色を塗る．ホルモン値の輪郭部分にのみ色を塗る．記述された期間の間に含まれる子宮内腔の部分には，灰色を塗る．左の枠内の絵で下方にいく点線はエストロゲン値が低下することを示す．右の枠内の輪郭のついた点線は，FSHとLHの分泌が停止することを意味していることに注意せよ．
3．右上方の絵に色を塗る．

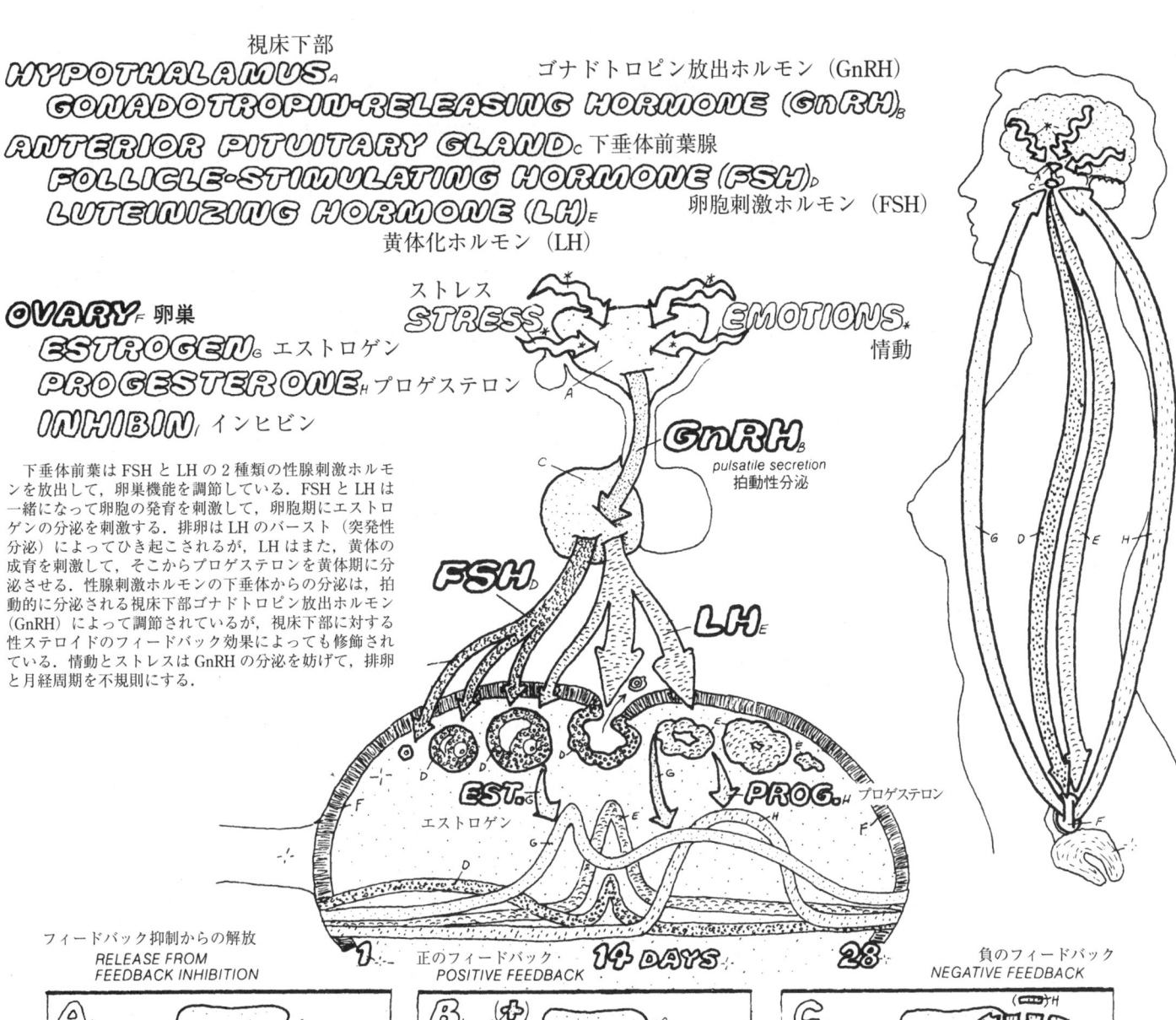

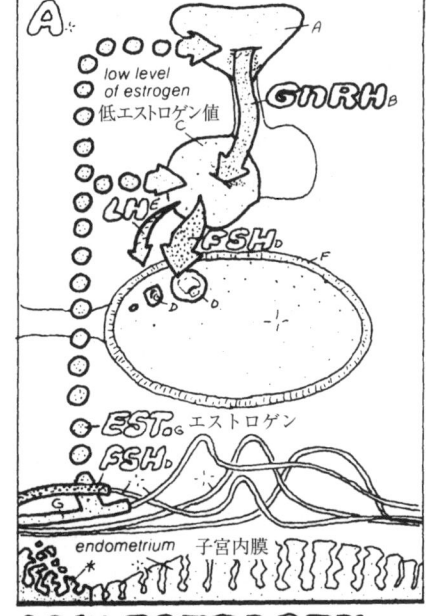

HYPOTHALAMUS　視床下部
GONADOTROPIN-RELEASING HORMONE (GnRH)　ゴナドトロピン放出ホルモン（GnRH）
ANTERIOR PITUITARY GLAND　下垂体前葉腺
FOLLICLE-STIMULATING HORMONE (FSH)　卵胞刺激ホルモン（FSH）
LUTEINIZING HORMONE (LH)　黄体化ホルモン（LH）
OVARY　卵巣
ESTROGEN　エストロゲン
PROGESTERONE　プロゲステロン
INHIBIN　インヒビン

下垂体前葉は FSH と LH の2種類の性腺刺激ホルモンを放出して，卵巣機能を調節している．FSH と LH は一緒になって卵胞の発育を刺激して，卵胞期にエストロゲンの分泌を刺激する．排卵は LH のバースト（突発性分泌）によってひき起こされるが，LH はまた，黄体の成育を刺激して，そこからプロゲステロンを黄体期に分泌させる．性腺刺激ホルモンの下垂体からの分泌は，拍動的に分泌される視床下部ゴナドトロピン放出ホルモン（GnRH）によって調節されているが，視床下部に対する性ステロイドのフィードバック効果によっても修飾されている．情動とストレスは GnRH の分泌を妨げて，排卵と月経周期を不規則にする．

STRESS　ストレス
EMOTIONS　情動
GnRH pulsatile secretion　拍動性分泌
FSH　LH
EST.　エストロゲン
PROG.　プロゲステロン
1　14 DAYS　28

RELEASE FROM FEEDBACK INHIBITION　フィードバック抑制からの解放
POSITIVE FEEDBACK　正のフィードバック
NEGATIVE FEEDBACK　負のフィードバック

A. low level of estrogen　低エストロゲン値
endometrium　子宮内膜

LOW ESTROGEN　低エストロゲン値

月経期の血中の低エストロゲン値は負のフィードバック機構を経由して作用し，GnRH の分泌を増加させ FSH と LH の分泌を刺激する（C 枠内の図を参照）．これら（FSH と LH の増加）は卵胞の発育とエストロゲン値の上昇を刺激して，卵巣周期の13日目に極大値に達する．

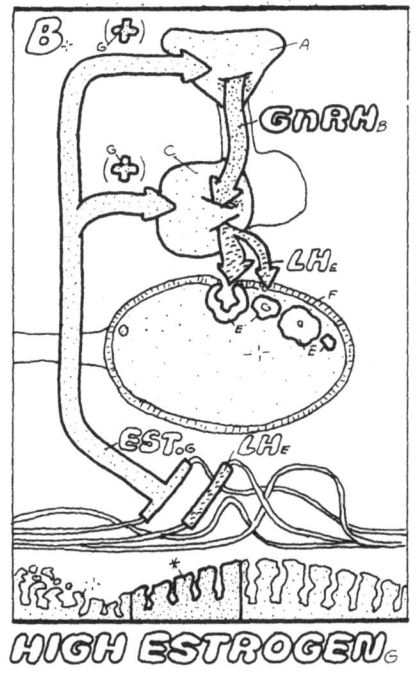

HIGH ESTROGEN　高エストロゲン値

排卵前の高いエストロゲン値は正のフィードバックを経由して GnRH の拍動性分泌の頻度を増加させ，それが14日目に LH 放出のバーストをおこす引き金となる．高い LH 値は排卵と黄体の成育と22日目に頂点となるプロゲステロン分泌をひきおこす．エストロゲン分泌は低い値で続く．顆粒膜細胞から出るインヒビンは黄体期の FSH 分泌を抑制する．

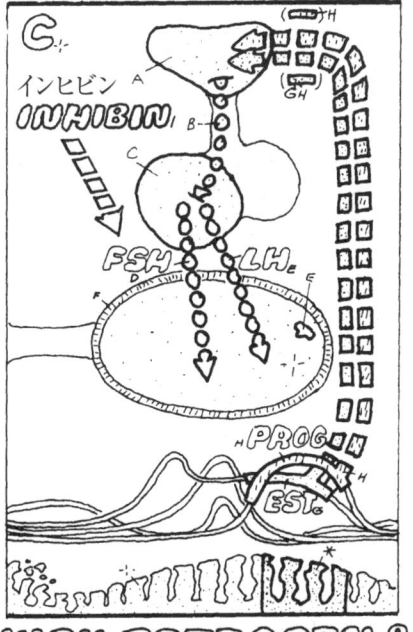

HIGH ESTROGEN & HIGH PROGESTERONE　高エストロゲンと高プロゲステロン値

もしも授精および胚の着床が起こらなければ，エストロゲンとプロゲステロンの高値は LH と FSH の放出を負のフィードバックによって抑制する．このゴナドトロピン値の減少は黄体を萎縮させて性ステロイドの放出を減少させて，月経出血をひき起こす．この周期は A 枠内の図に連続する．

精子と卵子および授精の生理学

　精子と卵子はそれぞれ男性と女性の配偶子で，授精と発育の第一段階のそれぞれの機能のために高度に特殊化されている．授精は子宮の卵管膨大部で起こり，カルシウムの放出，卵の活性化，男性前核と女性前核の融合および接合子の形成が含まれる過程である．

精子：運動性をもち，卵の授精のために特殊化している
　完全に成熟したヒトの精細胞（精子）は運動性をもち，卵を授精させる働きをするために，高度に特殊化している．精子は長さ60 μmで，頭部，中間部および尾部の3つに分かれている．頭部は遺伝物質―濃縮されたクロマチン（DNA）―が含まれる核をもっている．精子の先体は卵細胞の周囲膜を溶解して，精子の貫通を容易にする加水分解酵素（例えば，ヒアルロニダーゼ，アクロシン）をもつ大きなリソソームである．中間部はたくさんのミトコンドリアを含んでいる．精子の尾部は生体の唯一の鞭毛で，精子の遊泳運動を可能にしている．

精子は女性の生殖管内でよく泳ぐけれども手当たりしだいの方向に移動する―腟内に出された精子は頸管に入り子宮に到達する．腟内に残っている精子は，腟内の酸に曝されて死滅する．精液は頸管粘液がアルカリ性なので，精子の生存には最適である．子宮内で精子はあらゆる方角に泳ぐ．いくらかのものは卵管に達するが，多くの精子は異なった場所に行って，そこで老化して死滅する．精子は3 mm/分の速度で泳ぎ，1時間以内で卵管に到達する．いくつかの精子は輸卵管に数分以内で到達し，その輸送はプロスタグランディンで誘発される子宮の運動により促進される．

百万個の精子のうち1つ以上のわずかな数が卵子に到達する―性交の間に腟内に排出された3億の精子のうち，わずか0.1％しか卵管に到達せず，卵子（卵細胞）まで行き着くのは100よりも少ない．授精のためにはたった1個で十分であるにもかかわらず，高い運動性と手当たりしだいの精子の運動性があるために，かくも多くの精子が必要とされる理由であろう．

卵子：栄養の貯蔵と授精のために特殊化されている
ヒトの卵子は大量の栄養物の予備と何枚かの膜をもっている―精子と比べて，ヒトの卵子（卵細胞）は非常に大きい（直径200 μmに達する）が，それは若い胚のために大量に栄養物を含んでいて，細胞質顆粒（卵黄）を貯蔵しているからである．排卵された卵子は，卵を代謝物ならびに栄養学的に支えている卵胞細胞（放線冠）の層によって取り囲まれている．卵胞細胞は小型で，ねばねばするムコ多糖類のヒアルロン酸"細胞間セメント"で一緒にのりづけされている．卵胞細胞と卵の形質膜との間のすぐ外側には，厚さ約5 μmの透明なゼリー状の膜の透明層がある．卵胞細胞と卵はそれぞれの形質膜を透明層内に指状突出（微小絨毛）を突出させており，多分両者の間で物質の交換が行われているであろう．透明層は幼弱胚細胞を機械的に支持して，母体の抗体やマクロファージから保護している．

線毛と卵管の収縮は卵子の輸送を助ける―排卵後，卵管とその卵管采は吸入運動をおこして，動けない卵子（と卵丘）を卵管内へ吸い込む．卵管の収縮ならびに粘膜皺襞の上皮細胞上の無数の線毛のかいを漕ぐような一定の拍動運動によって，卵子は子宮の方向に押しやられる．エストロゲンは卵管の収縮ならびに線毛の形成と鼓動運動のために必要である．排卵後数時間以内に卵子は卵管膨大部に到達するが，このときが受精のために十分成熟した時である．

授精は卵管内で起こり，多数の精子－卵子の相互作用が含まれる
　授精可能状態と先体反応は先体の酵素の放出を確実にする―卵子を貫通するためには精子はまず，その先体酵素が授精以前に放出されるのを妨げている糖タンパク被膜を先体から取り除いて，授精可能状態にする必要がある．精子を授精可能状態に誘導する物質は，卵管あるいは卵丘の卵胞細胞から出る．授精可能になった精子が卵を貫通しようとするとき，先体からその酵素が放出される（先体反応）．ヒアルロニダーゼはヒアルロン酸を融解して卵胞細胞を分散させて，精子が卵細胞まで通り抜けできるようにする．次にアクロシンのような別の酵素の働きで，透明層の膜が消化される．

　精子が受容体と結合すると，精子が卵子の中へ侵入して授精を確実なものにする―精子が卵子の形質膜に接触する反応は，精子が透明層の表面にある特殊な精子受容体（ZP-3）を結合することによって増強される．次にファーチリン（fertilin）という精子表面のタンパクに助けられて，卵子の形質膜が精子を包み込んで頭部と尾部を中に取り込む．これが授精の主要な段階である．

　透明層反応はさらに精子の進入に対して障壁を作り多精子侵入（polyspermy）を防いでいる―最初の精子が卵子に入り込むと，直ちにそれ以上の精子の侵入を遮断する透明層の速やかな変化である層反応が起こる．この層反応の原因は，卵子の細胞質内の顆粒から生じるある種の物質の流出によって起こる．この層反応が起こらないと，多精子侵入（授精）が起こって卵子の正常発育は不可能となる．この永久的障壁ができる前に卵細胞の膜電位の変化と卵細胞質へのカルシウムの放出によって，瞬間的で一過性の障壁が形成される．

　カルシウムの放出が卵子の活性化の引き金となり，男性前核と女性前核が融合して接合子が形成される―精子の貫通と共にカルシウム放出の増加が起こると，代謝的覚醒現象を含む卵子の活性化が起こり，このとき最後の卵核の減数分裂が起こり，最後の極体を放出して女性前核が形成される．しばらくすると精子の尾は変性して，精子の核は膨化して大きくなって男性前核を形成する．授精の最終段階は男性前核と女性前核の融合であり，その結果男性及び女性配偶体の染色体が結合して，接合体（授精卵）が形成される．

　精子と卵の寿命と生存期間―女性の体内で精子は特に頸管膜内に蓄えられて頸管粘膜液によって栄養されると，4日間まで生き延びる．しかしながら適切に凍結すれば，精子は数年間も卵子を授精させる能力を持っている状態で保たれる．最近ヒトの卵子の長期間保存が可能になった．卵子は排卵後は短命で（約1日間），授精されないときには古くなって変性してしまう．授精のための最適な期間は，排卵後最初の12時間以内である．

CN：D, G, H, 及びM～Rには明るい色を用いる．
1．卵管から色を塗り始める．
2．1個の精子（F）の上の物質に色を塗る．
3．卵と授精の5つの段階を示している下の図に色を塗る．一番最後のものでは，点線は精子の変性した尾であることに注意せよ．

腟内に出された精子は頸管を通って子宮内を泳ぎ，卵管内にまで入り込む．精子はあらゆる方向に移動するので，授精には非常に多数の精子が必要である．腟内に出された3億個の精子のうち0.1％が卵管に入り，約100個が卵管膨大部まで入り込み，そこで卵子と出会う．プロスタグランディンによってひき起こされる子宮の収縮は，精子の輸送を容易にしている．

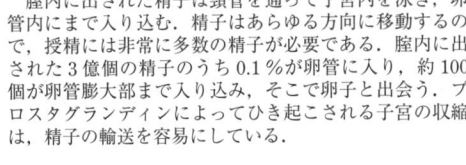

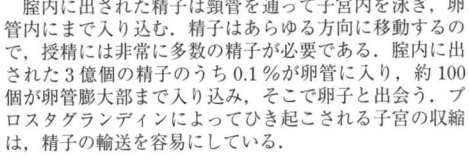

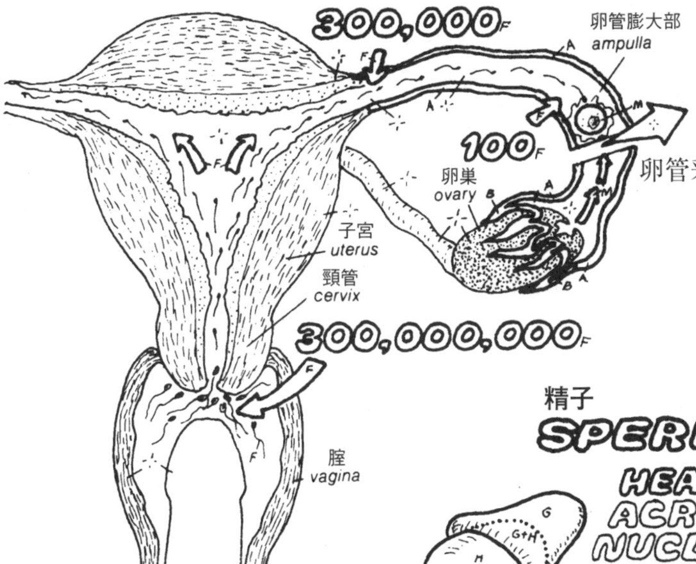

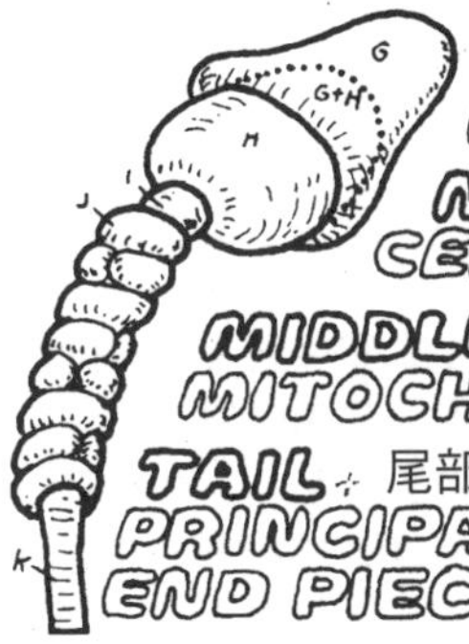

300,000
卵管膨大部 ampulla
100
卵巣 ovary
卵管采
300,000,000
子宮 uterus
頸管 cervix
腟 vagina
陰茎 penis

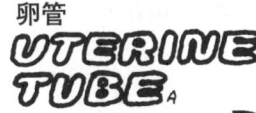

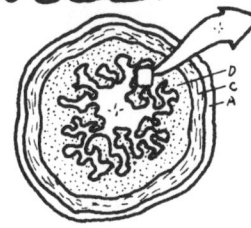

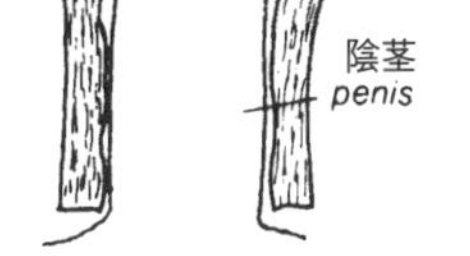

卵管 UTERINE TUBE

FIMBRIAE
SMOOTH MUSCLE 平滑筋
MUCOSAL FOLDS 粘膜雛襞
CILIA 線毛

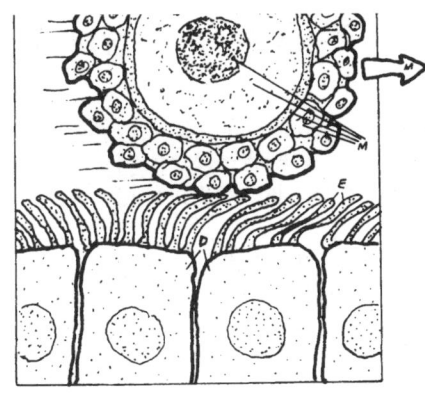

卵子は自動能を持っていない．卵管内の平滑筋の収縮は卵管采のはき集める運動をひき起こして，排卵された卵子を腹腔内から卵管内へ吸い込むようにする．このような卵管の収縮（排卵時に最も強い）と（卵管の粘膜上皮にある）線毛の運動は，卵子の塊を子宮のほうへ押しやるようにする．

精子 SPERMATOZOON

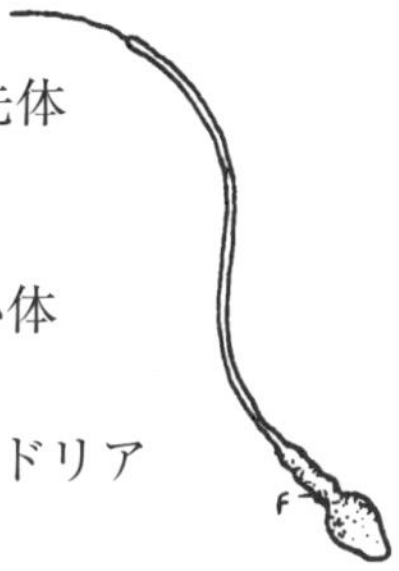

HEAD 頭部
ACROSOME 先体
NUCLEUS 核
NECK 頸部
CENTRIOLES 中心小体
MIDDLE PIECE 中間部
MITOCHONDRIA ミトコンドリア
TAIL 尾部
PRINCIPAL PIECE 主要部
END PIECE 末端部

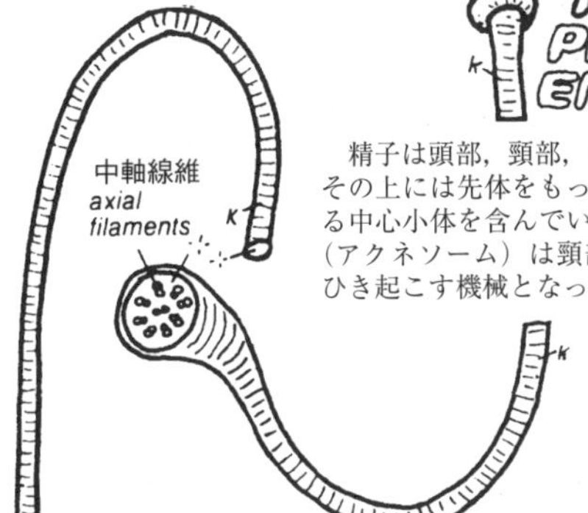

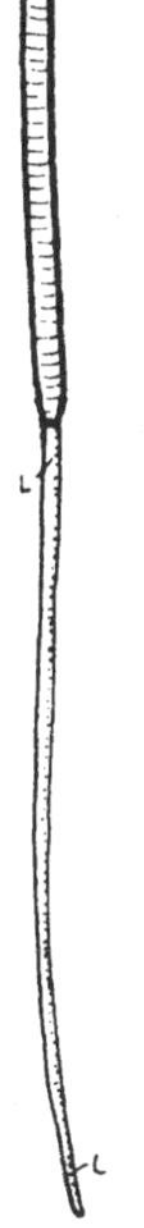

中軸線維 axial filaments

精子は頭部，頸部，中間部及び尾部をもっている．頸部内には核を，その上には先体をもっている．頸部は収縮線維を尾部に結びつけている中心小体を含んでいる．中間部はミトコンドリアを含む．中軸線維（アクネソーム）は頸部から尾部末端部まで走っており，尾の収縮をひき起こす機械となっており，精子に運動性を与えている．

卵子 OVUM (EGG)

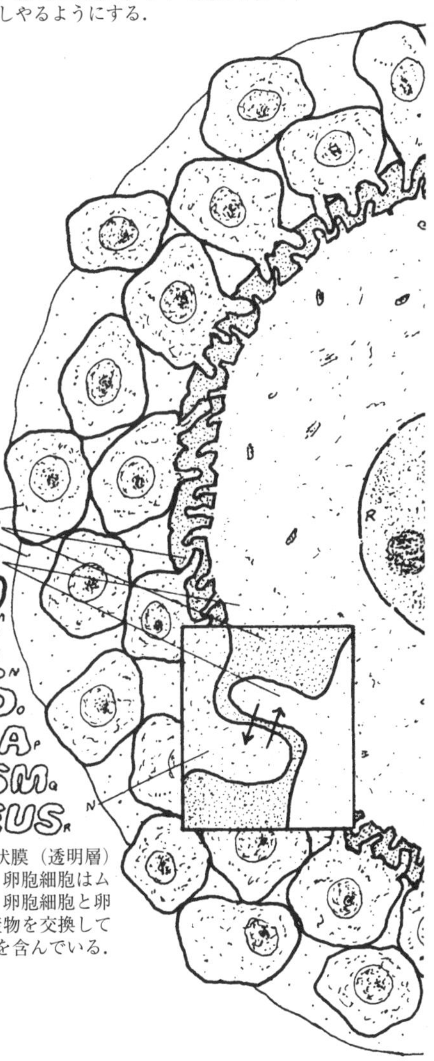

卵胞細胞 **FOLLICULAR CELL**
ヒアルロン酸 **HYALURONIC ACID**
透明層 **ZONA PELLUCIDA**
細胞質 **CYTOPLASM**
核 **NUCLEUS**

人間の卵子は非常に大きく（200μm），透明なゼラチン状膜（透明層）と卵胞細胞の凝集体（放線冠）によって取り囲まれている．卵胞細胞はムコ多糖類のヒアルロン酸によって一緒に糊づけされている．卵胞細胞と卵子の細胞質とは，透明層の中にある微小絨毛を通して代謝産物を交換している．細胞質はタンパク質，脂肪，グリコーゲン顆粒（卵黄）を含んでいる．

受精可能状態 CAPACITATION

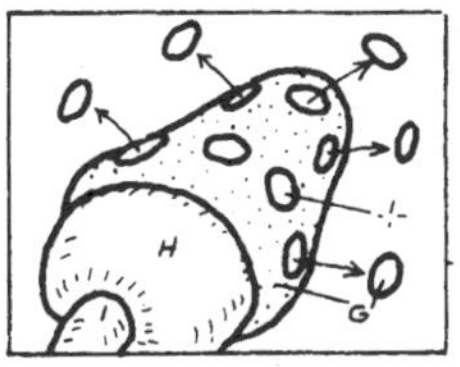

授精可能状態（キャパシテーション）は授精のために必要な反応で，先体を覆っている糖タンパク質被膜を取り除くことである．これは卵丘の卵胞細胞から放出される酵素と物質の働きによって，卵管内で行われる．

先体反応 ACROSOME REACTION

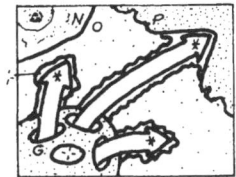

先体反応は先体の加水分解酵素を放出して，卵子の周囲の膜を融解して，精子の侵入を助けることである．ヒアルロニダーゼはヒアルロン酸を融解して，卵胞細胞を分離する．アクロシンは透明層を消化する．

受精 FERTILIZATION

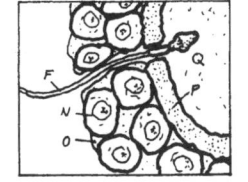

精子，形質膜および卵の融合の結果，精子全体が卵の中に陥没して取り込まれる．精子の侵入はカルシウムを放出し，卵子を活性化して，授精の主要な出来事の引き金となる．

透明層反応 ZONA REACTION

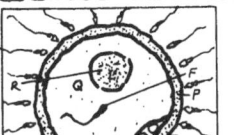

精子が入った後は卵子の透明層は電気的および化学的変化を起こして，他の精子に対して不透過性になる（透明層反応）．

前核融合 PRO-NUCLEI FUSION

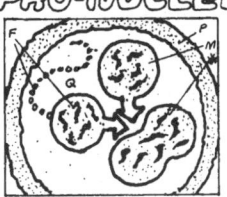

精子が入った後，卵子は第二次減数分裂を完了し，最後の極体を放出して女性前核を形成する．精子の尾は変性して，その核は拡大して男性前核をつくる．2つの前核は融合して接合体（授精卵）核がつくられる．

早期発育，着床および胚細胞－母体間の相互作用

個体は異なった細胞，組織および臓器を持っているが，単一の細胞—接合体(子)—から発生して成熟に達するまで，胚，胎児，幼児，青年と各段階を通って発育する．

若い胚の発育

授精後，接合体は細胞増殖を進行させて細胞数を増やし，若い胚の基本を形成する．後期には胚細胞は分化して，身体の異なった細胞の型や組織をつくる．

分割分裂により若い胚が形成される—細胞増殖は数回の有糸分裂(分割)が行われ，2，4，16，32娘細胞の嚢胞体と呼ばれる胎児胚ができる．その結果，接合体は均一な細胞の球を形成して，幼若胚(桑実期，桑の実)を形成する．嚢胞は接合体(胚)の細胞質の貯蔵を消費するので次第に小さくなり，まだ存在している透明層に包まれる．したがって桑実胚は接合体と同じ大きさになる．

若い胚は運動性がなく，子宮まで輸送される必要がある—卵割の行われている期間に，幼若胎児胚は卵管粘膜上にならんでいる線毛の働きと卵管の運動によって，卵管内を子宮の方向に押し下げられる．胎児胚が卵管内を移動するのに約4日間かかるが，この間に胎児胚は桑実期になる．

内部細胞塊と栄養芽細胞は分化の信号となる—全く一様な外観を持った胎児胚細胞は子宮に入ると，内部に局在している細胞群(内部細胞塊)と周辺の細胞層(栄養芽細胞)と胞胚腔部とに区別される．この時期(受精5日目)の胎児胚は，胞胚と呼ばれる．早期胞胚は依然として透明層を持っているが間もなく変性して，栄養物や酸素を周囲の子宮分泌液から直接に得ることが出来るようになる．こうして胚は成長し後期胞胚となるが，その中で栄養芽細胞は扁平になって活動的になる．わずかに限定された細胞形質をもつ合胞体栄養芽細胞の広がった外層は，整然と並んだ栄養芽細胞の内層を取り囲んでいる．後に，栄養芽細胞の種々の部分から胎盤と胎児胚膜(すなわち羊膜嚢)が生ずるが，内部細胞塊は胎児胚そのものになる．

着床は嚢胞胚が子宮内膜に穴を掘って入り込む—受精後6～7日までに，成長を続ける胚はそれ自身子宮に接着して，母体血から栄養と酸素を直接得るようになる．合胞体栄養芽細胞はリソソーム酵素を放出して子宮内膜を溶解して，嚢胞細胞はその中に取り込まれる．この現象は着床と呼ばれる．着床後，子宮内膜は癒着して胚を覆うようになる．その結果，ヒトの胚は子宮の内腔ではなくて子宮内膜の中で成長する．

子宮外妊娠には生育の可能性はない—着床は通常子宮の後壁に起こるが，卵管内や頸管内や腹腔内の異所性部位にも起こる．子宮外妊娠では通常胎児は成育できない．卵管妊娠は実際母体にとって危険である．というのは胎児胚が成長して大きくなる結果，卵管の血管の破裂と出血が起こるからである．

胚組織は3つの胚芽層から生ずる—着床から1週間で，内部細胞塊は分化して3つの胚細胞層—外胚葉，中胚葉および内胚葉を形成する．これらの層の細胞は増殖し，移動して，発育する胎児胚の組織や臓器を産生する．外胚葉は神経系や皮膚の細胞をつくり，筋肉や骨の組織は中胚葉から出るが，内臓の内壁は内胚葉から発達する．

栄養芽細胞は胎盤，すなわち栄養とガス交換のための組織を形成する—着床後栄養芽細胞は増殖して絨毛膜絨毛を形成して，特殊な洞血管を通じて母体血管との間で栄養物，呼吸ガス，代謝産物などを交換するようになる．後になって絨毛膜絨毛と母体血管は，胎盤と呼ばれる分離した解剖学的には胎児とは別個の臓器を形成する．胎盤はまた内分泌細胞を持っていて，妊娠期間中ホルモンを分泌する(図158)．

胎児胚の栄養芽細胞はhCGホルモンを分泌して，黄体の生存と成長を刺激する—着床後，絨毛膜絨毛の合胞体栄養芽細胞はヒト絨毛性ゴナドトロピン(hCG)と呼ばれるペプチド・ホルモンを母体血中に分泌する．hCGは糖タンパクで，構造と生理作用がLHに似ている．hCGは黄体上のLH受容体と結合して，その生存と成長ならびにプロゲステロンとエストロゲンの分泌を促進する．これらのホルモンはさらに子宮内膜を，懐胎のために最適の条件に保つように働く．母体血中のhCGの検出は着床後第2週で，尿中では第3週後に可能である．この能力は最も近代的な免疫化学的妊娠試験の基盤である．

双生児出産：二卵性児 対 一卵性児発育

二卵性発育は兄弟の双子である—卵巣周期は正常では1個の卵胞が発育し，1つの卵を排卵する．1つ以上の卵胞の成長は多数の排卵を生じ，2つまたはそれ以上の授精卵を排出する．これらはそれぞれ別々に着床して，兄弟性双生児あるいは三つ子，またはそれ以上の同じ性とは限らない多胎児が生まれる．

単一授精卵の発達は同一性双生児ができる—もしも1つの受精卵から2つの嚢胞が第1細胞分割して分かれるか，もしも1つの内部細胞塊が2つの別々の塊に分かれると，それぞれの嚢胞細胞あるいは細胞塊は独立した胎児胚になる．これらの胎児胚は共通の遺伝子型—すなわち，遺伝子のすべての組(ゲノム)—を共有しているので，性別も同じで身体的特徴(表現型)も類似している．同一の(一卵性)双生児はこのような共通の発育の結果である．これらは1つの胎盤を共有しているか，あるいはそれら自身のものを持っている．二授精卵性双生児は遺伝的に発生が見られるが，一授精卵性双生児は偶然に生ずる．双生児の正常発生率は，兄弟性(二卵性)双生児で1%，同一性(一卵性)双生児は0.3%(300回の妊娠で1回)である．

CN：Pには赤い色を塗る．暗い色を塗るL，N及びOの構造以外は，全部明るい色を塗る．HとMには一番明るい色を塗る．

1. 卵が卵管に入るところから色を塗り始める．透明層(K)と極体(L)の標題は上方右の角にあることに注意せよ．日数には灰色を塗る．変位性着床(N)部位は，大きな星印でしるしをしてある．
2. 6日目と12日目の後期胞胚の立体的な絵に色を塗る．6日目のリソソーム酵素(O)の点に色を塗る前に，大きな絵の子宮内膜(M)に色を塗る．
3. 下方右下隅にある3つのホルモンの影響に色を塗る．
4. 双生児ができる様子を描いた略図に色を塗る．

EARLY STAGES OF DEVELOPMENT
発育の早期段階

OVUM_A_ 卵
FERTILIZATION_B_ 受精
ZYGOTE_C_ 受精卵
2-CELL STAGE_D_ 2·細胞期
4-CELL STAGE_E_ 4·細胞期
8-CELL STAGE_F_ 8·細胞期
MORULA_G_ 桑実期
EARLY BLASTOCYST (5) 早期胞胚(5)
INNER CELL MASS_H_ 内部細胞塊
BLASTOCYST CAVITY_I_ 胞胚腔
TROPHOBLAST_J_ 栄養芽細胞
LATE BLASTOCYST (6) 後期胞胚(6)
ZONA PELLUCIDA_K_ 透明層
POLAR BODIES_L_ 極体
UTERINE ENDOMETRIUM_M_ 子宮内膜
ECTOPIC IMPLANTATION SITES_N_ 異所性着床部位

授精後，接合体は有糸分裂（分割）により2，4，8，16と，互いに接着したまま分かれた囊胞体となり，細胞の球を形成する（桑実期）．この時期，胚は3～4日目になり透明層を保持するが，その大きさは変わらず，子宮にそろそろ入る頃である．子宮内で胎児胚は2日間浮遊状態にあり，最初に早期，ついで後期胞胚期に分化する．早期の胞胚期は胎児胚自体になる内部細胞塊と胎盤になる外部栄養芽細胞を含んでいる．後期胞胚では透明層がなくなり，胞胚は子宮分泌液によって栄養される．

IMPLANTATION 着床

ovarian ligament 卵管靱帯
uterus 子宮
ovary 卵巣
ampulla 卵管膨大部
uterine tube 卵管
abdominal cavity 腹腔

EMBRYO_H'_ 胎児
PLACENTA_J'_ 胎盤
LYSOSOMAL ENZYMES_O_ リソソーム酵素
MATERNAL BLOOD_P_ 母体血

yolk sac 卵黄囊
amniotic cavity 羊膜腔

FORMATION OF TWINS 双生児の形成

FRATERNAL 兄弟（二卵性）双生児

1つ以上の卵が各卵巣周期で放出された時は，二卵性双生児で性別は同じあるいは異なっている．

IDENTICAL 同一（一卵性）双生児

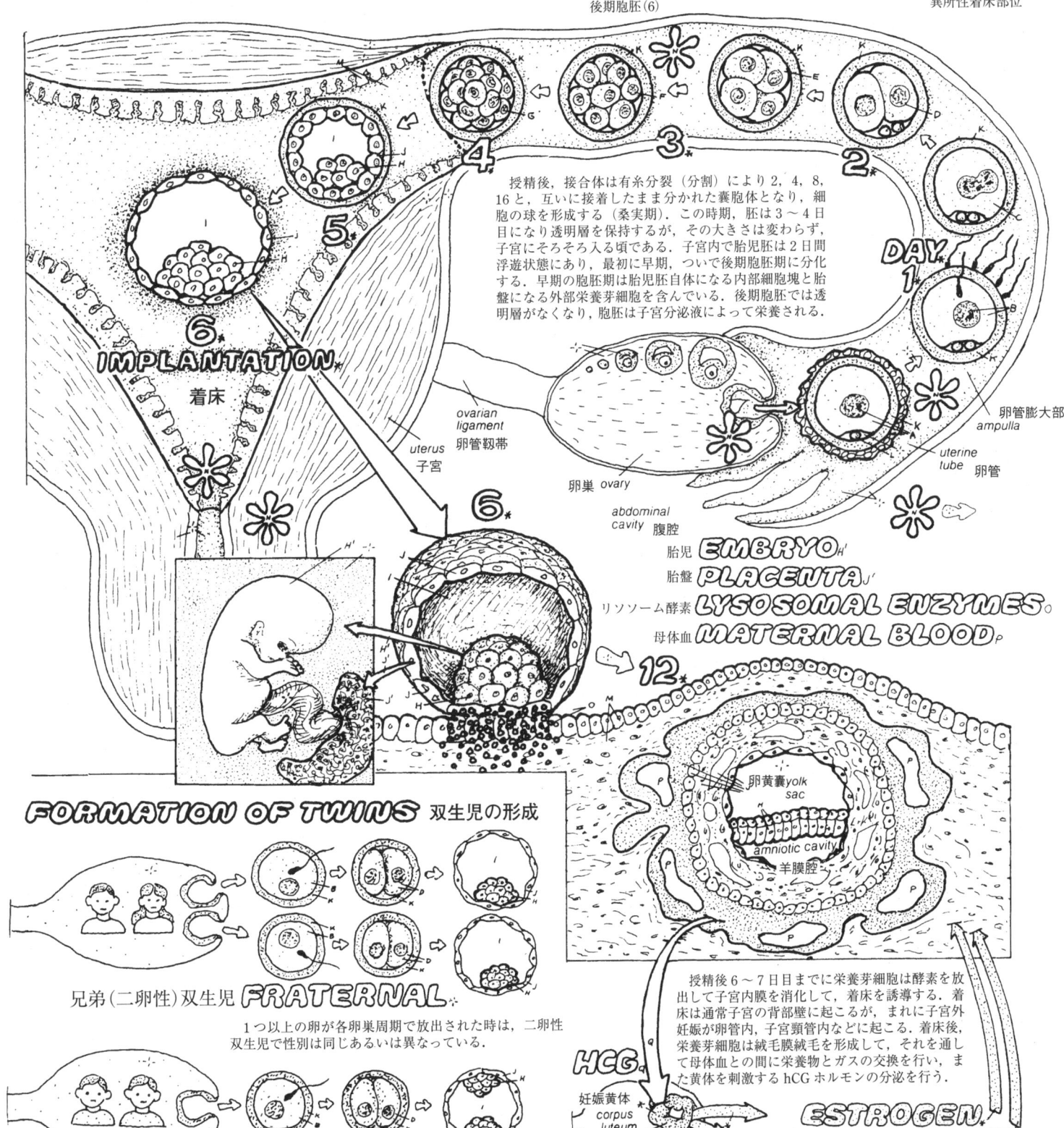

最初の卵割後に分割細胞が2つに分かれるか，あるいは内部細胞塊が2つに分離したときに一卵性双生児が生じる．一卵性双生児は胎児の性別と遺伝子型は同一で，非常に類似した表現型となる．

授精後6～7日目までに栄養芽細胞は酵素を放出して子宮内膜を消化して，着床を誘導する．着床は通常子宮の背部壁に起こるが，まれに子宮外妊娠が卵管内，子宮頸管内などに起こる．着床後，栄養芽細胞は絨毛膜絨毛を形成して，それを通して母体血との間に栄養物とガスの交換を行い，また黄体を刺激するhCGホルモンの分泌を行う．

HCG
corpus luteum of pregnancy 妊娠黄体

ESTROGEN
PROGESTERONE
エストロゲン
プロゲステロン

妊娠と分娩の調節

ヒトの妊娠あるいは受胎の期間は，受胎後およそ270日（約38週）である．妊娠は3つの三期間（3か月）に分けられる．第1の期間は胎児胚の発育，第2と第3の期間は胎児の成長と発育に要する．妊娠は母親にとって大きなホルモン性および代謝的変化が含まれる．母体と胎児のホルモン性機構は，妊娠前の最後の月経が始まった最初の日から数えて，約284日目に起こる出産（分娩）の誘発によって，妊娠を終了する．

胎盤ホルモンは妊娠の変化を刺激する

胎盤のhCG（ヒト絨毛性ゴナドトロピン）は妊娠黄体を刺激する—胞胚の着床が成功すると，それにひき続いて未熟な胎盤内の合胞体栄養芽細胞が増殖して，LH様の性腺刺激ホルモン（hCG：ヒト絨毛性ゴナドトロピン）を母体血中に放出する．このホルモンは若い胎児胚から母体の黄体に対して作用する1つの信号である．母体血のhCGは最も現代的な妊娠検査の基盤である（図157）．このホルモン性刺激に反応して黄体は更に成長して大きくなり妊娠黄体を形成して，妊娠の残りの全期間にわたって大量のプロゲステロンとエストロゲンを母体血中に分泌する．これらのステロイドは，妊娠のときよく知られた徴候の月経の停止を引き起こす．負のフィードバック機構を介して，下垂体のゴナドトロピン分泌を抑制して，さらに卵胞が生育するのを抑制する．母体のエストロゲンとプロゲステロンは子宮内膜の維持と成長のために重要であるばかりでなく，高濃度のエストロゲンは子宮筋（子宮の平滑筋壁）の成育と増殖を促進し，また乳腺および乳房の成長を刺激する．

胎盤もまた性ステロイドを分泌する—第1三半期の終わりまでに，他の胎盤の内分泌細胞はエストロゲンとプロゲステロンの母体血中への分泌を増加させて，黄体を大きくさせる．第2と第3の三半期に卵巣を摘除しても，胎盤は卵巣のステロイドを補充するので，妊娠は中断されない．hCG濃度は第1の三半期に最高となり，その後緩やかに低下する．しかし，hCGは卵巣と胎盤を刺激して，女性ステロイドを産生させる．これらのホルモンは子宮内膜や子宮筋に効果を与えるばかりでなく，妊娠女性の身体的および代謝的変化—たとえば，皮下脂肪，体液貯留，身体脂肪と体重増加など—を刺激する．

胎盤性hCSは母体の脂肪利用を開始させ，胎児のためにブドウ糖の利用を抑制する—成長ホルモン及びプロラクチンと類似した性質を持つもう1つのタンパク・ホルモンはヒト絨毛性ソマトマンモトロピン（hCS，ヒト胎盤ラクトーゲン）と呼ばれ，胎盤から妊娠期間中を通して母体血中にのみ大量に分泌される．hCSは母体のインスリンの作用と拮抗しており，胎児のためのブドウ糖とアミノ酸の利用を節約させる．hCSはまた母体のために脂肪酸を動員する．hCSが欠乏すると胎児に供給される栄養物が欠乏するので，胎児の発育が低下する．hCSはまた母体の乳腺の発育をも刺激する（図159）．

胎児胚と胎児の発育の主要な事象と胎児の発育の調節—胎児胚期（妊娠第1～8週）には，胚の発達は主として細胞の組織の増殖と分化で，その結果器官形成，すなわち臓器と系の形成が起こる．主要な臓器は第4～8週の間に形成されるが，この期間は胎児発育に対する薬物や催奇形物質の影響がみられる重要かつ決定的な時期にあたる．妊娠3か月までに胎児胚は胎児と呼ばれるようになる．胎児期（3～9か月）の特徴は主として胚の組織，臓器，身体の成長であるが，いくつかの系の分化はなお続けて行われている．胎児の成長は胎児性インスリンとインスリン様成長因子（IGF-1，IGF-2）によって調節されるが，胎児性成長ホルモンによるのではない．無脳胎児には下垂体がないが，正常の身体の大きさである．

胎児と新生児の機能的発育—胎児の運動は第2三半期に母体で感じられる．後に胎児のびっくり反射は突然の大きな声に反応して誘発される．第3三半期の胎児は目を開いて，時々その親指を吸ったりする．肺，血液，免疫系，皮下脂肪などの成熟も，この第3三半期に続いている．分娩期日以前に生まれた胎児は，未熟児と呼ばれる．8か月齢の未熟胎児はしばしば生きることができるが，6か月齢の胎児の成育には集中的な医学的看護が必要である．出生直後に，血漿中の酸素濃度の低下とCO_2濃度の上昇が呼吸を刺激して，新生児の肺を活性化する．臍帯動脈と静脈は閉鎖するのみならず，左と右の心房間の交通（卵円孔）と，肺動脈と大動脈との結合（大動脈管）も閉じて，循環の成熟様式が形成される．

数種のホルモンが分娩を調節する

妊娠の全期間を通じてエストロゲンは子宮筋の平滑筋層を刺激して妊娠期間中胎児を支え，分娩時には胎児を排出する役割を助ける．子宮のゆるやかな収縮は妊娠4か月目に始まる．収縮は出生前に強い律動的収縮となり，頸管と腟（産道）を通って胎児を排出する．出産あるいは分娩は胎児と母体からくるホルモン性信号，エストロゲン，オキシトシン，プロスタグランジン，レラキシンなどによって調節されている．

出産の始まりの調節は，胎児と母体の信号が関与している—エストロゲンは子宮平滑筋の興奮性を増加させるが，プロゲステロンは低下させる．ある動物種では，出産前のプロゲステロンの低下は子宮収縮を刺激して，分娩が始まる．ヒツジやおそらくヒトでは胎児の副腎からのコルチゾール分泌が分娩前に増加して，胎盤でエストロゲンに変換されて，子宮収縮を誘発する．子宮腺からのプロスタグランジンもまた，出産早期に子宮筋の収縮を引き起こす．

神経ホルモン性反射によるオキシトシンの放出が胎児の娩出を促進するのに関与している—下垂体後葉ホルモンのオキシトシンの働きの1つは，子宮の収縮を刺激することである．妊娠後期には，エストロゲンはオキシトシン受容体を100倍も増加させて，子宮に強力な収縮効果を生じさせる．分娩の第一期には，胎児の頭の圧力が頸管を拡張させて，頸管/伸長受容器を刺激して，神経ホルモン性反射を活性化する．頸管の伸長受容器から出る感覚神経は，視床下部と下垂体後葉を刺激して，オキシトシンを分泌させる．オキシトシンの拍動性分泌は正のフィードバック回路を介して分娩期間中増加するが，胎児の娩出が終了するとこのホルモンの放出は終了して頸管は弛緩する．オキシトシンとプロスタグランジンはまた新生児の出産直後で胎盤の排出（後産）を助けるが，これは出産の第三期を構成している．分娩はオキシトシンの注射により誘発されるが，これは胎児の娩出を助けるために，しばしば分娩中に母体に与えられる．出産を促進するために，もう1つのペプチド・ホルモンのレラキシンが妊娠中の黄体及び胎盤から分泌される．レラキシンは頸管ばかりでなく骨盤の靭帯や関節をも軟化させる作用をしている．

CN：この章の始めの図で用いられたのと同じ色を，最初の4つのホルモン（A～D）に塗る．FとNには暗い色を，Oには明るい色を塗る．

1. 上半部の標題から始めて，大きな短型枠（月数を含めて）の内の物質に色を塗る．それからhCGの分泌から始めて，妊娠女性に色を塗る．大きな字に注意する．hCGの矢印をもって示されたPLACENTA（胎盤）の分泌と，胎盤を刺激して大量エストロゲンとプロゲステロン，ならびにhCGの分泌の刺激が生ずるのに注意する．これらはすべて実線と矢印で示されている．
2. 分娩を示す枠内の絵は星印から始める．まず左方の図を完成してから次へ進む．頸管の壁は色を塗らないで残しておく．

妊娠 PREGNANCY

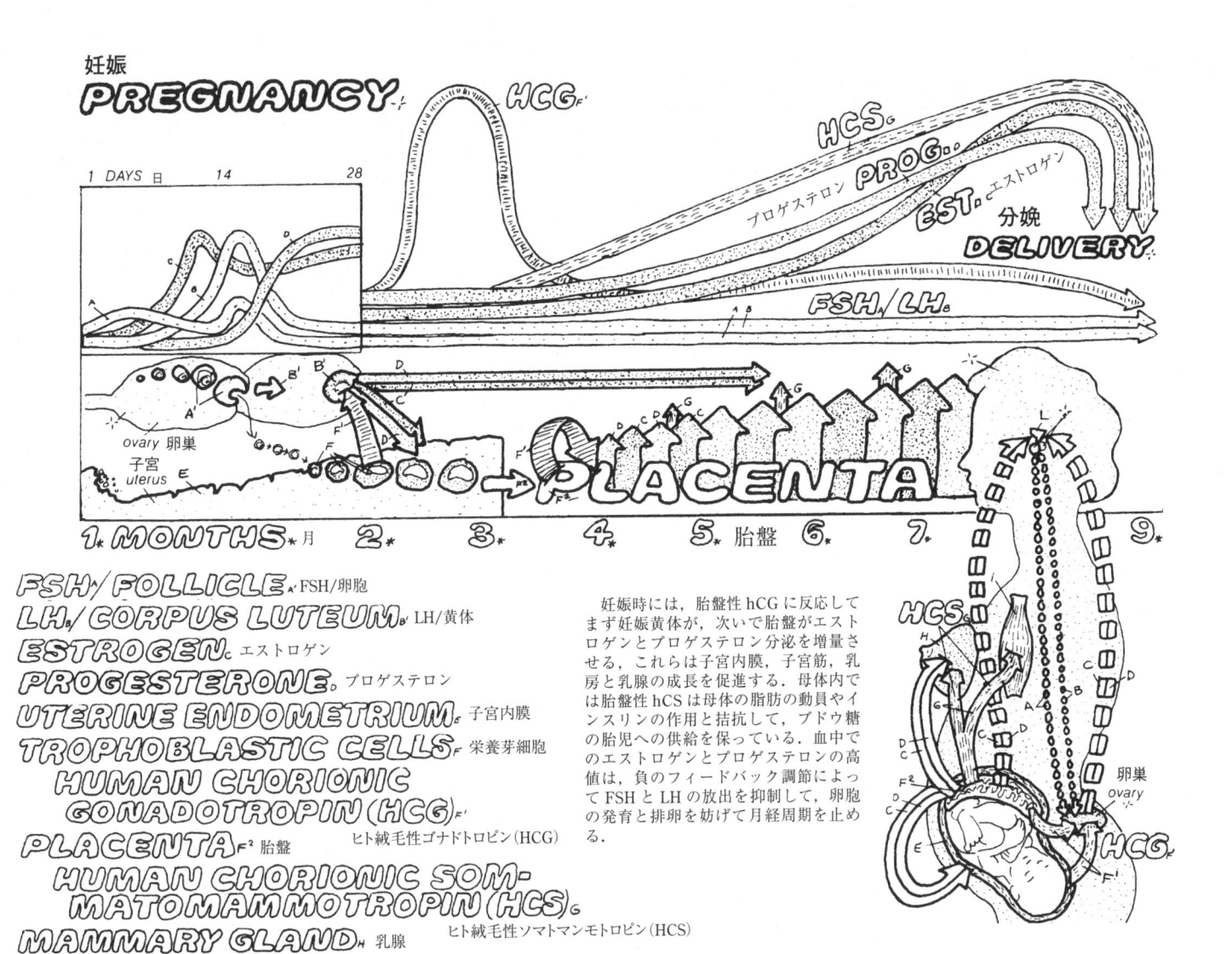

FSH / FOLLICLE — FSH/卵胞
LH / CORPUS LUTEUM — LH/黄体
ESTROGEN — エストロゲン
PROGESTERONE — プロゲステロン
UTERINE ENDOMETRIUM — 子宮内膜
TROPHOBLASTIC CELLS — 栄養芽細胞
HUMAN CHORIONIC GONADOTROPIN (HCG) — ヒト絨毛性ゴナドトロピン (HCG)
PLACENTA — 胎盤
HUMAN CHORIONIC SOMMATOMAMMOTROPIN (HCS) — ヒト絨毛性ソマトマンモトロピン (HCS)
MAMMARY GLAND — 乳腺
MATERNAL TISSUE — 母体組織

妊娠時には，胎盤性 hCG に反応してまず妊娠黄体が，次いで胎盤がエストロゲンとプロゲステロン分泌を増量させる．これらは子宮内膜，子宮筋，乳房と乳腺の成長を促進する．母体内では胎盤性 hCS は母体の脂肪の動員やインスリンの作用と拮抗して，ブドウ糖の胎児への供給を保っている．血中でのエストロゲンとプロゲステロンの高値は，負のフィードバック調節によって FSH と LH の放出を抑制して，卵胞の発育と排卵を妨げて月経周期を止める．

分娩 PARTURITION

胎盤性エストロゲンは分娩早期に，子宮腺から出るプロスタグランジンは分娩中に，子宮の収縮を誘導する．胎児性副腎より出るコルチゾールもまたエストロゲンに変換されて分娩開始の信号を発する．分娩時のオキシトシンの役割は神経体液性反射に関与している．胎児の頭からの圧力は頸管を拡張してその伸張受容器を刺激し，視床下部に信号を送って下垂体後葉からオキシトシンの拍動性放出を行わせる．オキシトシンはその受容器（エストロゲンの作用で増加している）と結合して，強い子宮の収縮を誘発して胎児を外に押し出す．胎児の頭部の通過後に伸張受容器は弛緩して，オキシトシン放出は減少する．オキシトシンはまた胎盤（後産）の排出をも助けるが，オキシトシンの注射は弱い分娩の収縮を増加させる．

RELAXIN — レラキシン
ESTROGEN — エストロゲン
CERVICAL STRETCH RECEPTORS — 頸管伸長受容器
SENSORY NERVE — 感覚神経
HYPOTHALAMUS — 視床下部
POSTERIOR PITUITARY — 下垂体後葉
OXYTOCIN — オキシトシン
RECEPTORS — 受容器
MYOMETRIUM — 子宮筋
CONTRACTION — 収縮
PROSTAGLANDIN — プロスタグランジン

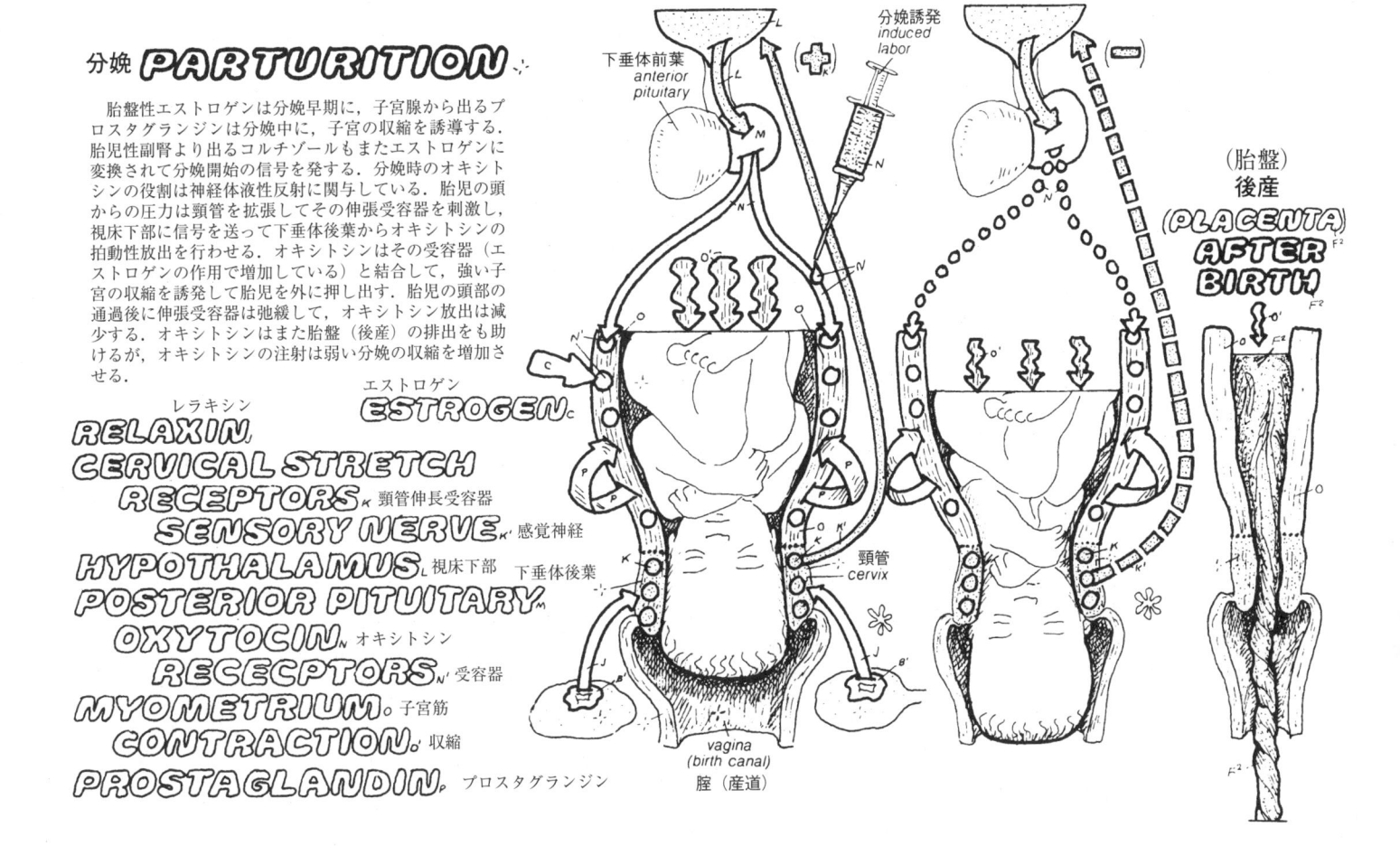

乳腺の発育と乳汁分泌の調節

哺乳動物はその名前が意味するように，胸部にある母体の乳腺から分泌する乳汁によって新生児を直接栄養するという特徴を持っている．ヒトの女性の胸部の大きさは，乳腺の成長の程度や，乳腺の腺胞間に広がる脂肪組織の量によって異なる．乳腺と胸部は思春期の間に初期の成長をするが，巨大な乳腺の発育は主として妊娠中に起こる．乳汁分泌は子供の出産に引き続いて，乳腺が乳汁をつくることをいう．

乳腺は腺胞と導管よりなる――乳腺は広範囲に広がった腺胞と導管を持つ外分泌腺である．腺胞細胞は原材料（ブドウ糖，脂肪酸，アミノ酸）を抽出し，乳汁タンパクやラクトースや他の栄養物に合成して，乳汁を腺胞嚢中に分泌する．乳汁は小管を通って流れて大きな導管に合流して，最終的には乳首から出てくる．乳腺の周囲にある特殊な筋上皮細胞（平滑筋）は収縮して乳汁を送り出す．乳首の中には乳児の口唇の吸啜によって刺激される特殊な触受容器があって，乳汁の射出という神経内分泌反射のために重要な働きをしている．

ホルモンは乳房の成長を種々の段階で調節している

思春期：エストロゲンは導管の成長を，プロゲステロンは腺胞の成長を刺激する――思春期に卵巣から分泌される性ホルモンの上昇に反応して，乳腺は発達を始める．エストロゲンは導管の成長を増加させる．プロゲステロンは腺胞の発達を増加させる．腺胞は成年期にはまばらになる．いくつかのその他のホルモン（インスリン，成長ホルモン，プロラクチンおよび副腎の糖質コルチコイド）もまた，性ステロイドが十分な働きをするためにこの時期に必要となる．

妊娠期：性ステロイド，プロラクチンおよびhCG（ヒト絨毛性ゴナドトロピン）は巨大な乳腺の成長を刺激する――妊娠時には大量のエストロゲンとプロゲステロンが胎盤から分泌され，またプロラクチン値も高くなるので，乳腺の巨大な発育を刺激して乳汁産生の準備をする．胎盤ホルモンの絨毛性ソマトマンモトロピン（hCS）（図158）はコルチゾール，インスリン，甲状腺および成長ホルモンなどと同様に，プロラクチンや性ステロイドの効果に共同して働く．

プロラクチンは乳汁生成を調節する

分娩後減少したエストロゲンは乳汁形成に及ぼすプロラクチンの刺激効果を開始する――下垂体前葉からのプロラクチンは腺胞細胞による乳汁生産を刺激する主要なホルモンであるが，この効果は胎盤のエストロゲンが高濃度になると，中断される．母体の性ステロイドホルモンの濃度は，胎盤が失われる出産時には，急激に低下する．それにより，プロラクチンが自由に乳汁分泌を刺激して，産後1～3日で母乳が出始める．プロラクチン濃度は出産時に最高値となる；授乳している女性では，プロラクチン濃度は出産後最初の1週間で50％まで低下し，出産後6か月には受胎前の値に達する．どのようにしてプロラクチンは乳汁分泌を刺激し続けるのだろうか？

吸啜（乳房を吸うこと）は拍動性プロラクチン放出を起こす刺激として，また持続性に乳汁産生の刺激として働く――乳房を吸うたび毎にプロラクチンの濃度は急激に上昇する．プロラクチンの連続した分泌と乳汁産生に対する効果的刺激は，乳首の触受容器の吸啜により誘導される刺激である．これらの感覚信号は，プロラクチン放出を調節する視床下部中枢を興奮させ，プロラクチンが視床下部放出ホルモンの分泌を増加させるのと並行して視床下部放出抑制ホルモン（ドーパミン）の分泌を減少させる．これらの効果は，下垂体前葉からプロラクチンの拍動性放出を増加させ，連続した乳汁生成を行わせる．乳房の規則的で人工的な摩擦は，同じ効果を持っている．乳首に対してこのような規則的刺激が長い間なくなると，プロラクチンの放出は減少して，乳汁生成も停止する．

乳汁の射出には神経ホルモン性反射が関与している

乳首の刺激と視床下部に対する求心神経は，反射の神経性部分である――乳首の機械的刺激もまた乳腺から乳汁の放出を増加させる．分泌された乳汁は腺胞と小管内に蓄積されるが，小管周囲にある平滑筋（筋上皮細胞）が収縮しなければ，乳汁が流出することはない．これらの筋細胞の収縮は，下垂体後葉からのホルモンのオキシトシンの作用でひき起こされる．神経内分泌性反射がこの過程を調節している．吸啜刺激によってひき起こされる感覚刺激は感覚神経を通って脳に達する．

下垂体後葉からのオキシトシンは乳腺導管を収縮させて乳汁流出を刺激する――この刺激は視床下部・下垂体後葉を活性化して，血液中にオキシトシンの放出を促進して，乳汁の射出をひき起こす．このような乳首から規則的な感覚刺激が加えられないと，分泌された乳汁は乳腺内に蓄積されて腺小管の膨張をひき起こして痛みを生ずる．そして長期的には乳汁分泌を低下させて，乳腺が干上がってしまう．

乳汁は乳児の栄養にとって豊富な源である

最初の乳汁（初乳）には抗体タンパクが豊富に含まれている――子供の出産の時期や乳汁生成の開始以前に乳腺は初乳という濃い物質を少量分泌するが，これは脂肪分を含まず，水分もほとんど含まないが，タンパク質と他の乳汁成分を豊富に含んでいる．初乳は母体の抗体（免疫グロブリンA）の起源である．乳児の腸は免疫グロブリンを吸収することができるので，受動免疫が供給されることになる．

正常なヒトの乳汁の組成――乳汁は特に最初の1年間は新生児の完全な栄養源であるが，ヒトの乳児はしばしば乳離れするまで2年間も乳を吸うことがある．乳汁は1日500 mLの割合で産生される．この率は6か月の授乳でほぼ2倍になる．ヒトの乳汁は88％の水分と炭水化物（ラクトース），タンパク（カゼイン，ラクトアルブミン）と脂肪（コレステロールとリノレン酸のような脂肪酸）のみならず，多くのビタミン類や電解質類を含んでいる．牛乳と比べて人乳は，乳糖とラクトースを多量に含んでいるが，タンパク量は少なく脂肪はほぼ等しい．乳児の最適の成長のためには，人乳のミネラルとビタミン含量はほぼ理想的に近いが，鉄とビタミンDはそうでもない．

CN：エストロゲン（F）とプロゲステロン（G）に対しては，前頁と同じ色を塗る．

1. 乳房の発育段階に色を塗り，1つを完了させてから次に進む．プロラクチン（J）の矢印の大きさの増加が，流量の大量の増加を表すことに注意する．また，妊娠を示す枠内の図で，エストロゲン（F）の放出の部分は乳房に対してプロラクチン（J）の効果を遮断する効果を持つことにも注意する．乳汁分泌を表す枠内の図で，乳房の発達の拡大図は乳汁小球が腺胞から分泌されているのが示されている．
2. 母乳と牛乳との間の比較の図表に色を塗る．

ADOLESCENCE
思春期

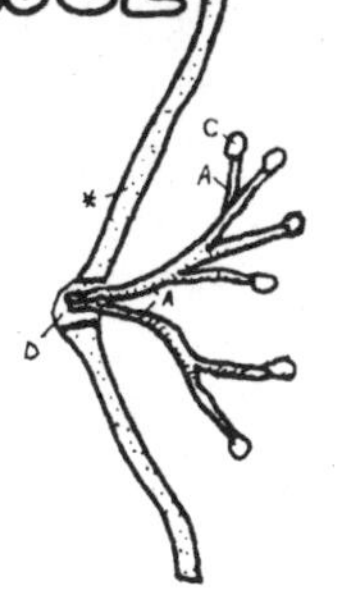

思春期の初期には，乳房の発達は不十分である．乳房はわずかしか皮下脂肪を含んでいない．青年期の間にエストロゲンが乳腺導管の発達を促進して，脂肪組織を沈着させるが，一方でプロゲステロンは腺胞の発達をひき起こす．成長ホルモン，糖質コルチコイド，インスリンなどもまた，このために必要である．下垂体前葉からのプロラクチン分泌は，視床下部・抑制ホルモンの強い抑制効果のために低値である．

YOUNG ADULT
若い成人

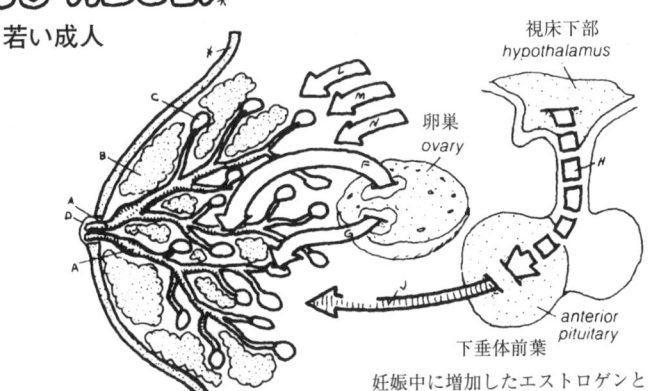

視床下部 hypothalamus
卵巣 ovary
下垂体前葉 anterior pituitary

PREGNANCY
妊娠

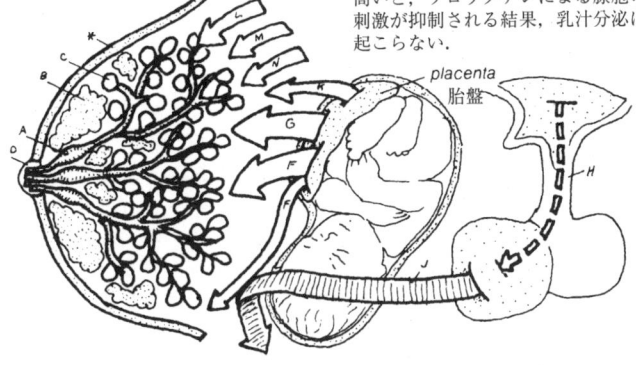

妊娠中に増加したエストロゲンとプロゲステロンは著明に乳腺の発育を促進する．胎盤性グルココルチコイド，ソマト・マンモトロピンとインスリンもまた乳腺と乳房の発達に必要である．乳汁産生を刺激するプロラクチン値は妊娠中上昇するが，エストロゲンとプロゲステロン値が高いと，プロラクチンによる腺胞の刺激が抑制される結果，乳汁分泌は起こらない．

placenta 胎盤

LACTATION
授乳

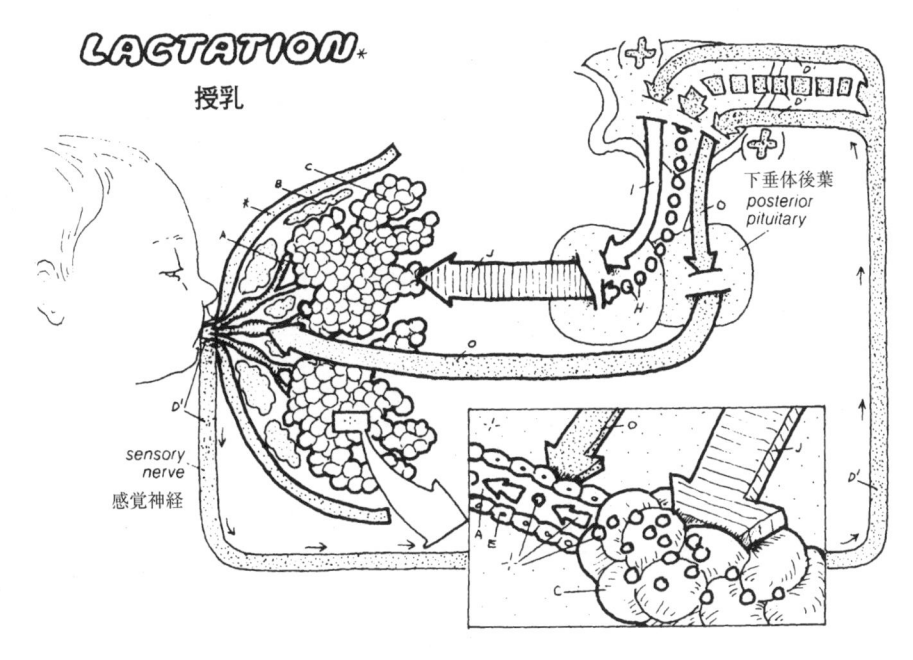

下垂体後葉 posterior pituitary
sensory nerve 感覚神経

BREAST 乳房
DUCT A 導管
FATTY TISSUE B 脂肪組織
ALVEOLI C 腺房
NIPPLE D 乳首
TOUCH RECEPTOR D 触受容器
MYOEPITHELIAL CELL E 筋上皮細胞
HORMONES ホルモン類
ESTROGEN F エストロゲン
PROGESTERONE G プロゲステロン
PROLACTIN-INHIBITING HORMONE H プロラクチン抑制ホルモン
PROLACTIN-RELEASING HORMONE I プロラクチン放出ホルモン
PROLACTIN J プロラクチン
HUMAN CHORIONIC SOMATOMAMMOTROPIN K ヒト絨毛性ソマトマンモトロピン
GLUCOCORTICOID L 糖質コルチコイド
INSULIN M インスリン
GROWTH HORMONE N 成長ホルモン

COMPARISON OF MILK
乳汁の比較

MOTHER'S P 母乳
COW'S Q 牛乳

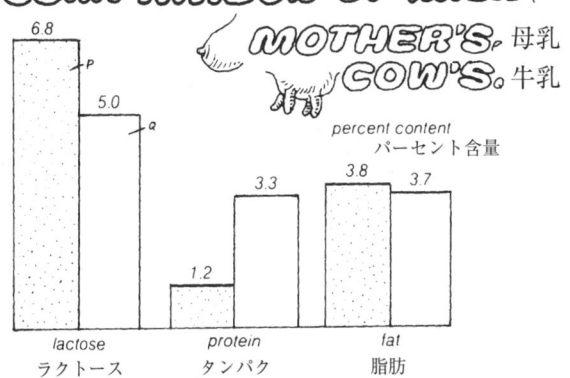

percent content
パーセント含量

	lactose ラクトース	protein タンパク	fat 脂肪
Mother's	6.8	1.2	3.8
Cow's	5.0	3.3	3.7

乳汁は幼児の発育に必要なすべての栄養物を含んでいる．人乳は炭水化物（ラクトース），タンパク質，脂肪，ミネラル，ビタミン類を含んでいる．牛乳は人乳と同じ栄養物を含んでいるが，その組成は異なる．

MILK FORMATION 乳汁生成
PROLACTIN J プロラクチン
MILK EJECTION 乳汁放出
OXYTOCIN O オキシトシン

出産後エストロゲンとプロゲステロン値は胎盤が失われるために急速に低下する．プロラクチンはもはや性ステロイドによって抑制されないで，腺胞を刺激して乳汁が産生される．乳児の吸啜活動は乳首の触受容器を刺激する．感覚性インパルスは視床下部を刺激して，プロラクチン放出ホルモンの分泌を増加させる．この刺激はプロラクチンの波状放出を刺激して，連続的な乳汁産生を確保する．乳児の吸啜刺激もまた下垂体後葉からオキシトシン放出をひき起こす．オキシトシンは今度は乳腺管の筋上皮細胞の収縮を刺激して，乳首から乳汁をしぼり出す．

性の決定と性的発育の調節

性の決定と性的発育
　個体の真の性は基本的には，配偶子の染色体（XとY）が合体することに基づいている．正常男性の体細胞は，22対の対染色体と1つのXと1つのY染色体（XY）を持っている．正常女性は22＋XXの組み合わせを持っている．種々な発育段階の間，特殊な性に関連した遺伝子は，性の生物学的および行動学的原型を生み出している．したがって，以下に説明するように，ヒトの遺伝学的性は受精によって決定され，性腺と性器の表現形は体制胚の8週間目と12週間目にそれぞれ判明し，脳の視床下部の性の表現形は胎児期末期に，生殖系の最後の成熟と第二次性徴は思春期と青年期にそれぞれ明らかになる．男性ホルモンのテストステロン（T）は性的発育に決定的な役割を持っている．思春期の間に性的成熟の及ぼす性ホルモンの作用は，図の128と152で議論されている．

　XとY染色体は受精時に遺伝的性を決定する―男性では精子細胞の減数分裂によって，2つの型の精子，すなわち1つはX染色体を持つものと，もう1つはY染色体を持つものとが生ずる．女性の第一次卵細胞の減数分裂はX染色体を持つものだけがつくられる．卵がX染色体を持つ精子によって受精するときは，XX接合体―すなわち女―が生ずるが，Y染色体を持つ精子と受精すると，XY接合体（男）がつくられる．遺伝的な性は父親により決定される．

　X精子とY精子は機能的差異を示す―X染色体を持つ精子とY染色体を持つ精子とは，機能的差異をも示す；Y精子が軽くてより速く泳ぐということは，XとYとの精子の数は同じでも男性の接合体の生成が多いという理由かもしれない．実際，流産の胎児は男のほうが多いが，男に対する女の出生比は107対100で，このことは男子の受精の割合が多いことを意味している．X精子とY精子の間の差異は受精卵の性を予め決めようとする努力をする基礎になっている．

　胎児胚の性は最初は未分化で，両性になる能力を持っている―授精後6週間までは，胎児胚は性分化の徴候を示さない．その時期までは未成熟な性腺は男女とも同一で両性に出現するので，性的には男性にも女性にもなりうる可能性を持っている．遺伝子的男性では，8週間目に胚で胎児の精巣の皮質は退行し，髄質が形成される．ライディヒ（Leydig）細胞とセルトリ（Sertoli）細胞は胎児の精巣内で分化して，テストステロン（T）とミューラー（Müller）管抑制物質（MIS）をそれぞれ分泌する．女性胚では，髄質部は退行し，皮質部が卵巣に発達する．胎児の卵巣はいかなるホルモンをも分泌しない．

　Y染色体の遺伝子は精巣形成を誘導する―皮質の退行と胎児の精巣の形成は，Y染色体の短腕の位置するSRY（Y染色体の性決定領域）と呼ばれる単一の精巣決定遺伝子の働きの結果である．男性胚でのこの遺伝子の発現はSRYタンパク質を産生し，それが転写因子として作用して，精巣の形成を促進させる．

　卵巣の発育はSRY遺伝子なしで自動的に起こる―女性の胎児胚はY染色体が欠落しているので，SRY遺伝子もなく，SRYタンパクも発現しない．このような影響なしでは，未分化の性腺の髄質部は退化して，皮質部は自動的に発育して発育の第8週間目あたりで，女性の卵巣となる．

　胎児胚の精巣から出るテストステロンとMIS（ミューラー管抑制物質）は，性器の発育を決定する―7週間目の胎児胚の性器は未分化で，男性あるいは女性のいずれの方向へも発育する能力を持っている．第12週目―すなわち，早期胎児期―で，特定の性器が両性になる能力を持った原基からそれぞれの性に分化する．この発育は精巣の分泌に依存している．ライディヒ細胞から出るT（テストステロン）は胎児の血液中に分泌されてウォルフ（Wolf）管に作用して，両側の男性の内性器（精巣上体，精嚢腺，輸精管）の発育を誘導する．Tはまた男性の外性器（陰茎と陰嚢）の発育を促進する；この作用で，Tは標的組織の5-α還元酵素によって，もう1つのアンドロゲンのDHT（ジヒドロテストステロン）に変換される．

　セルトリ細胞はMIS（ミューラー管抑制物質）をじかに接している環境内に放出する．各精巣から出るMISはミューラー管（女性の性腺の原基）の退行を誘導する．TとMISが欠落すると―すなわち女性胚では―女性の内性器と外性器とが，ミューラー管と他の原基から自動的に発育する．

　染色体，酵素，ホルモンなどの異常は，異常な生殖器を生ずる―X染色体がない胎児胚は生き残れないが，X染色体を3個持つ（トリソミー，"超女性"）は異常ではない．Y染色体がない（XO，ターナー（Turner）症候群）場合では性腺は分化しないが，女性生殖器を持っている．性ホルモンの欠乏のために思春期は到来しない．XXY型（クラインフェルター（Kleinfelter）症候群）では，男性の生殖器の精巣と第二次性徴は発達するが，精細管はなく，TをDHTに変換させる5-α還元酵素が欠如していて，男性で女性生殖器ができる（男性半陰陽）．女性胚が胎児性あるいは母体起源の高い濃度のアンドロゲン（例えば副腎腫瘍）に曝されると，男性の外生殖器と乱れた内性器（女性半陰陽）が生ずる．

　テストステロンは視床下部の性的分化を調節している―性行動と神経内分泌性調節の基礎にある視床下部の機構は発育中の胎児では未分化で，両性になる能力を持っている．Tは男性型視床下部に分化を誘導して，GnRHの拍動およびゴナドトロピンのFSHとLHの連続性（非拍動性）分泌様式を促進する．げっ歯類ではこの効果は新生児で起こる．視床下部の特殊部位にある性的両形態性核は，男性で大きく発育している．Tはこの効果を決定して，男性型行動をとるようになる．雌ラットの新生児にTを注射すると，男性型GnRH様式と性行動が示される．発育する脳に及ぼすTの効果は，アロマターゼ酵素の作用でTから脳内で産生される神経性エストロゲンによって仲介されている．

　（正常の女性のように）Tがないと，視床下部は自発的にGnRHとFSHとLH分泌の女性型の周期的で拍動的調節機構を発達させて，女性の性行動を生じさせる．視床下部の性的発育に及ぼす同様なTの効果は，サルの胎児でも起こる．行動はGnRHの周期的よりも影響を受ける．ヒトの男性と女性の視床下部の構造的相違は知られているが，正確な機能的および行動的な相関関係はわかっていない．

CN：D，E，Jには非常に明るい色を用いる．エストロゲン（O），プロゲステロン（G），FSH（N），LH（O）には，前に用いたのと同じ色を塗る．
1．下方の絵から始めて，成熟精巣と卵巣に色を塗る．そして長い矢印が側方を上行して上部の枠内の図に至り，そこで第一次精子形成及び卵子形成の絵に色を塗る．
2．胎児胚でまず精巣の発育に，次いでその外側のものに色を塗る．ライディヒ細胞（G）以外の外側のものでは，全部の構造に髄質（E）の色をつける．

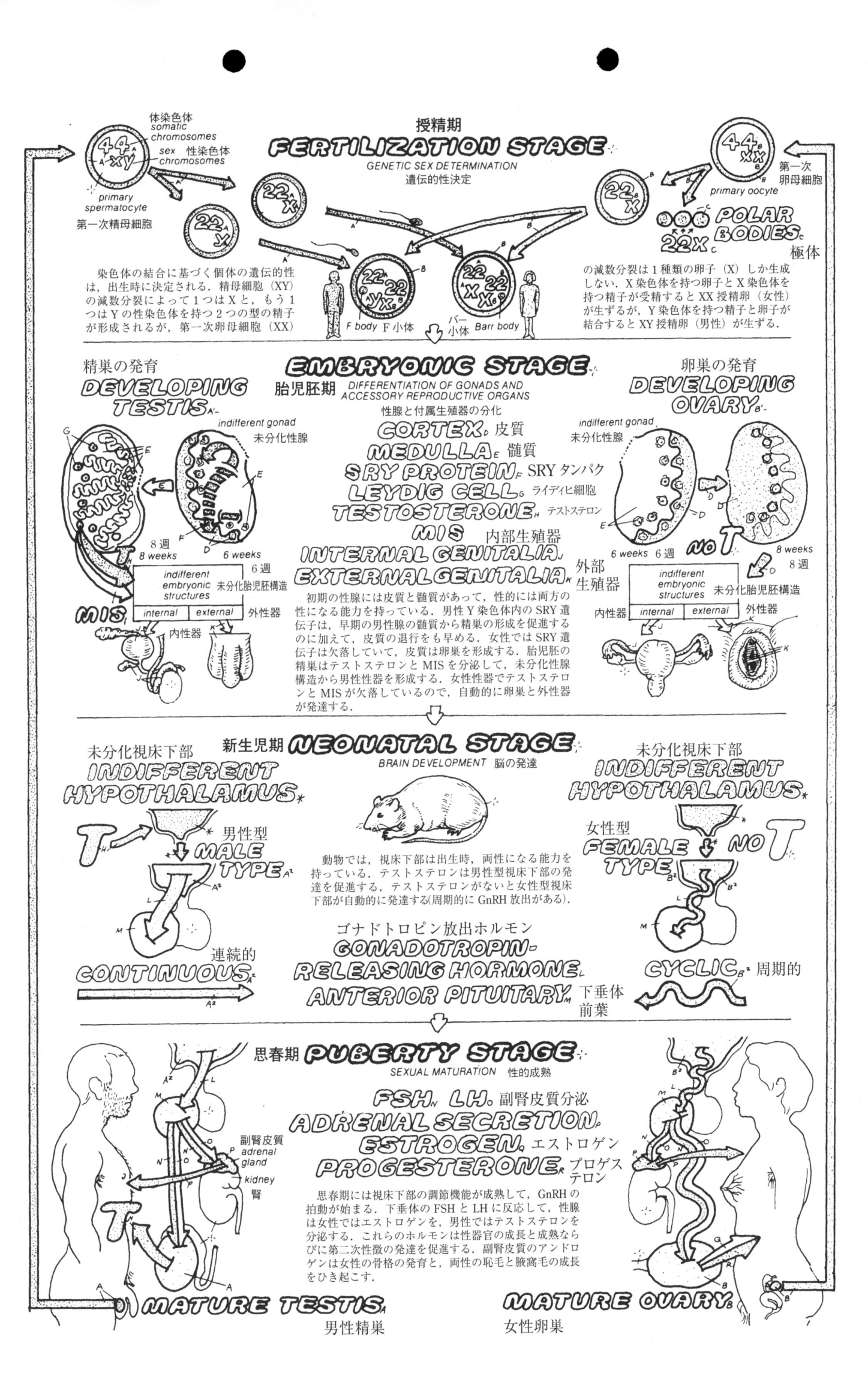

FERTILIZATION STAGE
授精期
GENETIC SEX DETERMINATION
遺伝的性決定

- 体染色体 somatic chromosomes
- 性染色体 sex chromosomes
- primary spermatocyte 第一次精母細胞
- primary oocyte 第一次卵母細胞
- POLAR BODIES 極体
- F body F小体
- Barr body バー小体

染色体の結合に基づく個体の遺伝的性は，出生時に決定される．精母細胞（XY）の減数分裂によって1つはXと，もう1つはYの性染色体を持つ2つの型の精子が形成されるが，第一次卵母細胞（XX）の減数分裂は1種類の卵子（X）しか生成しない．X染色体を持つ卵子とX染色体を持つ精子が受精するとXX授精卵（女性）が生ずるが，Y染色体を持つ精子と卵子が結合するとXY授精卵（男性）が生ずる．

EMBRYONIC STAGE
胎児胚期
DIFFERENTIATION OF GONADS AND ACCESSORY REPRODUCTIVE ORGANS
性腺と付属生殖器の分化

- 精巣の発育 DEVELOPING TESTIS
- 卵巣の発育 DEVELOPING OVARY
- indifferent gonad 未分化性腺
- CORTEX 皮質
- MEDULLA 髄質
- SRY PROTEIN SRYタンパク
- LEYDIG CELL ライディヒ細胞
- TESTOSTERONE テストステロン
- MIS
- INTERNAL GENITALIA 内部生殖器
- EXTERNAL GENITALIA 外部生殖器
- indifferent embryonic structures 未分化胎児胚構造
- internal 内性器
- external 外性器
- 6 weeks 6週
- 8 weeks 8週
- NO T

初期の性腺には皮質と髄質があって，性的には両方の性になる能力を持つ．男性Y染色体内のSRY遺伝子は，早期の男性腺の髄質から精巣の形成を促進するのに加えて，皮質の退行をも早める．女性ではSRY遺伝子は欠落していて，皮質は卵巣を形成する．胎児胚の精巣はテストステロンとMISを分泌して，未分化性腺構造から男性性器を形成する．女性性器でテストステロンとMISが欠落しているので，自動的に卵巣と外性器が発達する．

NEONATAL STAGE
新生児期
BRAIN DEVELOPMENT 脳の発達

- 未分化視床下部 INDIFFERENT HYPOTHALAMUS
- 男性型 MALE TYPE
- 女性型 FEMALE TYPE
- NO T
- GONADOTROPIN-RELEASING HORMONE ゴナドトロピン放出ホルモン
- ANTERIOR PITUITARY 下垂体前葉
- CONTINUOUS 連続的
- CYCLIC 周期的

動物では，視床下部は出生時，両性になる能力を持っている．テストステロンは男性型視床下部の発達を促進する．テストステロンがないと女性型視床下部が自動的に発達する（周期的にGnRH放出がある）．

PUBERTY STAGE
思春期
SEXUAL MATURATION 性的成熟

- FSH, LH
- ADRENAL SECRETION 副腎皮質分泌
- ESTROGEN エストロゲン
- PROGESTERONE プロゲステロン
- adrenal gland 副腎皮質
- kidney 腎
- MATURE TESTIS 男性精巣
- MATURE OVARY 女性卵巣

思春期には視床下部の調節機能が成熟して，GnRHの拍動が始まる．下垂体のFSHとLHに反応して，性腺は女性ではエストロゲンを，男性ではテストステロンを分泌する．これらのホルモンは性器官の成長と成熟ならびに第二次性徴の発達を促進する．副腎皮質のアンドロゲンは女性の骨格の発育と，両性の恥毛と腋窩毛の成長をひき起こす．

授精と避妊

　正常な授精は男・女両性の生殖系の特有な機能に依存している．6組の夫婦に1組は正常な妊娠を阻害する不妊に関連した問題を持っている．不妊の原因には精子，卵子および排卵の問題が含まれる．ホルモン療法と試験管内授精が不妊を減少させてきた．

男性授精能に影響する因子

　男性不妊には精子の数が重要である—男性では，少ない精子数あるいは/また異常精子の割合が高いことが不妊の主要な原因である．正常男性の射精では，約 300×10^6 個/mL の精子（1 mL 中の精子数は 100×10^6 個）が排出されるが，授精にはたった1個の精子で十分である．正常より20%低い精子数を持った男性は不妊になる．正常よりも20%から40%の間の精子数の男性は授精能を50%に増加する．高い精子数の基準については，図156に詳しく述べてある．

　射精回数—精子産生率はおよそ1日に 200×10^6 個ほどで一定であり，頻回の射精は1回あたりの精子数の減少をきたし授精率が減少する．1週間に3〜4回の射精は精上体からの適切な精子排出量に相当しているので，正常な授精をさせることができる．

　異常精子—尾がなかったり，2本の尾を持っていたり，らせん形の尾を持っていたり，小さい頭部を持っていたりする異常精子は，正常授精能を持つ男性の精子の20%にも達する．異常精子を含む割合が高いと，不妊になる割合も高くなる．

　高い温度—精子形成の最適温度は32℃で，体内温度よりも5℃低い．もしも精巣が体内に留まっていて体温に近い状態にあると，精細管は可逆的に変性して精子形成は停止する．運動選手が密着した衣服を着ていると精子数は減少して，授精率も低下する．暑い湯（43〜45℃）に30分間浸かっていると，精子数は90%に減少する．

　男性授精能に影響するその他の因子—過剰にアルコールを飲んだり，大きなストレスを受けたり，低栄養状態であったり，ある種の感染（耳下腺炎）にかかったり，カドミウム塩などのような自然界にある化合物や薬物などを過剰に摂取したりすると，精子数が減少して授精率が低下する．綿実油化合物のゴシポールは精子細胞を不活性化して精子形成を可逆的に抑制する．ゴシポールとインヒビン・ホルモンは—FSH，セルトリ細胞および精子形成を抑制することが知られているので—男性避妊に用いられる．X線照射や他のイオン化放射線の使用は，男性授精能を低下させる．精子形成は陰嚢の温度に関係なく冬季に高い．

女性授精能に影響する因子

　精子と卵子の加齢—精子は女性の卵管内で加齢が進むが，4日間までは運動性と授精能力を持っている．その生存期間は頸管粘液内で最も高い．排卵されたばかりの卵子は成熟している．授精が起こる最適の時間は，排卵後およそ12時間である．それから後では卵子は次第に古くなって過成熟状態になり，授精することができなくなる．

　女性では加齢と共に授精率は低下する—卵祖細胞は胎児期の間のみ分裂するので，卵巣内の卵細胞は女性自身が老化するにつれて古くなる．大部分の卵細胞は閉鎖により幼児期に死滅する．卵細胞数の減少は女性の成熟期間を通して続く．50歳までに原始ろ胞は卵巣内からなくなり，卵細胞は残される．卵巣機能が失われる結果，月経周期と排卵は不規則になり，生殖能力は徐々に失われる．妊娠率は40歳代前半から後半にかけて低下する．50歳までにほとんどすべての女性は不妊になる．これが閉経期で，月経周期，排卵，授精および妊娠の停止によって特徴づけられる．男子は老年の間に授精能力は徐々に低下が示されるが，精巣は卵巣のような老化による変化は示されず，女性の閉経に相当する時期は存在しない．男性では80歳台でも子供の父親になったことが知られている．

　ホルモン療法は女性の授精能を増加させる—ゴナドトロピンの LH と FSH あるいは hCG の注射は卵巣内で発達する卵胞の数と同様に排卵の機会を増加させる．その結果，授精能力が増して妊娠しやすくなる．最近，純化された GnRH あるいはその類似体（クロミフェン）が内因性の LH と FSH を増加させるのに使われている．

　試験管内授精—もしも生体内授精が失敗した場合には，試験管内授精方法が行われる．前に述べたように，女性にあらかじめホルモン処置を行ってから，卵子を卵管から採取する．精子を採取して集め，洗ってガラス管あるいはガラス皿にある卵子に加える．授精後前核を持つ接合子は4から8細胞期にまで発育させる．このような胎児のいくつかをあらかじめプロゲステロン処理をした女性の子宮内に入れて，移植する．この試験管内授精方法は妊娠の可能性を0から20%に増す——これは著明な成績で，正常な妊娠可能な夫婦でも妊娠成功率は良くても40%ぐらいである．授精治療法はしばしば多胎出産を引き起こすことがある．

"避妊" とは妊娠を阻害することをさす

　避妊あるいは"出産調節"は，多くの機械的ならびに生理学的方法によって行われる．避妊法は授精を減少させたり，排卵を阻止したり，精子と卵子とが一緒になるのを妨げたり，授精や着床を減らすことを目指している．

　リズム法は排卵の時期と精子の生存期間を基礎にしている—リズム法では女性が最も授精しやすい時期（排卵前4日間から排卵後3日間，女性の性器官の中で精子が生き残っている期間）に，性交を控えることである．排卵の時期は毎朝離床前に基礎体温を測定することによって判定できる．排卵後1〜2日後に基礎体温は 0.4℃（1°F）上昇し，13日目には 36.7℃ と低く，22日目には 37.1℃ へ上昇する．これは排卵後黄体から出されるプロゲステロンによって引き起こされる．

　避妊薬（ピル）は排卵を抑制する—経口避妊薬（ピル）は，合成エストロゲンあるいはエストロゲンとプロゲステロンを含んでいる．これらの薬剤は月経周期中 LH の上昇とその排卵時の突然の増加をフィードバック抑制機構によって排卵を阻止する．月経開始時の5日目から毎日21日間1粒ずつピルを飲む．最後のピルを飲み終えて1〜2日後に月経が再開する．妊娠を望む女性は，ピルの服用を止めて1か月から数か月後に正常な月経周期を再び回復することができる．最初の1〜3か月以内の妊娠は奨められない，というのは多数の排卵の可能性や下垂体からのゴナドトロピンの反動による妊娠の可能性が考えられるからである．避妊薬としての効き目を持った他のホルモンには，GnRH およびインヒビンがある．GnRH が持続的に高いレベルに保たれると，下垂体を不感受性にして，LH と FSH の分泌量を減少させて，排卵を阻害する．インヒビンは FSH を減少させて，卵胞の成長を抑制する．

CN：C には赤い色を，E には暗い色を塗る．
1. 男性授精能に影響する4つの因子から始める．
2. 女性因子の中で精子（A）の存在に注意する．
3. 避妊の方法に色を塗る．
4. 2つの最も普通の避妊部位に色を塗る．

FERTILITY 授精

FACTORS AFFECTING MALES: 男性に影響する因子

SPERM NUMBER 精子の数

NORMAL: 正常
100,000,000 per mL/semen mL/精液

STERILE: 不妊
<20,000,000 per mL/semen mL/精液

正常の精子数（1億/mL精液）が男性の授精能には必要である．正常の40％以下では，授精能は50％低下する．20％以下では受胎性はない．

EJACULATIONS 射精

% of sperm in ejaculate 射出液中の精子の割合(％)
number of ejaculations 射精回数

精子の産生率には限界がある（1日2億以内）ので，反復射精によって射出液中の精子数は減少する．

BAD SPERM 悪い精子

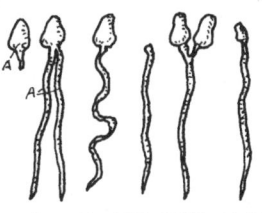

約20％の精子は異常である．すなわち，尾がなかったり，2本尾があったり，尾がねじれていたり，頭部がなかったり，2つ頭があったり，縮んだ頭部があったりする．異常度が多いほど受精能は減少する．

TEMPERATURE 温度

body temperature 体温
32℃ 37℃

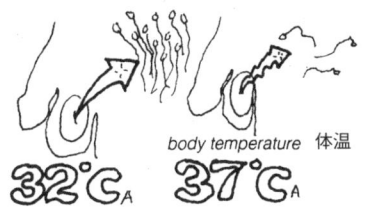

精子は正常では32℃（5℃体温よりも低い）で産生される．もしも，精巣が熱に曝されると，精細管は可逆的に変性して精子産生は中断されて不妊となる．

FACTORS AFFECTING FEMALES: 女性に影響する因子

AGE OF SPERM, EGG 精子と卵子の年齢

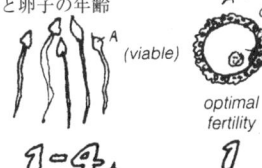

ovulated egg 排卵された卵子 (viable)
optimal fertility
1-4 DAYS 日   **1 DAY** 日

女性の各月経周期中で最適の受胎期間は，排卵後2日以内である．精子の生存期間は〜1日であるが，いくらかのものは4日間も生き延びる．たいていの卵子は約1日で，ごくわずかは2日間生存する．

FEMALE AGE 女性の年齢

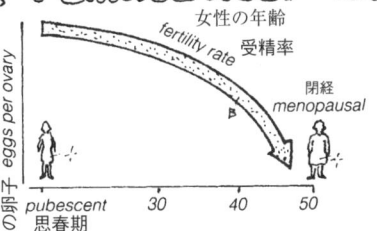

fertility rate 受精率
eggs per ovary 卵巣あたりの卵子
menopausal 閉経
pubescent 思春期   30 40 50

女性の受胎能は20歳代から30歳代前半で高く，30歳代を過ぎると下がり始めて，40歳代後半では非常に低くなり，50歳前後でなくなる（閉経）．

HORMONES / IN VITRO FERTILIZATION ホルモン/試験管内受精

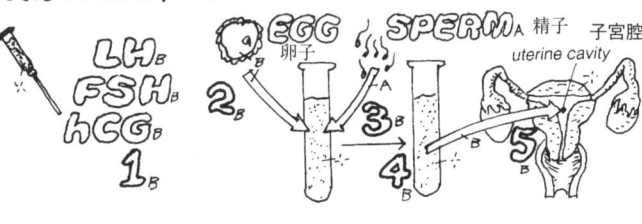

LH, FSH, hCG (1)
EGG 卵子   SPERM 精子
uterine cavity 子宮腔
(2) (3) (4) (5)

試験管内授精を行うためには，女性にまずホルモン（FSH, LH, hCG, GnRH）を投与して卵胞の生育と排卵率を上げるように処置をする(1)．卵子を集めて(2)試験管（皿）の中で男性の精子と混ぜて(3)，授精させる(4)．それから若い胚はプロゲステロン処理した母体の子宮に移して，移植を続けさせる(5)．

CONTRACEPTION 避妊

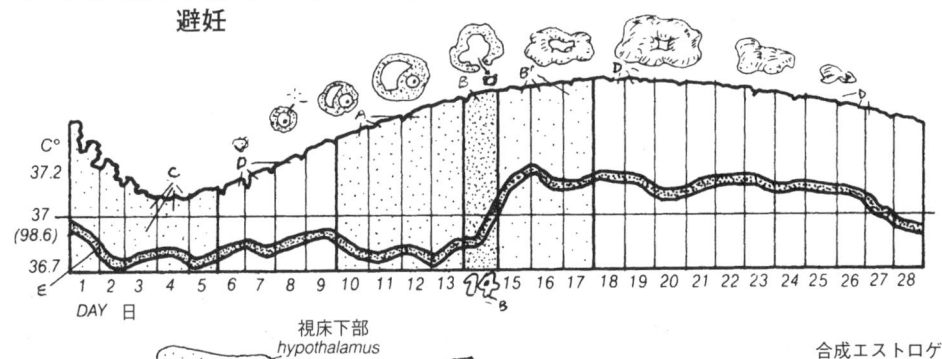

RHYTHM METHOD リズム法

- MENSTRUATION 月経
- SPERM VIABILITY 精子の生存能
- OVULATION 排卵
- EGG VIABILITY 卵子の生存能
- SAFE DAYS 安全日

リズム法では，妊娠する可能性が高い週では性交を避ける．これは（排卵前4日間と排卵後3日間）と，精子の最大生存期間（4日間）と卵子の卵管内最大生存期間（2日間）ならびに排卵日の変動を考慮した期間を基礎にしている．

C° 37.2 / 37 (98.6) / 36.7
DAY 日 1–28

BASAL TEMPERATURE 基礎体温

早朝，離床前に測定した基礎体温は，排卵後0.4℃（約1°F）増加を示す．この上昇は排卵期を示し，プロゲステロン分泌によって引き起こされる．この体温上昇は次の月経まで続く．

ORAL CONTRACEPTIVES 経口避妊薬

経口避妊薬（合成エストロゲンとプロゲステロンを含んでいる丸薬）は，女性が月経後21日間にわたって服用する．これらエストロゲン様物質の血中濃度の急激な上昇は，FSHとLHの放出を抑制して卵胞の生育と排卵を抑制する．

hypothalamus 視床下部
GnRH
anterior pituitary 下垂体前葉
FSH LH
ovary (no follicle growth) 卵巣（卵胞の生産なし）

NO OVULATION 無排卵
blood level of synthetic estrogen and progesterone 合成エストロゲンとプロゲステロンの血中濃度
begin 開始   stop 中止
6 — 27

STERILIZATION 不妊

TUBAL LIGATION 卵管結紮術
UTERINE TUBE 卵管

卵管の結紮（切断と結紮あるいは卵管の焼灼手術）は永久的不妊を生ずる，というのは精子はもはや排卵された卵子に到達できないからである．卵管結紮と精子切除（右の図に示す）は，50％回復する可能性がある．

VASECTOMY 精管切除（術）
VAS DEFERENS 輸精管

2本の輸精管を切断，結紮するのは簡単な手術で，射精時に輸精管を通って精子の輸送が永久的に遮断され，これによって男性は永久不妊になる．

索　引

ア 行

アウエルバッハ神経叢　75
悪性貧血　79, 143
アクチン　22, 24, 34, 78, 143
アクチン・フィラメント　21, 22, 23
アクロシン　156
アクロソーム　150
アコニチン酸　6
アジソン病　128
アシドーシス　63, 64
アスパラギン酸　88
アスピリン　81
アセチルコエンザイム A　5
アセチルコリン（ACh）　20, 29, 88, 141
アセチルコリンエステラーゼ　20
アセチル CoA　5, 6, 20
圧受容器反射　45
圧力　8
圧力勾配　8
アデニリル・シクラーゼ　105
アデニル酸シクラーゼ　114, 129
アデニン　3, 12
アドレナリン作動性受容体　125
アドレナリン作動性ニューロン　30
アドレナリン作動性レセプター　30
鐙（アブミ）骨　101
アポタンパク　135
アポトーシス　153
アポフェリチン　79
アポリポタンパク　135
アマクリン細胞　99
アミノ酸　4, 71
アミラーゼ　72, 76
アラキドン酸　129
アルカローシス　63, 64
アルギニン　116
アルツハイマー病　88
アルドステロン　47, 69, 126
アルブミン　136, 142
アンギオテンシノーゲン　126
アンギオテンシン　88
アンギオテンシン I　126
アンギオテンシン II　126
アンギオテンシン受容体　126
アンギオテンシン変換酵素（ACE）　126
アンギオテンシン-レニン系　70
暗順応　99
安静肺容積　49
アンチコドン　4
アンドロゲン　121, 128, 135, 136
アンドロゲン結合タンパク（ABP）　150, 152
アンフェタミン　110
α_2-レセプター　30
I 帯　22
IDL　135
IPSP　19, 87
Rh 血液型　144

イオン電流　8
胃・回腸反射　80
閾値　17, 35
痛み　94
1 回換気量　51
1 回拍出量　44
一酸化炭素（CO）　88
一酸化窒素（NO）　43, 75, 88, 151
イヌリン・クリアランス　61
胃の生理学　73
イブプロフェン　81
胃抑制ペプチド（GIP）　74
陰萎　151
インスリン　14, 123, 134, 136
インスリン様成長因子（IGFs）　118
インターロイキン　148
陰電荷　11
インパルス　15
インヒビン　155
インポテンス　151
E 型ニューロン　87
ED　151
EGF　14
ENS　75
EPSP　19, 87
erectile dysfunction　151

ウェルニッケ領野　111
うっ（鬱）血性低酸素血症　57
うつ病　110
ウラシル　4
運動単位　26
運動ニューロン　26, 84
運動皮質　96

エイコサノイド　145
エクソサイトーシス　1
エストラジオール　154
エストロゲン　128, 135, 153, 154, 155
エタノール　110
エピネフリン　29, 30, 88, 125, 132, 141
エフェクター　12
エリスロポイエチン　142, 143
遠位尿細管　58, 65
遠位ネフロン　66
塩基血症　63
嚥下　72

エンケファリン　94, 110
延髄　83
エンテロキナーゼ　76
エンドサイトーシス　1
エンドルフィン　94, 110, 125
A 帯　22
ABO 式血液型　144
ABP　152
ACE　126
ADH　47, 66, 69, 116
ANP　47
ANS　29
APG　117
ARAS　106
ATP　5
$FADH_2$　6
FGF-2　14
H^+ ATPase　10
hCG　157
HDL　135
H^+-K^+ ポンプ　73
H^+-K^+ ATPase　10
LDL　135
LSD　110
MIS　160
MLCK　28
MRI　112
mRNA　4
MSH　117
NADH　6
Na^+-K^+ ポンプ　10, 11, 17, 34
NGF　14
NMDA 受容器　109
NO　75, 151
NSAID　81
SRY 遺伝子　160
S-T 分節　33
X 精子　160
X 染色体　160

横隔膜　42, 49
黄色髄　142
黄体　153
黄体化ホルモン（LH）　117, 155
黄疸　77
嘔吐　81
オキザロ酢酸　6
オキシトシン　88, 116, 158
オキシヘモグロビン　55
オステオン　121
オータコイド　129
オッジ括約筋　77
音　101
音位置地図　102
オートクリン　129
　効果　113
オピエイト受容体分子　94
オピオイド・ペプチド　110
オプシン　99
オリゴデンドログリア細胞　18

オリゴ糖　71
オリゴ糖類　130
オリゴペプチド　71
温覚　92
温熱受容器　89
Oddi 括約筋　77

カ 行

外呼吸　55
介在ニューロン　84
外耳　101
外側脊髄視床経路　84
解糖系　5
界面活性剤　50
外肋間筋　49
カイロミクロン　71, 79, 133, 135
会話障害　111
カウパー（Cowper）腺　151
化学受容器　56, 89
化学的活性化チャンネル　19
化学的神経伝達物質　88
核　1, 4
核磁気共鳴画像法　112
学習　109
覚醒　106
拡張期血圧　38
獲得免疫　147
過形成-肥大型肥満　139
下垂体　116
下垂体後葉ホルモン　116
ガス交換　48
ガストリン　74, 75, 88
顎下腺　72
滑車神経　86
活動電位　15, 17, 19, 32, 104
滑面小胞体　1
カテコールアミン　35, 114, 125
カテコール-O-メチル転移酵素　30
過分極　16, 19
下方制御　14
鎌形赤血球　143
カリウムの調節　65
顆粒球　146
カルシウム結合タンパク　79
カルシウムチャンネル　114
カルシジオール　120
カルシトニン　120
カルシトリオール　79, 114, 120
カルバミノヘモグロビン　53
カルビンジン D　120
カルモジュリン　28, 114
感覚受容器の種類　89
感覚神経節　84
間期　3
換気量　51, 56
間隙結合　2
桿体　99
眼房水　98

顔面神経 104
γ-アミノ酪酸 75, 88
γ-グロブリン 147

記憶 109
機械的受容器 89
基礎体温 161
基礎代謝率 (BMR) 137
偽単極ニューロン 91
気道抵抗 49
起動電位 90
キナーゼ 13
砧(キヌタ)骨 101
キネシン 1, 21
機能的残気量 51
茸状 104
逆説睡眠 106
ギャップ・ジャンクション 2
嗅覚 105
嗅覚閾値 105
嗅覚受容器 89
嗅覚受容器ニューロン 105
急速眼球運動 106
嗅電図 105
胸式呼吸 49
共同輸送 9
極性部分 7
巨人症 118
起立性低血圧 46
近位尿細管 58, 64
　機能 60
近眼 98
筋原線維 22
筋弛緩 34
筋収縮 34
筋小胞体 24, 28, 34
筋紡錘伸張受容器 95
QRS 複合体 33

グアニリル・シクラーゼ 88
グアニン 3, 12
クエン酸 6
クエン酸回路 5, 6, 133
屈曲反射 95
クッシング症候群 128
クップファー(Kupffer)細胞 143
クラインフェルター(Kleinfelter)症候群 160
クラウゼ終球 89
クラーレ 20
グリコーゲン 27
グリコーゲン樹 123
グリシン 88
グリセロール 71, 79, 133
グルカゴン 123, 132
グルカゴン受容体 123
グルクロン酸 77
グルコスタット 130, 131
グルコスタット説 138
グルコース6-リン酸 (G-6-P) 130
グルタミン酸 88
グルタミン酸作動性シナプス受容器 109
くる病 120
クレチン症候群 119
グレーブス病 119
黒クモ毒素 20
クロス・ブリッジ 23, 25, 34
グロビン 143
グロブリン 136, 142
クロマチド 3
クロマチン 4
クロマフィン 125
Cushing 病 81

経口避妊薬 161
頸動脈洞 45
血圧制御機構 47
血液 142
血液型 144
血液凝固 145
血液凝集 144
血液細胞 142
血液循環 41, 53
血液-脳関門 39, 56
血管作動性腸ペプチド 75
血漿結合性タンパク 114
血漿タンパク質 40
血小板 142
血小板減少症 145
血小板由来成長因子 (PDGF) 14
血糖値 138
血糖の神経性調節 131
血糖のホルモン性調節 132
血友病 145
ケトグルタル酸 6
ゲート説 94
ケトン体 112
ケモカイン 146
下痢 81
嫌気的解糖系代謝 27
原始原線維 21
幻想肢疼痛 94
K⁺ チャンネル 11
K⁺ 平衡電位 11

好塩基球 146
効果器 12
向下垂体ホルモン 117
交感神経 44
交感神経系 29
高血糖 131
高血糖ホルモン 122
後根神経節 84
交叉伸張反射 95
交叉性伸展弓反射 95
好酸球 146
高次体性感覚系 103
甲状腺機能亢進症 119, 137
甲状腺機能低下症 137
甲状腺刺激ホルモン (TSH) 117, 119
甲状腺ホルモン 119
向腺ホルモン 115
酵素 71

拘束性換気障害 51
抗体 147
好中球 146
抗トロンビン因子 145
高比重リポタンパク (HDL) 135
興奮性シナプス後電位 (EPSP) 19, 87
興奮性ニューロン 87
抗利尿ホルモン (ADH) 47, 66, 69, 116
コエンザイム A 6
コカイン 110
呼吸 6
　機構 49
　調節 56
呼吸器の構造 48
呼吸計 51
呼吸困難症候群 50
呼吸鎮系 6
呼吸性疲労症候群 50
呼吸的酸-塩基平衡 63
呼吸ポンプ 42
鼓索神経 104
鼓室階 101
腰と尻との割合 (WHR) 139
骨格筋の構造 22
コドン 4
ゴナドトロピン 158
ゴナドトロピン放出ホルモン (GnRH) 152, 155
コハク酸 6
小人症 118
鼓膜 101
コリ・サイクル 130
コール酸 77
ゴルジ装置 1
コルチコトロピン放出ホルモン (CRH) 131
コルチゾール 117, 127, 134, 136
コレカルシフェロール 120
コレシストキニン (CCK) 74, 131
コレステロール 77, 135
コレラ毒素 81

サ 行

再吸収 61
サイクリック AMP 105
サイクリック GMP (cGMP) 99
再呼吸 59
サイトカイン 141, 146, 148
再分極 15
細胞液 1
細胞外液量 69
細胞活動 33
細胞骨格 1
細胞質 1, 4
細胞体 19
細胞内小器官 1
細胞の構造 1

細胞分裂 3
細胞膜 1, 7, 10
　構造 7
細胞膜電位 11
サイロキシン 117, 119
サキシトキシン 20
坐骨神経 86
サリン 20
酸-塩基平衡 63
　腎性調節 64
残気量 51
酸血症 63, 64
三叉神経 86
酸素の運搬 55
酸素飽和血 48
酸素飽和度 53
psilocin 110

シアノコバラミン 79, 143
耳介 101
視覚 100
耳下腺 72
閾値 17, 35
ジギタリス 34
識別性触覚 92
子宮周期 154
糸球体 58, 59
糸球体ろ過 59
糸球体ろ過量 (GFR) 62
軸索末端 26
軸索輸送 21
ジグリセリド 71
止血 145
試行/錯誤学習 109
自己免疫抗体 147
自己免疫疾患 147
四肢屈曲反射 95
脂質二重層 7, 9, 12
視床下部 83, 107
視床下部ホルモン 115
耳小骨 101
糸状体 1
視神経 99
視神経乳頭 99
シス-イソクエン酸 6
耳石 103
耳石膜 103
膝蓋腱反射 95
失語症 111
失書症 111
失読症 111
耳道 101
自動触媒 73
シトシン 3
シナプス 82
シナプス加算 87
シナプス間隙 19
シナプス電位 87
シナプス伝達 19
ジヒドロキシテストステロン (DHT) 152
ジヒドロピリジン 24
2,3-ジフォスフォグリセロール (DPG) 143

脂肪酸 71
脂肪代謝 133
　　調節 134
射精反応 151
集合管 58
収縮期血圧 38
重炭酸イオン 55
十二指腸 78
周波数 101
絨毛 2
絨毛性ソマトマンモトロピン
　　（hCS） 159
樹状突起 15, 19
授精 156, 161
授精機能獲得 150
出血 46
受動輸送 9
シュワン細胞 18
循環ショック 46
純(正味)再吸収圧 59
純(正味)ろ過圧 59
漿液性腺房 72
消化酵素 76
消化障害 81
消化性潰瘍 81
松果体 113
条件反射 109
条件反応 109
上行性網様体賦活系（ARAS）106
小腸運動 78
小腸の構造 78
情動 108
小脳 83
　　役割 97
小脳皮質 97
上皮細胞 2
上皮小体 120
上皮成長因子（EGF） 14
静脈還流 42
食事性脂肪酸 135
触媒型レセプター 14
女性の第二次性徴 149
女性半陰陽 160
女性ホルモン 149
初潮 154
触覚 92
初乳 159
自律神経系 29
自律神経線維 85
自律性運動ニューロン 84
腎盂 58
侵害受容器 89
心筋 34
神経インパルス 15, 18, 19
神経ガス毒 20
神経筋シナプス 20
神経筋接合部 20, 24
神経細胞 15, 82
神経周膜 86
神経性食欲不振症 134, 138
神経成長因子（NGF） 14
神経節細胞 99, 100
神経伝達物質 19, 28, 29, 30

神経内膜 86
心室拍動 33
腎小体 59
腎静脈 58
新生児溶血性疾患 144
心臓活動電位 32
心臓血管系中枢 45
心臓血管系入門 31
心臓ブロック 33
伸張受容器 80
伸張反射 95
伸展受容器 47
心電図 33
浸透圧 8
浸透圧勾配 8
浸透圧受容器 89, 116
腎動脈 58
腎の構造 58
心拍出量 44
　　測定 44
心拍数 44
心房収縮 36
心房性ナトリウム利尿ペプチド 47
心房拍動 33
Ca^{2+} ATPase 10
CCK 74
cGMP 99
CNS 82
COMT 30
CRH 131
G 細胞 99
G タンパク 12, 13
GABA 75, 88
GFR 61, 62
GIP 74
G-6-P 130
GRH 118, 131

膵アミラーゼ 76
随意性運動調節 96
膵腺房 74
水素イオン 55
　　運搬 55
錐体 99
錐体外路系 97
膵プロテアーゼ 76
水平細胞 99
睡眠 106
膵リパーゼ 76
スクワレン 135
スパイロメトリー 137

精液 151
精子 151, 156
静止電位 17
成熟黄体 153
精神分裂病 88, 110
性ステロイド 128
性腺刺激ホルモン 149
精巣 150
成長ホルモン（GH） 117, 118, 121, 134, 136
成長ホルモン放出ホルモン

（GRH） 118, 131
性的発育 160
精囊腺 151
性の決定 160
正のフィードバック 115
生物電気 8, 10
性ホルモン 107
性ホルモン周期 154
セカンドメッセンジャー 12
赤芽球 143
赤核脊髄路 97
脊髄 84
脊髄性小脳 97
セクレチン 74, 88
セコステロイド 120
舌咽神経 104
舌下腺 72
赤血球 142, 143
節後神経線維 29
節後線維 29
摂食行動 107
摂食中枢 138
節前(神経)線維 29
絶対不応期 17
セット・ポイント 115
セルトリ（Sertoli）細胞 150
セロトニン（ST） 75, 88, 94, 110
線維芽細胞成長因子2（FGF-2） 14
全か無か 15
　　反応 17
前眼房 98
先体反応 156
先端巨大症 121
前庭－眼球反射 103
前庭性小脳 97
前庭脊髄反射 103
前庭反射 103
全肺容量 51
線毛 2
前立腺 151
Z 線 22

双極細胞 99
相対的不応期 17
相補的塩基対 3
速筋 27
促進拡散 9
促進輸送 9
組織毒性低酸素血症 57
組織プラスミノーゲン活性化因子（tPA） 145
咀嚼 72
ソマトスタチン 117, 118, 122
ソマトトロピン 117
ソマトマンモトロピン 158, 159
ソマトメジン 117, 118, 136
ソマン 20
粗面小胞体 1
Zollinger-Ellison 症候群 81

タ　行

体位性低血圧 46
第一次感覚ニューロン 84, 91
第一次聴覚皮質（PAC） 102
第一次能動輸送 9
第一次メッセンジャー 12
体液量 69
体温 140
体温調節 141
第 IX 脳神経 104
対光反射 98
対向輸送 64
太鼓腹 139
胎児赤芽球症 144
胎児赤血球 54
体質量係数（BMI） 139
代謝 6
代謝性酸‐塩基分布 63
帯状デスモソーム 2
大食細胞 143, 146
体性感覚経路 92
体性感覚皮質 93
大腸の機能 80
大動脈弓 45
タイト・ジャンクション 2
第二次性徴 149
第二次能動輸送 9, 10
第二次メッセンジャー 12, 13, 114
ダイニン 1, 21
大脳基底核（BG） 97
大脳性小脳 97
大脳半球 83
大脳皮質 83
ダイノルフィン 94
ダウンレギュレイション 14
唾液 72
唾液腺 72, 104
多シナプス反射 95
脱酸素血 48
脱水性ショック 124
脱分極 16, 17, 19
脱分極膜 15
多糖類 4
ターナー症候群 160
タブン 20
単球 146
炭酸脱水酵素 55, 63, 76
単シナプス伸張反射 95
胆汁色素 77
炭水化物 7
男性の第二次性徴 149
男性半陰陽 160
男性不妊 161
男性ホルモン 149
胆石症 77
単糖類 71
タンパクキナーゼ 12, 14
タンパク合成 4
タンパク質 136
WHR 139

327　索　引

知覚神経　80
遅筋　27
緻密結合　2
チミン　3
チモーゲン細胞　73
昼間視覚　99
中間比重リポタンパク質（IDL）　135
中耳　101
中枢神経系（CNS）　82
　シナプス　88
中性脂肪　133
中脳　83
チュブリン　1, 21, 143
聴覚経路　102
聴覚閾値　101
聴覚脳　102
聴覚連合野　102
腸管神経系（ENS）　75
聴神経　86
超低比重リポタンパク（VLDL）　135
貯蔵脂肪　138
チロシン　116, 125
チロシンキナーゼ　14
チロシンキナーゼレセプター　14

痛覚　92
槌（ツチ）骨　101

低カルシウム血症　120
低カルシウム血症性テタニー　120
低血糖　112, 131
低酸素症　57
低酸素性低酸素症　57
低比重リポタンパク質（LDL）　135
デオキシコール酸　77
デオキシリボ核酸　3
デオキシリボース　3
デシベル　101
テストステロン　128, 152
デスモソーム　2, 78
テタニー　120
テトロドトキシン　20
デヒドロエピアンドロステロン（DHEA）　128, 152
デルタ波　106
電圧活性化チャンネル　19
電圧勾配　8
転移リボ核酸　4
転移 RNA　4
てんかん　88
てんかん発作　108
転写　4
点状デスモソーム　2
伝導　18
伝令リボ核酸　4
伝令 RNA　4
DHEA　128, 152
DHT　152
DNA 表現　4

DNA 複製　3
DNA ポリメラーゼ　3
DPG　143
T 波　33
T-リンパ球　148
tPA　145
TRH　88
tRNA　4
TSH　119

統合失調症　88, 110
糖脂質　7
等尺性収縮　25
糖新生　138
糖タンパク　7
等張性収縮　25
糖尿病　124
洞房結節　32, 35
動脈圧　38
動脈圧受容器反射　47
動脈硬化症　135
等容（積）性心室弛緩　36
等容（積）性心室収縮　36
遠目　98
特殊核受容体　114
トーヌス　28
ドーパミン（DA）　30, 88, 110
トランスダクチン　99
トランスファー RNA　4
トランスフェリン　79
トリアシルグリセリド　71, 133
トリアシルグリセロール　79
トリグリセリド　71, 79, 130, 133
トリプシノーゲン　76
トリプシン　76
トリヨードサイロニン（T$_3$）　119
トルソー（Trousseau）徴候　120
トロポニン　24, 28, 34
トロポミオシン　24, 34
トロンボキサン　129
トロンボキサン A$_2$　145
トロンボプラスチン　145
トロンボポイエチン　142

ナ　行

内呼吸　55
内在神経叢　78
内肋間筋　49
ナトリウム・カリウムポンプ　10
ナトリウムポンプ　10

ニコチン　110
二酸化炭素　54
　運搬　55
日周リズム　107
二糖類　71
乳汁分泌　159
乳腺　159
乳頭　104
ニューロフィジン　116

ニューロン　82
尿管周囲毛細血管　58
尿細管極大値　61
尿細管周囲毛細血管　59
尿素回路　136
尿道球腺　151
尿崩症　66
妊娠　158

ヌクレアーゼ　76

熱ショック　141
ネフロン　58
粘液水腫　119

脳　100
　構造　83
脳下垂体前葉腺　117
脳血流量　112
脳代謝　112
脳電図　106
能動輸送　9
濃度勾配　8
脳波　106
嚢胞性線維症　48
嚢胞体　157
ノシセプチン　94
ノルエピネフリン（NE）　29, 30, 88, 110, 125

ハ　行

バイアグラ　151
肺活量　51
肺換気量　51
肺気腫　52
肺コンプライアンス　50
肺浮腫　52
排便反射　80
肺胞　50
肺容量　51
パーキンソン病　88, 97
白内障　98
バゾプレシン　66
パチニ小体　89
白血球　142, 146
パーフォリン・チャンネル　148
パペッツのループ　108
パラクリン　129
パラクリン効果　113
パラソルモン（PTH）　120
パラチオン　20
パワー・ストローク　23
半陰陽　160
半規管　103
半球優位性　111
反射　95
反射弓　95
反対輸送　9
ハンチントン病　97
万能供血者　144
反復性ポジティブ・フィードバック　109

ヒアルロニダーゼ　156
ヒアルロン酸　156
光受容器　89
光受容器細胞　99
非極性部分　7
微小管　2, 21
微小絨毛　2
ヒスタミン　88
非ステロイド性抗炎症薬　81
肥大性肥満　139
ビタミン A　99
ビタミン B$_{12}$　79, 143
ビタミン D　79
ビタミン D$_3$　114, 120
ビタミン K 欠乏症　145
引っ込め反射　95
ピッチ　101
ヒト絨毛性ゴナドトロピン（hCG）　157, 158
ヒト絨毛性ソマトマンモトロピン　158
ヒドロキシアパタイト　121
避妊　161
病的肥満　139
表面張力　50
ビリルビン　77, 143
ビリルビン・グルクロン酸塩　77
ピル　161
ビール腹　139
ピルビン酸　5, 6
貧血　143
貧血性低酸素血症　57
B-リンパ球　147
BMI　139
BMR　137
BP 細胞　99
P 波　33
P 物質　88
PAC　102
PDGF　14
PET　112
PGI$_2$　145
PNS　82
P-R 間隔　33
PR 細胞　99

ファーチリン　156
フィックの原理　44
フィードバック調節　115
フィブリノーゲン　136, 142, 145
フィブリン　145
フィラメント　22
フィロポジア　121
フェニルアラニン　116
フェリチン　79
不応期　17
フォスファターゼ　13
フォスフォジエステラーゼ　12
フォスフォランバン　35
不感蒸泄　140
複合活動電位　86

副交感神経 44
副交感神経系 29
副甲状腺 120
複合単位 28
副腎髄質 29, 35, 125
副腎性器症候群 128
副腎皮質アンドロゲン刺激ホルモン 128
副腎皮質刺激ホルモン（ACTH） 117
副腎皮質性ステロイド 128
輻輳 98
輻輳反応 98
浮腫 40
プチアリン 72
ブドウ糖依存性インスリン嗜好性ペプチド 74
ブドウ糖担体 10
ブドウ糖負荷試験 124
舞踏病 97
不妊 161
負のフィードバック 115
不飽和脂肪酸 135
フマル酸 6
プラスミノーゲン 145
プルキンエ細胞 97
プルキンエ線維 32
プロインスリン 122
ブローカ領野 111
プロゲステロン 128, 153, 154, 155
プロスタグランジン 129, 141, 158
プロスタサイクリン（PGI$_2$） 145
プロテアーゼ 71, 76
プロトフィラメント 21
プロトロンビン 145
プロラクチン 117
分圧 52
分圧勾配 52
ブンガロトキシン 20
分時換気量 51
分泌 61
分娩 158
分裂病 110
Fick の原理 44
Frank-Starling 機構 44
VIP 75, 151
VLDL 135

平滑筋 28
閉経 153, 154
平衡感覚 103
平衡電位 11
閉塞性換気障害 51
ペースメーカー 28
ペースメーカー電位 32
ヘパリン 146
ペプシノーゲン 73
ペプチド 71

ペプチド結合 136
ペプチド性神経伝達物質 88
ヘマトクリット 142
ヘモグロビン 57, 142, 143
　機能 53
ヘリング小体 116
ペルオキシソーム 1
ヘルパーT-細胞 148
ヘルパーT-リンパ球 147
ヘロイン 110
辺縁脳 108
便秘 81
弁別触覚路 92
ヘンレ係蹄 58, 67
βエンドルフィン 88, 110, 117
β酸化 133
βリポトロピン 117
Helicobacter pylori 81

旁糸球体装置 70
房室結節 32, 35
紡錘糸 3
ボウマン嚢 58
飽和曲線 54
飽和脂肪酸 135
ポジトロン放射断層撮影法 112
ホスホリパーゼA 129
勃起 151
勃起不能 151
ボツリヌス毒素 20
骨の構造 121
ポリペプチド 136
ホルモン感受性リパーゼ 123
本能 108

マ 行

マイスナー小体 89
マイスナー神経叢 75
膜受容体 114
膜電位 11, 16, 35
膜電位固定法 16
膜輸送 9
マクロファージ 143
末梢神経系（PNS） 82, 85
　構造 86
末梢性化学受容器 56
マラチオン 20
マロン酸 6
満腹中枢 107, 138
MAO 30
MAO 抑制薬 110

ミエリン鞘 18, 86, 135
ミオグロビン 27, 53, 54
ミオシン 21, 22, 24, 34
ミオシン軽鎖キナーゼ 28
ミオシン・フィラメント 22
ミオシン・モーター 23
味覚 104

味覚細胞 104
味覚閾値 104
味覚神経線維 104
水の移動 8
ミセル 7, 77
ミトコンドリア 1
脈圧 38
ミューラー管抑制物質 160
味蕾 104

無酸素状態 112
無条件反射 109
無髄軸索 18
ムチン 72
無脳児 83
夢遊病 106

迷走神経 75
メッセンジャーRNA 4
メトヘモグロビン 53
メバロン酸 135
メモリー細胞 147
メラトニン 113
メラニン 99
メラニン細胞刺激ホルモン 117
メルケル小体 89
免疫グロブリン（Ig） 147
mescaline 110

毛細血管 2
毛細リンパ管 41
盲腸 80
網膜 100
網膜位置的地図 100
網様体構造 83
網様体脊髄路 97
網様体投射ニューロン 106
モノアミン酸化酵素（MAO） 30, 110
モノグリセリド 71, 79
モビフェリン 79
モルフィン 110

ヤ 行

夜間視覚 99
野牛せむし 128
夜盲症 99

有糸分裂 3, 157
有髄軸索 18
幽門括約筋 78
輸出細動脈 58
輸入細動脈 58

溶質 8
陽電荷 11
洋ナシ型肥満 139
抑制性介在ニューロン 94
抑制性シナプス後電位（IPSP）

19, 87
抑制性ニューロン 87
予備呼気量 51

ラ 行

ライスナー膜 101
ラクターゼ 81
ラクトース不耐性 81
ランゲルハンス島 122
卵巣周期 153
卵巣の機能 153, 154
ランビエ絞輪 18
卵胞刺激ホルモン（FSH） 117, 155

リウマチ性関節炎 127
リズム法 161
リゼルグ酸ジエチルアミド 110
リソソーム 1, 72
リパーゼ 76, 133
リボース 12
リボソーム 1, 4
リポタンパク 135
リンゴ型肥満 139
リン酸化-脱リン酸化反応 13
リン脂質分子 7
リンパ液 40
リンパ管 41
リンパ球 146
リンパ系 41
リンパ節 41
リンフォカイン 148

ルフィニ（神経）末端（小体） 89

冷覚 92
レセプター 30
レチニン 99
レニン・アンギオテンシン・アルドステロン反応系 70
レニン・アンギオテンシン系 47
レプチン 131, 134
レラキシン 158
連合ニューロン 84
攣縮反応 26
レンズ靱帯 98
REM 睡眠 106

ロイコトリエン 129
ロイシン 116
老眼 98
ろ過 59, 61
ロドプシン 99

ワ 行

Y精子 160
Y染色体 160

カラースケッチ 生理学
〔第2版〕

定価(本体3,800円+税)

永田 豊 監訳
(ながた ゆたか)

平成 2 年 6 月 15 日　初 版 発 行 ©
平成 17 年 9 月 25 日　第 2 版 1 刷 発 行
平成 18 年 6 月 15 日　第 2 版 2 刷 発 行

発 行 者　　廣　川　節　男

発 行 所　株式会社　廣　川　書　店

〒 113-0033　東京都文京区本郷 3 丁目 27 番 14 号

〔編集〕電話　03(3815)3656　FAX　03(5684)7030
〔販売〕　　　03(3815)3652　　　　03(3815)3650

訳者承認
検印省略